近现代名医肺病医案名方精选

武蕾 郭洁 贾琳 刘海叶 李博林 主编

世界图书出版公司

图书在版编目（CIP）数据

近现代名医肺病医案名方精选/武蕾等主编 . --北京：世界图书出版公司，2021.5
ISBN 978-7-5192-8476-3

Ⅰ. ①近⋯ Ⅱ. ①武⋯ Ⅲ. ①肺病（中医）—医案—汇编—中国—现代 Ⅳ. ①R256.1

中国版本图书馆 CIP 数据核字（2021）第 054293 号

书　　　名	近现代名医肺病医案名方精选
（汉语拼音）	JINXIANDAI MINGYI FEIBING YI'AN MINGFANG JINGXUAN
主　　　编	武蕾　郭洁　贾琳　刘海叶　李博林
总 策 划	吴迪
责 任 编 辑	韩捷　崔志军
装 帧 设 计	霍杰
出 版 发 行	世界图书出版公司长春有限公司
地　　　址	吉林省长春市春城大街 789 号
邮　　　编	130062
电　　　话	0431-86805559（发行）　　0431-86805562（编辑）
网　　　址	http：//www.wpcdb.com.cn
邮　　　箱	DBSJ@163.com
经　　　销	各地新华书店
印　　　刷	三河市嵩川印刷有限公司
开　　　本	787mm×1092mm　1/16
印　　　张	29.5
字　　　数	700 千字
印　　　数	1—2000
版　　　次	2021 年 5 月第 1 版　2021 年 5 月第 1 次印刷
国 际 书 号	ISBN 978-7-5192-8476-3
定　　　价	198.00 元

编　委　会

前　言

中医药是中华民族优秀文化的重要组成部分，也是我国的独特医学，在常见病、多发病、防治疑难症及治未病方面具有独特的优势。尤其在 2003 年抗击非典和 2020 年抗击新冠肺炎过程中，中医药都发挥了不可替代的作用。

肺系疾病是严重威胁我国人民健康的常见病和多发病，由于环境污染和人们生活方式的改变，呼吸系统疾病的发病率和病死率均呈逐渐上升趋势。中医学认为，肺主一身之气，却为娇脏，畏寒畏热，宣降失常、变化多端。临床治疗遣方用药，慎之又慎。中医治病讲究对证用药，诸多医家对肺系疾病的研究也颇有建树，治疗肺病也各具特色和优势。鉴于此，我们对近现代一些中医名家的临证医案和名方进行了甄选并整理成册，便于临床学者和中医药爱好者参考使用。

本书分两篇，主要收集了中国近现代时期中医名家肺病的医案与名方，包括上呼吸道感染、慢性鼻炎、急慢性咽喉炎、咳嗽、哮喘、急慢性支气管炎、肺炎、支气管扩张、肺脓肿、肺结核、肺间质纤维化、慢性阻塞性肺疾病、肺癌、肺源性心脏病及呼吸衰竭。本书可供中医学、中西医结合医学从事肺病专业的临床工作者或中医爱好者使用，可作为其工作和学习的工具书及辅助参考资料。

本书在甄选和整理过程中，得到了多位同人的支持和关怀，他们在繁忙的医疗、教学和科研工作之余参与撰写，在此表示衷心的感谢。

由于时间仓促，专业水平有限，书中难免存在不妥和遗漏之处，敬请读者和同人批评指正。

武　蕾

2020 年 12 月

目　　录

第一篇　医案精选

第二篇　名方精选

第一篇 医案精选

第一章 上呼吸道感染

施今墨医案

患者：钱某，男，39岁。就诊时诉6个月前曾连患感冒数次，愈后每日下午仍自发热，不甚高，在38℃左右，时有汗出。选用西药"青霉素、链霉素"等，中药"三黄、白虎、犀角（代）、地黄、青蒿、鳖甲、龙胆泻肝、安宫牛黄、紫雪及银翘、荆防"等汤、丸均无效果。纳食亦不见佳，舌绛口干，诊脉沉弦，重取尚有抗力。综合症脉，详审前后病情和方药，似系感冒重重，积留余邪在内，流连于气血经隧之间，并未深入脏腑各部，是以无从检查。而从日间发热、汗迹、舌象、脉形、抗力等方面观察，知为病邪久伏深处，有欲自寻出路之象。拟用引药深入、引病外出方法，进剂试服，获效再议清除善后之方。

辨证与诊断：乃正虚邪胜之感冒，感冒后余邪内恋。

治法：养阴生津，祛邪解毒。

处方：牡丹皮、丹参各6g，赤芍、白芍各6g，细生地黄、鲜生地黄各9g，青蒿9g，地骨皮9g，荆芥穗9g，浮萍6g，大豆黄卷24g，栀子9g，木通4.5g，柴胡4.5g，黄芩9g。另：羚羊角1.8g（代），牛黄0.6g。共研细面，分2次冲服。

二诊：煎药服2剂，微汗，尿赤，觉热度大减，虽有潮时，亦不定在午后，烦躁顿去，思食。接予养阴存津、肃清余热之法，以期消减残邪，巩固成果。

处方：白茅根、芦根各12g，生地黄15g，鳖甲15g，麦冬9g，寒水石12g（滑石块15g同打布包），白薇6g，茯苓、赤芍各9g，胡黄连4.5g，蝉蜕4.5g，玄参12g，牡丹皮9g，知母6g，炒枳壳6g，天花粉12g，甘草3g。

三诊：连进5剂，热度逐渐退净，脉静身凉，小便由赤而黄而清长，已无余邪留恋。但气血亏损之处，应当从速补偿，立丸方善后。

处方：生地黄、熟地黄各30g，党参60g，陈阿胶60g，白术60g，当归30g，西洋参30g，五味子30g，玉竹60g，酒杭白芍60g，龟甲60g，枸杞子60g，丹参60g，黄芪90g，天冬30g，茯苓、茯神各30g，炙甘草30g。

各药共研细末，炼蜜为丸，每丸重9g，每日早、晚各服1丸，白开水送下。

按语：患者6个月前曾患感冒数次，愈后低热不退，时有汗出，证属正虚邪恋，施老抓住深伏之邪有欲自寻出路之象，治当因势利导，用引病外出之法，热遂大减，继以养阴存津、肃清余热，以期祛除余邪，余邪去，又立丸药方补益气血，以防后患。

蒲辅周医案

医案1：

患者：杨某，男，63岁。1962年6月28日初诊。发热已数日，体温尚38.3℃，恶风寒，头痛，身痛，咽痛，咳嗽吐痰，二便正常。右脉浮数，左脉沉细数，舌正苔黄腻。

辨证与诊断：外感风寒（风邪郁闭，肺气不宣）。

治法：风邪郁闭型感冒，治以宣肺祛邪、化痰养胃。

处方：紫苏叶、杏仁、桔梗各4.5g，陈皮、姜天南星、橘红、前胡各4.5g，僵蚕6g，薄荷（后下）、炒枳壳、黄芩各3g，甘草1.5g，生姜2片。2剂，每剂煎2次，共取200mL，分早、晚2次温服。

二诊：1962年6月30日。药后，恶寒、发热、咳嗽均减。咽微痒，痰稠淡黄，头晕乏力，右脉微数，余沉细，舌正苔灰腻。风邪虽减，肺胃未和，治宜清宣肺脏兼调肺胃。

处方：紫苏叶4.5g，杏仁6g，桔梗3g，僵蚕4.5g，橘红4.5g，枇杷叶6g，桑白皮4.5g，薏苡仁9g，冬瓜子9g，炒枳壳3g，甘草3g。2剂，煎服法同前。

三诊：1962年7月2日。已不恶风，体温正常，头、身痛基本消失。但尚咽微痒，微咳，痰淡黄，口干。脉沉微数，舌正苔灰褐腻。风邪再减，肺气未清，治宜清燥、和胃、化痰。

处方：炙白桑皮4.5g，地骨皮6g，甘草3g，姜天南星3g，桔梗3g，橘红4.5g，杏仁3g，枇杷叶9g，枳壳3g，麦芽6g。2剂，煎服法同前，服后病愈。

按语：脉证属风邪郁闭，用杏苏散去半夏易天南星，加僵蚕、薄荷，以增加祛风宣肺之力。发热已数日，苔黄，佐以黄芩。二诊风邪已减，痰稠淡黄，苔灰腻，加薏苡仁、冬瓜子。三诊燥气未平，肺失清肃，用泻白散加减而愈。

医案2：

患者：邹某，男，60岁。1958年8月23日初诊。患者形瘦体弱，素易感冒，近因疲劳受凉，头项强痛，畏风，动则汗出，轻微咳嗽，消化不良已久，肠鸣，纳差，精神不振。左寸脉微浮，右寸微，两关弦虚，两尺沉弱，舌正苔薄白黏腻。

辨证与诊断：患者素来体弱，脾胃两虚，卫外不固，故容易感冒。此属体虚卫阳不固，复感新凉之气。中医诊断为伤风。

治法：扶正祛邪，养胃建中。

处方：党参6g，桂枝4.5g，白芍6g，炙甘草4.5g，生黄芪9g，法半夏6g，陈皮3g，茯苓6g，生姜2片，大枣3枚。2剂，慢火煎2次，取300mL，加饴糖50g，和匀，分2~3次温服。

二诊：1958年8月25日。药后2小时微烦，继而汗出，畏风消失，头痛亦解，饮食略增，睡眠不好。两寸脉沉微，两关脉弦缓，两尺脉沉迟。营卫初和，治宜和脾柔肝，兼滋心肾。

处方：党参 6g，白术 6g，茯苓 9g，炙甘草 3g，半夏 4.5g，橘红 4.5g，五味子 20 粒（打），酸枣仁 9g，肥知母 1.5g，川芎 1.5g，大枣 4 枚。2 剂，水煎温服。

按语：营卫生于水谷，源于脾胃，脾为营之源，胃为卫之本。患者近因劳逸失当，中气再受损伤，复受风邪而感冒。病者中气虚，为致病因素的主要方面，治宜扶正祛邪。先用黄芪建中汤合新加汤甘温建中，调和营卫；继用六君子汤合酸枣仁汤和脾柔肝，兼滋心肾而康复。虚人感冒，尺脉沉弱者，慎不可发汗；中气虚寒而外感者，辛凉之剂亦要慎用。

邹云翔医案

患者：张某，女，10 岁。1965 年 8 月 3 日初诊。发热 5 天，体温 39~40℃，汗出不畅，口渴，唇燥而不欲多饮，咽喉觉痛，神志清楚，大便 4 日未排，按腹作胀，脉象濡数，苔色淡白。

辨证与诊断：暑热感冒，证属暑热内闭。

治法：清暑透表，通腑导滞。

处方：香薷 2.4g，荆芥 2.4g，藿香 6g，金银花 9g，菊花 9g，枳实 6g，知母 12g，六一散 12g（包煎），芦根 60g，玉枢丹 0.3g（冲服）。

二诊：1965 年 8 月 4 日。上方于昨日下午煎服后，汗出颇透，大便畅排 2 次，午夜后热退身凉，今日上午体温为 36.5℃，口不渴，唇不燥，咽喉不痛，腹部舒适，脉细和，苔薄白。嘱原方续服半剂，而后病愈。

按语：暑温是感受暑热病邪所发生的外感病，为夏季常见的急性热病。清代叶天士说："夏暑发自阳明。"言暑热之邪，伤人最速，发病之初多见阳明证候。本例高热 5 天，病邪尚在卫气，未及营血，而腹有积滞，故用表里两解法。香薷、藿香、荆芥清暑透表，金银花、菊花清暑解毒，知母、芦根清暑滋阴，六一散清暑利湿，玉枢丹配枳实解毒辟秽，通腑导滞。本方中玉枢丹具有解毒、辟秽、开窍之功，凡温病高热、胸闷、烦躁、腹满、苔厚或神志昏迷，或头痛、喉痛、脉数者，辨证准确，用之得当，每可应手奏效。

胡希恕医案

医案 1：

患者：陈某，男，24 岁。1965 年 10 月 9 日初诊。昨天打篮球后用凉水洗澡，今早感恶寒身热（体温 38.6℃）、无汗，头痛，身酸痛，口不渴，舌苔薄白，脉浮紧。

辨证与诊断：太阳表实证（感冒）。

治法：发汗解表。

处方：麻黄汤。麻黄 9g，桂枝 6g，炙甘草 6g，杏仁 9g。

结果：上药急煎即服，并加盖棉被得微汗出，热渐退，未再服药，调养两天自愈。

医案 2：

患者：刘某，女，28 岁，1965 年 8 月 30 日初诊。昨日受凉后，出现鼻流清涕，喷嚏，头痛，头晕，微恶风寒，咽痒，舌苔薄白浮黄，脉细数。

辨证与诊断：太阳阳明合病（感冒）。

处方：桑菊饮加石膏。芦根 15g，桑叶 9g，菊花 9g，连翘 9g，薄荷 6g，杏仁 6g，炙甘草 6g，生石膏 75g。

结果：上药服 2 剂，症已。

按语：胡老常用经方，但遇感冒、咳嗽初起，证属阳明里热轻者（温病学派辨证多为风温表证时），常用桑菊饮加减，疗效亦颇佳。实不失六经辨证和辨方证之旨，又善学时方之意。

医案 3：

患者：张某，男，44 岁。1965 年 3 月 25 日初诊。自昨日来，恶寒，无汗，项背强，头痛，腿痛，口唇干，舌苔薄白，脉浮紧。

辨证与诊断：太阳阳明合病（感冒）。

处方：葛根汤加石膏。葛根 9g，桂枝 9g，麻黄 9g，白芍 9g，生姜 9g，大枣 4 枚，炙甘草 6g，生石膏 50g。

结果：上药服 1 剂，感冒症解。

按语：以上三例，医案 1 为单纯表实证，故用麻黄汤发汗得解。后两例，虽发病仅 1 天却都合病阳明里证，故治疗不能仅用汗法，必同时兼清阳明里热，因治疗得法，故很快皆愈。这里值得注意的是，同样是太阳阳明合病，医案 2 用了桑菊饮加石膏，医案 3 用了葛根汤加石膏，还有临床常见一发病即呈大青龙汤、麻杏石甘汤方证，这是因为临床所表现的方证不同，必须应用不同的适应方药治疗之故。这也就是胡老所强调的：临床辨证论治，不但要辨六经，更重要的是辨方证。这里也可看出，感冒与其他外感病一样，证在表时变化多端而快。感冒所呈现的表证是很短暂的，很快出现合病、并病，有的一发病就可能是合病，如医案 2、医案 3。因此，一些教科书称感冒无传变是不符合临床实际的。

医案 4：

患者：唐某，男，35 岁。1965 年 4 月 24 日初诊。感冒 3 天，痛咽，口干，恶心，不欲食，头痛、头晕，咳则右上胸痛，舌苔白，脉弦细稍数。

辨证与诊断：少阳阳明合病（感冒）。

处方：小柴胡加石膏桔梗汤。柴胡 12g，半夏 9g，黄芩 9g，党参 9g，生姜 9g，大枣 4 枚，炙甘草 6g，苦桔梗 9g，生石膏 75g。

结果：上药服 3 剂，口干、咽痛已，咳嗽亦不明显，但感恶心、腰痛，下肢凉，上方去苦桔梗，加桂枝、赤芍各 9g，生龙骨、牡蛎各 15g，服 3 剂诸症已。

按语：此患者以咽炎为主的上感，是临床多见的感冒，因多数初起不来诊，故来诊时表证已不明显，而呈半表半里少阳证或少阳与阳明合病，故胡老常以小柴胡汤加减治疗。小儿患者感冒更多呈现此方证。此时如用汗法解表，徒伤人体津液、正气，使感冒迁延不愈、加重，感冒后自服许多药，或治疗不当而长期不愈者屡见不鲜。这就告诫后人，感冒虽小病，治疗也要辨证论治。一见感冒就解表，是非常错误的。

医案 5：

患者：张某，女，27 岁。1965 年 9 月 24 日初诊。1 个月来患感冒，见头晕、咽痛、咽痒、鼻塞、流涕等反复出现，前医曾诊为"秋燥"、风热束肺，用薄荷喉片、六神丸、桑菊饮、银翘散等，症状不减却越来越重，因而找胡老会诊。近症：头晕，头痛，背痛，恶寒，咽痒而咳，咳痰困难，晚上尤甚，口苦咽干，舌苔薄白，脉弦细数。

辨证与诊断：三阳合病（感冒）。

处方：柴胡桂枝汤合半夏厚朴汤加石膏。组成：柴胡 12g，党参 9g，半夏 12g，黄芩 9g，桂枝 9g，白芍 9g，厚朴 9g，苏子 6g，苏叶 6g，生姜 9g，大枣 4 枚，茯苓 9g，炙甘草 6g，生石膏 75g。

结果：上药服 3 剂，头晕、头痛、口苦解，背痛、咳嗽减未已，仍微恶寒，脉已不数，与桂苓五味姜辛夏杏甘草汤，服 6 剂症已。

按语：此患者初起为鼻炎、咽炎，西医诊断为上呼吸道感染，中医贯称"感冒""伤风"。前医称为"秋燥"，而用清凉解表久不效，是因辨证不准，方药不对证。转至胡老会诊时，呈三阳合病挟饮，故以柴胡桂枝汤加石膏和解三阳，并加半夏厚朴汤化饮降逆，使三阳证很快得解。后以桂苓五味姜辛夏杏甘草汤化痰降逆，遂使病愈。可见感冒、伤风并非只现表证，如不仔细辨证，凡见感冒悉用辛凉或辛温发汗解表，徒伤津液，伤人体正气，使病情迁延、加重，惟有以六经辨证，辨清方证，才能做到药到病除。

张伯臾医案

患者：白某，女，55 岁。1972 年 7 月 19 日初诊。患消化道出血住院治疗后，体虚未复，发热 4 天不退，现体温 39.3℃，恶风寒，有汗不解，口不渴饮，苔薄白，脉浮小数。

辨证与诊断：伤风。旧病未去，又感风邪，有表虚营卫不和之象，证属体虚感风、营卫不和。

治法：祛风散邪，调和营卫。

处方：桂枝汤加味。组成：桂枝 4.5g，炒白芍 9g，生甘草 4.5g，鲜藿香、佩兰各 3g，茯苓 9g，豆蔻 3g，鲜荷梗 1 支。水煎服，每日 1 剂。

二诊：服上方 1 剂后，恶寒、身热即退，服 2 剂后，仍汗多，疲倦，脉细弱，舌淡红。风邪已解，营卫未和，正气未复，再拟桂枝加人参汤，扶正以止汗。处方：桂枝 4.5g，炒白芍 9g，生甘草 4.5g，太子参 12g，浮小麦 30g，炒防风 6g，陈皮 4.5g。

三诊：服上方 1 剂后，汗出已止，已思饮食，但面色萎黄，难眠，脉细弱，舌淡红。客邪退后，气血两亏，心脾同病，神不守舍，故再调养心脾而补气血。处方：党参 9g，黄芪 12g，炒白术 9g，茯苓 9g，炙甘草 6g，炒当归 9g，炒酸枣仁 9g，炙远志 4.5g，鸡血藤 15g，制何首乌 15g，陈皮 4.5g。4 剂后痊愈。

按语：患者因消化道出血住院止血治疗，继发感染，经抗感染治疗体温不退。患者失血之后，可知营血已伤，表气亦弱。今又复感风邪，故症见发热、恶寒、有汗不解等表虚营卫不和之象，虽为血家，又值夏令炎热，而仍予桂枝汤加鲜藿香、佩兰、茯苓、豆蔻、鲜荷梗芳宣之品，祛风辟秽，1 剂而热退，风邪得解；继以桂枝加人参汤续调营卫而补其虚；最后用党参、黄芪、茯苓、炙甘草、炒当归、炒酸枣仁、鸡血藤、制何首乌等理心脾、补气血之剂而收效。由此可见，伤寒论方不拘泥于治疗伤寒，桂枝汤虽为温药，亦不忌血家，不限四季，只须脉症符合，使可对证用方。

王正公医案

患者：郑某，男，3 岁。1979 年 11 月 24 日初诊。主诉：高热 5 天，某医院儿科诊断为"病毒性感冒"。经"青霉素、克感敏、吗啉胍"治疗，表热虽减而里热甚炽。腹胀，大便3日未行。诊查：口腔及舌尖溃疡糜烂，牙龈肿痛，日夜啼哭，不能吞食。苔黄厚腻，口臭，唇燥焦板，脉数。

辨证与诊断：重伤风，证属温邪夹滞，阳明积热上蒸。此例病起于外感风温，内伤食滞，温邪夹滞，阳明经腑同病。

治法：清阳明之热，导大肠之滞。

处方：生地黄10g，生石膏20g，知母10g，淡竹叶10g，生大黄5g（后下），人中黄5g，鲜芦根1支，山羊角10g，连翘10g，金银花10g，牡丹皮6g。2剂。另冰硼散搽口腔溃疡处，蜜锭1只，通便。

二诊：1979年11月26日。经用蜜锭之后，下燥屎多枚，奇臭；热势较减，口腔及舌尖溃疡减少。苔黄化薄，舌红唇燥有改善。仍守原治。处方：生地黄15g，生石膏20g，生大黄5g，桑叶6g，菊花6g，甘草3g，连翘10g，金银花10g，山羊角10g，鲜芦根1支。3剂。

三诊：1979年11月29日。昨晨大便自行，色深褐，成形。此乃大肠之滞和小肠宿垢仍胶结未之故。苔根黄，舌尖红，口疮糜烂较前改善。再拟清上导下之法。处方：生石膏20g，生地黄10g，人中黄5g，知母6g，连翘10g，金银花10g，黄芩9g，枳实炭9g，竹茹9g，鲜芦根1支，麦芽15g。3剂。

四诊：1979年12月2日。3天来连续下深褐色酱粪3次，今日粪便色泽转黄，口舌糜烂完全消退，齿龈仍疼痛，苔化净，脉小软。此为余热未清，胃阴已伤。拟清热养阴，以为善后。处方：生地黄10g，南沙参10g，生石膏15g，知母6g，竹茹6g，鲜芦根1支，甘草3g，连翘10g，麦芽10g，山楂炭6g。3剂。药后病愈。

按语：虽经退热、抗菌、抗病毒治疗，但胃肠邪滞未得宣导，温热之邪由表入里，与有形之积滞固结肠胃，充斥上下，热与积并，故腹胀，3日不得大便；邪热循阳明脉络上炎，以致口腔溃疡，龈肿胀溢，口臭舌碎；热盛灼伤津液，故唇燥焦板，舌质红绛。王老辨证抓住温邪夹滞、阳明经腑同病、积热上蒸这一要点，立法施治，始终以清上导下为主，取白虎、凉膈、玉女煎诸方化裁而获显效。王老对于外感热病，非常重视胃肠积滞这一因素。他常说："温病热邪稽留不解，每由肠滞之未导而使邪热有所凭借，尤以童孩为多见。特别在应用抗菌类药物后，热势虽减而里滞未达，邪无出路，导致身热不清、纳呆便艰、苔黄厚腻之症，延久脾胃受伤，每为疳积之渐。"

董建华医案

患者：凌某，女，27岁。1971年8月初诊。自诉妊娠将届产期，低热不退，不以为意，照常工作。产后继续发热，已持续50余天，时高时低，高时达39℃，多为午后潮热，睡后渐退，伴有恶风，无汗，形疲神息，周身酸痛，饮食减少，大小便如常，舌质暗红，苔灰白而薄，脉濡数。

辨证与诊断：暑热感冒。本例发病正值夏秋之交，感受暑湿则患发热。证属暑湿内伏、兼感风邪。

治法：清暑化湿，疏风清热。

处方：土茵陈蒿21g，白薇12g，神曲9g，黄芩6g，草果皮5g，扁豆衣15g，荆芥5g，薄荷 3g(后下)，茯苓 24g。

水煎温服，连服 3 剂。1 剂后周身微汗，发热渐退；2 剂恶风亦罢，3 剂后各症俱解，精神好转。继用前方，连服 6 剂，以巩固疗效。

按语：患者形体神怠，肢体酸痛，饮食减少，舌苔灰白；兼夹风邪闭于肌表，故无汗，恶风；又因产后体弱气虚，脾胃运化力差，致使温邪难化、湿热难解，病势缠绵。叶天士："或透风于热外，或渗湿于热下，不与热相搏，势必孤矣。"这是治疗热邪夹风、夹湿而不解之定法。本着这一要旨，采用疏风清热、消暑渗湿之法。方中重用土茵陈蒿而不是绵茵陈，是因土茵陈芳香微苦，能透热中之温，又能清温中之热；佐黄芩少许，直清里热；又恐黄芩苦寒伤中气，故重用茯苓甘淡化苦以健脾和胃气，且又具有渗湿之功；扁豆衣、草果皮清轻透湿；薄荷、荆芥散肌表之风，使风邪疏散；神曲消食化滞，湿邪透化，里无食滞，则暑热孤立；再加白薇透热出表，以退久热。上药组合成方，正合叶天士"透风于热外，渗湿于热下"之意，而使久热治愈。

赵绍琴医案

医案 1：

患者：周某，女，50 岁。初诊身热头痛，体温 38.3℃，微恶风寒，无汗，咳嗽，咽红且痛，口微渴，舌边尖红，苔薄白，两脉浮数。

辨证与诊断：风温(上呼吸道感染)。

治法：辛凉疏卫，宣肺退热。

处方：薄荷 1.5g(后下)，前胡 6g，浙贝母 12g，桑叶 9g，金银花 9g，连翘 15g，淡豆豉 9g，炒牛蒡子 3g，芦根 30g。2 剂。饮食当慎，荤腥宜忌。

二诊：药后小汗而头痛身热皆止，体温 37℃，咳嗽有痰，咽红，已不痛，口干，舌苔白而尖红，脉象已变弦滑。风热已解，肺热留恋，再以清解肃化法。处方：薄荷 1.5g(后下)，前胡 3g，黄芩 9g，杏仁 9g，芦根、茅根各 30g，焦三仙各 9g。2 剂。

药后诸恙皆安。

按语：患者发热恶寒，头痛无汗，表证悉具，与风寒无异。唯其咽红且痛，即可定为温邪。若为风寒之邪，咽必不红，以此为辨，则寒温立判。况又有口微渴、舌边尖红、脉浮数为佐证，其为风温犯肺无疑。故投以辛凉平剂，疏卫达邪，药后得汗而热退，再以清宣，以泄余热。观此案可知叶氏"在卫汗之可也"之心法，汗之并非发汗，而是轻宣疏卫，卫分开则自然微微汗出而邪自外泄。赵师用药，轻清灵动，正合吴鞠通"治上焦如羽，非轻不举"之义。

医案 2：

患者：张某某，男，30 岁。近 2 日来身热不甚，但咳，痰吐不多，口微渴而苔薄白，病已 2 天，本属风热侵犯于卫，肺失宣降，应服桑菊饮治之。但误服桂枝汤 1 剂，并饮红糖生姜水取汗。今晨身热颇壮，体温 39.7℃，咽红肿痛，且有白腐，咳嗽，痰中带血，胸中刺痛，头痛口干，渴饮思凉，两脉弦滑且数，舌绛干裂，心烦，昨夜不能入睡，今晨神志不清，大有神昏谵语之势。本为风热犯卫，肺失清肃，前医错认为风寒犯表，以辛温之剂，发汗解表，孰不知汗为心液，误汗伤阴。况本为热邪，而又用辛热之品，势必促其温热内陷，神昏谵语。

辨证与诊断：风温（化脓性扁桃体炎）。

治法：急以宣气热兼以疏卫，凉营分以开神明之法。此风温化热，逆传心包，应防其加重。

处方：蝉衣3g，僵蚕6g，连翘12g，金银花12g，杏仁9g，片姜黄6g，竹茹9g，菖蒲9g，鲜茅根、芦根各30g，生石膏24g，1剂。

二诊：药后身热渐退，体温39.1℃，神志较清，咽红肿痛皆减，干咳，痰中血渍未见，昨夜已得安睡。昨进疏卫凉营之剂，今日神苏热减，病势好转，再以前方加减为治。处方：前胡3g，僵蚕6g，蝉衣3g，连翘9g，金银花12g，姜黄6g，知母6g，生石膏15g，焦三仙各9g，鲜茅根、芦根各30g，2剂。

三诊：身热退净，体温37.2℃，咽红肿痛已止，咳嗽已微，夜寐较安，大便通而小溲短少，舌白苔厚腻，质略红，两脉弦滑皆细，数象已无。温邪误汗以后，阴分已伤，前服清热凉营之剂，病势大减。再以清气热、肃降化痰之法。处方：生紫菀3g，前胡3g，杏仁6g，川贝母6g，黄芩6g，鲜茅根、芦根各30g，焦三仙各9g，3剂。

四诊：病已基本痊愈，仍有一二声咳嗽，原方继进3剂，再休息1周，忌荤腥甜黏之味即愈。

按语：此为风温误治案。本属风温袭肺，若投辛凉轻剂桑菊饮轻清宣透即愈。医者误作风寒，用桂枝汤并姜汤发其汗。汗虽出而阴益伤，热益重，咽肿白腐，神识将昏矣。温病忌汗，犯其禁必祸不旋踵。此时病机虽属邪陷心包，而论治法则不可骤用寒凉。直仿叶天士透热转气之法，透邪外出，则不致内闭生患。故用以疏调气机见长的升降散，合银翘透邪于外，杏仁宣肺于上，菖蒲开窍于中，茅根、芦根分消于下，三焦通畅，内外和调，内陷之温邪外泄有路，故药后即见转机。此透热转气之法，与单执寒凉以疗热病者迥异。若一见神昏，便投三宝之类，则恐寒凉闭郁气机，内陷之邪更难外透矣。赵师常言，叶氏透热转气之法乃温病第一要法，适用于卫气营血各个阶段，其奥义就在于给邪气以出路。本案的治疗正体现了这一指导思想。

医案3：

患者：李某某，男，21岁。初诊身热不甚，但咳微渴，体温37.8℃，舌苔薄白，咽红微痛，脉象浮数。本是风温之邪，侵于肺卫，肺失宣降，应予桑菊饮加减为法。今误用辛温发汗之药治之（麻黄、杏仁、炙甘草），药后发热剧增，体温39℃，脉象滑数，咽红肿痛，舌红苔黄燥。本是风热，过用辛温，既发汗以伤阴，又助热以化燥，故高热咽红且肿，势将发热增重。

辨证与诊断：风温（上呼吸道感染）。

治法：清润宣肺，肃化清解。

处方：沙参12g，浙川贝母各6g，杏仁9g，炒栀皮6g，淡竹叶3g，连翘9g，黄芩9g，鲜芦根24g，鲜梨1个（连皮去核切片），2剂。防其咳嗽暴作，饮食宜慎。

二诊：前服甘寒清润之后，身热大减，体温37.5℃，咽红肿略退，脉象从浮数已转为滑数，舌红苔黄，大便略干，小便短赤。昨服甘寒清润，阴复而热减，再以甘寒养阴折热。服药期间，辛辣油黏皆忌。处方：浙川贝母各9g，沙参15g，杏仁9g，麦冬9g，炙枇杷叶 15g，黛蛤散 15g(布包)，瓜蒌仁 24g，鲜梨皮 2 枚，洗净切片，3 剂。

三诊：身热退净，体温 36.7℃，咽红肿痛皆愈，饮食二便正常。原方续服 3 剂而愈。

按语：本案与医案 2 均为风温初起即误服辛温发汗之剂而致病情陡然加剧。然救误之法却各不相同。本案患者因素体阴虚，加之服麻黄剂过汗伤阴，故于清解之中，参以甘润养阴。服后便得热退。转方甘寒养阴兼以折热，以为善后之计。观此可知，温病宜刻刻顾护阴液，岂可发汗以重伤其阴耶！

医案 4：

患者：龚某某，男，47 岁。初诊形体消瘦，素体阴虚，复感温燥之邪，发热口干，头痛咳嗽，干咳无痰，微恶风寒，心烦口渴，尿少且黄，舌红绛且形瘦，两脉细弦小数。

辨证与诊断：风温(上呼吸道感染)。

治法：阴虚之体，又感温邪，故滋阴以养其液，疏卫兼以退热。

处方：白薇 3g，玉竹 9g，豆豉 6g，前胡 3g，薄荷 1.5g(后下)，山栀 6g，芦根 24g。2 剂。

二诊：身热退而恶寒解，头痛减而咳嗽除，咽干口渴，小便色黄，舌绛形瘦，两脉细弦小滑，温邪已解，阴分不足，再以甘寒清热、养阴生津。处方：玉竹 9g，山栀 6g，前胡 3g，鲜芦根 24g，鲜石斛 15g，桔梗 6g。3 剂。

三诊：诸恙皆减，微咳无痰，咽干口渴，脉象弦细小滑，按之略数，舌干质红形瘦。外感温邪已解，阴虚内热未除，再以甘寒养阴、润燥折热方法。处方：细生地 15g，石斛 15g，桔梗 6g，生甘草 9g，麦冬 9g，北沙参 24g，川贝母 6g，鲜茅根、芦根各 24g。3 剂。

四诊：药后诸症皆减，脉仍细小且滑，舌红口干，心烦而欲饮，为阴虚已久、肝肾两亏之象，改用丸药，以善其后。处方：细生地 60g，肥玉竹 60g，川石斛 30g，生白芍 60g，麦门冬 30g，五味子 30g，山药 45g，牡丹皮 24g，茯苓块 60g，元参 30g，焦三仙各 60g，鸡内金 30g，香稻芽 60g，砂仁 15g，白术 30g，炒枳壳 30g，木香 15g。上药共研细末，炼蜜为丸，如梧桐子大，每日早晚饭后，各服 6g，如遇感冒暂停。

按语：素体阴虚，暮春患感，正合《内经》"冬不藏精，春必病温"例。其形瘦干咳，舌瘦且绛，脉象弦细小数，合为阴亏之征。故首用养阴疏化法，终用养阴和胃之丸药，冀以从根本上改善阴虚体质。

医案 5：

患者：邵某某，女，57 岁。初诊暮春感温，形体消瘦，面色黑浊，素质阴亏，津液不足，近感温热之邪，身热不重，微有恶寒，干咳无痰，头部微痛，心烦口干，咽部疼痛，舌干瘦而鲜红，脉来弦细小数。

辨证与诊断：春温(上呼吸道感染)。此阴虚感温，津亏液少。

治法：滋阴生津，清宣郁热。

处方：肥玉竹 10g，嫩白薇 6g，炒栀皮 6g，淡豆豉 10g，苦桔梗 6g，前胡 6g，沙参 10g，杏仁 6g，茅芦根各 10g，3 剂。

二诊：药后，寒热已解，仍干咳无痰，再以原方去豆豉、桔梗，加麦冬 10g、天冬 10g，又 3 剂而逐渐痊愈。

按语：辨治外感证亦需注意患者的素体状况，此例患者素体阴伤，津液早亏，再感温邪，虽身热不重而阴必更伤，故舌干瘦鲜红，脉弦细小数，细主脏阴之亏，数乃郁热之象，故用滋阴生津、清宣郁热方法，以加减葳蕤汤治之而愈。然但取加减葳蕤汤养阴之意，不用葱白发表之药，加入养阴轻宣之品，药合病机，乃能取效如此。

医案6：

患者：宋某某，女，65岁。初春发病，身热20余日，体温38.5℃上下，形体消瘦，面色暗黑，舌干绛而有裂痕，苔垢厚焦黄，唇焦起皮，胃纳少思，脘腹胀满拒按，口干欲凉饮，咽红干痛，两脉沉细小滑，按之仍有力。素患肺结核十余年，经常夜间有汗，有时低热。近来感受温邪，屡投辛温解表之法，重亡津液，阴分过亏，津液大伤，蕴热腑实，便秘不通。阴愈亏而热愈炽，肠愈燥而阴愈耗，必须顾津液以润其燥，通腑实求其热除。

辨证与诊断：春温（重感冒）。

治法：本案为本虚标实之证，急以增液承气汤治之。

处方：元参45g，生地黄30g，麦门冬25g，白芍30g，川石斛25g，芒硝1.5g（冲服），大黄粉1.2g（冲服）。1剂。

二诊：药后昨夜大便畅通1次，初干如羊屎，后则少缓，肛门破裂，微带血渍。今日体温37.5℃，舌干绛而有裂痕，胃纳渐开，脘腹胀满已减。咽仍红，但咽干咽痛已见缓解。两脉沉细小滑，力量稍逊。此为素体阴分不足，血虚热盛，患温病又复伤阴，故大便秘结。此液枯肠燥，无水舟停，故先用增水行舟润肠通便法，今便已通热已减，再以甘寒润燥，以补药之体，作泻药之用，切不可再用硝黄。处方：北沙参30g，生地黄25g，白芍25g，清阿胶15g（分两次烊化），黑木耳12g，炙鳖甲15g（先煎），麦门冬15g。2剂。

三诊：身热已退净，体温37℃，舌苔已化，质绛干裂，胃纳如常，大便又行1次，便下正常，腹不胀满，咽干痛已无，脉见细弦小滑，再以甘寒育阴，从本治疗。处方：生地黄25g，北沙参25g，生白芍25g，生薏米15g，生白扁豆25g，清阿胶12g（分2次烊化），天麦冬各10g，鸡内金10g，5剂。

药后诸恙皆安，身热退净。饮食睡眠皆好，嘱平时忌用辛辣厚味，食以清淡为佳。

按语：素患结核，知其为阴虚之体；初春即患温证，正合"冬不藏精，春必病温"之意，温邪又必伤阴，是二伤也；病后误用辛温，屡屡发表，过汗更必伤阴，是三伤也。阴津伤而燥热内结肠腑，而成无水舟停之证。故首用增水行舟方法，得便通症减，即变为甘寒濡润，所谓以补药之体作泻药之用，唯恐久病年高之体，难当硝黄之峻。其小心谨慎有如此者。终以甘寒育阴收功。可见治温病当以存阴为第一要义，此案可资证明。

医案7：

患者：庞某某，女，80岁。素嗜鸦片烟已30余载，经常便秘，大便7~8日一行。自感受风温邪气后，身热咳嗽，咽红肿痛，经中西医治疗10天未见好转。目前身热未退，体温38.3℃，两脉细弦小滑，按之细数，头晕心烦，身热腹满，口干唇焦，咽干微痛，舌苔黄厚干燥，焦黑有裂痕，精神萎靡，全身乏力。该老年患者阴分素亏，久吸鸦片，虚火更甚，津液早亏，病温将及半个月，阴液更伤。老年正气不足，热结阴伤，燥屎内结。

辨证与诊断：春温（重感冒）。

治法：须急攻其邪以祛其热，扶其气分防止虚脱。

处方：仿新加黄龙汤以攻补兼施。组成：鲜生地60g，生甘草10g，元参25g，麦门冬15g，赤白芍各25g，当归10g，生大黄末1.2g和元明粉1.5g（共研细末冲服），人参25g（另煎兑入），1剂。

服药约2小时，候腹中有动静，或转矢气者，为欲便也。在便前另服已煎好之人参汤25g、西洋参粉4.5g，调匀分服，再去厕所，以防虚脱。数分钟后，大便畅解甚多，患者微觉气短，又服人参汤少许，即复入睡。

二诊：昨日服新加黄龙汤，大便已通，未出现虚脱症状，这是在气阴两虚之人身上用攻补兼施方法的成功例证。药后患者静睡通宵，今诊两脉细弱无力，身热已退净，体温36.7℃，腹满头晕，心烦皆减，舌苔焦黑干裂已除，仍属黄厚近焦，自觉全身疲惫异常。此为老年病温已久，重伤津液，一时难以恢复，再以甘寒育阴以折虚热，甘微温益气兼扶中阴，饮食寒暖，皆宜小心。处方：海参片15g（先煎），沙参30g，元参30g，麦门冬25g，黄精25g，鲜石斛30g，生白芍30g，生熟地各25g，西洋参粉10g（分三次药汁送下），2剂。

三诊：连服甘寒育阴兼以益气剂之后，气阴皆复，患者热势未作，已能进食少许，舌苔渐化而根部略厚，夜寐较安，且小溲渐多，再以养血育阴兼扶脾胃。处方：西洋参粉10g（分三次服），沙参30g，生白芍30g，元参30g，麦门冬25g，莲子肉25g，生地黄30g，南百合25g，怀山药30g，炒薏米30g，甜杏仁10g，3剂。

四诊：服甘寒育阴兼扶脾胃剂之后，近几天来，精神渐复，饮食渐增，前日大便又解一次，初硬而后调，舌苔已化，根部略厚，两脉细弱小滑。年已八旬，气阴早亏，又嗜鸦片，阴液消耗过甚，病温半月，正气虚损过度，再以育阴养荣、调理脾胃。前方继进3剂。

五诊：1周来，精神恢复接近正常，已能下地活动，胃纳渐开，夜寐亦安，面色已润泽，舌苔基本正常。嘱其每日进薏米百合粥，午服山药粥，晚吃桂圆肉汤，调养半个月而愈。

按语：老年春月患温，身热不退，迁延日久，阴津大伤矣。舌苔焦黑干裂，燥屎结于腑中，久不能下，热愈结，津愈伤，燥屎一日不去，发热一日不退，终致阴涸而亡，诚可忧也。故仲景有急下存阴之法。然年高体弱病久，难当峻攻，若用承气法，恐便下之即，便是气脱之时。吴鞠通于此证有新加黄龙汤，仿陶节庵黄龙汤意，攻补兼施，用人参补正，硝黄逐邪，地冬增液，立意颇为周全。赵师运用此法又有所创新，妙在人参另炖浓煎，送服西洋参粉。其服药时间掌握在服汤药后欲排便之时，以二参大补元气，元气足自可运药力攻邪排便，则扶正不虑其恋邪，通便而不虑其气脱。此攻补分投，亦攻补兼施之一法。此法之运用贵在掌握时机，可谓早一刻不可，晚一刻不及。非富有经验而又深虑巧思者不能如此出奇制胜也。此案另当着眼者乃组方之巧，重用增液，微用硝黄，以其年高阴伤，无水舟停，自当增水行舟，不可孟浪峻下也。

医案8：

患者：胡某某，女，52岁。患者因重症肌无力住院半年，西药每日注射新斯的明2次，中药出入于八珍汤、十全大补汤之间。4日前突然发热，体温38.5℃，致病情迅速恶化，每次吃饭前必须加注一次新斯的明，否则不能坚持将饭顺利吃下。因虑其呼吸肌麻痹而致衰竭，已准备向外院借用铁肺备急。由于体温持续上升，病情难以控制，遂请全院老医生共同会诊。患者症见面色萎黄，形体消瘦，精神不振，舌胖苔白糙老且干，两脉虚濡而数，按之细弦且数，自述心烦梦多，小溲色黄，大便 2 日未行，身热颇壮，体温 39.4℃，已从协和医院借来铁肺准备抢救。会诊时，诸医皆曰：气血大虚，必须甘温以除大热。赵师问曰：前服参、芪、桂、附诸药皆甘温也，何其不见效？诸医又曰：原方力量太小，应增加剂量。赵师曰：个人看法，虽属虚人，也能生实病，此所说实病，包括新感病、传染病或其他实证。为慎重起见，先请经治医生用冰箱冷水少少予之。结果患者非常喜饮，又多给了一些，患者仍想多喝，将一杯（约 300mL）喝完，患者说"我还想喝"，遂又给约 300mL。饮毕自觉头身有小汗出，心情愉快，即时安睡。赵师曰：患者素体气血不足，用甘温补中，本属对证。但目前非本虚为主，乃标热为主，暮春患此，当从春温治之。如是虚热，患者何能饮冰水 600mL，且饮后小汗出而入睡？根据其舌胖苔白糙老且干，两脉虚濡而数，按之细弦且数，心烦梦多，溲黄便秘，断定是阳明气分之热，故改用白虎汤。

辨证与诊断：春温（重症肌无力合并重感冒）。

处方：白虎汤。组成：生石膏 25g，生甘草 10g，知母 10g，粳米 60g。水煎 100mL，分 2 次服，1 剂。

二诊：昨服白虎汤后，夜间汗出身热已退，体温 37℃，两脉虚濡而滑，按之细弱，弦数之象已无。患者今日精神甚佳，食欲亦增，心烦减而夜寐甚安，大便已通，小溲甚畅，舌胖苔已滑润，改用甘寒生津益气方法，以善其后。处方：生石膏 12g，沙参 10g，麦门冬 10g，生甘草 10g，知母 3g，1 剂。

三诊：药后体温 36.5℃，精神益佳，食眠均安。脉象濡软，舌胖质淡红苔薄白且润，余热尽退，已无复燃之虞。仍由经治大夫按原治疗方案治疗原发病可也。

按语：病有标本，宿疾为本，新病为标。宿疾虽虚，新病未必亦虚，反之亦然。故不可一概而视之。虽是虚人，亦可患实证。此患者素服八珍汤、十全大补汤等甘温之剂，此治其重症肌无力，原属对症。然其暮春患感，陡然高热，脉舌症皆显热象，在可以虚热对待。虽前贤有甘温除大热之法，然其可治内伤虚热，不能退外感之实热。故虽从医皆曰可补，独先生能力排众议，坚请用清。若无定见于胸中，宁不随波逐流以免涉险乎？其用冷水试饮一法，又见诊断之细致入微。如果系实热，则必喜冷饮，若属虚热，则必不喜冷饮。以此法试之，虚实立判。故诊为阳明白虎证，投以白虎汤原方，立见功效。昔薛立斋氏尝以口畏冷热为判定寒热真假之标志，信非虚言矣。

医案 9：

患者：钱某某，男，51 岁。两天来身热头晕，阵阵恶寒，右脉洪大而数，左手略小，面赤口渴，头面汗出较多，昨服藿香正气散加减方：藿香 10g，苏叶 6g，佩兰叶 10g，半夏 10g，白术 6g，厚朴 6g，白芷 6g，生姜 3 片，大枣 5 枚，1 剂。服药后汗出更多，夜间四肢发冷，今晨面色苍白，两脉虚大而芤，遍体汗出，口渴欲饮，心慌气短，神志欠清，喘息气急，舌苔白腻。此暑温热蕴，津液大伤，本当益气兼以折热，误服辛散伤津之品，急予益气生津，达热出表，防其神昏致厥。

辨证与诊断：暑温（感冒合并心衰）。

治法：益气生津，达热出表，防其神昏致厥。

处方：生石膏 30g（先煎），知母 15g，生甘草 10g，粳米 30g，生黄芪 30g，五味子 10g，西洋参粉 6g，即刻先服 1 剂。

二诊：药后汗出已止，身热渐退，口渴喘息皆止，已能安眠，小溲甚少，两脉已由虚大而芤转为细弱小滑，头面汗出甚少，面仍略红，口干渴亦见缓解。暑温误汗之后，正气大伤，津液过耗，昨服益气生津之品，虽见小效，尚不足恃，再以甘温益气，甘寒生津，兼以祛暑，以观其后。原方减石膏为 15g，加党参 12g，2 剂。

三诊：前药连投 2 剂之后，身热已退净而汗出亦止，喘息已平，口仍干渴，面色正常，精神好，两脉细弱且滑，大便通而小溲渐利。暑温误汗之后，气津皆伤，今观舌质偏红，苔白略干，虽汗止气复，然阴津尚未全复，改用甘寒益气，兼祛虚热。饮食当慎，生冷黏甜皆忌。处方：北沙参 25g，太子参 10g，生黄芪 18g，五味子 10g，麦门冬 12g，生白芍 25g，鲜荷叶半张（撕碎入煎），2 剂。上药续服 2 剂，诸症悉平，食眠均佳，舌脉如常。再休息后恢复正常工作。

按语：叶天士云："夏暑发自阳明。其为热盛之证明矣。然暑热易伤气津，故当主以白虎加人参汤。"此例患者病暑温初用藿香正气发散太过，致汗出不止。汗多气津更伤，遂致心悸气促，神疲脉芤，乃厥脱在即之象。急用西洋参粉即刻吞服，以固元气，继以白虎汤加黄芪、五味子益气敛津固脱。二诊加党参，三诊易为太子参，可见虽益气一法，亦须随证变药，此间细微功夫，正须吾辈着眼处。此案初诊用西洋参粉 6g 吞服是最为关键之招。说明危急之证须以抢时机最为紧要。若缓缓坐等汤药煎成，恐已坐失良机矣。

医案 10：

患者：李某某，女，20 岁。患者于 8 月 5 日自觉恶寒发热，体温在 37～39℃。经某医院诊为"病毒性感冒"，曾服解表药，热势不退。因持续发热 19 天收住院治疗。经西医系统检查，诊为发热待查。历用液体支持疗法、复方新诺明、青霉素、卡那霉素及雷米封等药治疗，中药曾服清营汤、调胃承气汤、白虎汤、紫雪、至宝以及秦艽鳖甲汤等方药，其效不佳。体温仍在 38℃ 左右。9 月 30 日请赵师会诊。诊查症见发热，午后热重，汗出热不解，头晕而沉，口渴不欲饮，胸闷纳呆，周身疲乏倦怠。湿遏热伏，午后热甚汗出而热不解；湿热下注，小便色黄。

辨证与诊断：湿温（发热待查）。病在中焦，弥漫上下。

治法：拟辛开苦降，佐以芳香淡渗之味。

处方：佩兰叶 10g（后下），藿香 10g（后下），杏仁 10g，淡豆豉 10g，半夏 10g，黄芩 10g，木香 6g，马尾连 10g，前胡 6g，大腹皮 10g，炒麦芽 10g，栀子 6g。3 剂，水煎服。忌食腥膻，甜腻。

二诊：10 月 4 日。服药后热势稍减。因湿热之邪难以速祛，故再守原方服药 4 剂，以冀全功。

三诊：10 月 7 日。体温已退至 37.1℃，唯觉颈部酸痛。继服原方药 2 剂，遂诸症若失，于 10 月 12 日痊愈出院。

按语：此案为湿热蕴郁中焦气分，迭经发汗、清营、攻下、开窍、滋阴等误治，寒凉滋腻，更助其湿，湿热壅塞，阻滞气机，湿不化而热不除。此所以发热日久不退也。湿温病为湿与热合，胶固难解。湿若不去，热则难除。故治疗当以祛湿为先，宜用芳香宣化、辛开苦降、淡渗分消等法，当先调畅气机，宣通三焦。方中藿、佩、前、杏芳香化湿，宣通肺气，以肺主气，气化则湿亦化，湿化则热易清；栀子、豆豉清宣郁热，湿热郁久则为陈腐之气，栀豉合用，最善发越陈腐，故有宣阳解郁之功；半夏、芩连辛开苦降，清热燥湿，开泄中焦之湿热积滞；木香、腹皮、麦芽理气滞，行水道，助消化，以利三焦。三焦者，水谷之道路，气之所终始，决渎之官，水道出焉。三焦畅则上下分消，邪气自去。药后二便通得，是三焦通畅之征，故周身汗出而热退。本案初诊予药三剂，服后热势略减，而脉症未变，故二诊继用原方4剂，则霍然而愈矣。观此案，非胸中有定见者不能如此处置。若二诊时欲速其效而改弦更张，恐不免功亏一篑。要之，湿温病湿邪阻滞，不易速去，须得湿邪缓缓化去，当其由量变渐至质变，才可达到豁然开朗的境界。故治疗湿温须胸中有定见，不可朝三暮四，频频换方。只要认证准确，立法无误，即可依法用药，自可功到自然成。本案即是例证。

医案11：

患者：王某某，男，56岁。外感温燥之邪，肺经受灼，口干且渴，发热，微恶风寒，头痛咽红，鼻干且燥，呛咳少痰，小溲色黄，大便略干，舌尖边红，苔薄白且干，脉浮数而右侧略大，沉取弦细数。

辨证与诊断：秋燥（上呼吸道感染）。此温邪燥热、阴分受伤之证。

治法：以清润宣降方法，肃肺止咳。

处方：北沙参10g，炒栀皮6g，前胡6g，玉竹6g，茅芦根各15g，鲜梨1个（连皮去核切片入煎），3剂。辛辣油重厚味皆忌。

二诊：药服3剂之后，寒热已退，咽干鼻燥皆减，干咳已轻，大便已畅，脉象数势已差，原方又服5剂而痊愈。

按语：秋令久晴无雨，燥气流行，感之者多病温燥，干咳无痰，口鼻干燥，咽干且痛，此燥伤肺阴，津液受劫，故治以清润为主，以生津液，兼以宣肃透邪。用药平正清灵，可师可法。

谢昌仁医案

医案1：

患者：杨某，男，54岁。1994年2月5日初诊。恶寒，头昏痛2天。原有"风心"之疾，后又感冒，但恶寒不发热，头昏痛，身肢酸楚，汗少，苔薄白，脉濡。

辨证与诊断：阳虚感冒。乃心气不足之体，表卫失固，外感风寒，卫阳被郁。

治法：温阳解表。

处方：再造散。组成：太子参10g，苏叶6g，桂枝6g，陈皮6g，姜半夏10g，前胡10g，桑枝12g，桔梗5g，甘草3g，神曲10g。3剂。

二诊：1994年2月8日。服温阳解表之剂，肢体转暖，已不恶寒，头身痛减，微咳有痰，苔薄。表邪已解，风痰伏肺未清，治以宣肺化痰。组成：苏子梗各6g，前胡6g，桔梗5g，甘草4g，陈皮6g，姜半夏10g，杏仁10g，神曲10g，太子参10g。3剂。病愈。未再服药。

按语：本案既有阳虚之本，复又外感六淫之邪，故治疗当助其阳气，以温煦卫表，充其正气，即所谓扶正；又需辛温解表，使邪向外达，即所谓祛邪。然扶正不可过于守补，以免恋邪；解表不宜过发其汗而伤阳气。

谢老治疗感冒发热，遵循传统中医理论指导，并结合个人临床实践，总结出以下诊治经验，很值得借鉴：①治疗感冒不可失之于表。即感冒之证属肺卫表证，失治误治可导致外邪入里，变生他疾，应抓住时机解表祛邪；②注意勿表散太过。感冒患者发汗过度易导致津液耗伤，尤其体弱患者不胜药力，更易气随汗脱，气阴两伤，甚至有发生阴竭阳亡的危险。因此，解表发散应注意分寸，选择合适的方药与剂量；③注意夹杂之证。感冒风邪可夹寒、暑、湿、燥、热（火）等外邪共同为患，风夹寒、湿袭肺者，郁闭肺窍，肺气失宣，皮毛闭塞；风夹热、暑、燥犯肺者，邪热上重，肺失清肃，皮毛疏泄失常。由于患者体质不同，宿疾伏痰等原因，内因外因相互影响，受邪亦会不同。素体阳虚者易受风寒，素体阴虚者易受燥热，痰湿内盛者易感外湿。不同病因致病在发病时节与临床表现等方面各有特点，治则方药也不尽相同，辨清病因是中医诊治感冒的重要步骤之一；④密切关注病情变化。感冒往往是某些疾病的先兆，应密切关注病情变化，及时发现其转归，辨别其预后，正确处理之；⑤须察虚实、审轻重、辨寒热、顺时令。感冒患者体质有强弱、偏盛的不同，感受外邪有种类、轻重的不同，另外又有发病季节、气候的不同等，临床医生必须仔细辨证，把握正确的治疗原则和尺度，精选方药，才能做到规范化与个性化相结合的治疗，达到较好疗效。

医案2：

患者：黄某，男，64岁。1994年7月13日初诊。发热3天，今日体温40℃，形寒无汗，头昏痛，身肢酸楚，咳嗽有痰，胸闷，食纳不思，大便3日未解，小溲短黄。苔淡黄中根厚，脉濡滑。

辨证与诊断：感冒发热，暑湿伤表证。此为夏令感受风暑，表卫失疏，痰伏于肺，积滞内困。

治法：祛暑解表，化痰导滞。

处方：新加香薷饮。组成：香薷5g，薄荷5g，连翘12g，豆卷12g，荆芥5g，桑叶枝各10g，杏仁10g，薏苡仁12g，前胡10g，陈皮6g，姜夏10g，浙贝母10g，枳壳6g。每日2剂，分4次服。

二诊：1994年7月18日。服药后得汗津津，遍体湿透，寒平热退，咳嗽痰黏，胸闷，苔中根厚，大便4日未解。表邪渐解，痰伏于肺，积滞结而未下。治以宣肺化痰，和中导滞。处方：桑叶10g，杏仁10g，连翘12g，前胡10g，姜夏10g，枳壳6g，全瓜蒌12g，浙贝母10g，陈皮6g。3剂。

三诊：1994年7月21日。热退未起，咳痰易出，胸畅思食，大便已解2次，量多而臭甚，苔厚转薄。病情向愈，治以清肺和中以善其后。

按语：本病多因夏日暑气当令，先受暑湿之邪，暑本阳邪，伤人则腠理开泄而汗出，气随汗泄，疏于卫外，故易感寒，寒束肌表，卫阳被遏。本病的病位在于肌表与中焦脾胃，故症状表现外则发热不扬、头身困重，内则胸脘痞闷、食纳不思、舌苔虽腻而少黄。

暑湿犯肺,肺气不清,出现咳嗽痰黏、鼻流浊涕的症状。治以祛暑解表、化痰导滞,方用新加香薷饮合桑杏汤。前者既解表邪又清暑热,后者清宣肺气。

李辅仁医案

医案1:

患者:万某,男,65岁。2006年4月21日初诊。患者既往有高血压、冠心病、2型糖尿病,4天前于受凉后出现恶寒,发热,测体温38~39℃,遇风寒加重,伴头痛、咽痛、音哑、咳嗽、咳吐脓痰。风热之邪从口鼻而入,肺气闭郁,难司开阖,卫阳被遏,阳气不得温煦体表,则见畏寒;卫表之气不得宣通,则见头痛;素体有热(此患者常来就诊,熟知其既往体质,故可测其证型),加之卫表之气不畅,热邪闭郁,壅遏于咽喉,则见咽痛、音哑;咳吐脓痰亦为肺热之象。

辨证与诊断:伤风(上呼吸道感染),证属风热外感型。肺脾气虚,卫外不固,邪气从咽喉口鼻而入,侵犯肺脏而致咳嗽咳痰。

治法:疏风清热,宣肺开音。

处方:银翘散加减。组成:板蓝根15g,柴胡10g,薄荷5g(后下),金银花20g,连翘10g,牛蒡子15g,桑白皮15g,菊花10g,白芷10g,甘草3g,羚羊角粉0.6g(分冲)。取5剂,每日1剂,水煎服。

复诊时患者自述服药5剂后恶寒、头痛已止,体温逐渐下降至37.4℃,现咳嗽有痰,痰色淡绿,流浊涕,查:舌质淡红,苔薄白,脉细滑数。治法改为散风清热、祛痰宣肺,方用施今墨气管炎丸加减。

处方:南沙参15g,炙白前15g,橘红10g,杏仁10g,炙前胡15g,金银花20g,茯苓30g,石斛10g,炙枇杷叶10g,防风10g,连翘10g,天花粉30g,太子参20g,枸杞子10g。5剂,每日1剂,水煎服。

三诊时患者自述又服药5剂,诸症状均明显减轻,守上方加减再服5剂,诸症状完全消失。考虑到患者素患糖尿病,今又值发热之后,气阴损伤,遂以益气滋阴润燥之方调养之。

按语:外感邪气最易袭肺,尤其老年人甚至会发生喘促。故治疗外感,当注重宣肺,不可见咳止咳,早用过用收敛之品,成闭门留寇之患。但后期当注意顾护正气,不可过用苦寒。本例患者初治时属外感风热证,以疏风清热宣肺为治则,方用银翘散加减,可谓方药对证,复诊时以咳嗽有痰、痰色淡绿、流浊涕,舌质淡红,苔薄白,脉细滑数为突出表现,治法改为散风清热、祛痰宣肺,方用施今墨气管炎丸加减,乃法随病变,后期以益气滋阴润燥之方调养,目的在于顾护正气。"观其脉证,知犯何逆,随证治之",适时扶正的思维,为本病案的施治特点。

医案2:

患者:男,86岁。因持续发热,伴恶风2周余就诊。患者平素嗜食辛辣厚味,大便干结,2周前因受凉出现发热、怕冷、咽痛、微咳,即到医院就诊。查血常规白细胞数不高,胸部X线透视未见异常。医生给予治疗感冒的中西药,配合抗生素,服中药汤剂近10天,效果不明显。李老认为,患者年事已高,慎用发散。观其舌苔黄厚腻,知其内热甚,表里失和。

辨证与诊断：伤风（感冒），证属内有郁热、表里不和。

治法：解表散热，宣肺和卫。

处方：清解散加酒大黄。组成：金银花 20g，炙麻黄 3g，枳壳 10g，全瓜蒌 20g，荆芥 10g，防风 10g，柴胡 10g，薄荷 5g（后下），杏仁 10g，桔梗 10g，生甘草 3g，酒大黄 5g。仅服 1 剂，便通热退。连服 3 剂，病趋痊愈。

按语：外感之邪虽有风寒暑湿热之不同，但能随机体阴阳寒热虚实而转变。随着人们生活水平的提高，饮食、七情六欲均易内生郁热。一般来说，内热都偏盛，所以当今以风热感冒为多。李老提出了"没有内热，则没有外感"的独到论断，认为里气不和，则外（卫）气不固，内热不清，则外气难调，制定独具特色的"通里和卫"治则。李老一再强调不同时代赋予疾病以不同内容，治疗上也应随机应变。本例患者舌苔黄厚腻，内热甚，表里失和，李老予清解散加酒大黄，方药对证，故而药到病除。

路志正医案

医案 1：

患者：樊某，男，31 岁。2004 年 11 月 24 日初诊。患者近 1 年来自觉体质下降，易疲劳，易感冒，每次均咽痛、发热，体温 38～39℃，6 个月来又出现受凉后腹泻，多于晨起出现脐下疼痛，继而腹泻，泻后痛减。平素食纳可，小便正常，多年来面部及口唇周围有红疹，时而刺痒，嗜好冷饮、辛辣食物。望面部及口唇周围有红疹，舌体稍瘦，舌质红，苔薄白，脉沉细滑小数。

辨证与诊断：感冒（上呼吸道感染），证属肝旺脾虚，夹有郁热。患者生冷辛辣过度，致湿热中生，邪热循经上犯唇面发为红疹，脾喜燥而恶湿，湿热中阻致脾土受伤，肝木横犯，木旺于晨而见五更痛泻。

治法：崇土抑木，佐以清热。

处方：防风 10g，蝉蜕 12g，生白芍 12g，陈皮 12g，牡丹皮 10g，黄连 6g，乌梅 9g，生薏苡仁 20g，花椒 3g，生白术 12g，蒲公英 12g，藿香梗 10g，紫苏梗 10g，绿萼梅 12g，甘草 6g。14 剂，每日 1 剂，水煎服，并嘱忌生冷、油腻、炙烤，慎起居，畅情志。

患者服上药后近期未感冒，腹泻得止，后食用辛辣复发，服药期间自觉心情舒畅，食纳可，夜眠有时欠安，二便尚调，舌质红，苔薄白，脉细滑。既见效机，原方进退，上方去藿香梗、紫苏梗、蒲公英，加枳椇子 10g、仙鹤草 15g，14 剂，继续服用。2005 年 3 月随访，患者二诊方间断服用 2 个月余，现严冬已过，今年冬季未曾感冒。

按语：从脾胃论治反复感冒。治以崇土抑木，佐以清热，方中以白芍、陈皮、白术泻肝实脾，防风、蝉蜕宣散浮火又具风能胜湿之意，薏苡仁除湿，黄连、蒲公英、牡丹皮清热，绿萼梅疏肝理气，藿香梗、紫苏梗醒脾和中，乌梅柔肝缓急，花椒温运脾土，甘草调和诸药。二诊时因前法已获效，去藿香梗、紫苏梗以防燥烈伤阴，温热见退而去蒲公英，加枳椇子解酒毒，仙鹤草敛肠止泻治脱。药后病痊愈，严冬已过，未曾感冒。可见中焦温热、脾胃不足亦可致外感反复发作，从脾胃论治反复感冒亦有良效。

医案2：

患者：杨某，女，19岁。因时常感冒10余年，于2004年8月18日前来诊治。患者自幼体弱，进食稍不慎则腹泻，常有阵发性胃脘痛，大便黏滞不爽，手足汗出多，近日觉皮肤瘙痒。既往有肠痛史5年，反复发作，4年前患反复瘾疹，服补肾益寿胶囊而愈。月经正常。舌红，苔白微干，脉细滑，左小弦。

辨证与诊断：反复感冒，证属脾虚湿热中阻。

治法：祛湿清热理脾。

处方：藿香导滞方。组成：藿香10g（后下），佩兰10g，厚朴10g，紫苏叶10g（后下），生薏苡仁18g，大腹皮10g，茵陈12g，炒山楂12g，炒麦芽12g，炒神曲12g，桔梗10g，陈皮10g，茯苓20g，炒苍术12g，炒枳壳12g，六一散20g（包煎），大黄炭2g（后下）。7剂，每日1剂，水煎服。

二诊：药进7剂后复诊，诉大便仍发黏，但较前通畅，胃痛未作，仍皮肤瘙痒，舌尖红，苔薄黄，脉细滑、尺稍沉。患者将赴外地上学要带中成药。因一诊时服用芳香化浊、清热祛湿之剂诸症得缓，唯舌质红而尖稍绛，有化热之势，故予藿香正气胶囊加越鞠保和丸缓缓调理，两药交叉服用。

三诊：2005年1月28日。诉半年来未患感冒，胃痛偶作，时嗳气、大便黏滞，手足多汗。肠痛发作数次，疼痛可忍而未用药。舌尖红，苔薄白，脉右细滑，左小弦。拟和胃降浊、清肠导滞之法。处方：藿香梗10g，荷叶梗10g，厚朴花12g，陈皮10g，炒苍术12g，当归10g，白芍12g，牡丹皮10g，大腹皮9g，大腹子9g，大黄炭2g（后下），生薏苡仁20g，桃仁10g，甘草6g。每日1剂，水煎服。间断服药以善后。后随访，感冒大减，已如常人。

按语：患者自幼体弱，易患感冒，手足汗多，易发腹泻，似为脾弱表虚之证。然其有肠痛、胃脘痛、荨麻疹等宿疾，伴大便黏滞不爽，舌红，苔白微干，脉细滑，左小弦，皆为饮食不慎、素嗜辛辣厚味所致。本患者湿浊略胜，且有脾运不健，宿有积滞化热之不同，故其治亦异耳，采用藿香正气散加消积导滞之品化裁而获效。

对于本案，祛邪可具扶正之功，调内亦有御外之效，此即邪去则正安之谓也。对反复感冒之证，当详加辨证，不可只从虚证论治，以免犯虚虚实实之弊。

张镜人医案

患者：袁某，女，33岁。1979年12月3日初诊。主诉：发热6天，咽痛，头痛。病史：患者持续高热6天，咽喉疼痛，头痛，四肢酸楚，恶心，上腹部不适。舌脉：舌根白腻，前半苔黄少润，脉细数。检查：体温39℃，神志清晰，面赤，巩膜轻度黄染，咽部充血，扁桃体Ⅰ度肿大，口唇干燥。检验：血白细胞计数0.8×10^9/L，谷丙转氨酶95U/L，1分钟胆红素30.78μmol/L，总胆红素34.88μmol/L，新鲜尿液中找到巨细胞病毒包涵体。

辨证与诊断：风温变证（流行性感冒、巨细胞病毒感染），证属风温时邪、夹湿交阻。且患者高热头痛，四肢酸楚，有化热转气之象。

治法：清热解毒，除湿养阴。

处方：大豆黄卷12g，炒牛蒡子5g，桑叶9g，炒杭菊花9g，炒黄芩9g，连翘9g，金银花12g，金荞麦30g，瓜蒌皮9g，广郁金9g，炒枳壳9g，益元散9g（包煎），钩藤9g（后下）。3剂。

二诊：1979年12月6日。热势壮盛，起伏不解，汗出不畅，头痛口干，巩膜色黄，胸闷不畅，右胁下按之疼痛，脉细滑数，舌苔黄腻满布，舌质边红。辨证为邪湿交遏，痰热在里，少阳气郁，胆液外溢，拟予清温达邪、化湿泄热之法。处方：大豆黄卷12g，茵陈30g（另煎冲入），矮地茶15g，大青叶12g，炒栀子9g，连翘9g，金银花30g，瓜蒌皮9g，白花蛇舌草30g，炒黄芩9g，甘露消毒丹12g（包煎）。3剂。

三诊：1979年12月9日。热势朝衰暮甚，头痛，无汗，巩膜色黄，胸闷不畅，脉虚弦而带滑数，舌苔黄腻，质红，乃湿热熏蒸、气阴受烁、邪盛正虚之证，拟仿白虎加人参法。处方：人参9g（另煎冲入），生石膏30g（先煎），忍冬藤30g，杏仁9g，炒黄芩9g，炙远志3g，茵陈15g（另煎冲入），猪殃殃30g，炒赤芍15g，秦艽9g，广郁金9g，白花蛇舌草30g，连翘9g，甘露消毒丹12g（包煎）。3剂。

四诊：1979年12月12日。得汗热势大减，口干较缓，头痛胸闷亦瘥，唯巩膜仍黄染，脉转濡数，舌苔黄腻渐化，质红已淡。温邪虽获透达，温热逗留未彻，再守原方，宜慎饮食，以防反复。

五诊：1979年12月14日。身热已退，巩膜黄染渐淡，脉濡数代滑，舌根黄腻未化净，质偏红，法当清理湿热余邪而和胃气，竹叶石膏汤加味调治。处方：人参9g（另煎冲入），生石膏9g（先煎），茵陈15g（另煎冲入），广郁金9g，连翘9g，忍冬藤15g，秦艽9g，炙远志3g，猪殃殃30g，炒桑枝12g，小麦15g，白杏仁9g，淡竹叶15g，白花蛇舌草30g，益元散9g（包煎），谷芽12g。

患者住院2周，身热逐减，乃至退尽。查体：巩膜无黄染，咽部（-）。检验：白细胞计数上升至$4.4×10^9$/L，肝功能恢复正常，尿检未找到巨细胞病毒包涵体，痊愈出院。

按语：温病学家陈平伯称："风温为病，春月与冬季居多。"吴坤安亦谓："凡天时晴暖，温风过暖，感其气者，即是风温之邪。"由于风温属阳邪燥热，燥热从金，热归阳明，常先犯肺胃，症见身热、咳嗽、烦渴。然本案初起并无咳嗽，临床表现高热口干、巩膜黄染、右胁下疼痛，显系少阳、阳明温热交遏，客邪再至，内外相引，扇动木火燔灼，胆液泄溢，致热势鸱张，面赤目黄，乃风温之变证。复以温邪夹热内郁，耗伤气阴，故身热逾旬不解，脉见虚弦，实验室检查示白细胞计数仅$0.8×10^9$/L，提示邪盛正虚，预后堪虑。证变则论治亦更，遂仿白虎加人参法，加入化湿泄热之品，3剂而热衰，6剂而热平黄退，效如桴鼓。夫医者必须知常达变，深思果断，勿失时机。若唯务按图索骥，因循贻误，又安能咎药石之无灵耶！

任继学医案

患者：张某，男，49岁。1988年9月27日入院。因头痛、发热1周，经自服"解热镇痛药及银翘解毒丸"不见好转而来求治，门诊以"感冒"收入院。入院时其症见微发热恶寒，肢节疼痛，脘腹满闷，恶心欲呕，舌质淡红苔薄，脉微略数。医生诊为"风寒表证"，投桂枝汤以调和营卫，予鲜竹沥水以降逆止呕。4剂药后未效，请任老会诊。任老诊毕谓："此太少合病，可与柴桂各半汤治之。"

辨证与诊断：感冒，证属风寒过胜、邪已内入型。

治法：解热止痛，养胃生津。

处方：柴胡10g，桂枝7.5g，人参10g，黄芩10g，半夏10g，甘芋7.5g，大枣6枚，生姜3片。每日1剂，水煎服。服药6剂，而告痊愈出院。

按语：任老谓："此外证虽在而病机已见于里，非柴桂各半汤双解两阳而不能治之也。"盖此证属太阳病迁延日久，又误以桂枝汤失治，故投桂枝汤而不效。该患者外感已1周余，本当寒热退之，而今反见发热恶寒之表证，更见脘腹满闷之里证。然而表证虽不去但已轻，仅见微发热恶寒，肢节疼痛，里证虽已见但未甚，仅见脘腹满闷，恶心欲呕，可见部分邪气已由太阳传入少阳形成太少并病之局。故投桂枝之半以散太阳未尽之邪，取柴胡之半以解少阳微结之证。但因疾病迁延日久，邪气虽未解而正气已虚，故不减方中之人参。此发表与和里兼用之法，故任老药到而病除矣。

王翘楚医案

患者：李某，女，62岁。2004年8月13日初诊。头痛头重、胸闷不适伴通宵难眠6日。6日前感冒发热，经抗生素治疗3日后失眠，现夜睡1~2小时，或通宵难寐。体温正常，但畏寒恶风、头痛头重未解，胸闷泛恶，身重乏力，午后身热，时有手抖，口干，咽部不适，喉间生痰，色黄质黏。舌苔灰黄，脉细而濡。

辨证与诊断：不寐，湿温证（感冒后机体功能紊乱，失眠症）。证属暑温夹湿，余邪未清，肝胃不和，脾困湿阻。

治法：清暑化湿，平肝和胃，安神。

处方：拟三仁汤加减化裁。组成：白蔻仁6g，生薏苡仁30g，焦山栀15g，黄芩15g，银翘各15g，藿佩各15g，姜竹茹15g，芦根30g，天麻10g，钩藤18g（后下），葛根30g，川芎15g，郁金15g，石菖蒲15g，赤白芍各15g，合欢皮30g，远志10g，朱灯心3g，蝉蜕6g，僵蚕10g。水煎服，每日1剂，连服1周。

二诊：2004年8月20日。畏寒怕风、胸闷泛恶已除，身重乏力亦明显减轻，睡眠改善不明显，仍有头晕头重，颈板，手抖，喉间生痰，色黄质黏，苔薄，脉细微弦。再予清热化痰，平肝活血安神治之。处方：江剪刀草30g，焦山栀15g，黄芩15g，银翘各15g，柴胡10g，煅龙牡各30g，天麻10g，钩藤18g（后下），葛根15g，川芎15g，郁金15g，石菖蒲15g，赤白芍各15g，丹参30g，合欢皮30g，远志10g，朱灯心3g，蝉蜕6g，僵蚕10g。每日1剂，连服2周。

三诊：2004年9月3日。喉间生痰缓解，睡眠改善，夜睡5~6小时，稍有头晕腿软，大便偏溏，苔薄黄，脉细微弦。上方去江剪刀草、银、翘、牡蛎，加桑叶15g，续服7剂善后。

按语：本例患者感冒发热后仍有畏寒、恶风、头痛头重、胸闷泛恶、身重乏力、午后身热、手抖、咽间生痰色黄质黏，属湿温之象，其头痛、失眠乃肝阳偏亢，治宜清化湿热、和胃利气、平肝安神，处方拟三仁汤加减化裁。方中主药白蔻仁芳香化湿，行气宽中；薏苡仁甘淡性寒，渗利湿热而健脾；加入藿香、佩兰、焦山栀、黄芩、金银花、连翘、竹茹增强利湿清热醒脾之功；芦根清热除烦。诸药相合，宣上畅中渗下，使气畅湿行，暑解热清，脾气健复，三焦通畅。同时配合柴胡、龙骨、天麻、钩藤、葛根、川芎、郁金、白芍、丹参等平肝活血,并有疏肝柔肝之意;蝉蜕、僵蚕镇静息风,则手抖平,睡眠渐安。

周仲瑛医案

患者:郭某,女,80 岁。2002 年 4 月 8 日初诊。有慢性支气管炎、肺气肿、肺源性心脏病、糖尿病病史多年,近 1 周因感冒发热,就诊于南京市某医院,用抗生素治疗仍难控制。查血白细胞计数 $24 \times 10^9/L$,中性粒细胞 90%。现主症:胸闷如塞、呼吸不利、喘息不安、咳而无力,痰黏,咳吐不利,汗多,大便干结,舌质暗红,舌苔薄黄腻,脉细滑数。

辨证与诊断:伤风。证属痰热郁肺,肺气郁闭,失于宣畅。本例患者久患慢性肺病、糖尿病,为高年正虚之体复感外邪,触动内伏之痰热,而致痰热闭肺。病情危重,慎防正虚邪陷喘脱之变。

治法:急于化痰清热,开泄肺气。

处方:升麻 4g,生石膏 20g(先煎),杏仁 10g,生甘草 3g,知母 10g,射干 10g,葶苈子 15g,全瓜蒌 20g,海浮石 10g,金荞麦根 20g,麦冬 10g,玄参 12g。7 剂,每日 1 剂,水煎服。

二诊:2002 年 4 月 15 日。药后胸闷、呼吸不利减轻,仍有喘息,气促,咳嗽无力,咳痰色白而黏,咳吐不利,大便干结,3 日一行,舌脉如前。治守原法,上方加青礞石 12g(先煎),猪牙皂 2.5g,熟大黄 6g。7 剂。

三诊:2002 年 4 月 22 日。胸闷不显,呼吸稍感急促,痰出喘息能平,汗出不多,大便二日而行,舌暗红,舌苔薄黄腻,脉细滑。复查血白细胞计数 $14 \times 10^9/L$,中性粒细胞 75%。4 月 15 日方去猪牙皂,加太子参 10g。

按语:患者肺失宣畅,从而出现胸闷如塞、呼吸不利、喘息不安等咳喘重症。汗多、咳嗽无力为正虚邪陷、由喘致脱的先兆征象。辨证属正虚痰热蕴肺,治以祛邪利气、化痰清热、开泄肺气为急。方取麻杏石甘汤意,痰热较重故不用辛热之麻黄而改用清解之升麻,升而发散,开泄肺气,知母、射干、葶苈子、全瓜蒌、海浮石、金荞麦根化痰清热肃肺,麦冬、玄参养阴扶正。

郭子光医案

患者:祝某,女,27 岁。15 天前因受凉感冒,出现恶寒发热,微汗出,头身疼痛,尤以四肢疼痛更甚,去当地医院诊治,服中西药物未效。更见心跳心累,口苦咽干,呕恶欲吐,于 1975 年 11 月 11 日来院就诊。察其面色暗淡,精神欠佳,头围围巾,身着厚衣,有畏风之感,舌质淡,苔白,脉弦细而浮。

辨证与诊断:伤风,证属寒邪入里化热,少阳兼表。

治法:和解表里,调和营卫。

处方:柴胡桂枝汤。组成:柴胡 12g,黄芩 12g,法半夏 12g,党参 15g,大枣 6 枚,桂枝 12g,白芍 12g,生姜 3 片,甘草 3g。服上方 1 剂症减,2 剂而愈。

按语:《伤寒论》第 151 条云:"伤寒六七日,发热,微恶寒,肢节烦疼,微呕,心下支结,外证未去者,柴胡桂枝汤主之。"本案寒邪入里化热,既有表,复有里,治疗若先解其表,则少阳之证难愈,如先治其少阳之证,则太阳表虚之证不解,故宜表里同治,方用小柴胡汤和解表里，桂枝汤调和营卫，表解里和，故效如桴鼓。

薛伯寿医案

患者：徐某，男，26 岁。1998 年 1 月 9 日初诊。患者于 3 日前发热，体温 39.5℃，某医院给予抗生素静脉滴注治疗 3 天，高热未退，恶寒无汗，体温 39.4℃，鼻塞，流清涕，咳嗽，咳少量白痰，咽喉肿痛充血，扁桃体 Ⅰ 度肿大，头痛，全身肌肉关节疼痛，纳谷不香，大便欠畅，小便稍黄，舌尖红，苔薄黄，脉浮数。

辨证与诊断：重伤风。证属冬温之"寒包火"。温邪犯上，高热不止，咽喉肿痛充血，外有寒束之象。

治法：辛凉复微辛温法。

处方：三拗汤、升降散、四妙勇安汤加减。组成：炙麻黄 6g，杏仁 10g，生甘草 8g，全蝎 4g，细辛 3g，金银花 15g，玄参 12g，连翘 10g，桔梗 10g，蝉蜕 4g，僵蚕 8g，浙贝母 10g，前胡 10g。水煎服。服药 1 剂，高热即退，进 3 剂后诸症消失而愈。

按语：流行性感冒虽较普通感冒严重，若无继发感染亦无宿疾者，一般属表证，病邪深入可见表里同病或里热实证。相当于《伤寒论》之太阳病或温病之卫分证。本次流行性感冒，时已冬至，气温当寒而反暖，是气候异常因素而导致的冬温。故综合症情分析为温邪上受，首先犯肺，而外有寒束之象。治法采用辛凉复微辛温，方以三拗汤、升降散、四妙勇安汤加减。服药 1 剂高热即退，3 剂而愈。薛老以此法制"速解流感饮"，普济于感染者，因价廉效佳而深受患者喜爱，购药者甚多。外感热病多从感冒起，若失治亦可导致各种严重的慢性虚弱疾病，即"伤风失治可转劳"。

王灿辉医案

患者：陈某，男，16 岁。2010 年 3 月 9 日初诊。发热，咳嗽 3 天。3 天前因外出受凉，当晚起恶寒发热，头痛，汗出而热不退，继增咳嗽，咽痛，未予治疗。刻下：发热，体温 39.1℃，恶寒，汗少，头胀痛，咳嗽，吐痰淡黄而黏，咽痛，咽红赤，口干喜凉饮，舌边尖红，苔薄白微黄，脉浮数。

辨证与诊断：感冒，证属风热侵袭肺卫、卫气被郁、肺气失宣。

治法：疏风泄热宣肺。

处方：银翘散加减。组成：金银花 15g，连翘 15g，桑叶 10g，淡豆豉 10g，荆芥 6g，薄荷 5g（后下），炒牛蒡子 10g，光杏仁 10g，枇杷叶 10g，前胡 10g，玄参 15g，生甘草 10g。3 剂。

二诊：2010 年 3 月 12 日。药后汗出，寒罢热平，体温 37.1℃，咳嗽阵作，呛咳，咳黄白痰，质黏，咽痛，咽红，口干，大便干结。舌红，苔薄白微黄，脉滑数。治以清肺止咳化痰。处方：金银花 15g，桑叶 10g，蝉衣 6g，虎杖 20g，金荞麦 15g，鱼腥草 15g，光杏仁 10g，枇杷叶 10g，前胡 10g，瓜蒌仁 12g，玄参 15g，生甘草 10g。5 剂。药后病愈。

按语：本案患者外感温邪，未及时治疗，致病情加重，初诊时发热恶寒明显，提示邪在肌表卫分，咽痛，咽红，舌边尖红，脉浮数，提示为风热病邪为患。故其基本病机为风热侵袭肌表卫分。与此同时，患者咳嗽，吐痰淡黄而黏，咽痛，说明肺经邪热较盛，故其病机为风热侵袭肺卫，卫气被郁，肺气失宣。治当疏风泄热宣肺，以银翘散加减。方中金银花、连翘、桑叶、淡豆豉、荆芥、薄荷、炒牛蒡子辛凉解表、疏散风热，光杏仁、枇杷叶、前胡宣肺止咳，玄参、甘草清热解毒利咽。药后汗出，寒罢热平，肌表风热之邪得以疏解，但肺经郁热较盛，肺气失宣，故咳嗽阵作，呛咳，咳黄白痰质黏，咽痛。治疗转拟清肺止咳化痰之法。本案在治疗时要注意以下两点：其一是有表证存在时必须解表；其二本案虽邪热偏盛，但热势散漫，病位较浅，治当以辛凉清透为主，不可滥用苦寒沉降之品。

李维贤医案

患者：李某，男，24 岁。2009 年 11 月 28 日初诊。发热 2 天，昨夜体温 38.6℃。咳嗽 3 天，咽痒，咳痰量多，干呕，浑身酸痛，疲乏无力，纳、眠均可，大便稀，日 1～2 行，小便色淡黄。舌质淡红，苔薄白，脉细滑。感受暴寒之邪，寒邪伤阳，客于肺卫，致肺卫失调，腠理闭塞，卫阳受遏，肺气失宣，则出现恶寒、发热、身痛、鼻塞、咳嗽等症状，风寒外侵，卫阳被遏故恶寒发热。风寒外袭，肺失宣降则咳嗽；咽喉为肺胃的通道，风寒搏结于咽，故咽喉痒；脉滑数为痰热之象也。

辨证与诊断：感冒，证属风寒外袭。

治法：辛温解表，散寒宣肺。

处方：十神汤。组成：香附 4g，苏叶 4g，新会陈皮 4g，炙甘草 4g，生麻黄 4g，升麻 4g，葛根 14g，川芎 4g，赤芍 4g，白芷 4g，连须葱白 3 寸，生姜 5 片，清半夏 4g，茯苓 4g，川贝 4g，酒芩 4g，牛蒡子 6g，白僵蚕 6g。3 剂，水煎服。

二诊：2009 年 12 月 3 日。服用前方 2 剂后即热退，身痛渐缓，治见显效。现仅咽痒、咳嗽，有痰，此因肺壅痰阻、肺失和降所致也。宜滋阴润肺，清宣止咳化痰，方选二陈汤加味。组成：沙参 15g，麦冬 15g，生地 15g，桂枝 15g，新会陈皮 15g，清半夏 15g，茯苓 15g，甘草 10g，川贝母 10g，酒芩 10g，前胡 15g，白前 15g，枇杷叶 15g（炙去毛）。7 剂，水煎服，每日 1 剂。药后病愈。

按语：本案患者发病时间正处于太乙天符之年的 2009 年 11 月底，入冬以来北京地区气温骤降，患者感受寒邪，从而出现了上呼吸道感染的症状。

《内经》云："必先岁气，勿伐天和"，这是治疗外感病所应遵循的原则。根据上呼吸道感染的发病特点，治宜辛温解表、和解表里内外。所以方选用十神汤。本方出自《太平惠民和剂局方》，葛根、升麻升阳解肌，麻黄、苏叶宣肺散寒，川芎、白芷疏风止痛，生姜、葱白通阳发汗，陈皮、香附行气开郁，合苏叶辛香利气，赤芍敛阴益营，合香附、川芎行气调血，甘草安神和药，合赤芍而防辛燥发散太过，使祛邪不伤正。方中葛根、升麻与甘草相配，又有透痉解毒作用。本方既能解表宣肺，又能通调表里，调气和血，使邪无停留之所。二诊时因有咳嗽症状，故入清半夏、茯苓，与陈皮、甘草共为二陈汤，具有燥湿化痰之效，川贝母化痰，酒芩清泻肺火，牛蒡子清咽利喉，白僵蚕祛风清热，诸药合用治疗感冒，用之热退身安。

刘继祖医案

医案 1：

患者：孙某，女，63 岁。2009 年 2 月 18 日初诊。患者自诉 3 天前游泳后出现畏冷恶风，头痛，胃脘疼痛，自测体温38℃，在门诊静脉滴注青霉素等药物无效，遂来诊。入院症见：恶风，发热，胃脘疼痛，面色㿠白，偶头痛，汗出，纳差。寐欠安，小便可，大便溏，体温38.5℃，舌红，苔白，脉浮缓。实验室检查示：白细胞总数$12.0 \times 10^9/L$，中性粒细胞80%。查体：咽扁桃体Ⅰ度红肿。

辨证与诊断：诊其为感冒，证属太阳太阴合病。此为早春乍暖还寒，患者浴冷伤寒，不但袭表而且及里。风寒袭表而营卫不和，阳强而阴弱，太阳经气不利，而致恶风、头痛；风寒直中脾胃，损伤脾阳而致胃痛、纳差；舌苔、脉象皆为太阳中风之外征。

治法：调和营卫，解表温里。

处方：人参桂枝汤。组成：桂枝10g，白芍10g，大枣3枚，生姜1片，炙甘草6g，干姜3g，党参15g，紫苏10g。5剂，水煎服，每日1剂。

二诊：2009年2月23日。患者自诉无恶寒、发热，体温正常，胃脘痛好转，纳可，寐尚安，二便尚调。表邪已去，胃气得和，当以健脾和胃，俟正气来复。故治疗予香砂六君子汤健脾和胃，处方：广木香6g，砂仁6g，陈皮9g，法半夏9g，太子参30g，茯苓9g，白术9g，炙甘草6g。水煎服，连服7剂，每日1剂。

按语：早春乍暖还寒，患者浴冷伤寒，不但袭表而且及里，故为伤寒太阳太阴合病。刘师遵"伤寒表里不和，当两解之"之旨，以人参桂枝汤达到表解里和之目的，其运用经方之机括圆如，可见一斑。表证已解，继以香砂六君子汤健脾和胃，恢复正气。

医案2：

患者：孙某，女，67岁。2009年2月18日初诊。全身不适伴咽痛1个月。1个月前着凉后出现鼻塞、流涕、咽痛、咳嗽等症状，在门诊给予静脉滴注消炎、抗病毒药物后症状好转，但未全消失，收住院。入院症见：周身不适，咽痛，偶有干咳，乏力，汗出，纳少，寐欠安，二便尚调。患者自诉平素容易感冒，感冒后不易治愈。实验室检查：血常规无明显异常。听诊：双肺呼吸音尚清，未闻及明显干湿性啰音。

辨证与诊断：诊其为感冒，证属气虚型。此为患者平素体虚，腠理疏懈，卫气不固，卒感风邪，由口鼻、皮毛而入，则肺卫首当其冲，感邪之后，卫表不和则头痛、身痛，肺失宣肃则鼻塞、咳嗽、咽痛，体虚之人感邪之后，缠绵难愈，反复感冒，则乏力、气短、脉浮等症均为气虚之外征。

治法：益气固表，宣肺止咳。

处方：桑菊饮合玉屏风散加味。组成：薄荷3g，菊花6g，芦根10g，连翘10g，桔梗10g，杏仁6g，桑叶10g，防风10g，黄芪30g，白术20g。水煎服，每日1剂，连服7天。

二诊：2009年2月24日。患者自诉诸症明显好转，无周身疼痛，无咳嗽，无咽痛，现自觉乏力，气短。前方加太子参30g，当归10g。水煎服，每日1剂，连服7天，基本痊愈。

按语：①本案患者为肺卫气虚之体，卫外不固而易感邪，既感而邪难出。②外感一病首伤于上，肺先受之，则宣肃失司而咳嗽咳痰，肺窍不利而鼻塞流涕；病伤于卫，营卫失和而发热恶寒；太阳经气不利而头痛身痛。③风邪袭入，因脏腑盛衰不同，会因阻滞气血郁而化热。本案病邪轻浅，刘师以辛凉轻浅之桑菊饮专任太阴，轻清发散，既以春风化雨导出风邪，又不以虎狼之剂更伤已虚之体。④易感之人，藩篱已损，其风邪来去无碍，致邪气留恋，终无解期。玉屏风以风药中之润剂防风祛风逐邪，得黄芪以固表则外有所卫，得白术以固里则内有所据。

王道坤医案

患者：董某，男，25岁。2009年4月2日初诊。恶寒头痛，咳嗽3天。病发于3天前受凉伤风。刻下鼻塞咽痒，恶寒头痛，无汗，时有咳嗽，形体健壮，精神尚可，纳食正常，大便、小便通畅。舌淡红，苔薄白，脉浮紧。

辨证与诊断：风寒感冒（上呼吸道感染），证属风寒袭表、肺气不宣。风寒束于肌表，皮毛闭塞，阳气不得外达，故恶寒头痛，无汗；肺主皮毛，风寒袭表，肺气不宣，故时有咳嗽；脉浮主表，紧主寒，脉浮紧为寒邪束表之象。

治法：解表发汗，宣肺止咳。

处方：三拗汤加味。组成：炙麻黄12g，炙杏仁12g，川芎6g，辛夷15g（包煎），羌活10g，桔梗12g，炙甘草6g，生姜3片，大枣3枚。3剂，水煎服，每日1剂，早晚饭后1小时服。嘱其注意保暖，服药后卧床覆被使汗出，勿受凉，多食易消化之物品。

二诊：2009年4月5日。自述药后汗出，已不恶寒，鼻塞、头痛、咳嗽已止，大便通畅，舌淡红，苔薄白，脉弦。风寒感冒已愈，不再继续服药，嘱其注意保暖，勿受凉，多食易消化之食品。

按语：本例患者系青年男性，体质壮实，病程短，只要辨证准确，恢复也快，故治疗3天后，感冒即愈。本例以解表宣肺之三拗汤加味治之，收效甚速。三拗汤出自《太平惠民和剂局方》，由麻黄、杏仁、甘草组成，方中麻黄性辛温，为肺经专药，与羌活合用，解表发汗，宣肺止咳，炙杏仁、桔梗合用加强宣肺止咳，川芎祛风止痛，辛夷宣通鼻窍，甘草、大枣、生姜益中和胃，使发汗而不伤正。诸药合用则表寒得解，肺气得宣，鼻窍得通，头痛得止，诸症可愈。

柴瑞霭医案

患者：樊某，女，40岁。2009年5月29日初诊。产后汗出如洗、汗后恶风兼有恶寒2个月余。患者体质较差，微胖，素有入睡困难10余年，每晚需辗转翻身大约3小时后方能入眠，每夜只能睡眠3~4小时即醒，白昼常觉心烦气躁，喜悲欲哭，性情难以自控。每届入夏即觉纳少气短、神疲乏力、午后低热，终年手掌鲜红、手心灼热，甚则脱皮，夏季明显。自诉2009年2月15日生产后除出汗较多外，余无不适，产后1个月时因洗澡受凉，出现全身怕冷，汗出特别多，汗出多时湿透衣被，汗出后恶风明显，身体怕冷，恶寒加重，兼有头痛，当地医院诊断为"感冒"，经静脉滴注青霉素等药物治疗，病情无改善，现病程已2个月，前来我处请柴师诊治。刻诊时患者身着毛裤，除上述症状外，又增疲惫纳少，食不知馨，大便溏薄，而且正值夏季，手掌鲜红，掌心灼热兼脱皮，入睡困难，睡眠短浅且多梦，舌红苔少，脉象弦细弱，右寸浮虚。

辨证与诊断：产后太阳中风。辨为素有肝血亏虚失眠，复又脾弱阴虚疰夏，新患产后太阳表虚中风、营卫失和。

治法：宜先治新感，兼顾宿疾，治宜解肌祛风，调和营卫，兼以益气养阴。

处方：方选《伤寒论》桂枝汤加味。组成：桂枝10g，炒白芍10g，炙甘草8g，鲜生姜

10g，大枣 8 枚，肥玉竹 30g，西洋参 10g，炒谷芽 30g。每日 1 剂，水煎 2 次，分早晚温服，药后服热小米稀粥，覆被助微汗，连服 7 剂。

二诊：2009 年 6 月 5 日。患者来诊时身着毛裤已改为秋裤，汗出明显减少，头痛消失，恶寒已除，微有恶风，纳食稍增，知饥知香，精神好转，舌脉同前，至此，产后太阳中风已愈，尚有表虚不固，肝血虚之失眠如故，气阴虚之痃夏稍减，手掌鲜红，手心灼热及脱皮同前。治宜清养肺肾气阴两虚以除内热，调和营卫，敛汗固表以愈中风，兼以补养肝血、宁心安神以治失眠。方用《外台秘要》二加龙骨汤加味，处方：白薇 10g，炒白芍 10g，甘草 8g，鲜生姜 10g，大枣 6 枚，生龙骨 20g，生牡蛎 20g，西洋参 10g，肥玉竹 30g，炒酸枣仁 60g，每日 1 剂，水煎 2 次分早晚温服，连服 10 剂。

三诊：2009 年 6 月 15 日。今日天阴，气温较低，但患者只身着单衣单裤，与旁人无明显差别，汗出正常，恶风消失，纳食、二便及精神正常，睡眠好转，但仍有心烦少寐，烦乱气躁，稍急则汗出，喜悲欲哭，手足心热，手掌鲜红伴脱皮，偶有头微痛，舌红尖赤，苔少，脉弦细弱数，至此，表虚不固、营卫失和已愈，肺肾阴虚、肝血不足、肝气迫急、心气不宁之象显露。续宜滋养肺肾，调和百脉，补养肝血，柔肝缓急，补益心气，养心安神。方选《金匮要略》百合地黄汤、酸枣仁汤合甘麦大枣汤加味。组成：鲜百合 120g，生地黄 15g，炒酸枣仁 90g，明知母 15g，茯神 15g，川芎 10g，生甘草 15g，夜交藤 30g，白薇 10g，肥玉竹 30g，西洋参 10g，浮小麦 30g。每日 1 剂，水煎 2 次，分早晚温服，连服 20 剂。诸症渐次痊愈。

按语：本案患者病程较为复杂，先有肝血亏虚之失眠，又有脾弱阴虚之痃夏，产后又新增太阳表虚汗出恶风。从本案的病因病机分析：肝血亏虚导致的入睡困难、浅睡即醒、心烦气躁、性情易急难以自控等，脾弱阴虚引起的入夏后纳少气短、神疲乏力、午后低热等，而且终年手掌鲜红、掌心灼热、偶有脱皮、入夏明显等症都表现出患者素体阴虚、血虚、脾气虚弱的一系列证候；新近又增产后太阳中风、营卫失和、表虚阳弱、卫表不固形成的汗出如洗、湿透衣被，汗后恶风，身体怕冷，恶寒加重，兼有头痛等一系列证候。柴师认为：根据中医的治疗原则，应先治新感，兼顾宿疾，然新感为太阳中风、营卫失和，主要表现为一派表虚阳弱的证候，而宿疾又表现为一派阴虚脾弱的证候，两组证候大相径庭，故治疗时较为棘手，因此柴老师先着眼于产后太阳表虚中风、营卫失和，用《伤寒论》桂枝汤解肌祛风，调和营卫，又加玉竹养阴，西洋参益气，再加谷芽醒胃，且药后服热小米稀粥，借谷气以助药力、养胃气、充汗源，借热力令取微汗以鼓舞卫阳祛邪从汗而解，合方解肌祛风、调和营卫与益气养阴、扶脾醒胃并用，相得益彰，并行不悖。二诊时，患者恶寒已除，汗出减少，说明表阳已复，营卫调和，此时柴师强调，应及时停服桂枝汤，因为"桂枝下咽，阳盛则毙"，何况患者素为血虚、阴虚之体，治疗太阳中风、表虚阳微、营卫不和，当中病即止，过用就会耗血伤阴，病从阳化。故继用《外台秘要》二加龙骨汤加味，清养气阴两虚之内热，调和营卫不和之表虚，兼以补血、宁心、安神、敛汗。三诊时患者太阳表虚、营卫不和诸症悉愈，肺肾阴虚、肝血不足、肝气迫急、心气不宁之象显露。故更方以百合地黄汤、酸枣仁汤合甘草小麦大枣汤加白薇、玉竹、西洋参滋养肺胃之阴，益气清热除烦，调和濡养百脉，兼以养血安神而愈。

第二章 慢性鼻炎

蔡福养医案

患者：卢某，男，27 岁。患者喷嚏频频，流清涕 10 余年。入冬 15 天来加重，常于晨起外出时突发鼻痒，窒塞酸胀，掩鼻而嚏，清涕如注。发作后头脑空虚，倦怠乏力，四末不温，夏不觉热，冬倍感寒，背常有冷风吹之感。舌淡，苔白，脉沉细。检查：双侧鼻腔黏膜淡白肿胀，下鼻甲苍白水肿胀大，鼻道内有大量水样分泌物。

辨证与诊断：慢性鼻炎，乃阳气虚弱，气化失常，卫外不固，风寒异气乘袭所致。证为肾督阳虚，寒水上泛。

治法：温补脾肾，散寒止涕。

处方：温阳止涕汤加减。组成：制附子 15g，肉桂 10g，干姜 10g，细辛 3g，山药 15g，熟地黄 10g，鹿角霜 15g，茯苓 15g，泽泻 15g，苍耳子 10g，辛夷 10g，白芷 15g，鹅不食草 15g，炙甘草 6g。每日 1 剂，水煎服。同时用熏鼻方（苍耳子、细辛、白芷烘干研面入艾绒中搓成卷，熏鼻窍及其周围穴位，每次 20 分钟）。服药 10 剂，流涕量及发作次数均减少。又用原方加减治疗 20 余日，病竟痊愈。随访 2 年，未见复发。

按语：本病属中医学"鼻鼽"。蔡福养根据多年临床经验认为，本病之病本为阳气虚弱，其标为寒水上泛，治疗主张温阳为先，自拟经验方"温阳止涕汤"，使阳气振奋，气化水行而鼻窍豁然，确为临证之良方。

若鼻黏膜淡白或苍白、水肿甚者，加重温阳利水药用量；若鼻塞声重甚者，加重苍耳子、辛夷、白芷、鹅不食草之量；若清涕长流、不能自收者，合用桂枝汤。

赵绍琴医案

患者：赵某某，女，35 岁。自述患鼻炎五年余，经某医院五官科检查诊断为"肥厚性鼻炎"。终日鼻塞，浊涕长流，张口呼吸。脉象滑数，舌红苔黄。

辨证与诊断：鼻鼽——热在肺胃（肥厚性鼻炎）。

治法：用清宣法。

处方：辛夷花 10g，苍耳子 10g，白芷 6g，黄芩 6g，前胡 6g，苏叶子各 10g，浙贝母 10g，杏仁 10g，枇杷叶 10g，焦三仙各 10g，茅芦根各 10g，7 剂。

二诊：近日感冒，鼻塞流涕，咳嗽痰多，脉仍滑数，舌红苔黄，热郁于内，仍用宣肺化痰、清热止浊方法。处方：苏叶子各 10g，前胡 6g，牛蒡子 10g，白前 6g，百部 6g，辛夷花 10g，苍耳子 10g，黄芩 6g，白芷 6g，焦三仙各 10g，7 剂。

三诊：药后咳嗽已愈，咳痰大减，唯鼻塞流涕尚在，热郁未清，仍用前法进退。处方：辛夷花 10g，苍耳子 10g，白芷 6g，黄芩 10g，川楝子 6g，前胡 6g，白前 6g，牛蒡子 10g，7 剂。

四诊：鼻塞较前减轻，大部时间用鼻呼吸不感困难，时有如物堵塞之感，药已见效，前法增损。处方：辛夷花 10g，苍耳子 10g，白芷 6g，防风 6g，黄芩 6g，茅芦根各 10g，沙参 10g，7 剂。

五诊：鼻塞已通，时有浊涕流出。肺郁热尚未全清，脉象滑数，舌红苔黄，仍用宣肺涤浊方法。处方：辛夷花 10g，苍耳子 10g，白芷 6g，荆芥 6g，牛蒡子 10g，冬瓜子 10g，苏叶 10g，芦根 10g，桔梗 10g，7 剂。

患者依上方续服 1 个月，鼻塞流涕皆愈。半年后患者前来医治他病，询问鼻炎未复发。

按语：肺开窍于鼻，故鼻之病多从肺治。鼻塞浊涕者多为肺热，鼻塞清涕者多为肺寒。本案鼻塞浊涕黄稠，脉象滑数，舌红苔黄，显然肺热之象。肺热宜清，然不可寒凉直清，因寒则涩而不流，恐闭塞气机，致郁热反难散出，故治宜宣清结合。本案前后五诊，方中皆用辛夷花、苍耳、白芷，此三味辛香通气上达，升清气于头面，亦清阳出上窍之意；又用前胡、杏仁、枇杷叶等开宣肺气，肺气开则郁热易散；又用苏子、浙贝母、冬瓜子等化痰涤浊，使热无依附之邪则易祛；其余苏叶、防风、牛蒡子、桔梗、白前、百部、焦三仙、茅芦根、黄芩等各对症选用，加减出入。无非宣通肺气，祛除有形浊邪，则热自易散。不专以清热立论，此赵师辨治鼻病之大法也。

黄自强医案

患者：杨某，男，23 岁。有 10 年慢性鼻炎病史，曾多次检查均诊断为"萎缩性鼻炎"，屡屡服用中西药及外用西药，均未能达到远期治疗目的。近因鼻塞加重而前来诊治。刻诊：鼻塞不通，遇冷加重，鼻咽部干燥，鼻分泌物呈块状，不易擤出，偶有少量鼻出血，嗅觉障碍，呼气恶臭，五心烦热，头痛，记忆力减退，舌红少苔，脉细略数。检查：鼻腔宽大，鼻甲缩小，并有稠厚脓痂。

辨证与诊断：根据鼻塞、遇寒加重辨为寒，再根据鼻咽干燥、五心烦热、舌红少苔辨为阴虚。故辨为阴虚鼻塞证。中医诊断为慢性鼻炎。

治法：滋阴润燥，通达鼻窍，兼以化痰。

处方：通达鼻窍汤。组成：百合 14g，生地黄汁 80mL，麦冬 168g，半夏 24g，人参 9g，粳米 18g，大枣 12 枚，炙甘草 6g，苍耳子 8g，辛夷 15g，白芷 30g，薄荷 2g。先以水浸泡方药约 30 分钟，然后用大火煎药至沸腾，再以小火煎煮 30 分钟。薄荷、辛夷后下，煎煮 15 分钟。温服。每日 1 剂，分 3 次服用。

二诊：鼻塞有改善，鼻腔干燥好转明显，复予前方 6 剂。

三诊：诸症较前又有减轻，又予前方 6 剂。

四诊：诸症基本解除，又予前方 40 剂治疗，诸症悉除。随访 1 年，未见复发。

按语：因鼻分泌物呈块状、不易擤出，辨阴虚生热、灼津夹痰。以此辨为阴虚鼻塞证。方中百合滋阴清热；生地黄清热凉血，养阴生津；重用麦冬养阴生津，滋液润燥；人参益气生津；半夏开胃行津，调畅气机，降肺止逆，并制约滋补药壅滞；苍耳子、辛夷、白芷辛温透达，芳香开窍；薄荷辛凉通窍，兼防辛温药伤津；粳米、大枣补益脾胃，化生阴津；炙甘草益气缓急。

奚肇庆医案

医案1：

患者：翟某，男，35 岁。患者因咳痰反复 2 个月，于 2008 年 8 月 22 日就诊。既往有慢性鼻炎史，近患支原体肺炎，经抗感染治疗后体温已正常。刻诊：鼻塞，流涕，打喷嚏，咽嗌痰阻，喉咙不痛，咳嗽，咳痰量多、色白质腻，胃纳尚平，舌质淡红，苔薄，脉细滑。

辨证与诊断：肺虚寒滞，津液输布失调。中医诊断为慢性鼻炎。

治法：辛温通窍，发散风寒。

处方：桃仁二白汤。组成：黄芪 12g，白芍 10g，白术 10g，防风 8g，苍耳子 10g，辛夷花 10g，乌梅 10g，薏苡仁 12g，桃仁 10g，浙贝母 6g，芦根 15g，鱼腥草 15g，甘草 4g，大枣 10g。7 剂，每日 1 剂，水煎服。

二诊：咳嗽咳痰显减，不喘，唯鼻塞流浊，打喷嚏，易汗，纳便尚调，舌质淡紫，苔薄白，脉细滑。上方去芦根、桃仁，加当归 10g、五味子 6g。7 剂。每日 1 剂，水煎服。10 日后渐愈。近 1 年未再发作。

按语：肺主卫表外，肺气虚则卫表不固，不任风寒异气侵袭，且早、晚自然界阳气不足，肺虚之体此时亦阳气不足，故鼽嚏发作以早、晚多见；全身及舌脉所见为肺气亏虚之证。治疗上可依虚、实两端辨证论治：实则责之于风寒、风热之邪及饮邪上行，阻塞肺气，鼻窍不通；虚则责之于肺、脾、肾三脏，气阴两虚为患，治疗时或补气养阴，甘寒益肺，或培土生金，温阳化饮，或温暖其元，引火归元等，临床常获良效。方中黄芪、白术、防风、甘草、大枣益气固表，苍耳子、辛夷花祛风以开肺窍，薏苡仁、桃仁、浙贝母、芦根、鱼腥草清肺化痰以涤肺络，乌梅、白芍、五味子敛肺脱敏，消补兼施而获效。本方是慢性鼻炎急性发作的基本方药。

医案2：

患者：吴某，男，54 岁。因鼻塞流涕、咳嗽反复 10 余年，于 2010 年 1 月 22 日就诊。有慢性鼻炎、支气管炎、神经性皮炎病史，常用地塞米松及抗生素治疗。发作与气候寒冷有关，遇风、遇寒，则鼻塞、打喷嚏、流涕、咳嗽，咳痰量少、色黄质黏，气喘，胸闷气短，纳便尚调，舌质暗，苔薄黄，脉细滑。肺功能检查：中度阻塞性通气功能障碍、支气管扩张药(沙丁胺醇气雾剂)可逆性试验阳性。

辨证与诊断：慢性鼻炎(肺虚痰伏)。患者肺经寒实，素有哮喘宿疾，脏腑阳气不足，寒邪得以客于肺经。

治法：润肺止咳，散寒化痰。

处方：风辛姜君汤。组成：黄芪 12g，白术 10g，白芍 10g，防风 10g，桂枝 6g，茯苓 12g，桑白皮 10g，紫菀 10g，细辛 3g，辛夷 10g，苍耳子 10g，大枣 10g，甘草 4g。7 剂，每日 1 剂。另用复方薤白胶囊 0.35g，每次 4 粒，每日 3 次。

二诊：鼻腔渐通，咳嗽亦减，已停用抗生素。原方去苍耳子，继服。

三诊：喜称多年的流涕缓解，咳嗽已止，地塞米松减为维持量，原方加当归 10g。时值冬月，拟膏方 1 剂，以玉屏风散、苓桂术甘加五味细辛干姜汤、归芍六君汤、二至丸加味调理。服用 45 日后称今冬鼻炎、支气管炎未再发作，地塞米松已停用。

按语：壅滞鼻窍，宣降失调，遂致鼽嚏不止。《中藏经》卷上说："肺气通于鼻，和则能知香臭矣。有寒则善咳，实则鼻流清涕。"治疗上可从温肺散寒、化饮止流入手。方以苓桂术甘加细辛汤为主，佐黄芪、白术、白芍、防风、辛夷、苍耳子益肺固卫疏风，桑白皮、紫菀宣肺止咳，当归辛润入肺，为血中之气药。病缓方缓，膏方调理而收功。

刘昌建医案

患者：吕某，女，16 岁。1995 年 10 月 8 日初诊。患者鼻塞头痛 2 年，每遇感冒加重。重时多流黄涕，前额头痛，伴头晕，影响学习，嗅觉减退。曾于他院做 X 线，诊为鼻窦炎。服过鼻炎康，外用滴鼻净，用时症减，逢感冒加重，故来求诊。检查：鼻黏膜充血，鼻道内有脓样分泌物，鼻中甲水肿。

辨证与诊断：脾胃气弱，肺卫失和，卫外不固，导致鼻炎。中医诊断为慢性鼻炎。

治法：祛风清热、宣通鼻窍、解毒抗菌、扶正消炎。

处方：玉屏风散合川芎茶调散加减。组成：黄芪 15g，白术 15g，防风 15g，荆芥 15g，川芎 3g，甘草 3g，羌活 3g，细辛 0.5g，薄荷 6g，苍耳子 9g，辛夷 9g，生石膏 30g。

水煎服，每日 1 剂，早、晚饭后分服。5 剂症减，30 剂后自觉症状消失，鼻黏膜肿胀消退，鼻内脓性分泌物消失而愈。

按语：鼻炎之病多与脾肺相关。邪客孔窍，伤肌损膜，窦窍络阻，致鼻塞流涕。玉屏风散能使脾胃生发之气上行，助肺卫之气固表散寒，宣通窍络。据现代药理研究证明，玉屏风散能提高机体免疫功能，对有害物质因素等刺激有特异性抵抗力，能提高吞噬细胞的功能，对流感病毒有抑制和灭活作用，且能抑制肥大细胞释放活性物质，对Ⅰ型变态反应性疾病有效。川芎茶调散多以风药组成，治外感风邪，风热上攻。鼻炎病在人体之上位，唯风药可达上，故取川芎茶调散载玉屏风散及苍耳子散上行直达病所。全方共奏祛风清热、宣通鼻窍、解毒抗菌、扶正消炎之功效。

蒋中秋医案

患者：朱某，男，58 岁。1988 年 2 月 28 日初诊。鼻作喷嚏、流清涕 30 年，常年发作，以冬季最严重。1985 年在某医院行特异性皮肤试验，诊为对尘螨、梧桐花花粉等过敏，行脱敏治疗效果不显著，发作时服用氯苯那敏（扑尔敏）、异丙嗪（非那根）可以减轻症状。平素畏寒怕风，纳食可，二便调，苔薄白，脉弦濡。检查：鼻黏膜苍白，双下甲水肿，双鼻孔未见息肉样物。

辨证与诊断：本病为肺肾阳虚，卫表不固，腠理不密，则易遭异风邪气侵袭。证属肺肾虚寒，卫表不固。中医诊断为慢性鼻炎。

治法：以温阳固卫为主。

处方：桂枝玉屏风汤加减。组成：制附子 6g，桂枝 10g，生地黄 15g，防风 6g，炒白术 15g，白芍 15g，淫羊藿 3g，辛夷 6g，仙茅 6g，补骨脂 15g，甘草 10g，姜、枣为引。每日 1 剂，水煎服。日服 1 次。连续服用 40 剂，鼻痒、喷嚏、流清涕诸症逐渐减轻。续服 15 剂，患者鼻部症状消失。后嘱较长时间服用补中益气丸，以巩固疗效。

　　按语：本方由玉屏风散合桂枝汤加制附子化裁而成。桂枝汤调和营卫，玉屏风散固卫益气，配合制附子、补骨脂、仙茅、淫羊藿温阳散寒，以冀阳气充沛，卫气得以固表，正气存内，邪不可干。

　　若受凉吹风易作者，加生黄芪、桑叶；鼻痒甚者，加地龙、徐长卿、凌霄花；清水涕多者，加乌梅、诃子、台乌药；鼻塞、下鼻甲水肿者，加石菖蒲；腰酸乏力者，加仙茅、淫羊藿、补骨脂；黏膜充血肿胀者，加茜草、墨旱莲。

第三章 急慢性咽喉炎

朱良春医案

患者：李某，女，38岁。患慢性咽炎4～5年，屡治未愈。咽部梗然不适，连讲两节课后，咽部更感不适，发音欠畅，影响教学。舌质红苔薄，脉弦细而数。

辨证与诊断：喉痹（阴虚喉痹）。肺阴不足，木火刑金，邪热滞于咽部。

治法：清热解毒，软坚散结，通络祛风。

处方：慢性咽炎散。组成：炙白僵蚕8g，炙全蝎8g，黄连8g，炙露蜂房12g，金银花12g，代赭石12g，生牡蛎12g，玉蝴蝶6g。上药共研极细面，分20包备用。每次1包，每日2次。饭后2小时用生地黄、麦冬、玄参各6g，泡茶送服。服后咽部即感轻松爽利，药未尽剂即愈。

按语：方中炙白僵蚕、炙全蝎、炙露蜂房可解毒散结，通络祛风；黄连、金银花、玉蝴蝶清热解毒以利咽；代赭石、生牡蛎清肝泄热，软坚散结。诸药配伍共奏清热解毒、软坚散结、通络祛风之功效。用生地黄、麦冬、玄参以养肺阴，肺阴得养，咽之邪毒得去，则咽喉自利。因药粉略有苦味，可另用适量白糖矫味。

董建华医案

患者：李某，男，40岁。3个月前因受风寒感冒及说话过多，突然咽哑、咽干不欲饮，胸闷憋气，胃脘胀闷，饮食不香，眠少，大便干结，形体消瘦。舌微红，苔薄黄，脉弦滑。

辨证与诊断：肺气郁闭，导致声道不利可发为失音。西医诊断为急性喉炎，中医诊断为喉痹。

治法：宣利肺气，利咽开音。

处方：利咽开音饮加减。组成：玉蝴蝶3g，凤凰衣3g，杏仁10g，桔梗6g，蝉蜕6g，枳壳10g，全瓜蒌25g，玄参10g，生甘草3g，炙麻黄5g，锦灯笼6g，蜂蜜1匙（冲）。先将上药用水浸泡30分钟，再煎30分钟，每剂煎2次，将2次煎出的药液混合，分2次温服，每日1剂。

经服6例，音嘶好转，说话咽痛。再用利咽开音饮加麦冬10g，续服6剂后，音嘶明显好转，又服10余剂，声音逐渐洪亮而愈。

按语：此方系董老之经验方，可用于治疗急慢性咽炎、声带小结、声带息肉等病所引起的失音。《灵枢经·忧恚无言》："喉咙者，气之所以上下者也。"会厌又名吸门，为声音之门户，其审证要点为：语声嘶哑，主阵发性发作，常伴胸闷憋气，咽喉如物梗阻，舌红苔薄黄，脉弦细。方中玉蝴蝶苦寒入肝肺经，有润肺解郁通音之效；凤凰衣性平润肺开音，杏仁、桔梗、蝉蜕宣肺利咽；枳壳、全瓜蒌降气化痰；玄参、甘草润肺利咽。诸药相伍，共奏宣利肺气、利咽开音之效。

赵绍琴医案

医案1：

患者：杨某，男，78岁。1989年8月10日初诊。家属代述：患者于半个月前因感冒发热，腋下体温38.5℃，咽喉疼痛，服用板蓝根冲剂、喉症丸、抗生素等药，体温下降，2天后体温上升为39℃，声音开始嘶哑，发音费力，继而失音，咽喉干堵难忍，总想用手抠。近7日来滴水未进，也未大便。怀疑咽中有肿物，准备后事，遂请赵老以决预后。诊时见：形体瘦弱，面红目赤，身热无汗，胸闷懊恼，眼欲闭，时寐时醒，时有谵语，小便短赤，口中干涩黏腻秽浊，舌苔白腻垢厚，脉濡数，腋下体温38.5℃。

辨证与诊断：失音——暑热湿浊郁滞（急性喉炎）。

治法：芳香化浊宣郁。

处方：藿香10g，佩兰10g，苏叶10g，茅芦根各10g，水煎，试服3剂，少量多次服用。

二诊：当天中午药入口中，难以咽下，良久才咽下几口，腹中几声肠鸣，到晚上1剂服完，微有汗出，夜寐较安。第2天精神好转，神志转清，能喝下少许白米稀粥，并能发出低微的声音，下午解大便几枚如干球状。舌苔白腻，脉滑数，腋下体温37.5℃，气机渐舒，暑热渐减，声音渐复，仍用芳香宣化，佐以消导之品。处方：藿香10g，苏叶10g，茅芦根各10g，炒山栀6g，佩兰10g，淡豆豉10g，杏仁10g，大腹皮10g，槟榔10g，滑石10g，焦三仙各10g，4剂，水煎服。

三诊：精神较好，声音完全恢复，并能下地活动，饮食二便如常，腋下体温36.5℃，再以前法进退，以固其效。饮食当慎，防其食复。处方：炒山栀6g，淡豆豉10g，炒枳壳6g，苏梗6g，竹茹6g，茅芦根各10g，焦三仙各10g，水红花子10g，7剂。

按语：本患者素体较差，又感受暑湿之邪，本应轻宣疏表，芳香宣解，而反投板蓝根冲剂、喉症丸等寒凉之品，阻滞气机邪无外达之路，壅塞清窍而致失音。患者身热无汗，胸闷懊恼，眼欲闭，时寐时醒，时有谵语，小便短赤，脉数，此非邪陷心包，火扰心神，实乃暑热湿浊之邪蒙闭上焦，阻塞清窍之象。饮食不纳、大便不下，舌白腻垢厚，乃属湿浊停滞，气机不畅。因此赵师先以芳香化湿，宣郁开闭，灵动气机为治。方用苏叶、藿香、佩兰芳香化浊，宣畅气机；芦根清热利咽，又能宣阳疏表；茅根清热利湿。待暑湿渐减，气机渐舒，声音渐复后，再配以淡豆豉、炒山栀苦宣折热，杏仁、苏叶宣肺利窍，开上焦气机；炒枳壳、苏梗、大腹皮、槟榔、焦三仙健脾和胃，消食导滞，通调中焦气机；茅根、滑石清热利湿，使湿热从小便而去。诸药相合、三焦气机宣畅，暑热外泄，湿浊内化，清升浊降，病获痊愈。

医案2：

患者：王某，女，36岁。1991年4月4日初诊。患者声音嘶哑，时轻时重已半年余。某医院诊断为"慢性喉炎、声带肥厚"，先用胖大海有效，后来亦无济于事。曾用中药汤剂、清音丸、六神丸以及抗生素等效果不明显。现咽干且痒声音嘶哑，咳嗽痰少，心烦梦多，腰膝酸软，大便干结，舌红苔白且干，脉细数。

辨证与诊断：失音——肺肾阴虚（慢性喉炎）。

治法：滋补肺肾之阴，以复其音。

处方：沙参10g，天麦冬各10g，生地10g，五味子10g，浙贝母10g，桔梗10g，前胡6g，苏叶6g，瓜蒌20g，枇杷叶10g，5剂，水煎服。嘱其饮食清淡，忌辛辣刺激食物，晨起走路1～2小时，注意噤声。

二诊：服药后，上午声音清亮，下午仍喑哑明显，轻度咽干，夜寐不安，再以前法进退。处方：沙参20g，天麦冬各10g，生熟地各15g，山药10g，阿胶10g（烊化），五味子10g，浙贝母10g，芦根10g，白芷6g，苏梗6g，焦麦芽10g，7剂，水煎服。服上方后，声音恢复，喑哑消失，饮食二便正常，夜寐较安，余症皆去。再以上方10剂，分两周服用，以巩固疗效。

患者于1991年7月3日，又带患者来看病告知，一直授课，失音未复发，并坚持早晚锻炼，清淡饮食。

按语：此患者系中学教师，由于发音过多，声带运用过度，耗伤肺阴，日久而致肾阴亦亏。肺脉通会厌，肾脉挟舌本，肺肾不足，阴液不能上承，咽喉失其濡养，而喑哑咽干，甚则失音。肺气不清，则干咳少痰；阴虚生内热，虚火扰动心神，则心烦梦多；肾虚精亏，则腰膝酸软；舌红且干，脉细数，大便干结，均为阴亏有热之象。赵老治以滋补肺肾之阴，使金水相生，水源不竭。方中先以苏叶、前胡、桔梗、枇杷叶宣肺通窍，调畅气机；沙参、麦冬、天门冬、生地黄滋肺阴清肺热；五味子生津敛肺气；浙贝母宣肺软坚散结；瓜蒌润肺宽中通便。待喑哑取效后，再以生熟地、山药滋补肾阴，阿胶养阴润肺；苏梗宣畅气机，芦根宣肺生津润喉利咽，麦芽健脾。赵老更妙用白芷，白芷虽为驱风药，但性滑润，使大队滋补之品补而不腻，调和诸药，又能载药上达于咽喉。因此诸药相配，取效甚佳。

孙一民医案

患者：刘某，女，38岁。1964年4月16日初诊。数月来，咽部堵塞，有异物感。平素或因情志不舒，或因过食辛辣，病情则加重。现口咽干，咽部微痛，咽部黏膜充血增厚，舌质微红，苔薄黄，脉细数。

辨证与诊断：喉痹。辨为肝胃郁热，久热伤阴之慢性咽炎。

治法：清热解毒、理气解郁、生津。

处方：清咽汤加减。组成：蒲公英24g，牛蒡子12g，大青叶15g，山豆根15g，马勃6g，郁金9g，炒枳壳9g，玄参24g，桔梗10g，石斛15g，麦冬15g，化橘红9g，甘草3g。每日1剂，水煎后去渣，再将药汁浓缩为100mL，加入蜂蜜20g，分2次温服。服6剂痊愈。

按语：清咽汤主要由三组药组成。①清热组：蒲公英、牛蒡子、大青叶、山豆根、马勃；②理气解郁组：枳壳、桔梗、郁金；③生津组：玄参、石斛、麦冬。再加化橘红化痰，甘草缓中。患者如以咽痛为主者，可以清热组作为方中主药；以咽紧填闷为主症者，可以理气组作为方中主药；若以咽干为主症者，可以生津组作为方中主药。若以上三症有某一症不明显者，可以将该组药减味或减量。

何任医案

患者：王某，成年女性。1964 年 7 月 20 日初诊。伤风后咽喉肿痛，蒂丁（指悬雍垂）下垂，声音嘶哑已 1 周许。

辨证与诊断：风邪后咽喉肿痛，咳嗽失音。

治法：祛邪止痛，润肺利咽。

处方：蝉蜕 4.5g，胖大海 9g，麦冬 6g，陈皮 4.5g，木蝴蝶 3g，玄参 9g，北沙参 9g，凤凰衣 4.5g。3 剂。

二诊：1964 年 7 月 25 日。音哑略有好转，咳嗽不多。再以原法治之。处方：蝉蜕 4.5g，胖大海 9g，玄参 9g，北沙参 9g，木蝴蝶 3g，射干 2.4g，浙贝母 9g，蜜桔梗 1.5g，麦冬 9g。3 剂。

三诊：1964 年 7 月 27 日。咽喉肿痛瘥，声音嘶哑见解，咳声连连，阵阵发作，作时则有轰热感。再以清解润肺化痰止咳为治。处方：天冬、麦冬各 9g，炙百部 4.5g，川贝母、浙贝母各 4.5g，天葵子 4.5g，玄参 6g，连翘 6g，炮远志 4.5g，陈皮 4.5g，胖大海 6g。4 剂。

四诊：1964 年 8 月 3 日。咳嗽缓解，喉燥音哑仍有，略感头昏。处方：清滋肺气：冬桑叶 9g，杏仁 9g，阿胶 6g，黑芝麻 12g，麦冬 6g，甘草 6g，川贝母 6g，石膏 9g，党参 6g，枇杷叶 9g。3 剂。

五诊：1964 年 8 月 5 日。咳嗽音哑均明显好转，头昏等亦瘥。续用原法调治善后。桑叶 9g，党参 6g，川贝母 6g，杏仁 9g，黑芝麻 12g，麦冬 6g，阿胶 6g，枇杷叶 9g，甘草 6g。4 剂。

按语：该例患者初起乃是风邪闭肺失音，然风邪束肺，肺气郁闭，痰热内蕴又可见咳呛阵作等症，所以初诊宣透清解法得效。待痰热渐化转出现肺津亏耗的肺燥失音证，乃改用喻嘉言的清燥救肺汤治之。由于随证应变，方证相合，使咳嗽失音的病象解除。

周仲瑛医案

患者：吴某，男，40 岁。2009 年 7 月 31 日初诊。患者 2005 年因情绪不畅后出现声音沙哑，喉镜检查有息肉，曾经手术 2 次。磁共振检查示：咽部淋巴结环增生。现自觉咽干不舒，有痰，能咳出，不咳嗽，舌苔淡黄、薄腻，舌质黯、有黏沫、中裂，脉细滑。江苏省某医院病理报告示：咽黏膜急慢性炎伴鳞状上皮中－重度不典型增生，并见灶性炎性坏死。

辨证与诊断：热毒痰瘀壅结、津伤液耗。

治法：散热消毒，散结消炎。

处方：二参消炎汤。组成：南沙参 12g，北沙参 12g，天冬 10g，麦冬 10g，桔梗 9g，生甘草 3g，泽漆 15g，山慈菇 15g，肿节风 20g，冬凌草 20g，木蝴蝶 5g，凤凰衣 8g，金果榄 6g，山豆根 6g，生蒲黄 10g（包煎），炙僵蚕 10g，龙葵 20g，重楼 15g。14 剂，水煎服，早、晚各 1 次分服。

二诊：2009 年 8 月 21 日。患者 8 月 5 日在南京市某医院行支撑喉镜下 CO_2 激光双侧声带新生物切除术。病理报告示：组织慢性炎伴角化不全及角化不良。因行声带部分切除手术，声音沙哑。咽干，语言费力，服上药后大便偏溏。舌苔淡黄腻，舌质暗，脉细。原方去金果榄和山豆根，改冬凌草15g，加诃子肉10g，蝉蜕5g，太子参10g。

三诊：2009年9月11日。患者9月9日在江苏省某医院喉镜检查示：会厌无红肿，双侧声带表面光滑，稍充血，有少许分泌物，运动正常，闭合可，梨状窝未见异常。现咽喉干涩，有痰不多，声音沙哑，二便调，寐差，舌苔黄薄腻，舌质暗红，脉细。初诊原方去山豆根，加鱼腥草20g，白残花5g，首乌藤20g，川百合12g，知母6g，诃子肉10g，蝉蜕5g，太子参10g。

三诊以后声音沙哑渐于好转，定期复查喉镜未有明显异常。在初诊原方基础上，继续加减调理，巩固疗效。

按语：《黄帝内经》曰："之卒然忧患而无音。"《景岳全书》指出："惊恐愤郁，卒然致暗者，肝之病也。"肝为刚脏，体阴而用阳，性喜条达，郁怒伤肝，则肝气不舒，气滞不畅，津液不归正化，痰瘀互结，治疗失宜变为瘀毒，遏阻会厌而失音。

马智医案

患者：王某，女，18岁。2009年4月22日初诊。咳嗽1年余。患者1年前出现咳嗽，自觉咽部不适即咳，干咳无痰，曾于某医院就诊，诊断为慢性咽炎。现症见：咳嗽，干咳，痰量少，口干咽痒，神疲乏力。舌质红，苔薄白，脉滑略数。肺支原体（－），余未见异常。

辨证与诊断：咳嗽，此为肺阴亏虚、虚热内扰。西医诊断为慢性咽炎。

治法：养阴清肺，润燥止咳。

处方：滋阴润肺止咳汤加减。组成：沙参20g，枇杷叶6g，石膏30g，阿胶6g，杏仁10g，麦冬10g，桑叶10g，炙甘草3g，川贝母3g，款冬花10g。中药取颗粒剂型，开水冲服，每日3剂，共21剂。嘱患者避免劳累，避免着凉，多饮水，清淡饮食。

二诊：2009年4月30日。咳嗽有所好转，咽部不适，自觉肩部发热，舌质红，苔薄白，脉滑略数。上方加桔梗6g，服法同前。

三诊：2009年5月14日。咳嗽明显好转，咽痒，无口干，舌红，苔薄白，脉滑稍数。继服上方42剂，服法同前。

四诊：2009年6月4日。偶有干咳，咽痒减轻，舌质红，苔薄白，脉缓。服上方21剂。

按语：本案干咳，无痰，咽部不适，舌质红，苔薄白，脉滑略数为阴虚内热之征，故在沙参、麦冬等滋阴药物基础上加入石膏散热。

张永树医案

患者：林某，女，19岁。2005年1月24日初诊。干咳2个月，加重2天。患者2个月前无明显诱因出现干咳，行胸透检查无明显异常，服用抗生素后无明显效果。2天前外感风寒，干咳加重，无痰，微恶风寒，无咽痛。末次月经2004年11月20日，已有2个月月经未来潮。就诊时见其面色少华，形体消瘦，述干咳清晨为甚，鼻塞流涕，口渴喜饮。舌质偏红苔薄黄，脉略沉。

辨证与诊断：咳嗽，证属肺燥津伤。西医诊断为慢性咽炎，上呼吸道感染。此为卫外不固，风温伤于肺卫，灼液伤津，肺失清肃，故见干咳清晨为甚，鼻塞流涕，口渴喜饮，无痰，无咽痛，微恶风寒等肺燥津伤之证。

治法：润肺止咳。

处方：黄精合桑杏汤加减。组成：黄精30g，桑叶15g，北杏仁18g，前胡12g，防风15g，瓜蒌仁18g，沙参18g，柴胡6g。水煎服，每日1剂，连服6剂。配用耳穴：咽、肺贴压。每日按压3~5次，每次每穴1分钟。

二诊：2005年2月3日。服药后干咳减少，自觉咽部不适，外感已纳寐可，二便调。月经仍未来潮，舌润，舌尖红，苔白，脉细。拟方四逆散加减。处方：柴胡9g，生芍15g，枳实18g，延胡索12g，郁金15g，每日1剂，连服3剂。配以针刺上星、合谷（双），平补平泻，留针30分钟。

三诊：2005年2月7日。服上药3剂后，干咳已愈，昨日月事已下，量偏多，色红，稍有小腹痛，纳寐可，二便调。舌略红少苔，脉平。拟方四逆散加减。处方：柴胡9g，生芍15g，枳实18g，延胡索12g，郁金15g，黄精30g，太子参30g，淮山药24g，女贞子15g，墨旱莲12g。每日1剂，连服3剂。配以针刺三阴交（双），足三里（双），平补平泻，留针30分钟。后以中成药丹栀逍遥丸及归脾丸续服善后。

按语：黄精甘平，入脾、肺经，滋而不腻，常用于阴分亏虚的咳嗽诸症。本患者干咳2个月余，以黄精为君配桑杏汤6剂，配耳穴贴压而愈。后又以四逆散治经行后期，丹栀逍遥丸、归脾丸调治经量偏多均告显效。

第四章 咳嗽

胡希恕医案

医案1：

患者：李某，男，63岁。1966年1月4日初诊。咳嗽吐黄白痰已4个月，自去年10月患咳嗽、吐痰、咽痛，一直服汤药治疗，咳嗽不减反又加上喘。患者很细心，把服过药的处方都带来了，其主要处方是桑杏汤加减，患者自己说他吃川贝母都有一斤多了。刻下症：咳嗽，吐黄白痰量多，心烦胸满，背恶寒，口干思饮，但饮水后胃脘不适，苔黄腻，舌尖红，脉弦滑细。

辨证与诊断：外寒内饮兼有上热之咳嗽。

处方：小青龙加石膏汤。组成：麻黄9g，桂枝9g，细辛6g，干姜6g，白芍9g，炙甘草9g，五味子9g，半夏15g，生石膏75g。

处方完后问胡老，患者热象明显，用这么多热药行吗？胡老说："患者吃了那么多清热药而症状越来越重，已说明药不对证。再看他现在的症状，有背恶寒、饮水后胃脘不适，为内有停饮之征。本有寒饮内停，治用苦寒清热化痰，痰不但不去，反因人体阳气大伤而痰饮加重。痰饮重，停滞日久，郁久化热，上犯于心胸，故出现心烦胸满。故不去痰饮，则热不去，热不去则咳无宁日。因证属外寒内饮兼有上热，为小青龙加石膏汤方证。用小青龙汤解表祛饮以治其本，用生石膏清上热以除其标，能否见效，还要看其服药后的反应。"

结果：上药服3剂，心烦胸满减，咳黄痰减少，口干减，舌苔白微腻，增细辛、干姜为9g，减生石膏为50g，继服6剂，背恶寒已，吐痰减少，已不见黄痰，去生石膏，继服12剂症已。

医案2：

患者：黄某，女，38岁。1966年2月12日初诊。干咳咽痒1个多月。始服止嗽散加减，后服桑杏汤、麦门冬汤等加减，咳不但不减反而愈来愈重。近干咳，咽痒，口干，不思饮，嗳气，胸闷，大便溏稀日1~2行，舌苔白厚腻，脉滑细。

辨证与诊断：痰饮犯肺，肺失宣降之咳嗽。

治法：化痰降逆。

处方：苓甘五味姜辛夏汤加减：茯苓12g，细辛6g，五味子12g，半夏15g，炙甘草6g，陈皮15g，生姜9g，杏仁9g，苦桔梗9g，炙枇杷叶9g。

结果：上药服1剂咳减，3剂咳即止。

按语：此患者干咳、咽痒、口干，这些症状常见于肺热、肝火或阴虚。但本患者有不思饮、嗳气、胸闷、大便溏稀、苔白厚腻、脉滑等，皆是痰饮之症。干咳主因乃是痰饮犯肺，肺失宣降。而口干、咽痒，是痰饮阻滞津液不能上承所致。因此，治疗这种干咳，用苦寒清热、甘寒滋阴皆是在加重痰饮阻滞，也即在加重痰饮上犯，故越治越重，迁延不愈。而按痰饮治疗，因方药对证，3 剂即愈。

医案 3：

患者：何某，女，34 岁。1965 年 3 月 12 日初诊。咳嗽断续 2 年。2 年前感冒后患咳，四季皆作，冬重夏轻，咳嗽为阵发性，且以上午 10 点、午后 3～4 点、晚上 8 点为著，上个月曾在某中医院服中药 30 余剂(多为宣肺化痰，如杏仁、桔梗、清半夏、瓜蒌、枇杷叶、前胡等)皆未见效。近咳吐白泡沫痰，恶心，咽干，无汗，两胁胀满，舌质红，苔薄白，脉弦滑。既往史：1962 年患肺结核。

辨证与诊断：少阳证之咳嗽。

治法：和解少阳。

处方：小柴胡汤加减。组成：柴胡 9g，党参 9g，半夏 9g，黄芩 9g，大枣 4 枚，炙甘草 6g，生姜 9g，桔梗 6g，白芍 6g。

结果：上药服 6 剂，咳减。上方去白芍，加枳实 6g、生龙牡各 12g，服 6 剂后两胁胀满已。继服半夏厚朴汤加减 10 余剂，咳平。

按语：本例特点是咳定时作、两胁胀满、恶心、咽干，少阳证俱，说明此咳嗽之邪不在表，也不在里，而是在半表半里。也说明长期咳嗽，胃气及卫气虚，只用宣肺化痰药不能有效驱除外邪，此时必用党参、半夏、生姜、大枣、甘草以补中强卫，才能驱邪于外，邪去则咳自止。

裘沛然医案

患者：王某，男，56 岁。1998 年 4 月 20 日初诊。患者患有慢性支气管炎 10 余年，经常咳嗽，咳痰不爽，伴气急胸闷，每于冬春及气候变化时发作。此次因感冒引发，已 2 个月有余，且日渐加重，虽经西药抗感染、止咳化痰等，均无良效，亦投中药多次，终未好转。现在咳嗽频作，咳痰黏白不爽，气短，胸闷，心悸，神色萎黄，时有低热，舌苔薄腻带黄，脉细滑带数。

辨证与诊断：咳嗽，证属痰湿郁肺化热、肺失宣降。

治法：温肺化痰，止咳清热。

处方：前胡 9g，北细辛 9g，生甘草 18g，光杏仁 9g，净麻黄 10g，川贝母 4.5g，黄芩 20g，炙紫菀 12g，龙胆 10g，淡干姜 10g，诃子肉 15g，丹参 18g。7 剂，每日 1 剂，水煎服。二诊时患者咳嗽、咳痰、气急等症状已去七八，低热已除，精神明显好转，效不更方，原方又进 7 剂。三诊时咳、痰、喘已除，心悸明显好转。2 个月后随访，一般情况良好。

按语：痰湿化热不避用温热药。本例患者罹患慢性支气管炎已 10 余年，并逐渐加重，本次发作已 2 个月余，虽中西医治疗均罔效。裘老认为痰湿为阴寒之邪，当以温药治之，病家虽有化热之象，仍可进干姜、细辛等温热药，且剂量较大；麻黄、杏仁、前胡、川贝母、紫菀、甘草等，宣降肺气，止咳化痰平喘，其中甘草量大，既止咳化痰，又调和诸药；又以诃子敛肺止咳，与麻黄配用，一散一收，相反相成；丹参活血宽胸定悸；龙胆本为清泻肝胆火热，今配黄芩，则清肺热止咳尤佳；诃子与麻黄同用，甘草重用，以及用龙胆清肺热等。以上均为裴老长期积累之独到经验，辨证准确，治则得当，选方用药独特，所以药后疗效显著。

朱良春医案

患者：某女，21 岁。咳嗽痰少，时夹血丝，两颧红赤，两胁引痛，午后自感全身皮肤烘热，病已 3 个月余，曾服中药 30 多剂，效不显。查舌质红，苔少，脉弦细数。前医认为是阴虚作咳，又值秋令，阴虚燥咳无疑，随予养阴润燥之剂 3 剂。复诊时患者诉说服药后曾获小效，但胁痛反剧，再拟前加重药量续进之，服后仍旧罔效，乃求于朱老。朱老问"胁痛原来有否？"患者答"宿有两胁时痛，且情绪易冲动。"此并非单纯阴虚燥咳，而是肝郁化火，肝火灼金，木击金鸣，又病程较长，阴分亦亏。

辨证与诊断：咳嗽，证属肝郁化火、木火灼金之肝咳。

治法：清热泻火，止咳养阴。

处方：北沙参 12g，麦冬 12g，蒸百部 18g，柴胡 4.5g，黛蛤散 12g（包煎），旋覆花 9g（包煎），生白芍 9g，枯芩 4.5g，瓜蒌皮 9g，牡丹皮 4.5g，焦栀子 4.5g。

4 剂后，咳嗽已平，胁痛亦减。拟一贯煎去当归，加生白芍 9g，瓜蒌皮 9g，2 剂而愈。

按语：肝咳与阴虚燥咳当细辨。本例患者病已 3 个月余，阴虚证比较明显，舌质、舌苔、脉象也支持阴虚诊断，用养阴润燥止咳之剂无效，原因在于并非单纯阴虚燥咳，辨证失误，所以药后疗效欠佳。《素问·咳论》中说："肝咳之状，咳则两胁下痛。"本例患者咳嗽则两胁引痛，且情绪易于冲动，脉弦，均属肝咳之症，其证似燥咳但本在肝郁，放在原方中加入解郁清肝泻火药，效果显著。

刘渡舟医案

医案 1：

患者：周某某，女，57 岁。1989 年 9 月 6 日初诊。咳嗽二十余日，痰多而黏稠，汗出微喘。患者平素大便偏干，四五日一行。今者咳甚之时，反见大便失禁自遗。问小溲则称频数而黄。舌红，苔滑，脉滑数。

辨证与诊断：咳嗽，证属热邪犯肺。肺与大肠相表里，下连于肠，迫其津液使其传导失司，则见失禁之象。

治法：清热宣肺止咳。

处方：麻黄 5g，杏仁 10g，炙甘草 6g，生石膏 30g，芦根 30g，葶苈子 10g，枇杷叶 15g，竹茹 15g，薏苡仁 30g。

服药 7 剂，咳嗽之症大减，遗矢之症已愈，口又见干渴，大便转为秘结，乃予宣白承气汤：生石膏 20g，杏仁 10g，栝蒌皮 12g，大黄 2g，甜葶苈 10g，天花粉 10g，枇杷叶 10g，浙贝母 10g。3 剂而病愈。

按语：《素问·咳论》指出："五脏之久咳，乃移于六腑……肺咳不已，则大肠受之，大肠咳状，咳而遗失。"本案患者咳嗽二十余日不愈，大便素常偏干，久咳之余，大便反见失禁，足见肺气的宣降失常影响了大肠的传导功能。此"肺咳不已，大肠受之"之证也。又脉证所现，为一派热邪壅闭肺气之象，故治急当清泄肺热，力使热清气平而咳止。肺气一通，则大肠自不受邪扰。所用方药为麻杏甘膏汤加味，尤其是麻黄配石膏，用于清宣肺热，疗效可观。本方加芦根、葶苈子、枇杷叶，在于润肺肃肺，方更妙在薏苡仁一味，既可清肺中之痰结，又可祛大肠之湿气，为太阴阳明、脏腑两顾之品。大便干时，又用宣白承气汤，其旨总在肺与大肠并调，上下表里同治之义。

医案2：

患者：柴某某，男，53岁。1994年12月3日就诊。患咳喘十余年，冬重夏轻，经过许多大医院均诊为"慢性支气管炎"或"慢支并发肺气肿"。选用中西药治疗而效果不显。就诊时，患者气喘憋闷，耸肩提肚，咳吐稀白之痰，每到夜晚则加重，不能平卧，晨起则吐痰盈杯盈碗。背部恶寒。视其面色黧黑，舌苔水滑，切其脉弦，寸有滑象。

辨证与诊断：咳喘，证属寒饮内伏、上射于肺。

治法：内温肺胃以散水寒。

处方：小青龙汤。麻黄9g，桂枝10g，干姜9g，五味子9g，细辛6g，半夏14g，白芍9g，炙甘草10g。

服7剂咳喘大减，吐痰减少，夜能卧寐，胸中觉畅，后以《金匮》之桂苓五味甘草汤加杏仁、半夏、干姜正邪并顾之法治疗而愈。

按语：小青龙汤是治疗寒饮咳喘的一张名方，张仲景用它治疗"伤寒表不解，心下有水气"以及"咳逆倚息不得卧"等支饮为患。本案咳喘吐痰，痰色清稀，背部恶寒，舌苔水滑，为寒饮内扰于肺、肺失宣降之职。方中麻黄、桂枝发散寒邪，兼以平喘；干姜、细辛温肺胃，化水饮，兼能辅麻桂以散寒；半夏涤痰浊，健胃化饮；五味子滋肾水以效肺气；芍药养阴血以护肝阴，而为麻、桂、辛三药之监，使其去邪而不伤正；炙甘草益气和中，调和诸药。服用本方可使寒邪散，水饮去，肺气通畅则咳喘自平。

医案3：

患者：孙某某，女，46岁。时值炎夏，夜开空调，当风取凉，因患咳嗽气喘甚剧。西医用进口抗肺炎之药，而不见效。又延中医治疗亦不能止。遂请刘老会诊：脉浮弦，按之则大，舌质红绛，苔则水滑，患者咳逆倚息，两眉紧锁，显有心烦之象。

辨证与诊断：咳喘，证属风寒束肺、郁热在里，为外寒内饮，并有化热之渐。

处方：麻黄4g，桂枝6g，干姜6g，细辛3g，五味子6g，白芍6g，炙甘草4g，半夏12g，生石膏20g。

此方仅服2剂，则喘止人安，能伏枕而眠。

按语：本方为《金匮》之"小青龙加石膏汤"，治疗"肺胀，咳而上气，烦躁而喘，脉浮者，心下有水"之证。原方石膏为二两，说明本方之石膏应为小剂量而不宜大也。刘老认为，本方具有寒热兼顾之能，燥而不伤之优。凡小青龙汤证的寒饮内留，日久郁而化热而见烦躁或其他热象，如脉滑口渴，或舌红苔水滑者，用之即效。

医案4：

患者：刘某某，男，33岁，内蒙古赤峰市人。1994年1月5日初诊。感冒并发肺炎，口服"先锋4号"，肌内注射"青霉素"，身热虽退，但干咳少痰，气促作喘，胸闷。伴头痛，汗出恶风，背部发凉，周身骨节酸痛，阴囊湿冷。舌苔薄白，脉浮弦。

辨证与诊断：咳喘(感冒并发肺炎)，证属太阳中风，寒邪迫肺，气逆作喘。

治法：解肌祛风，温肺理气止喘。

处方：桂枝10g，白芍10g，生姜10g，炙甘草6g，大枣12g，杏仁10g，厚朴15g。

服药7剂，咳喘缓解，仍有汗出恶风，晨起吐稀白痰。上方桂枝、白芍、生姜增至12g。又服7剂，咳喘得平，诸症悉除。医院复查，肺炎完全消除。

按语：本案为中风表虚兼肺失宣降之证。太阳中风，迫肺气逆，失于宣降，故见咳喘、胸闷、头痛、汗出、恶风，为"表虚"之证。故治宜在解肌祛风之中，佐以降气平喘之法。《伤寒论》曰："喘家作，桂枝汤加厚朴、杏子佳。"本方以桂枝汤解肌祛风，用厚朴、杏子降气定喘，并能化痰导滞，为表里兼治之剂。临床用于治疗风寒表不解，而见发热、汗出、咳喘，屡屡获效。

医案5：

患者：赵某某，男，5岁半。1993年6月20日初诊。有过敏性哮喘史，每闻异味后先喷嚏后咳继之则发气喘。近两个月病情加重，咳喘不能平卧。西医检查：两肺有哮鸣音，并伴有细小的湿性啰音，血液白细胞及嗜酸性粒细胞均有增高，体温37.8℃。诊断为过敏性哮喘合并肺部感染。给予抗生素及"扑尔敏、氨茶碱"等药治疗，然气喘不见缓解。喉中痰鸣，痰不易咳出。并伴有纳呆，胸闷，腹胀，烦躁不安，小便短赤，大便不调等症。舌质偏红，苔白厚腻，脉来滑数。

辨证与诊断：辨为湿热羁肺，积而生痰，痰湿上阻，肺气不宣，因而发生喘咳。

治法：拟芳香化浊，清热利湿，宣肺平喘为法。

处方：浙贝母12g，石菖蒲10g，射干10g，白蔻仁10g，茵陈10g，滑石12g，藿香8g，杏仁10g，薏苡仁12g，黄芩6g，栀子8g，通草10g，桔梗10g，厚朴12g，前胡10g，紫菀10g，嘱服7剂。

服药后，咳喘明显减轻，夜能安卧，胸满不发，再服7剂，咳止喘平。两肺哮鸣音及湿性啰音全部消失，血象恢复正常，诸恙皆瘥。

按语：肺居于上，为相傅之官，有治节之能，为五脏之华盖，其性清属金而主一身之气。肺畏火，叩则鸣，最忌痰、湿等有形之邪气而使其宣降不利。本案气喘而身热不扬，纳呆、胸闷、小便短赤，舌苔厚腻，脉来滑数，反映了湿热挟痰浊之邪上阻肺气之象。治疗之法，宜以清利肺家湿热、芳香化浊为主。用方为甘露消毒丹合三仁汤加减。方用茵陈、滑石、苡仁、通草、黄芩以清气分之湿热；杏仁、射干、贝母、桔梗、前胡、紫菀宣利肺气，化痰平喘。肺主一身之气，气行则湿化也；藿香、白蔻仁、石菖蒲芳香化浊，悦脾行气。诸药配伍，对湿热壅盛等症，用之则每获良效。

谢昌仁医案

医案1：

患者：王某，男，62岁。1997年6月10日初诊。患者咳嗽2个月未愈，曾服蛇胆川贝液及可待因均未奏效。细察其症状，咳嗽咽痒，吐痰稀白，苔薄白，脉濡滑。

辨证与诊断：咳嗽，风痰伏肺证。

治法：病程虽长，风痰伏肺之证仍存，且清润过早，祛痰无效，故仍以疏风宣肺，化痰宁嗽之剂主之。

处方：炙麻黄5g，杏仁10g，甘草4g，前胡10g，苏子6g，苏梗6g，陈皮6g，姜夏10g，桔梗5g，蝉衣5g，佛耳草10g。7剂，水煎服，每日1剂。

二诊：1997年6月17日。服用上药7剂，咳嗽大减，咽亦不痒，痰吐较黏且易咳出。前方加减主之。原方去蝉衣，加冬瓜仁12g。又服3剂而愈。

按语：咳嗽之疾治之得当，常能速愈。临证之时每常见久咳不已，越治越剧，患者前来就诊，询之多因医者用药或自己购服川贝粉、川贝枇杷糖浆、雪梨膏，或处方中多用沙参、麦冬、川贝、五味子、黄芩等药，此类清润之品，治疗久咳化火、肺虚气燥可服；若咳嗽、咽痒、痰吐稀白，是因风寒外感，肺失宣利所致，则不可用之。谢老治久咳不愈患者，常用宣利化痰之剂，如桑叶、杏仁、蝉衣、前胡、桔梗、甘草、陈皮、法夏、大贝、冬瓜仁、蒸百部等药。咽痒甚者且加用麻黄，常能奏效，数剂而愈。

医案2：

患者：秦某，男，66岁。1986年10月8日初诊。反复咳嗽、咳痰2个月。患者2个月前因感冒出现咳嗽，咳痰，质清稀，泡沫多，伴有鼻塞，流清涕，喉痒，全身酸痛，低热，食纳减少，经自服"羚羊感冒片、银翘解毒片"等中成药治疗，鼻塞、流清涕、低热消失，全身酸痛渐渐缓解，每日咳嗽不已，夜间好发，有时呈呛咳，喉痒怕风，不敢深呼吸，痒甚自饮温水可获暂时缓解，经使用"蛇胆川贝枇杷膏、可待因"均未奏效。现症咳嗽，咽痒，痰吐稀白，苔薄白，脉濡滑。胸透未见异常。

辨证与诊断：咳嗽，风邪伏肺、肺气不宣证。此风痰伏肺，肺气不宣，故虽病程长，仍有咳嗽，痰多，性质属风。

治法：疏风宣肺，化痰宁嗽。

处方：三拗汤加减。组成：炙麻黄5g，杏仁10g，炙甘草4g，前胡10g，苏子梗各6g，陈皮6g，姜夏10g，桔梗5g，蝉衣5g，佛耳草10g。3剂，每日1剂，水煎服。嘱禁食黏滑、油腻、肥厚、辛辣之品。

二诊：1986年10月11日。咳嗽大减，咽痒消失，痰吐较黏，较易咳出，纳食增，舌质红，苔薄白，脉浮滑。风邪外泄，气道得宣，故咽痒消失，痰蕴久则化热，故痰反黏，故治宜前方增加泄肺热之品，选冬瓜子10g，去蝉蜕。3剂。

三诊：1986年10月14日。诸症痊愈，纳食如常。

按语：本案证属风邪袭肺，肺气不宣，气道不利，津液不顺气化，而变为痰，而风邪停留肺经不散，则气化不畅难愈，故祛风散寒乃治疗本病原则，若擅用清热化痰等，则以寒治寒，风邪被逼迫于内，不得宣发，邪气散漫于气道，咳嗽难愈。而三拗汤乃祛风宣肺之利剂，根据病情兼夹，可合用二陈汤、三子养亲汤等。

本案初诊即用三拗汤，稍加宣肺化痰之品即获良效；二诊因风邪外泄，气道得宣，故咽痒消失，痰蕴久则化热，故痰反黏，原方去蝉蜕，加入泄肺热之冬瓜子，迅速痊愈。

李辅仁医案

患者：焦某，男，87岁。2006年3月17日初诊。患者以慢性咳嗽(慢性支气管炎)数十年，加重 1 周就诊。患者患有慢性咳嗽多年，常因外感引发或加重，本次因受风寒引起咳嗽，咳吐白黏痰，痰量多，伴流清涕，恶风寒，不发热，纳差，舌质淡红，苔薄白，脉弦结代。素患慢性支气管炎、两下肺轻度间质纤维化、支气管扩张、冠心病、室性及房性期前收缩、肝硬化、脾切除术后、十二指肠溃疡、胃大部切除术后、慢性残胃炎及吻合口炎、胆囊切除术后、脑动脉硬化。

辨证与诊断：咳嗽、久咳（慢性支气管炎合并感染），属内有风疾，外感风邪证。患者年老体虚，正气亏虚，又感受外邪，致肺卫失宣，气道不畅，肺窍不利，而见咳嗽咳痰，恶风流涕；素体脾胃虚弱，加之外感风寒，胃失和降，则见纳差；脉结代则为心气不足，无力推动血液运行之象。

治法：疏风、清热、宣肺，兼补益正气。

处方：银翘散加减。组成：炙白前 15g，金银花 20g，连翘 10g，柴胡 10g，橘红 10g，杏仁 10g，防风 10g，党参 20g，麦冬 15g，丹参 20g，款冬花 10g，甘草 3g。7 剂，每日 1 剂，水煎服。

二诊时患者诸症均减，仍有白痰，疲乏无力，舌质红，苔薄白，脉细滑。属表邪渐去，痰浊尚留，肺气不利。原方去金银花、连翘、防风解表疏风之品，加用陈皮、清半夏、百部加重化痰止咳之力，再进 7 剂。

三诊时患者咳嗽愈，有少量白痰，仍感疲乏无力，汗多，腰痛，呈邪气去之八九，虚证逐渐凸显之征象，用二陈丸、橘红丸等中成药善后。

按语：高龄老人大多长期患有各种慢性疾病，治疗时当注意顾护正气，有时需攻补兼施，标本兼治，兼顾其他脏腑功能。此患者所用之方为银翘散加减，以疏风清热、宣肺化痰为主，以治其急，加入党参、麦冬、丹参、防风，既有丹参生脉饮（生脉饮加丹参）之意，可益心气活血脉，治疗脉结代，又有玉屏风散之意，可益肺固表，治疗反复发作之外感咳嗽，有标本兼治之功效，效果尤佳。有时也可根据脾胃情况，适当加入焦山楂、焦麦芽、焦神曲、砂仁、豆蔻、木香等，以和胃消食，顾护后天之本，这种对老年群体的特殊辨证立意，值得借鉴。

颜德馨医案

患者：鞠某，女，55 岁。因反复咳嗽不已 8 年，于 2005 年 11 月 16 日就诊。患者 1998 年因外感风寒而致咳嗽，经抗生素治疗后未痊愈，此后咳嗽反复发作，多因受凉而引起，冬天多发，天气转暖则好转。其咳嗽有痰，色白而浓稠，无胸痛，仅喉咙不适，胸部 X 线片示肺纹理增粗，提示为慢性支气管炎，近日咳嗽、咳痰加剧，故来诊治。现咳嗽，痰多白沫；畏寒，以背部尤甚；大便日行 3~4 次，甚则气促，查其舌苔薄腻，脉沉细。

辨证与诊断：证属阳失斡旋之咳嗽。

治法：痰饮伏于肺肾，病痰饮者，当以温药和之。拟温煦治疗，取"离照当空，阴霾自化"之意。

处方：小青龙汤加减。组成：淡附子 6g，炙麻黄 9g，半夏 15g，细辛 4.5g，甘草 4.5g，五味子 9g，桂枝 4.5g，葶苈子 9g，车前子 9g，茯苓 15g，桔梗 6g，干姜 2.4g，化橘红 6g，白芍 9g。14 剂，每日 1 剂，水煎服。

　　复诊时患者自述药后诸症状改善，仍有少许咳嗽，气促，伏邪从痰饮立法，得温缓解，宿患转平，故再宗前法，以肃余氛。处方：炙麻黄9g，淡附子6g，半夏15g，细辛4.5g，五味子9g，桂枝4.5g，白术15g，甘草4g，紫苏子9g，葶苈子9g，干姜2.4g，茯苓9g，菟丝子9g，地龙6g，巴戟天9g。14剂，每日1剂，水煎服。药后咳嗽即止，其他症状也完全消失。

　　按语：治炎症不可独用寒凉药。"病痰饮者，当以温药和之"，此例患者咳嗽8年，缠绵不愈，咳痰白沫，遇寒易发，且平素畏寒，背部冷感明显，苔白腻，脉沉细，寒象明显。饮邪入络，下渗为泻利，渍入太阳为背寒，故可取小青龙汤。但患者饮邪久伏，稍感外寒，即可引动伏饮，夹感而发，证属本虚标实，此非一般宣肺化痰药所能胜任，小青龙汤温阳之力尚嫌不足，加入附子一味，辛温大热，其性善走，加通行十二经纯阳之要药，外达皮毛而除表寒，里达下元而温痼冷，与麻黄配伍，能温肺散寒，助阳固表，宣补并用，攻补兼施，温扶阳气，应可克敌。临床凡见咳喘频发，咳痰清稀，背腧寒冷，舌苔白腻等阳虚阴凝证者，重视阳气在发病中的主导地位，取小青龙汤加附子投之，每能奏效，且不可拘泥于西医之炎症而独用寒凉之药。

颜正华医案

医案1：

患者：单某，男，63岁。1992年1月8日初诊。患者感冒而致咳痰带血2个月余，医院诊断为"上呼吸道感染"，胸部X线片示两肺下部纹理稍粗，余未见异常。刻诊：患者阵发性咳嗽，气急，痰少而黏稠，痰中夹带血丝，咳时牵扯胸胁痛，伴胁胀不舒，性情急躁，口干口苦，纳食可，大便秘结，数日一行，舌质红，苔黄，脉弦数，既往体健，无药物过敏史。

辨证与诊断：证属肝火犯肺，炼液灼络之咳嗽。

治法：泻肝清肺止咳。

处方：桑白皮12g，地骨皮10g，黄芩10g，紫苏子6g(打碎)，杏仁10g(打碎)，化橘红10g，大贝母10g，紫菀12g，竹茹10g，黛蛤散15g(包煎)，郁金10g，丝瓜络10g。每日1剂，水煎2次，合兑分服，同时忌食辛辣油腻及鱼腥，戒除饮酒。药尽7剂，痰中血丝已净，咳嗽大减，胸胁已感畅快。

　　按语：肝火犯肺者宜肝肺同治。本例患者在治疗中，组方一是用桑白皮、黄芩、竹茹等泻肝清肺之品；二是用杏仁、紫苏子、紫菀、化橘红等降气化痰止咳之品兼以化痰降气，肝火犯肺炼液，痰热遂生，而痰热阻肺反碍肺失清肃，若唯予清热泻火，不予化痰降气，则咳嗽难愈；三是用郁金、丝瓜络等疏肝理气通络之品佐以疏肝理气活络，肝火乃肝郁所生，胸胁痛是气机不畅之兆，气机不畅又不利于痰的清除；四是投大量瓜蒌，并合杏仁、紫苏子等，以清热润肠通便。肺与大肠相表里，两者在生理上相互影响，今热结肠燥便秘，势必妨碍肺气的清肃。如此，肝肺同治，痰火两清，气机畅顺，诸症状当自除。

医案2：

患者：张某，女，44岁。2009年8月1日初诊。咳嗽半个月伴心悸。述咳嗽半个月，无痰，咽干，晨起心慌，干呕，纳呆，眠差，末次月经7月10日，痛经，有瘀块。就诊时见其舌黯,脉弦细。

辨证与诊断:咳嗽,证属肺气上逆。

治法:降气化痰止咳。

处方:杏仁10g,陈皮10g,大贝10g,紫菀12g,款冬花10g,茯苓30g,炒酸枣仁30g,远志10g,合欢皮15g,夜交藤30g,丹参12g,香附10g,玫瑰花6g。7剂。水煎服,每日1剂。

二诊:2009年8月8日。仍咳嗽,无痰,晨起心悸,干呕,月经8月2日已行,痛经减轻。舌黯,苔微黄腻,脉弦细。上方将陈皮10g改为6g,紫菀12g改为10g,去款冬花、合欢皮、丹参、香附、玫瑰花,加党参10g,炙甘草4g,大枣10g,炒黄柏6g,生薏仁30g。14剂。水煎服,每日1剂。

药后诸症明显改善,随访半年未再复发。

按语:脏腑功能失于调节,都可影响肺脏,肺失清肃,则上逆为咳嗽。本案病情较为复杂,既有咳嗽,又有心悸、失眠,并且虚实夹杂,治疗时要分清主次。初诊时患者咳嗽明显,故用杏仁、陈皮、大贝、紫菀、款冬花降气化痰止咳;茯苓健脾利湿,使痰湿生成无源;炒酸枣仁、夜交藤、远志、合欢皮、丹参养心、宁心、解郁、清心安神;合香附、玫瑰花疏肝解郁,以使气顺、痰消、痛去,病体自安。二诊考虑患者本有虚象,过用行散之品易耗气伤正,故去款冬花、合欢皮、丹参、香附、玫瑰花,并减陈皮至6g,而加用补气之党参、炙甘草、大枣;苔微黄腻,提示内有湿热,故加炒黄柏、生薏仁清热燥湿利湿。纵观整个治疗过程,初诊祛邪为主,二诊祛邪扶正并进,终使药到病除。

张琪医案

患者:张某,女,61岁。患者咳嗽发热,经中西医治疗可以短期控制症状,但停药即发,求治于张老。患者形体干枯瘦小,舌红少津,苔少而干,脉虚数。

辨证与诊断:咳嗽,证属肺阴不足、正不胜邪。

治法:养阴润肺。

处方:沙参20g,麦冬20g,生地黄15g,川贝母10g,枇杷叶15g,马兜铃15g,石斛15g,太子参15g,桑叶15g,菊花15g,桔梗10g,金银花20g,甘草10g。每日1剂,水煎服。服药7剂,体温正常,咳嗽基本缓解。

按语:肺阴虚咳嗽当养阴润肺。肺阴亏耗咳嗽者,大多咳痰黏稠带血,或干咳无痰,手足心热,或潮热盗汗,舌红少津,脉细数或虚数,常规治以滋阴润肺之百合固金汤之类。此种类型咳嗽多见于肺结核,也有反复肺部感染者,用抗生素可以暂时控制,遂即复发。本例患者形体干枯瘦小,咳嗽发热,舌红少津,苔少而干,脉虚数。张老辨为肺阴不足,正不胜邪,治以养阴润肺为法。药后体温正常,咳嗽基本缓解,取得了较好疗效。

方和谦医案

患者:赵某,女,28岁。2005年8月9日初诊。患者1个月前因外感后出现咳嗽,自服抗生素、止咳药疗效不佳。现咳痰色黄,发憋,咽干咽痛,纳可,二便调,舌质红苔白,脉缓。

辨证与诊断:咳嗽(慢性气管炎),证属燥伤肺气、肺失宣降证。患者病在立秋刚过,秋燥气盛，燥邪犯肺，肺失宣降，上逆作咳，并憋气；燥邪耗气伤阴，喉为肺系，失去阴津濡养，则有咽干咽痛；燥为热邪，故咳吐黄痰。

治法：宣肺润燥，止咳利咽。

处方：杏苏散加减。组成：紫苏梗6g，桔梗10g，杏仁10g，前胡10g，陈皮10g，法半夏10g，茯苓12g，炙甘草10g，薄荷5g（后下），炙桑皮12g，炙紫菀10g，白前10g，炙百部10g，荆芥5g，酒黄芩3g。7剂，每日1剂，水煎服。1周后复诊，患者咳嗽减轻，时咳痰，口干，胸闷，舌质红，苔白，脉滑，仍用前方去炙百部、荆芥、酒黄芩，加入芦根15g，再取7剂，每日1剂，水煎服。未再来诊。

按语：治疗燥咳宜选用杏苏散。杏苏散出自吴鞠通之《温病条辨》，原方所论为凉燥所引起的咳嗽。书中说："燥伤本脏，头微痛，恶寒，咳嗽稀痰，鼻塞，嗌塞，脉弦无汗，杏苏散主之。"又说："汗后咳不止去苏叶、羌活，加苏梗……热甚加黄芩。"本案患者为秋燥咳嗽，故选用此方加减以宣肺润燥止咳。方中以荆芥、薄荷解表，甘草、桔梗上开肺气，杏仁、前胡下降肺气，肺得宣发肃降，喉塞即可宣通，咳嗽亦可停止；用陈皮、半夏合酒黄芩清化热痰；脾为生痰之源，故用茯苓健脾利湿，以治痰源；再加入炙紫菀、白前、炙百部、炙桑皮等止咳化痰之品，使肺气得以宣降，黄痰可以祛除，咳嗽得以痊愈。方老在治疗疾病时，非常注重节气对疾病的影响，经常随节气变化而加减用药，极大地提高了辨证施治的疗效。

张镜人医案

患者：许某，女，49岁。1982年3月18日初诊。患者主诉咳嗽数载，咳嗽痰多，每值秋冬频发，易感冒。近来咳嗽加剧，痰多脓稠，咽干，胸闷，大便溏，查舌苔薄黄，脉细滑，胸部X线片示慢性支气管炎。

辨证与诊断：咳嗽，证属脾虚痰湿滋生，肺气失于宣肃。此患者痰饮素盛，秋冬气候转寒，易感外邪，咳嗽频作，乃脾肺俱病之征。

治法：治当肺脾同治，肃肺止咳以治标，健脾运中以绝痰。

处方：桑白皮12g（水炙），冬瓜子9g，甜杏仁9g，野荞麦根30g，款冬花9g（水炙），炙百部9g，南天竹5g，佛耳草15g，生白术9g，白扁豆9g，茯苓9g，炒山楂9g，建曲9g，谷芽12g，生甘草3g。7剂，每日1剂，水煎服。服药7剂，咳嗽明显减轻，以上方加减连治3周，咳嗽已止，脓痰明显减少，便溏亦结，复查胸部X线片示两肺已无明显异常。

按语：治咳责之于肺但非独肺，宜在治肺的同时注意脾，以肺脾同调、标本同治为原则。方中百部、款冬花、杏仁肃肺润肺，化痰止咳；白术、白扁豆、茯苓健脾助运以绝痰疾之根；桑白皮、野荞麦根、佛耳草清泄肺金之热；天竹性平，酸涩味甘，具有肃肺止咳化痰之功，久咳宜之，不过有文献记载本品有毒，用量不可过大。诸药配合，切中脾虚痰湿滋生，肺气失于宣肃之发病机制，故而疗效显著。这也证实了"治咳当责之于肺，非独肺也"之说，颇有临床实际意义。

胡建华医案

医案1：

患者：赵某，女，48岁，1976年8月23日初诊。咳嗽甚剧，已有3天。昨起恶寒发热(体温 38.6℃),头痛,四肢关节酸痛,咳嗽阵作,咳痰不爽。昨服复方阿司匹林、安乃近等西药后,一度出汗,体温稍降,今晨身热甚壮(体温 39.1℃),苔薄白,脉滑数。

辨证与诊断:咳嗽,证属风邪外袭、肺气失宣。

治法:发汗解表,宣肺止咳。

处方:蒲公英30g,羌活、紫菀、炙百部、炙枇杷叶各12g,生麻黄、杏仁各9g,生甘草6g,炙薄荷叶3g(后下)。上方头汁先用清水浸泡15分钟,煮沸后5分钟停煎,10分钟后取汁温服,二汁煮沸后再煎30分钟,取汁温服。

二诊:1976 年 8 月 25 日。前天上午 10 时服上方后,得汗甚畅,昨晨身热退清(体温 36.8℃),头痛骨楚消失,今日咳嗽已减,食欲已振,苔薄白,脉小滑。再予清宣肺气,化痰止咳。药用炙紫菀、炙百部各12g,杏仁、炙枇杷叶各9g,生甘草6g,生麻黄4.5g。

按语:临床上对感冒及外感咳嗽而见发热者,常以辛温(羌活、生麻黄)、辛凉(薄荷、蒲公英)同用,用药多以羌活、蒲公英为主。如偏于风寒发热,无汗身痛,羌活可加至9g,再加紫苏9g,适当减少蒲公英剂量;如偏于风热口干咽痛,除已用蒲公英外,可再加板蓝根30g或黄芩12g,适当减少羌活剂量。

至于宣肺与肃肺同用,古已有之。如射干麻黄汤,既用麻黄辛温宣肺,又用紫菀、款冬花肃肺下气,而此方治疗哮证咳嗽气急,喉中有痰鸣声,即使持续已半月余,也不因发作日久而忌麻黄宣肺。又如止嗽散中荆芥、桔梗疏风宣肺,说明病起不久,外邪未解,但并未因此而忌用紫菀、百部以肃肺止咳。本病例用羌活、薄荷、蒲公英解表清热,三拗汤宣肺化痰,紫菀、百部、枇杷叶肃肺止咳。其中枇杷叶是一味肃肺药,有较强的抑制流感病毒的作用。治疗流感初起,发热,头痛,咳嗽甚剧,常在解表宣肺药中加入本品,效果较好。至于煎药方法,由于羌活、薄荷等含挥发油,不宜久煎,故嘱头汁少煎取其辛散解表之力,二汁多煎以奏化痰止咳之功。通过上法治疗,本病例发热在 24 小时内退热,咳嗽迅速痊愈(后因腹泻来就诊,据告 3 剂服完,咳嗽即愈)。

医案 2:

患者:顾某,女,37 岁,1975 年 4 月 2 日初诊。今年春节前探亲途中,感受风寒,引起咳嗽。两个多月来,曾注射青霉素、链霉素,服愈咳糖浆、碘化钾及中药等,喉痒咳嗽,持续不减,干咳无痰,剧咳时引起气急恶心,胸膺闷痛,精神困惫,气短,口干,脉细略数,苔薄腻。

辨证与诊断:咳嗽缠绵已久,肺失清肃,气逆而致咳频。

治法:益气养阴,宣肺镇咳。

处方:炙紫菀15g,炙枇杷叶12g,南沙参12g,北沙参12g,生黄芪9g,炙地黄9g,罂粟壳9g,生麻黄4.5g,桔梗4.5g,生甘草4.5g。

二诊:1975 年 4 月 9 日。近 3 天来咳嗽明显好转,未见剧咳,气急渐平,口干亦减,脉细,苔薄腻,再予前法化裁。药用炙枇杷叶12g,生黄芪9g,炙广地龙9g,桔梗4.5g,生麻黄4.5g,生甘草4.5g,罂粟壳4.5g,北沙参9g,麦门冬9g。

三诊:1975 年 4 月 16 日。喉痒咳嗽已除,各症均安,唯略觉神疲气短口干而已,此为气阴尚未完全恢复所致。治以益气养阴,方用生脉散加味。药用野百合15g,孩儿参12g,麦门冬12g,南沙参12g,北沙参12g,五味子4.5g,生甘草4.5g,桔梗4.5g。

按语：本病例咳嗽 2 个月余，缠绵不愈。剧咳日久，气阴亏虚，故见神疲，气短，口干；肺失清润肃降，气失宣畅，故见剧咳无痰。方用黄芪、沙参益肺气、养肺阴，乃一般常法。关键在于用麻黄之辛散配罂粟壳之收敛，相辅相成，起着宣通、收敛肺气的作用。

咳喘之证，在临床上还有痰甜或痰咸之分。一般痰有甜味，多属脾经痰湿留恋所致，痰甜而稀白者为寒湿之痰，可用平胃散、苓桂术甘汤以温化湿痰；痰甜而稠黄者为湿热之痰，可用贝母瓜蒌散、黛蛤散以祛痰化湿清热。根据程门雪先生经验，无论寒湿或湿热之痰，凡是痰甜，均应适当加入陈皮、砂仁等芳香化湿之品，可以提高疗效。宗此法，用于临床，确实灵验。一般痰有咸味，多属肾水不摄、津液上泛所致。程氏曾治一病例痰有咸味而黏厚，苔白腻者，用金水六君煎加减，以补肾健脾，其中熟地黄重用至 25g，取得很好效果。盖脾为生痰之源，脾健运则痰浊自然不生；肾主水，肾气充则肾水不致上泛矣。

咳喘日久，而见晨起咳嗽，痰先稠后薄，多属肺脾湿痰；夜间或子时咳嗽气急更甚，多属肾虚不能纳气。发作时间仅供辨证时参考。

任继学医案

患者：邓某，女，42 岁。1998 年 8 月 14 日初诊。患者于年前因感冒后发热，自行去附近诊所静脉滴注抗生素，热退后开始咳嗽，以干咳为主，胸中涩滞而痛，咽干喉燥，口鼻气热，身倦乏力，舌红赤少津，苔薄黄而干，脉虚数而涩。

辨证与诊断：咳嗽，证属风邪化热伤津耗液，肺脏失调致气管干涩、喉痒咳嗽。

治法：宣肺润燥，生津止咳。

处方：生津宣肺汤（任老自拟方）。组成：蛤粉 10g，青黛 5g，糖瓜蒌 15g，百部 15g，天冬 15g，麦冬 15g，白前 15g，紫菀 20g，玄参 15g，炒紫苏子 5g。7 剂，每日 1 剂，水煎服。

二诊：1998 年 8 月 20 日。患者自述服药后咽干喉燥、胸中涩滞、口鼻气热减轻，有少量白痰易咳出，查舌质红，苔少，脉虚数，治疗改为下方：桔梗 15g，紫菀 20g，百部 15g，天冬 15g，麦冬 15g，瓜蒌仁 15g，枳壳 15g，矮地茶 15g，佛耳草 15g，芦根 20g。4 剂，每日 1 剂，水煎服。

三诊：1998 年 8 月 24 日。患者诸症大减，咳嗽明显减轻，有痰易咳出，二便正常，上方加枇杷叶 15g，继续服用。又服 2 剂而愈。

按语：咳嗽是内科临床常见病之一，一年四季均可发病。《黄帝内经》对咳嗽的成因、症状及证候分类、病理转归及治疗等做了系统的论述。如《素问·咳论》认为咳嗽多由"皮毛先受邪，邪气从其合也"。《素问·宣明五气》中说："五气所病……肺为咳。"另外还指出"五脏六腑皆令人咳，非独肺也"。任老认为，本例患者之咳嗽是由于初感外邪即用抗生素等寒凉之品，未能使表邪及时表散，邪气留恋于肺，造成表卫受损，正虚在肺，所以然者，肺卫主气，邪气未解，内舍于肺，结于膜原，久而不出。治以宣肺润燥、生津止咳为主，方用任老自拟之生津宣肺汤。方中用青黛、蛤粉清热平肝止咳，百部、白前、紫菀宣肺止咳化痰，玄参、麦冬、天冬滋阴润肺，紫苏子以降肺气。诸药合用，共奏宣肺润燥、生津止咳之效，治法用药切中其发病机制，故而药后使诸症状悉除而病愈。

李孔定医案

患者：崔某，男，26岁。2003年11月12日初诊。患者受凉后咳嗽咽痛1周，自服消炎类药未效。刻症：咳嗽频作，咳痰量多，为白色泡沫状，肢冷恶寒，咽痛，口不渴，无汗，舌淡苔白滑，脉沉细。平素体弱易感冒。

辨证与诊断：咳嗽（上呼吸道感染），证属太少两感。患者素体虚弱，阳气不足，易患感冒，今不慎受寒，寒邪袭伤肺卫，致宣降失常而咳嗽频作，无汗。其病性属寒故咳痰量多，为白色泡沫状，肢冷恶寒；寒邪凝塞少阴经脉故咽痛；纯寒无热而津不伤故口不渴，舌淡苔白滑；寒中少阴故脉沉细。

治法：温阳散寒。

处方：麻黄细辛附子汤加味。组成：麻黄10g，北细辛6g，盐附片12g，南沙参30g，桔梗15g，甘草12g。水煎服，每日1剂，2剂。清淡饮食，调适寒温。

二诊：2003年11月14日。服上方1剂咳嗽即明显减轻，2剂而咳嗽咽痛悉除。感恶风，动则汗出，舌淡苔薄白，脉沉细。外感已解，表虚不固故恶风，动则汗出。治以益气固表，调和营卫，温补阳气。以桂枝加附子汤和玉屏风散治疗，药用：桂枝10g，白芍10g，制附片6g，黄芪12g，白术10g，防风6g，生姜12g，大枣15g，炙甘草6g。

服10剂后患者症状消除，体质明显改善，随访至今很少感冒。

按语：素体阳虚，感受风寒，不仅外袭肌表，亦直中少阴经。足少阴肾经"其直者，从肾上贯肝膈，入肺中，循喉咙，挟舌本"。故临证可见外感寒邪后咳嗽，咽喉肿痛，恶寒，无汗，发热或不发热，舌淡红，苔白滑，脉沉细。咽部检查微红而不焮。李师取《伤寒论》麻黄附子细辛汤加味治之。方中麻黄辛温发汗解表，附子温经助阳，以鼓邪外出，两药合用，温散寒邪而复阳气；细辛通彻表里，协附子内散少阴之寒，助麻黄外解太阳之表，三药相合，是在温经助阳之中微微发汗，以散寒邪，又在发表祛寒之间维护先天，固护肾阳，祛邪扶正，两得相宜。对平素体弱易感冒者，李老常加南沙参益气；咽痛甚者合甘桔汤，利咽化痰止咳；苔白厚者，常加鱼腥草以利湿，且可监制温燥太过。

刘志明医案

患者：郭某，女，76岁。2009年2月20日初诊。咳嗽、喘息、憋气反复发作15年，加重1周。患者咳嗽、喘息、憋气反复发作，每年冬天加重，痰多，色黄，曾反复使用抗生素，效果不佳，故转为中医治疗，双下肢轻度水肿，纳可，眠差，二便正常，舌质淡黯，苔黄腻，脉弦紧。

辨证与诊断：咳嗽，证属风寒外束、肺热郁闭。

治法：疏风散寒，宣肺清热，滋养肺阴。

处方：麻杏石甘汤加减。组成：炙麻黄6g，杏仁9g（打碎），生石膏30g（打碎），黄芩9g，生甘草6g，沙参15g，川贝母9g，前胡9g，荆芥15g，防风15g。水煎服，每日1剂，连服4天。

二诊：2009年2月24日。患者诉服药后，咳嗽明显减少，痰量减少、色黄，口咽干燥较为明显，余无明显不适，舌淡红，苔薄黄，脉弦。以麻杏石甘汤加减。处方：炙麻黄6g，杏仁9g（打碎），生石膏30g（打碎），黄芩9g，生甘草6g，北沙参15g，百合15g，川贝母 9g，石斛 12g，前胡 9g。水煎服，每日 1 剂，连服 5 天。

三诊：2009 年 3 月 1 日。患者诉服药后，偶有咳嗽，无痰，口咽干燥、眼睛干涩，余无明显不适，舌红，苔薄黄少津，脉弦细。以沙参麦冬汤加减，处方：北沙参 12g，麦冬 12g，玉竹 9g，桑叶 9g，桑白皮 9g，天花粉 10g，荆芥 6g，百合 12g，生甘草 6g，川贝母 9g。水煎服，每日 1 剂，连服 5 天。

按语：本案为风寒外束，肺热郁闭之咳嗽。咳嗽病因极为复杂，《内经》说："五脏六腑皆令人咳，非独肺也。"凡风、寒、暑、湿、燥、火之邪袭于外，肝、心、脾、肺、肾之病伤于内，都可导致咳嗽。此外，还有水气之咳、瘀血之咳、寒包火之咳等。临床上以外感引起的咳嗽最为常见，这是因为肺为华盖，其脏娇嫩，外与皮毛相合，内与五脏相关。六淫之邪，自皮毛而入，皮毛受邪，内应于肺，即发咳嗽，故本案立疏风散寒、宣肺清热、滋养肺阴为法，方药以麻杏石甘汤加减为主，其中麻黄疏散风寒，杏仁下气除满，前胡降气化痰，石膏、黄芩清泄里热，沙参、石斛滋阴护营，百合敛肺止咳，川贝滋润化痰，生甘草凉以清热，甘以调中，诸药相合，咳嗽焉能不除。三诊咳嗽渐消，然肺火灼阴之症渐现，故立方以滋阴润肺、止咳化痰为法，方药以沙参麦冬汤加减为主，其中沙参、麦冬滋补肺阴，玉竹、桑叶清金润燥，桑白皮泄肺热，天花粉、川贝润燥化痰，百合敛肺止咳，荆芥疏风散邪，甘草清热和中。综合以观，咳嗽初起以疏外邪为主，咳嗽渐消则以养肺阴为先，实乃治咳要义。

周仲瑛医案

患者：某男，75 岁。2003 年 4 月 29 日初诊。患者 2002 年夏季因热当风贪凉，诱发咳喘痰鸣，经抗感染治疗，咳喘好转，但仍痰多，此后稍有受凉则咳嗽痰多，服中药少效，用西药抗生素，反见发热加重。目前时有咳嗽，遇寒加重，色白多沫，咳吐尚易，怕冷，胸背冷甚，二便尚可，舌质暗紫，黄薄微腻，脉细滑。

辨证与诊断：咳嗽(慢性支气管炎)，证属陈寒伏饮、肺失宣畅。属表邪未能宣散，痰饮内结，以致咳嗽迁延反复，难以痊愈。

治法：散寒解表、温肺化饮。

处方：小青龙汤为主方。处方：炙麻黄 4g，炙桂枝 6g，淡干姜 3g，细辛 3g，法半夏 10g，炒白芍 10g，五味子 3g(杵)，炙甘草 3g，文紫菀 10g，炙款冬花 10g，炒紫苏子 10g，佛耳草 15g，桔梗 5g。14 剂，每日 1 剂，水煎服。

二诊：2003 年 5 月 10 日。经温肺化饮、助阳破阴治疗，背冷十减其五，自觉气道有痰，作咳，但痰量减少，咽喉亦有痰阻，稍觉口干，大便偏干，舌质暗，薄黄，脉细滑。上方加炙白前 10g，泽漆 12g，五味子改为 5g(杵)，继续服用。

三诊：2003 年 5 月 17 日。患者胸背冷感缓解，大便日行 1 次，口干减轻，偶有微咳，有痰不多，食纳知味，舌质暗红，舌苔黄薄腻，脉细，病已明显好转。改为初诊方加生黄芪 6g，生白术 10g，防风 6g，以巩固治疗。

按语：小青龙汤具有散寒解表、温肺化饮之功效，是治疗寒饮咳嗽的著名方剂，只要辨证准确，应用得当，随症加减，其疗效很好。本例患者咳嗽近 1 年，虽无明显外感表证，但胸背怕冷较著，咳嗽遇寒加重，咳吐白痰。周老拟温散伏寒、宣通肺气、引邪达出之原则，以散寒解表、温肺化饮之小青龙汤为主方，并用桔梗宣肺祛痰，紫菀、款冬花化痰以加强温肺化饮之力，另加紫苏子降气化痰，佛耳草止咳平喘。通过温肺化饮，助阳破阴治疗，外寒得以部分消散，故胸背冷感减轻，咳嗽缓解。由于陈寒伏饮非一日之功所能消散，故加白前、泽漆以增化痰之力。通过以上治疗，咳嗽渐近平息，但肺虚卫弱之状又较突出，逆转用玉屏风散益气固表以善后。

林求诚医案

患者：刘某，女，46岁。2010年6月6日初诊。反复咳嗽2个月，加剧2天。患者2个月前受凉后出现咳嗽，自服药物有所好转（具体不详）。2天前无明显诱因咳嗽加剧，遂就诊我院门诊。查体：双肺呼吸音粗，未闻及明显干湿性啰音。入院症见：咳嗽，咳痰，痰少难以咳出，自觉咽痛，全身乏力、酸重，纳尚可，寐尚安，二便调，舌红，苔少，脉沉细。

辨证与诊断：咳嗽，证属风寒表虚。

治法：调和营卫，宣肺止咳。

处方：桂枝汤加减。组成：桂枝6g，白芍10g，生姜3g，大枣10g，炙甘草5g，辛夷9g，苍耳子9g，枯芩9g，木贼9g，丝瓜络10g，羌活9g，神曲12g。水煎服，每日1剂，连服5日。

二诊：2010年6月11日。服药后患者咳嗽减少，咳痰转稀减少，咽部无疼痛感，舌红，苔薄白。续予上方服用3天。

三诊：2010年6月14日。服药后患者咳嗽基本消失，病情得到控制。

按语：患者为中年女性，外感风寒，肺气壅遏不畅，津液凝滞则发为咳嗽；寒湿内蕴，饮停于内则痰少难以咳出。风性疏泄，卫气因之失其固护之性，"阳强而不能密"，不能固护营阴，致营阴不能内守而外泄，故营卫失和，出现全身乏力、酸重。舌红，苔少，脉沉细为风寒表虚之象。桂枝汤为仲景群方之魁，具有解肌发表、调和营卫之功。方中桂枝解肌发表，散外感风寒，白芍益阴敛营，桂、芍相和，一治卫强，一治营弱，合则调和营卫。生姜、炙甘草、大枣温中健脾益气。同时配予辛散温通之辛夷发散风寒，苍耳子散寒、通络止痛，甘温之神曲解表行散，黄芩入肺胃经以治肺失清肃，木贼疏散风热，丝瓜络以通经络，辛温发散之羌活生散发表，祛风止痛。诸药合用，共奏调和营卫、宣肺止咳之效。

徐经世医案

医案1：

患者：叶某，42岁。2005年3月25日初诊。始因乳腺癌（左乳）行手术治疗，后连续放化疗，近2个月以来出现咳嗽不已，呈阵发性呛咳，动则喘促，检查拟诊为"放射性肺炎"，经用抗炎药物稍得缓解，但不稳定，并逢月事来潮则右乳房胀痛，平时饮食尚可，二便正常，舌苔滑黄，脉象弦数。

辨证与诊断：气阴两伤，肝气横逆，肺失肃降。

治法：养阴清肃、镇逆肝气。

处方：北沙参20g，尖贝母10g，炒杏仁10g，炙桔梗10g，炙麻黄3g，生石膏15g，炒黄芩10g，金沸草10g，代赭石15g，车前草12g，粉甘草5g。

经诊 3 次，药稍更删达到 20 余剂，咳嗽得平，唯因化疗而致气阴两伤，二火内扰则出现眠差，口腔溃疡，眼角膜充血，脉细弦数，当以气阴两调，清平二火。处方：北沙参 20g，杭麦冬 15g，北五味 10g，旱莲草 15g，熟女贞 15g，远志筒 10g，酸枣仁 30g，夏枯草 15g，炒川连 3g，车前草 12g，粉甘草 5g，淡竹茹 10g。

嘱其连进 10 余剂，诸症转好，基本稳定，咳嗽未见反复，停药观察。

按语：考之本例始因乳房病变，行术后连续放疗，局部病灶得以控制，但肺系受邪咳嗽不已，反复加重，每发作时拟用抗炎药物难以稳定，病延日久，肺功虚损，防预无力，咳嗽频繁，只好不日住院，深感痛苦。后求于中医治疗，视其呛咳喘促，右乳房痛胀，而经前尤为明显，舌红苔滑，脉象弦数等症情，分析系属肝气横逆，肺虚乘之，痰热壅遏，肃降失司之象，治先镇降肝气，清泻肺热，药以轻重并举，非重不已，因为本例咳嗽位在肺而致因在肝，固然药取轻平，而赭石镇逆当寓于此中，有助麻杏石甘之力，平息咳喘。并根据病情演变，显见病久阴伤，化源不足，主用北沙参养益肺阴以扶正；取桔梗升提化痰，配甘草名为甘桔，乃咳嗽首选之剂；用贝母、黄芩目的在于镇咳化痰，清热润肺，取效益彰。本例以上方出入，迭用数月，病情直线好转，基本解决患者不时住院的痛苦，观察至今，保持稳定。

医案 2：

患者：戴某，男，68 岁。2003 年 2 月 10 日初诊。咳吐脓痰 3 个月余。患者胸闷隐痛，右侧为重，咳唾脓痰，以早起加剧，痰出则症减，反复多时，饮食如常，检查拟诊为肺部真菌感染（头状地霉菌），视其舌黯淡，苔滑腻，脉象弦滑数，从脉症分析乃由脾虚胃强，湿邪内生，蕴于中焦，上壅于肺，阻滞肺络，通降失司所致。

辨证与诊断：咳喘，证属脾虚湿盛，痰热上壅于肺。脾虚内湿，因湿生痰，受阳明胃火熏化，成为痰热，故咳唾脓痰，胸闷隐痛。舌黯淡，苔滑腻，脉弦滑数也是脾虚湿盛、痰热上壅于肺之见症。

治法：清化痰浊，肃平咳喘。

处方：贝母化痰汤（自拟方）。组成：南北沙参各 12g，川贝母 10g，炙桔梗 10g，杏桃仁各 10g，生石膏 15g，瓜蒌皮 12g，鱼腥草 15g，桑白皮 10g，蒲公英 20g，生薏米 30g，车前草 15g，粉甘草 5g。水煎服，每日 1 剂，连服 21 天。

二诊：2003 年 3 月 2 日。患者诉药进 1 周，症状缓解，胸闷，脓痰减少，眠食如常，其他无变，又继续服药 2 周后，胸痛已解，脓痰少见，苔腻消退，唯舌质仍现黯淡，考虑病久痰浊瘀滞、肺络不和，故治用健脾理痰、调和肺络以收功。上方去炙桔梗、南沙参、生石膏、瓜蒌皮、桑白皮、蒲公英，加橘络 20g，清半夏 10g，鲜藕节 10g，淡竹茹 10g，并把北沙参从 12g 加至 20g，车前草和鱼腥草都从 15g 减至 10g。水煎服，每日 1 剂，连服 10 天。

三诊：2003 年 3 月 22 日。药尽后连续复查 3 次真菌为阴性，故嘱其停药，每天用荸荠 10 枚煎水饮，服 10～15 天，如舌苔消退，临床无体征即停服观察，并在饮食方面注意清淡，忌进油腻，因油腻之品有伤于脾，脾虚则生痰之意也。

按语：本例实属脾虚内湿，因湿生痰，受阳明胃火熏化，成为痰热，咳唾脓痰，治宜清化痰浊、肃平咳喘。药以南北沙参养肺清燥；用桔梗、贝母、甘草清扫膈上痰涎；因痰热势重故取瓜蒌皮、生石膏、鱼腥草以清痰热；桑白皮甘寒利窍，肃肺平喘；蒲公英、生薏米以清利湿热、扶理脾胃，以二仁（杏仁、桃仁）宣肺通降、调和腑络；用车前草以利下。引热下行；而甘草除有调和诸药之功，并有清热解毒的作用。药后症减，故调理脾胃以治其本，并针对痰热的特征，取用荸荠以清热透邪，消食化痰，助于善后。

医案3：

患者：梅某，女，61岁。2009年3月27日初诊。感冒后咳嗽胸闷3个月余。患者素体虚弱，经常嗳气、纳呆、心悸、失眠、头晕、易于外感，兹因3个月前从外地回来出现感冒，咳嗽。以夜间为重，胸闷，干咳少痰，咽痒似有物咳之不出，咽之不下，嗳气频作，曾多方治疗，效果不佳。故来门诊请徐老诊治。察其舌淡黯，苔白滑，脉象虚弦。病属外感引发内伤咳嗽，系肝气横逆，上犯肺胃，浊邪上升所致。

辨证与诊断：感冒后咳嗽，证属肝气横逆、上犯肺胃。

治法：宣肺止咳，降逆和胃，疏肝理气。

处方：旋覆代赭汤加减。组成：煨葛根25g，代赭石15g，姜竹茹10g，远志10g，炙桔梗10g，姜半夏12g，橘红10g，绿梅花29g，酸枣仁30g，炒丹参15g，檀香6g，甘草5g。15剂，水煎服，每日1剂。

二诊：2009年5月15日。药后感觉好转，胸闷咳嗽改善，刻下以恶风畏寒，咽痒咳嗽，口苦，睡眠欠安为主症。舌淡黯，苔白滑，脉弦缓。拟益气固表，宣肺理嗽为治。予玉屏风散合杏苏散加减。处方：生黄芪25g，防风10g，炙桔梗10g，蝉蜕5g，首乌藤25g，苏叶5g，杏仁10g，酸枣仁30g，炒川连3g，谷芽25g，甘草5g。15剂，水煎服，每日1剂。药后诸症悉除，病告痊愈。

按语：本案咳嗽，久治不愈，徐老从平肝降逆，升清降浊着手，继以益气固表、宣肺理气而收功。初诊药用煨葛根升清降浊，代赭石降逆和胃，两药一升一降，互相配合以平衡升降；炙桔梗、甘草乃桔梗汤，宣肺化痰止咳，排除上呼吸道异物；姜半夏、橘红、绿梅花理气燥湿化痰、和胃降逆；远志、酸枣仁养心安神、交通心肾以安五脏；炒丹参、檀香乃丹参饮之配伍，活血理气，主治血瘀气滞；姜竹茹清热化痰，引诸药入胃，调和诸药。诸药合用，共奏宣肺止咳、降逆和胃、疏肝理气之功。药后感觉好转，胸闷咳嗽改善，予益气固表、宣肺理嗽为治。以玉屏风散合杏苏散加减。玉屏风散益气固表，增强身体抵抗力以预防感冒；蝉蜕、首乌藤疏散风热，养心安神，以止风寒等过敏性咳嗽；苏叶发散风寒、开宣肺气，治疗感冒风寒，发热恶寒，头痛鼻塞，兼见咳嗽、胸闷不舒效果较好，且有行气宽中、和胃止呕之功效；杏仁苦泄降气，止咳平喘，润肠通便；炒川连泻心肝之火；谷芽和胃助消化。药后诸症悉除，病告痊愈。感冒后咳嗽在临床上是常见病、多发病，往往中西药治疗不见疗效，本案的治疗很快获效，值得借鉴。

晁恩祥医案

医案1：

患者：某女，27岁，职员。患者于3个月前感冒后出现发热、咳嗽、喷嚏、流涕、头痛。经治疗后体温恢复正常，头痛、喷嚏、流涕均已治愈。唯有咳嗽，服用各种抗生素及止咳药物症状不但没有缓解，反而加重。诉每遇异味（尤其油烟）、冷空气及咽痒咳嗽，咳至咳出少量白黏痰方止。咳嗽以晨起夜间为重，影响正常睡眠，呼吸科以"支气管炎"收住院。予左氧氟沙星（来力信）、阿奇霉素（泰力特）、氨溴索（沐舒坦）、茶碱缓释片（舒氟美）、可愈糖浆等抗炎止咳化痰半个月，症状仍无明显改善，随即出院到我门诊就诊。刻下症：患者精神不振，阵发性咳嗽，痰黏不易咳出，鼻痒流涕，无喘憋。纳呆，眠差，二便尚调。舌质淡红苔薄白，脉弦细小数。查体：体温正常，咽部无充血，双侧扁桃体无肿大，双肺未闻及干湿性啰音。血常规正常，胸片无明显异常，肺功能正常，乙酰胆碱激发试验阳性。无既往病史。

辨证与诊断：风邪犯肺，肺失宣降之咳嗽变异性哮喘。

治法：疏风宣肺，止咳利咽。

处方：炙麻黄8g，杏仁10g，苏子10g，苏叶10g，紫菀15g，炙枇杷叶10g，蝉蜕8g，鱼腥草15g，黄芩10g，地龙10g，前胡10g，五味子10g，防风10g，苍耳子10g，辛夷10g。7剂，水煎服，每日2次。

二诊：患者诉鼻痒、流涕明显减轻，咳嗽发作次数减少，持续时间缩短，夜间能间断入睡，气逆仍有痒感。纳可，眠差，二便调。舌质淡红，苔白薄腻，脉弦细。上方去苍耳子、辛夷，加用金银花12g，牛蒡子12g，连翘12g。再服7剂。

三诊：患者诉服上药3剂后，咳已去九分，偶有轻咳，食纳正常，精神好，已正常工作。2日前在家中清洗抽油烟机，喷用"油烟净"后咳嗽忽然加重，咳吐白黏痰，全身出现散在皮疹，鼻流清涕。舌质淡红，苔薄白，脉弦滑。辨证：风邪犯肺。立法：疏风宣肺，止咳化痰。方药：炙麻黄8g，杏仁10g，地龙10g，蝉蜕8g，紫菀15g，苍耳子10g，辛夷10g，牛蒡子10g，黄芩10g，鱼腥草25g，苏子10g，苏叶10g，百部10g，五味子10g，瓜蒌25g，炒栀子10g。7剂，水煎服，每日2次。随访痊愈，未再复发。

医案2：

患者：某男，58岁，退休职工。反复发作性咳嗽伴咽痒5年。5年前无明显诱因出现反复咳嗽，伴咽痒，痒即咳，每次发作病程均超过1个月，曾被误诊为"慢性支气管炎"，在多家医院使用抗生素及一般止咳药物无效。近几个月常自服"支气管炎丸、可愈糖浆"等，以求达到止咳效果，但疗效仍不肯定，有时停药几天再次出现咳嗽。刻下症：挛急性咳嗽，无时间性，咳甚则伴胸痛、遗尿，痰黏不易咳出，咽干咽痒明显，口干喜饮，自觉对油墨、冷热空气敏感。纳可，寐差，小便正常，平素大便秘结，3~4日1次，舌质淡红，苔微腻，脉弦。查体：血压160/100mmHg，咽部无充血水肿，双侧扁桃体无肿大，双肺呼吸音清晰，未闻及干湿性啰音，胸片正常。实验室检查：嗜酸性粒细胞$0.5 \times 10^9/L$，肺功能正常，乙酰胆碱激发试验示气道反应性增高，血过敏原测定：IgE阳性（蒿属类植物、黑根霉、交链孢霉、杨树、柳树、榆树），食物组总IgE阳性（虾、蟹、牛肉、羊肉、牛奶、大豆、花生）。

辨证与诊断：风邪犯肺，肺阴不足之咳嗽变异性哮喘。

治法：疏风宣肺，养阴润肺止咳，佐以润燥通便。

处方：炙麻黄5g，杏仁10g，紫菀15g，款冬花15g，炙枇杷叶12g，苏子10g，苏叶10g，前胡10g，五味子10g，僵蚕10g，地龙10g，蝉蜕8g，火麻仁30g，郁李仁15g，大黄3g。7剂，水煎服，每日2次。

二诊：患者诉临睡前偶有咳嗽，夜间基本能入睡，咽痒减轻，对油墨、冷热空气敏感度已降低，大便正常，两日1次。证法同前，再予原方7剂，以巩固疗效。患者后又续服本方14剂，来电告知病已痊愈。

医案3：

患者：某女，40岁。慢性咳嗽10年，加重10天。患者自诉10年前每因感冒受凉后出现咳嗽，每次用抗生素、止咳药物治疗咳嗽需1个月左右，咳嗽症状稍能缓解，10年来咳嗽未间断过。1996年查肺功能示正常，气道激发试验阴性，2002年又在同一医院复查肺功能正常，激发试验阳性。患者对治疗失去信心，情绪低落，抱着试试看的心态到我处就诊。刻下症：10天前因着凉出现阵发性咳嗽，挛急，咳吐白色稀痰，畏风寒，时汗出，咽部有异物感，咽干咽痒，有鼻涕倒流现象，对冷空气及异味敏感，咳甚则出现喘息，时有胸憋、气短、心悸、纳呆，眠可，小便正常，大便溏，每日1次。舌质淡红苔白，脉弦。查体：体温正常，心率90次/分，咽部无充血水肿，双侧扁桃体无肿大，双肺未闻及干湿性啰音，血常规正常，胸片示肺纹理增粗。

辨证与诊断：风邪犯肺，肺气失宣，气道挛急之咳嗽变异性哮喘。

治法：疏风宣肺，缓急解痉，止咳利咽。

处方：炙麻黄6g，紫菀15g，苏子10g，苏叶10g，知母10g，地龙10g，五味子10g，蝉蜕8g，麦冬15g，半夏10g，牛蒡子10g，炙枇杷叶10g，太子参15g，玫瑰花10g，远志10g。7剂，水煎服，每日2次。

二诊：患者诉咳嗽程度、次数明显减轻，气道不适感明显减轻，咳吐少量白色泡沫样痰，仍有鼻涕倒流，汗多，恶风，气短，午后自觉心慌，脉率不齐。纳可，二便调，舌质淡红，苔白少津，脉弦。辨证：风邪犯肺，肺卫不固。立法：调理肺气，敛汗化痰。方药：紫菀15g，杏仁10g，苏子10g，苏叶10g，枸杞10g，山萸肉15g，白芍10g，防风10g，五味子10g，橘红10g，牡丹皮10g，桑白皮10g，浮小麦30g，煅龙牡各30g，太子参15g，黄精10g。14剂，水煎服，每日2次。

三诊：患者诉服上药2周后咳嗽已愈，偶有咽痒、鼻涕倒流，服中药后汗出明显减少，仍有气短，但程度明显减轻，时有心悸、乏力。纳可，眠可，二便调。舌质淡，红苔薄白，脉弦细。辨证：风邪犯肺，肺肾气虚。立法：调理肺肾，敛汗益气。方药：杏仁10g，石菖蒲10g，苍耳子10g，辛夷10g，僵蚕10g，地龙10g，五味子10g，炙枇杷叶10g，蝉蜕8g，柏子仁10g，浮小麦30g，煅龙牡各30g，青果10g，太子参15g，白芍10g。7剂，水煎服，每日2次。后告知病已愈。

李士懋医案

患者：苏某，男，66岁。2002年8月28日初诊。反复咳喘，咳粉红色痰，伴胸闷痛11年。于1991年1月9日患心肌梗死，经抢救好转，但房颤、心力衰竭未控制。经常咳喘痰多，夹粉红色痰，常咯血，胸闷痛，痹时只能右侧卧，重时不能平卧，安静时亦感呼吸困难，需经常吸氧。脉沉滑有力，参伍不调，舌黯红，苔白厚，唇黯。心电图示：房颤，陈旧性心肌梗死。分析：脉沉主气，滑主痰，脉有力为邪实，脉参伍不调，乃邪阻脉道，气血不畅。痰实壅肺，阻塞气机，肺失宣降，肺气上逆，伤及血络则咳喘痰血；气为血帅，痰实阻肺，气血运行不畅则胸闷痛，舌唇黯。

辨证与诊断：咳喘（冠心病，房颤，心力衰竭），证属痰阻胸肺。

治法：涤痰降气止咳。

处方：涤痰汤加四子汤加减。组成：陈皮10g，半夏12g，茯苓15g，胆南星10g，枳实9g，瓜蒌20g，郁金15g，石菖蒲9g，葶苈子15g，苏子10g，白芥子9g，炒莱菔子12g，海浮石20g，炙桑皮15g。水煎服，每日1剂，分2次温服。

二诊：2002年9月11日。上方共服14剂，咳喘痰减，胸闷轻，然仍有粉红色痰。脉转沉滑而大，脉参伍不调，舌苔退。分析：症减，脉转沉滑而大，参伍不调，此乃转为热盛。证属痰热蕴阻胸肺，治以清热涤痰降气，前方加生石膏30g，知母6g，芦根30g，服法同前，停地高辛、卡托普利等西药。

三诊：2002年10月12日。上方服30剂，粉红色痰已无，咳痰已明显减少，尚咽痒、咳、轻微心慌，可自己骑车约10km来门诊。至11月份，自己将150kg冬贮白菜搬至4楼，累后又吐血，动辄喘，仍宗上方治之。至1月份，血痰止，唯房颤仍在，他症已不著。

按语：本案是由于急性心肌梗死后引起房颤、心力衰竭导致肺循环障碍而致反复咳喘，有粉红色痰，咯血，病情危重。初诊因脉沉滑有力，参伍不调，症见咳喘痰血，胸闷痛，舌唇黯，诊断为痰实壅肺，气血不畅，肺气上逆。气帅血行，肺气上逆则血亦逆，故而咯血。脉参伍不调，若按之无力，乃气血虚，不能相继；若按之有力，乃邪阻脉道，气血不畅。痰饮凌心射肺，则喘促不能平卧。故用涤痰汤加海浮石涤痰调理肺气，四子汤泻肺平喘，加桑皮者，因其入肺经，降肺气，气降则血降，气降则火亦消，故此案加之以泻肺止血。复诊症减，痰势挫，脉转大，此乃热转盛，故予前方增石膏、知母、芦根等清热泻火之品。连服30剂，粉红色血痰方止，在停服地高辛的情况下，两度心力衰竭得以缓解，心功能得以明显改善，说明中药有效。

心力衰竭，很多人主张以参附救之，或主张以生脉饮为主。参附、生脉皆为有效之佳方，但必须对症方可，不可当成固定套路来用，否则就失去了名方的应有效力。此例心力衰竭，因脉实而大，以痰热为主，始终以清热涤痰之剂，未因喘促气短难续而予补益，此乃脉实证实也。分清虚实，乃是辨证的关隘，否则，难免实其实，虚其虚。

王灿辉医案

患者：宋某，男，68岁。2009年5月20日初诊。咳嗽、发热1个月。患者幼年曾有哮喘病史，1个月前出现不明原因咳嗽，呈进行性加重，后出现逐渐加重的气促、喘息、咳嗽、咳白色黏痰，时有黄色痰块，并持续高热，呈稽留热型，体温最高达41.1℃。入住当地医院，诊断为支气管哮喘，但治疗并未取得疗效。遂转院入住当地某三甲医院治疗，诊断为变态反应性支气管肺曲霉病，治疗18天后，症状减轻，因无力支付住院费用而出院，改求中医治疗。刻下：咳嗽，咳甚则气促而喘，咳唾脓痰，色黄，有痰栓，发热，体温38.5℃，胸痛，口干，大便偏干，食欲尚可，舌质黯红有紫气，苔黄厚有裂纹，脉滑数。CT检查示：左肺上叶近端支气管扩张；肺轻度纤维化。

辨证与诊断：咳嗽（变态反应性支气管肺曲霉病），证属肺热壅盛、痰瘀阻滞、肺失清肃、肺络失养。

治法：清热宣肺，活血化痰。

处方：鱼腥草 30g，金荞麦 20g，金银花 15g，黄芩 10g，知母 10g，牡丹皮 10g，赤芍 12g，虎杖 10g，瓜蒌仁 12g，百合 12g，生地 12g，五味子 5g，炙麻黄 8g，杏仁 15g，桔梗 10g，甘草 5g。7 剂，每日 1 剂，水煎服。

二诊：2009 年 5 月 27 日。药后发热消退，体温复常，37.3℃，咳脓痰消失，但仍咳嗽，咳黄痰，质黏量多，咳甚则气促而喘，大便偏干，口干，舌质红，苔黄，脉滑数。证属肺热渐解、痰瘀阻肺，治拟清肺化痰活血。处方：虎杖 10g，黄芩 10g，知母 10g，生地 12g，牡丹皮 10g，赤芍 12g，瓜蒌仁 12g，百合 12g，五味子 5g，杏仁 15g，桔梗 10g，半夏 10g，陈皮 8g，车前子 15g（包煎），砂仁 6g，甘草 5g。7 剂，每日 1 剂，水煎服。

三诊：2000 年 6 月 3 日。药后咳嗽明显减轻，咳痰量少，色白质稀，无气喘，神倦，食欲不振，口干，舌红，苔少，脉细数。证属气阴损伤、痰瘀阻肺，治以益气养阴、活血化痰、宣肺益肺。处方：沙参 15g，麦冬 10g，太子参 15g，石斛 10g，玉竹 10g，桑叶 10g，杏仁 15g，桔梗 10g，虎杖 10g，黄芩 10g，牡丹皮 10g，赤芍 12g，郁金 10g，陈皮 8g，砂仁 6g，甘草 5g。14 剂，每日 1 剂，水煎服。

按语：本案患者病起 1 个月，发热，咳嗽，咳脓痰量多，病位在肺，主要病理因素为邪热犯肺、肺气失宣，故发热、咳嗽、气急而喘；邪热炽盛，煎熬津液，炼液成痰，故咳嗽，咳脓痰量多；邪热灼伤血络，血行不畅则成瘀，故咳嗽，胸痛，舌质黯红有紫气。本案热痰瘀错杂，病变较为复杂，王教授认为，对于本病的治疗，在病变的急性感染期，以治标为主，应清热宣肺、化痰活血；病情稳定后治本，以补肺气、益肺阴为主。初诊时热、痰、瘀俱盛，故治疗当以清肺化痰活血为主，方中鱼腥草、金荞麦、金银花、黄芩、知母、瓜蒌仁清肺化痰，牡丹皮、赤芍、虎杖清肺活血行瘀；炙麻黄、杏仁、桔梗宣降肺气；伍以百合、生地、五味子，甘草敛肺养肺。三诊咳嗽明显减轻，咳痰量少，但神倦，食欲不振，提示痰瘀渐消，但气阴损伤明显，故治以益气养阴、宣肺益肺为主，兼以活血化痰而愈。

王会仍医案

医案 1：

患者：潘某，女，44 岁。1999 年 8 月 4 日初诊。反复咳嗽、咳痰、气急、胸闷 3 年。3 年前出现咳嗽，咳痰，痰多，色白而清稀，伴有气急、胸闷，神倦乏力。查血 ACE 为 66.5U/mL，经 CT 及病理证实为肺结节病，服用"泼尼松"7 个月后，肺结节曾消失。半年前病情复发，症状、性质同前，血 ACE 又高达 60U/mL，服用泼尼松后肺结节与症状都未见明显改善，遂自停服激素。诊查：面色㿠白，舌淡胖，边有瘀点，苔薄，脉涩，心肺听诊无殊。

辨证与诊断：咳嗽（肺结节病），属脾虚痰湿阻络、气虚血瘀痰凝。

治法：健脾益气，祛湿化痰，活血软坚。

处方：太子参 30g，黄芪 30g，苍白术各 10g，姜半夏 10g，茯苓 15g，川朴 10g，生甘草 6g，瓜蒌皮 15g，桔梗 10g，丹参 30g，广郁金 15g，浮海石 15g，炙鳖甲 10g，老鹤草 15g。7 剂，每日 1 剂，水煎服。

二诊：1999 年 8 月 11 日。服药 7 剂后咳嗽、气急、胸闷有所减轻，痰量减少，大便偏烂，舌淡胖，苔薄，脉弦细。治以前方增入生薏苡仁 30g，灵芝 15g，煨葛根 30g，玫瑰花 6g。

以后在原方基础上随症加减，2 个月后咳嗽、咳痰、气急、胸闷诸症明显减轻，坚持服用半年余，病情稳定，血 ACE 降为 30U/mL，肺结节病变改善显著。

按语：结节病是一种非干酪性类上皮细胞肉芽肿性疾病，是一种病因不明的慢性疾病，可累及多脏器，症状随受累脏器不同而异。其中，以肺结节病最为常见。肺结节病主要表现为：咳嗽、咳痰、胸闷，或咯血，往往伴有神倦乏力、气短、纳差等症状。胸片示双侧肺门及纵隔对称性淋巴结肿大，伴或不伴有肺内网状、结节状、片状阴影、Kveim 试验阳性，血清血管紧张素 I 转换酶（SACS）活性升高，结核菌素试验阴性或弱阳性反应。王老根据肺结节病症状特点，认为属于"痰核""咳嗽""胸痹"等范畴，其病因主要为肺脾气虚或肺阴不足。脾为生痰之源，脾为湿脏，脾虚不能健运水湿，水湿凝聚而成痰；肺阴不足，阴虚火旺，火灼津而成痰。两者均致痰气凝滞，痰结不散，郁结于肺，日久血运受阻而产生瘀滞，痰气瘀交结，壅塞而渐成结节状。

本例患者由于脾失运化，痰湿上聚于肺，肺失肃降，肺气上逆，则出现咳嗽、咳痰量多、气急；痰气阻络，气机不畅，则出现胸闷、神倦乏力、面色㿠白、舌淡胖为脾虚之象；舌有瘀点，脉涩，为血瘀之候。病情迁延，日久气滞痰阻血瘀，交结壅塞而渐成肺结节。方以太子参、黄芪健脾益气；姜半夏、茯苓、苍白术、甘草、川朴健脾祛湿，理气化痰；丹参、郁金活血化瘀；鳖甲软坚散结；加瓜蒌皮、浮海石、桔梗、老鹤草增强化痰之力。诸药相伍，以达到健脾益气、祛湿化痰、活血软坚的作用，从而使肺结节的治疗获得较为满意的效果。

医案 2：

患者：葛某，女，54 岁。2003 年 11 月 20 日初诊。咽痒，咳嗽 6 个月余，以干咳为主，痰少，咳甚时偶见痰中夹有血丝，神疲自汗。舌红少苔，脉细无力。外院胸部 X 线、CT、肺功能均无殊。

辨证与诊断：咳嗽，属气阴亏虚、痰热内伏证。西医诊断为慢性咳嗽。咳嗽日久，肺失宣降，津液疏布失常，痰热内伏，损伤肺阴，耗伤肺气，治节失职，而致咳嗽咽痒迁延不愈；痰热灼伤肺络，故可见痰中带血丝；神疲自汗，舌红少苔，脉细无力为气阴不足之象。

治法：益气养阴，润肺止咳。

处方：太子参 15g，北沙参 15g，鲜芦根 30g，桑白皮 15g，黄芩 12g，苦杏仁 10g，枇杷叶 15g，甘草 5g，紫菀 15g，野荞麦根 30g，三叶青 12g，蝉衣 9g，射干 6g，虎杖根 20g，浮小麦 30g，麻黄根 6g，茜草 12g。水煎服，每日 1 剂，共服 7 剂。

二诊：2003 年 11 月 27 日。服药 1 周后，咳嗽好转，已无痰血，自汗亦善。上方去茜草、桑白皮，加用石斛 30g，冬桑叶 12g。

三诊：2003 年 12 月 4 日。服药 1 周后，患者病情明显好转，再守原方，续服 7 剂。

共调治 1 个月，病情基本稳定。

按语：王老认为慢性咳嗽虽然病因多样，但其本质多为气道慢性炎症，故在临床施治时常加用清热解毒之品以抗炎；为防苦寒败胃，在选用化痰止咳药时，常可酌用甘寒润肺之品；同时肺为娇脏，不耐寒热，喜润恶燥，而痰热内伏、久咳又极易损伤肺阴，耗伤肺气，治节失职，故需益肺气养肺阴；再者，久病入络，加用活血药亦可得到事半功倍的效果，如本方的虎杖，除具有解毒外，还有化瘀之效，尤为适宜。

医案3：

患者：黄某，男，42岁。2005年9月14日初诊。咳嗽反复发作半年，餐后作咳，咳痰不畅，时而烧心，胸闷不适。既往有慢性浅表性胃炎、反流性食管炎病史2年。舌淡，苔薄白腻，脉滑。诊查：两肺听诊无异常。X线胸片无异常。

辨证与诊断：咳嗽（胃食管反流性咳嗽），证属胃失和降、痰浊内阻。脾失健运，胃失和降，痰浊内生，上扰于肺，肺气上逆而作咳，餐后更易作，胸闷不适；舌淡，苔薄白腻，脉滑为痰浊内阻之象。

治法：理气和胃，降逆化痰，利咽止咳。

处方：旋覆代赭汤加减。组成：旋覆花10g（包煎），代赭石30g，姜半夏10g，枳壳10g，杏仁10g，前胡15g，枇杷叶15g，川朴10g，甘草5g，生白芍15g，蝉衣9g，野荞麦根34g，苏梗12g，太子参15g，薏苡仁30g，蒲公英30g。7剂。

二诊：2005年9月21日。服药1周后，诸症状明显好转，续服7剂而愈。

按语：肺主气司呼吸，禀气于脾；脾胃相合，升降有序。王老认为胃食管反流性咳嗽是由于胃失通降，脾胃气滞，母病及子则肺气不降，气逆而咳嗽作矣。故胃气降则肺气亦降，肺气降而咳嗽自止。法当理气和胃、降逆止咳，王老喜用旋覆代赭汤加减。

医案4：

患者：郭某，男，51岁。2007年8月29日初诊。感冒后咳嗽，咽痒1个月余。平素易感，近月来因感冒后咳嗽，时而咽痒，痰少，神疲，无明显气急，曾检查肺功能和胸片未发现异常，舌红苔薄白，脉细。

辨证与诊断：咳嗽，证属肺脾气虚、风邪袭肺。

治法：益气固表，宣肺疏风，化痰止咳并施。

处方：玉屏风散加味。组成：黄芪30g，太子参15g，焦白术10g，防风6g，淮山药15g，茯苓15g，陈萸肉15g，浙贝母15g，杏仁10g，甘草6g，桔梗10g，前胡15g，炙枇杷叶15g，蝉衣9g，地肤子12g，三叶青15g，鱼腥草30g，野荞麦根30g。水煎服，每日1剂，连服7剂。

二诊：2007年9月5日。服药后患者症状大减，偶有咳嗽，无痰，咽痒改善，无神疲，无气急，再拟原方出入，去鱼腥草、野荞麦根，加用鹿衔草、生薏仁，继服14剂症状尽消。

按语：患者素体肺脾气虚，神倦乏力，气虚卫外不固，故易感外邪。邪气犯肺，肺失宣降，肺气上逆而见咳嗽、咳痰；风邪不解，入里郁而化热，上冲于咽喉而见咽痒咳嗽，舌红。正如清代高世栻谓："若喉痒而咳是火热之气上冲也，火欲发而烟先起，烟气冲喉，故痒而咳。"王老认为在治疗该类疾病时应根据虚实孰多孰少，灵活变通，扶正祛邪，标本兼顾。故以玉屏风散为主方，方中黄芪、白术、防风益气固表，加太子参、山药、茯苓、萸肉健脾益气，与玉屏风散合用起到肺脾之气双补的作用；配以桔梗、前胡宣肺降气；加以浙贝母、杏仁、枇杷叶加强降气化痰之力，三叶青、鱼腥草、野荞麦根清热止咳，蝉衣、地肤子祛风止痒镇咳。全方诸药组合，共奏补气健脾、宣肺疏风、化痰降气止咳之效，药证切合，故能获效。

医案5：

患者：段某，女，54 岁。2008 年 6 月 18 日初诊。咳嗽、泛酸、烧心 4 个月余。4 个月前无明显诱因出现咳嗽、泛酸、烧心，咳嗽以白天为剧，进食后加重，痰少色白，咽痒，汗出，偶有胸闷气急。有慢性胃炎史 10 余年。查体：咽部无充血，双肺呼吸音清，未闻及明显干湿性啰音。胸片示两肺心膈正常，肺功能无明显异常。胃镜示反流性食管炎、慢性胃炎。舌淡红，苔黄腻，脉弦。

辨证与诊断：咳嗽(慢性咳嗽，胃食管反流)，证属肝胃不和、肺失清肃。

治法：理气和胃，降逆止咳。

处方：旋覆花 9g(包煎)，煅代赭石 15g，甘草 6g，炙枇杷叶 15g，制半夏 10g，党参 15g，杏仁 10g，川朴 10g，麻黄根 6g，黄芩 12g，地肤子 12g，浮小麦 30g，蝉衣 9g，野荞麦根 30g，三叶青 15g，金银花 15g，老鹤草 15g。水煎服，每日 1 剂，连服 7 剂。

二诊：2008 年 6 月 25 日。服药 1 周后，咳嗽、泛酸、烧心、咽痒、汗出等症状明显减轻，去浮小麦、蝉衣、金银花、老鹤草，加用绿梅花、木蝴蝶各 9g，蒲公英 30g，佛耳草 15g。水煎服，每日 1 剂，连服 14 剂。

按语：本病系因胃内容物反流入食管而出现胸部烧灼感、胸痛、咳嗽等症状的疾病。胃食管反流性咳嗽持续的时间为数周到数年，常发生于清醒和卧位时，部分患者可有进食后咳嗽加重。王老临诊时在旋覆代赭汤基础上组成和胃止咳汤，适当配伍一些清肺化痰利咽止咳类中药如桑白皮、浙贝母、黄芩、野荞麦根、金银花、鱼腥草、蝉衣、木蝴蝶等，效果堪称满意。本方中旋覆花、煅代赭石、制半夏、党参、杏仁、炙枇杷叶、川朴、甘草降逆化痰、和胃止呕；野荞麦根、三叶青、金银花、黄芩、老鹤草、麻黄根清肺化痰、止咳平喘；蝉衣、地肤子、浮小麦利咽止汗固表。诸药配伍，而收佳效。

医案6：

患者：杨某，女，33 岁。2009 年 7 月 10 日初诊。患者感冒后咳嗽 2 周，痰少色黄质黏，咽痒，无鼻塞流涕，无胸闷气急，无咯血，舌红，苔薄黄，脉弦，听诊两肺未闻及明显干、湿性啰音。胸片、肺功能均未见明显异常。抗生素及口服清热解毒中成药治疗 1 周未见明显效果。

辨证与诊断：咳嗽(上呼吸道感染)，证属风邪犯肺。此乃外感风邪，邪气郁遏，肺失宣降，肺气上逆而见咳嗽咽痒不止；外邪入里化热，则痰少色黄质黏，舌红，苔薄黄。

治法：以祛风邪为主，兼以清肺热，法用疏风解表、宣肺止咳。

处方：解痉止咳汤(自拟方)。组成：炙麻黄 6g，杏仁 12g，甘草 6g，黄芩 12g，前胡 12g，桔梗 10g，炙紫菀 12g，炙枇杷叶 15g，太子参 15g，蝉衣 10g，地肤子 12g，元参 15g，野荞麦根 30g，肺形草 15g，三叶青 15g，鸭跖草 30g。水煎服，每日 1 剂，连服 7 剂。

二诊：2009 年 7 月 17 日。服用 3 剂后，患者症状减大半，但 2 天前进食辛辣后诸症再发，舌红，苔薄黄，脉弦。前方去鸭跖草、肺形草，加鱼腥草、浙贝母，继服 7 剂，诸症痊愈。

按语：患者虽经抗生素等治疗，但咳嗽咽痒之症未见明显缓解，此乃外感风邪未解，邪气郁遏，肺失宣降，肺气上逆而见咳嗽咽痒不止。故治以祛风邪为主，法用疏风解表、宣肺止咳。患者痰少黄黏，舌红苔薄黄，此为风邪郁于内已有化热之象，故用蜜炙麻黄，以减温燥之过，存其祛风之性，并加黄芩、野荞麦根、肺形草、三叶青、鸭跖草以搜清肺内伏热之邪；桔梗宣肺使邪有出路，且桔梗还有利咽止咳之功效，正如《本草汇言》云："主利肺气，通咽喉，宽中理气，开郁行痰之要药也。"前胡、紫菀、枇杷叶降气化痰止咳，蝉衣、地肤子祛风止咳。病久必耗伤正气，而进补又须防恋邪，故加以太子参以轻清益气养阴补肺。王老认为肺为娇脏，主一身之气，气有升有降，有升无降或有降无升均会影响气之条达而致病，故治疗肺之疾病须抓住这个环节。王老在三拗汤基础上组成解痉止咳汤，药物配伍有升有降，使邪有出路，又不致发散太过而令肺气虚。

医案7：

患者：裘某，女，25岁。2009年3月25日初诊。3个月前出现咳嗽，晨起尤甚，痰色白黏稠，时有痰鸣音，伴咽痒，大便干结，舌质淡红，苔白腻，脉弦滑。

辨证与诊断：慢性咳嗽，属痰湿蕴肺证。脾虚生湿，聚湿生痰，上渍于肺，壅遏肺气，肺气上逆，故咳嗽痰多，咳声重浊，痰色白质黏稠；脾气虚弱，运化无力，故大便不畅；舌质淡红，苔白腻，脉弦滑，为痰湿内盛之征。

治法：健脾燥湿，化痰止咳。

处方：二陈汤加减。组成：制半夏10g，茯苓15g，甘草6g，杏仁10g，川朴花9g，桔梗10g，炙枇杷叶15g，炙紫菀15g，款冬花12g，太子参20g，佛手片9g，八月札12g，炙麻黄6g，黄芩12g，野荞麦根30g，三叶青15g，蒲公英30g，合欢皮20g，瓜蒌仁15g。水煎服，每日1剂，连服7剂。

二诊：2009年4月1日。服药1周后，咳嗽好转，痰白质稀，舌质淡红，苔薄白，脉弦。原方以竹沥半夏易制半夏，去川朴花、款冬花、佛手、蒲公英，加浙贝母15g、前胡15g、鱼腥草30g。7剂，水煎服，每日1剂。

按语：王老认为本患者脾虚湿盛，故见诸症。故治疗当健脾燥湿，化痰止咳为主。方用二陈汤加减，其中半夏、茯苓燥湿化痰，甘草理气和中；杏仁、川朴、桔梗、炙枇杷叶、紫菀、款冬花等降气化痰止咳；黄芩、野荞麦根、三叶青、蒲公英等清热化痰，以防痰湿郁而化热；瓜蒌仁、炙紫菀等润肠通便；合欢皮解郁安神。

李英杰医案

患者：张某，男，29岁。2009年2月16日初诊。患者10天前受凉后出现咳嗽，鼻塞，流涕伴发热，当时测体温38.8℃，于厂卫生室静脉滴注抗生素治疗，3天后发热减退，唯余咳嗽伴咽痒，咳痰不多，自服止咳化痰药不显效，为求中医治疗而来诊，刻下症：咳嗽，咳痰不爽，伴咽喉不适，纳可，二便调。既往有慢性咽炎病史。体格检查：双肺呼吸音粗，两肺无明显干湿性啰音，舌尖红，苔薄黄，脉浮细。理化检查：胸片示双肺纹理增粗。血常规：白细胞计数9.7×10^9/L，中性粒细胞75%，淋巴细胞23%，单核细胞2%。

辨证与诊断：感冒后咳嗽，证属风寒外袭，肺气不宣证。外感风寒，失于表解，过用消炎药等药物，致使风邪留恋，咽喉不利，肺气欲宣而不能，故致咽痒咳嗽。舌尖红，苔薄黄，脉浮，说明余邪未清。

治法：祛风宣肺，利咽止咳，兼清余热。

处方：止嗽散加味。组成：射干10g，青果10g，诃子10g，桔梗10g，鱼腥草15g，瓜蒌10g，浙贝母10g，杏仁10g，荆芥10g，紫菀10g，白前10g，百部10g，桑白皮10g，苏梗6g，金银花10g，甘草10g。7剂。

二诊：2009年2月23日。咳嗽大减，偶咽痒咳嗽，咽干不适，舌淡苔薄，脉细。2009年2月16日方去瓜蒌、荆芥、百部、苏梗，加菊花10g，胖大海3g，木蝴蝶3g，知母10g，寸冬10g，10剂。

三诊：2009年3月6日。晨起稍咳，饱食后胃脘胀满3天，舌淡红，苔薄，脉细。2月23日方加苏梗10g。5剂。

按语：李老认为感冒后咳嗽多因外感之邪，失于表解，或过用寒凉，早用收敛，致风邪留恋，咽喉不利所致。其病位在咽喉，与肺脏关系密切。患者感受外邪，风为外邪之先导，邪气从口鼻或皮毛而入，失于疏泄，外邪滞留，迁延不愈，日久肺气不宣，气机上逆故咳嗽。风性主动，易袭阳位，善行而数变，风胜则咽喉痒，痒则即咳，咳嗽为清嗓利咽之反应，肺气欲宣而不能，故致咽痒咳嗽。方中紫菀、白前、百部止咳化痰，青果、射干、桔梗利咽，荆芥祛风解表，金银花、鱼腥草兼清余热，桑白皮、浙贝、杏仁润肺化痰止咳，诃子敛肺止咳，配桔梗一散一收，止咳而不敛邪。二诊中加木蝴蝶、胖大海加强祛风止痒之效，寸冬、菊花养阴利咽，全方共奏祛风止痒、利咽止咳之效。三诊中因患者饮食不节，损伤脾胃，导致胃脘胀满，故加苏梗行气宽中、理气和胃而收功。

马智医案

医案1：

患者：范某，女，39岁。2009年4月29日初诊。咳嗽咳痰反复发作3年余，加重3个月。患者3年前因感冒后出现咳嗽咳痰，未予重视，未就医。3个月前因感冒出现咳嗽咳痰症状加重，伴胸胁胀满，曾于某医院就诊，静脉滴注抗生素后病情无缓解，为求系统治疗，今来我院就诊，现症见：咳嗽气息粗促，痰多质黏、色黄、咳吐不爽，胸胁胀满，口干欲饮，无咳痰带血，无潮热盗汗，饮食睡眠欠佳，二便正常，舌红，苔黄腻，脉滑数。听诊：双肺呼吸音粗，可闻及散在湿性啰音。胸片：双肺纹理增强，肺门影增强。

辨证与诊断：咳嗽，此为痰热壅阻肺气，肺失清肃，故咳嗽气息粗促，痰多质黏稠、色黄、咳吐不爽；热伤肺络，故胸胁胀满；肺热内郁，则有口干欲饮；舌红，苔薄黄腻，脉滑数，均属痰热之候。

治法：清热化痰肃肺。

处方：清肺消炎饮。组成：金银花10g，黄芩10g，黄连3g，大青叶15g，鱼腥草15g，麻黄6g，杏仁10g，石膏30g，炙甘草3g，桑白皮10g，地骨皮10g。颗粒剂开水冲服，每日1剂，共7剂。

二诊：2009年5月6日。服药后患者咳嗽气息粗促症状明显好转，咳白痰，质黏，痰量明显减少，伴胸胁胀满，舌红，苔薄白，脉滑数。原方加入桔梗以宣肺止咳。每日1剂，共7剂。

三诊：2009年5月14日。患者咳嗽咳痰好转，舌质红，苔薄白，脉滑。患者痰热渐去，宜继续本方以巩固疗效。每日1剂，共7剂。

按语：本案为内伤咳嗽之痰热壅肺，治疗当清热化痰肃肺，故用辛凉宣肺、清肺化痰之法，方用麻黄杏仁甘草石膏汤合泻白散。

医案2：

患者：关某，女，73岁。2009年1月14日初诊。咳嗽反复发作4个月。患者4个月前无明显诱因出现咳嗽，咳黄白黏痰，量多，曾于某医院查胸片"未见明显异常"，口服止咳药及静脉滴注抗生素症状稍缓解，但反复发作。病来无喘促气短，无痰中带血，无发热。现症见：咳嗽，咳黄白黏痰，量多，口干，舌红，苔黄腻，脉弦滑略数。体格检查：体温36.6℃，心率80次/分，呼吸18次/分，血压145/90mmHg。听诊：双肺呼吸音粗，左肺下可闻及少许湿性啰音。既往高血压病史16年，自服氨氯地平、代文各1片/日。无过敏史，无特殊嗜好，否认家族史。理化检查：血常规：WBC 4.3×10^9/L，GR 58.3%，HGB 146g/L。胸部CT：左肺下叶炎症？左肺下叶小结节，左肺下叶后基底段可见淡片影。

辨证与诊断：咳嗽，证属痰热壅阻肺气。

治法：清热化痰，肃肺止咳。

处方：加减清肺消炎饮。组成：麻黄6g，杏仁10g，石膏30g，炙甘草3g，金银花10g，黄芩10g，黄连3g，大青叶15g，鱼腥草15g，桑白皮10g，地骨皮10g，川贝母1g，款冬花10g。28剂，每日2剂，分3次水煎服；清肝降压胶囊3粒，每日3次，口服。

二诊：2009年1月21日。患者服药后咳嗽夜间为甚，咳黄白黏痰量较前减少，咳嗽次数减少，舌红，苔黄，脉弦滑。测血压：140/110mmHg。肺气逐渐清肃，痰热渐消，继服上方，服法同前。14剂，每日2剂。

三诊：2009年2月4日。患者服药后咳嗽咳痰明显好转，舌红，苔薄黄，脉略滑。测血压：145/90mmHg。宜继续清热化痰、肃肺止咳之法，继服上方14剂，服法同前。

按语：本案乃由痰热壅肺，肺失肃降而致咳嗽。《证治汇补》曰："肺居至高，主持诸气，体之至清至轻者也。外因六淫，内因七情，肺金受伤，咳嗽之病从兹作矣。"本案患者肺主气功能失常，肃降无权，而致气逆为咳。故治疗应清热化痰，肃肺止咳。

医案3：

患者：岳某，女，85岁。2009年5月20日初诊。喘促、咳嗽反复发作2年余。患者2年来喘促、咳嗽、咳痰反复发作，每于季节更替病情加重，咳嗽、咳吐黄黏痰，胸胁胀满，咳时引痛，时时带血，或大口吐血，自服复方甘草片，症状未见好转，今来我院就诊。现症见：咳嗽、咳吐黄黏痰，胸胁胀满，咳时引痛，舌质红，舌苔白干，脉滑略数。既往曾患肺囊肿，有陈旧性心梗病史。双肺听诊：双肺呼吸音粗，未闻及干湿性啰音。胸片：双肺纹理增强。

辨证与诊断：咳嗽，证属痰热壅肺。

治法：清热化痰肃肺。

处方：清肺消炎饮加减。组成：金银花 10g，黄芩 10g，黄连 3g，大青叶 15g，鱼腥草 15g，麻黄 6g，杏仁 10g，石膏 30g，炙甘草 3g，桑白皮 10g，地骨皮 10g，川贝母 1g，款冬花 10g，三七 3g。取颗粒剂型，开水冲服，每日 1 剂，共 7 剂。嘱患者注意保暖，避免劳累，禁食腥辣食物。

二诊：2009 年 5 月 27 日。喘促胸闷有所好转，咳痰色黄白，易咳出，量有所减少。舌质红，苔薄白，脉滑略数，继续清热化痰肃肺。继服上方，服法同前。

三诊：2009 年 6 月 3 日。喘促消失，咳嗽明显好转，白天偶有咳嗽，白痰量中等。舌质红，苔薄白，脉沉滑略数。上方加橘红 6g，继服 14 剂，剂量及服法同前。

按语：此患者为内伤咳嗽中痰热壅肺之证，故治以清热化痰肃肺。

赵永祥医案

患者：王某，女，26 岁。以"咳嗽咽痒 8 天"为主诉，于 2006 年 12 月 18 日复诊。患者于此次就诊前 15 天不慎受凉后出现发热恶寒、头痛、肢体酸楚、咽干、咽痛等症，曾来门诊就治。现症见发热恶寒，头痛，肢体酸楚，咽干咽痛，便干，鼻塞流涕，舌质红，苔薄黄，脉浮数。查体：体温 39.5℃，咽红充血，双侧扁桃体肿大，双肺呼吸音清，未闻及干、湿性啰音。辅助检查：血常规示白细胞计数 6.7×10^9/L，中性粒细胞 68%，淋巴细胞 32%；胸部 X 线片示正常。

辨证与诊断：感冒（急性上呼吸道感染），证属外感风热型。肺气闭郁，郁而不宣，则发咳嗽；肺津不布，液聚为痰，故咳痰不爽。

治法：疏风宣肺，止咳化痰。

处方：止嗽散加味。组成：炙百部 20g，紫菀 15g，前胡 10g，荆芥 10g，陈皮 10g，桔梗 10g，甘草 10g，桑叶 10g，菊花 10g，杏仁 10g。水煎服，早、晚分服，每日 1 剂，服用 7 天而痊愈。

按语：外感咳嗽多因风邪犯肺所致。风邪犯肺，肺气不宣，虽经发汗，其邪未尽，此时外邪十去八九，而肺气仍然宣降无权。治之大法，重在理肺止咳，微加疏散之品。方选程钟龄《医学心悟》之止嗽散，方中紫菀为止咳要药，百部温润止咳，二药味苦，其性温而不热，润而不寒，均入肺经，皆可止咳化痰。白前降肺气以祛痰止咳，陈皮、桔梗宣肺理气以止咳消痰，加荆芥以疏风解表，甘草调和诸药。诸药合用，共奏疏风宣肺、止咳化痰之功效，具有温而不燥、润而不腻、散寒而不助热、解表而不伤正之特点。

邱健行医案

患者：刘某，女，35 岁。2006 年 8 月 6 日初诊。咳嗽、发热 2 周。2 周前吸入油烟后，出现喉痒即咳，咳声重浊，咽喉部如有羽毛搔动，奇痒，咳甚则干呕，无痰，口鼻咽喉燥热如火熏，发热，时发时止，无恶寒，口干饮热，曾服"维 C 银翘片""清热消炎宁"无效。遂于今日前来就诊。就诊时诉喉痒即咳，咳声重浊，咽喉部如有羽毛搔动，奇痒，咳甚则干呕，无痰，口鼻咽喉燥热如火熏。舌红少津，有裂纹，苔薄黄，脉浮细数。查体示：咽充血，双侧扁桃体Ⅱ度肿大，咽后壁滤泡增生，双肺呼吸音粗，左下肺闻及湿性啰音。血常规示：白细胞 11.1×10^9/L，中性粒细胞 85%。胸片示：左下肺炎。

辨证与诊断：咳嗽，证属燥热伤肺。此为患者素体热盛，嗜食油炸食物，引动内热。加之感受外邪，化燥生热，燥邪灼津生痰，肺气失于宣降，则发为咳嗽，出现喉痒即咳，咳声重浊，咽喉部犹如有羽毛搔动，奇痒，咳甚则干呕，无痰等症。舌红少津，有裂纹，苔薄黄，脉浮细数均为燥热伤肺证的表现。

治法：清燥润肺，宣肺止咳。

处方：清燥救肺汤加减。组成：桑叶12g，杏仁12g，枇杷叶12g，石膏20g，板蓝根30g，川贝母10g，桔梗12g，沙参15g，鱼腥草30g，麦冬12g，瓜蒌仁15g，甘草6g。3剂，每日1剂，水煎服。

二诊：2006年8月10日。服药后喉痒、咳嗽明显减轻，口干咽燥减轻，热退，有少量白稠痰。余症如前。上方去石膏，加桑白皮15g，苇茎12g，5剂，每日1剂，水煎服。

三诊：2006年8月15日。稍咳痒，痰少，纳少，舌淡红，苔薄白。上方去川贝、鱼腥草，加麦冬12g，云苓15g，白术15g。5剂，每日1剂，水煎服。

随访时诉服完上药后已痊愈，故未来复诊。

按语：燥热伤肺咳嗽，燥热炽盛者，多用桑菊银翘辛凉宣肺法，但如果药不胜病，则应选清燥救肺汤加减。此方与麻杏石甘汤立法大致相同，方中用桑叶、枇杷叶辛凉宣肺降气，取代麻黄辛温燥热之性，以免伤津，使燥热更甚；桔梗、川贝母、鱼腥草润肺止咳；沙参、麦冬养肺阴、补肺气；瓜蒌仁取代清燥救肺汤中的火麻仁，更能润肺止咳、润肠通便，腑气通，则肺气易降。经治疗燥热之势已减，故去石膏，以免冰伏病邪，后期加用云苓、麦冬、白术以补土生金，顾护脾胃，以免克伐胃气。

第五章　哮喘

施今墨医案

患者：向某，男，33 岁。喘息经常发作已有 3 年，秋冬较重，夏日略轻。发作时咳喘，心跳，痰吐不利，呼吸有水鸣声，胸部胀满而闷，不能平卧，影响饮食和睡眠，最近 1 年来病情剧增，据述曾经医院检查诊断为"支气管哮喘"，每日服用氨茶碱片为治。舌苔白稍腻，六脉均滑。

辨证与诊断：哮喘，证属痰湿壅肺，肺气不降，故呼吸不利，咽喉有声如蛙鸣。

治法：降气、定喘、止嗽、化痰。

处方：炙紫菀、炙紫苏子各 6g，嫩射干 5g，炙麻黄 5g，大枣 5 枚，细辛 1.5g（捣），葶苈子 6g（布包），炙白前 5g，炙前胡 5g，莱菔子 3g，芥子 3g，茯神 10g，茯苓 10g，五味子 5g，枇杷叶 6g（布包），半夏曲 10g（布包），陈橘红 5g，陈橘络 5g，炙甘草 3g。

二诊：服药 5 剂，第 2 剂后诸症逐渐减轻，痰涎排出较易，呼吸畅利无声，胸部胀满尚未全除，已能平卧但睡不实，饮食乏味，大便 2～3 日一行，脉滑，拟原方加减。处方：大枣 5g，葶苈子 6g（布包），全瓜蒌 25g（打），薤白 10g（打），细辛 1.5g（打），五味子 5g（打），炙紫苏子、炙紫菀各 6g，枇杷叶 6g（布包），半夏曲 10g（布包），炙麻黄 2g，苦桔梗 5g，芥子 3g，莱菔子 6g，炙前胡 6g，炙化橘红 6g，嫩射干 5g，炒枳壳 5g，炙甘草 3g。

三诊：服药 4 剂，喘息基本消失，呼吸平稳，痰涎减少，胸满亦爽，饮食睡眠均有好转，大便虽通而不畅，脉象由滑转缓，病患向愈，尚须精心护理。处方：炙紫苏子 6g，炙化橘红 6g，炒枳壳 5g，大枣 5 枚，葶苈子 5g（布包），野党参 6g，五味子 5g（打），细辛 1.5g（打），苦桔梗 5g，杏仁 6g，冬虫夏草 10g，炒远志 10g，芥子 3g（打），莱菔子 6g（打），半夏曲 10g（布包），枇杷叶 6g（布包），肉苁蓉 15g。

按语：喘息之证，其因甚多，病情变化亦甚复杂，但治疗之法不外未发时以养为主，既发时以祛邪为先。临床切须辨明邪正消长情况，分清主次，灵活用药。本例处方以葶苈子大枣汤泻肺消胀，三子养亲汤和射干麻黄汤治咳平喘，止嗽散止嗽化痰，瓜蒌薤白为治胸部胀满常用药物，桔梗与枳壳行气，一升一降伴收理气开胸之效。先用降气定喘、止嗽化痰以祛邪，最后始用冬虫夏草补虚养肺，肉苁蓉强壮益肾润便，党参助气益肺，远志益心祛疾，以期根除凤疾。

顾兆农医案

患者：朱某，女，64 岁，1982 年 10 月 26 日初诊。患者素日咳喘多痰，冬时遇冷则发。近因劳作汗出，不慎薄衣感寒，以致冷热、咳嗽、咳痰、喘促诸症齐作。经检查以

"慢性支气管炎并感染；肺气肿"收住入院。住院当日以青霉素400万U静脉滴注，连用5天后，诸疾均瘥，惟咳痰反见加剧，每至黎明，胸膺憋闷，不得平卧，喉声辘辘，频频咳痰，2小时内痰量竟达半碗。嗣后，胸闷渐减，仅有轻咳，但次日病发如故。现已经时6天，晨晨如是，患者非常痛苦，以致晚睡望夜不尽，恐惧鸡鸣天晓。临床曾多方设法，并投"小青龙汤"多剂，均不应。症见形瘦神疲，面略水肿，咳嗽气短，动则汗出，心胸微冷不舒，痰液纯白，质稀如水，泡沫甚多，脘腹胀满，纳呆恶心，口淡无味，大便质薄，小溲清长，舌苔水腻，脉沉弦。

辨证与诊断：证属津液不化，寒饮停肺。

治法：通阳温化，消痰祛饮。

处方：茯苓12g，炙紫苏子12g，白芥子12g，桂枝10g，五味子10g，清半夏10g，莱菔子9g，橘红9g，甘草9g，干姜6g，细辛1.5g。3剂。

二诊：1982年10月30日。上方首剂，痰量约减其半，连用3剂，咳、喘、痰俱平。现神疲乏力，纳食不香，虚汗较多，畏风怕冷，大便稀薄，舌质淡，苔腻，脉缓弱。饮邪已去，标证得解，急当健脾培中，补肺固表，以强其本，防其复发。处方：白芍15g，黄芪15g，白术12g，茯苓12g，桂枝9g，防风6g，甘草6g，生姜2g，大枣5枚。3剂。

二诊之药进后，颇感舒适，一连5诊，固守原方，先后服用15剂，诸恙渐退以至消失，精神逐渐复原。遂嘱其勿过劳，免风寒，注意自身摄养，旋即出院。

按语：本证所见，当以饮邪为主。患者原有咳喘病疾，痰饮内停于肺系，今复受邪气侵袭，风寒外伤于皮毛，外寒内饮相引，互相助虐为害，故冷热、咳嗽、咳痰、喘促诸症，迸发齐作。依理，此是"小青龙汤"散表蠲饮的对应之证，然入院"抗感染"治疗5天后，且寒热已去，表证已罢，但在外寒邪反渐入内，复与饮邪相搏，其疾势有所转变，病机已有转折。此际，投"小青龙汤"显不合拍，临床用之不效，当责之贻误时机。会诊症见之要，一是病邪在于饮，二是病时发于旦。饮邪从何而来？脾不健运行湿，肺不通调水道故也。脾不健运，液不化津成饮，肺不通调，水液聚留成饮。两饮复加，与寒相结，渍于肺系，随咳而出，故痰液纯白清稀而杂泡沫。病发何以在旦时？夜阴而昼阳，夜静而昼动故也。入夜主阴主静，寒饮留积不行，日旦阳复气动，起而奋力逐邪外达，故天晓即病作一时，且痰液顿出而量多。然脾胃终未健，寒邪终未化，已成之饮随咳而去，未成之饮新又复生，病源不清，饮邪自难尽消。故其患病发，晨晨如是也。鉴于上理，首方取小青龙汤半剂（桂枝、干姜、细辛、五味子）祛寒蠲饮，再合二陈汤燥湿化痰，又并三子养亲汤消痰顺气。组方之意，务求已成之痰饮涤除净尽，未化之津液暂不成饮。甚喜药不负望，效遂人愿，连进3剂，饮消症减。虽然初诊下药，效如桴鼓，然毕竟其为治标之法，不宜常用。故二诊返故其本，即更其方。析其方义，药理有三：其一，桂枝伍茯苓，温阳化水，白术伍草，燥湿培土，此系《金匮》之"苓桂术甘汤"，用药之旨，在于强脾。其二，黄芪合白术，扶正补气，黄芪合防风，固表止汗，此系《世医得效方》之"玉屏风散"，用药之旨，在于补肺。其三，桂枝配白芍，调和营卫，再佐姜、枣、甘草，助卫和中，此系《伤寒论》之"桂枝汤"，用药之旨在于御表。3方合于一剂，上可补益肺气，中可健运脾土，外可固密腠理，唯图内饮无从生，外邪不可乘，以期根除沉病。此实为深谋远虑之求本用治，而其择药组方之妙。

胡希恕医案

医案1：

患者：康某，男，36 岁，中学教师。1964 年 4 月 29 日初诊。3 年前因食青辣椒而引发哮喘，始终未离西药治疗迄今未愈，冬夏无休，常因偶尔咳嗽或喷嚏引发。自觉消化不好，大便干燥即为将发之预兆。发作时喘满胸闷，倚息不得卧。曾在长春、沈阳、哈尔滨等各大医院治疗均不见效而来北京治疗。来京亦多处求医，曾用割治、两侧颈动脉体手术等疗法，皆毫无效果。又多处找名中医诊治，一名中医以宣肺定喘、补肾纳气等方药治疗 7 个多月，症有增无减，并告之"伤色太甚，虚不受补。"颇感精神痛苦，以致绝望。计返故里等死，后听别人介绍，到胡老这里最后一试。现主症：喘闷，胸腹胀满，昼轻夜重，晚上哮喘发作，倚息不得卧，大汗淋漓，口干，便秘，心中悸烦，眠差易醒，舌苔薄白，脉沉缓。

辨证与诊断：少阳阳明合病证之哮喘。

处方：大柴胡合桂枝茯苓丸加生石膏汤。柴胡 12g，黄芩 9g，半夏 9g，生姜 9g，枳实 9g，炙甘草 6g，白芍 9g，大枣 4 枚，大黄 6g，桂枝 9g，桃仁 9g，茯苓 9g，牡丹皮 9g，生石膏 75g。

二诊：1964 年 5 月 3 日。上药服第二剂后，症状减轻，服第三剂时，大便通畅，哮喘已，胸胁满、腹胀、心中悸烦均不明显，已不用西药氨茶碱等，上方继服三剂。

三诊：1966 年 9 月 25 日。出差来京，告知病情，两年来曾数次感冒咳嗽，但未出现哮喘。

按语：本患者为支气管哮喘，三年来用中西药及手术治疗无效，关键是辨证不确，实用补治，方不对证，致使病长久不愈。初诊时胸胁满闷，心中悸烦，汗出口干，大便秘结等，为少阳阳明合病证。发病既不为外感所诱发，又无痰饮证候，尤其昼轻夜重，多属瘀血为害。综合以上分析，为大柴胡合桂枝茯苓丸加生石膏汤方证，故予两解二阳合病，兼以驱瘀活血，因方药对证，故服之而收捷效。徐灵胎说："用药如用兵，实邪之伤，攻不可缓，用峻厉之药，而以常药和之。"本患者为瘀血实邪所致的哮喘，治疗应急速攻逐瘀血里实之邪，故用大黄、枳实、桃仁等峻厉之药，而以大枣、甘草、茯苓、生姜等常药和之。应用大柴胡合桂枝茯苓丸加生石膏汤治疗瘀血里实证属少阳阳明合病之哮喘，其攻邪速捷，且不伤正。

医案2：

患者：王某，女，62 岁。1979 年 5 月 4 日初诊。肺炎后患咳喘已 10 余年，每秋冬发作，春夏缓解，但本次自去年冬发至今未缓解，上个月底感冒后，哮喘加重。现主症：哮喘甚，夜不得平卧，喉中痰鸣，伴咳嗽吐白痰量多，恶寒背冷，口中和，大便溏泄，日二三行，舌苔白微腻，脉弦细，两肺满哮鸣音，左肺散在湿性啰音。

辨证与诊断：外邪内饮之哮喘。

治法：发汗解表，祛痰平喘。

处方：射干麻黄汤加减。组成：射干 9g，麻黄 9g，桑白皮 9g，生姜 9g，桂枝 6g，炙甘草 6g，五味子 9g，款冬花 9g，紫菀 9g，半夏 9g，杏仁 9g。

结果：上药服三剂，喘平，咳嗽吐白痰仍多，左肺偶闻干鸣音，未闻湿性啰音。上方继服。

二诊：1979 年 7 月 17 日。仅有胸闷、吐少量白痰。

按语：本例为喘息性支气管炎，哮喘症久，但来诊时外邪明显，主症为喉中痰鸣，咳嗽吐白痰量多，恶寒背冷，证属外邪内饮无疑，法宜发汗解表、祛痰平喘，因多痰喉中嘶鸣，为射干麻黄汤方证，加减与之，故用之则验。

医案 3：

患者：田某，女，20 岁，学生。1959 年 1 月 15 日初诊。哮喘、咳嗽 5 天。自 1956 年冬受风寒后，常发作哮喘、咳嗽，本次发作重而住院治疗，诊断为支气管哮喘。已服中药三剂未见效而请会诊。现主症：哮喘咳嗽，端坐抬肩，不能平卧，喉中痰鸣，住病房楼三层，在一层即能闻其声，哮喘多由一阵咳嗽后加重，自感胸闷憋气，呼气易而吸气难，声音嘶哑，咳嗽吐白泡沫痰，鼻塞流清涕，喷嚏，胃口不好，厌食油腻，大便干少，膝肘关节痛，舌苔薄黄，脉细数，两肺满哮鸣音。

辨证与诊断：太阳阳明合病之哮喘。

处方：大柴胡汤、葛根汤、大青龙汤三方合方治之。柴胡 12g，枳实 9g，白芍 9g，黄芩 9g，酒军 9g，生姜 9g，大枣 4 枚，半夏 9g，麻黄 9g，葛根 9g，杏仁 9g，桂枝 9g，炙甘草 3g，生石膏 75g。

二诊：1959 年 1 月 16 日。上药服一剂，哮喘平，声斯哑也减，仍感胸闷气憋，咳吐白痰。易医开方：旋覆花 9g，苏子 9g，半夏 6g，橘红 3g，杏仁 9g，紫菀 6g，桑白皮 9g，炙甘草 3g。

三诊：1959 年 1 月 17 日。哮喘又作，喉中痰鸣，咳嗽吐白色泡沫痰，声音嘶哑，自觉胸胁痛疼，喉中发紧，舌苔薄黄，脉小数。证仍属太阳阳明合病未解，与大柴胡合大青龙汤加减：柴胡 12g，枳实 9g，白芍 9g，半夏 9g，生姜 9g，大枣 4 枚，麻黄 9g，桂枝 9g，杏仁 9g，炙甘草 3g，生石膏 75g，山栀 9g，厚朴 9g。

四诊：1959 年 1 月 21 日。上药服三剂，喘平。昨天感受风寒，今早又感喉部发紧，轻度作喘，咳嗽吐白痰，两下肢起荨麻疹作痒，小便短赤，大便下，纳差，舌苔薄黄腻，脉细数。刻下外邪盛，里热轻，故重在解表化饮，佐清里热，与小青龙汤加生石膏：麻黄 9g，白芍 9g，桂枝 6g，半夏 9g，细辛 6g，炮姜 6g，五味子 9g，炙甘草 3g，生石膏 75g。

五诊：1959 年 1 月 22 日。上药服一剂，咳喘皆平。改专方治荨麻疹，调理食欲，两日出院。

按语：此患者始终有里实证，治疗只宣其肺，必引里邪上犯于肺加重喘逆。即使注意到泻里实，但用何种方药合适，还要进一步分辨。同时因不同的时期出现不同的变证、兼证，对此也必须选用相对应的方药，才能使药到病除，克期不衍。分析本例，初见哮喘、胸满、不能平卧、大便干少等，此为里实热证。鼻塞声嘶、关节痛疼等为外寒在表，属太阳阳明合病，为大柴胡汤、大青龙汤、葛根汤三方合方的适应证，故用一剂，哮即平。二诊时，他医开方，虽用宣肺化痰平喘之剂，因未治其里实，故哮喘发作又重。三诊时，虽仍有外寒，但因关节疼痛等症已不明显，而以咳喘吐痰等痰饮证及里实证明显，为大柴胡合大青龙汤的适应证，故加减服用三剂又使喘平。四诊时，因新受风寒，尚挟里热，为小青龙汤加生石膏的适应证，故进一剂哮即平。从其治疗兼证来看，三次处方都有兼治表证的方药，但有关节痛者，合用葛根汤；无关节痛而痰饮盛者合用大青龙汤加厚朴；有小便不利者，用小青龙汤。总之，治疗哮喘，表现的证不同，所用方药也就不同，方证对应，是见效的关键。由此也说明：进行辨证论治时，如能继承、掌握前人对方证的研究经验，再根据患者证的特点，选一相对应的方药，不但能确保疗效，而且能加深对方证的认识及对中医理论的认识。

医案4：

患者：许某，女，30岁。1964年6月29日初诊。咳喘气短已10余年，每至冬季病剧。近两年来因爱人病故，心情不好，发病加重，曾两次吐血。1964年春节后病情逐渐加重，至今未曾缓解，于1964年5月26日住院治疗，诊断为"哮喘性支气管炎合并肺气肿"。经治疗一个多月，前后用苏子降气汤合定喘汤、麻杏石甘汤、桑杏汤等加减治疗皆不效。自6月19日至6月29日加服蛤蚧尾一对、西洋参60多克，病情越来越重，因要求请胡老会诊。现主症：喘息抬肩，心悸气短，汗出淋漓，因咳喘而不能平卧，吐白色泡沫痰，时夹有黄痰，面部潮红，形体疲惫，难以行动，言语无力，饮食减少，二便尚调，时腰背痛疼，心情抑郁，时常泣下，舌苔白腻，脉细微数。

辨证与诊断：二阳合病之哮喘。

处方：大柴胡合桃核承气汤。柴胡12g，半夏9g，黄芩9g，白芍9g，枳实9g，大黄6g，生姜9g，大枣3枚，桃仁9g，桂枝6g，牡丹皮9g，炙甘草6g，冬瓜子9g，生石膏75g。

二诊：1964年7月1日。上药服一剂，喘小平，汗大减，已能平卧。昨夜微冒风寒，晨起头痛，仍宗上方加减，上方去冬瓜子，加瓜蒌24g。

三诊：1964年7月2日。精神转佳，能慢步行走，生活自理，面部潮红之象略减，昨晚月经来潮，本次提前15日，量多色淡，无瘀血块，大便微溏，仍宗前法加减：柴胡12g，白芍9g，枳实9g，半夏9g，黄芩9g，生姜9g，大枣三枚，大黄6g，炙甘草6g，生地15g，麦冬9g，瓜蒌50g，生石膏100g。

四诊：1964年7月4日。病情渐平稳，纳食稍香，喉中微有痰鸣，胸中时痛热，舌苔薄黄腻根厚，脉细滑，仍宗前法加减：柴胡12g，白芍12g，半夏9g，黄芩9g，生姜9g，大枣3枚，枳实9g，麦冬12g，瓜蒌50g，大黄6g，炙甘草6g，竹茹6g，茯苓9g，桂枝9g，生牡蛎24g，生石膏100g。

五诊：1964年7月11日。病情稳定，夜得安眠，纳食亦增，唯每早微喘、气短，继以上方加减，回家调养。

按语：此哮喘患者，正气虚衰确实存在，但因同时有里实和外感表证，前医未先解表和治里实，而反用人参、蛤蚧先补其虚，故使哮喘越来越重，以致大汗淋漓，卧床不起。表里皆实反补其里，犹如开门揖寇，正如徐灵胎所说"虽甘草、人参，误用致害，皆毒药之类也"。初诊时，表证已渐消，而以里有痰热挟瘀血为主，为大柴胡合桃核承气汤的适应证，故进一剂而喘小平，大汗亦减。三诊时，里实去其大半，因大汗伤津、伤血，致使月经前期色淡，故加入生地、麦冬养血清热。此时扶正也不能忘祛邪。由此可知，哮喘有邪实者，务必先予驱邪为要。

医案5：

患者：唐某，女，40岁。1980年3月11日初诊。自去年3月出现哮喘，经服中西药治疗不缓解，前医曾按三阳合病予服大柴胡汤合葛根汤加生石膏38剂不效。近期症状：白天无咳喘，但有鼻塞流涕，头痛，精神不佳，思睡，背恶寒，晚上胸闷喘息，喉中痰鸣，吐少量白痰，口干不思饮，大便干，舌苔薄黄，脉弦细沉。变态反应检查：对尘土、螨虫、花生、芝麻、大豆等8种物质过敏；血流变学检查：全血比黏度6.25mPa.s，血浆比黏度1.98，全血还原黏度11.17，红细胞电泳16.70/s，血细胞比容47%。免疫球蛋白检查：IgG 1.24g/L，IgA 1.10g/L，IgM 1.38g/L。血乙酰胆碱44.9μg。

辨证与诊断：少阴表寒挟饮（支气管哮喘）。

治法：温阳强壮化饮。

处方：麻黄附子细辛汤：麻黄6g，制附子6g，细辛6g。

结果：上药服3剂，鼻塞明显好转，头痛减轻，渐增加附子用量至12g，经服2个月，喘平。复查血流变学：全血比黏度4.86mPa.s，血浆比黏度1.94，全血还原黏度9.74，红细胞电泳15.03/s，血细胞比容40%。免疫球蛋白：IgG 2.34g/L，IgA 0.99g/L，IgM 2.11g/L。血乙酰胆碱63.60μg，经随访三年未见复发。

按语：本例是虚寒性哮喘，前医因辨证不仔细而误认为三阳合病，故服了38剂汤药而不见效。患者长期有鼻塞流涕、头痛等症，可知病在表。但有背恶寒、精神不佳、白天思睡，当知表不属太阳而应属少阴。又据脉沉弦细、喉中痰鸣、咳嗽吐少量白痰、口干不思饮等，当判定为少阴挟饮，为麻黄附子细辛汤的适应证，故谨守病机，治疗两个月而喘告愈。

王季儒医案

患者：刘某，男，64岁。1977年9月8日初诊。患者有慢性气管炎及支气管哮喘史已10余年，每于冬季或天气改变时发病。近3个月来气喘日渐加重，下肢水肿，胃纳减退，嗜睡，曾来院内科门诊，未能缓解。入院前1天精神恍惚，痰黏，不易咳出，恶心，呕吐咖啡样物三四次，于今晨急诊入院。神志尚清，能回答问题，嗜睡状态，唇绀，颈静脉怒张，舌暗紫色，薄白苔，咽充血，扁桃体不大，两侧瞳孔等大，球结膜稍呈水肿状，胸部稍凸，轻度桶状胸，两肺湿性啰音散在（中上肺野），心律齐。肝平脐，遍身水肿，下肢肿尤甚。西医诊断：慢性气管炎、肺气肿、肺心病、心功能衰竭。给予消炎、兴奋呼吸、祛痰等药物，至9月1日病情不减，应邀会诊。会诊所见，患者咳喘痰多，遍身水肿，尿少，面色黛黑，舌质紫暗，脉象沉小。

辨证与诊断：证属肺肾两虚，不能化气行水，水邪犯肺则咳喘，外溢则水肿。

治法：补肾纳气以定喘，健脾化湿以消肿。

处方：加减桂附八味丸。组成：黄芪30g，党参18g，熟地30g，山茱萸12g，云茯苓12g，补骨脂12g，核桃仁12g，牡丹皮9g，阿胶珠9g，麦冬12g，五味子5g，黑锡丹6g（分吞）。

二诊：1977年9月19日。咳喘轻，仍水肿，原方继服。

三诊：1977年9月30日。仍喘，痰不易上，头晕肢凉，下肢水肿，腹水，舌质嫩有溃疡，脉缓。肺气不足，肾阳虚损，再以温肾纳气，行水定喘。处方：黄芪30g，党参18g，熟地 30g，山茱萸 9g，附子 5g，肉桂 5g，云茯苓 12g，磁石 12g，补骨脂 9g，核桃仁 9g，款冬花 12g，甘草 3g，川贝母 9g，鹿角胶 9g。

四诊：1977 年 10 月 4 日。肿消，喘止，原方继服以资巩固。

按语：该患者慢性支气管炎、支气管哮喘、慢性阻塞性肺疾病多年，本次出现肺心病、心力衰竭、呼吸衰竭等危急重证，属于中医肺胀、喘证、水肿的范畴。病久肺脾肾俱虚，甚至导致阳虚水泛、痰瘀阻肺。本案证属肺肾两虚、阳虚水泛，故治疗给与黄芪、熟地、党参、补骨脂等补益肺肾，并予黑锡丹温壮肾阳、纳气平喘、化痰活血。二诊、三诊都是遵南这个原则开方用药。

裘沛然医案

医案 1：

患者：谢某，男，59 岁。1970 年 2 月 23 日初诊。主诉：咳嗽气促 1 周。哮喘反复发作已有 2 年余，近 1 周来咳嗽气逆，哮吼痰鸣，咳甚则痰中带血，痰多呈稀薄，服抗生素及氨茶碱疗效不明显。苔薄腻，脉濡滑。

辨证与诊断：脾肾阳虚，不运精微，水湿逗留；又感表邪，引动内饮，上迫于肺，肺气不降，发为咳喘。

治法：化痰止咳，肃肺平喘。

处方：淡黄芩 12g，葶苈子 9g，北细辛 3g，天竺子 12g，川贝粉 3g（分吞），净麻黄 9g，大生地 30g，炙百部 12g，炙紫菀 9g，生甘草 9g，嫩白前 9g。3 剂。

服药 3 剂后，咳嗽大见轻减，痰中夹血已止，哮喘减轻，仍服上方 10 剂，夜间已能平卧，但喉中仍可闻及痰鸣音。处方：龙胆草 9g，诃子肉 12g，天竺子 12g，生百部 12g，淡黄芩 15g，大熟地 24g，净麻黄 9g，淡干姜 9g，炙兜铃 9g，生甘草 3g。3 剂。

服药 3 剂后，哮喘基本已平，咳嗽白天不显，夜间咳嗽偶见，继服第二方 7 剂，咳消、痰去而喘平。

按语：支气管哮喘发作期痰阻气道，肺失肃降。治当豁痰宣肺，降气平喘。裘老用麻黄、细辛、甘草温肺平喘，现代药理研究结果提示，此 3 味中药有缓急解痉、松弛支气管平滑肌痉挛、抗变态反应的作用。以葶苈子、白前止咳化痰、宣肺平喘，以天竺子、川贝粉、紫菀化痰止咳，因患者疾中带血，故用生地、黄芩养阴凉血清热，因而痰血很快即止，咳嗽、咳痰、气喘也有明显改善。因患者年近六旬，肾气亏虚，脾虚湿重，故咳、痰、喘减而未除，裘老喜用熟地、诃子肉补肾纳气以平喘，用龙胆草、淡子芩、炙兜铃清肺降气以平喘止咳，同时加天竺子、百部化痰以止咳，药到病所，咳嗽、咳痰、气喘能得到很快缓解。

医案 2：

患者：邢某，男，9 岁。1990 年 2 月 14 日初诊。咳嗽、气促 3 天。患者每于秋冬季节频发咳嗽、气促，迄今已有 7 年。前日因淋雨受凉，咳喘又作，喉中痰声鸣叫，咳痰色白、质黏稠，呼吸张口抬肩，头部汗出，口渴欲饮，大便干结。舌苔薄黄稍腻，脉滑数。两肺满布哮鸣音。

辨证与诊断：外受寒邪，内有伏饮，饮邪化热，壅于气道，痰气相搏而致哮喘。

治法：宣肺散寒清热，豁痰平喘。

处方：嫩射干9g，净麻黄15g，淡干姜12g，制半夏12g，北细辛12g，五味子10g，龙胆草9g，淡子芩30g，桑白皮15g，银杏10g，诃子肉24g。7剂。

服药仅2剂，咳嗽、气喘即平，待尽剂后咳痰已少，大便亦畅。1个月后天气变化，再度受凉，咳喘又作，听诊：两肺呼吸音粗糙，右肺底闻及干性啰音。再进上方加紫菀15g，白前9g。仍服7剂，药后气喘即平，咳嗽亦大减。

按语：哮喘系痼疾，常久治难愈，每因外邪引动伏饮而发，新感与伏邪交战，邪气与正气相搏，缠绵难解。本案外受寒邪，内有伏饮，内外搏结，郁而化热，形成寒热相杂，虚实并见，病机错综，故治疗不可偏颇。裘师治喘，针对病情实际，不囿常法，多取辛温与苦寒并用，发散和敛降共投之法。如用麻黄、细辛发散外寒，止咳平喘；五味子、诃子肉敛肺止咳，以防久喘耗散肺气。淡子芩、龙胆草、桑白皮清肺热，苦泄肃降肺气，合干姜、半夏温化痰饮、苦降辛开。全方取意仲景大、小青龙汤，并合定喘汤法，集辛散、酸收、苦泄、温通、寒降于一炉，因方证合拍，故应手取效。先生常说，学习古方最要紧的是圆机活法，诚属经验之谈。

丁光迪医案

患者：冯某，男，59岁，1975年10月30日初诊。咳嗽10余年，秋冬剧，春夏缓，每届秋风送凉，即喉痒作咳，寒甚咳甚，痰多，有时咳吐不爽，其色稠白，晨晚咳痰尤多。咳引胁痛，甚时顿咳作呕，诸治不能向愈。近两三年来，病情加重，咳甚见喘，平步尚能上班，但不能登楼，否则气喘心慌，有时小便自遗，纳谷日少，精力疲惫（几次住院治疗，诊为"老慢支"，渐发展为"肺心病"。欠满意疗法，只能善加保养）。近旬日来，天气转凉，咳喘又起，头目昏眩，似乎不能自主，转动多，动则发晕欲倒，痰多，形如泡沫，咳唾频频，胸闷气短，甚时似乎呼吸不能接续，形寒背冷，加衣仍不得暖，睡眠只能半卧位，饮食日少，食多化迟，近日小便很少，目胞、两足亦肿，面色虚浮晦滞，下午两颊色赤，自感面热足冷，脉细而滑，舌胖淡水滑，苔腻。

辨证与诊断：此为支饮上凌心肺，阴邪遏抑阳气，心脾肺肾交伤，虚阳有飞越之危。但饮为实邪，补益不能扶正，反助其邪；攻邪又易伤正，更增危险，这种两难境地，殊感棘手。

治法：姑为先标后本，通阳化饮，能得阳气稍回，再作商量。

处方：泽泻汤、甘草干姜汤、桂苓五味姜辛半夏汤合参。组成：泽泻、桂枝、茯苓、生姜各15g，白术、炙甘草、干姜、姜半夏各10g，五味子7g，细辛5g。3剂。

二诊：药后自感腹中有一股热气下行，并得矢气，小便即快利，周身亦觉暖和，并得安寐，能起坐，头眩已减，咳痰亦少，得大息，胸闷气短亦觉宽，这是阳回饮化的佳兆。据述从未遇此3剂药的疗效，甚喜。诊其面色转润，脉按之有力，特别欲得饮食，亦是胃气来复了。效议再进，兼顾其本。原方泽泻、茯苓、生姜各减5g。另加金匮肾气丸15g，分2次吞服。5剂。

三诊：已能起床，在家中活动，晚睡亦能平卧，咳喘大减，咳痰亦少，头眩、畏寒已解，目胞、脚肿亦退，饮食二便均可，舌水滑已化，苔薄腻。再为标本两顾。前方去泽泻、生姜，甘草、干姜各减5g，加紫菀、款冬花各10g；金匮肾气丸20g，分2次吞下。5剂。

四诊：气喘已平，咳又减轻，脚肿退而还暖，眠食均可，唯行动时尚感少气，舌胖嫩少苔。原议巩固疗效。前方去半夏，加炙坎㤿1条。丸方继服。10剂。

五诊：诸症均平，能自由活动，天晴时并能去办公室走动。停煎药，继服丸药1个月。后改服胎盘粉。整个冬季无大反复，在天气寒甚时，预服最后煎方5~7剂，一直保持平善。

按语：本例发作较严重，饮邪根深蒂固，泛逆上凌，一身阳气俱为阴邪遏抑。如饮邪上蒙清空，则发眩晕；遏抑胸阳，则胸满短气，多唾浊沫；胃阳为遏，则食入作胀；下焦之阳被遏，则小便少而脚冷；仅有的几微之阳，上浮面颊，亦将飞越而去了。其病的危险程度，可想而知。饮为实邪，到此地步，既不可逐，又不能补，实在两难。唯一希望，能够离照当空，则阴霾自释，所以通阳化气，才为唯一生路。方用甘草干姜汤，恢复胸中之阳，使能离照当空，可以驱散阴霾；重用甘草、干姜，又伍以白术，亦是守住中焦之阳，能恢复升降之常；重用桂、苓，通下焦之阳，使膀胱气化能够畅行，则阴邪有去路。以上是此方的重点。因为脉细滑而舌质亦水滑，是阴虚而饮水为甚之象，必须温阳化气，为针对之治。同时伍用细辛，大辛大温，其首功就是治"咳逆上气"（《本经》），又能"温中下气，破痰利水道，开胸中滞结"（《别录》），还能"温少阴之经，散水气以去内寒"。在三方之中，泽泻汤泻水，能治头眩；甘草干姜汤，温心肺而去多唾，而细辛、干姜、五味子开阖肺气，生姜、半夏散水降逆；桂枝、茯苓通阳化气利小便。综合为方，着重通阳化气，扶正祛邪，斡旋气机，破除阴结。俟得效以后，又配伍金匮肾气丸，温阳化水而固其根本。如此治标顾本，紧而有力，竟能冲破难关，挽回败局，获得转机，化险为夷，经方的卓效再一次得到发挥。

颜正华医案

医案1：

患者：王某，男，62岁。近半年来时犯喘咳，胸闷，痰少色白，饮食睡眠尚可，脉沉滑，舌苔微黄而腻。

辨证与诊断：证属肺失宣降，痰气交阻之喘咳。

治法：宣降肺气，化痰平喘。

处方：茯苓15g，炙紫菀12g，款冬花、杏仁、炙紫苏子、法半夏、竹茹各10g，射干、陈皮、枳壳各6g，炙麻黄5g。

二诊：药尽2剂，喘咳略减，仍觉胸部发闷，痰白而少，内热尿黄，喉痒口苦，脉沉，舌苔黄腻。肺气欠畅而有滞热，再拟平喘止咳而化痰热。药用瓜蒌皮15g，紫菀12g，炙紫苏子10g，杏仁10g，白前10g，百部10g，桑白皮10g，黄芩10g，竹茹10g，川贝母10g，橘红6g，枳壳5g。

三诊：药尽6剂，喘咳已轻，胸闷渐畅，内热尿黄、喉痒口苦等症均减。仍用原法。上方药继服6剂。

按语：本例实喘多属肺失宣降、痰气交阻，初诊喘咳胸闷，脉象沉滑，舌苔微黄而腻，故用射干麻黄汤合温胆汤加减为治。药后喘咳虽略减轻，但仍胸闷而见喉痒口苦、内热尿黄等肺有郁热之象，故在降气化痰、止咳平喘的基础上，加黄芩、桑皮清肺热，瓜蒌皮、贝母化痰热兼畅肺气。药证相当，疗效亦显，三诊仍用原法，喘咳等症渐平。

医案2：

患者：邢某，女，29岁。喘咳3个月，痰多胸闷，口渴、喉痒，形寒自汗，脉弦滑，舌苔根部黄腻。

辨证与诊断：证属痰浊内阻，肺失宣降，营卫失和之喘咳。

治法：宣降肺气而化痰浊，兼和营卫。

处方：炙紫菀15g，杏仁10g，炙紫苏子10g，清半夏10g，炒白芍10g，广地龙10g，姜竹茹10g，黄芩10g，枳壳8g，橘红6g，桂枝5g，炙麻黄3g。

二诊：药尽3剂，喘咳胸闷减轻，仍觉口渴喉痒，喉间有痰不易咳出，形寒已退，自汗亦少，脉弦滑而数，舌尖红，苔薄腻。营卫渐和，痰热内扰，肺失肃降。原方加减。药用瓜蒌皮15g，炙紫苏子10g，杏仁10g，炙紫菀10g，炙桑皮10g，黄芩10g，大贝母10g，炙枇杷叶10g，竹茹10g，橘红6g，枳壳5g，清炙甘草3g。

三诊：药尽6剂，喘咳续减，痰亦减少，唯仍喉闻作痒，肺部痰热未清。再以廓清为治。药用瓜蒌皮15g，炙紫菀12g，杏仁10g，大贝母10g，黄芩10g，炙桑皮10g，百部10g，白前10g，枇杷叶10g（去毛），竹茹10g，清炙甘草3g。

四诊：服药6剂后诸症均已减轻，原方药续服6剂。

按语：本例喘咳痰多胸闷已有3个月之久，又兼营卫失和，形寒自汗，故初诊用麻、杏、炙紫苏子、半夏、橘红、枳壳等宣降肺气化痰，黄芩、竹茹、广地龙清热，并加桂、芍和营卫。二诊时喘咳减，形寒自汗亦退，唯喉间有痰，舌尖红，脉弦滑而数，肺部痰热未清，再拟降气化痰清肺之法。三诊时症状续减，仍用原法。四诊重在清肃肺气，终使久咳得以平复。

医案3：

患者：齐某，女，30岁，1982年8月25日初诊。咳喘半个月有余，痰白胸闷，脉沉滑，舌质红，苔薄黄。

辨证与诊断：证属痰阻肺气，兼有郁热，肺失宣降。

治法：宣肺定喘化痰。

处方：瓜蒌皮15g，杏仁10g，炙紫苏子10g，款冬花10g，清半夏10g，淡黄芩10g，茯苓10g，白果10g，广地龙10g，橘红6g，炙麻黄5g。

二诊：服药3剂后喘咳大为减轻，原方药继服3剂。

按语：本例喘咳胸闷、痰白，均为痰阻肺气、肺失宣降之征，然舌质红，苔薄黄，兼有郁热之象。方以定喘汤加减，药用麻黄、杏仁、炙紫苏子、款冬花、半夏、橘红、茯苓宣降肺气化痰，黄芩清肺热，瓜蒌皮化痰下气宽胸，白果、广地龙增平喘作用，故疗效颇著。

高体三医案

患者：张某，女，43岁。2009年11月8日初诊。哮喘1年。患者自去年冬季受凉后出现鼻塞，流涕，咳嗽，喉间哮鸣。经中西医治疗，效果欠佳，每遇受凉后则咳嗽气喘发作，经人介绍遂来诊。现鼻塞，流涕，咳嗽，气喘，吐痰清稀量多，伴喉间痰鸣。舌质红，苔黄，脉弦细。

辨证与诊断：哮喘，证属脾肺肾虚。

治法：宣肺化痰，温补三阴。

处方：小青龙汤加减。组成：炙麻黄6g，桂枝15g，干姜15g，细辛3g，白芍15g，党参20g，麦冬10g，五味子15g，茯苓20g，附子5g，柴胡15g，黄芩15g，白僵蚕15g，地龙20g，炙甘草6g。6剂，每日1剂，水煎服。

二诊：2009年11月15日。服上方咳喘有所改善，每遇冷空气仍有咳嗽吐痰色白，夜间喉间哮鸣音，舌淡红苔白，脉细数。以上方增干姜至20g，细辛至5g，附子至9g，加入白术10g，以加大温阳化湿力度。12剂，每日1剂，水煎服。

三诊：2009年11月29日。服上方哮喘明显改善，夜间喉间哮鸣音消失。遇冷空气及饮食生冷后咳嗽，舌质红，苔腻，脉弦滑。上方再增党参至30g，茯苓至30g，干姜至30g，炙麻黄至10g，附子至12g，以加大温中化饮力度。12剂，每日1剂，水煎服。

四诊：2009年12月6日。服上方咳嗽哮喘止，现偶觉咽部不适，饮食二便正常，余无不适，舌红，苔腻微黄，脉弦缓。上方继服6剂。

按语："脾为生痰之源，肺为贮痰之器。"患者哮喘1年，病因脾肺气虚，脾虚不能运化水湿，肺虚不能通调水道，形成水湿停聚为痰饮。感受外邪，引动内饮，水寒相搏，内外相引，饮动不居，水寒射肺，肺失宣降，阻于气道，发为哮喘。综合分析：一则土不生金，二则土不制水，三则水不涵木。金本克木，金虚木刑，肝郁化热，木火刑金，故见舌质红，苔黄，脉弦细，最终形成土湿、水寒、木郁，则三阴（肝脾肾）同病。治以宣肺化痰，温补三阴。方选小青龙汤加减。方中麻黄、桂枝发汗散寒以解表邪，且麻黄又能宣发肺气而平喘咳，桂枝化气行水以化里饮；党参、干姜、茯苓、白术温补健脾，燥湿化痰，培土生金；细辛散寒，温肺化饮；配伍附子温肾壮阳，散寒暖水。然而温化水饮，若纯用辛温发散之品，又恐耗气伤津，故佐以麦冬、五味子、芍药，滋阴敛肺，养血补肝，既可增强止咳平喘之功，又可制约诸药辛散温燥太过之弊；加入地龙、白僵蚕，祛风化痰，解痉止咳。患者舌质红，苔黄，加入柴胡、黄芩清热疏肝，以防木火刑金；炙甘草健脾补中，调和诸药。诸药合用可使肺气得宣，脾肾阳复，宿痰得化，郁热得清，哮喘自愈。

焦树德医案

患者：薛某，女，67岁。1969年12月12日初诊。主诉咳喘不能平卧已半个月。患咳喘病多年，近些天因寒冷而明显加重。经某医院检查，诊断为"慢性支气管炎，肺气肿，肺心病，心功能不全Ⅱ～Ⅲ度"。因治疗未见明显效果，故要求中医治疗。现在咳喘明显，心慌、气短，不能平卧，夜难入睡，痰多、清稀易出，带白色泡沫，下肢水肿。小便少，大便尚调，食纳减少，不欲饮水，脘间发堵、微痛，有时恶心呕逆。面色黄白不泽，下眼睑微有水肿，倚被而坐。痰如清水，带有白色泡沫。舌苔白而水滑。咳嗽频频，呼吸喘促，言语声低，且气短断续。心下痞闷，不喜重按。两下肢水肿，按之凹陷不起。六脉皆滑、数，两寸细滑带弦，右关滑，左关弦滑，两尺沉滑略弦。

辨证与诊断：哮喘，证属痰饮上凌心肺。根据面色黄白不泽，言语声低，天冷季节发病，知其阳气不足。年老阳虚，脾肺功能衰减，脾运不健，肺失肃降，寒湿不化，而生痰饮。饮邪上凌心肺，故咳喘、气促、心慌，不能平卧，夜难入睡。饮邪为患，故咳痰清稀、易出、量多，带白色泡沫。湿邪停滞，中焦不化，故脘堵、不欲饮水，舌苔白而水滑。湿邪下注，而致下肢水肿；再兼水饮凌心，胸阳不振，水饮射肺，肃降、布化之令难行，不能"通调水道，下输膀胱"，故小便减少而水肿日增；再据两寸脉象细滑带弦来看，知是水饮上凌心肺，关脉弦滑为水饮停滞不化，尺脉沉滑略弦，知下焦水饮停蓄而致下肢水肿。

治法：降气除痰、助阳化饮、益心安神。

处方：自拟三子二陈汤加减。组成：炒苏子10g，炒莱菔子9g，制半夏10g，化橘红10g，炙甘草6g，茯苓15g，猪苓15g，桂枝8g，泽泻10g，珍珠母30g（先煎），延胡索10g。3剂。

二诊：1969年12月15日。服用上方后，咳喘明显减轻，痰亦明显减少，小便增多，水肿已消，能平卧安睡，舌苔转薄，脉略滑而和缓，又服上方3剂，其女儿特来告知，说患者已愈，嘱其再进3剂，以巩固疗效。半个月后追访，病未再作。

方和谦医案

患者：吴某，女，51岁。患者咳喘10余年，在本院诊断为"支气管哮喘、慢性阻塞性肺病"。近1个月因外感风寒而加重，用口服抗过敏药及万托林、舒利达喷雾剂。现症见气喘，咳吐白色沫痰，量不多，难以咳出，憋气，尚能平卧，眼睑肿，口干，下肢不肿，纳可，二便调，双手日光性皮炎，舌质淡红，苔薄白，脉弦平。

辨证与诊断：哮喘（支气管哮喘型阻塞性肺病），证属肺失宣降证。

治法：调和肺气。

处方：炙苏子降气汤加减。组成：太子参15g，百合12g，陈皮10g，前胡10g，苦桔梗10g，桂枝10g，麦门冬10g，厚朴6g，法半夏6g，炒炙紫苏子6g，炙甘草6g，五味子5g，北细辛2g，干姜2g。7剂，水煎服，每日1剂。

二诊：服药7剂后，喘憋症状好转，痰量不多，口干，面浮睑肿，纳、便可，睡眠正常，舌质淡红，苔薄白，脉弦平。前方有效，效不更方，继续调和肺气。前方加茯苓15g。10剂，水煎服，每日1剂。

三诊：服药10剂后，喘已缓解，晨起眼睑水肿，二便调，舌洁，脉缓。前方有效，继续调和肺气，益气固表以善后。前方减太子参15g，加生姜15g，党参10g，炙紫菀10g，大枣4枚。10剂，水煎服，每日1剂。服2日停1日。

按语：本例患者咳喘病史10余年，肺气不足，复感外邪，致使肺失宣降，肺气上逆而咳嗽喘息；肺气虚，肃降失常，水湿内停，则见眼睑水肿；肺气不利，痰湿中阻，则见咳吐白色泡沫痰。方氏认为，病位在肺，涉及脾肺两脏。初诊患者眼睑水肿，有表虚之象，故不用麻黄汤及小青龙汤，以免宣发太过，进一步损伤肺气。其症状以喘憋为主，肺气不利之征显著，故选用苏子降气汤。以降逆平喘、温化痰湿。

本方中炙苏子降气平喘，半夏、前胡、厚朴降逆化痰，陈皮、桔梗理肺胃之气，桂枝合干姜温肾纳气，细辛通阳宣肺平喘，佐以太子参补气，百合、麦门冬、五味子滋养肺阴。诸药配合，调和肺气以平喘。三诊咳喘平息后，加生姜、党参、紫菀、大枣以补气养阴，提高机体抵抗力，同时以益气固表。

李振华医案

患者：张某，女，32岁，2006年6月3日初诊。咳喘发作2个月余。既往有过敏性哮喘3年余。2个月前出现咳嗽、喘促，不能平卧，入夜尤甚，咳吐白沫状痰，伴有面部红肿、鼻塞流涕、打喷嚏等，发作呈加重势态。现症见咳嗽喘促，入夜尤甚，不能平卧，尤以右侧卧喘咳加重，咳白沫状痰，咳甚则有尿少量排出，时伴有左侧上半身抽掣痛，鼻塞流涕，打喷嚏，素怕冷，体倦乏力，食少纳呆，眠不得安卧，二便可。望之面色红，形体适中，查其舌体稍胖大，舌边尖稍红，舌苔薄白，脉沉细数。

辨证与诊断：喘病（结核性胸膜炎伴胸腔积液），证属肺脾气虚兼感外邪证。患者久喘素体肺脾气虚，今又感外邪，邪蕴于肺，壅阻肺气，肺气不得宣降，通调失职，饮停胸胁而致喘证，故有喘息、咳嗽、咳吐白沫状痰、打喷嚏、怕冷、体倦乏力、侧平卧困难等证候。

治法：解表平喘，豁痰利水，佐以滋养肺阴。

处方：自拟解表宽胸汤加减。组成：葶苈子20g，茯苓20g，地骨皮15g，生桑白皮15g，辽沙参15g，知母12g，前胡10g，杏仁10g，清半夏10g，桔梗10g，炙麻黄10g，黄芩10g，川贝母10g，枳壳10g，百部10g，牡丹皮10g，甘草3g。

二诊：服20剂后，诸症基本消失，胸腔已无积液（河南省胸科医院B超检查示：左侧胸腔积液消失）。但因其病久迁延，病症初愈，素体肺脾气虚，为巩固疗效，以补气健脾之黄芪、党参为主，配伍炙紫苏子、桔梗、杏仁、百部以降逆、宣肺、润肺，并予香砂六君子汤合小建中汤共用，长期服，巩固疗效。

按语：本例患者素体肺脾气虚，又感外邪，邪蕴于肺，壅阻肺气，肺气不得宣降，通调失职，饮停胸胁而致喘证。李氏方以自拟解表宽胸汤加减，达解表平喘，豁痰利水之目的。治疗上运用解表泻肺平喘之品，在祛邪的同时，不忘滋养肺阴，以达补虚泄实，标本兼治之目的。待诸症消失，为防复发，继服补气健脾之香砂六君子汤合小建中汤培土生金，巩固疗效。

胡建华医案

医案1：

患者：曹某，女，11岁，1973年5月11日初诊。哮喘反复发作已8年。近两旬哮喘持续发作，昼夜不已，呼吸急促，咳嗽剧烈，喷嚏流涕，倚母怀喘息，不能平卧。用异丙肾上腺素喷雾吸入，仅能缓解数分钟。痰多白沫，不易咳出，额部汗出甚多，唇紫，苔薄腻，花剥，舌质青，脉细数。多次用地塞米松、异丙基肾上腺素喷雾，以及氨茶碱、异丙嗪和各种抗生素等药物，未见效果。查体：体温38℃，心率130次/分，呼吸38次/分，肺部听到干湿性啰音。

辨证与诊断：素有哮喘宿疾，风寒外袭，痰浊壅肺，肺失清宣，郁而化热。稚体娇弱，邪势方殴，病情危重。

治法：急拟宣肺平喘，化痰祛邪并进，以冀获效。

处方：炙紫菀、炙百部各15g，射干9g，炙广地龙9g，苍耳子9g，炙紫苏子9g，黄芩9g，姜半夏9g，白芍9g，生麻黄4.5g，鲜竹沥30g（另服）。各煎两汁，24小时分4次服完。

二、三诊均用原方加减，5月12日服2剂，5月13~15日则每日1剂，哮喘逐步缓解。但于5月23日起，突然喷嚏，流涕又作，剧咳，气急出汗，程度较初诊时为轻。仍用初诊方加减，3天后又缓解。从6月6日起哮喘症状完全消失，并于8月下旬进小学读书（因哮喘频发，从未进过学校）。参加游泳锻炼，偶有感冒，但均未引起哮喘复发。

此后，平时服培补脾肾方：药用茯苓、胡桃肉（打）、补骨脂、熟地黄、山药各12g，党参、白术、枸杞子、苍耳子各9g，炙甘草6g。另服广地龙片（单味广地龙生药制成，每片0.3g，每次吞服5片，每日2次）及胎盘片。

当有感冒，流涕、咳嗽时，服标本兼顾方：药用茯苓12g，胡桃肉（打）12g，生射干9g，陈胆南星9g，党参9g，白术9g，黄芩9g，麻黄6g。以上"培补脾肾""标本兼顾"二方，随机应变，交叉使用。1975年10月2日起，改用丸药：药用熟地黄、山药、炙紫菀各150g，党参、白术各120g，炙黄芪、炙甘草、枸杞子、苍耳子、胡桃肉、陈皮、炙广地龙、射干各100g。

上药研细末，调蜜为丸，每日2次，每次吞服6g。1983年随访，停药已多年，哮喘9年来未发。

按语：病情危急，邪势鸥张应以治标为主，采取凌厉攻势，日服汤药2剂，重用生麻黄（每日9g）之辛散与炙广地龙（每日18g）之咸降相配，以宣肺、清热、平喘，一散一降以调节肺脏之开合。通过长期临床实践体会到两药同用，可松弛支气管平滑肌，缓解支气管痉挛，有极好的平喘作用。至于额上汗出甚多，何以不忌麻黄？因根据患儿母亲诉述：孩子平时并无自汗、盗汗，仅在哮喘剧发时出汗。可见并非表虚，故可用麻黄平喘，喘平则汗出自止。苍耳子祛风宣窍，与广地龙相配，有较好的抗过敏作用，为治疗支气管哮喘的要药；患者痰涎壅盛，郁而化热，故用竹沥、紫菀、半夏等化痰止咳；黄芩、射干等以清热利咽；配白芍稍敛麻黄辛散之性。在用本方治疗初期，除仍用喷雾及氨茶碱外，停用激素及抗生素。病情稳定，哮喘完全控制时，改用培补脾肾方，补脾以四君子为基础，补肾以胡桃肉、补骨脂、熟地黄为主药。盖肺为脾之子，培土即所以生金，肾为气之根，补肾即所以固肺也。以后每逢感冒咳嗽，防其哮喘复发，改用标本兼顾方，融宣肺、健脾、补肾于一方。最后改用丸药方缓以调治。通过多法应变治疗，使8年病疾得到根治。

医案2：

患者：陈某，男，74岁，1967年10月6日初诊。素有慢性咳嗽，经常下肢水肿。最近两天，突然心悸、气急加剧，肿势益甚，延及大腿，按之凹陷，咳嗽痰多，咳痰不爽，四肢不温，尿少，脉弦滑，苔厚灰腻，舌质青紫，腹部有移动性浊音。

辨证与诊断：证属脾肾阳虚，气不摄纳，水浊泛溢，肺失肃降。

治法：急宜温肾健脾以利水，肃肺化痰以平喘。

处方：葶苈子30g，熟附子15g（先煎40分钟），生黄芪15g，桑白皮15g，炙紫菀15g，姜半夏9g，茯苓皮9g，淡姜皮4.5g。

二诊：1967年10月9日。服上方3剂后尿量剧增，肿势大减，腿肿全消，唯脚面尚有轻度水肿，四肢不温，咳嗽气急，脉弦滑，苔薄腻带灰，腹部移动性浊音消失。再用前方加减：药用葶苈子30g，熟附子15g(先煎40分钟)，生黄芪15g，桑白皮15g，炙紫菀15g，姜半夏9g，陈胆南星9g，淡姜皮4.5g。

三诊：1967年10月12日。腿足面目水肿全退，气急减而未平，咳嗽已少，痰量亦减，纳呆，舌质青紫已消，苔薄灰腻，脉弦滑。再予振心阳利肺气。药用生黄芪15g，射干15g，炙紫菀15g，炙百部15g，熟附子9g(先煎20分钟)，姜半夏9g，陈胆南星9g，生麻黄6g。

四诊：1967年10月16日。肿退喘平，略有咳嗽，胃纳好转，怕冷，苔薄灰，脉弦滑。再予前法调治。药用射干15g，炙紫菀15g，熟附子9g(先煎20分钟)，生黄芪9g，陈胆南星9g，陈皮9g，生麻黄6g。4剂。另：附子理中丸100g，每日吞服2次，每次5g。煎药服完后，再服丸药调理。

按语：本例系哮喘性支气管炎，肺源性心脏病，病情重危。病在肺、脾、肾三脏，故用附子温肾强心以利尿，黄芪健脾益气以利尿，葶苈子泻肺定喘以利尿。此3味药为龙华医院内科病房治疗肺源性心脏病出现水肿、气急等症的基础方，每获良效。临床常用此3味药为主，随症加味，每能见效。通过长期实践体会到：熟附子一般剂量应为9g左右，先煎20分钟。对心力衰竭、气急、水肿较重者，则剂量应加大到15g，甚至30g。但附子含乌头碱，对神经末梢及中枢神经先兴奋，后麻痹，如大剂量用之不当，可以致死。其中毒症状为唇舌发麻、恶心、肢麻、运动不灵，呕吐，面白肢冷，血压下降，最后可出现急性心源性脑缺血综合征。但久煎即可减除本品毒性，而温肾强心作用并不减弱。因此，如用15g，应先煎40分钟；如用30g，应先煎1小时，则不致发生意外。本病例运用紫菀、杏仁，半夏以肃肺平喘，化痰止咳，淡姜皮、茯苓皮以健脾利水。初诊、二诊时，患者气急甚剧，处方未用麻黄，因见肿势严重，舌质青紫等心力衰竭之象，故不宜用；方中葶苈子、杏仁、桑白皮均有一定的平喘作用，用之无碍。三诊时，气急减而未平，肿势已退，心力衰竭基本控制，故用生麻黄以宣肺平喘。四诊时肿退喘平，除略有咳嗽怕冷外，诸症悉除，病已化险为夷，遂用原方加减，并于煎药服完后，改服附子理中丸温肾健脾，以资调理。

刘弼臣医案

医案1：

患者：李某，女，8个月。1958年12月18日初诊。患儿因发热、气喘于12月1日住院。入院前1周，发热，咳嗽，3天后热势增高，气喘不平，曾服氨茶碱及磺胺类药物，注射青霉素未见好转。入院时体温38℃，气喘鼻煽，两肺有弥漫性细小水泡音，白细胞总数10.2×10^9/L，中性粒细胞60%，淋巴细胞35%，单核细胞1%。胸透：右肺中下野见有大片状模糊阴影，不甚致密。即按肺炎治疗，注射青、链霉素及用对症疗法，仍然持续高热，气喘加重，又增用金霉素、氯霉素、红霉素治疗。至12月12日症状加重，体温高达39.2℃，1日间升降变化很大，嗜睡，面色发青，气喘痰壅，大便稀黄。胸透：两肺大片状阴影，右肺上野及中野，左肺下野阴影模糊。采用中药疏宣肃降法治疗5天，体温降而复升，气喘痰涎壅盛，胸透同上，炎症未见吸收，遂邀刘氏会诊。诊查：现症身热不扬，咳嗽不爽，气喘不已，痰声辘辘，满口稀沫，腹胀纳呆，苔白腻，指纹暗而不明，兼之口角青气浮浮，山根露青。

辨证与诊断：证属病久体虚，阴阳稚弱，加以乳水不运，以致胃阳不振，水停心下，上泛而作喘鸣。

治法：温振胃阳，蠲饮定喘。

处方：苓桂术甘汤加味。组成：云茯苓 10g，炒白术 5g，陈皮、炒半夏、莱菔子各 3g，桂心（后下）、炙甘草各 1.5g，姜皮 1g。5 剂，每日 1 剂，水煎分 3 次服。

二诊：药后痰化喘平，面转红润，精神佳，食欲振，腹不胀，苔薄白，胸透、肺部阴影吸收大半。前方既合病机，再拟温振胃阳，以善其后。药用云茯苓、焦三仙各 10g，炒白术 5g，桂心（后下）、炙甘草各 1.5g，大枣 5 枚，生姜 2 片。5 剂，每日 1 剂，水煎分 3 次服。

按语：本例初起本系外感夹滞，由于绵延未解以致痰阻胸中、支塞肺胃，原可投以苦辛通降，开中焦痰实，通宣肺气之闭，而收热解痰化、喘平满减之效。无奈坐失良机，迁延时日，乃至患儿病久体弱，中焦阳虚，纳食不运，造成水饮内停，痰随气逆，以致气喘复作，痰涎壅盛，身热降而复升。因此，在治疗方面必须温运阳气，培中渗湿。故用茯苓补脾化湿，既可补土生金，又能利水渗饮。然而痰饮之所以为患，多由气化不行；气化之所以失常，又由于阳气不足，故辅以桂心温阳化气，与茯苓同伍，共治已停痰饮。白术、甘草培中健脾，使中焦健运，白术能运化水湿，以防痰饮再生。复加陈皮、半夏、莱菔子利气化痰，干姜温振胃阳，姜皮以利水饮，而使中阳恢复，则气化行，脾气健运则痰饮去，诸症遂解而愈。刘氏认为，当时若执小儿体察纯阳不可妄用温补之剂，如参、芪、术、附、姜、砂等药，则不能奏功。

医案 2：

患者：李某，男，10 岁。1964 年 9 月 21 日初诊。哮喘 5 年，夙根未愈，兼患遗尿，不仅每晚必作，甚至白天也不能自控。迭服桑螵蛸、补骨脂、缩泉丸等药，遗尿已瘥。但哮喘时犯，迄无已时。今春二月以来，哮喘感冒交替而作，体质虚弱已极，虽启窗露隙微风徐来，亦可迅即如现鼻塞流涕；每次感冒后，哮喘发作则加重。迭用百喘朋、氨茶碱、肾上腺素小剂量合谷穴位注射等已无作用。应用中药小青龙汤及麦味地黄丸等收效不显，哮喘处于持续状态。诊查：目前，哮喘每晚必大发，殆无虚夕，发时咳逆倚息，汗出如淋，面色黄白，痰涎上壅如潮，声达户外，纳食不甘，手足时温时厥，唇娇苍白，苔白舌淡，脉细弱。

辨证与诊断：证属病久体虚，卫外无权，藩篱失固，因而易感外邪；肾失固摄，肺脾俱虚，以致气化失常，纳气无权，虚痰上泛。

治法：温肾纳气，肃肺止咳。不宜再投麻桂，以免犯"虚虚"之戒。

处方：制附片 20g（先煎 90 分钟），淫羊藿、杜仲、巴戟天各 18g，法半夏 12g，薤白、茯苓、旋覆花（包煎）、麻黄根、杏仁、苏梗、泽泻各 10g，炙紫苏子、陈皮、枳壳各 6g，炙紫甘草 3g，细辛 1.8g。5 剂，每剂浓煎 3 次，两日服完。

二诊：服药后哮喘发作减轻，汗出减少，手足转温，纳食略甘，苔薄白，脉缓滑。效不更方，再拟原方继服 5 剂，以希接效，而免反复生变。

按语：哮喘是一种极其顽固的病证，往往经年累月不愈，甚至成为终身痼疾。本例哮喘已5年不愈，这次发作前后长达9个月，运用各种方法治疗，卒不能效。考其原因，主要由于哮喘反复发作导致肺气耗散，波及脾肾。肺气耗散，则卫外之阳不能充塞腠理，故汗出如淋，常常易为外邪所侵，加重喘咳。肺脾关系密切，子病往往及母，脾虚则面色黄白，纳食不甘，健运失职，不能为胃行其津液，则积湿生痰，上贮于肺，阻塞气道，肺管因而狭窄，气机升降不利，痰随气升，则呼吸困难，气急喘促；同时气津出入，又复引动停积之痰，是以痰涎上涌如潮，哮鸣之声达于户外。痰本水也，源于肾，肾阳虚亏，不能蒸化水液，致使水湿蕴积成痰。而且肺肾同源，肺主出气，肾主纳气，出纳失职，则肺气宣降失常，造成"正虚痰伏，邪动痰升"的复杂局面。治疗中尤其感到棘手的是不断外感，每次外感后，喘势则加重一次，喘势还未平息，感冒又作。补虚苦无机会，攻邪又虑伤正。虽然前医根据"外邪为标，正虚为本"，采用小青龙汤治标、麦味地黄治本的标本同治方法，但有失重点，补虚未能达到目的，外感仍然不断发生，治疗始终处于被动，以致患儿弱不禁风，虚羸已达极点，随时都有可能危及生命。在这种情况下，麻桂绝非所宜，不得不应用大剂量的附子、巴戟天、淫羊藿、杜仲以温补命火，细辛、甘草温经散寒，复以麻黄根敛汗收汗，茯苓、泽泻利湿渗饮，枳壳、薤白、旋覆花宽胸宣痹，炙紫苏子、苏梗、杏仁、陈皮、半夏降气化痰止咳，形成一张补中寓消、降中有宣、敛中有散的大方。虽然消补宣降敛散相结合，但重点仍在温肾扶正。尤其为了减少附子毒性，先煎90分钟，使其充分发挥附子的温阳强壮作用，结果疗效十分满意。

据患儿家长反映，患儿自9月21日开始服药后，至第六剂时喘势大定，每夜喉中没有喘鸣。但是遇有天气骤冷，喘势仍作，较前减轻。服药到50天时，改为每日1剂，哮喘已经完全平定。最近曾2次感冒，且发高热，但哮喘并未引发。嗣后应用此方，先后共治20余例久治无效的哮喘患儿，均获得很好的疗效。

本例小儿哮喘史5年，每晚必发，发时咳逆倚息，汗出如淋，面色黄白，痰涎上涌，手足时温时厥，舌淡苔白，脉细弱。曾用西药多种及中药小青龙汤及麦味地黄丸等收效不显。刘氏根据患儿病久体弱、肾失固摄、肺脾俱虚、气化失常、纳气无权、虚痰上泛的病机，治以温肾纳气、肃肺止咳。方药补中寓消，降中有宣，敛中有散，以恢复肺的宣发肃降功能，因而取得很好的疗效。刘氏治疗本例患儿，补消并用，宣降同施，敛散兼进，并重用附子20g之多，都是前人治疗经验中所鲜见的，因而丰富了中医儿科治疗学的内容。

邵长荣医案

医案1：

患者：唐某，男，57岁。2009年5月18日初诊。发作性胸闷气喘5年余。患者10岁时始有哮喘，时有发作，近5年来反复发作咳嗽，胸闷，气喘，遇冷后症状加剧，平素不规则口服氨茶碱，吸入万托林治疗。每次发作和情绪相关，3天前咳嗽，胸闷，气喘又作，故来我科门诊。现症：咳嗽时作，色白多泡沫，受凉则加剧，夜间时有胸闷，活动时喘，咽痒，鼻塞，鼻流清涕，易汗出，怕冷，夜寐差，纳可，二便调。舌质红，苔薄白，脉小弦。

辨证与诊断：哮证，属风邪入中，肺失宣肃。

治法：宣肺平喘，止咳化痰。

处方：射干麻黄汤加减。组成：麻黄根9g，桂枝6g，白芍12g，射干9g，细辛6g，半夏9g，胡颓叶9g，蝉蜕6g，辛夷6g，黄芩12g，紫菀15g，款冬花9g，路路通9g，苍耳子9g，淮小麦30g，炙甘草9g，大枣12枚。14剂。

二诊：2009年6月1日。服药14剂，咳嗽好转，痰量减少，汗出减轻，咽痒，无胸闷气喘，舌黯红，苔白，脉细弦。守上方去麻黄根、细辛、半夏加桔梗10g，荆芥12g，防风12g，防己12g，白术12g，再服14剂。药后诸症消失，随访2个月未发。

按语：哮证治疗多宗丹溪"未发以扶正气为主，既发以攻邪气为急。"本例患者为肺中伏饮，外束风寒之证，见肺气郁闭之象，如气急、鼻塞，故选用麻黄、桂枝去其表寒，加细辛、半夏温化其饮，白芍药收引肺气；另选辛夷、路路通、蝉蜕、款冬花、紫菀等宣肺开窍，解其郁闭。二诊原方去半夏等加防风、荆芥、防己、白术益气固表，重回经典之路，收放自如。

医案2：

患者：赵某，男，62岁。初诊：2005年2月2日。动则气急，喉中痰鸣反复发作2年余。2年前感冒后渐见动则气急，喉中痰鸣不愈，夜间为甚。刻下：动则气急，喉中痰鸣，时有咳嗽，少痰，质黏色白，无咯血，脚不肿，无汗出，纳可，二便尚调，夜寐欠安，多梦。舌质黯红，边有瘀点，苔薄白，脉弦细涩。既往有糖尿病史2年，服药控制可。有青霉素过敏史，海鲜、花粉过敏史。幼年曾有哮喘发作史，治疗缓解后多年未发。

辨证与诊断：支气管哮喘，证属肾虚气郁痰阻证。患者久病肺肾两虚，肺主气不力，肾摄纳不全，气不能顺畅，肝失疏泄，气郁湿阻，聚而为痰。气郁痰阻，呼吸不畅，则见胸闷动则气急，喉中痰鸣不愈，痰为阴邪，两阴相集故夜间为甚，气不行则血不行，故见舌质黯红，边有瘀点，脉弦细涩，皆为瘀象。

治法：疏肝解郁，补肾化痰。

处方：三桑补肾汤合川芎平喘合剂加减。组成：桑叶9g，桑白皮9g，桑寄生12g，桑葚子9g，川芎9g，石菖蒲9g，炙紫菀9g，款冬花9g，赤芍18g，白芍18g，仙灵脾9g，枸杞子9g，杭菊花9g，蝉衣4.5g，淮小麦30g，炙甘草9g，大枣9g，猪苓12g，茯苓12g。水煎服，每日1剂，连服14日。嘱忌食海鲜、生冷，注意保暖，勿感风寒。

二诊：2009年2月16日。药后气急好转，仍有咳嗽，咳少量痰，痰色黄，下肢午后稍肿，余无殊。方药仍以三桑补肾汤、川芎平喘合剂加减。处方：桑叶9g，桑白皮9g，桑寄生9g，桑葚子9g，川芎9g，石菖蒲9g，青皮9g，陈皮9g，姜竹茹9g，补骨脂9g，女贞子12g，仙灵脾9g，牛膝12g，狗脊12g，杜仲12g，射干9g，胡颓叶9g，制胆星9g，五味子4.5g。19剂，服法及禁忌同前。

三诊：2009年3月2日。药后诸症好转，稍有咳嗽，咳痰色黄质黏，量较多，偶见痰中带血丝，纳食一般，小便黄，大便偏干，夜寐尚安。舌红苔黄腻，脉滑。湿邪蕴久化热，治宜加重清热化痰，方用三草清肺汤加味。处方：鹿衔草12g，黄芩12g，连翘12g，茅根15g，芦根15g，脱力草15g，薏苡仁18g，猪苓12g，茯苓12g，开金锁15g，平地木15g，功劳叶12g，藕节12g，柴胡9g，前胡12g，佛耳草12g，败酱草12g，地锦草12g。14剂，服法及禁忌同前。

按语：《证治汇补》所谓"内有壅塞之气，外有非时之感，膈有胶固之痰，三者相合，闭拒气道，搏击有声，发为哮病"，而痰由脾生，上藏于肺；痰由气所主，气升则痰升，气郁则痰阻，气平则痰平；肝主疏泄，主升降出入，调控气机，肺有"夙根"伏而不发，每因肝气郁闭而有气郁痰阻，反复发作，久病及肾，故虽哮喘为肺病，但肝肾却为主病之脏。本案患者胸闷气急，喉中痰鸣，辨证属肝气郁闭，肾失摄纳。治疗平肝解郁，补肾摄纳，使气平则痰平，药选三桑汤补肾合猪茯苓、杜仲、狗脊、仙灵脾、牛膝、石菖蒲等温肾化湿，用川芎、赤白芍行气活血，菊花、蝉衣清热；后期湿蕴久化热则选用三草合茅芦根、薏苡仁、猪茯苓等清热化湿，藕节凉血止血，柴前胡、平地木、功劳叶疏肝平肝。平地木配合柴前胡、当归、赤芍、川芎，乃治久咳之佳品。治病求本，化"夙根"而得良效。

医案3：

患者：吕某，男，68岁。2008年12月8日初诊。哮喘反复44年，发作2日。患者哮喘反复发作44年，之后每逢春秋季节变化时即发哮喘，发病时有咳嗽气急，夜间喉中痰鸣，咳出少量黄痰，汗出较多。平时常有鼻塞喷嚏，清晨尤甚，诊断过敏性鼻炎，夜间梦多。刻下：咳嗽气急，鼻痒，喷嚏鼻塞，痰黄，不怕冷，纳食不香，大便偏干，小便可，夜间梦多。幼年曾患奶癣，25岁时感冒后心肌炎，未有心律失常后遗症。舌红苔薄黄，脉小滑。

辨证与诊断：热哮证，属肺气不宣，痰气交阻，清窍不利。患者肺气不宣，痰阻气道，肺失肃降，故见咳嗽气急，喉中痰鸣，痰热上扰，则鼻塞喷嚏，咳黄痰，夜寐不安，纳食不香，肺与大肠相表里，肺气不宣，大肠不通，则见大便干结，舌红苔薄黄，脉小滑。

治法：宣肺通窍，化痰平喘，和胃安神。

处方：桑白皮汤合通窍汤加减。组成：桑叶9g，桑白皮9g，炙麻黄9g，川桂枝6g，赤芍18g，白芍18g，青皮9g，陈皮9g，姜半夏9g，姜竹茹9g，车前草12g，荆芥9g，防风9g，辛夷4.5g，黄芩12g，路路通9g，藿香9g，焦六曲9g，谷芽9g，麦芽9g，夜交藤15g，制胆星9g。水煎服，每日1剂，连服14日。嘱饮食清淡，忌食海鲜辛辣。

二诊：2008年12月22日。服药后病情好转，仍有鼻塞流涕，晨起尤甚，偶有胸闷，咽红，睡眠欠安，大便偏干，小便可，纳可。治拟原方加减。处方：桑叶9g，桑白皮9g，嫩射干9g，胡颓叶12g，川桂枝6g，赤芍18g，白芍18g，麻黄根9g，川芎9g，辛夷4.5g，黄芩12g，路路通9g，牛蒡子9g，蝉衣4.5g，黄荆子9g，炙甘草9g，五味子4.5g。14剂，服法禁忌同前。

三诊：2009年1月5日。药后哮喘未发作，鼻塞喷嚏未发，偶有少许哮鸣音，活动后气喘，偶有午后脚肿，早醒，纳食一般，二便调，舌淡红，苔白腻，脉滑。患者年迈久病，多脾肾阳虚，脾虚不运，水湿内聚生痰，下行则见午后有脚肿，夜寐难安，纳食不香，治拟加重温阳平喘、化湿助眠之品，方拟桑白皮汤合五苓散加减。处方：桑叶9g，桑白皮9g，麻黄根9g，炙甘草9g，淮小麦30g，炒酸枣仁9g，青皮9g，陈皮9g，姜竹茹12g，姜半夏12g，制胆星9g，仙灵脾9g，五味子4.5g，蔓荆子9g，补骨脂9g，猪苓12g，茯苓12g。14剂，服法禁忌同前。

按语：肺开窍于鼻，临床所见哮喘患者合并过敏性鼻炎，大便不通，汗出者较多，这与中医认为"肺开窍于鼻""肺主皮毛""肺与大肠相表里"相一致。邵老通过宣窍、通腑、宁神、止汗诸法，使哮喘缓解，鼻炎得治。由黄芩、辛夷、路路通组合成的"通窍方"是邵老治疗鼻塞、喷嚏的经典通窍方；麻黄、桂枝、荆芥、防风四味常组合用于哮喘急性发作；黄芪、防风、白术、太子参常与女贞子、补骨脂、杜仲合用或交叉选用，用于缓解期益气固本，温阳化饮以治本；另根据久病气滞血瘀的理论，常加入延胡索、郁金、川楝子、青皮、陈皮理气平肝，收效甚好。

医案4：

患者：孟某，男，41岁。2009年8月17日初诊。胸闷气急2年，加剧3天。患者近2年来感冒后即易引起胸闷气急，喉间哮鸣，诊为"支气管哮喘"，常规解痉平喘药物疗效不佳，寻求中医治疗。3天前贪凉感冒后又觉胸闷气急，喉中哮鸣音，刻下：胸闷气急，喉中哮鸣音，阵咳，痰白黏量少，畏寒肢冷，面目虚浮，纳便调，夜寐不安。舌质黯，舌苔薄白，脉沉细。

辨证与诊断：哮证，属寒哮。

治法：温肺化饮。

处方：自拟方。组成：川桂枝6g，赤芍18g，白芍18g，细辛4.5g，射干9g，胡颓叶9g，青皮9g，陈皮9g，姜半夏9g，炙枇杷叶9g(包煎)，藿香9g，佛耳草12g，蚤休9g，江剪刀草15g。水煎服，每日1剂，连服7日。嘱忌食海鲜、生冷，注意保暖，勿感风寒。

二诊：2009年8月24日。诉咳嗽剧烈，痰少白黏，气急，舌脉如前。以温肺化饮、开窍祛痰治之，处方：炙麻黄9g，川桂枝6g，麻黄根9g，黄荆子9g，赤芍18g，白芍18g，细辛4.5g，嫩射干9g，胡颓叶12g，淮小麦30g，炙甘草9g，炒酸枣仁9g，炙款冬9g，玄参12g，沙参12g，藿香9g，辛夷4.5g，黄芩12g，路路通9g。14剂，服法禁忌同前。

三诊：2009年9月7日。诉喘平，胃纳增加，大便多，痰少。舌黯红，舌苔薄白，脉细。原方14剂。嘱平素注意寒凉冷热，勿贪凉饮冷，适当运动，提高机体免疫力，减少感冒发作次数。建议夏天入伏后，可配合冬病夏治辅助治疗。中成药可服用玉屏风散以益气固表。

按语：自从《症因脉治》首揭哮证之病因："哮病之因，痰饮留伏，结成巢臼，潜伏于内，偶有七情之犯，饮食之伤，或外有时令之风寒束其肌表，则哮喘之症作矣。"后世多认为在引起哮喘的各种原因中，肺有伏饮和风寒外束最为常见。外寒里饮，即仲景所谓小青龙汤证，用桂枝、麻黄散其表寒，选干姜、细辛、半夏化其里饮，白芍药、五味子、甘草等散中有收，此选方用药已成治疗寒哮、寒饮伏肺的经典方。本案症见胸闷、气急、哮鸣、咳嗽、痰白黏、畏寒肢冷，与典型小青龙汤证略有出入。证由症立，法由证出，药随法转，故本案药选川桂枝、麻黄散其表寒；选细辛、半夏化其肺中伏饮；赤白芍散中有收；另选胡颓叶、枇杷叶、佛耳草、江剪刀草等温肺化痰平喘。用药组方虽较小青龙汤有较大变化，但仍可见其用药思路不离膈上伏饮和外束风寒之方向，用药层次、结构分明，未失名家风范。更为精妙的是在此基础上，考虑发病季节为夏秋，一诊、二诊方中加藿香、沙参、玄参之类，与前药互佐，更见邵老辨证用药之细腻周到。

李孔定医案

医案1：

患者：李某，男，47岁。2008年10月24日初诊。阵发性咳嗽，气紧，有痰3个月。3

个月前感冒后出现咳嗽，气紧，有痰。支气管激发试验（＋），吸入舒利迭无效。咳嗽多于夜间入睡前发作，遇冷则发作或加重，咳白色泡沫痰，热则背汗出。有高血压病史（否认使用 ACEI 类药物）。刻下症：咳嗽，气紧，有痰，咳嗽遇冷加重，咳白色泡沫痰，咽喉疼痛，热则背汗出。脉弦涩数，舌黯红有齿痕，苔薄白少津。

辨证与诊断：咳嗽，证属肝肺失调。患者体质禀赋异常，不能耐受致敏因素的刺激，导致肺气上逆，肝失调达，故见阵发性咳嗽，气紧，吐白泡沫痰，背心出汗。

治法：肃肺疏肝，养阴祛风脱敏。

处方：脱敏煎。组成：柴胡 15g，黄芩 15g，北沙参 50g，紫草 30g，胆星 12g，蝉蜕 12g，射干 15g，五味子 12g，苦参 30g，乌梅 30g，佛手 15g，大枣 50g，桔梗 12g，地肤子 30g。水煎服，2 日 1 剂，3 剂。忌食辛辣食品。

二诊：2008 年 11 月 4 日。服此方 3 剂后，咳大减，仅轻微咳嗽，气紧，咳白色泡沫痰，夜已不咳，咽不痛。予原方去射干。续服 3 剂而愈。

随访至今无复发。

按语：咳嗽变异性哮喘临床表现为无明显诱因咳嗽，常于夜间及凌晨发作，运动、冷空气等可诱发加重。西医行支气管舒张试验或支气管激发试验可明确诊断。此病咳嗽特点为阵发性，可伴有气紧、咽痒等症状，常反复发作，迁延不愈。李师言凡疾病呈阵发性发作者，皆属子风象，盖因风善行而数变，可骤作骤止。而风属木，《内经》云："诸风掉眩，皆属于肝。"故咳嗽变异性哮喘需从肝论治。肝升肺降，是为脏气之常。肝气条达，肺气方能顺利肃降。而当肝气郁滞，失于畅达，则肺气难降，遂逆而作咳。详审咳嗽变异性哮喘的病因病机，李师将之归结为禀赋过敏，肺气上逆，肝郁气滞，故治以肃肺疏肝，养阴祛风脱敏，自拟脱敏煎治疗。以柴胡疏肝兼能透达表邪，黄芩泻肝而又清肺热，两者一升一降，入肝、肺两经，合用则使肝肺气机条畅，并清热透邪；北沙参养阴润肺；甘草、大枣益气；射干、桔梗、胆星祛痰止咳；紫草活血；乌梅、五味子以敛肺止咳，防久咳肺气耗散；地肤子、蝉蜕、苦参祛风止痒；香附疏肝。且根据现代药理研究显示：柴胡、苦参、甘草、紫草、地肤子、蝉蜕、乌梅等药均有抗过敏作用。

医案 2：

患者：黄某，男，10 岁。1998 年 10 月 19 日初诊。反复胸闷、气喘 3 年余。3 年前感冒后出现胸闷气喘，咳嗽、咳黄痰，诊断为支气管哮喘伴肺部感染，经治疗后缓解。之后反复出现胸闷、气喘，多于夜间或吸入刺激性气体如香烟、厨房油烟等后发作，多方医治，疗效欠佳。刻下见：胸闷，气喘，流黄涕，盗汗严重，怕冷，易感冒，纳少，大便调。听诊双肺哮鸣音。脉缓，舌红无苔多津。

辨证与诊断：哮病，证属邪伏少阳，营卫不和，肺失肃降。患者禀赋特殊，为过敏体质，内有伏痰为其病根；每于吸入刺激性气味或冷空气时，伏痰为之所引而发病。加之久病肺阴亏损，肺失清肃，肺气上逆，故见胸闷气紧；邪入少阳，故病多于夜间发作；肺阴亏耗，阴虚火旺，营卫不调，虚火迫津外泄，故盗汗严重，盗汗太甚，续耗气阴。现胸闷盗汗标证为重，拟先平喘敛汗。

治法：清透少阳之邪，调和营卫，肃肺平喘。

处方：柴胡桂枝汤加减。组成：柴胡 15g，黄芩 30g，北沙参 50g，桂枝 10g，白芍

14g，桑叶 12g，佛手 12g，牡蛎 30g，山楂 30g，侧柏叶 30g，甘草 10g，生姜 12g，大枣 30g，射干 10g。水煎服，2 日 1 剂。7 剂。嘱禁食辛辣及腌卤制品。

二诊：1998 年 11 月 10 日。盗汗大减，黄涕减少，复又感冒流清涕。余无进退。舌红无苔润，脉缓细。证属邪伏少阳，肺失肃降。治以清透少阳伏邪，泻肺平喘。前方去侧柏叶、射干，柴胡增为 30g，加辛夷 12g，葶苈子 12g，12 剂，煎服法同前。

三诊：1998 年 12 月 9 日。服前方盗汗已解，饮食增加，喘息气促亦明显减轻。前日运动后，汗出当风，现咳嗽，痰多色黄，气喘，鼻塞，恶寒，无汗，夜间 1 点定时喘作。查体：双肺哮鸣音，痰鸣。左脉沉涩，右弦，寸不显。舌红，苔薄白。前法已获显效。现又因汗出当风，感受风寒，表邪未去，又郁而化热，治以宣肺散寒、止咳平喘。以射干麻黄汤加减。处方：射干 12g，麻黄 10g，紫菀 12g，款冬花 12g，细辛 3g，五味子 10g，法半夏 30g，生姜 15g，大枣 30g，黄芩 30g，白芍 30g，丹参 30g，北沙参 50g，甘草 12g。3 剂。余同前。

患者用两次复诊方交替服用，共服药 30 剂左右，哮喘明显减轻，对油烟等多种刺激物的过敏反应减轻。夜间盗汗亦大减。仅余半夜 23 点多呼吸气粗，持续约 10 分钟即缓解。后予补肾润肺等调补之剂而收功。

按语：李师对哮喘喜用柴胡桂枝汤。以小柴胡汤和解少阳，宣展枢机，以桂枝汤调和营卫，解肌辛散，因此不论外感病、内伤病，只要病机贴切，灵活加减运用，效如桴鼓。

本案患儿哮喘 3 年余，反复发作，以夜间发作为主。李师认为夜间定时哮喘发作，此时阴尽阳生，是少阳阳气生发之时。少阳枢机不利，邪气内伏，则阴阳失调，水液代谢失常，壅塞肺系，致肺气宣降失司，逆而作喘。久病耗伤肺之气阴，导致卫表不固，易反复为外邪侵袭；气阴亏耗，阴阳失调，营卫不和，盗汗大作，复又损耗气阴，形成恶性循环，正虚邪恋，缠绵不愈。治疗之时注重祛邪扶正并举，并抓住现胸闷盗汗标证为重，先予平喘敛汗，截断其恶性循环，故在初诊之时，以柴胡桂枝汤透少阳之邪，调和营卫。二诊之时，考虑哮喘仍时有发作，且多于夜间 23 点时，是少阳伏邪难以透达，而又为外邪引动，是以肺气难以肃降，故加柴胡以透解少阳之邪，使少阳邪气外达，肺通调水道之职得司，从而使三焦水道通调，痰邪得去，肺自得清肃而病情大为缓解。后复因汗出当风，重感风寒加重病情，予急则治标，兼顾其气阴亏虚之本虚证情；并用丹参使气血同调，利于邪气外达。

周仲瑛医案

医案 1：

患者：贺某，女，17 岁，1997 年 5 月 27 日初诊。4 岁起患哮喘，起于气管炎和扁桃体术后。目前喘哮每周皆发，寐中发作，醒来不能平卧，气喘鸣响，痰不多，不咳，经常服用西药氨茶碱、激素等控制，胸闷心慌，气促，口干，汗多，面潮红，鼻痒多嚏，大便干燥，2 日一行，苔黄薄腻，质红有紫气，脉细滑。

辨证与诊断：哮喘，证属肺肾阴虚、痰热内郁兼阳明腑实证。

处方：功劳叶 10g，南沙参 12g，北沙参 12g，天花粉 12g，知母 10g，炒黄芩 10g，僵蚕 10g，生地 12g，山萸肉 10g，法半夏 10g，炙桑皮 10g，炙射干 10g，苏木 10g，苍耳子 10g，全瓜蒌 15g。

二诊：1997 年 6 月 3 日。哮证久延不愈，每晚必发，呼吸急促，汗多烦热，大便干结，胸闷心慌，苔薄腻罩黄，质黯，脉细滑。肺肾两虚，痰热阻气，阳明热结。处方：炙射干 10g，制大黄 6g，厚朴 5g，杏仁 10g，葶苈子 10g，知母 10g，僵蚕 10g，炒枳实 10g，全瓜蒌 20g，桃仁 10g，南沙参 12g，北沙参 12g，天花粉 15g，地龙 10g。

三诊：1997 年 6 月 10 日。夜半咳喘发作减轻，虽夜半后有哮鸣，但尚可平卧，咳少痰多，色白质黏，大便通畅，日行 1 次，咽痛 3 天，口干欲饮，苔薄腻质黯，脉细滑。证属肺肾阴虚，痰热阻气，治疗仍当清肺化痰、通降阳明。方用 6 月 3 日方制大黄加至 9g，加蝉蜕 5g，泽漆 6g。

四诊：1997 年 7 月 5 日。哮喘完全稳定控制，夜半哮鸣亦平，不咳无痰，口干，汗多，大便通畅，苔薄腻质红，脉细滑。治宜清宣肺热，通降阳明，上病下取，治标顾本，效果明显，原法巩固。方用 6 月 3 日方加地黄 10g。

按语：哮喘久发，精气匮乏，肺肾摄纳失常，气不归原，凝津为痰，郁而化热，痰热阻气，肺气上逆，故见气喘鸣响、不能平卧等阴虚痰热证候。治以清化痰热、降气平喘为主，佐以补益肺肾。药用功劳叶、南北沙参、天花粉清养肺阴，生地、山萸肉、地黄滋养肾元，复以炙射干、知母、半夏、炙桑皮、炒芩、杏仁、全瓜蒌、葶苈子、泽漆清肺化痰平喘，僵蚕、地龙、蝉蜕、苍耳子以治风痰，苏木行血祛瘀，以助肺气宣降。全方标本兼顾，扶正祛邪，理当奏效，但二诊虽见药后收效，但尚未达理想，乃反观其证，大便由干燥到干结，周老判断因于肺与大肠相表里，肺热下移大肠之故，初诊虽有全瓜蒌可助润肠通便，药力尚弱，故判断腑气不通，遂加泻下清热之枳实、大黄，并加桃仁化瘀平喘，兼能润下，在清宣肺气、补益肺肾的同时，通降阳明，上病下取，方取得满意疗效。

医案 2：

患者：赵某，女，44 岁，2005 年 9 月 8 日初诊。哮喘起于幼年，长期用"激素、氨茶碱、止咳定喘片"治疗。目前症见轻度气喘，胸部有捆束感，喘甚时有哮鸣音，咳痰较少，质黏色白，咳出为舒，怕冷，大便经常稀溏，数日 1 次或 1 日数次，有时腰酸，经潮量多，查有子宫肌瘤。舌苔淡黄腻，质紫，脉细滑。

辨证与诊断：哮病（支气管哮喘），证属肺实肾虚，下寒上热，痰气瘀阻。

治法：温肾纳气，清肺平喘，化痰祛瘀。

处方：桂附八味合苏子降气汤加减。组成：制附片 5g，肉桂 3g（后下），大熟地 10g，山萸肉 10g，淫羊藿 10g，补骨脂 10g，炙僵蚕 10g，炒苏子 10g，当归 10g，法半夏 10g，紫石英 20g（先煎），海浮石 15g，沉香 5g（后下），丹参 15g，炙桑皮 12g，炒黄芩 10g。

二诊：2005 年 10 月 13 日。药后哮喘减轻，不咳，喉中有痰，两胁背痛，有紧缩感，怕冷，胃胀，纳差，易汗，夜难平卧。舌苔淡黄腻，质黯，脉细滑。证属肺实肾虚。药用：大熟地 10g，山萸肉 10g，淫羊藿 10g，当归 10g，沉香片 4g（后下），制附片 6g，肉桂 6g（后下），补骨脂 10g，海浮石 15g，法半夏 10g，陈皮 6g，炒苏子 10g，淡干姜 4g，细辛 3g，炙白前 10g，炙紫菀 10g，款冬花 10g。

三诊：2005 年 11 月 17 日。病情稳定，鼻腔咽喉发凉，心慌胸痛引背，唇干不欲饮，痰多难咳，质黯，色白，大便烂，尿频。舌苔黄薄腻，质黯红，脉细滑。原方改制附片10g、细辛4g、淡干姜5g，加菟丝子15g、桔梗5g。药后症减，此后患者常服中药控制，未见哮喘急性发作。

按语：本例患者哮喘反复发作数十载，遇劳感寒即发，肾元亏虚。外邪与痰浊相搏，壅阻肺气，则咳嗽多痰，气喘憋气；病久殃及脾肾，阳气虚弱，则怕冷，大便溏薄，腰酸；痰气交阻，久则影响心血运行，则血郁成瘀；而初诊又见痰黏，苔黄，脉细滑等肺热内蕴之象。综合病机为肺实肾虚，下寒上热，痰气瘀阻。故治疗以温肾纳气、清肺平喘、化痰祛瘀为法。药用制附片、肉桂、淫羊藿、补骨脂、沉香、紫石英温元阳、补肾气，纳气而平喘；大熟地、山萸肉补肾阴，所谓"善补阳者，必从阴中求阳"；炙桑皮、炒黄芩清肺化痰；炙僵蚕、炒苏子、法半夏、海浮石降气化痰平喘；当归、丹参活血化瘀。药证合拍，疗效显著。

医案3：

患者：陆某，女，4岁，2001年8月2日初诊。出生2年后即患哮喘，至今反复发作。冷热失常，进食生凉则易发作，发时喉中有声，咳吐困难，咳嗽，食螃蟹过敏加重，曾经发风疹，大便正常，手足心热，脐周时痛，多汗，两扁桃体大。舌苔黄腻，脉细滑。

辨证与诊断：风痰伏肺，肺热内郁，气阴两伤。

处方：功劳叶10g，南沙参10g，北沙参10g，大麦冬10g，太子参10g，僵蚕10g，苍耳草10g，蝉蜕3g，广地龙10g，炙桑皮10g，射干6g，法半夏10g，平地木12g。

二诊：2001年8月30日。哮喘药后减轻，感冒影响不多，喷嚏，哮喘不严重，寐前多汗，手心烫，间有咽痛。治疗采用8月2日方加玄参10g，蚤休10g，泽漆6g，以资巩固。

按语：本案年幼病患哮喘，反复发作，小儿多为纯阳之体，则痰从热化者居多。肺热内郁，肺失清肃，故见发时喉中有声，咳吐困难，咳嗽；常伴有喷嚏、风疹等属肺风征象，食螃蟹过敏症状加重乃属脾风作祟；病久耗气伤阴则手足心热，多汗。药取功劳叶、南北沙参、大麦冬、玄参、太子参益气清养肺阴，复以僵蚕、广地龙、蝉衣、苍耳草祛风化痰，炙桑皮、射干、法半夏、平地木清热肃肺平喘，蚤休、泽漆清热化痰利咽。诸药合参，肺得清养，痰消气降而哮喘告平。

医案4：

患者：孙某，男，10岁。2006年12月14日初诊。患儿为过敏体质，有鼻炎、哮喘病史，经常发作，需用西药控制。常咳，痰少，气温变化时明显，鼻流清涕，口不干，口唇红，苔中部黄薄腻质红，脉细滑。

辨证与诊断：哮喘，证属阴虚肺热，风邪上受。

处方：功劳叶10g，南沙参12g，北沙参12g，大麦冬10g，太子参10g，炙僵蚕10g，露蜂房10g，苍耳草10g，炙桑皮10g，炒黄芩10g，炒玉竹10g，鱼腥草15g，丝瓜络10g，生甘草3g。

二诊：2006年12月28日。受凉后仍有咳喘，咳甚则喘，喉中哮鸣，无痰，喷嚏不多，口干，口唇红。苔黄质红，脉细滑。原方加炙白前10g，炙射干10g，平地木15g。

三诊：2007年1月18日。昨日哮喘小有发作，咳嗽，口干，口唇红。平时不咳。苔黄质红，脉细滑。原方加知母6g，炙白前10g，炙射干10g，泽漆10g。

四诊：2007年4月2日。哮喘未见发作，偶有单声咳嗽，手足心热，鼻痒，唇红，苔黄质红，脉细滑。原法巩固。原方加地骨皮10g，蝉蜕3g。

此后随访患者年余，未见哮喘发作。

按语：本案与案3相比，同是气阴两伤，但前者偏于痰，喉中有声，咳吐困难，选用半夏、地龙、蚤休、泽漆之属；本案侧重于热，表现为口唇偏红，苔黄腻质红，故加黄芩、玉竹、鱼腥草、知母以清肺热。所用丝瓜络一味，功在祛风止咳、清热化痰、凉血、通络，且有抗过敏作用，用之殊为恰当。

医案5：

患者：杨某，女，22岁，2000年11月20日初诊。哮喘起于幼年，反复发作，近年来发作虽然不频，但常有过敏症状，鼻塞，流涕，喷嚏，身有湿疹，目痒，经潮量少，并有吐泻反应，腹痛喜温，苔薄腻淡黄，舌质淡红，脉细滑。

辨证与诊断：哮喘，证属风痰伏肺、肺肾两虚。

处方：蜜炙麻黄5g，射干10g，炙僵蚕10g，蝉蜕5g，苍耳草15g，辛夷5g，泽漆10g，法半夏10g，肉桂3g(后下)，当归10g，炒苏子10g，橘皮6g，前胡10g，五味子5g，南沙参10g，北沙参10g，太子参10g。

二诊：2000年12月7日。药后喷嚏、鼻涕、湿疹均减，晨起咽痛，口苦，已无哮鸣音，苔薄质红，脉细滑。守原法为丸缓图。方用11月20日方去肉桂，加地龙10g，大麦冬10g，紫河车5g，桑皮10g，水泛为丸，如梧桐子大，每服6g，日2次。

按语：哮喘病起于幼年，风痰夙根伏肺，风邪引触，而致肺气壅实，升降失司，久发精气匮乏，肺肾摄纳失常，气不归原，凝津为痰，上逆干肺，故见哮喘反复发作，常有风邪过敏症状，表现鼻塞、流涕、喷嚏、目痒、身有湿疹，并有吐泻反应，咽痛，口苦。方取射干麻黄汤、苏子降气汤等方意，祛风痰、止咳喘、养阴润肺为旨，药用炙麻黄、射干、苏子宣肺降气平喘，辛夷宣通鼻窍，泽漆化痰利咽，僵蚕、蝉蜕、地龙、苍耳草祛风化痰，太子参、南北沙参、五味子益气养阴化痰，佐肉桂温补脾肾，纳气归元。首诊即获明显疗效，继以桑皮、地龙加强泻肺平喘通络之功，麦冬、紫河车补益肺肾，纳气平喘，且改用丸药，以其久病病疾，非一日之功可图也。

黄吉赓医案

医案1：

患者：傅某，女，4岁。2009年4月2日初诊。咳痰1个月，加重伴哮鸣3天。呛咳，咽痛，痰呕出，夜哮起坐则减，汗多，纳减，口干饮多，胃脘不适，尿黄，大便日一行，苔根腻、微淡黄、少津，舌黯红，脉小弦。服氨茶碱1/2粒，每日2次，美喘清1/2粒，每日2次，症情未缓解。

辨证与诊断：咳嗽变异型哮喘，证属肺气上逆、宣降失司。

治法：清热宣肺，降逆定哮。

处方：射干麻黄汤合小柴胡汤加减。组成：射干15g，炙麻黄5g，桑白皮10g，前胡10g，制半夏15g，柴胡15g，黄芩15g，紫菀15g，款冬花15g，枳壳9g，桔梗9g，生甘草

9g, 丹参15g, 郁金15g, 桃杏仁各9g, 炙苏子9g, 沉香5g(后下), 厚朴12g, 黄连3g, 吴茱萸1g, 海螵蛸30g, 麻黄根12g, 莱菔子30g, 炙鸡内金15g。水煎服, 1剂服2日, 服1周。龙星片3粒, 每日3次。

二诊: 2009年4月10日。患者咳减大半, 喉间痰鸣, 无哮鸣, 脘腹不适, 纳稍增, 口干减, 尿微黄, 苔薄微黄、少津, 舌黯红, 脉小弦。方证相应, 已效, 唯脾虚失运尤存, 增入健脾助运之品, 原方改炙鸡内金20g, 加太子参15g, 莪白术各15g, 茯苓15g。再进1周, 龙星片3粒, 每日3次, 共服1个月余, 以断其根。

按语: 叶天士在《临证指南医案》中指出:"哮症多有兼喘, 而喘有不兼哮者。"后世医家多崇此说, 而哮喘连称, 黄老认为哮必兼喘是指一种反复发作的独立疾病, 但亦可见到只哮不喘, 此乃病情较轻的早期哮证, 如小儿哮喘即大多哮而不兼喘。喘不必兼哮, 是指多种急慢性病的一个症状, 同样, 喘也可兼哮, 在病情较重的晚期哮证, 即可见到先喘而后喘哮并发者。这是由于患者发病的不同阶段、年龄的长幼、体质的差异等原因, 故有只哮不喘者, 先哮后喘者, 哮喘并发者等情况, 正如黄老所常言的"哮未必兼喘, 喘亦可兼哮"。可见, 哮和喘既要区分, 但又不可割裂, 故在治疗上多采用平喘与定哮兼顾的方法, 往往取得比较好的效果。该患者病程1个月, 年仅4岁, 为只哮不喘者, 诊其为哮证, 证属热哮, 为肺气上逆, 宣降失司, 以致成病。在药物的使用上, 黄老喜用地龙制剂治疗哮喘, 中药地龙性味咸寒降泄, 具有清热、息风、通络的功效。20世纪30年代, 发现地龙尚有解除支气管平滑肌痉挛的作用, 之后又肯定其抗组胺的功能。黄老分别于20世纪60年代用苏地龙注射液肌内注射, 20世纪80年代用鲜地龙液舌下含服治疗哮喘患者, 均取得了良好的效果。而黄老所研制的复方地龙制剂经过5次修改, 共临床观察1626例, 最后确定以地龙、南星为主, 并定名为复方龙星片。临床运用时, 根据病情的轻重, 每次4~8粒, 每日3~5次, 大多能取得满意的疗效, 已作为呼吸道疾病见有咳嗽、哮症状的常用药。

医案2:

患者: 许某, 女, 36岁。2009年7月8日初诊。喘息甚则不能平卧30余年。间断咳嗽, 喉痒, 无痰, 夜间胸闷, 可平卧, 纳可, 口不干, 喘息, 曾服"秘方"半年, 缓解2个月后复发。舌黯红少津, 有齿印, 苔少, 脉细。

辨证与诊断: 哮证(支气管哮喘), 证属痰饮阻肺。

治法: 宣肺祛痰, 下气止咳, 平喘定哮。

处方: 射干麻黄汤加减。组成: 射干15g, 炙麻黄6g, 紫菀15g, 款冬花10g, 炙苏子15g, 前胡10g, 厚朴10g, 丹参15g, 郁金15g, 陈皮10g, 枳壳9g, 桔梗9g, 甘草9g, 桃杏仁各9g, 麻黄根12g, 沉香粉(分吞)3g, 黄连3g, 吴茱萸1g, 海螵蛸30g, 莱菔子30g, 14剂。龙星片每日3次, 每次6片。

二诊: 2009年7月22日。服上药2天起效。现咳减大半, 咽喉不适, 痰多, 易咳, 夜哮无, 喘减, 口干不思饮, 神疲乏力, 汗多, 腰痛, 夜尿1~2次, 舌黯红, 体胖, 苔薄, 脉细。原方加太子参15g, 茯苓15g, 莪术15g, 白术15g以健脾化痰。

按语: 患者喘息日久, 肺气不利, 气机升降失常, 停阻于胸, 故见咳嗽、胸闷, 动则气喘, 痰饮阻肺, 搏击有声可见夜哮, 故治拟清肺化痰、纳气平喘定哮, 佐以活血降气之品。方用射干麻黄汤加减以宣肺祛痰，下气止咳，平喘定哮。方中沉香粉纳气平喘，炙苏子降气宽胸，枳壳、桔梗升降配合以调达气机、宽胸平喘，麻黄根以敛麻黄发散之性，佐以丹参、郁金、桃仁活血化瘀。患者素有胃疾，故予以黄连、吴茱萸、海螵蛸、莱菔子抑酸护胃。患者服药2天后起效，14剂咳已大减，无夜哮，喘亦减轻，偶有咳痰，但见神疲乏力，汗多，腰痛，为久病脾肺肾亏虚，肺气不足之象，故拟原方加太子参、茯苓、白术取四君子汤之意以健脾益气、培土生金，加莪术以增活血之功。

医案3：

患者：高某，男，34岁。2008年12月24日初诊。哮喘反复发作7年余，加重1周。咳嗽，喉痒，痰中等量，白黏，易咳，夜喘，胸闷，可平卧，纳可，口干，大便日一行，偏烂，苔薄微黄少津，舌偏黯，脉弦。近1周来咳嗽咳痰、胸闷加重，因而来诊。对花粉、尘螨、酒精过敏。

辨证与诊断：哮证（支气管哮喘），证属痰饮证。

治法：温肺化饮，平喘定哮。

处方：射干麻黄汤加泽漆汤。组成：射干15g，炙麻黄6g，细辛3g，泽漆30g，紫菀15g，款冬花10g，陈皮10g，半夏15g，柴胡15g，枳壳9g，桔梗9g，甘草9g，丹参15g，郁金15g，黄芩15g，炙苏子9g，沉香粉3g，麻黄根12g，莱菔子30g，黄连3g，吴茱萸1g，海螵蛸15g，生姜3片，大枣30g。14剂。泽漆片2粒，每日2次，以加强化痰作用。

二诊：2008年12月31日。服药14剂后，夜喘胸闷稍减，自觉稍松快，苔薄微黄且干，舌黯红，脉弦滑。近嗳气增，腰酸，怕冷。原方加仙灵脾10g，川牛膝15g，服21剂。

三诊：2009年1月15日。痰减而复增，不易咯1周，余症如前，苔厚腻淡黄少津，舌黯红，脉弦。守方续进，去沉香改降香5g，服21剂。

四诊：2009年3月12日。咳嗽咳痰续减，咳痰较爽，胸闷，无哮喘，口不干，余无不适，苔薄腻，淡黄少津，舌黯红，脉弦。原方炙苏子改为1.5g，加茯苓15g，服用14剂。

按语：患者哮喘迁延日久，朱丹溪有云："哮喘专主于痰。"痰伏于肺中，每每偶感诱因则触动伏邪，发生哮病，故在治疗哮病之时，应将化痰平喘贯穿始终，黄老取射干麻黄汤合泽漆汤加减治之，其中射干麻黄汤宣肺祛痰，下气止咳，方中麻黄宣肺气，射干、泽漆开痰结，细辛温化痰饮，半夏、紫菀、款冬花除痰下气，枳壳、桔梗一上一下通调气机，宣肺化痰，苏子、沉香下气平喘定哮，丹参、郁金活血通络。黄老同时主张肺脾同治，兼顾脾胃，本患者既往有胃病史，故予以黄连、吴茱萸、海螵蛸抑酸护胃。

张磊医案

医案1：

患者：梁某，女，48岁。2006年2月22日初诊。咳嗽胸闷气喘1个月余，感冒后加重4天。1个月前受凉后出现咳嗽胸闷气喘，经输液治疗（药物不详）减轻，4天前受凉感冒后加重。现症：咳嗽，气喘，胸闷，心慌，吐少量白痰，咽干痒，昼轻夜重，恶寒发热不明显，平时体质较差，易感冒，小便频数，大便可。

辨证与诊断：咳嗽、喘证，证属风邪袭肺。患者素有哮喘，肺气虚弱，内有伏痰，风邪外袭，内外合邪，肺失肃降。

治法：疏风宣肺，清热平喘。

处方：三拗汤加味。组成：墨旱莲30g，女贞子15g，川续断、杏仁、黄芩、白僵蚕、干广地龙、瓜蒌皮各10g，炙麻黄、蝉蜕、炙紫苏子、生甘草各6g。10剂，水煎服，每日1剂。

二诊：2006年3月8日。服药后气喘、咳嗽减轻，现胸闷气短，时有心慌，两膝关节不能弯曲用力，可走平路，不能上下坡，眠差，耳鸣，纳可，口干苦，时心烦，服药后自感药物性凉，腰中作痛，二便可，舌质淡红，苔黄腻，脉细。药用杏仁、桂枝、白芍、厚朴、当归、炒枳壳、瓜蒌仁、茯苓、陈皮、黄芩、威灵仙各10g，炙紫苏子、炙甘草、炙麻黄各6g，生姜3片，大枣（切开）4枚为引。10剂，水煎服，每日1剂。

三诊：2006年3月27日。服药18剂，气喘、咳嗽减轻，见凉气则感有痰，痰较深，不易咳吐，痰白呈泡沫样，胸闷气短，动则气不相接，口苦心烦，月经量多，且拖延时间长，约20天干净，不欲饮水，双膝关节在上下坡时疼痛，饮食正常，大便不干，小便频数，色不黄，失眠多梦，耳鸣，舌质淡红，苔薄，脉细。药用海浮石30g（包煎），桔梗15g，厚朴、杏仁各12g，桂枝、白芍、黄芩各10g，炙甘草6g，炙紫苏子、炙麻黄各3g，生姜3片，大枣4枚（切开）为引。临床治愈。

按语：本例患者有喘证病史10余年，肺气虚弱，内有伏痰，复感外邪，肺气郁闭，宣降失常，故气喘胸闷，咳嗽；肺病及肾，肾气受损，固摄无力，则小便频数，月经量多。张氏用三拗汤合二至丸加味，宣肺清热，固护下元，用药后咳嗽日轻。后用桂枝加厚朴杏子汤、苏子降气汤化裁，降气平喘，祛痰止咳巩固治疗。若以证外之证衡之，"小便频数，月经量多"为肺肾气虚，固摄无力所致，非阴虚热迫所为，故又当注意其杂。张氏认为，临床上对于咳、喘病，在辨证基础上加入小量麻黄、炙紫苏子，效果较好。

医案2：

患者：刘某，男，75岁。2006年2月22日初诊。间断性胸闷气短喘息10余年，再发月余。1989年发现"肺气肿"，间断性出现胸闷气短喘息，2005年12月5日受凉后再发，12日某医院胸部CT：两肺大疱，肺气肿，右侧胸膜增厚。现症：胸闷，气短，喘息动甚，稍微活动则身发颤，手腿颤，二便失禁，晨起咽部有痰，咳吐不利，大便不干，平素身畏寒，舌质暗红，苔黄乏津，脉数弦大。现给予持续吸氧。

辨证与诊断：哮喘，证属浊邪阻肺，郁而化热，热灼肺气，肺失清肃，宣降失常。

治法：用涤浊法。

处方：涤浊汤（自拟方）合葶苈大枣泻肺汤。组成：苇根、冬瓜仁、生薏苡仁、海浮石（包煎）各30g，葶苈子15g（包煎），桃仁、桔梗、黄芩、桑白皮、地骨皮各10g，猪牙皂、炙紫苏子各6g，大枣6枚（切开）为引。10剂，水煎服，每日1剂。

二诊：2006年3月3日。咳嗽吐痰减轻，仍胸闷气喘，活动后明显，气短心慌，食欲欠佳，口干渴，大便日4~5次，尿频有解不尽感，活动时颤动，舌质暗，苔白厚，脉弦大数减轻。可以间断吸氧。患者属本虚标实，心肺俱衰，但邪实明显，以驱邪为主，扶正为辅。药用：苇根、冬瓜仁、生薏苡仁、海浮石（包煎）、炒山药各30g，葶苈子（包煎）、党参各15g，桃仁、桔梗、黄芩、桑白皮、地骨皮、麦门冬、五味子、茯苓各10g，炙紫苏子、当归、生甘草各6g,大枣(切开)6枚为引。10剂,水煎服,每日1剂。

三诊:2006年3月22日。胸闷气喘减轻,食欲改善,活动气短心慌,舌质淡红,苔白腻,脉中取则弦,按之则软。药用:炒山药、苇根、冬瓜子仁、生薏苡仁、海浮石(包煎)各30g,百合、麦门冬各20g,党参15g,山茱萸、五味子各10g,生甘草6g,炙麻黄3g,大枣(切开)6枚为引。10剂,水煎服,每日1剂。先后加减服药3个月余,病情明显好转。

按语:本例患者年逾古稀,正气虚弱,病程10余年,呼吸困难,张口抬肩,持续吸氧,病情较重。患者既有心肺肾气虚衰,又有痰湿、热瘀阻滞,治疗颇为棘手。张氏根据正邪盛衰,权衡攻补利弊,结合临证经验,首先使用涤浊法,用涤浊汤合葶苈大枣泻肺汤,荡涤肺中浊阻之邪,以安其清肃之所;二诊用药攻补兼施,以攻为主,补益心肺为辅,方用涤浊汤合生脉散,益气养阴;三诊用药以扶正为主,健脾补肺,培土生金,杜绝生痰之源,滋阴补肾,培补肺气之根,涤浊宣肺为辅,以顺肺性。治疗此类疾患,总以"涤浊"为法,适当加入他法,往往取得良效,至少可以减缓肺气肿加剧之进程。

医案3:

患者:邢某,男,58岁。2005年11月25日初诊。胸闷气喘心慌5年、有慢性咳嗽病史10余年。近5年胸闷、气喘、心慌,动则甚,左前胸及后背痛,喉中痰鸣,耳鸣,口干不苦,咳嗽吐白痰,食欲可,大便溏日2次,小便有解不尽感,舌质淡红,苔薄白,脉沉滑,有乙肝"小三阳",肝功能正常,嗜好烟酒。

辨证与诊断:哮喘,证属痰浊阻肺,肺失宣肃,气机郁滞,肺病日久,由气及血,心气受损。

治法:涤浊降气平喘。

处方:冬瓜仁、生薏苡仁、海浮石(先煎)各30g,厚朴、茯苓各12g,桂枝、白芍、杏仁、黄芩、白前、橘红、炒枳壳各10g,生甘草6g,生姜3片,大枣(切开)4枚为引。12剂,水煎服,每日1剂。

二诊:2005年12月9日。服上药胸闷气喘、心慌明显减轻。现咳嗽,晨起吐白痰,量多,颈痛,左前胸及后背痛,大便溏日2次,小便有解不尽感,夜尿多,4~5次,口苦不干,喝羊肉汤则耳鸣,脉弦滑,舌苔较厚,舌质略暗。药用冬瓜仁30g,生薏苡仁30g,厚朴12g,桂枝、白芍、杏仁、清半夏、橘红、炒白术、茯苓、炒枳壳、黄芩各10g,炙甘草6g,炙紫苏子、炙麻黄各3g,生姜3片,大枣(切开)6枚为引。15剂,水煎服,每日1剂。

三诊:2005年12月28日。服上药胸闷气喘、气短咳嗽明显减轻,可耐受轻微体力活动,仍咳嗽晨起重,吐白色泡沫黏痰,咳甚背部稍痛,大便稍成形,每日1~2次,小便频,舌质略暗,苔白滑而腻,舌体大,有齿痕,脉略数。照上方加海浮石30g(包煎),白前、白果各10g。18剂,水煎服,每日1剂。

按语:本例患者咳喘10余年,痰浊阻肺,肺失宣肃,气机郁滞,肺病日久,由气及血,心气受损,故气喘心慌。治宜桂枝汤调和营卫,益其心气。方中厚朴、杏仁降逆而破窒,冬瓜仁、生薏苡仁、海浮石涤浊化痰治其标,白术、茯苓、陈皮健脾祛湿,培土生金,杜其生痰之源。全方标本兼顾,补泻相依,效果显著。本方主要有桂枝加厚朴杏子汤、茯苓杏仁甘草汤和橘枳姜汤加减化裁，后又融入二陈汤，达到肺脾心同治，并注意其标热，使较重的肺心病得到缓解。

医案4：

患者：耿某，男，65岁，农民。2006年4月10日初诊。3年前因胸闷哮喘在县医院诊为"支气管炎、肺气肿"。现症见：胸闷气喘，时哮鸣，痰多色白而稠，寐安，二便正常，血压有时高，声音嘶哑，但口不干，不多饮，舌质红稍暗，苔薄白而干，脉沉滞有力。既往史：有肺结核病史。CT提示：①慢支，肺气肿合并肺大泡；②两上肺陈旧性肺结核；③肺门占位可能。

辨证与诊断：喘证，证属浊邪阻肺，气道堵塞，气机不畅，肺失宣降，其气上逆，发为喘证。

治法：以涤浊法治之。

处方：涤浊汤（张磊经验方）。组成：苇根、冬瓜仁、生薏苡仁、海浮石（包煎）各30g，桃仁、制半夏、陈皮、茯苓、黄芩各10g，炒白芥子、炙紫苏子、炒萝卜子、生甘草各6g，炙麻黄3g。10剂，水煎服，每日1剂。

二诊：2006年5月8日。服上药胸闷、哮喘均减轻，夜寐可，纳增，现痰多咳嗽难咳，声音嘶哑，夜寐可，咽干，不欲多饮，活动后气不接续，上楼易喘，舌质红有裂纹，苔薄白，脉沉滞有力。照上方加桔梗15g，知母、木蝴蝶各10g，当归6g。20剂，水煎服，每日1剂。

三诊：2006年6月5日。服上药后胸闷、哮喘明显减轻，遇凉则咳，痰少难咳，声音嘶哑，动则气喘，咽干前半夜明显，后半夜缓解，不多饮，大便溏，唇暗，舌质暗有裂纹，苔白干，脉细。药用：苇根、冬瓜仁、生薏苡仁、海浮石（包煎）各30g，黄芩、地骨皮、桑白皮、桃仁各10g，猪牙皂、炙紫苏子、橘红、生甘草各6g，炙麻黄3g。20剂，水煎服，每日1剂。

按语：本例患者长期吸烟、嗜酒，致生痰生热，浊邪阻肺，肺失宣肃，出现胸闷气喘，痰多而稠；浊阻日久，经脉瘀滞，肺气壅郁，气逆痹阻，气道失养，声音嘶哑。此非肺气虚弱，为浊阻肺脏，金实不鸣之候，故治疗采用涤浊法，清除肺中浊邪，少佐麻黄、炙紫苏子以宣之降之，缓其喘闷之急。张氏认为，治疗此证，关键在于"涤浊"，浊邪不去，病难渐轻，而且会渐重。所以说，涤浊是治疗此证的着眼点。此外，在辨治中，当注意到CT检查的险恶之候。

许建中医案

医案1：

患者：郭某，女，25岁。1991年3月25日初诊。喘憋反复发作1年，加重20天。患者1年前因吸入花粉、气候变化或进食生冷后出现喘憋，曾到内蒙古当地医院就诊，诊为支气管哮喘，用地塞米松及喘定有效。20天前受凉后咳喘再次加重，自服氨茶碱0.1g，每日3次，泼尼松10mg，每日1次，症状稍有缓解，今日来院就诊。刻下见：喘憋，喉中哮鸣有声，尚可平卧，动则喘甚，咳嗽，痰黏稠色黄，量多，尚易咳出，伴恶寒发热，气逆胸闷，汗出较多，纳一般，眠差，二便调，患者平素畏寒，舌质红，苔黄腻，脉滑数。

辨证与诊断：哮病（支气管哮喘），证属痰热内壅，风热表虚型。患者自汗，平素畏寒，为表虚卫气不固；胸膈素有痰滞，复感风寒之邪，痰郁化热，内外合邪，痰气交阻，肺气塞闭，气机升降失调，可见喘憋，喉中哮鸣有声，动则喘甚，咳嗽，痰黏稠色黄，量多，尚易咳出，气逆胸闷；外感寒邪可见恶寒发热，舌苔黄腻；脉滑数者为痰热内壅，外感风寒之舌苔脉象。

治法：清热化痰，降气平喘。

处方：定喘汤加减。组成：浮小麦30g，桑白皮、杏仁、五味子各15g，白果、半夏、炙紫苏子、黄芩各12g，麻黄、款冬花、厚朴、甘草各10g，茯苓8g，麻黄根、黄柏、细辛、干姜各6g。7剂，水煎服，每日1剂。继服泼尼松10mg，每日1次，茶碱缓释片0.1g，每日2次，以控制哮喘。嘱忌辛辣饮食。

二诊：服药7剂后，呼吸困难明显减轻，双肺呼吸音粗，可闻及少许散在哮鸣音。此时恐定喘汤过于寒凉，且症状已减轻，因此以原方去黄芩、黄柏加焦三仙，以巩固疗效。连服14剂，泼尼松逐渐减量至2.5mg，每日1次，至3周后停服，诸症俱失。嘱患者服用玉屏风散以益气固表，以及六味地黄丸以滋补脾肾。随访1年，病未再发。

按语：本例患者为痰热内壅，风热表虚型哮病。许氏方用定喘汤清肺化痰，降气平喘。方中五味子、浮小麦、麻黄根敛肺止汗，黄柏、黄芩清肺化痰，茯苓、厚朴健脾燥湿化痰，患者有外寒内饮证候，佐以细辛、干姜温肺化饮。全方共奏清热化痰、降气平喘之功。哮病治疗，因人而异，个体化治疗非常重要。本例属痰热之证，但因平素畏寒，故在清热化痰方中加入适量细辛、干姜，温肺宣通，更增疗效。

医案2：

患者：成某，女，42岁。1991年2月21日初诊。患者喘憋反复发作30年，常因着凉、生气而发病。患者30年前因感冒出现喘憋，曾到西医医院就诊，经气道激发试验确诊为支气管哮喘，未系统治疗，此后每遇劳累受凉，喘憋反复发作，近1个月来发作频繁，此次因受凉、生气发作，喘憋加重，在家自服氨茶碱、化痰止咳类中成药，疗效不佳，来院就诊。刻下见：喘憋，动则加重，咳嗽，咳少量泡沫白痰，胁肋胀痛，纳呆，眠差，二便调。胸透示：双肺纹理增粗；血常规示：白细胞计数增高；查其舌淡红苔黄，少津，脉弦细。

辨证与诊断：哮病（支气管哮喘），证属痰湿内阻，肝郁气滞型。此为七情、寒邪所伤，外感寒邪，引动宿痰，寒痰阻滞，气机不畅，则见喘憋加重，咳嗽，咳少量泡沫白痰；患者平素爱生气，肝郁气滞，肝气犯胃，可见纳呆，肝火扰心，可见眠差。

治法：疏肝理气，化痰祛湿，祛风平喘。

处方：二陈汤加味。组成：代赭石20g，射干、穿山龙各15g，陈皮、炙紫苏子、柴胡、合欢皮、白芍、五味子各12g，法半夏、茯苓、甘草、蝉蜕各10g，白僵蚕6g。7剂，水煎服，每日1剂。茶碱缓释片0.1g，每日2次，酮替芬1mg，每日1次。嘱避风寒，畅情志。

二诊：服上方7剂后，咳喘症状好转，咳痰量减少，睡眠好转。效不更方，上方去合欢皮，加白术、黄芪、防风以益气固表。再服7剂后，症状基本消失，复查血常规正常。嘱患者继服固本咳喘片巩固疗效，随访半年，半年内未再加重。

按语：本例患者常年肝气不舒，肝火旺盛，肝木伐金，此类哮病除针对本病宣肺化痰，止咳平喘外，宜注意应用疏肝理气及培土生金之法从肝论治。方用二陈汤健脾燥湿化痰，方中射干、炙紫苏子降气平喘，柴胡、白芍、代赭石、五味子、合欢皮疏肝理气平喘，辨证与辨病相结合，应用现代医学研究有激素样作用的穿山龙、蝉蜕、白僵蚕等祛风平喘药。全方共奏化痰祛湿、祛风平喘、疏肝理气之功。

医案3：

患者：陈某，女，42岁。2006年6月26日初诊。患者反复咳喘13年，每因着凉、感冒而发病。患者13年前受凉后出现咳喘，初期服氨茶碱有效，近3年咳喘频发，多次在院外治疗，被诊断为支气管哮喘发作、过敏性鼻炎，给予二代头孢菌素、氨茶碱、万托林治疗，症状缓解。今晨吸入灭蚊剂气味后咳喘加重，动则喘甚，自述服上药无效。胸闷喘憋，动则甚，不能平卧，汗多，气促，心悸，咳嗽咳痰，量少色白，咽痒，鼻痒，打喷嚏，饮食可，二便调。查体：双肺可闻及散在干性啰音及哮鸣音，未闻及湿性啰音。血常规：白细胞9.9×10^9/L，中性粒细胞59.2%，淋巴细胞36.1%。胸透：未见异常。查其舌红，苔薄黄，脉滑。

辨证与诊断：诊为哮病重度（支气管哮喘急性发作），证属肺气虚、痰热壅肺型。患者肺病日久，肺气已虚，自汗多，易感外邪，引动宿痰，痰热阻肺，影响肺之宣发肃降功能，可见喘憋，动则甚，气促咳嗽咳痰，量少色白；风邪犯肺，肺开窍于鼻，可见咽痒，鼻痒，打喷嚏。

治法：益气固表，清肺化痰，止咳平喘。

处方：玉屏风散合麻杏石甘汤加味。组成：生石膏18g，黄芪、黄芩、紫菀、款冬花、金银花、连翘各15g，白术12g，防风、杏仁、白果各10g，麻黄、半夏各9g，干姜、甘草各6g。7剂，水煎服，每日1剂。配合使用茶碱缓释片0.1g，每日2次。曾用舒利达（50/100）1吸，每日2次，酮替芬1mg，每日1次。

二诊：服药7剂后，喘憋好转，咳嗽次数减轻，但在此期间患者感受风寒，症见舌淡，苔白，脉弦滑，证型转向肺气虚、外寒内饮型，因此易方为小青龙汤合玉屏风散加减。但因患者久病入络，故应适当增加活血药，连服14剂。

14剂后，患者症状基本得到控制，以后2个月逐步减量西药至停用。再予玉屏风颗粒益肺固表，长期服用，以巩固疗效。

按语：本例初始证型为肺气虚、痰热壅肺，方用玉屏风散益肺固表，麻杏石甘汤清肺化痰，以白果、黄芩、半夏、紫菀、款冬花、金银花、连翘降气平喘，清肺化痰，众多凉药之中佐以干姜护胃。复感外邪后，证型改变，故及时改变用药，获得良效。在治疗过程中，许氏认为，病久者，应该注意患者肺气虚的本质，对应治疗加益肺固表，祛邪不忘扶正。

医案4：

患者：赵某，女，58岁。2006年3月27日初诊。胸憋气喘反复发作10年余，每遇凉气或感冒时发作。患者10余年因吸入异味而出现喘憋，在北医三院诊断为支气管哮喘，经治疗（药不详）后缓解。此后每遇寒凉、感冒，喘憋反复发作，昨日无明显诱因出现胸憋气喘，今日来院就诊。刻下见：咳嗽，气短，喘憋，喘憋影响夜眠，干咳无痰，口干多饮，纳可，二便通畅，患者神志清楚，精神可。听诊：咳声响亮，双肺散在干性啰音。查其舌质暗，苔薄白，少津，脉沉弦。

辨证与诊断：哮病（支气管哮喘急性发作），证属肺阴虚，痰瘀壅肺证。病有夙根，久病肺阴耗伤，复感风热，在表未解，热与痰结，肺之宣降失常，则可见喘憋；热邪伤人津液，可见干咳无痰，口干多饮；痰阻脉络，久病瘀血阻滞，则见舌暗；苔薄白少津，脉沉弦为肺阴虚、痰瘀壅肺之舌苔脉象。

治法：养阴清肺，宣肺定喘，活血化痰。

处方：百合固金汤加减。组成：生石膏、板蓝根各20g，生地黄、麦门冬、玄参、瓜蒌、紫菀、款冬花、枇杷叶、丹参各15g，百合、百部、杏仁、射干、白果、川芎各12g，麻黄10g。7剂，水煎服，每日1剂。配合茶碱缓释片（0.1mg，每日2次；酮替芬1mg，每日1次）。忌辛辣饮食，避风寒。

二诊：服药7剂后，咳嗽次数减少，双肺干性啰音较前减轻，患者症状减轻。继以上法治疗，适当加减。原方以浙贝母易百部以加强化痰之力，余不变。

连服21剂后，诸症俱消，嘱患者继服固本平喘片及养阴清肺膏以巩固疗效。随访3个月，病未再发。

按语：本例为支气管哮喘急性发作，许氏认为哮病反复发作，多本虚标实之证，宜攻补兼施。方用百合固金汤治疗。方中生地黄、百合、玄参、麦门冬益气养阴，射干、白果、瓜蒌、百部、紫菀、款冬花、枇杷叶、板蓝根降气化痰，丹参、川芎活血化瘀。全方共奏养阴清肺、宣肺定喘、活血化瘀之效。

医案5：

患者：郝某，女，30岁。2006年3月27日初诊。喘憋反复发作5年余，每遇受凉或吸入异味时发作。患者有哮喘史5年，每遇受凉或吸入异味易复发，平素易感冒。3天前，患者受凉后再次出现胸憋气短，自服氨茶碱，症状稍有好转，但未完全控制，今日来院就诊。刻下见：胸憋气短，喘憋影响夜眠，干咳无痰，口干，欲饮，咽干，二便调，舌尖红，苔薄白，少津，脉沉弦。

辨证与诊断：哮病（支气管哮喘急性发作），证属肺阴虚，燥热犯肺型。患者平素阴虚内热体质，复感外邪，表邪不宣，化热入里，引动宿痰犯肺而发为喘憋；热邪灼津，燥热伤肺，则见干咳无痰，口干，咽干；舌尖红，苔薄白，少津，脉沉弦为肺阴虚、燥热犯肺之舌苔脉象。

治法：滋阴润肺，止咳平喘。

处方：百合固金汤合麻杏石甘汤。组成：鱼腥草30g，生石膏、板蓝根、浙贝母各20g，生地黄、麦门冬、瓜蒌、丹参、前胡各15g，百合、杏仁、射干、白果、川芎各12g，麻黄10g。7剂，水煎服，每日1剂；配合茶碱缓释片（0.1g，每日2次），酮替芬1mg，每日1次。忌辛辣饮食，避风寒。

二诊：服药7剂后，咳嗽次数减少，双肺干性啰音减少。由于患者平素易于感冒，肺脾气虚，故予玉屏风散合四君子汤加减以益气固表，健脾。

连服14剂后，停用茶碱缓释片，继以固本咳喘片及六味地黄丸巩固疗效。酮替芬

1mg，每日 1 次，2 个月后停服。随访 3 个月，病情平稳。

按语：本例患者为阴虚内热体质，感受寒邪易于入里化热，热邪灼津，燥热伤肺。许氏选用养阴平喘之品，以生地黄、百合、麦门冬养肺肾之阴，瓜蒌、杏仁、生石膏、白果、麻黄、前胡、浙贝母、鱼腥草清肺化痰，平喘止咳，射干、板蓝根清热解毒。全方共奏滋阴润肺、清肺化痰、止咳平喘之功。哮病发作时以攻邪为主，未发作时以补虚为主。久病往往本虚标实，治疗应攻补兼施，辨证与辨病相结合。哮病病机中血瘀证候贯穿疾病始终，现代药理研究，丹参、川芎具有扩张支气管平滑肌及活血化瘀，促进微循环的药理作用。

医案 6：

患者：张某，女，42 岁。1992 年 10 月 8 日初诊。素有吸烟史，喘憋反复发作 10 年，每因天气变化而发。患者 10 年前无明显诱因出现喘憋，在外院诊断为"慢性喘息性支气管炎"，未系统治疗，此后每因气候变化反复发作，近 1 个月因受凉后症状反复。刻下症见：喘憋，张口抬肩，动则喘甚，不能平卧，咳黄白痰，不易咳出，乏力，纳可，眠差，二便正常，舌质淡红，苔薄白，脉滑。

辨证与诊断：喘证（慢性喘息性支气管炎急性发作），证属寒痰壅肺，外束风寒证。患者内有停饮，此次外感风寒，阻遏阳气，肺气失宣，故症见喘憋，张口抬肩，动则喘甚，咳痰稀白，易咳，畏寒，乏力；饮停日久则化热，可见舌淡红，苔薄白，脉滑。

治法：解表散寒、温肺化饮兼清泄肺热，化痰平喘。

处方：小青龙汤加减。组成：穿山龙 30g，茯苓、广地龙各 20g，黄芩、炙紫苏子、紫菀、款冬花各 15g，半夏、橘红、前胡各 12g，炙麻黄、桂枝、黄连、五味子、干姜、浙贝母、炙甘草各 10g。7 剂，水煎服，每日 1 剂。加用泼尼松 10mg，口服，每日 1 次。忌辛辣饮食。

二诊：服药 7 剂后，症状好转，痰量减少，可平卧，继用前法。原方去黄连以防过于苦寒，连服 14 剂；泼尼松为 5mg，口服，每日 1 次。

经上治疗后，病情得到控制。嘱患者继服固本咳喘片巩固疗效，后随访 1 年，病未复发。

按语：本例为慢性喘息性支气管炎急性发作，许师以温肺化饮平喘为法，少佐清热解毒之品治之。患者素有停饮，复感风寒而诱发。外寒内饮，胶结不解，单纯解表则水饮不除，专于化饮则外寒不解，惟内外合治，风寒在表，郁热于里，解表散寒，温肺化饮兼清泄肺热，化痰平喘。许师以小青龙汤温肺化饮平喘，加紫菀、款冬花、前胡、浙贝母化痰止咳，穿山龙、广地龙止痉平喘，少佐黄芩、黄连清热解毒。共奏温肺化痰平喘之效。

医案 7：

患者：王某，女，70 岁。2005 年 11 月 9 日初诊。2005 年 3 月患者行左肺切除术，因着凉后气短、痰多 1 周来院就诊。近 1 周因受凉后，出现气短、喘憋加重，自服阿奇霉素，症状不见好转。刻下见：气短，喘憋，动则喘甚，夜间不能平卧，胸闷，咳嗽，咳黄白痰，痰量较多，易咳，乏力，心悸，面色㿠白，平素易感冒，纳、眠可，二便调，舌暗红，苔黄，脉象弦数。体检：双肺呼吸音粗，可闻及散在湿性啰音；胸透：双肺纹理增粗、紊乱，肺中代偿肺气肿征。

辨证与诊断：喘证（慢性喘息性支气管炎并肺部感染），证属肺气不足，痰热阻肺型。肺气不足则见喘憋，动则喘甚，面色㿠白，平素易感冒；复感外邪，风寒袭肺，入里化热，热灼津成痰，痰热阻肺，临床可见，胸闷、咳嗽、咳黄白痰，量多。

治法：益气固表，宣肺平喘。

处方：玉屏风散合麻杏石甘汤加减。组成：生石膏30g，生黄芪、浙贝母、板蓝根各20g，防风、紫菀、丹参、陈皮各15g，炒白术、杏仁、百部、川贝母各12g，麻黄、半夏各10g。7剂，水煎服，每日1剂。加用阿奇霉素0.25g，每日1次，口服。嘱避风寒，畅情志。

二诊：服上方7剂后，喘憋减轻，但咳痰量仍较多，舌红，苔黄，脉弦滑。痰热壅肺的表现仍旧明显，故治以清肺化痰、降气平喘。改用三子养亲汤合麻杏石甘汤荟汤加减。药用浙贝母、板蓝根、鱼腥草、生石膏各20g，紫菀、款冬花各5g，炙紫苏子、陈皮、白芥子、莱菔子、半夏、杏仁、竹茹各12g，胆南星、麻黄各10g。7剂，水煎服，每日1剂。停用阿奇霉素。嘱避风寒，适劳作。

三诊：服上方7剂后，喘憋较前明显减轻，痰热仍存，舌红，苔薄黄，少津，脉弦滑。热病日久伤阴，仍有黄痰。治以清肺化痰，滋养肺阴。方拟千金苇茎汤加减。药用苇茎45g，板蓝根30g，鱼腥草20g，北沙参15g，桑叶、桑白皮、麦门冬各15g，薏苡仁、桃仁、冬瓜子仁、陈皮、黄芩、半夏、胆南星各12g，炙麻黄10g。7剂，水煎服，每日1剂。嘱避风寒，畅情志。

四诊：服上方7剂后，咳喘基本控制。改治法为益气健脾、宣肺平喘、降气化痰。方以玉屏风散加味。药用当归45g，生黄芪、板蓝根、夏枯草各20g，太子参、陈皮、瓜蒌、款冬花、广地龙各15g，杏仁、射干、白果、百部、川贝母各12g，炒白术、防风、半夏、麻黄各10g。上方连服14剂，患者病情平稳（自本次中药治疗始，患者连服阿奇霉素1周后停用）。胸透示：双肺肺纹理增粗；听诊：双肺呼吸音清，未闻及干湿性啰音。后以玉屏风散口服，每日2次。随访3个月，病情平稳。

按语：本例喘证患者往往本虚标实，对于老年患者应注重标本兼治，在宣肺化痰、止咳平喘的同时，应注意使用益气养阴之法，才能取得满意疗效。

医案8：

患者：周某，男，74岁。2005年11月25日初诊。咳嗽，咳痰，胸闷反复发作10余年，常因着凉、感冒而发病。患者10余年前因受凉后出现咳嗽，咳白黏痰，曾到北大医院求诊，当时诊断为慢性支气管炎。治疗后好转，此后每遇受凉，天气变化，咳嗽，咳痰反复发作，多次来院住院治疗，素有吸烟史。诊断为慢性支气管炎、慢性阻塞性肺气肿。5天前因受凉后再次出现咳嗽，咳白黏痰，胸闷气短，自服感冒退热冲剂无效，今日来本院求医。刻下症见：咳嗽，咳白黏痰，胸闷，气短，纳、眠可，小便可，大便干，舌红，苔薄黄，少津，脉弦数。体检：双肺呼吸音粗，可闻及散在干性啰音。胸透示：双肺纹理增粗、紊乱，肋间隙增宽，透明度过度增强。血常规：白细胞8×10^9/L，中性粒细胞76%。

辨证与诊断：喘证（慢性支气管炎、慢性阻塞性肺气肿）。证属燥热伤肺，痰热壅肺型。此为燥热伤肺，引动宿痰，痰热壅肺，肺失宣降，发为气短，咳嗽，咳痰，胸闷；热邪伤津，可见大便干。

治法：养阴润燥，清肺化痰。

处方：桑杏汤加减。组成：麻仁、炒酸枣仁各30g，板蓝根20g，桑叶、生地黄、北沙参、瓜蒌、紫菀、款冬花各15g，黄芩、杏仁、射干、百部各12g，麻黄10g。7剂，水煎服，每日1剂。忌食辛辣、厚味之品。

二诊：服上方7剂后，咳嗽、气短症状好转，咳痰量减少，基本证型不变，效不更方，上方略作加减。加半夏、黄连清热化痰，并加干姜护胃。

7剂后，患者症状基本控制，表示不再服汤药，遂予以固本咳喘片巩固疗效。体检：双肺呼吸音清，未闻及啰音。

按语：本例慢性阻塞性肺疾患患者咳喘日久必伤肺阴，治疗应以清轻宜肺之品，辅以滋阴润燥，配以辛开苦降之品，在清宣同时配以干姜以护胃气，祛邪而不伤正。

林求诚医案

医案1：

患者：黄某，男，57岁。1999年1月3日初诊。咳喘、发热4天。患者4天前受凉后出现咳嗽，气喘，伴发热，最高体温达38.9℃，故来诊。就诊时发热，咳喘明显，痰黄稠难咳出，心烦，口干，大便已3日未解。查体：神志清楚，听诊双肺满布干湿性啰音，舌苔黄腻，脉象滑数，血气分析 PaO_2 65mmHg，$PaCO_2$ 45mmHg。胸片示：右上肺片状阴影，右下肺纹理增粗。此为外感风热之邪，引动伏痰，痰热壅肺，肺与大肠相表里，痰热闭肺，灼伤肺络，并可移热于大肠而致大便不通。

辨证与诊断：哮病（支气管哮喘合并右肺炎），证属痰热闭肺。

治法：清热宣肺，通里攻下。

处方：麻杏石甘汤加味。组成：麻黄6g，杏仁10g，生石膏30g，生大黄（后入）10g，全瓜蒌15g，厚朴10g，枳壳10g，桃仁10g。水煎服，每日1剂，连服3日。

二诊：1999年1月5日。服药后，当日即大便2次，开始便状如球，后移颇多，热退。3剂后咳喘明显好转，继予上方治疗半个月。

三诊：1999年1月20日。患者诉呼吸通畅，诸症皆除。复查胸片示：肺部阴影消失。血气分析：PaO_2 75mmHg，$PaCO_2$ 35mmHg。

按语：肺与大肠相表里，痰热闭肺，灼伤肺络，并可移热于大肠而致大便不通，运用通腑泄热不仅改善肺的微循环及通气功能，同时可以促进对肺组织有害的肠源类毒素的排除，肠道传导功能恢复正常，肺气自然肃降，咳喘自愈。

医案2：

患者：陈某，男，62岁。1997年10月12日初诊。反复咳嗽、气喘10余年，加重伴发热1周。患者10年前受凉后出现反复发作性咳嗽、气喘，近几年咳嗽发作频繁，时有胸闷，以秋冬季节尤甚。近1周来因着凉咳喘复发，不能平卧，喉中痰鸣，痰呈白色泡沫状，量多。就诊时见咳嗽频发，喘促明显，伴发热，胸闷纳呆，口干不欲饮，二便如常。查体：体温38.5℃，神志清楚，呼吸较促，双肺呼吸音粗，可闻及哮鸣音及湿性啰音，心率95次/分，律齐，腹部（-），舌淡苔微黄，脉弦略数。

辨证与诊断：哮病（支气管哮喘），证属痰饮内停，复感风寒，入里化热。患者素有痰饮，复感风寒，引动内邪，痰随气升，故见喉中痰鸣，且风寒入里，有化热之势。

治法：温肺化饮，解表散寒，佐以清热。

处方：小青龙汤加减。组成：麻黄6g，射干10g，桂枝6g，白芍10g，半夏10g，五味子10g，细辛3g，干姜6g，连翘10g，蒲公英15g，紫花地丁15g，葶苈子10g，大枣4枚。水煎服，每日1剂，连服4日。

二诊：1997年10月16日。服药后，热退，咳喘减轻，夜能平卧，苔亦略化，脉弦，仍有胸闷、憋气。病已见效，上方加川朴10g，再服3剂。

二诊：1997年10月18日。咳平如常人，痰亦明显减少，但仍有动则气喘，此乃肾虚温化失司，余饮未尽，肾不纳气，上方去葶苈子、大枣，加补骨脂15g，核桃肉15g，继服7剂，后以金匮肾气丸调治，随访1年，未见复发。

按语：宿痰内伏是哮病的主要病理因素，患者病史10年，肺脾肾俱虚，肺脾阳虚，失于温化，水液停聚，下元亏虚，不能温化水饮，聚为痰饮，壅塞于肺，上盛下虚，复感风寒，引动内生痰饮，故而发病。本病是患者素有内饮，复感外寒，同时有寒邪入里化热之势，此证的特点是在表为寒，在里寒热错杂，故在急性期治以温肺化饮，解表散寒，佐以清热。清肺热和化寒饮并用是本例的治疗特点。方中麻黄平喘行水，桂枝益心气温心阳，麻桂同用，以解表寒；细辛、干姜温肺化饮；半夏祛痰降逆；白芍、五味子敛肺降气，以助平喘之力；连翘、蒲公英、紫花地丁以清热；葶苈、大枣泻肺中水饮。经上述治疗后疾病进入缓解期，治以补肾纳气为主。

医案3：

患者：王某，男，32岁。1998年2月7日初诊。反复气喘5年，再发伴咳嗽1周。患者5年前无明显诱因出现气喘，喉中可闻及痰鸣，冬春季节发作频繁。1周前受凉后气喘再发，伴咳嗽，咳痰，痰黄白相间，夜间阵咳较剧，喘促不能平卧，严重影响工作和生活，伴口干、口苦，为进一步治疗故来诊。查体：神清，喘息，口唇轻度发绀，胸廓对称，双肺满布痰鸣音及哮鸣音，心率88次/分，律齐，未闻及病理性杂音，腹部（-）。胸部X线提示：双肺纹理增粗。就诊时见喘息，咳嗽，咳中等量痰，色黄白相间，难咳，口干、口苦，舌红苔黄腻，脉滑略数。

辨证与诊断：哮病（支气管哮喘），证属寒热错杂、虚实相兼。

治法：清热化痰，宣肺平喘，补肾纳气。

处方：自拟方。组成：麻黄6g，杏仁10g，细辛3g，赤白芍各15g，半夏10g，黄芪15g，补骨脂12g，黄芩15g，连翘15g，蒲公英24g，紫花地丁24g，甘草3g。水煎服，每日1剂，连服5日。

二诊：1998年2月11日。服药后咳嗽减轻，痰少易咳，夜间似发作频繁，舌质淡红，苔白厚。上方加菟丝子15g，仙灵脾15g。

三诊：1998年2月18日。服药后病情明显好转，工作生活如常，嘱续服上方1周。随访半年，哮喘未再发。

按语：本例属病情复杂，寒热并存，虚实相兼，在治疗上，林老在清化热痰方面运用3味以上药物，以达抗感染之功，加用麻黄、细辛、杏仁宣肺平喘。从虚实角度看，发作期以标实为主要矛盾，故应以泻实为主，但也有本虚的一面，其中肺肾气虚为常见，故在大量泻实药中佐以少量益肺、温肾纳气之品，如黄芪、补骨脂等，常常达到相辅相成的功效。

医案4：

患者：姚某，女，26岁。2010年6月6日初诊。反复发作性气喘20年余，再发15天。患者20余年前因天气变化后突然出现发作性气喘、胸闷、头晕、乏力，就诊于当地医院，诊断为"支气管哮喘"，予"解痉平喘"等治疗后(具体不详)症状改善。此后每于受凉感冒后气喘症状反复，间断予药物治疗(具体不详)后症状可缓解。15天前受凉后气喘再发，无咳嗽、咳痰。就诊于我院门诊。自发病以来，患者精神尚可，纳少，寐欠安，二便调，体重无明显减轻。

辨证与诊断：哮病，证属寒包热哮。

治法：解表散寒，清化痰热。

处方：加减射干麻黄汤。组成：射干9g，麻黄6g，五味子9g，法半夏10g，细辛3g，蜜款冬花9g，蜜紫菀9g，干姜8g，黄芩9g，玄参9g，天花粉15g，生石膏24g，石菖蒲10g，朱麦冬9g，神曲12g。水煎服，每日1剂，连服7日。

二诊：2010年6月14日。服药后患者喘平，舌红，苔薄白。续予上方服用3天。

三诊：2010年6月17日。服药后患者喘息基本消失，病情得到控制。

按语：痰的产生主要由于人体津液不归正化，凝聚而成，如伏藏于肺，则成为发病的潜在"夙根"，"伏痰"遇感引触，痰随气升，气因痰阻，相互搏结，壅塞气道，肺管狭窄，通畅不利，肺气宣降失常引动停积之痰，而致喉中痰鸣，气息喘促。丹溪有"未发以扶正气为主，既发以攻邪气为急"之说。而本案患者久病体虚，"伏痰"内蕴，遇感引触，痰随气升，气因痰阻，相互搏结，壅塞气道，肺管狭窄，通畅不利，肺气宣降失常，引动停积之痰，而致喉中痰鸣，气息喘促。舌红，苔白腻，脉弦涩为寒包热哮证之象。

徐经世医案

患者：方某，男，78岁。2000年7月5日初诊。哮喘10余年。患者哮喘病史已有10多年，易于外感，近年来发作频繁而常发于五六月间，每作时只得对症处理，但夙根难除，舌淡苔薄滑，脉象虚滑。

辨证与诊断：哮喘，证属脾虚痰浊、肺失肃降。

治法：益气固表，化痰平喘。

处方：玉屏风散合小青龙汤加减。组成：生黄芪30g，焦白术15g，广陈皮10g，关防风10g，炙桔梗10g，炙五味10g，川干姜3g，炙麻黄3g，蝉蜕衣6g，夜交藤25g，粉甘草5g。7剂，水煎服，每日1剂，连服7天。

二诊：2000年7月12日。药后咳喘得以缓解，唯感疲倦乏力，舌苔薄滑，脉象如前，按其症情仍系卫表不固，脾虚痰浊，肺失肃降之象。故守原方出入为用。上方去关防风、炙麻黄、蝉蜕衣、广陈皮、夜交藤，加橘络20g，杏仁10g，姜半夏10g，佛手柑15g，川贝母9g，车前草12g。水煎服，每日1剂，连服7天。

三诊：2000年7月21日。通过两次诊治，体倦少力得以改善，唯阵发性咳喘未肃，眠、食、二便如常，舌现黯淡苔滑，脉转虚缓，此乃脾虚痰浊、肺失肃降之象没有彻底解除，故仍有阵发性咳喘，舌淡苔薄滑，脉虚缓。拟用黄芪建中汤加味从中调之。处方：生黄芪30g，桂枝木6g，杭白芍15g，冬白术15g，广橘红10g，炒叭杏仁10g，炙五味子10g，川干姜3g，川贝母10g，冬瓜仁30g，苏卜子各10g，粉甘草5g。10剂，水煎服，每日1剂，连服10天。

四诊：2000年8月2日。咳喘渐平，舌淡，脉虚缓，发作期已过，缓解期以补虚为主，停汤药以丸缓图，补肺脾肾，镇肝纳肾，引火归原，兼化痰肃肺。拟方迪喘舒丸（自拟方）。处方：生黄芪30g，熟女贞15g，五味子10g，冬白术15g，广橘红10g，淮山药20g，杏仁10g，川贝母10g，车前子10g，鹅管石10g，补骨脂15g，淫羊藿15g，煅磁石30g，胡桃肉10g，皂荚10g，田三七6g，粉甘草5g，姜竹茹10g。上方以10~15剂配用蛤蚧5对，共研细末，以水泛为丸或以药末装入胶囊，每服10g（如以胶囊则每次服5粒），日3次，温开水送下。

五诊：2000年11月6日。患者又经3个多月服丸药治疗，咳喘得平，诸症消退，舌脉如常，嘱其避风寒，以精神及饮食调养以善其后。

按语：本案发作期以玉屏风散补肺气以御外邪，小青龙汤温化痰饮以去宿根，缓解期咳喘渐平，肺脾肾虚象显见，故以自制迪喘舒丸肝肺脾肾同补，兼化痰活血通络。药取黄芪、女贞以益气养阴，固表护卫，补肾填精，两味同用，更加一筹；白术、山药、橘红健脾理气，补土生金；贝母、杏仁、车前草以化痰肃降，清上利下；配用鹅管石以温化痰浊；以补骨脂、蛤蚧、胡桃仁三味并筹，可收到补下治上、母子同疗之效；皂荚、田七活血化瘀，病从络治，方中独取磁石以镇潜收纳，生化肾水，引火归原；配五味子以酸化阴；而竹茹、甘草则以清化痰热。全方合力，标本兼施。

晁恩祥医案

医案1：

患者：靳某，男，48岁。2005年11月29日初诊。气喘胸憋1年，反复发作，加重1个月，初诊时依赖多种西药控制病情，仍每日发作甚则伴呼吸困难。患者1年前发现喉间哮鸣音伴呼吸困难，来我院呼吸科就诊，查肺功能示小气道通气障碍，舒张试验阳性。诊断为支气管哮喘，给予普米克都保及奥克斯都保各2吸，早晚各1次。用药后能咳出大量稀白痰或少量块痰，用药半年无大发作，但仍每日反复发作喘憋，自觉胸闷明显，呼吸不畅，不咳嗽。近1个月胸憋喘鸣发作加重，气喘如牛，发作时伴咳嗽、流涕、喷嚏或咳黄痰，咽痒剧烈，口干明显，不能做剧烈运动，生活质量明显下降，完全依赖上述药物控制病情，且药量逐渐增加。大便偏干欠畅。幼时有荨麻疹病史，过敏性鼻炎史半年。咽无充血，扁桃体无肿大。查体双肺可闻及少量哮鸣音。舌体胖大质淡红，舌苔薄白腻，脉象弦细。

辨证与诊断：风哮（支气管哮喘），证属风邪犯肺，痰湿内阻，气道挛急。

治法：急则治其标，缓则治其本，风证当疏风。治宜疏风宣肺，化痰止喘，缓急利咽。

处方：炙麻黄6g，杏仁10g，紫菀15g，苏子叶各10g，炙枇杷叶10g，前胡10g，五味子 10g，地龙 10g，蝉蜕 8g，牛蒡子 10g，金荞麦 15g，橘红 10g，鱼腥草 25g，黄芩 10g，瓜蒌 15g，7 剂，每日 1 剂，水煎服。

二诊：服药 7 剂，胸憋明显减轻，咽痒、口干减轻，咳嗽随之减轻。咳痰渐利，胸闷及呼吸不畅基本消失。黄痰及块痰明显减少。仅晨起有小发作感，今晨不喷药能自行缓解。

患者遵上法加减调服中药 3 个月，其间西药逐渐减量至停药，病情明显好转，平素已无明显喘憋，2006 年 3 月发现对家中宠物狗过敏，分开后症状全无，病愈。

按语：除热哮、寒哮、痰哮等证型之外，风哮也很多见，其临床特点当有挛急突发，常有过敏因素或有过敏性鼻炎，见有咽痒、鼻痒、气道挛急等症状，常无明显的寒、热、痰的表现，因受风、异味加重（诱因）。患者服药后好转的最大特点是气道通畅感（患者尚感西药不满意），因此拟疏风解痉、宣肺降气、化痰平喘、调理气机之法治疗。支气管哮喘患者反复发作喘憋不愈属风哮者，从风论治，确有良效。

医案 2：

患者：宁某，女，43 岁。2005 年 6 月 21 日初诊。反复发作咳嗽、气喘 7 年，加重 3 年。初因感冒引起咳嗽，咳嗽 2 个月后出现喘憋，当地诊为"支气管炎"，予抗炎止咳平喘药物能缓解，每年春秋季节发作，后逐渐频繁发作，渐加重，查过敏原示对西红柿及海鱼过敏。近 3 年加重，发作时在医院输液治疗，服用地塞米松 10mg/d，3～15 天，间断服用泼尼松 30mg/d，1 周内减量完。期间再加重，自服广告哮喘药 3 年，仍反复发作，需至医院抢救方能缓解。现每日均有发作，晚间为重，发作时端坐呼吸，不能平卧，甚至需到医院抢救，伴咳嗽，咳吐白稀泡沫痰，咽痒发憋，纳可，眠差，二便调，过敏体质，畏寒怕冷，目前每月均于发作时静脉滴注地塞米松 3 天（10mg），喷用万托林每日 5 次，服某广告药 2 片/日，盐酸曲普利啶 2 片/次，每日 2 次，舒氟美 0.2g，每日 2 次。双肺散在哮鸣音。胸片未见明显异常。舌质暗紫，舌下瘀络，舌苔白厚腻，脉弦小。

辨证与诊断：风哮（激素依赖型哮喘）。风邪犯肺，肺失宣降而咳，日久伤及肺脾肾，肺肾气虚，气机失畅则为喘，通调失职，脾虚失运，水湿停聚而生痰，阳虚无以温煦，故胃寒怕冷，且久病入络，故见面色晦暗，眼周黑晕，舌下瘀络。

治法：调理肺肾，缓急平喘。

处方：紫菀 15g，杏仁 10g，苏子叶各 10g，前胡 10g，炙枇杷叶 10g，地龙 10g，蝉蜕 8g，五味子 10g，牛蒡子 10g，山萸肉 15g，白芍 10g，石菖蒲 10g，桂枝 8g，细辛 3g。原服西药继服，待症状改善后逐渐减量。

二诊：2005 年 7 月 5 日。服药 2 周，喘憋明显减轻，自觉服药第 2 天开始减轻，第 2 周已无发作，对外界刺激敏感度明显减轻，已停用河南外购药，万托林减至每日 2 喷，其他药物已停。现无咳嗽，无痰，仅在闻刺激性气味时出现胸憋，轻咳。纳可，眠可，精神好。舌质暗紫，舌下瘀络，舌苔白厚腻，脉弦。仍拟调理肺肾，缓急平喘，增加补肾扶正之品。处方：上方去石菖蒲，加肉苁蓉 10g，枸杞 10g，调服 14 剂。

三诊：2005 年 7 月 19 日。服药后未再发作喘憋，仅于劳累后、受凉时出现气憋，时有咽痒，昨日逛街后有气喘、气憋，呼吸气粗，精神好，无咳嗽，未用他药，气憋时喷用万托林、普米克都保 1 喷，日 2 次。纳可，眠可，二便调。舌边光红，舌下瘀络，舌苔白，脉弦细。仍拟调理肺肾，纳气平喘。处方：紫菀 15g，杏仁 10g，苏子叶各 10g，前胡 10g，石菖蒲 10g，地龙 10g，蝉蜕 8g，五味子 10g，牛蒡子 10g，山萸肉 15g，白芍 10g，淫羊藿 10g，细辛 3g，枸杞 10g，14 剂。

四诊：2005 年 8 月 2 日。无明显喘憋，近日洗澡遇冷后觉气道发紧，咳白稀痰，无喘，吸入万托林次数明显减少，普米克都保量同前，舌尖红，舌下瘀络少，舌苔白薄，脉弦。遇凉不适，但咳喘未加。治法：守法治之，调理肺肾大法不变，酌加理气活血之品。处方：紫菀 15g，杏仁 10g，苏子叶各 10g，麦冬 15g，太子参 15g，地龙 10g，蝉蜕 8g，淫羊藿 10g，山萸肉 15g，白芍 10g，佛手 10g，丹参 10g，枸杞 10g，肉苁蓉 10g。

五诊：2005 年 8 月 30 日。偶有咳嗽（当时感咽部发涩），与冷空气有关，咳痰量少，色白，近半个月无明显喘憋，劳累后稍有不适，面色继续改善，普米克都保每日 2 次喷用。纳可，眠可，二便调，既往双足发凉已除，已知足部温热。舌质淡红，舌苔白，脉弦。治以调理肺肾，疏风宣肺，兼以调理气血。处方：上方去丹参，加桔梗 10g，防风 10g，30 剂。患者带药回家。

六诊：2006 年 3 月 21 日。2005 年 10 月后基本已不喘，易感冒，感冒后稍有气憋，10 月底回新疆后平素如常人，已正常工作。2006 年 1 月感冒后觉气道不畅，服氨茶碱能缓解，异味重时或受凉后出现流涕，喘憋，输液治疗后缓解，现服药：消咳喘片 5 片，每日 2 次，氨茶碱缓释片 2 片，每日 2 次，现无明显不适，气道发涩，咽部不适。纳可，眠可，二便调，咽痒咳嗽，畏寒明显。舌质淡红，舌下无瘀络，舌苔白，脉弦。诸症缓解，缓则治其本，察其肺肾阳虚，故予疏风宣肺、温阳益肾之法固本善其后。处方：炙麻黄 8g，紫菀 15g，杏仁 10g，苏子叶各 10g，巴戟天 20g，制附子 8g，地龙 10g，蝉蜕 8g，淫羊藿 10g，山萸肉 15g，炙枇杷叶 10g，诃子 10g，干姜 8g，枸杞 10g。

按语：本案为激素依赖性哮喘患者，初诊因激素依赖，且加量不能控制其每日大发作，患者极度痛苦，几乎丧失生活信心。察其为风哮之状，证属肺肾气（阳）虚，气机失畅，兼见寒凝血瘀，故谨守病机，以调理肺肾、缓急平喘为法，守方治之，随症加减，大效。停药半年后复诊，诸症缓解，缓则治其本，察其仍以肺肾阳虚（本虚）为著，故予疏风宣肺、温阳益肾之法固本善其后。支气管哮喘反复发作，长期应用糖皮质激素，表现为肺肾气虚、气机失畅，以调理肺肾、缓急平喘法收效，临床缓解效果优于激素。

医案 3：

患者：贾某，男，31 岁。2003 年 12 月 16 日初诊。支气管哮喘病史 6 年，加重半年。该患者哮喘每到 5 月初必发，5～10 月为发作期，每年发作 1～2 次，10 月以后不再发作，状如常人。其发病特点为起病急，遇冷空气、异味、感冒或运动后加重，喘促哮鸣，胸憋，呼吸困难，难以平卧，患者极为痛苦。近半年较之以往病情明显加重，重时喘憋欲死。在协和医院查气道高反应性阳性，气道不畅，肺功能低下，多次急诊抢救和住院治疗，仍反复发作，不易控制，故寻求中医药治疗。刻下胸憋，无咳嗽咳痰，运动后及遇冷、异味等则喘促哮鸣，夜间尚能平卧，饮食尚可，大小便正常。舌质淡，舌苔薄白，脉弦。听诊双肺偶闻哮鸣音，无湿性啰音。

辨证与诊断：风哮（支气管哮喘缓解期），证属风邪犯肺，余邪未清，肺肾亏虚。

治法：祛邪扶正。

处方：炙麻黄 8g，杏仁 10g，紫菀 10g，苏子叶各 10g，地龙 10g，五味子 10g，蝉蜕 8g，前胡 10g，太子参 15g，黄精 10g，淫羊藿 10g，石菖蒲 10g，肉苁蓉 10g，枸杞子 10g，山萸肉 10g。10 剂，水煎服。

二诊：2004 年 4 月 6 日。诉服上药后诸症尽消，未再发作。现正常工作、生活，一般情况可，无不适症状，考虑到发作季节将至，特来就医预防用药。查舌质淡苔薄，脉弦。治以扶正祛邪，调补肺肾。处方：太子参 15g，五味子 10g，黄精 10g，麦冬 15g，枸杞子 10g，女贞子 15g，菟丝子 15g，山萸肉 10g，紫菀 15g，炙枇杷叶 10g，炙麻黄 8g，苏子叶各 10g，地龙 10g，蝉蜕 10g，前胡 10g。10 剂，水煎服。

三诊：2005 年 5 月 11 日。患者每年此时哮喘早已发作，本次至今未发，无胸憋，无气短，偶有胃脘不适，舌苔薄白，脉弦滑。处方：上方去麦冬，加焦三仙各 10g，延胡索 10g，10 剂，水煎服。

随访哮喘未复发。

按语：本案患者有哮喘病史 6 年，近半年发作时间、频度、程度明显加重，非发作期发作且缠绵难愈。来诊时虽属缓解期，但与平素缓解期状如常人不同，属风邪犯肺、余邪未清、肺肾亏虚之证。治以祛邪扶正，方用炙麻黄、杏仁、紫菀、苏子叶、地龙、五味子、蝉蜕、前胡祛风解痉，平息喘憋；太子参、黄精、淫羊藿、石菖蒲、肉苁蓉、枸杞子、山萸肉调补肺肾，降低气道高反应性。药后病疾未再发作。二诊发病期已过而哮喘未复发，患者无不适症状。中医认为"正气存内，邪不可干"，故再以调补肺肾、扶正祛邪为法，予预防用药 20 剂，方中重用太子参、五味子、黄精、麦冬、枸杞子、女贞子、菟丝子、山萸肉补益肺肾，辅以紫菀、炙枇杷叶、地龙、蝉蜕等入肺经之品清宣、搜风、脱敏，服药后哮喘未再发作。在哮喘病的治疗中，特别应当重视中医"不治已病治未病"、预防为主的治疗思想。中医药在支气管哮喘的防治中具有很大的优势，中药在提高机体免疫力，降低气道高反应性方面疗效肯定，独具特色。

医案 4：

患者：吕某，女，5 岁。2005 年 11 月 8 日初诊。反复咳嗽喘息，喷嚏半年余。患儿初因感冒出现咳嗽，流涕，按"支气管炎"抗炎治疗暂时能缓解，但反复发作。今年 9 月在儿童医院住院治疗，诊为"支气管哮喘，鼻炎，二尖瓣前叶脱垂（轻度），二尖瓣反流（轻度）"，肺功能示阻塞性通气功能异常。IOS 改善率：气道总阻力改善 36.3%，中心气道阻力改善 26%，外周弹性阻力×5 改善 45.6%。INP：雾化吸药后气道各阻力均有明显降低，IgG、IgA、IgM 均略高，IgE 1370U/mL。混合过敏原检测：食物过筛Ⅱ级，吸入过筛Ⅱ级，予顺尔宁、普利莫、希舒美及激素治疗效果不佳。现患儿咳嗽，喷嚏，鼻痒，咽痒，不喘，流涕，纳可，眠可，二便调。舌质淡红，舌苔薄白，脉细。

辨证与诊断：风哮，鼻鼽。风邪犯肺，肺气不利，失于宣发则逆而为咳，鼻痒，流涕。

治法：疏风降逆，疏风宣肺，降逆止咳。

处方：炙麻黄 5g，杏仁 10g，紫菀 10g，苏子叶各 8g，炙枇杷叶 10g，地龙 10g，蝉蜕 8g，五味子 8g，辛夷 10g，苍耳子 10g，牛蒡子 10g，鱼腥草 15g，白茅根 25g，乌梅 8g。7 剂，水煎服，每剂分 3 次服完（1.5 天量）。

二诊：2005 年 11 月 15 日。服药后咳嗽减轻，偶咳，喷嚏明显减少，流涕减少，仍有鼻痒、咽痒，较前减轻，查过敏原：对鸡蛋清、牛奶、小麦、花生过敏，对真菌特重度敏感，特异性 IgA 轻－特重度。纳食可，眠可，二便调。舌质尖红，舌苔薄白，脉弦细小数。辨为内热未清。治以兼清内热。处方：炙麻黄5g，杏仁10g，紫菀10g，黄芩10g，知母10g，苏子叶各8g，地龙8g，蝉蜕8g，五味子8g，辛夷10g，苍耳子10g，牛蒡子10g，炙枇杷叶10g，乌梅8g，7剂，水煎服，每剂分3次服完(1.5天量)。

三诊：2005年11月29日。服药后明显改善，现偶咳，偶打喷嚏，晚间鼻痒，有时咽痒，2005年11月22日查肺功能示：肺容量正常，肺通气功能正常；IOS：气道阻力未见明显异常。现使用顺尔宁，吸用舒利迭，患儿11月1日病情重时服用泼尼松，3天后明显缓解，停药继而使用吸入剂。舌质淡红，舌苔薄白，脉弦细。处方：效不更方，上方去知母。7剂，水煎服，每剂分3次服完(1.5天量)。

四诊：2005年12月9日。晨偶尔打喷嚏，无涕，晚鼻痒，不咳，食欲好，无鼻塞，大便溏，1次/日，舌质淡红，舌苔白，脉弦。处方：仍拟上方加旋覆花8g。7剂，水煎服，每剂分3次服完(1.5天量)。

五诊：2006年5月12日。上次服药后痊愈，未再有喘憋发作，2天前患儿无明显诱因出现咽喉部喘鸣音，憋气，偶有咳嗽，咽部不适感，流清涕，鼻咽均发痒，少量喷嚏，纳可，眠可，时有尿床情况，二便调。舌质淡红，舌苔薄白，脉弦。治以疏风宣肺，止咳利咽平喘。处方：炙麻黄3g，杏仁10g，紫菀10g，炙枇杷叶10g，僵蚕8g，薄荷5g，地龙8g，蝉蜕6g，五味子5g，辛夷10g，苍耳子10g，牛蒡子10g，煅龙牡各15g，荆芥10g。7剂，水煎服，每剂分3次服完(1.5天量)。

10剂后诸症平复。

按语：患儿反复咳嗽、喘憋半年，伴喷嚏，鼻痒，咽痒，气道反应性增高，为风哮之证，表现为风邪犯肺，治当疏风宣肺，降逆止咳。以麻黄、前胡、枇杷叶、苏叶等宣肺止咳，苏子、紫菀、杏仁、前胡、枇杷叶降气止咳，蝉衣、地龙、僵蚕等虫类药息风解痉，五味子、乌梅等味酸之品缓急敛肺止咳。因有鼻痒、流涕加辛夷、苍耳子，有热加知母、茅根、鱼腥草等。五诊时表证明显加荆芥、薄荷散风，尿床加煅龙牡定惊以敛膀胱之气。

医案5：

患者：陆某，女，60岁。2009年3月3日初诊。主因"喘憋反复发作20个月"来诊。患者2007年7月因感冒出现喘憋，呼吸困难，在当地医院（江苏常州）予输液治疗（甲强龙）后缓解。之后反复感冒，喘憋反复发作。2007年底始服用泼尼松，自30mg/d始服用，停用则发作，期间曾因哮喘严重发作大剂量使用激素（甲强龙160mg，1次/日；氢化可的松600mg，1次/日）。反复至2008年10月，泼尼松减量为15mg/d，至今4个月无严重发作。2008年10月因"轻中度胃食管反流，慢性萎缩性胃炎等"服用抑酸药，之后消瘦8kg，现已停药。现症见：喘憋，胸闷明显，心情焦虑，郁闷，哭诉状，情绪低落，对多种气味敏感，双黑眼圈，咳嗽少，咳吐白色黏痰，咽痛，轻流涕，心悸易忧，眠差，大便干，小便调，舌红苔白腻，脉弦细。现服用泼尼松15mg。

辨证与诊断：哮证、郁证，证属肝郁气逆、肺失宣降、气道挛急。

治法：以疏肝降气，缓急平喘为主。

处方：柴胡10g，炒白芍10g，香附10g，玫瑰花10g，焦三仙各10g，砂仁10g，延胡索 10g，乌贼骨 10g，瓦楞子 15g，炙麻黄 8g，苏子叶各 10g，五味子 10g，白果 10g，金荞麦 15g，黄芩 10g。7 剂，水煎服。

二诊：2009 年 3 月 10 日。患者服药 1 周后情绪及精神状况明显改善，已不哭诉，并能主动与外人打招呼，双黑眼圈变浅。但情绪紧张，仍胸闷，咳白色黏痰，量中等，不咳，咽痛，流清涕，时有胃脘隐痛，气道痛已缓解，纳呆，眠少，大便成球，腹部胀痛。舌略红苔白厚，脉弦。继以疏肝降气为主，兼缓急利咽，润肠通便。处方：柴胡 10g，苍术 10g，香附 10g，半夏 10g，橘红 10g，砂仁 10g，延胡索 10g，乌贼骨 10g，瓦楞子 15g，炙麻黄 8g，旋覆花 10g（包煎），五味子 10g，白果 10g，大黄 3g，黄芩 10g，甘草 10g。7 剂，水煎服。

三诊：2009 年 3 月 13 日。患者家属代为就诊，患者服药后胃痛已解，纳可，但反酸、口苦，大便干结 3 日不行，服药后已解，仍对各种气味敏感，嗅到异味则胸闷。昨日生气后咽部疼痛，今晨（3 月 13 日）发热 38.5℃，无喷嚏，咳白色泡沫样痰。拟清肺退热为主，并仍疏肝利咽通便。处方：方用柴胡、黄芩、知母、青蒿、白茅根等为主，并用大黄 6g 泻下通便，并辅以火麻仁 30g，4 剂，水煎服。

当天体温最高升至 39.5℃，下午服用中药，并予抗炎治疗（患者同时在二炮医院住院治疗胃炎），下午服用中药，一剂顿服，第 2 日晨起体温降到 37.1～37.4℃，未再出现发热。其后仍以疏肝宣肺、止咳利咽、益气敛汗等法治疗，3 月底从二炮医院出院返至江苏常州，继服中药，5 月初发传真述病情，服药 2 个月，胃痛、咽喉痛、咳嗽、忧郁等已有改善，无明显喘憋发作，但仍有汗出，对异味敏感，泼尼松已减至 12.5mg。

按语：患者初诊情绪抑郁、低落，精神压力大，时有哭诉。中医辨证从肝肺入手，疏肝解郁，宣降肺气，患者临床表现实乃气机不畅，肝气宜疏，肺气宜降，气机调畅，脏腑功能尽司其职，诸症自可缓解。期间患者出现高热，配合中药治疗，一天后热退，不复再起。辨证准确，不论新证宿疾，均可奏效。

医案 6：

患者：某女，34 岁。2005 年 7 月 8 日初诊。半年前曾感冒，感冒愈但咳嗽不止，咳吐白色泡沫痰，咳嗽严重时则有呕吐，头痛。曾在当地医院就诊，查胸片未见异常，诊为气管炎和咽炎等，予抗炎止咳及西替利嗪治疗无效。中药曾治疗有效。感冒后咳嗽又复发。现仍然咳嗽，呈阵发性，早晚明显，少量白色泡沫痰，咽痒，对冷、热空气和异味均敏感。咳嗽影响睡眠，饮食和二便尚可。舌质淡，苔薄白，脉弦。体温 36.5℃，血压 110/80mmHg，心率 70 次/分，呼吸 18 次/分。查体：咽部无充血，双侧扁桃体无肿大。双肺呼吸音清，未闻及干湿性啰音。X 线胸片未见异常。肺功能正常，激发试验示气道反应性增高。

辨证与诊断：咳嗽变异型哮喘，证属风邪犯肺，肺气失宣。

治法：疏风宣肺，止咳利咽。

处方：炙麻黄 8g，紫菀 15g，杏仁 10g，苏子叶各 10g，前胡 10g，炙枇杷叶 10g，地龙 10g，蝉蜕 8g，牛蒡子 10g，五味子 10g，化橘红 10g，川芎 10g，菊花 10g，鱼腥草 25g，炒黄芩 10g，7 剂。

二诊：2005 年 8 月 5 日。7 剂药后，咳嗽明显改善，能安睡，对冷热空气敏感度下降，之后在当地再取上药服用，但无疗效（自觉所取药物质量差），咳嗽渐加重，白痰多，易咳出，咽痒，咽干，无憋气，无流涕，无喷嚏，食欲可，大便溏，1～2次/日。舌质淡红，舌苔白、花剥，脉细。咳嗽反复因感冒诱发，抗炎无效，抗过敏效果不显，咳嗽剧烈，咽痒明显，存在气道敏感，对冷热空气均敏感，咳甚呕吐。久病，"风邪"特点明显，继以疏风宣肺为治。处方：麻黄10g，杏仁10g，苏子叶各10g，地龙10g，蝉蜕10g，前胡10g，五味子10g，牛蒡子10g，炙枇杷叶10g，紫菀10g，莱菔子10g，白芥子10g，黄芩10g，半夏10g，金荞麦15g，15剂。

三诊：2005年12月6日。服上药后咳嗽大减，其后间断服上方月余，平素已无咳。近两天天气寒冷，咳嗽稍加，每天阵咳2～3次，对冷空气敏感，咳少量白黏痰，咽部干痒。舌质淡红，苔薄白，脉弦。从风论治，渐见其效。处方：炙麻黄8g，杏仁10g，紫苏子10g，炙枇杷叶10g，五味子10g，前胡10g。牛蒡子10g，地龙10g，蝉蜕8g，白芍10g，桔梗10g，玉蝴蝶5g，青果10g，30剂。

随诊半年，现已无反复感冒及咳嗽，对冷热空气不敏感，痊愈。

按语：本例患者病起感冒，咳嗽持续半年不止，但不能诊为感冒后咳嗽（感冒后咳嗽病史为3～8周），且具有阵发性、反复发作特点，伴咽痒，早晚咳重，对冷、热空气和异味均敏感，抗炎止咳治疗无效，胸片、肺功能正常，气道反应性增高，符合咳嗽变异型哮喘特点。结合辨证符合风邪致病特征，故从风论治取效。方中苏子、苏叶并用，一主散风，一主降气，且苏子味辛，降中有散；杏仁、紫菀降气止咳，枇杷叶、前胡宣肺止咳，宣降结合，通调气机，枇杷叶且能降胃气，以对咳甚呕逆；麻黄辛散，疏风解表为主药，以驱邪外出，五味子酸敛，以防正邪交争太过；地龙、蝉蜕为虫类药，能搜风，且地龙能缓急平喘，蝉蜕能解表。患者咳剧时头痛，风扰清空，故初诊时加菊花、川芎以散上扰之风。二诊时白痰较多，故加莱菔子、白芥子、半夏以降气化痰，三药均味辛，辛能散也，半夏且能和胃降逆。三诊时诸症大减，他症不突出，咽干痒明显，咽喉为肺之门户，故加桔梗、玉蝴蝶、青果以利咽止咳。本案临床辨证"风咳"特征明显，守法"从风论治"，随症加减，而收全功。

医案7：

患者：张某，男，61岁，2006年1月10日初诊。咳嗽20余年，伴喘憋4年余，加重1年，冬春季节发作，发作时咳嗽痰多，动则喘剧，服中成药物能愈，但停药即发。2005年曾在佳木斯医学院住院治疗，被诊为"弥漫性喘息性支气管炎，肺气肿"，经抗炎、平喘治疗后症状减轻。现仍咳嗽，夜间喘重，有哮鸣音，动则喘促明显，少痰，曾服用平喘药3个月，症状控制尚可，但停药后即喘，食欲好，眠可，二便调，素畏寒，舌质淡红，舌苔厚腻少津，脉沉细。

辨证与诊断：哮证（混合型哮喘），证属风邪犯肺，肺气上逆证。

治法：疏风宣肺、缓急平喘。

处方：黄龙舒喘汤加减。组成：紫菀、生黄芪、山茱萸各15g，炙紫苏子、炙紫苏叶、杏仁、广地龙、五味子、苍术、白术、防风、枸杞子、白芍各10g，炙麻黄、蝉蜕各8g。7剂，水煎服，每日1剂。

二诊：服药7剂后，咳嗽明显减轻，喘憋减轻，但仍在活动后加重，少痰，纳可，睡眠好转，二便调。已停用平喘之中成药。动则喘甚，为肾虚肾不纳气的表现，因此上方去防风、黄芩之燥，加淫羊藿以补肾纳气，全瓜蒌以降胸中逆气。

以此基本大法持续治疗56日后，患者情况基本平稳，因此考虑使用补肺、健脾、纳气等固本方法调理可愈。

按语：本例为风哮一证，邪盛正虚，本虚标实，当哮证发作时，此为急症，根据"急则治其标"的原则，应去邪缓标，图本以疗虚。本病例因外邪诱发伏痰，风邪较盛，故以宣肺疏风、缓解平喘为治疗大法。风痰内扰，影响肺之宣发肃降，肺气不利，因而上逆成喘，喘势阵剧；咳嗽为病每兼有痰，宜辨痰之寒热。本病例患者虽有黄痰，但采用清肺化痰法不效，说明此痰不是热痰；患者素痰多、便干、溲黄虽为有热之象，但也有畏寒之症，说明患者必有寒邪内盛，湿浊壅滞，因此可见苔白厚腻。治疗应在疏风宣肺基础上，兼以温肺散寒，健脾运湿。采用上法治疗后咳喘大减。根据"缓则治其本"原则，待喘咳缓解后，方可议补肺、健脾、纳气等固本之法。

医案8：

患者：美籍女士，65岁。2004年12月14日初诊。咳嗽、喘憋3年，常因吸入灰尘及花粉而加重。初诊：患者未来就诊，因女婿回国，特来代诊。述患者咳嗽、喘憋3年，曾在美国被诊为"过敏性哮喘"，胸片、CT检查未见异常。吸入灰尘及花粉喘息加重，曾抗炎治疗无效，曾有突发喘息、呼吸困难，急性发作2次，抢救后缓解，现常在傍晚感胸闷，咳嗽有痰，痰白或淡黄，有时不易咳出，咳嗽不连续，疲劳时加重，与情志因素亦有关，咽痒，纳可，眠差，二便调。

辨证与诊断：外邪犯肺，肺气上逆而致咳喘；肺失布津，聚而生痰；风盛挛急，则喘鸣、咽痒。

治法：以祛风为主。治法当宣肺平喘、止咳利咽。

处方：黄龙舒喘汤加减。药用紫菀、生龙骨、牡蛎各15g，杏仁、炒酸枣仁、前胡、炙紫苏子、炙紫苏叶、广地龙、五味子、牛蒡子、炙枇杷叶、山茱萸、橘红各10g，蝉蜕、白芍各8g。15剂，水煎服，每日1剂。

二诊：2006年5月12日。患者服15剂药后，咳喘大减，因不便就诊而停药，再发作时情况较前明显减轻。今年特回国就诊：患者一般情况可，以咳嗽为主，于吸入异味及潮湿情况下发作，咳白清痰，约20mL/d，夜间咳嗽重，伴流泪，流涕，咽痒，鼻痒，耳痒，打喷嚏，发作无季节性，口服抗过敏药及支气管解痉药有效，2005年于美国及中国台湾做肺功能检查结果显示：肺功能异常，食欲不好，大便正常，口不渴，憋气，胸闷，舌质淡红，苔薄白，脉弦沉细。效不更方，仍以疏风宣肺、止咳利咽为法。方用黄龙舒喘汤加减。药用紫菀15g，杏仁、防风、炙紫苏子、炙紫苏叶、广地龙、五味子、牛蒡子、炙枇杷叶、辛夷、苍耳子、乌梅、荆芥、山茱萸各10g，蝉蜕8g。15剂，水煎服，每日1剂。服上药15剂后，来电告知，症状明显减轻。

按语：本例患者素体敏感，易感风邪为患。外邪犯肺，肺气上逆发为咳喘，肺失布津，聚而生痰，风盛挛急，则喘鸣咽痒，故以祛风为主。晁氏认为尽管有痰，治疗时亦不可专注于痰，因痰在本病发病机制中属标，发病之本是外感风邪，肺失宣降，以致动嗽成痰，若风邪得散，肺宣降如常，痰自除、咳自止也。咳嗽是机体驱邪外达的一种表现，治疗时绝不可一味止咳，应顺其势以助之，本病是因为风邪犯肺、肺失宣降而致咳，故疏风宣肺应贯彻治疗始终；机体驱邪外达，相争太过，则气道挛急，此时稍加酸敛，以抑其有余，两者比例适当，无敛邪之弊。二诊时，鼻塞流涕，咽痒，鼻痒，耳痒，打喷嚏症状明显，故相应加入疏风通窍之品，以利鼻窍而通肺气，其症自去。

医案9：

患者：李某，女，39岁。2005年4月15日初诊。反复发作喘憋12年。患者反复发作喘憋12年，多因接触致敏物而发，四季均可发作，发作以夜间显著，痰稠难以咳出，继则喘憋。2个月前喘憋突然发作，伴呼吸困难，在当地医院抢救治疗30多小时后缓解，现喷用万托林（2喷，每日4次），同时采用抗炎、平喘及激素治疗20余天，刻下每日晨起仍有痰，难以咳出，继则喘憋，喷药后痰出则缓解，素不咳，咽痒，余正常，舌质淡红，舌苔白，脉弦细。

辨证与诊断：风哮（过敏性哮喘），证属肺肾气虚、气机不畅证。

治法：调理肺肾、缓急降气止咳。

处方：黄龙舒喘汤加减。药用紫菀15g，杏仁、五味子、炙紫苏子、炙紫苏叶、炙枇杷叶、广地龙、山茱萸、前胡、枸杞子、白芍、乌梅、白僵蚕各10g，蝉蜕8g，炙麻黄6g。

二诊：服2剂药后，咳痰明显容易，但因着凉感冒，第三天后未再服药，病情加重，咳喘发作，在当地医院予抗炎平喘药（氨茶碱）治疗后缓解。自服上方15剂后，现无咳嗽，咳少量白痰，无喘，纳可，眠可，二便调。

按语：哮喘一般分为寒、热两类，临床上大部分患者的表现大同小异。但也有一型哮喘表现为感受外邪即发者，被称为"风哮"，多由风寒袭肺，触发伏饮而致，其病来急速，若治之得法则去之亦速，治当疏散表邪、息风平喘，调理肺肾。本例在其慢性迁延期，晁氏给予麻黄以疏风平喘，以广地龙、蝉蜕、白僵蚕息风平喘，加以相应之祛痰、调理肺肾之法，取得良好效果。

医案10：

患者：宋某，男，55岁。2004年12月14日初诊。反复咳嗽、喘憋7~8年，每年冬季发作，近半年加重。自今年5月始咳嗽反复发作、喘憋，咳大量黄白痰，反复住院治疗，诊断为"慢性阻塞性肺气肿"。应用抗生素静脉注射治疗，则喘憋无明显缓解，加用甲泼尼龙80mg、60mg、40mg治疗半个月，情况稳定，停用20天后再发。运用特布他林（喘康速）、舒利达吸入治疗，开始见效，后则无明显效果。胸片提示：慢性支气管炎合并感染、肺气肿。现咳嗽严重，夜间尤剧，咳大量黄白黏痰，喘憋活动后加剧，生活受限，无发热，时汗出，时心悸，纳少，眠差，二便调，舌质淡红，苔白少津，脉弦滑。

辨证与诊断：喘证（慢性阻塞性肺气肿），证属痰浊阻肺、肺肾气虚证。此为风寒犯肺久咳，邪伤肺气，病久及肾，肾不制水，水湿上犯于肺，聚而成痰，痰浊阻肺，影响肺之宣降，肺气不宣则咳、憋，肺气不降则喘；痰浊阻肺化热，则痰黄。

治法：调理肺肾，化痰平喘。

处方：鱼腥草25g，紫菀、太子参各15g，黄芩、连翘、山茱萸各12g，杏仁、炙紫苏子、炙紫苏叶、前胡、炙枇杷叶、广地龙、牛蒡子、五味子各10g，蝉蜕8g，炙麻黄6g。7

剂，水煎服，每日 1 剂。

二诊：2004 年 12 月 21 日。家属代述：患者药后咳嗽减轻，夜间咳嗽减少，已能间断入睡，咳吐黄痰较前减少，动则喘甚依然明显，憋气明显，仍不能下地活动，起居受限，盗汗，纳可，二便调。仍拟疏风宣肺，化痰降气之法。处方：浮小麦 30g，鱼腥草 25g，紫菀 15g，黄芩、山茱萸各 12g，杏仁、炙紫苏子、炙紫苏叶、前胡、炙枇杷叶、广地龙、牛蒡子、辛夷各 10g，蝉蜕 8g，炙麻黄 5g，细辛 3g。

三诊：2004 年 12 月 28 日。患者服药后喘憋明显减轻，已能轻度活动。今日来诊已能自理，未坐轮椅。咳嗽减轻，胸胁胀痛及咳吐黄痰明显减少，转为咳吐白稀痰，遇凉风则流涕、咳痰、咳嗽明显，活动后仍出现喘憋，但较前有改善，盗汗减轻，纳食好转，眠可，二便调，舌质淡红，苔薄白，脉弦数。仍拟宣肺止咳，纳气平喘法。处方：鱼腥草 25g，紫菀、车前子、瓜蒌各 15g，黄芩 12g，炙紫苏子、炙紫苏叶、杏仁、前胡、炙枇杷叶、广地龙、五味子、莱菔子、辛夷、橘红各 10，蝉蜕 8g，炙麻黄 5g。

四诊：2005 年 7 月 15 日。家属代述，患者服药后症状明显缓解，停药 1 个月后喘憋复发，咳黄痰，难咳出，咳嗽，双下肢不肿，患者把上方自行再服一遍，即缓解。现发作间隔期延长，发作时仍影响日常活动，睡眠不佳。拟调理肺肾。处方：山茱萸、太子参、车前子、紫菀各 15g，炙杏仁、炙紫苏子、炙紫苏叶、前胡、炙枇杷叶、广地龙、五味子、百部、莱菔子、橘红各 10g，蝉蜕 8g，麻黄 6g。

按语：晁氏对慢性咳喘（如慢性阻塞性肺疾患）的治疗注重调补肺肾。麻黄在《伤寒论》中为散风除寒之大药，为本方之主药，疏风宣肺，散寒平喘，效力最宏；炙紫苏子、炙紫苏叶并用，一主散风，一主降气，且炙紫苏子味辛，降中有散；杏仁、紫菀降气止咳，枇杷叶、前胡宣肺止咳，宣降结合，通调气机；麻黄辛散，五味子酸敛，一散一敛，相反相成，调理气机；广地龙、蝉蜕为虫类药，解痉散风之力雄，且广地龙能缓急平喘，蝉蜕能疏散解表；太子参、山茱萸调补肺肾，且山茱萸酸收，尚能制约风药之宣散。大法如此，他药随症处之。

陈瑞春医案

患者：熊某，男，51 岁，2006 年 3 月 9 日初诊。气喘反复发作 3 年余。3 年前开始出现每闻及霉味即气喘发作，诊断为"过敏性支气管哮喘"，用氨茶碱可缓解，因用西药病情会反复发作，前来求中药根治。现症：气喘，喉中哮鸣，咳痰白黏。不易咳出，发时胸闷，口干，饮水偏多，纳食尚可，睡眠欠佳，咽痒，大便溏，小便平，舌淡红，苔白根部略厚，脉浮缓弦。既往嗜饮啤酒 10 余年，戒断 1 年，无吸烟史。此为素有痰饮内伏，风引动而发病。

辨证与诊断：哮病（过敏性支气管哮喘），证属痰湿阻肺证。

治法：外散风寒，内化痰饮。

处方：麻杏二陈汤加味。组成：茯苓 15g，杏仁、陈皮、法半夏、白僵蚕、广地龙、瓜蒌皮、款冬花、紫菀各 10g，炙紫苏子 6g，生麻黄、炙甘草各 5g。7 剂，水煎服，每日 1 剂。

二诊：服药后，气喘胸闷等均减轻，且皮肤多处现体癣，瘙痒流水，患者述如不流水则易发哮喘，二便平。此为风寒减轻，痰饮内伏但有外达之势。守前法适加清热利湿之黄芩、桑白皮，疏风之防风、炙紫苏叶。以后守此方加减，共服药60余剂，哮喘基本得到控制，体癣亦基本痊愈。

后随访得知，其哮喘一直未发，即使天气变化或闻异味，最多出现胸闷，亦很快能缓解。

按语：本例痰饮宿疾，因病在肺，故而用麻杏宣肺；涤痰只用二陈汤，是其饮邪在肺，且郁久成痰，取二陈理气化痰，用风药疏在表之风兼透在里之风；清热药当轻用，恐其苦寒碍湿。值得一提的是，从始至终只用一个麻杏二陈汤，所加之药亦为增强温化寒痰之品。可见，效不更方，有方有守，是治疗慢性病的重要原则。

王焕禄医案

患者：女，24岁。1995年12月10日初诊。主诉：咳喘频作，喉中嘶鸣半年余。患者半年前因感冒而出现咳嗽喘息，初始痰量不多，渐则咳吐白色稀痰泡沫状，晚间加重，不得平卧。曾服用氨茶碱、可的松，并用平喘气雾剂等效果不佳。用过小青龙汤加减方仍未获效。刻下症：咳嗽喘息，喉中嘶鸣，不得平卧，痰白质稀泡沫状，舌红苔白，脉沉数。

辨证与诊断：寒哮（以内饮为主），证属寒饮伏肺，肺失宣降。

治法：温肺化饮，平喘止哮。

处方：射干麻黄汤加减。组成：葶苈子、生桑白皮、猪苓、茯苓、广地龙、地骨皮各15g，炮姜、紫菀、款冬花、清半夏、杏仁、炙甘草、白僵蚕各10g，射干、炙麻黄各6g。服药3剂，哮喘痰鸣大减，再服6剂，病近痊愈。追访患者，几年来哮喘未见复发。

按语：患者哮喘频作半年，证属饮邪伏肺无可置疑，但前投之小青龙汤为何不效？思之：小青龙汤治疗饮邪，其温化效果显著，但其驱逐饮邪之力尚感稍逊，故选用射干麻黄汤为主方加减，意在宣肺逐饮、祛痰平喘。方中炙麻黄宣肺平喘，射干祛痰利咽而止哮，炮姜温肺化饮而又不过于辛散，紫菀、款冬花、清半夏、杏仁止咳平喘、降气化痰，葶苈子、生桑白皮、猪苓、茯苓泻肺逐饮，广地龙、白僵蚕、甘草解痉平喘。因患者舌红脉数，示已化热伤阴，因此加地骨皮与桑白皮相配，取"泻白"方意，可防止病情化热动血之变。组方仍为小青龙汤变化而成，通过合理的化裁，疗效显著。

赵国仁医案

患者：陈某，男，16岁。2009年3月19日诊，其父代述，小儿8岁始即发哮喘，发则胸膺如堵，咳嗽气逆，呼吸急促，喉间有痰，鸣响犹如拉锯，张口抬肩，面青唇紫，痛苦不可名状。春季加剧，夏季较缓。也有间歇之期。今春又到，发作频频。余观其形体消瘦，肌肉不丰，喉中有声，如离弦之矢，吱吱作响，咳嗽咳痰不畅，舌质红，苔黄腻，脉浮滑数。

辨证与诊断：禀赋不足，脾肾两虚，痰浊内壅，感受风寒，束表闭肺，气道狭窄，出入不畅，为哮喘也。证属脾肾两虚，束表闭肺。

治法：宣肺散寒，豁痰平喘。

处方：厚朴麻黄汤。组成：厚朴10g，炙麻黄10g，生石膏30g（先煎），杏仁10g，半夏10g，干姜6g，细辛3g，小麦20g，五味子6g，桔梗6g，前胡10g。

服 7 剂后，前来复诊，气息见平，已无哮声，且云服药 5 剂，从鼻中溢出大量黄痰，气息顿平，腻苔渐化，脉也转平。症虽见瘥，宿根未净，穷寇宜追，以绝后患。又服 7 剂，诸恙皆减，唯露虚象。此小儿稚阴稚阳，脏腑娇嫩，尚未成年，或犹可塑，如再迁延数载，形体已成，则不可为也。乘其间歇之期，补其脾肾，宗丹溪"未发以扶正气为主"之旨。药用：人参 30g（研粉），紫河车粉 30g，蛤蚧 2 对，共研末拌匀，日服 2 次，每次 3g，以绝其根。

按语：本例为哮证，由患儿禀赋不足，饮食不慎而致，已历 8 载，痰浊内壅，郁久化热，外感风寒，遂成反复发作。本病好发于春者，以其为风令也。《证治汇补》云："内有壅塞之气，外有非时之感，膈有胶固之痰。"治当从气、邪、痰三者入手。厚朴麻黄汤宣肺散寒，豁痰平喘，方中麻黄宣肺平喘，半夏化痰降逆，细辛五味一开一合，以利肺气升降，干姜、厚朴温化行气，小麦宁心除烦，杏仁、石膏清热平喘，故适用于外受寒邪，内有水饮，饮邪化热者，加桔梗开肺，前胡降气。外邪得去，气机畅达，痰浊得除，则疾可愈也。后期用人参、紫河车、蛤蚧大补肺肾，扶其正气，以防复发，乃固本之法也。

戴裕光医案

医案 1：

患者：女，42 岁。2001 年 4 月 2 日初诊。反复发作哮喘约 15 年。哮喘呈周期性发作，多次住院治疗，症状时轻时重，但多以凌晨 1~2 时许加重，劳累或情绪波动时可诱发或加重症状。平时以氨茶碱、泼尼松或喘乐灵气雾剂等缓解症状。就诊时仍有喘憋感，伴有咳嗽、少痰，自述胸中有压迫感，呼吸不畅。唇暗面黑，舌质紫色，两侧有小片状瘀点，舌苔薄润，脉弦沉。另诉月经不定期，且色暗黑，多块，量时多时少，小腹隐痛。

辨证与诊断：支气管哮喘。证属血海瘀阻，肺气壅塞。瘀阻血海，脏气上逆导致哮喘。

治法：拟通瘀下气法，应用清肺平喘、化瘀活血法论治。

处方：血府逐瘀汤合三拗汤加味。组成：当归 10g，川芎 6g，赤芍 15g，桃仁 6g，红花 6g，柴胡 10g，生地黄 15g，枳壳 12g，桔梗 10g，川牛膝 12g，生麻黄 6g，杏仁 12g，甘草 6g，桑白皮 10g。5 剂。每日 1 剂，水煎服。无须避开月经期。

二诊：2001 年 4 月 8 日。胸部压迫感减轻，余无特殊变化，舌苔略白腻，于前方中加法半夏 12g，再服 7 剂。

三诊：2001 年 4 月 16 日。适值经期，仍嘱服药如故，月经未见明显增多，但后期经血颜色红活，喘憋减轻，唇色紫暗变浅，但诉神倦、体乏、思卧。其久喘耗气，逐瘀伤血，正气虚损所致，当以益气养阴为主。人参、五味子、甜杏仁、川贝母、生地龙、沉香、蛤蚧粉、陈皮各 15g。10 剂。此方研细粉装胶囊，每服 2 粒，每日 2 次，饭前服，服至秋季方止。至年底时见面色红润，喘憋未作，唯语声中稍见气短之象，固嘱其来年续服。

按语：止咳多用宣肺祛痰，此其常也。喘之作虽本于肺有痰结，却可因寒、热、火等诱发，肺气不宣，有因于邪之郁滞，也有脏气之不平者。本案喘属瘀阻血海，以致脏气上逆而成，故通降而止。及其喘平，脏气即现衰象，故以散剂补益肺肾以善后。法随证变，辨证之旨也。

医案2：

患者：李某，男，12岁。2004年4月2日初诊。反复咳嗽、喘息9年，加重7天。患者9年前因受凉出现咳嗽、喘息、咳痰，某儿科医院诊断为"支气管哮喘"，经用"氨茶碱、地塞米松、喘乐宁"等药物治疗后缓解。随后每因天气变化，受凉后咳嗽、咳痰、喘息。7天前又因受凉出现咳嗽、喘息、咳痰，服止咳平喘药无明显缓解。现症：咳嗽，咳白稠痰，喘息胸闷，气紧，唇红，口干，纳可，眠差，舌红，苔薄白，脉小数。

辨证与诊断：哮证(支气管哮喘)，证属痰热蕴肺。

治法：急性期发作治其标，缓解期治其本。肺主气，司呼吸，主宣发肃降，肾主纳气，故其病不离肺、肾两脏。治宜清肺化痰、止咳平喘。

处方：前胡12g，杏仁9g，桔梗9g，葶苈子20g，生石膏30g，荆芥9g，天花粉12g，胆南星10g，淡竹叶6g，蒲公英20g，败酱草20g，太子参12g，熟地黄12g，紫苏子、紫苏梗各9g，百部6g，肉桂4g。10剂。每日1剂，水煎服。

二诊：2004年4月12日。服药后喘息、胸闷减轻，咳痰不利，头晕，口干，唇红，舌红，苔薄白，脉沉。患者肺气不利，痰热内蕴，继续宣肺降气，化痰平喘。处方：麻杏石甘汤合葶苈大枣泻肺汤加减：葶苈子20g，杏仁9g，桔梗9g，前胡12g，麻黄4g，生石膏30g，甘草6g，制半夏12g，淡干姜6g，细辛4g，大枣12g，蒲公英30g，天花粉12g，胆南星12g，黄芩4g，莱菔子9g，五味子6g。7剂。每日1剂，水煎服。

三诊：2004年4月19日。用药后胸闷、气紧有缓解，晨起咳嗽，咳白痰，鼻塞，唇红，形瘦，纳可，大便每日一行，舌淡红，苔薄，脉沉细。近日天气变化大，阴雨时间长，患者稍有不慎即易感风寒，致病情复发加重。拟射干麻黄汤兼通肺络之品。处方：麻黄4g，制半夏12g，前胡12g，甘草4g，细辛4g，淡干姜6g，五味子4g，款冬花9g，射干9g，石斛12g，杏仁6g，辛夷9g，桃红9g，丹参12g，枇杷叶15g。6剂。每日1剂，水煎服。

四诊：2004年4月26日。药后症减，夜间可平卧入睡，咳嗽，喉间有痰，色白，纳呆，面色㿠白，舌淡，苔白，脉沉。哮喘缓解后，即当治本，小儿脏腑嫩弱，肾为先天之本，脾为后天之本，当以调补脾肾着手，以预防复发。处方：金水六君煎：党参12g，茯苓12g，焦白术12g，半夏9g，陈皮9g，熟地黄15g，当归9g，杏仁9g，砂仁6g，赭石15g，旋覆花12g，枇杷叶15g，淡干姜6g，前胡12g，炙甘草4g，细辛4g，五味子4g。7剂。每日1剂，水煎服。

按语：患者病久正气渐亏虚，应培补摄纳，佐化痰利气。故一诊、二诊先宣发肃降，少佐益肾气；三诊又遇雨受凉，再以宣肃；四诊喘平再佐益肾之品。此患儿因外感诱发，以葶苈大枣泻肺汤合麻杏石甘汤降气平喘。方中前胡、荆芥疏表，桔梗、紫苏子、紫苏梗降气，淡竹叶、胆南星、天花粉清热化痰，蒲公英、败酱草清热解毒，葶苈子泻肺平喘，熟地黄滋阴补肾，太子参滋阴益气，肉桂温阳纳气，百部止咳化痰。麻杏石甘汤合葶苈大枣泻肺汤治疗，方中麻黄、前胡、杏仁、桔梗宣肺平喘，黄芩、生石膏清泻肺金，干姜、细辛防苦寒伤中阳，莱菔子消食化痰，大枣和中，五味子敛肺。后期缓解期则责于脾肾，少儿之体先天禀赋不足，加之后天调理不慎。其生理特点为稚阴稚阳，易虚易实，故用药慎重，防伤脏腑功能。以健脾之法从后天补先天。选用金水六君煎加味扶正固本。方中党参、茯苓、焦白术、炙甘草、干姜、砂仁温中健脾，熟地黄、当归滋阴补肾，陈皮、半夏化痰，前胡、杏仁、枇杷叶宣肺降气，细辛引入肾经，五味子敛肺，赭石、旋覆花降气化疾，平肝。

王会仍医案

医案1：

患者：王某，男，27岁。2009年3月14日初诊。反复咳嗽、喉间哮鸣20余年，再发1周。20余年前无明显诱因出现咳嗽，喉间哮鸣，当地医院诊断为"支气管哮喘"。以后每遇气候突变易发，冬季尤著，一直未予规范治疗。1周前出现咳嗽剧烈，有时夜间喉间哮鸣，咳痰不多，色黄质稠，咽部时痒，无发热恶寒。查体：体胖，两肺呼吸音尚清，未闻及明显干湿性啰音，心脏听诊无异常。舌质红，苔黄腻，脉滑。

辨证与诊断：哮证，证属热哮。每遇气候突变，新邪引动伏痰，壅于气道，痰气相搏，故见咳嗽剧烈，喉间哮鸣；伏痰与外邪交阻，郁而化热，痰热胶结，故见痰稠色黄，咳吐不利；外邪上受，肺窍不利，则咽痒；舌质红，苔黄腻，脉滑为痰热内蕴之象。

治法：清热宣肺，化痰定喘。

处方：自拟定哮汤加减。组成：炙麻黄6g，杏仁10g，甘草6g，黄芩12g，桑白皮15g，浙贝母15g，炙枇杷叶15g，前胡15g，桑叶15g，合欢皮20g，白术10g，防风6g，蝉衣10g，辛夷10g，野荞麦根30g，三叶青12g，地肤子30g。水煎服，每日1剂，连服7剂。

二诊：2009年3月21日。服药1周后，咳嗽仍剧烈，咽痒，痰黏难咳，大便不畅，舌红苔薄，脉滑。上方去浙贝母、桑白皮、防风、白术，加瘪桃干15g，桔梗10g，太子参15g，炙紫菀12g，鸭跖草30g。水煎服，每日1剂，连服7剂。

三诊：2009年3月27日。咳嗽明显缓解，咳痰不多，痰色稍黄，舌红苔薄白，脉略滑。改太子参为20g，去桑叶、鸭跖草，加肺形草15g、鱼腥草30g。水煎服，每日1剂，连服7剂。

按语：麻黄乃治哮喘第一要药，王老在临证时善用麻黄治疗哮喘，认为无论寒哮、热哮、久哮，但随症配伍，皆可用之。麻黄味辛苦，性温，入肺、膀胱经，具有发汗、平喘、利水三大功效。《本草纲目》曰："麻黄乃肺经专药，故治肺病多用之。"《本草正义》云："麻黄轻清上浮，专疏肺郁，宣泄气机，是为治感第一要药。虽曰解表，实为开肺；虽曰散寒，实为泄邪。风寒因得之而外散，即温热亦无不赖之以宣通。"根据现代药理研究，麻黄能抑制过敏介质的释放，降低IgE水平及增加cAMP含量，从而舒张支气管平滑肌而平喘，其作用较为持久，对处于痉挛状态时作用更为显著。

医案2：

患者：胡某，女，55岁。2009年4月29日初诊。咳嗽1个月余。患者1个月前外感后出现咳嗽，咳嗽以夜间为甚，痰少色白，伴有咽痒，痒则作咳，经抗生素等治疗后咳嗽未见好转。查肺功能示：①舒张前轻度阻塞性通气功能障碍；②支气管舒张试验阳性，FEV_1改善率12.9%，FEV_1绝对值增加230mL。查体：双肺呼吸音稍粗，未及明显干、湿性啰音。舌红苔薄白，脉弦。

辨证与诊断：哮病，证属风哮。

治法：解痉止咳，清肺利咽。

处方：解痉止咳汤加减。组成：炙麻黄9g，杏仁10g，甘草6g，川朴10g，黄芩12g，前胡15g，炙枇杷叶15g，蝉衣10g，地肤子12g，炙紫菀12g，三叶青15g，七叶一枝花12g，肺形草15g，野荞麦根30g，生白芍15g，佛手片9g，太子参20g。水煎服，每日1剂，连服7剂。

二诊：2009年5月6日。服药1周后，气促已平，咳嗽未作。守原意，继服中药7剂。

按语：辨病与辨证相结合，此本案特点之一。西医诊为"咳嗽变异性哮喘"，哮主于痰，痒自风来，风动留痰，相互搏结，故从风痰论治。

医案3：

患者：孙某，男，48岁。2009年4月8日初诊。反复咳嗽气急10年余，再发1个月。患者10余年前无明显诱因出现咳嗽气急，在当地医院治疗后不见明显好转，之后反复发作。1个月余前无明显诱因上述症状再发，咳嗽气急，有时喉间哮鸣，动则气急加重，痰多难咳。查肺功能示：①吸药前以重度阻塞为主的混合型通气功能障碍；②支气管舒张试验阳性。查体双肺呼吸音稍粗，未及明显干、湿性啰音。舌黯红苔白腻，脉弦细。

辨证与诊断：哮病，证属痰哮。

治法：化痰清肺，通络平喘。

处方：三子养亲汤合王氏清肺化痰汤加减。组成：炙苏子12g，白芥子9g，莱菔子12g，杏仁10g，川朴10g，甘草6g，桑白皮15g，前胡15g，炙枇杷叶15g，野荞麦根30g，七叶一枝花12g，肺形草15g，鱼腥草30g，鹿衔草15g，太子参15g，当归12g。水煎服，每日1剂，连服7剂。

二诊：2009年4月15日。药后喉间哮鸣已息，咳嗽已少，咳痰有减，气急未尽。药后逆气渐降，浊痰渐消，气道得畅，故喉间哮鸣得息，痰咳减少。然病来日久，伏痰难以速清，肺气日有所耗，故气急仍作。此正虚邪实，痰实要化，正虚当复。前方去桑白皮、炙枇杷叶、七叶一枝花，加桔梗10g，海浮石15g，虎杖根20g，红景天15g。继服7剂。

按语：本案病延日久，伏痰内留，正虚邪实。实者，痰气壅盛也，虚者，肺气日耗也，故治以三子养亲汤合王氏清肺化痰汤化裁，以治痰为主，佐以太子参、当归治气治血。所谓"气行则血行"，气不足则血行滞也，故此两味意在清补肺气、通络行血。复诊增红景天以补诸不足，助清肺止咳。

医案4：

患者：陈某，男，36岁。2009年10月14日初诊。反复咳喘30年，加重3年，再发3天。患者30年前患者出现咳嗽，喘息，当时诊断为"支气管哮喘"，后反复发作，10岁以后发作次数明显减少，3年前患者闻到异味后咳喘再次频繁发作，并有所加重，此后每年秋冬季或闻到刺激气味易作，夜间为甚。3天前症状复发，喉间有喘鸣音，平日鼻塞流浊涕，咳嗽尚轻，痰色黄黏稠，咽痒时作。既往有浅表性胃炎病史，无反酸，但常腹胀。查体：两肺呼吸音粗，未及明显干湿性啰音。舌红苔薄，脉滑。肺功能检查示：①舒张前中度阻塞性通气功能障碍；②支气管舒张试验阳性。

辨证与诊断：热哮(支气管哮喘)。每遇气候突变或外界不良气味刺激，新邪引动伏痰，壅于气道，痰气相搏，故呼吸迫促，哮鸣有声；痰热蕴肺，肺失肃降，则咳嗽、痰黄黏稠；清窍失司，则鼻塞流浊涕；舌红，脉滑为痰热之征。

治法：清热化痰，止咳平喘，佐以祛风通窍。

处方：经验方定哮汤加减。组成：炙麻黄6g，杏仁10g，甘草6g，黄芩12g，浙贝母15g，川朴10g，桔梗10g，地龙12g，川芎10g，辛夷10g，仙灵脾10g，地肤子12g，木蝴蝶9g，野荞麦根30g，三叶青15g，蒲公英30g，八月札12g，太子参20g。水煎服，每日1剂，连服14剂。

二诊：2009年11月11日。服药后咳嗽喘息缓解，略有神疲乏力，口干咽痒，无明显胸闷气急。查体：两肺呼吸音尚清，未闻及明显干湿性啰音。予以前方加减。去川朴、桔梗、仙灵脾、蒲公英，加桑白皮15g，乌元参15g，板蓝根15g。继服7剂。

三诊：2009年11月18日。7剂后无明显咳喘等不适。宿痰内伏于肺，肺络不畅，反复久发，肺、脾、肾渐虚。改予膏方益气养阴、健脾补肾、化痰通络以巩固疗效，方选人参养营汤加减：太子参300g，黄芪300g，西洋参片60g，白术100g，防风60g，麦冬120g，天冬120g，甘草60g，桑白皮150g，白芍120g，茯苓150g，当归120g，生熟地各120g，川芎100g，炙桂枝50g，远志筒60g，山药150g，山萸肉150g，陈皮60g，牡丹皮120g，泽泻120g，枸杞子150g，竹沥半夏100g，灵芝150g，绞股蓝150g，制黄精250g，生玉竹150g，鲜铁皮石斛150g，薏仁300g，地龙120g，仙灵脾150g，野荞麦根300g，三叶青150g，滕州阿胶250g，鹿角胶250g，冰糖250g，黄酒250g。

膏方制法：先将上药清水隔宿浸泡后，连煎三汁，每次用纱布过滤去渣，文火浓煎，再将阿胶、鹿角胶、黄酒、冰糖等配料烊化后冲入加以收膏，搅拌成胶状装入瓷罐以备用，宜冷藏以防霉变。

服法：每日早晚各一匙，温开水冲服，约服1~2个月。

按语：在哮喘临诊中，王老在重分证辨治的同时，主要抓住祛邪、补虚两个关键环节，即"发时治肺""缓时治肾"。在应用清热化痰、止咳平喘，佐以祛风通窍治疗热哮症状缓解后，予膏方益气养阴、健脾补肾、化痰通络徐徐调治以防复发。在哮证缓解期，王老主张扶正固本应从肺脾肾三脏着手方为正途，正如《理虚元鉴》曰"理虚有三本，肺脾肾是也""肾为先天之本""脾为后天之本"，而肺则是"气之本"也。从哮喘的发生与发展看，这是一个从实(肺气未虚)开始而逐渐转虚(肺气虚)，以致累及于脾和肾的过程。因此，王老应用膏方治疗哮证缓解期在重补肾的同时适当配伍黄芪、党参、白术、甘草、茯苓、淮山药、薏仁、红枣等健脾益气的药物，藉以旺盛其生化之源，此既有助于促进肾虚的尽快康复，又可杜绝"脾虚生痰"和"肺虚贮痰"之弊端，只有这样，才有利于提高机体的防御及改善肺功能，进而制止和减少哮喘的发作。

医案5：

患者：封某，女，47岁。1999年11月20日初诊。反复咳嗽、咳痰、气喘、胸闷、声音嘶哑半年，曾在杭州某医院就诊，经胸部CT、纤维支气管内镜检查及组织活检确诊为肺淀粉样变性病，予以肾上腺皮质激素治疗后，症状有所减轻，遂减量至每日口服泼尼松20mg以维持，但近1个月上述症状又复加重，不能坚持工作而提前退休。诊查：呼吸稍促，口唇无发绀，语音嘶哑，心率 98 次/分，律齐，两肺可闻及散在性干性啰音，脉弦细代数，苔薄，舌质红。

辨证与诊断：喘证，属痰热阻肺，上郁咽喉，肺气不利，宣肃失司。

治法：清肺化痰，降气平喘，利咽开瘖。

处方：炙麻黄 9g，杏仁 10g，黄芩 12g，甘草 6g，炙桑白皮 15g，前胡 12g，竹沥半夏 10g，广地龙 15g，浙贝母 20g，蝉衣 9g，木蝴蝶 9g，炙苏子 12g，鱼腥草 30g，七叶一枝花 15g，白花蛇舌草 30g，鲜石斛 30g。

二诊：1999 年 11 月 27 日。1 周后复诊，咳嗽、气急稍平，痰量减少，声音嘶哑改善，听诊肺部仍有少量干性啰音，再以上方去鲜石斛、前胡，加南北沙参各 15g，瓜蒌仁 15g。

三诊：2000 年 2 月 11 日。继服半个月后，咳嗽、气急、胸闷、声嘶诸症渐趋平缓，听诊肺部干性啰音消失。2 个月后改以炙麻黄 6g，黄芩 12g，杏仁 10g，浙贝母 15g，甘草 6g，炙桑白皮 15g，蝉衣 9g，木蝴蝶 9g，南北沙参各 15g，麦冬 12g，太子参 20g，三棱 10g，莪术 10g，七叶一枝花 15g，白花蛇舌草 34g，野荞麦 30g 为主标本兼治。追踪观察至今，除期间偶有发作外，咳嗽、气急、音哑症状明显减轻，CT 摄片复查，病变基本稳定，泼尼松已减至 5mg/d。

按语：王老认为本病应属于中医"咳喘""咯血""喘证"及"胸痹"范畴。其主要病机为气虚血瘀，痰浊内阻，郁久化热，滞留肺络，结于咽喉，致使气道失畅，吐故纳新受阻，故出现咳而气急；热郁喉道，损伤津液，咽喉失润，故声音嘶哑不扬，方中麻黄、杏仁、甘草、桑白皮、浙贝母、半夏、广地龙、苏子、黄芩等清肺化痰，降气平喘；蝉衣、木蝴蝶、鲜石斛生津润喉，开音通滞；复加七叶一枝花、鱼腥草、白花蛇舌草等清热解毒药不仅能清肺除邪，还能发挥止咳、平喘、利咽等作用。病情稳定之后，则在益气养阴的基础上酌加三棱、莪术等活血化瘀、消癥散结的药物，冀以达到满意的效果。

郭赛珊医案

患者：常某，男，47 岁。2009 年 4 月 27 日初诊。胃脘不适 2 年，哮喘 2 个月。患者 2 年前出现胃脘不适，有时嗳气，无反酸烧心，2009 年 2 月当地胃镜示：十二指肠球炎、十二指肠憩室、慢性浅表性胃炎，幽门螺旋杆菌（HP）结果不详。2 个月前因腹痛静脉滴注"百定"后出现哮喘，少量咳痰，用泼尼松、舒利迭后缓解。本月初感冒，用林可霉素后再发哮喘，不能平卧，变态反应科予信必可、吉诺通等药后喘憋减轻。就诊时见胃脘不适，有时嗳气，哮喘，饭后平卧时加重，影响睡眠，咽痒，少量咳痰，大便成形，2~3 日一行，腰酸背痛，小便浑浊，舌黯红、部分少苔、根部薄黄腻苔，脉弦滑。

辨证与诊断：喘证（哮喘），证属痰热阴伤血瘀，肺失肃降，胃失和降，肾虚。

治法：清热化痰，滋阴活血，肃肺疏肝，健脾和胃，补肾。

处方：郭师经验方痰热阻肺方加减。组成：柴胡 10g，黄芩 10g，半夏 10g，紫草 30g，紫菀 10g，葶苈子 20g，桃仁 10g，杏仁 10g，桑白皮 30g，地骨皮 30g，白芍 20g，浙贝母 20g，旋覆花（包煎）15g，海浮石 20g，白术 15g，生苡仁 30g，枸杞子 15g，菊花 15g，女贞子 15g，旱莲草 10g，桑葚子 15g，清水全蝎 6g，苏木 15g，僵蚕 20g，丹参 30g，红景天 15g，炒酸枣仁 20g，珍珠母（先下）30g，甘草 6g。15 剂，每日 1 剂。水煎分 2 次服。并嘱患者参照《中国居民膳食指南》忌辛辣、油腻、油炸火烤等热性食品，忌羊肉、狗肉、鹿肉、鸡肉等，忌生冷，忌烟酒。

二诊：2009 年 5 月 14 日。药后胃脘不适明显减轻，时有嗳气，矢气增多，咳喘消失，时有咽痒，口不渴，背沉，舌痛，纳可，大便正常，小便黄。舌质黯红，舌苔前半部少苔少津，后半部薄黄腻苔，脉弦滑。上方加马齿苋加强清热祛湿、健脾胃。

三诊：2009 年 6 月 29 日。服上药 8 剂后胃脘不适、嗳气、腰酸背痛消失，仍有少量白痰，口不渴，背沉，纳可，大便正常，小便黄。舌质黯红，舌苔前半部少苔少津，后半部薄黄腻苔，脉沉滑。上方加蜈蚣加强活血，以助痰热消退。

按语：本例为哮喘、慢性胃炎，中医辨证为痰热阻肺，阴伤血瘀，肺失肃降，胃失和降，肾虚，以痰热阻肺为主，阴伤血瘀、胃失和降为次。用郭师经验方痰热阻肺方加减，方中黄芩燥湿清热，长于清泻肺火；半夏燥湿健脾化痰，水湿去则脾健而痰涎自消；半夏配黄芩清肺化痰，治疗痰热阻肺；桑白皮甘寒性降，专入肺经，清泄肺热，平喘止咳；地骨皮甘寒清润，入肺经，清降肺中伏火；葶苈子清泄肺热，又能下气平喘；紫菀润肺下气，消痰止咳，温润不燥；杏仁止咳平喘，润肠通便；浙贝母、僵蚕化痰；旋覆花下气开肺，消痰平喘；海浮石清肺化痰软坚，尤其适于老痰、顽痰难咳者；旋覆花配海浮石促进排痰，一化一宣，痰可去，嗽可宁，达到清肺化痰之功。本例虽无脾不健运及肝郁之候，但脾的运化功能正常，痰湿不生，因此治疗时用白术、生薏苡仁健脾祛湿，防止生痰。肺的宣发肃降有赖于肝的疏泄，只有肝的疏泄功能正常，气机调畅，才能保证肺的出入有序、宣降有度，故用柴胡配白芍疏肝柔肝、调畅气机。本患血瘀不突出，但肺朝百脉，肺气失于宣肃，则血脉不畅，且痰热、阴伤均可致瘀，故活血化瘀必不可少，选用清水全蝎、丹参、桃仁、红景天、苏木活血化瘀，全蝎还可通络止痉，使肺之络脉疏通、气管痉挛得解，均属病机用药。痰热易于伤阴，肺阴充足，肺的功能才能正常，肾为一身阴液之根本，因而用女贞子、旱莲草、桑葚子滋阴补肾以养肺阴，增强桑白皮、地骨皮养阴清热之力，养阴而不滋腻，并有化痰作用。肺与大肠相表里，肺气肃降，有助于大肠传导功能的发挥，大肠传导功能正常，亦有助于肺的肃降，故治疗咳嗽需注意通腑，方中紫菀、桃仁、杏仁、白芍、女贞子等均有润肠通便的作用。患者两次静脉滴注药物后诱发哮喘，提示药物过敏是其致病因素，故在方中加入有抗过敏作用的紫草，属辨病用药，体现了"辨病与辨证相结合"的学术思想。

曹玉山医案

医案 1：

患者：王某，男，27 岁。2002 年 3 月 15 日初诊。阵发性喘憋 3 年，加重 1 个月。患者 3 年前活动后出现胸闷，气短，心悸，在当地医院检查心电图、心脏三位片、超声心动图等，诊为扩张型心肌病，间断服用地高辛、消心痛等药，病情控制不佳，逐渐出现夜间阵发性喘憋，下肢水肿。1 个月前因大量饮酒及通宵熬夜，使病情加重，喘憋端坐不能平卧，全身水肿，胸闷心悸，气短乏力，不能活动，动则加重并汗出。患者既往有大量饮酒史，1 次 1 斤以上，1 周平均 3~4 次，生活无规律，经常通宵熬夜。否认其他疾病史。查体：血压 90/60mmHg，面色苍白无华，面肿、唇紫，心界扩大，心率 110 次/分，律齐，二尖瓣听诊区闻及 3/6 级收缩期吹风样杂音，右肺第六肋间隙以下叩浊，呼吸音消失，肝大，位于剑下 6cm，肋下 4cm，肝颈反流征阳性，腰骶部以下重度凹陷性水肿，舌淡，边有齿痕，苔白水滑，脉滑数。血常规：白细胞 5.6×10^9/L，N 71%，L 19%，红细胞 3.41×10^{12}/L，血红蛋白 110g/L，血小板 99×10^9/L；电解质：正常；肾功能：正常；心电图：窦性心动过速，T 波改变；心脏三位片：全心扩大，右侧胸腔积液。

辨证与诊断：喘证，证属阳虚，水凌心肺。西医诊断为酒精性心肌病，慢性心功能不全，心功能Ⅳ级。患者嗜酒无度，又饥饱劳倦伤于脾胃，健运失司，水谷不化精微，致气血亏虚，气虚及阳，阳气虚衰，阳虚不能化水，水邪内停，上凌心肺，而成喘证。

治法：益气温阳，泻肺利水。

处方：茯苓 20g，桂枝 10g，附子（先煎）10g，甘草 10g，葶苈子 30g，桑白皮 12g，车前子（包煎）12g，黄芪 40g，红参 10g，胡芦巴 12g，玉竹 20g，丹参 20g，红花 12g，薏米 30g，泽兰 12g，泽泻 20g，益母草 20g。6 剂，水煎服，每日 1 剂。配合西药双氢克尿噻 25mg，每日 3 次；螺内酯 20mg，每日 3 次；地高辛 0.125mg，每日 1 次，消心痛 5mg，每日 2 次。参附注射液 30mL 加入 5% 葡萄糖注射液 150mL 静脉滴注，每日 1 次。

二诊：2002 年 3 月 22 日。喘憋减轻，可高枕卧位入睡，全身水肿消退，仍觉头晕，乏力、纳差，动则心悸气短，舌淡，边有齿痕，苔白脉滑，心率 87 次/分，律齐，二尖瓣听诊区闻及 3/6 级收缩期吹风样杂音，右肺第 10 肋间隙以下呼吸音消失，肝脏回缩未能触及，肝颈反流征阳性，双下肢轻度凹陷性水肿。血压 95/60mmHg。前方去附子、车前子，加炒山药、炒白术、砂仁、陈皮助参芪健脾益气。6 剂，水煎服，每日 1 剂，西药改螺内酯 20mg，每日 1 次；消心痛 5mg，每日 1 次。参附注射液静脉滴注如前。

三诊：2002 年 3 月 29 日。患者无喘憋胸闷，可平卧入睡，水肿悉数皆退，自感疲乏无力懒动、纳差、口干、舌淡，苔白，脉滑，温阳益气利水药伤阴故口干，前方合生脉饮益气养阴。6 剂，煎服法同前。西药加卡托普利 6.25mg，每日 2 次。

按语：慢性心功能不全主要表现为喘促不能平卧，胸闷心悸，气短乏力，咳嗽咳痰，浮肿，少尿等，属于中医学的"喘证、水肿、心悸、胸痹"等范畴。多因气虚阳衰，水饮内停而致，涉及心肺脾胃肾等多脏腑。初期为心气不足，心阳虚衰，进一步肺失通调，脾失健运，肾失开阖，水湿之邪内停，凌心射肺而成重证，甚则成肾不纳气、心阳欲脱之危候。治疗重在益气温阳，兼顾肺、脾、肾而泻肺利水，健脾温肾，活血通脉，宁心安神。本例患者以喘憋、水肿为主症，根据症状舌脉，辨为喘证、水肿，证属阳虚水凌心肺，西医诊断为酒精性心肌病，慢性心功能不全，心功能Ⅳ级，治疗宜益气温阳、泻肺利水，方中黄芪、红参补肺气益心气；茯苓、泽泻、薏米健脾利水，其中茯苓、泽泻性平和，不易伤伐正气，用量需大，可用至 20~30g；桂枝通阳利水；葶苈子、桑白皮泻肺利水，丹参、红花、泽兰、益母草养血活血利水，附子、胡芦巴、车前子温肾利水，全方益气温阳，泻肺利水，重在利水，使水湿之邪消退，但患者脾胃已伤，如对脾虚不加重视，湿聚后诸症又可反复，二诊加以山药、白术、砂仁等益气健脾，行气利湿，调理脾胃功能，以助后天之本。三诊考虑长期服用利尿剂会损伤阴液，故喘平水肿退后，予健脾利湿配合生脉饮益气养阴生津，从本调治。

心力衰竭的病因复杂，多种疾病都可引起心力衰竭，故而在心力衰竭的辨证施治中要病证互参，辨病辨证相结合，根据不同病因，在益气温阳的基础上，兼顾病因施治，同时借鉴现代医学的优势，中西医结合治疗，以中医之长补西医之短，两者相辅相成，相得益彰。

医案2：

患者：李某，男，52岁。2010年3月4日初诊。间断胸闷、气短5年余，伴双下肢水肿1年，加重3天。患者于5年前出现气短、胸闷症状，多在劳累及情绪激动后出现，无夜间阵发性呼吸困难，无明显胸痛，2008年11月曾在我科诊治，诊断为"扩张型心肌病"，予改善心功能、对症治疗病情好转，平时间断服用双氢克尿噻、螺内酯、地高辛等，自述地高辛用量每日1片或2片不定，病情时有反复，1年前出现双下肢水肿，以左下肢为重，不能平卧。2周前上述症状再次加重，尿量明显减少，双下肢水肿至膝，自行停服地高辛等药物，在我科住院治疗，症状缓解自动出院。3天前，胸闷气短加重，心悸不能平卧，前来求治。症见胸闷气短，不能平卧，心悸，咳嗽，恶心，食欲差，尿量少，水肿，口唇发绀，睡眠差，饮食可，大便秘结，舌质紫黯，苔白腻，脉滑。既往有慢性咳痰喘病史5年，2007年在某医院诊断慢性阻塞性肺病。体查：脉搏50次/分，血压135/94mmHg，四肢末梢皮肤冰冷，甲床发绀，舌质黯红，苔白腻，脉滑。双侧颈静脉怒张，右侧肩胛下角线第9肋以下叩诊浊音，两肺呼吸音清，右肺底呼吸音减低，可闻及少量湿性啰音，心浊音界向左侧扩大，心音强弱不等，心率平均50次/分，律不齐，二尖瓣听诊区可闻及4/6级收缩期吹风样杂音，向心底部传导，肝大，胁下5cm处触及，中等硬度，肝颈静脉回流征阳性。心电图：异位心律，电轴左偏，异常心电图，心房纤颤，伴差异性传导，ST-T改变；电解质：钾4.72mmol/L，钠132.9mmol/L；血常规：RBC 4.34×10^{12}/L，Hb 141g/L，HCT 47.0%，WBC 8.38×10^9/L，GRA 72.7%，LYM 19.2%，PLT 136×10^9/L；前端B型尿钠肽：6774ng/L。胸片：心影扩大；B超：双肾弥漫性病变，腹水。

辨证与诊断：喘证，证属阳虚水泛。患者中年，心气不足，心阳亏虚，气虚不能帅水运行，阳虚不能蒸化水液，水饮停聚，凌心射肺发为喘证。西医诊断为扩张型心肌病，心律失常，心房纤颤，慢性心功能不全，心功能Ⅳ级。

治法：温阳化气，利水消肿。

处方：真武汤加减。组成：附子（先煎）10g，茯苓20g，白术10g，泽泻20g，车前子10g，益母草20g，葶苈子25g，丹参20g，桂枝12g，川芎12g，玉竹15g，甘松20g，仙灵脾12g，泽兰12g，桑白皮15g，甘草10g。6剂，水煎，分2次服，每日1剂。嘱避风寒，畅情志，调饮食，勿劳累。西药配合拜阿司匹林100mg，每日1次；卡托普利6.25mg，每日1次；消心痛5mg，每日2次；地高辛0.125mg，隔日1次；螺内酯40mg，每日3次；双氢克尿噻50mg，每日3次。

二诊：2010年3月12日。服药后夜间时有胸闷、气短、坐起稍有缓解，睡眠好转，右侧肩背部疼痛，持续不缓解，口唇发绀，腰骶部及双下肢水肿明显，饮食可，大便干，舌质紫黯，苔厚腻，脉滑。血压124/83mmHg，心率61次/分。患者本已久病体虚，下元虚惫，病久积年不愈，反复发作，必致肺脾肾阳气俱虚。阳虚不能化气行水，成为阳虚水泛证，水邪泛溢则肿，水凌心肺则喘咳心悸。阳虚水泛，下虚上实，当疏泄其上，补益其下，权衡轻重以温阳利水为主。处方：附子（先煎）10g，茯苓20g，白术10g，泽泻20g，车前子 15g，益母草 20g，葶苈子 25g，丹参 20g，桂枝 12g，川芎 12g，玉竹 20g，泽兰 12g，猪苓 10g，黄精 15g，桑白皮 15g，甘草 10g。6 剂，水煎，分 2 次服，每日 1 剂。西药不变。

三诊：2010 年 3 月 19 日。患者活动后仍有气短发生，右侧肩背部疼痛缓解，口唇发绀，腰骶部水肿减轻，双下肢水肿减轻，饮食可，大便困难，舌质紫黯，苔厚腻，脉滑。血压 121/72mmHg，心率 70 次/分，律齐，未闻及期前收缩。水饮之邪逐渐减退，症状减轻，水邪阻滞，血行不畅，筋脉痹阻，见肩背部疼痛，气虚阳虚传导失常，转输不利，糟粕内停而致便秘，给予温阳益气通便治疗。水邪消退后治疗重点要逐渐转向温补阳气，扶正固本。处方：附子(先煎)12g，茯苓 20g，白术 12g，白芍 20g，生姜 6g，益母草 20g，泽泻 20g，泽兰 12g，黄芪 40g，胡芦巴 12g，葶苈子 25g，玉竹 20g，丹参 15g，川芎 15g，桃仁 10g，猪苓 12g，生大黄(后下)10g，甘草 10g。6 剂，水煎，分 2 次服，每日 1 剂。西药不变。

四诊：2010 年 3 月 26 日。患者气短、胸闷较前好转，活动后仍有气短发生，口唇发绀，腰骶部及双下肢水肿消失，饮食可，大便困难，舌质紫黯，苔厚腻，脉滑。血压 125/78mmHg，心率 78 次/分，律齐，未闻及期前收缩。心电图：窦性心律，T 波改变。中药温阳益气，活血利水，自拟方如下：桂枝 12g，茯苓皮 12g，白术 12g，泽泻 20g，益母草 20g，黄芪 40g，葶苈子 25g，玉竹 20g，党参 12g，麦冬 10g，五味子 10g，泽兰 12g，丹参 20g，川芎 15g，肉苁蓉 12g，甘草 10g。6 剂，水煎，分 2 次服，每日 1 剂。西药不变。

按语：本案患者久病体虚，下元虚惫，病久积年不愈，反复发作，必致肺脾肾阳气俱虚。阳虚不能化气行水，成为阳虚水泛证，水邪泛溢则肿，水凌心肺则喘咳心悸；阳虚水泛，本虚标实证，治疗上应祛邪扶正，标本兼顾。初诊时偏于邪实，以祛邪治标为主，邪祛之后偏于正虚，以扶正治本为主，温阳行水、补肾纳气灵活施治。阳虚水泛，下虚上实，当疏泄其上，补益其下，权衡轻重以温阳利水为主。方中用附子、桂枝温阳化气以行水，茯苓、白术、猪苓、泽泻健脾利水，白芍敛阴和阳，川芎、丹参、泽兰、益母草、前子行瘀利水，葶苈子行气逐水，黄精、玉竹益气养阴。治虚喘很难速效，应持之以恒地调治方可治愈。正如《医宗必读·喘》所说："治实者攻之即效，无所难也。治虚者补之未必即效，须悠久成功，其间转折进退，良非易也。"

邱志楠医案

患者：于某，女，77 岁。主诉：反复咳喘 30 年，水肿 3 年，加重 4 周。诊见：神疲乏力，咳嗽咳痰，痰黄白黏稠，量少难咳，时有心悸，喘促，呼多吸少，纳差，腹胀不舒，下肢水肿，按之凹陷难复，大便干硬难排，小便色黄量少，舌红苔黄，脉滑数，无咳粉红色泡沫痰，无发热恶寒。X 线示：慢性支气管炎，肺气肿，右下肺感染。心电图示：心房纤颤，心肌劳损。

辨证与诊断：喘证，证属痰热蕴肺，肺脾肾虚。西医诊断为：①慢性支气管炎急性发作；②支气管哮喘；③慢性阻塞性肺气肿；④慢性肺源性心脏病。

治法：患者痰热蕴肺为标，肺脾肾三脏虚损为本。咳喘初起，痰热蕴肺为急、为重，故治疗原则祛邪为主，扶正为辅。给予清肺化痰、健脾利水之法。

处方：五子汤加减。组成：苏子、白芥子、莱菔子、葶苈子、法半夏、黄芩、神曲各 15g，蒲公英、车前子各 30g，陈皮、青天葵、炙甘草各 10g。3 剂。

二诊：患者症状改善咳痰比较爽利，痰黄白量中，仍疲倦乏力，气促，活动后加重，胃纳转佳，肢体水肿减轻，小便量增多，大便较干硬，舌淡红，苔薄黄腻，脉滑数。患者治疗后症状改善明显，应守方治疗，但利水平喘之品考虑适当减量，以免过伤正气，同时酌加补益脾肾药物，扶正固本。处方：苏子、白芥子、莱菔子、车前子、黄芩、仙灵脾、陈皮、茯苓各15g，蒲公英30g，青天葵、葶苈子、炙甘草各10g。3剂。

三诊：患者症状明显缓解，呼吸平顺，活动后仍可见气促，时有咳嗽咳痰，痰白量少易咳，胃纳睡眠正常，二便调，肢体无水肿，无心慌心悸，舌淡胖，苔薄白，脉细弱。X线示：肺气肿，右下肺炎症大部分吸收好转。目前病情基本得到控制和好转，患者由急性期转入缓解期，通过应用大量清热化痰、利水平喘药物，邪气转衰，扶正成为当务之急，通过补益脾肾，使正气来复，肺金健旺，而咳喘自平。处方：制附子、仙灵脾、党参、茯苓、白术、苏子、白芥子、莱菔子、百部各15g，陈皮10g，法半夏12g，炙甘草6g。6剂。

随访：患者恢复情况良好，无咳嗽、喘促，生活已基本能够自理。

沈绍功医案

患者：韩某，29岁。2003年4月11日初诊。病史：反复喘憋5年，加重3天。患者5年前出现喘息，多于春季或感冒后诱发，于多家医院检查，诊为支气管哮喘，3天前自觉症状复发，喘憋动则尤甚，伴喉间痰鸣，咳嗽，咳白黏痰，胸闷，纳可。检查：舌质红，苔黄腻，脉弦滑。两肺散在哮鸣音，心率90次/分，律齐，胸部X线片显示两肺透亮度增加，心脏外形正常。

辨证与诊断：哮证、支气管哮喘。其病位在肺，证属痰热阻肺，肺气上逆之证。《证治汇补》言哮病之因为"内有壅塞之气，外有非时之感，膈有胶固之痰"，痰浊内伏，胶结不去为本病宿根，每因外感而诱发，痰随气动，聚于肺系，肺气既不得宣发于外，又不得肃降于下，上逆而为喘息咳嗽；痰气搏结而哮鸣有声，气机失于宣通而胸闷；痰黏脉滑，舌红苔黄为痰浊热化之征。

治法：清热祛痰，降气平喘。

处方：《三因极一病证方论》之温胆汤合《韩氏医通》之三子养亲汤、《备急千金要方》之千金苇茎汤化裁。组成：竹茹10g，枳壳10g，茯苓10g，陈皮10g，紫苏子10g，莱菔子10g，炒葶苈子10g，白菊花10g，桑白皮10g，射干10g，车前草30g，鱼腥草15g，生薏苡仁10g，杏仁10g，桃仁10g，芦根15g，瓜蒌30g。每日1剂，水煎分2次服。

连用7天后，咳嗽咳痰、喘息明显减轻，但患者感活动后气短心悸，食纳不佳，夜寐不安。辨证属脾肾两虚，改以健脾调肾，方用香砂六君子汤合杞菊地黄汤加减。

服药1个月后，减量为每日服1煎，2日服1剂，两肺哮鸣音消失，心率稳定在70次/分左右，后以香砂六君子丸，每次3g，杞菊地黄胶囊，每次5粒，每日各2次巩固，未复诊。

按语：治喘之急性期重在祛痰，祛有形之痰主方为三子养亲汤；以葶苈子代芥子，合千金苇茎汤之义，再伍瓜蒌便成清热祛痰之剂；祛广义之痰主方为温胆汤。去三方中温燥甘腻之半夏、干姜、大枣、甘草，既可助清热化痰之力又可健脾和胃，以治生痰之源。而鱼腥草为祛除肺部痰热之要药。由于控制痰浊，肺气得以肃降，又因控制生痰之源，故哮喘得以减轻。缓解期健脾调肾以固本，凡丸药缓图，防其复发。

邢月朋医案

医案1：

患者：彭某，男，65岁。2009年2月6日初诊。间断咳嗽10余年，加重1个月余。患者有间断咳嗽、咳痰病史10余年，未予系统治疗。最近连续4年于元旦、春节时节开始，无明显诱因咳嗽、咳痰加重，夜间影响睡眠，为此连续4年住院治疗。曾在省级医院住院期间诊断为"咳嗽变异性哮喘"，经给予抗感染、解痉平喘等治疗，症状有所好转。最近无明显诱因咳嗽加重约1个月余，曾应用抗生素、止嗽散等中药汤剂不效而前来就诊。既往有高血压、慢性咽炎、慢性支气管炎病史。刻下症：咳嗽痰多难咳，痰白质黏，夜间12点前后咳嗽重，不能卧床睡眠，咽干，饮水量多，饮水后咽干不能缓解，进食后饱腹不易消化，大便稀，每日1次。舌质淡，苔薄白，脉洪大。查两肺呼吸音粗，可闻及少量湿性啰音。血常规：正常。胸片：肺纹理稍粗糙。

辨证与诊断：咳嗽，证属肺胃热盛，复感外邪。西医诊断为咳嗽变异性哮喘，高血压病。

治法：解表宣肺，清泄内热。

处方：银翘散、白虎加参汤、泻白散加减。组成：夏枯草12g，元参12g，黄芩12g，桑白皮15g，地骨皮20g，金银花30g，连翘15g，板蓝根15g，薄荷10g，牛蒡子10g，芦根30g，荆芥10g，郁李仁12g，浙贝母12g，甘草6g，葶苈子12g，生石膏40g，知母20g，明党参15g。7剂，水煎服，每日1剂。

二诊：2009年2月13日。服上方后诉夜间不咳嗽，白天咳嗽减少，痰少，饮水减少，胃胀减轻，大便稀，每日1次。舌黯，苔薄白，脉洪。辨证准确，方药对证，药后咳嗽等症状明显减轻，上方加白梅花和胃化痰。处方：白梅花10g，夏枯草12g，元参12g，黄芩12g，桑白皮15g，地骨皮20g，金银花30g，连翘15g，板蓝根15g，薄荷10g，牛蒡子10g，芦根30g，荆芥10g，郁李仁12g，浙贝母12g，甘草6g，葶苈子12g，生石膏40g，知母20g，明党参15g。继服5剂。

三诊：2009年2月18日。服上方后夜间一直未再咳嗽，白天偶有咳嗽，痰少，饮水量明显减少，无胃胀，大便日1次。舌黯，苔薄白，脉滑。

守方继续服5剂巩固疗效。

按语：邢老师对于咳嗽一证的病因病机及临床论治有着很丰富的临床经验，认为咳嗽当首辨虚实。本案患者的发病，即是素体阳热亢盛，肺气郁闭，又感受外邪侵袭而发病。邢老师抓住患者咽干、咳嗽、痰黏、饮水多的特点，认为乃素体阳亢，风热犯肺，肺失宣降，而致咳嗽。用方由银翘散、白虎加参汤、泻白散加减组成，以银翘散疏风清热，白虎加参汤清热生津止渴，泻白散清泄肺热，恢复肺脏宣降功能，使咳嗽自止。方中葶苈子一药，《本草备要》云："属火性急，大能下气，行膀胱水，肺中水气膹急者，非此不能除。"临床多用于咳喘不得卧之证，泻肺平喘，用量多6~10g。诸方合用，共奏解表宣肺、清泄内热之功。方中邢老师所用夏枯草汤是治疗高血压病肝经热盛的基础方，方由夏枯草、元参、黄芩三味药物组成，是邢老总结多年临证经验总结的有效方剂，本例患者有多年高血压史，所以合用此方。本案咳嗽顽固，经老师方方联用，方方配伍，而出奇效。

卢化平医案

患者：唐某，男，79岁。2006年4月6日初诊。慢性支气管炎病史多年，因受凉引发咳喘痰多1周。因受凉感冒，突发咳嗽喘息，咳则连续不停，痰多，质黏，呈白色泡沫状，咳吐利，偶遇刺激性气味则咳嗽加剧，大便调，纳呆，反酸，微汗出，舌淡紫，苔薄白，脉细结代。

辨证与诊断：喘证，痰湿壅肺。此为年高气衰，素有痰饮内停，遇寒受凉，邪犯于肺，与在内之痰饮相合而发病，寒邪犯肺，肺气郁闭不得宣畅，上逆而为咳喘；"肺为贮痰之器"，痰涎壅盛，阻滞气道，故而痰多、憋气；气虚痰浊内阻易致血行瘀滞而见脉细结代，舌质淡紫。

治法：温肺化痰，降逆平喘。

处方：自拟温化痰饮方。组成：炒莱菔子15g，半夏、橘红、茯苓、白芥子、炙紫苏子、浙贝母、射干、紫菀、款冬花各12g，白僵蚕、五味子、干姜、川厚朴、炙甘草各10g，细辛3g。水煎服，每日1剂。

二诊：服药4剂后，咳嗽减轻，效不更方，方药略有增减，连服7剂，1个月后陪老伴来就诊，告知药后咳喘吐痰均愈。

按语：患者素有慢性咳嗽病史多年，加之年老体衰，脏腑皆虚，致水湿痰饮瘀血内停，伏而为患，稍遇风寒则引动伏邪发病。肺主通调水道，脾主运化水湿，肾主水，水湿为患，生痰成饮与肺、脾、肾三脏有关。"肺为贮痰之器"，因而其与肺之关系最为直接，肺又主皮毛肌腠，风寒从表入侵人体，首先侵犯肺卫，而此患者又素有痰饮，此次因风寒相加，致肺失清肃，上逆而咳喘痰多。故急以治肺为先，佐以治脾，宜温肺化痰，降逆平喘。方用自拟温化痰饮法加味，此方以二陈汤、三子养亲汤与苓甘五味姜辛汤合方。二陈汤健脾理气燥湿化痰；炙紫苏子降气行痰，走肺经开宣上焦之痹；白芥子畅膈行痰，走膜腠以畅通三焦之塞；莱菔子消食行痰，走脾胃以消导中焦之滞；紫菀、款冬花润肺下气，止咳化痰；射干降逆豁痰；干姜温肺散寒化饮，温运脾阳利湿；细辛温肺散寒化痰饮；五味子敛肺平喘，防辛散太过，相反相成；浙贝母化痰止咳；白僵蚕解痉化痰；川厚朴理气宽中，降气止喘。全方在温肺化痰、降逆平喘时注重调畅气机，使三焦气机调畅，尤其上焦通，才能祛除痰湿。二诊肺气上逆不平，喘息仍作，加入麻黄宣肺平喘；旋覆花降肺胃之气止咳平喘，终取效。

第六章　急慢性支气管炎

施今墨医案

医案1：

患者：张某，男，45岁。10多年来咳嗽痰多，早、晚较重，每届秋冬为甚。近时眠食欠佳，大便不实。屡经治疗，效果不显，经胸透及痰培养检查均未发现结核病变，诊断为"慢性支气管炎"。今就出差之便，来京就诊。

辨证与诊断：脾为生痰之源，肺为储痰之器，脾肺两虚，不能摄养，故咳嗽多痰。中医诊断为咳嗽。

治法：以化痰止咳、润肺健脾为主。

处方：炙百部、白前各5g，枇杷叶(布包)6g，半夏(布包)10g，川贝母6g，南沙参、北沙参各6g，炒远志10g，野白术10g，茯苓、茯神各10g，野党参10g，炙紫菀、炙化橘红各6g，炒杏仁6g，炙甘草3g。

二诊：服药6剂，咳嗽大减，食眠亦均转佳，二便正常，原方加玉竹10g，冬虫夏草10g。

三诊：服5剂后，咳嗽基本停止。嘱将前方剂量加5倍研细面，炼蜜为丸，每丸重10g，每日早、晚各服1丸，白开水送服。并嘱其加强锻炼，防止外感。

按语：慢性支气管炎是由各种致病因素(如吸烟、大气污染等)和呼吸道的长期反复感染所引起的，其特点是慢性咳嗽、咳痰，清晨和傍晚为甚，病史在2年以上。施老治之，创宣、降、润、收诸法辨证为治，最后常用气管炎丸巩固疗效。肺司呼吸，其主皮毛，形如华盖，以覆脏腑。外感之邪，首先犯肺而为嗽，内伤五脏六腑，影响及肺而为咳。外感之证，其来多暴；内伤之证，其来多缓。外感之咳，实中有虚；内伤之咳，虚中有实。临床必须审其新久虚实而施治。本例是为脾肺俱虚，初用延年紫菀散、四君子汤加味以治，继用丸剂收功。

医案2：

患者：张某，女，29岁。1985年10月5日初诊。患者素有喘息性支气管炎，1984年冬感冒后，发病喘咳，每于感冒后发作，咳则胸痛，痰稠结、泡沫状，平素咽痒。现喘咳发作。查：舌淡红、苔少，脉关弦滑、尺沉弱。

辨证与诊断：痰浊见于久咳，由脾失运化水湿，肺失布散津液，反复发作。证为痰浊，肾虚，外感。中医诊断为外感咳嗽。

治法：宣肃祛痰，健脾祛湿，散寒止喘。

处方：半夏 15g，茯苓 10g，陈皮 5g，甘草 10g，麻黄 5g，桔梗 10g，五味子 5g，苏叶 10g，生姜 6g，地龙 10g，瓜蒌 15g，枇杷叶 10g。每日 1 剂，水煎分 2 次服。

二诊：1985 年 10 月 10 日。咳止，喘减，尚有喉中嘶鸣。舌淡红、干，苔少。脉较和缓，惟左寸浮洪。同前方 3 剂再服。

三诊：1985 年 10 月 15 日。服药后，胸闷胀渐消，无喘，胸畅，无痰，气候变化、天转寒时无明显反应，前药继续服。

按语：胸闷，痰气上迫于肺，则痰气壅郁胀满，肺失宣降发喘。脾虚气无以化，不能资助于肺，脾肺气虚，湿聚生痰，故痰多气虚而喘。治以标本兼顾，方用二陈汤燥湿化痰为主，麻黄、桔梗开肺气之郁，五味子敛肺气之浮散，开合相辅，苏叶、生姜疏散风寒，瓜蒌清肺胃之热而化痰、开胸散滞，地龙清热活络而止喘，枇杷叶和胃降气而泄肺胃之热，本方清凉与宣散为伍，使温行以除寒热结滞。

张泽生医案

患者：王某，男，50 岁。1972 年 12 月 5 日初诊。咳嗽 1 个月余，经多种药物治疗未效，咳嗽甚剧，连声不已，甚则气促，咽痒作呛，痰多色白，饮食尚佳，脉小滑，苔白而腻。

辨证与诊断：风邪犯肺，肺气不宣。中医诊断为外感咳嗽。

治法：疏风宣肺，化痰止咳。

处方：净麻黄 5g，嫩前胡 9g，白杏仁 9g，射干 3g，法半夏 9g，陈皮 6g，马兜铃 6g，佛耳草 9g。

二诊：1972 年 12 月 11 日。服药 5 剂，呛咳不已之势已轻，但自觉痰出咽喉寒冷如冰，脉细滑，苔白。肺经风寒久遏未除，增入温肺散寒之品。处方：净麻黄 5g，川桂枝 3g，桔梗 5g，白杏仁 9g，法半夏 9g，广陈皮 6g，鲜生姜 2 片，炙款冬花 9g，佛耳草 9g。

三诊：1972 年 12 月 16 日。呛咳大减，咳时喉间寒冷如冰之感亦解。唯晨间起床仍有断续咳嗽，吐出白黏痰后可以整天不咳。脉小滑，苔白腻渐化。风寒已除，肺气得宣，唯脾运不健，当佐以健脾助运，以绝生痰之源。处方：炒白术 9g，炒紫苏子 9g，川桂枝 3g，法半夏 9g，陈皮 6g，嫩白前 6g，炙款冬花 9g，鲜生姜 2 片，佛耳草 9g。

按语：咳嗽是肺部疾病的主要症状之一，其他脏腑有病，亦可累及肺而发生咳嗽，故《素问·咳论》有"五脏六腑，皆令人咳，非独肺也"之说。因肺为娇脏，不耐受邪，皮毛受邪，内合于肺，肺气上逆，则为咳嗽。暴病咳嗽，不外乎风寒、风热之邪犯肺，而以前者多。张老经验，遇此等咳嗽，必用麻黄温肺以散寒邪，佐用前胡、桔梗、杏仁以增宣肺之功，配合陈皮、半夏燥湿化痰，寒重者复加桂枝、生姜。佛耳草性亦偏温，主要用于风寒咳嗽。初诊时曾佐以射干、马兜铃，射干开痰降逆泄热，马兜铃清肺止嗽，原意用以配伍温药，服后咳虽减而自觉咽喉寒冷如冰，故二诊即去之，可知用药贵在辨证。

顾兆农医案

患者：朱某，女，64 岁。1982 年 10 月 26 日初诊。素日咳喘多痰，冬时遇冷则发。近因劳作汗出，不慎薄衣感寒，以致冷热、咳嗽、咳痰、喘促诸症齐作。经检查以"慢性支气管炎并感染肺气肿"收住院。住院当日以青霉素 400 万 U 静脉滴注，连用 5 天后，诸疾均瘥，唯咳痰反见加剧，每至黎明，胸膺憋闷，不得平卧，喉声辘辘，频频咳痰，2小时内痰量竟达半碗。嗣后，胸闷渐减，仅有轻咳，但次日病发如故。现已经时至6天，晨晨如是，患者非常痛苦，以致晚睡望夜不尽，恐惧鸡鸣天晓。临床曾多方设法，并投小青龙汤多剂，均不应，特请会诊。症见形瘦神疲，面略水肿，咳嗽气短，动则汗出，心胸微冷不舒，痰液纯白，质稀如水，泡沫甚多，脘腹胀满，纳呆恶心，口淡无味，大便质薄，小溲清长，舌苔水腻，脉沉弦。

辨证与诊断：脾不健运，液不化津成饮，肺不通调，水液聚留成饮而致病。此系津液不化，寒饮停肺。中医诊断为咳嗽生痰。

治法：通阳温化，消痰祛饮。

处方：桂枝10g，干姜6g，细辛1.5g，五味子10g，清半夏10g，橘红9g，茯苓12g，白芥子12g，莱菔子9g，紫苏子12g，甘草9g。3剂。

二诊：1982年10月30日。上方首剂，痰量约减其半，连用3剂，咳、喘、痰俱平。现神疲乏力，纳食不香，虚汗较多，畏风怕冷，大便稀薄，舌质淡，苔水腻，脉缓弱。饮邪已去，标症得解，急当健脾培中、补肺固表，以强其本，防其复发。处方：桂枝9g，白芍15g，白术12g，茯苓12g，黄芪15g，防风6g，甘草6g，生姜2g，大枣5枚。3剂。

二诊之药进后，颇感舒适，一连五诊，固守原方，先后服15剂，诸恙渐退以至消失，精神逐渐复元。遂嘱其勿过劳，免风寒，注意自身摄养。旋即出院。

按语：痰与饮皆系津液所化，稠浊者为"痰"，清稀者为"饮"，两者本同而标异。本证所见，当以饮邪为主。患者原有咳喘痼疾，痰饮内停于肺系。今复受邪气侵袭，风寒外伤于皮毛，外寒内饮相引，互相助虐为害。故出现冷热、咳嗽、咳痰、喘促诸症。依理，此是小青龙汤散表蠲饮的对应之证，然入院抗感染治疗5天后，且寒热已去，表证已罢，但在外寒邪反渐入内，复与饮邪相搏，其疾势有所转变，病机已有转折。此际，技小青龙汤显不合拍，临床用之不效，当贵之错误时机。会诊证见之要，一是病邪在于饮，二是病时发于旦。饮邪从何而来？脾不健运行温，肺不通调水道故也。两饮复加，与寒相结，溃于肺系，随咳而出，故痰液纯白清稀而杂泡沫；病发何以在旦时？夜阴而昼阳，夜静而昼动故也。入夜主阴主静，寒饮留积不行，日旦阳复气动，起而奋力逐邪外达，故天晓即病作一时，且痰液顿出而量多。然脾胃终未健，寒邪终未化，已成之饮随咳而去，未成之饮新又复生，病源不清，饮邪自难尽消。故其患病发，晨晨如是也。鉴于上理，首方取小青龙汤半剂（桂枝、干姜、细辛、五味子）祛寒蠲饮，再合二陈汤燥湿化痰，又并三子养亲汤消痰顺气。组方之意，务求已成之痰饮涤除净尽，未化之津液暂不成饮。甚喜药不负望，效随人愿，连进3剂，饮消症减。虽然初诊下药，效如桴鼓，然毕竟其为治标之法，不宜常用。故二诊返故其本，即更其方。析其方义，药理有三：其一，桂枝伍茯苓，温阳化水，白术伍甘草，燥湿培土，此系《金匮要略》之"苓桂术甘汤"，用药之旨，在于强脾；其二，黄芪合白术，扶正补气，黄芪合防风，固表止汗，此系《世医得效方》之"玉屏风散"，用药之旨在于补肺；其三，桂枝配白芍，调和营卫，再佐姜、枣、甘草，助卫和中，此系《伤寒论》之"桂枝汤"，用药之旨在于御表。三方合于一剂，上可补益肺气，中可健运脾土，外可固密腠理，唯图内饮无从生，外邪不可来，以期根除沉疴。此实乃深谋远虑之求本，用治，而其择药组方之妙，更是令人神往。

岳美中医案

患者：女，45岁。2001年11月12日因咳嗽、喘息4天入院。4天前因受凉后出现咳嗽，咳白色黏痰，咳痰不利，伴喘息，动则尤甚，胸闷乏力，吞咽不适，曾在门诊口服青霉素V钾、甘草片等药物治疗，咳嗽无好转，咳黄色带痰，痰量中等，喘息胸闷，气促。胸部X线片诊断为急性支气管炎而入院。察其舌脉，舌红苔黄，脉滑数。

辨证与诊断：痰热郁肺，肺失宣肃。中医诊断为外感咳嗽。

治法：宣肺清热，祛痰平喘。

处方：锄云止咳汤。荆芥10g，前胡15g，白前10g，杏仁10g，贝母15g，化橘红10g，连翘15g，百部15g，紫菀15g，桔梗10g，甘草6g，苇茎30g。每日1剂，连服3日，诸症大减。上方去百部，加瓜蒌仁12g。2剂，诸症获愈而出院。

按语：锄云止咳汤是由岳美中先生所创制。岳老认为"气管炎"是因感冒而起，故不可强制其咳，或"先涩其痰"，以荆芥疏散积久之寒邪，再以前胡下气排痰，白前祛深部之痰，浙贝母、化橘红利咽化痰，杏仁、桔梗利肺排痰，紫菀、百部止咳润肺，甘草、连翘清热解毒，苇茎清热生津保肺。全方重在祛邪化痰，清肺生津，而达止嗽之功。故对气管炎所致的咳嗽咳痰或伴喘息的病例有较好疗效，对急性支气管炎较慢性支气管炎疗效为佳。临床如能结合辨证早期应用，可提高疗效。

邢子亨医案

患者：范某，男，36岁。1973年12月6日初诊。病已月余，喘咳痰多，息高气粗，说话时尤甚，张口纳气，言谈不续，气不顺接，胸憋，便干，舌燥少津，脉沉弦细。

辨证与诊断：风寒火燥之邪侵于肺经，发生咳喘。中医诊断为咳嗽。肾为生气之源，肺为司气之脏。肾不纳气则吸气不得下达而元气虚，脾肾虚则津液不能敷布而浊痰留贮于肺，肺气不得清肃而成痰饮咳嗽。肺气不利，所以息高气粗，咳嗽胸憋。肾不纳气，故张口呼吸。金水不生则津液不布而便干舌燥。

治法：宣肺、祛痰、纳气。

处方：炙麻黄5个，杏仁9个，白果仁9g，枳壳6g，橘红12g，半夏9g，紫苏子9g，桑白皮12g，旋覆花（包煎）9g，厚朴9g，炙紫菀9g，炙款冬花9g，枸杞子12g，山茱萸12g，炙甘草6g。

二诊：1973年12月10日。吐痰已利，咳嗽稍减，纳气费力，又加辽沙参以补肺气，五味子以助纳气之力。

三诊：1973年12月14日。喘咳渐好，吸纳亦顺，大便已不干，食欲稍增，言谈时已能接续，精神亦好。再用麦味地黄汤加止咳化痰药善后。

按语：《难经》谓："呼出心与肺，吸入肾与肝。"呼出之气发于胸中，吸入之气纳于下焦。上下之气相交，升降之机通畅，痰饮不阻，则肺气宣降而无咳喘之病。故治疗咳喘当注意痰阻胸中肺气不利之因。如肾气不虚，虽咳喘尚可纳气，若肾气亦虚即吸气难以下纳，因而气短更甚。致成咳喘之因很多，外感、内伤均可发生。《素问·咳论》云："五脏六腑皆令人咳，非独肺也。"若无痰饮留阻，多是短暂之病，如咳喘日久不愈，多为外感之邪并痰饮而为病。前人谓"脾为生痰之源，肺为贮痰之器，肾为元气之根"，此三脏与痰饮咳喘之病关系最大。所以治久病咳喘，理肺化痰为治标，补肾健脾为治本。治标需兼顾本，治本亦当理标，当视其病情缓急，施以适当治疗。前人"初病治肺，久病治肾""实喘治肺，虚喘治脾肾"的经验，颇有参考价值。若病久失治，损伤脏器功能，即成难治之病。

裘沛然医案

医案 1：

患者：陆某，男，66 岁。1988 年 10 月 15 日初诊。咳嗽持续年余。去年入秋因感冒引起咳嗽，经外院中西药反复治疗，咳嗽未瘥，已有 1 年余。刻下咳嗽阵作，痰颇多，痰色白、质黏稠，并伴胸闷、气促、心悸，夜间平卧则咳嗽加剧，胃纳尚可，大便亦调。舌苔薄白腻，舌质红，脉细数带滑。听诊：心律齐，心率 110 次/分。两肺呼吸音粗糙，偶尔闻及哮鸣音。

辨证与诊断：肺肾阴亏，痰饮内盛。

治法：滋养肺肾，佐以化痰止咳。

处方：投景岳金水六君煎治之。组成：熟地黄 45g，全当归 20g，白茯苓 15g，广陈皮 9g，炙甘草 15g，制半夏 15g。7 剂，水煎服。

服药 7 剂，咳嗽、气急、胸部满闷均有显著改善，夜间已能平卧，心悸较平（90 次/分），夜半喉中有痰鸣声，咳之欠利，时有泛恶，口渴喜饮，继服上药加淡干姜 6g，小川连 3g，西潞党 15g，再服 7 剂，上述诸症均瘥。

按语：慢性支气管炎患者中，老年人为数甚多，俗称"老慢支"。对这类患者，在采用常规方药不效的情况下，裘教授采用景岳金水六君煎化裁，作为"法外之法"，常能收到意外疗效。此方原治"肺肾虚寒，水泛为痰，或年迈阴虚血气不足，外受风寒咳嗽，呕恶多痰，喘急等证"，云其有"神效"。但陈修园在《景岳新方砭》中，曾对此方中甘柔滋腻的当归、熟地黄与燥湿化痰的二陈汤配伍做过激烈抨击。裘教授在长期临床躬身实践中体会到此方对久咳久喘或老年肺肾虚弱，痰湿内盛者，颇为适宜。

裘教授认为，陈修园所说的"燥湿二气，若冰炭之反"，不能成为我们组方遣药的桎梏。在历代名方中类似的配合不胜枚举。如仲景方竹叶石膏汤及麦门冬汤中，均用麦冬和半夏相伍，一以润燥，一以降逆，各尽所用；《普济方》中以苍术配合熟地为丸，"补虚明目，健骨和血"；《济生拔萃方》载黑地黄丸，以苍术、熟地加炮姜，治男妇面无血色，食步嗜卧等。以上均用一润一燥，相反相成。金水六君煎中用熟地黄、当归滋养阴血治其本，二陈汤化饮除痰治其标，标本兼治，寓意深刻。裘教授说，立方遣药不要囿于名义上的燥湿不同性，问题的实质是，在临床上确实存在某些"老慢支"，既有阴血亏虚的一面，又有痰湿内盛的一面，"有是症，用是药"，运用此方确有疗效。但在临床具体应用时还应随证加减，如痰湿盛而气机停滞见胸胁不快者加白芥子、枳壳，大便不实者加山药、白术，咳嗽不愈加细辛、前胡，兼表邪寒热者加柴胡，肺热者加黄芩、鱼腥草等。

医案 2：

患者：林某，女，42 岁。1992 年 7 月初诊。咳喘 30 余年，近又发作，加重 1 周。幼年 3 岁时即患咳嗽气喘。迄今已 30 多年，发作大多在秋季，近 3 年来，发作越发频繁。1 周来咳喘气促加重，夜间不能平卧，咳痰呈泡沫状，色白，口干欲饮，大便偏干，无明显发热。面色少华，两肺呼吸音偏低，两肺底闻及干性啰音；下肢无水肿，颈静脉不怒张。舌稍胖，苔薄白，脉细。

辨证与诊断：痰饮内停，肺气壅滞，寒热兼夹之喘息性支气管炎。

治法：辛开苦降，寒热并调，补泻兼施。

处方：小青龙汤加减。组成：净麻黄15g，桂枝15g，干姜15g，细辛12g，黄芩30g，龙胆草12g，生地黄30g，生甘草20g，黄芪30g，桃仁15g，杏仁15g，诃子肉12g。7剂。

按语：慢性支气管炎的基本病机是"外邪引动伏饮"。饮为阴邪，性质属寒；外邪入里易化热，故本病表现为外邪与伏邪胶结，寒邪与痰热混杂。慢性支气管炎的主症是：咳、痰、喘三症，如演变至"肺源性心脏病"时，则伴见水肿、心悸等。病机的中心环节是"痰"和"气"。痰滞气道则咳、则喘，痰饮泛滥则肿、则悸；肺主气，肺气壅满、上逆，也可致咳、致喘，肺气虚弱亦能出现虚喘，气虚津凝为痰，则痰益甚，两者可互为因果。鉴于此，治疗之法，主要是化痰饮、调肺气。治痰饮之法，仲景早有"当以温药和之"的明训；治气之法，《顾氏医镜》有"一曰补气，二曰降气，三曰破气"的记载。裘教授根据上述认识，主张辛温蠲饮、苦寒泄肺为大法。"肺欲辛"，辛能散邪结，温可化痰饮；苦能降上逆之肺气，亦可清内蕴之痰热。本案咳喘，自幼而起，酿成慢性，治疗非易。历代医家治疗此疾有许多经验良方，但最令先生心折者首推仲景小青龙汤。本案组方乃小青龙汤变法，方中配伍，独具匠心。既有麻黄、桂枝之辛散，又用诃子肉之收敛，相反相成；取麻黄、桂枝、干姜、细辛之辛散解表，化饮散结，又伍黄芩、龙胆草以清肺中蕴热之邪；辛苦相合，自有升清降浊、宣肃肺气之功。桃仁、杏仁此药对，可止咳化痰，以利肺气之通畅。因久咳耗气伤阴而以黄芪、地黄相合。裘教授认为甘草是一味止咳化痰之良药。方中龙胆草、黄芩苦寒，降肺气，清痰热，其与细辛、干姜相伍，寒温并用，相辅相成，为裘教授惯用的配伍方法，对"慢性支气管炎"寒热兼夹之证颇为有效。治疗咳喘裘老尤其擅长用细辛，且用量较大，认为细辛既可发散表寒，又能内化寒饮，并有止嗽之功，一药三用，其功颇宏，《长沙药解》谓其能"敛降冲逆而止咳，驱寒湿而荡浊，最清气通，兼通水源，温燥开通。利肺胃之壅阻……与止咳嗽"。裘教授常用小青龙汤变法，临床应用小青龙汤时，如气喘较剧加葶苈子、白芥子、苏子，痰多加竹沥、南星，肢体水肿加猪苓、茯苓、车前子，气虚加党参、黄芪，肾虚加补骨脂、巴戟天等。

祝谌予医案

患者：刘某，男性，66岁。1994年10月17日初诊。反复咳喘3年，再发1个月。患者近3年来每发则喘憋，呼吸困难，持续数日，经抗感染、止咳平喘化痰西药治疗可缓解。今年9月初感冒后咳喘再发，夜间不能平卧，遂到我院内科急诊。查体：双肺可闻及广泛哮鸣音，胸部X线片示双下肺纹理增粗，诊断为"慢性喘息性气管炎合并肺部感染"。经予静脉滴注"青霉素、阿米卡星（丁胺卡那霉素）"，口服"氨茶碱、沙丁胺醇（舒喘灵）"等治疗10天，症状缓解而返家。但咳嗽、咳痰、喘憋时有反复，求治于祝老。现症见：体形颇丰，咳嗽时作，咳吐白痰、量多。夜间喉中痰鸣，喘憋不得平卧。唇暗，胸胁闷胀，口干不思饮，大便干燥，口舌暗红，苔黄腻，脉弦滑。

辨证与诊断：咳喘（慢性支气管炎），证属痰浊阻肺、外感风寒、肝肺郁热。

治法：化痰肃肺，散寒平喘，平肝解痉。

处方：五子定喘汤、三拗汤合逍遥散加减。组成：紫苏子（炙）10g，莱菔子10g，白芥子3g，葶苈子10g，杏仁10g，麻黄（炙）3g，甘草（炙）5g，黄芩10g，柴胡10g，薄荷10g，当归10g，白芍30g，茯苓10g，白术10g。每日1剂，水煎服。

治疗经过：服药7剂，咳喘遂平，痰量减少，夜能平卧，大便通畅。仍口干少痰，舌暗红，苔白，脉弦细。首方去麻黄加桔梗10g，再服14剂，诸症均愈，随诊2个月未发。

按语：举凡咳喘证皆因肺停痰浊、表寒外束，若偏表寒重者，祝老常用仲景小青龙汤法治疗，偏痰浊重则以五子定喘汤合麻杏石甘汤去石膏加黄芩法治疗，兼痰浊化热，又酌加桑白皮、鱼腥草、连翘等清热泻肺之品。祝老认为，咳喘一证病位在肺，但其因在肝，肝失疏泄，气机逆乱，阻塞气道，常见胸闷憋气、两胁胀满之证。本案患者因受凉后出现咳喘，咳白黏痰，当用三拗汤；咳吐白痰量多，夜间喉中痰鸣，喘憋不得平卧，说明痰浊阻肺，当用五子定喘汤；胸胁闷胀、唇暗，脉弦滑显为肝肺郁滞之象，当用逍遥散。今诸症同见，故用五子定喘汤加三拗汤合逍遥散加减治之。

之所以数方合用，数法并施，实因病机复杂，非一法一方所能奏效。本案辨证精确，组方严谨，可师可法。

赵绍琴医案

医案1：

患者：袁某某，男，37岁。时当秋令，久旱无雨，发热头痛，体温38.3℃，干咳痰少，今晨痰中带血，鼻干咽燥，心烦欲饮，自觉乏力短气，自服橘红丸12丸（每日4丸，连服3日），病情益增。证属秋感燥热，肺津受伤，本当用甘寒清润之法。但自服橘红丸，其方本为燥湿化痰，宜用于老年痰湿患者。今误服燥热之药，更伤阴分，燥咳伤于肺络，故见痰黏稠而带血渍，脉象细小弦数，舌绛干裂。

辨证与诊断：秋燥（支气管炎）。

治法：仿喻昌清燥救肺法，润燥兼止其血。

处方：北沙参25g，浙贝母、川贝母各10g，晚蚕砂12g，杏仁10g，淡豆豉10g，炒栀皮6g，前胡3g，鲜茅根30g，黛蛤散12g（布包），鲜梨1个（连皮去核切片入煎），3剂。

二诊：连服清燥润肺止咳之药，两天来咳血已止，鼻咽干燥亦轻，夜已成寐，咳嗽痰黏成块，仍觉乏力，口干渴饮，身热头痛皆止，体温37℃，两脉弦细。热势渐缓，舌绛苔较润。此燥热渐减，阴伤少复，仍议甘寒润燥方法。处方：生桑皮10g，地骨皮10g，肥玉竹10g，麦门冬10g，南北沙参各15g，川贝母6g，炒山楂6g，黛蛤散10g（布包），鲜茅芦根各30g，冬瓜子30g，3剂。

三诊：节日饮酒之后，咳嗽痰血又发，身热又重，体温38.1℃，舌红口干，咳嗽胸痛较重，X线透视"两侧肺纹理增重，支气管炎现象"，两脉弦滑而数。素体阴伤热盛，时值久旱雨少，燥热较重，咳嗽痰中带血初愈，燥热始退，阴伤未复，节日饮酒过多，且吃辛辣油腻，助热而伤阴，再以甘寒育阴，泄热止红。饮食当慎，百日忌酒，防其咳血加重。

处方：鲜生地30g，苏子6g，川楝子10g，黄芩10g，大小蓟各10g，炒槐米10g，黛蛤散10g（布包），鲜茅根30g，北沙参30g，焦三仙各10g，云南白药1瓶（分4次服），2剂。

四诊：药后咯血未作，咳嗽亦轻，身热渐减，体温 37.5℃。自述胸痛见轻，舌红糙裂，口干且渴，两脉细弦小滑，数象渐减。再以甘寒育阴，润燥止红。处方：鲜生地 30g，川楝子 10g，苏子 10g，黄芩 10g，白头翁 10g，茜草 10g，黛蛤散 10g（布包），干荷叶 10g，藕节 10g，北沙参 25g，云南白药 1 瓶（分 6 次服），3 剂。

五诊：近来咳嗽痰血未见，身热已退，体温 36.9℃。经 X 线两肺透视已正常。两脉弦细小滑，舌红口干，饮食二便如常，嘱其停药休息 1 周，忌食辛辣油腻及一切刺激之品。

按语：金秋之季，燥气当令，感其气者，即为秋燥。肺为娇脏，其位最高，其气通于天气，若感于时令之燥气，肺必先伤。是知秋燥之病位必在于肺。《内经》云："燥胜则干。"盖燥气虽属秋金，然其性若火，易伤阴津也。故秋燥之为病，以诸干燥证为特点，干咳少痰、痰黏带血、鼻咽干燥等。故治秋燥当以清润为主，所谓燥者濡之是也。本例患者初病即自服温燥化痰之橘红丸，更伤阴助燥，致病情加重。经服甘寒濡润之剂渐愈。惜其不守禁忌，饮酒食辣，致病情反复。迭经甘寒育阴，始得全安。观此案可知饮食宜忌在温病治疗中举足轻重，几与药治同功。不守禁忌者，治而无功；能守禁忌，慎于调养者，可收事半功倍之效。故赵师谆谆叮咛，百日忌酒，并禁辛辣刺激之物。学者当于此留意焉。

医案 2：

患者：钟某，男，2 岁半。阵阵呛咳，喉间痰鸣，夜间为甚。病由感冒而起，历经半年未愈，迭服中西药物，疗效欠佳。曾用西药抗生素，镇咳剂如中药小儿清肺、蛇胆川贝、止咳枇杷等治疗，服之甚多，又曾服中药汤剂益气健脾等。近日咳嗽加重，纳食减少，面色暗滞，指纹色红，脉象滑数。

辨证与诊断：咳嗽（支气管炎）。此肺家郁热，因服寒凉被遏，致肺失宣降，上逆为咳。

治法：宣肃化痰，肺气宣，郁热散，其咳自止。

处方：苏叶子各 6g，前胡 6g，白前 6g，浙贝母 10g，杏仁 10g，枇杷叶 6g，茅芦根各 10g，5 剂。

二诊：上药服至 3 剂，咳嗽全止，喉间已无痰声。继用前方，加焦三仙各 10g，以和胃气。又服 5 剂，纳食大增而愈。

按语：小儿感冒咳嗽，本可一药而愈，奈何迁延半年之久，大概皆惑于炎症之说，而频用寒凉之剂，或滥用西药抗生素；或家长不知，听任患儿恣食冷饮，致肺中郁热被遏，不得宣散，故久咳不已。《内经》云："形寒饮冷则伤肺。"咳嗽一症，肺之疾也。患咳者，勿令受寒冷刺激，勿恣食冷饮食物，勿服寒凉之药。治咳之要，以宣散为主，故曰宣肺止咳。此治感邪咳嗽之法，内伤虚咳不在其例。

医案 3：

患者：董某某，女，29 岁。干咳无痰，口唇干燥，心烦微渴。脉象弦细略数，舌红苔少且干。

辨证与诊断：咳嗽——素体阴亏，津液不足（支气管炎）。

治法：清燥救肺。

处方：沙参 10g，麦门冬 10g，阿胶 10g(烊化分兑)，知母 10g，浙贝母、川贝母各6g，花粉 10g，瓜蒌皮 10g，前胡 6g，杏仁 10g，枇杷叶 10g，7 剂。

上方服 7 剂，干咳即止。

按语：该患为肺燥咳嗽，治宜润燥与宣肺并举，不宜过用凉药，防止凉遏气机，更增其燥。

医案 4：

患者：祁某，男，47 岁。喘咳 10 余年，遇寒即发，痰多清稀，甚则喘急不能平卧。近因感寒，喘咳又作，入夜尤甚。舌白苔腻水滑，脉象沉弦，按之紧数。

辨证与诊断：咳喘(喘息性支气管炎)。寒饮相搏，气逆上冲，喘咳由是而作。

治法：温化寒饮，以定其喘。

处方：小青龙汤。组成：麻黄 6g，桂枝 6g，半夏 10g，细辛 3g，白芍 10g，干姜 6g，炙甘草 6g，7 剂。

二诊：药后喘咳渐减，痰量亦少。脉仍沉弦，舌白且润。仍以前法进退。处方：麻黄3g，桂枝 6g，半夏 10g，细辛 3g，干姜 6g，白芍 10g，炙甘草 6g，杏仁 10g，旋覆花 10g，7 剂。

三诊：两进小青龙汤，咳喘渐平，食少痰多，脉沉已起，舌白苔润。仍以宣肺化痰方法。处方：苏叶子各 10g，杏仁 10g，浙贝母 10g，莱菔子 10g，白芥子 6g，炒枳壳 6g，桔梗 10g，焦三仙各 10g，半夏 10g，陈皮 10g，7 剂。

药后咳喘皆止，纳食增加，嘱其忌食寒凉饮食，运动锻炼以增强体质，预防感冒以防其复发。

按语：慢性喘息性支气管炎以反复发作的喘咳多痰为主要表现，常因感冒风寒而复发或加重。本病病机为内饮外寒，即《内经》所说"形寒饮冷则伤肺，以其两寒相感，中外皆伤，故气逆而上行。"既为外寒内饮，当用仲景小青龙汤，外散表寒，内化寒饮。凡属此型者服之即效。切不可惑于炎症之名而用凉药，又须忌食寒凉饮食，如冷饮及生冷瓜果。病愈之后，须防复发。预防之法以防止感冒和忌食寒凉最为重要。患者本身应加强锻炼，增强体质，提高抗病能力。用药则以健脾胃助消化为主。脾胃健则痰湿不生，元气固则外邪难侵，故为根本之法。

李辅仁医案

患者：男，84 岁。患慢性支气管炎 30 余年，诊断为肺源性心脏病已 7 年，几乎一年四季均发作，影响生活和工作，平均每年住院达 4~6 次。临床表现为咳嗽，喘息，甚者难以平卧，咳大量泡沫痰，胸闷憋气，心悸，且易于感冒。

辨证与诊断：患者慢性支气管炎 30 余年，久病内有伏痰，加之外邪干涉。

治法：润肺化痰，健脾平喘。

处方：射麻平喘汤。组成：射干 10g，炙麻黄 3g，杏仁 10g，生石膏 30g，桑白皮 15g，紫苏子 5g，葶苈子 10g，白芥子 5g，紫苏梗 10g，桔梗 10g，橘红 10g，鱼腥草 15g，金银花20g，炙紫菀 15g，甘草 3g。每日 1 剂，水煎服。

咳喘丸：冬虫夏草 50g，百合 50g，百部 50g，鱼腥草 30g，茯苓 50g，款冬花 30g，前胡50g，桑白皮30g，炒远志30g，半夏30g，南沙参50g，炙紫菀50g，杏仁30g，泽泻50g，川贝母30g，浙贝母30g，枸杞子50g，金银花50g，丹参50g。上药共研为极细末，过箩去渣，水泛为丸，每日早、晚各服6g。

其中射麻平喘汤用于急性期，咳喘丸用于缓解期。服药后病情明显缓解，生活质量大大改善，且很少感冒，两年以来仅住过1次医院。

按语：咳喘病当分缓急而治。咳喘病是上实下虚证，所谓"上实"就是痰饮内伏，肺之气道壅塞；"下虚"就是肾虚不纳气。慢性咳喘疾患的发病机制是"内有伏痰，加之外邪引动"，治疗强调"勿忘宣肺排痰，健脾化痰，以洁净肺之气道"，所谓内奸已除，则外贼难犯。在中医学"急则治其标，缓则治其本"的传统理论基础上，李老提出"缓则标本兼治"的原则。具体而言，治标"洁净肺之气道"，应从化痰瘀出发，治本"绝痰之源"，从健脾化痰、补肾纳气入手。若一味补肺益肾健脾治其本，往往徒劳无功。扶正善于用黄芪、炒白术、防风、太子参、枸杞子等，平喘多用紫苏子、射干、炙麻黄，宣肺选用紫苏梗、桔梗、炙枇杷叶、炙紫菀、炙前胡、款冬花等，祛痰用橘红、贝母、炒远志。

谢昌仁医案

患者：毕某，女，55岁。2004年7月28日初诊。咳嗽1周余，咳少量白黏痰，喉间痰鸣，易咳出，气喘，动则尤甚，胃脘不适，时而反酸，大便可。刻下：神清，精神差，咳嗽，咳少量白黏痰，喉间痰鸣，易咳出，气喘，动则尤甚。舌淡苔薄，脉弦。听诊：两肺呼吸音粗，可闻及湿性啰音。胸片提示：支气管炎。

辨证与诊断：咳嗽，证属痰伏于肺。此为痰伏于肺，气滞中焦，故见咳嗽，咳少量白黏痰，喉间痰鸣，易咳出，气喘，动则尤甚等痰伏于肺之证。西医诊断为支气管炎。

治法：肺胃同治，化痰止咳。

处方：三拗汤合二陈汤加减。组成：麻黄5g，杏仁10g，甘草6g，苏子10g，陈皮6g，半夏10g，茯苓10g，浙贝母10g，乌贼骨10g，前胡10g，款冬花6g，桑白皮10g，黄芩6g。水煎服，每日2次，连服14剂。

二诊：2004年8月16日。服药后精神可，咳嗽明显改善，无明显咳痰。舌淡苔薄白，脉弦。原方去乌贼骨、黄芩，加桔梗10g、百部10g，水煎服，每日2次，连服14剂。

按语：患者感六淫之邪，可引起肺气不清，失于宣肃，迫气上逆而作咳。另外饮食不当，过食肥甘厚味，致使脾失健运，痰浊内生，上干于肺，阻塞气道，亦可使肺气上逆而作咳。对于本证临床多采用"肺胃同治"法治疗，拟方在三拗汤合二陈汤基础上加减，方中麻黄、杏仁宣开肺气，化痰止咳，苏子降气化痰止咳，款冬花、桑白皮、黄芩清热止咳、化痰平喘，陈皮、半夏、茯苓和胃化痰、燥湿健脾，以制生痰之源，痰清咳自止，乌贼骨制酸。二诊热象已不显，无酸，故去乌贼骨、黄芩，加用桔梗上浮保肺，百部温润肺气，以加强止嗽之功。

路志正医案

患者：于某，女，76岁。于2000年2月16日"因咳喘反复发作30余年，复发并加重15天"就诊。患者既往有慢性支气管炎病史30余年，15天前受凉后复发，出现高热、胸痛、咳嗽、喘憋，在某医院诊为"慢性支气管炎并双下肺感染"住院2周，经用抗生素及支持疗法输液治疗后，热退咳轻，唯喘息不减，遂来就诊。刻下：自述喘憋胸闷，气短懒言，心悸痛，夜不能卧，咳轻痰少，口苦喜饮，食欲缺乏，耳鸣耳聋，夜间四肢肌肉抽动、疲乏无力，大便干，3 日未行，小便短少，舌干红无苔，脉沉涩结代。血压 150/90mmHg，呼吸 25 次/分，脉搏 129 次/分，体温 36.5℃。患者面色晦暗无光泽，喘息不止，张口抬肩。颈静脉怒张，桶状胸，听诊双肺均可闻及喘鸣音，肺底细湿性啰音。心音强弱不一，心律失常。双下肢轻度水肿。心电图示快速心房颤动，心室率 129 次/分，T 波改变。

辨证与诊断：患者高热虽去，阴津已伤，痰涎壅热。证为肺肾阴虚，痰涎壅盛。

治法：养阴清肺，定喘化痰。

处方：太子参 10g，南沙参 15g，麦冬 10g，桃仁、杏仁各 10g，百合 15g，僵蚕 6g，胆南星 6g，地龙 12g，白芍 15g，川贝母 9g，枇杷叶 15g，紫苏子 12g，葶苈子 10g，甘草（炙）6g。7 剂。

二诊：自述喘憋明显减轻，仍有轻度气短，偶有心悸，耳鸣耳聋，食欲差，口干喜饮，舌红少苔，脉沉涩。听诊：双肺散在少量喘鸣音，双肺底细湿性啰音，心律齐。心电图示窦性心律，偶发房早。处方：太子参 10g，南沙参 15g，麦冬 10g，僵蚕 6g，胆南星 6g，地龙 12g，白芍 15g，川贝母 9g，枇杷叶 15g，葶苈子 15g，甘草（炙）6g，五味子 4g，枸杞子 12g，何首乌（制）12g。7 剂。

三诊：患者面色润泽，神清气爽，自述喘消气平，胃纳佳，唯耳鸣腰酸未去，继服六味地黄丸调理。

按语：喘证不外实喘和虚喘。本例患者当属虚喘，但其虚不以气虚为主，而以阴虚为主。究其原因，一是热盛伤阴；二是年逾古稀，肾精已亏，心肺之阴失其充养；三是住院期间所用抗生素损伤阴津。故一诊以养心肺之阴为主以治本，辅以清肺定喘以治标。方中以太子参、沙参、麦冬、百合、川贝母、白芍养阴润肺，以枇杷叶、杏仁、桃仁、地龙、僵蚕、胆南星、葶苈子、川贝母定喘化痰，甘草化痰并调和诸药。二诊喘息已平，加入滋养肾阴之枸杞子、何首乌、五味子，补肾纳气以定喘，图缓治本，以防复发。三诊以六味地黄丸善后。本案症情特殊，路老治疗颇有章法，值得研究。

高体三医案

医案 1：

患者：杜某，男，18 岁。1998 年 11 月 24 日初诊。间断性咳嗽、胸闷 4 年，再发并加重 1 周。患者 4 年前因感冒后引起咳嗽吐痰、胸闷，寒冷天气加重，服用"感冒清、克咳敏、复方甘草片"等药症状可减轻，但缠绵难愈，每到冬天即反复发作，多处中西药治疗效果欠佳。此次 1 周前感寒后再次出现咳嗽、吐痰量多黏稠色白，夜间加重，咳甚则胸腹牵涉疼痛，胸闷，气短，纳差乏力，口干烦躁。静脉滴注青霉素 3 天无明显效果，应用多种止咳药无效。听诊两肺可闻及痰鸣音。舌淡稍黯，苔薄白根部稍厚，脉浮紧。X 线透视：两肺纹理增粗，两肺支气管炎。

辨证与诊断：咳嗽，证属内寒外热。寒饮内停，积宿久留，外感寒邪，郁而化热，形成本寒标热之证。西医诊断为慢性支气管炎急性发作。

治法：温化寒饮，解表宣肺。

处方：苓甘五味姜辛汤加减。组成：石膏 30g，麻黄 3g，杏仁 10g，厚朴 20g，茯苓 30g，陈皮 20g，枳实 10g，桂枝 15g，白芍 15g，干姜 10g，五味子 10g，细辛 3g，罂粟壳 3g，炙甘草 10g，生姜 10g，大枣 3 个。每日 1 剂，连服 4 天。

二诊：1998 年 12 月 8 日。患者服上方 4 剂，咳喘、胸闷等症状已消失，随之停药。近 2 天因受寒后上述症状再发，但症状轻微，咳喘、胸闷不似初诊时严重，吐痰黏腻不爽，常有黏稠鼻涕，食欲、大便正常，小便色黄，舌淡红稍黯，苔薄黄，脉缓。治以温化寒饮，疏风宣肺。方拟苓甘五味姜辛汤合桂枝加厚朴杏子汤加减，处方：茯苓 30g，炙甘草 10g，五味子 10g，干姜 10g，细辛 3g，半夏 15g，桂枝 10g，白芍 10g，杏仁 10g，厚朴 10g，荆芥 10g，紫菀 30g，陈皮 20g，竹茹 15g。3 剂，水煎服。

三诊：1998 年 12 月 11 日。患者服上方 4 剂，咳喘胸闷减轻明显，咳痰减少，鼻涕黏稠，仍有鼻塞，舌淡红稍黯，苔薄黄，脉缓，患者自述病已去八成，治仍应温化寒饮，疏风宣肺。上方去陈皮、竹茹，加柴胡 15g，黄芩 10g。水煎服，每日 1 剂，连服 3 天。

按语：感冒后引起咳嗽是临床最常见的一类疾病，可分为风寒、风热、燥热、痰湿等。患者病史 4 年，因感冒后引起咳嗽吐痰、胸闷，寒冷天气加重，缠绵难愈，每到冬天即反复发作，多予中西药治疗效果欠佳。该患因寒饮内停，积宿久留，外感寒邪，郁而化热，形成本寒标热之证。苓甘五味姜辛汤为治寒痰的常用方剂，以咳嗽，痰稀色白，舌苔白滑，脉浮紧为证治要点。《金匮要略》曰："冲气即低，而反更咳，胸满者。"治咳逆，寒饮内停，咳嗽痰稀，喜唾，胸满喘逆。若痰多欲呕者，加半夏以化痰降逆止呕；表证日久不解，冲气上逆者，可合桂枝加厚朴杏子汤疏风解表，宣肺平喘。本案患者外邪（风邪）与宿疾（寒痰）相合，胶着不去，致太阳、太阴、少阳同病，故用桂枝汤入太阳，干姜、茯苓、甘草入太阴，柴胡、黄芩入少阳，各归其所，各司其职。慢性支气管炎、肺气肿属寒饮而咳痰清稀者可用本方。

医案 2：

患者：徐某，女，43 岁。2009 年 12 月 1 日初诊。哮喘 10 年余，每遇感冒发作，1 个月前因受凉后致发热，哮喘，经西药治疗 1 个月无效，遂来诊。现发热，体温 38.6℃，遇刺激性气体哮喘，鼻塞，流泪，早晨喷嚏，口干欲饮，目赤眼痛，恶心。舌质黯红，苔黄腻，脉细数。

辨证与诊断：哮喘，证属脾肺气虚、邪郁化热证。西医诊断为慢性喘息性支气管炎。

治法：治以温补脾肺、疏肝清热。

处方：桂枝加厚朴杏子汤合青蒿鳖甲汤加减。药用：桂枝 15g，白芍 15g，炙甘草 6g，杏仁 10g，苏叶 15g，葛根 30g，青蒿 20g，鳖甲 15g，生地 20g，牡丹皮 15g，知母 15g，黄芩 15g，川芎 20g，当归 15g，柴胡 15g，党参 20g，麦冬 10g，五味子 15g，干姜 20g，茯苓 30g，细辛 3g，炙麻黄 6g，附子 3g，青葙子 30g，生姜 30g。3 剂，水煎服。

二诊：2009 年 12 月 4 日。服上方发热退，头昏，流涕，喷嚏明显改善，目赤眼痛有所减轻。现遇刺激气体仍哮喘，微鼻塞流涕，舌质红，苔黄厚腻，脉缓细数。患者发热止，故去青蒿、鳖甲、知母、当归、川芎，加入茺蔚子 30g，决明子 30g，厚朴 15g，苏子 15g。4 剂，水煎服。

三诊：2009 年 12 月 9 日。服上方目赤眼痛止，哮喘改善，活动后及遇刺激气体仍哮喘发作，舌质黯，苔厚腻，脉细数。一诊方加白僵蚕15g，地龙20g。3剂，水煎服。

四诊：2009年12月11日。服上方哮喘止，大便正常，现活动后无哮喘发作，无特殊不适。舌质黯，苔薄腻，脉细弦。上方去葛根，加菊花30g，16剂，水煎服。

五诊：2009年12月28日。服上方后，出差到石家庄气候寒冷（-15℃）哮喘亦无复发，余无不适。舌质红，苔黄，脉弦缓。予桂枝加厚朴杏子汤加减，处方：桂枝15g，白芍15g，炙甘草6g，厚朴15g，杏仁30g，党参30g，麦冬10g，五味子15g，炙麻黄10g，附子6g，细辛3g，干姜20g，茯苓30g，柴胡15g，黄芩15g，牡丹皮15g，生地20g，菊花30g，苏叶15g，白僵蚕15g。6剂，水煎服，以巩固疗效。

按语：本案辨证有三点应注意：一是患者因外感风寒，肺气失宣，故鼻塞、流清涕；二是寒邪阻滞经络，营卫受伤，郁而化热，故发热、目赤、咽痛，木郁克土则胃气上逆而恶心；三是伏痰遇感引触，邪气触动停积之痰，痰随气升，气因痰阻，痰气壅塞于气道，气道狭窄挛急，通畅不利，肺气宣降失常，痰气相互搏击而致痰鸣有声。《伤寒论》曰："喘家作，桂枝汤加厚朴杏子佳。"故以桂枝加厚朴杏子汤加减治疗，以温补脾肺，疏肝清热。

方中桂枝、白芍解肌祛风、调营和卫。厚朴苦辛温，功能消痰除满、下气降逆。杏仁苦温，功能宣肺化痰、止咳平喘。苏叶散寒解肌、行气宽中，消痰利肺。脾为生痰之源，肺为贮痰之器，加入党参、麦冬、五味子、干姜、茯苓，补肺健脾，使痰无所生。麻黄、附子、细辛温阳通脉，祛痰涤痕。青蒿、鳖甲咸寒，直入阴分，滋阴退热，引邪外出，两药相配，滋阴清热，内清外透，使阴分伏热有外达之机。正如吴鞠通自释："此方有先入后出之妙，青蒿不能直入阴分，有鳖甲领之入也；鳖甲不能独出阳分，有青蒿领之出也。"热必耗津伤液，生地、当归、川芎滋阴养血补肝调肝。知母苦寒质润，滋阴降火，共助鳖甲以养阴退虚热。柴胡、黄芩、牡丹皮疏肝清肝，泻血中伏火，清透阴分之伏热。患者仍目赤肿痛，故加入青葙子、茺蔚子、决明子以清肝明目。诸药合用郁热得清，宿痰得化，肺气得宣，而喘证自愈。

张镜人医案

医案1：

患者：李某，女，65岁。1989年9月22日初诊。患者素有慢性支气管炎喘息病史，时值初秋，寒暖失常，咳嗽加剧，痰多泡沫黏稠，伴有气促，不能平卧，查：舌质淡红，苔薄腻，脉滑数，听诊两肺呼吸音较粗，可闻及散在哮鸣音，胸部X线透视示两肺纹理增粗，提示慢性支气管炎、肺气肿。

辨证与诊断：本例患者素有喘疾凤根，感邪之后，外邪引动痰阴，留恋于肺，肺气肃降无权，痰热交阻，随气而逆上，咳喘频作。中医诊断为咳嗽。证为痰热内阻，肺气肃降无权。

治法：治当清热化痰，降气平喘，以驱除外邪而复肺气肃降之权。

处方：炙桑白皮12g，炙紫苏子9g，杏仁9g，海浮石15g，旋覆花9g，炙款冬花9g，黄芩9g，佛耳草15g，生甘草3g，制半夏6g，炒陈皮6g，生白术9g，炙麻黄6g。取3剂，每日1剂，水煎服。

二诊：1989 年 9 月 25 日。患者自述药后咳嗽减轻，痰量减少，气促胸闷也有所减轻，但夜间仍有哮鸣，不能平卧，查舌苔薄腻，脉滑数，此乃高年肺肾两虚，痰热内阻，肺气失降，肾不纳气，拟在前方的基础上佐以补肾纳气之品。处方：炙桑白皮 15g，炙紫苏子 9g，旋覆花 9g，海浮石 15g，炙款冬花 9g，佛耳草 15g，杏仁 9g，制半夏 5g，白术 9g，紫石英 15g，补骨脂 9g，香谷芽 12g。再取 3 剂，每日 1 剂，水煎服。

药后咳喘均见减轻，夜间已能平卧，查两肺未闻及哮鸣音，胸部 X 线透视示慢性支气管炎、肺气肿。守方继续调治半个月，临床症状基本缓解。

按语：《丹溪心法·喘篇》指出"凡久喘之证，未发宜扶正气为主；已发则以攻邪为主。"方中桑白皮、黄芩、佛耳草清肺泄热；杏仁、制半夏、陈皮化饮除痰，痰除则气道通畅；紫苏子、旋覆花、海浮石、紫石英均具有平喘纳气之功。药证相符，方随证变，巧妙用药，所以治疗后症情渐见平稳，夜间哮鸣音消失而能平卧。盖治疗哮喘之疾，需按病情之轻重缓急而施治之，大凡"发则治上，缓则治下，在上治肺胃，在下治脾肾，未发宜扶正，已发则攻邪，若欲除根，必须坚持服药，倘一曝十寒，终无济于事也。"

医案 2：

患者：许某，女，49 岁。1982 年 3 月 18 日初诊。主诉咳嗽痰多。咳嗽数载，每值秋冬频发，易感冒，近来咳嗽加剧，痰多浓稠，咽干，胸闷，大便带溏。苔薄黄，脉细滑。X 线示慢性支气管炎。

辨证与诊断：患者痰饮素盛，秋冬气候转寒，易感外邪，咳嗽频作。中医诊断为外感咳嗽。证属脾虚痰湿滋生，肺气失于宣肃。

治法：治当肺脾同治，肃肺止咳以治标，健脾运中以治本。

处方：桑白皮（水炙）12g，冬瓜子 9g，甜杏仁 9g，野荞麦根 30g，款冬花（水炙）9g，炙百部 9g，天竺子 5g，佛耳草 15g，生白术 9g，白扁豆 9g，茯苓 9g，生甘草 3g，炒山楂、炒神曲各 9g，香谷芽 12g。7 剂。

以上方加减，治疗 3 周，咳嗽已止，浓痰明显减少，便溏亦结，X 线复查（-）。

按语：盖"脾为生痰之源，肺乃贮痰之器"，本案肺脾同治，即标本同治之义。方中百部、款冬花、杏仁肃肺润肺，化痰止咳；白术、白扁豆、茯苓健脾助运以祛痰疾之根；桑白皮、野荞麦根、佛耳草清泄肺金之热。天竺子性平，酸涩味甘，具有肃肺止咳化痰之功效，久咳宜之，有文献记载，谓本品有毒，故剂量不宜过大。本例久咳治获佳效，足以证实"治咳当责之于肺，非独肺也"之说颇有临床实际意义。

邵长荣医案

医案 1：

患者：杨某，男，66 岁。2008 年 12 月 8 日初诊。咳嗽咳痰 1 年余。患者 1 年前感冒后出现咳嗽，咳痰不爽，痰浓黏色白，无血丝，不发热，不规则服用消炎药、感冒药，疗效不佳。刻下：不发热，咳嗽咳痰，痰浓黏色白，咳之不爽，无血丝，无汗，纳可，二便尚调，夜寐尚安。舌红苔黄，脉弦细。2008 年 12 月 1 日胸片：无明显异常；2008 年 12 月 6 口胸部 CT：无明显异常。患者咳嗽病变主脏在肺，与肝、脾有关，久则及肾。外感咳嗽病久不愈，化热化燥、蒸液成痰，痰阻则气闭，故胸闷不适，咳嗽咳痰不爽。

辨证与诊断：咳嗽，证属气郁痰闭。西医诊断为支气管炎。

治法：疏肝理气，清热化痰。

处方：柴胡清肺饮加减。组成：柴胡9g，前胡9g，黄芩12g，川桂枝6g，平地木15g，功劳叶12g，青皮9g，陈皮9g，姜半夏9g，姜竹茹9g，车前草12g，猪苓12g，茯苓12g，佛耳草12g，炙紫菀9g，炙款冬9g，海浮石12g。水煎服，每日1剂，连服14日。嘱忌食海鲜、生冷，注意保暖，勿感风寒。

二诊：2008年12月22日。药后咳嗽减少，咳痰量多，质黏稠厚，咳之不爽，胸口闷而不适。患者久病，气郁痰阻，痰湿胶固不化，治当着力清热豁痰，方以桑白皮汤合三海汤加减。处方：桑叶9g，桑白皮9g，佛耳草12g，柴胡9g，前胡9g，青皮9g，陈皮9g，姜半夏9g，姜竹茹9g，车前草12g，嫩射干9g，海浮石18g，海蛤壳12g，桔梗6g，炙甘草9g，昆布9g，野菊花9g。14剂，服法及禁忌同前。

三诊：2009年1月5日。药后咳嗽咳痰好转，痰能咳出，痰量较多，但觉喉中有痰不能咳净。患者久病，气郁痰阻，痰湿郁久化热，胶固不化，治当清热化痰止咳，方以清肺化痰汤加减。处方：鹿衔草18g，黄芩12g，连翘12g，昆布12g，海浮石18g，嫩射干9g，胡颓叶9g，苍术12g，白术12g，川朴4.5g，桑寄生12g，冬瓜仁9g，桔梗4.5g，炙甘草9g，藿香9g，炙紫菀9g，佛耳草9g。14剂，服法及禁忌同前。

按语：肺乃清虚之府，为脏腑之华盖，外邪袭肺则咳。一诊方中柴胡主升，散发外邪，疏肝止咳；前胡主降，下气化痰，一升一降互通为用。许多久咳患者曾用过大量中西药，其中不乏苦寒败胃之品，以致脾虚湿困，此时如但用苦寒清凉之品无异于雪上加霜，而且久咳则气机失调，肝失疏泄，影响脾的运化功能，水湿内停，日久化热，治当疏肝健脾、清热化湿。方中青皮平肝理气，陈皮健脾化痰，对久咳肝强脾弱者以抑木扶土，使肝脾平衡，而肺气宣肃通利，为邵老经典药对。海蛤壳、海浮石、海藻组为三海汤，邵老多用于慢性支气管炎、支气管扩张等患者出现痰多黏稠难咳的情况，二诊方中，海浮石、海蛤壳味咸平性辛，入肺经，具有软坚化痰、清肺之功。

医案2：

患者：张某，女，67岁。2008年11月10日初诊。患者咳嗽气急反复5年余，近来动辄气急，咳嗽痰少，咳引胸胁疼痛，无咯血，晚上气急胸闷，时憋闷而醒。刻下：动辄气急，咳嗽痰少，咳引胸胁疼痛，夜间胸闷气急，时有憋闷而醒，口苦咽干，纳食一般，大便偏溏，小便可，寐欠安，心烦梦多。舌红，苔白腻，脉弦。既往有肺结核病史。

辨证与诊断：咳嗽，属痰湿内阻。患者久咳木郁，气机不疏，则见动辄气急，咳引胸胁疼痛，口苦咽干；肝郁脾虚运化失常，则纳食不香，大便偏溏；肝郁情志不畅，则夜寐欠安，心烦梦多。西医诊断为慢性支气管炎。

治法：疏肝理气，健脾化湿。

处方：柴胡清肺饮加减。组成：柴胡9g，前胡9g，青皮9g，陈皮9g，嫩射干9g，川朴4.5g，白术12g，苍术12g，猪苓12g，茯苓12g，淮小麦30g，炙甘草9g，炒酸枣仁9g，焦六曲9g，谷芽9g，麦芽9g，薏苡仁18g，茅根15g，芦根15g，制胆星9g。水煎服，每日1剂，连服7日。嘱饮食清淡，忌食海鲜辛辣。

二诊：2008年11月17日。药后症平，胸闷气急，动则尤甚，咳嗽咳痰，色黄白质黏，量较多，纳食一般，二便可，夜寐安。患者久病，痰湿蕴久化热，治拟清热化湿、补肾纳气，方调整为清肺饮合三桑补肾汤加减。处方：桑叶9g，桑白皮9g，桑葚9g，桑寄生12g，青皮9g，陈皮9g，姜竹茹9g，姜半夏9g，川朴4.5g，黄芩12g，连翘12g，嫩射干9g，枳壳9g，枳实9g，藿香9g，炙款冬9g。水煎服，每日1剂，连服14日。

三诊：2008年12月1日。药后患者诸症好转，咳嗽咳痰胸闷明显减轻。时有咳嗽，咳嗽不剧，干咳为主，咽干不适，时有胸闷胸胁不适，有时阵阵汗出，纳食不香，大便偏干，小便可，心烦夜寐不安，梦多。患者久咳木郁，郁久化热，肝火犯肺，治拟加用疏肝清肺、宁心安神之品，方以甘麦大枣汤合柴胡清肺饮加减。处方：淮小麦30g，炙甘草9g，炒酸枣仁9g，柴胡9g，前胡9g，青皮9g，陈皮9g，姜半夏9g，姜竹茹9g，蝉衣4.5g，桑白皮9g，桑叶9g，桑葚9g，炙款冬9g，炙紫菀9g，冬瓜仁9g，瓜蒌仁9g，枳壳9g，枳实9g。14剂，服法及禁忌同前。

按语：柴胡清肺饮是邵老治疗慢性咳嗽的经典方，邵老认为久咳木郁，疏肝润肺以达之为重要治疗大法。其中柴胡为疏肝解郁之要药，但其性燥主升，容易劫阴，前胡性润主降，两药相配，润燥相得，共奏"制木安金"之功。年迈久病多肾虚，邵老多用"三桑补肾汤"补肾纳气。对于久病心烦不眠者，用《金匮要略》中的甘麦大枣汤配伍治疗每每取得良效。

医案3：

患者：戈某，男，32岁。2009年3月9日初诊。反复咳嗽咳痰2年。患者2年前感冒后咳嗽不愈，咽痒而咳，痰多色黄，无发热，无咯血，服用感冒药、消炎药疗效不明显。刻下：咽痒而咳，痰多色黄，咽红，无发热，无咯血，怕冷怕风，汗出较多，烦躁多梦，纳可，二便调。舌红，苔薄黄，脉弦。

辨证与诊断：咳嗽，证属外感风热。患者外感风热，外邪袭肺，则见咳嗽咽痒；热灼津液，聚而为痰，则见咳黄痰量多；热蒸腠理开，卫外不固，则见怕风怕冷，汗出较多；热灼心烦，夜寐不安，舌红，苔薄黄，脉弦。西医诊断为气管炎。

治法：疏风清热，宣肺止咳。

处方：荆防败毒散合甘麦大枣汤加减。组成：荆芥9g，防风9g，川桂枝6g，大白芍18g，青皮9g，陈皮9g，姜半夏9g，姜竹茹9g，黄芩12g，连翘12g，嫩射干9g，炙款冬9g，炙紫菀9g，淮小麦30g，炙甘草9g，大枣9g。水煎服，每日1剂，连服14日。嘱饮食清淡，忌食海鲜辛辣。

二诊：2009年3月23日。服药后好转，仍有咳嗽咳少许黄痰，怕风，时有鼻塞流涕，无明显汗出，纳可，夜寐安。舌红，苔薄黄，脉弦。治拟疏风解表、通窍止咳，方拟清肺饮合通窍散加减。处方：桑叶9g，桑白皮9g，黄芩12g，辛夷4.5g，牛蒡子9g，路路通9g，桔梗4.5g，茅根15g，芦根15g，冬瓜仁9g，生甘草9g，苍耳子9g，荆芥9g，防风9g，青皮9g，陈皮9g，姜半夏9g。14剂，服法禁忌同前。

按语：咳嗽的治疗应分清邪正虚实。外感咳嗽多为实证，应祛邪利肺，按病邪性质分风寒、风热、风燥论治。内伤咳嗽多属邪实正虚，标实为主者，治以祛邪止咳；本虚为主者，以扶正补虚。此案患者证属风热犯肺，肺失清肃，治应疏风清热解表、宣肺通窍止咳。荆芥味辛而不烈，性微温而不燥，药性平和重在驱散风邪；防风辛散祛风，其性微温,甘缓不峻,为祛风要药,两药相配,既能发散风寒,又能祛经络中之风热,用于外感风寒、风热之表证后久咳不已,疗效甚佳。由黄芩、辛夷、路路通三味组合的通窍散则是邵老治疗鼻炎、感冒引起鼻塞的经典药组,疗效甚佳。

医案4:

患者:杜某,女,41 岁。2009 年 8 月 10 日初诊。咳嗽 4 个多月,伴气急胸闷 1 个月。患者感冒咳嗽 4 个多月,曾用中西药治疗无效,近 1 个月来伴气急胸闷,西医诊断为喘息性支气管炎。刻下:咳嗽频作,痰多色白,伴胸闷气急而喘,大便干结,不畏寒。舌红,苔厚腻而糙,脉小弦。

辨证与诊断:咳喘(喘息性支气管炎)。患者肝疏不畅,肠燥痰蕴故见胸闷气急而喘,大便干结,属肝郁肠燥证。

治法:疏肝润肠。

处方:自拟方。组成:柴胡 9g,前胡 9g,赤白芍各 18g,细辛 4.5g,平地木 30g,功劳叶 9g,青陈皮各 9g,姜半夏 9g,姜竹茹 9g,车前草 18g,江剪刀草 30g,蚤休 9g,半边莲 30g,佛耳草 12g,瓜蒌仁 9g,枳壳 9g,枳实 9g。水煎服,每日 1 剂,连服 7 日。嘱忌食海鲜、生冷,注意保暖,勿感风寒。

二诊:2009 年 8 月 17 日。服药后,咳喘尽除,痰量明显减少,大便通畅,苔腻尽化,胸已不闷,苔薄,脉细。拟益肺补肾、健脾化痰之剂,以扶正固本,巩固疗效。处方:黄芪 15g,防风 9g,苍术 12g,白术 12g,猪茯苓各 18g,薏苡仁 18g,江剪刀草 30g,太子参 12g,杜仲 9g,女贞子 12g,姜竹茹 9g,蚤休 9g。14 剂,服法禁忌同前。

按语:中医学认为"肺与大肠相表里""六腑以通为用"。腑气不通,常会导致气滞痰壅,肺气上逆,发为咳喘。本例患者症见大便不通,胸闷气急而喘,苔腻而糙。先生认为此乃气滞肠燥,治当疏肝理气、润肠通便。疏肝以柴胡、白芍、枳壳为要药,润肠以瓜蒌仁、枳实为常用。患者服药后,随着腑气的通畅,全身气机随之疏通,从而使上逆之肺气得以通降,诸症得平。

李孔定医案

患者:何某,女,47 岁。2004 年 5 月 5 日初诊。咳嗽气紧 2 年余,加重 1 个月。患者 2 年前因受凉感冒出现咳嗽气紧,迭经治疗一直未愈,且反复加重。本次因受凉再次加重 1 个月而来就诊。刻症:胸痛气紧,痰黄稠难出,咳嗽阵作,汗多,背心凉感,手足不温。舌尖红,苔前薄后白厚,脉弦数。

辨证与诊断:咳嗽,证属痰热蕴肺,气机不畅。西医诊断为慢性支气管炎急性发作。患者感冒迁延不愈,致痰热蕴肺,气机不畅,故咳嗽阵作,痰黄稠难出而汗多;气滞而血循不利,肺之宣降失常,故不仅咳嗽,且胸痛气紧;背心凉,手足不温非为阳虚,乃痰浊阻滞,阳气不展所致;舌尖红,苔前薄后白厚,脉弦数皆为痰热蕴肺之征。

治法:清热化痰,理气肃肺。

处方:香附旋覆花汤加减。组成:黄芩 30g,连翘 30g,胆南星 12g,瓜蒌皮 15g,香附 30g,旋覆花(包煎)15g,桔梗 15g,枳壳 15g,鱼腥草 30g,天冬 30g,南沙参 30g,甘草 10g。水煎服,两日 1 剂,2 剂。清淡饮食,忌鱼虾、油炸、腥膻、烧腊之品,避免刺激性烟尘异味。

二诊：2004年5月10日。服此方2剂后，咳嗽胸痛俱减，痰易咳出，痰略黄，已不似前稠，前方去胆南星，续服2剂。

上方服2剂后，咳嗽除，然动则气紧，舌淡红，苔薄白，根部白厚，脉弦细。乃久病肺肾不足之象，以李师自拟经验方"金水交泰汤"加减调理1个月余而愈。

按语：香附旋覆花汤出自吴鞠通《温病条辨》下焦篇暑温、伏暑第四十一条："伏暑、湿温胁痛，或咳，或不咳，无寒，但潮热，或竟寒热如疟状，不可误认为柴胡证，香附旋覆花汤主之。"吴氏认为此证胁痛为痰饮停积，"以香附、旋覆花，善通肝络而逐胁下之饮，苏子降肺气而化饮，所谓建金以平木；广皮、半夏消痰饮之证，茯苓、薏苡仁开太阳而合阳明，所谓治水者必实土，中流涨者开支河之法也"。李师认为香附与旋覆花相伍，有理气活血、消痰降气之功，故凡见咳嗽兼胸痛、胸闷，咳痰不利，均可选用此方。咳吐稀痰，苔白滑，属湿痰者禁用本方；若痰少黏稠，苔薄少津，属痰热伤津者，在养阴清热化痰的基础上加用香附旋覆花汤。

郭振球医案

患者：叶某，男，51岁。2007年3月3日初诊。反复咳嗽咳痰4年，加重4天。咳嗽咳痰，每年冬春即发，已有4年。每次发作需中西医治疗月余才得缓解。此次因天气突然变冷，诱发喘嗽，恶风无汗，咳出白色泡沫稀痰，喉中痰鸣，胸闷腹满，舌苔白薄润腻，脉弦紧。双肺呼吸音粗糙，可闻及哮鸣音，右肺湿性啰音满布。X线胸透肺纹理增加。周围血常规：白细胞总数正常，嗜酸性粒细胞数增高。

辨证与诊断：咳嗽(慢性支气管炎)，证属风寒入肺，痰饮内阻。

治法：温肺化饮，健脾除痰止咳。

处方：小青龙汤加减。组成：蜜炙麻黄3g，干姜10g，细辛2g，五味子6g，桂枝12g，杏仁、厚朴、半夏、橘红各10g，茯苓15g，炙甘草3g。煎服4剂，每日1剂。

二诊：2007年7月18日。服上方4剂，嗽痰、喉中痰鸣已减，肺部哮鸣音消失，仍有少量白色稀痰咳出，乃于原方加苏子(炒)10g，煎服1周，温化痰饮。

三诊：2007年7月24日。服药1周，肺气宣畅，痰饮全化，饮食增加，继用六君子汤加杏仁、薏苡仁、蔻仁，调治2个月，随访未见复发。

按语：本例慢性支气管炎属肺寒停饮之证，治用小青龙汤加减以温肺化饮而见效。由此可知本证属于《诸病源候论》所指的"寒咳"，《症因脉治》称"伤寒咳嗽"，冬季初春多有发病。其发病之因，是"时令寒邪，外袭皮毛，内入于肺，不得外伸"。寒为杀厉阴邪，寒邪入久，多伤阳气，阳气伤不能化水津，则聚液成为停痰伏饮，痰饮阻滞，肺冷不宣，则成肺寒停饮的喘嗽，即寒咳。温肺散寒、温化痰饮是为本证的正治，当然奏效。然脾为生痰之源，肺为贮痰之器，本病伴有胸闷、腹满者，是为肺脾气机不畅的证候。因此辨治用麻、桂、姜、细性温之品化痰饮的同时，又佐入夏、橘、朴、杏宽胸降逆以除满。善后用健脾以理生痰之源的六君子汤，更入益肺以涤贮痰之器的杏、苡、蔻仁，从本用药。治法有章，丝丝入扣，才收卓效。

李昌达医案

患者：黄某，女，17岁。1975年4月6日初诊。其母代述：咳嗽已3年，前两年不甚厉害，未引起注意。近1年以来，咳嗽加剧而去某医院治疗，诊断为慢性气管炎。现症：形瘦，咳时喉间干痒，痒则必咳，咳甚则汗出而胸胁引痛，少痰，若遇感冒，则咳嗽更剧。平时大便干燥难排，常引起痔出血。嗜食辛辣厚味及油炸煎炒之物，特别嗜食海椒。诊查：脉沉而有力，舌质红，无苔。

辨证与诊断：肺阴虚，金不生水，以致肾阴亦虚。肾阴虚，水不涵木，肝阴亦亏。证为肺肾阴亏之风温咳嗽。

治法：养阴生津，肺肾并治。

处方：沙参麦冬汤加减。组成：沙参15g，麦冬24g，桑叶9g，生地黄31g，玄参31g，百合15g，款冬花9g，橘络6g，旋覆花6g，紫菀15g，甘草3g，黄芩9g。

二诊：1975年4月9日。服上方2剂后，喉痒减轻，因而咳的次数有所减少，胸胁痛亦减，大便已较前易解。因慢性病宜以丸药缓之，上次用汤剂，意在侦察病情，既见小效，当在原方基础上，加以调整，研末为蜜丸，长服取效，并嘱其戒食辛辣香燥之物。处方：沙参31g，麦冬31g，百合62g，款冬花31g，玉竹62g，生地黄62g，玄参62g，黄芪31g，枸杞子31g，贝母31g，五味子31g，杏仁31g，紫菀31g。上药共碾细末，用鲜枇杷叶（刷去毛）500g，熬浓汁加炼蜜为丸，每丸重9g，每日早、晚各服1丸，感冒停服，感冒愈后续服。

患者服3剂后，咳嗽完全停止，大便通畅，胸胁痛亦消失，故去贝母、紫菀，加黄芪93g，怀山药62g，神曲31g，再予2剂。

1979年5月，其母因病来我处就诊，说其女咳嗽愈后，迄今将近4年未见复发，也未患其他疾病。

按语：患者脉沉有力，沉为在里，有力属实。舌质红为营分有热。咳时喉间干痒，痰少咳艰，乃肺阴不足，肺燥，有火。胸胁为足厥阴之分野，故咳时胸胁引痛。阴损及阳，表气不固，故咳甚则汗出，而近6个月来容易感冒。由是观之，患者属于肺肾阴亏，虚中有实，故在治疗上用养阴生津，肺肾并治，兼顾其实的办法。方中沙参、麦冬、百合、桑叶清补肺阴，生地黄、玄参补肾阴，配伍麦冬，即为增液汤，有润肠通便之功。百合配款冬花，为百花丸，乃治慢性咳嗽之良药。加紫菀之温润，则止咳之力更著。黄芩清肺、肝之火，橘络、旋覆花通络止痛，祛痰止咳。药既中的，即在原方基础上，加黄芪补气固表止汗，加玉竹之润，补阴之中兼以补阳，加枸杞子、五味子增强固肾之力，且五味子功能敛肺止咳，加杏仁降肺止咳祛痰，既协助增液汤通润大便，又协助百花丸祛痰止咳；川贝母润肺化痰且能清热。药切病机，故3剂而咳嗽止，去贝母、紫菀。此时阴亏现象基本恢复，故加重黄芪用量，同时加用补脾胃、益肺肾、气阴双补的山药，并加神曲运化药力。患者久咳能够治愈，4年未复发，药物的作用只是因素之一，而患者能遵医嘱认真戒除有害的饮食习惯则具有特别重要的意义。

乔保钧医案

患者：杨某，男，55岁。1984年4月14日初诊。患者自1965年始，常脘腹撑胀，时轻时重，1975年X线检查示胃下垂12cm。1976年患支气管炎，常年咳嗽，久治不愈。近年来，咳嗽频作，甚则呼吸困难，屡经"氨茶碱、异丙肾上腺素（喘息定）"等治疗未能根治。刻诊：咳嗽、喘促，胸部憋闷，不能平卧，动则加剧，出虚汗，咳吐少量泡沫样痰，纳呆、腹胀，食而不化，畏寒肢冷，大便稀溏，小便频。症见喘息气粗、张口抬肩，舌质暗红，苔白腻，脉沉弦缓。

辨证与诊断：脾虚日久，土不生金，痰湿内蕴，肺失宣肃而致病。证为肺虚及肾，肾不纳气。中医诊断为咳嗽。

治法：培土生金，益气宣肺。

处方：生黄芪 20g，党参 13g，白术 10g，茯苓 30g，桂枝 5g，附子 5g，枳壳 9g，陈皮 13g，半夏 9g，杏仁 9g，桔梗 9g，川厚朴 9g，山药 15g，炙甘草 20g。5 剂，水煎服。

二诊：1984 年 4 月 26 日。上药 5 剂，腹胀渐消，哮喘渐平，饮食大增，适逢变天受凉，上症复作。查：舌质暗红、苔薄日，脉沉滞。上方既效，守方继用。

三诊：1984 年 5 月 4 日。上方继用 7 剂，咳止喘息，唯纳差、腹胀；查：舌暗红，苔薄黄，脉沉无力。治以健脾和胃为主，兼以宣肺益肾。处方：党参 9g，白术 9g，茯苓 30g，陈皮 9g，半夏 9g，广木香 9g，槟榔 9g，砂仁 9g，杏仁 9g，川厚朴 9g，川贝母 10g，山药 10g，山茱萸 10g，炙甘草 6g。上方继用 10 余剂，诸症悉除。追访至 1996 年冬季安然无恙。

按语：本案素患腹胀旧疾，脾土虚衰，土不生金，肺气虚馁，加之痰湿内蕴，气失宣肃，故咳嗽、哮喘、呼吸困难、咳吐痰涎；肺主表，肺虚则卫外不固，故出虚汗；肺病日久，母病及子，则肾虚，故见小便频多、呼多吸少等摄纳无权的病症。可见，本病经历了由脾及肺及肾的病理演变过程，症状之标在肺，病机之本，责于脾肾。其治，在化痰除湿、宣利肺气的同时，着重益气健脾，培土以生金，温阳益肾，使子旺母实，本而标之，获效甚著。

刘志明医案

患者：薛某，男，60 岁。1993 年 6 月 25 日初诊。反复咳嗽咳痰 3 年，复发 3 个月，加重 5 天。患者近 3 年来反复出现咳嗽咳痰，受凉加重，本次发作是 3 个月前因受凉致咳嗽，咳白色泡沫痰，间断服中西药，病情时好时坏，近 5 天以来病情加重，故求治于刘老，刻下症：咳嗽咳痰阵发加剧，尤以早晚甚，咳白色泡沫痰，量较多，但无痰中带血，无畏寒、发热，自感口干，喜饮热茶，口苦，时有恶心，睡眠正常，二便调。既往有肠伤寒病史。查体：慢性病面容，面色偏黄黑色，肥胖体形，活动后稍气急，无鼻煽，无唇发绀，咽充血，可见淋巴滤泡增生，无喉中痰鸣音，语音清晰，声调可，无异常气味。舌质黯红，苔薄黄，脉沉细。血压：170/105mmHg，胸廓对称，语颤正常，双肺呼吸音粗，无干湿性啰音，心率 78 次/分，律齐，无杂音，第一心音低，双下肢轻度凹陷性水肿。X 线检查：胸透正常。

辨证与诊断：咳嗽，证属风寒袭肺、入里化热。老年慢性支气管炎以本虚标实居多，老年元气先亏，脾胃气薄，易感外邪，而致标实，本例患者年高，慢性咳嗽，咳痰 3 年属本虚；又复感风寒之邪，故咳嗽加重，咳白色泡沫痰，喜热饮，有寒化热之象，如口干、口苦皆属标实之证，脉沉细为气虚之象，故应标本兼治。

治法：宣补肺气，清热化痰。

处方：杏苏散合小柴胡汤加减。组成：苏子 10g，苏叶 10g，杏仁 10g，桔梗 10g，黄芩 10g，柴胡 12g，苇茎 24g，半夏 10g，太子参 12g，甘草 6g，川贝 6g，栝蒌 10g。5 剂，每日

1剂。医嘱：①病情好转后，可服中成药巩固治疗；②同时需降血压治疗，并定期复查血压。

二诊：1993年7月1日。服上方后咳嗽好转，咳痰减少，恶心症状除。查体：精神好，舌质红，苔薄黄，脉沉细。血压：160/105mmHg。原方去柴胡、太子参、甘草，加前胡10g，厚朴10g，北沙参12g，生石膏（包煎）15g。5剂，每日1剂。

按语：咳嗽一证多因正气不足，外邪乘虚而入，首袭肺系，影响肺之宣降功能，肺气上逆，故见咳嗽。老年慢性支气管炎以本虚标实居多，老年元气先亏，脾胃气薄，易感外邪而致标实，本案为本虚基础上感受风寒之邪气，外邪袭肺，故见咳嗽咳痰，喜热饮。口干口苦，时有恶心为外邪入里化热，影响脾胃功能所致。加之咽充血，可见淋巴滤泡增生亦为外邪入里化热之征象，故治疗选用宣肺解表、兼清里热之法，用杏苏散合小柴胡汤。二诊时，患者无恶心，无小柴胡汤证，且外感病后期入里化热伤阴，故可酌情加清热滋阴润肺之品，如黄芩、北沙参、苇茎等，达到标本兼治目的，疗效较好。

黄吉赓医案

医案1：

患者：卞某，女，37岁。2008年12月26日初诊。反复咳嗽咳痰6年，复发2个月。间断咳嗽，喉痒，痰每日70~80口，色白、黏泡、咳吐易，无哮喘，胸闷，纳平，口微干。苔薄微黄且干，舌黯红、胖、有齿印，脉细。既往无胃病史。

辨证与诊断：痰饮咳嗽，证属风痰恋肺。西医诊断为慢性支气管炎。

治法：消痰化饮，宣畅气机。

处方：止嗽散合泽漆汤加减。组成：荆芥9g，苏叶10g，杏仁12g，前胡10g，白前15g，紫菀15g，陈皮10g，半夏15g，射干15g，柴胡15g，枳壳9g，桔梗9g，甘草9g，桃仁12g，泽漆45g，款冬花15g，麻黄根12g，丹参15g，郁金15g，莱菔子12g。14剂，每日1剂，水煎服。另口服泽漆片3片，3次/日加强化痰作用。

二诊：2009年1月9日。咳嗽咳痰显著减轻已1周。色白、黏泡、咳吐易，胸闷少减。增入健脾化痰之品，原方加太子参、茯苓、莪术、白术各15g。14剂，每日1剂，水煎服。另口服泽漆片3片，3次/日加强化痰作用。

三诊：2009年1月23日。咳嗽咳痰继续减轻。偶咳，痰日10口，色白、黏泡、咳吐易，微有胸闷。原方加仙灵脾、菟丝子、功劳叶各15g。14剂，每日1剂，水煎服。另口服泽漆片3片，3次/日加强化痰作用。

按语：患者宿痰伏饮内阻，风邪恋而不解，故见咳嗽、喉痒、痰多，气机不畅而见胸闷，该患者以"痰饮作祟"为主，阻塞肺气，肺失清肃，治拟宣畅气机、消痰化饮。刘河间言："治咳者化痰为先，化痰者下气为上。"庞安常也认为"气顺则一身津液亦随气而顺"，即痰随气而升降，气壅则痰滞，气顺则痰消。故黄老在痰饮咳嗽的治疗中，非常注重肺气的宣降，以泽漆、半夏消痰化饮，桔梗、枳壳开肺行气，宣郁宽胸，使气机畅达，前胡、白前、紫菀、款冬花肃肺化痰止咳，莱菔子理气化痰。其次，痰之为病，与脾运有关。久咳者多肺气不足，卫外力弱，极易感受外邪而发病，进而子病及母，脾运力弱，液停为痰；或因饮食不节，进食生冷油腻，中阳受损，脾失健运而水湿内聚。治以健脾理气、燥湿化痰之法，特别在疾病迁延或缓解期，益气健脾尤为重要，有巩固疗效、预防复发的功效，此为培土生金以阻断生痰之源，方药以六君子汤为基础，继则以培补脾肾收功。

医案2：

患者：杨某，女，66岁。2008年11月2日初诊。反复干咳5~6年。患者言语则咳，喉痒，咽喉痛，无痰，快步则喘，夜哮可平卧，自汗明显，口干欲饮、喜温，苔薄腻、微淡黄且干，舌黯红、微齿印，脉小弦滑。既往无胃痛史，咳甚则反酸。

辨证与诊断：咳嗽，属风热郁肺，肺失宣降之证。西医诊断为慢性支气管炎。

治法：搜风清热，肃肺降逆。

治法：止嗽散合小柴胡汤加减。组成：蝉衣6g，僵蚕10g，杏仁10g，前胡10g，白前15g，紫菀15g，半夏10g，射干15g，柴胡15g，黄芩15g，枳壳9g，桔梗9g，生甘草9g，桃仁10g，款冬花15g，沉香(后下)5g，厚朴9g，丹参15g，郁金15g，麻黄根12g，莱菔子30g，黄连3g，吴茱萸1g，海螵蛸15g。14剂，每日2剂，水煎服。并予龙星片6粒，每日3次口服。

二诊：2008年11月16日。患者咳减，咽痛亦轻，喉痒，痰日均6口以下、白黏、易咳，喘、哮亦减，汗出少，纳差复常，畏寒肢冷，苔淡黄腻且干，舌齿印，色黯红，脉小弦。增入健脾化痰之品，原方改半夏15g，加太子参、茯苓、莪术、白术各15g，生姜3片，大枣30g。14剂，每日2剂，水煎服。

按语：治咳之要，黄老常言：治外感咳嗽，药不宜静，静则留邪不解；治内伤咳嗽，药不宜动，动则虚火上浮，切忌温燥劫液，苦寒滋腻之品。治咳之方，首推《医学心悟》止嗽散，此方宣降并用，温而不燥，既能止咳，又能化痰，而以止咳为主，正如程钟龄所言："本方温润和平，不寒不热，既无攻击过当之虞，大有启门驱贼之势。是以客邪易散，肺气安乎。宜其投之有效欤。"患者辨证属风热恋肺，须合小柴胡汤加减以助清热之功。方中蝉衣、僵蚕长于轻疏利咽，与止嗽散原方相比，原方用荆芥，但荆芥性偏温，故改用蝉衣、僵蚕，取其清宣之意；紫菀、款冬花两药都入肺经，其性温而不热，润而不寒，皆可止咳化痰；沉香、厚朴理气开郁降逆，宽胸平喘；杏仁兼有宣肺降气之功；桔梗、枳壳两药协同，一宣一降，重在理气；柴胡、黄芩两药合用重在清泄肺热；黄连、吴茱萸、海螵蛸制酸护胃。综观上方，温凉兼施，而偏于清热，虽药味较多，但通过上述配伍，宣降并用，取得了较好的治咳效果。

医案3：

患者：张某，女，67岁。2008年11月17日初诊。反复咳痰咳嗽6年，缓解1个月。反复咳痰咳嗽6年，刻下：无咳、痰、喘、哮，而色萎，怕冷大于怕热，纳可，苔薄微黄、少津，舌偏黯红，脉小弦滑。既往无胃病史。患者病程日久，久病及肾，元阳虚弱，肾气亏损。

辨证与诊断：咳嗽，证属肾阳不足、肾气亏虚。西医诊断为慢性支气管炎。

治法：温肾助阳，益气培元。

处方：右归丸化裁。组成：仙灵脾15g，锁阳15g，菟丝子15g，功劳叶15g，黄芪

15g，党参 10g，淮牛膝 15g，莪术 15g，白术 15g，陈皮 10g，生甘草 9g，生地 12g，枳壳 9g，桔梗 9g，当归 12g。服 14 剂。

二诊：2008 年 12 月 1 日。药后症减，面色萎好转，纳可，苔薄、少津，舌偏黯红，脉小弦。原方加味调治半年余，诸症改善。

按语：张景岳言："未发时扶正气为主，既发时攻邪气为主，扶正气须辨阴阳，阴虚者补其阴，阳虚者补其阳。"根据这一原则，对慢性支气管炎、哮喘患者在本虚为主的迁延期和缓解期采用治本治疗，可使患者咳、痰、喘、哮得以减轻，精神、体力、睡眠、饮食得以改善，感冒次数明显减少。通过扶正固本治疗，以达到减轻病情和预防复发的目的。根据偏阳虚和偏阴虚的不同，黄老制定了助阳补肾益气的仙灵合剂与滋阴补肾益气的地黄合剂，仙灵合剂仿右归丸化裁，以仙灵脾、锁阳、狗脊、续断温肾助阳为主，配以功劳叶滋养肺肾之阴，更加党参、黄芪益气健脾，使全方具备温阳补肾益气之功，且温而不燥，并有"阴中求阳""补气生精"之妙。地黄合剂仿左归丸化裁，以生地黄、女贞子、功劳叶滋阴补肾为主，佐以仙灵脾、续断温肾助阳，同时加当归、黄芪补养气血，使全方有滋阴补肾益气之效，且补而不腻，同时也有"阳中求阴""补精以化气"之用。

医案 4：

患者：姜某，男，57 岁。2009 年 4 月 23 日初诊。反复咳嗽咳痰 4 年余，加重 20 余天。咳嗽，咳痰，无哮喘，汗不多，纳可，口微干，饮不多，喜温，腰痛，夜尿 1~2 次，苔薄腻微黄且干，舌微有齿印，偏黯，脉弦。2009 年 4 月胸片示两肺纹理增多。既往有胃病史。

辨证与诊断：痰饮咳嗽，证属脾虚痰凝。西医诊断为支气管炎。

治法：益气健脾，理气化痰。

处方：六君子汤合泽漆汤。组成：太子参 15g，莪术 15g，白术 15g，茯苓 15g，半夏 15g，陈皮 10g，泽漆 30g，紫菀 15g，柴胡 15g，枳壳 9g，桔梗 9g，甘草 9g，丹参 15g，郁金 15g，白前 15g，款冬花 9g，前胡 10g，仙灵脾 15g，菟丝子 15g，功劳叶 15g，麻黄根 9g，莱菔子 12g，川牛膝 15g，怀牛膝 15g，服用 14 剂。

二诊：2009 年 5 月 7 日。服药 14 剂，起效 10 天，咳减大半，余症如前，乏力腿软，苔薄微淡黄且干，舌黯红，微有齿印，脉弦。原方加川断 12g，石斛 15g，麦冬 15g，续服 14 剂。

三诊：2009 年 5 月 21 日。咳止 1 周，神疲乏力，自汗，纳可，口干苦，饮多喜温，腰酸痛，夜尿 1~2 次，但畏寒，苔薄腻微淡黄且干，舌黯红，脉弦滑，患者已无咳嗽，属脾肾两虚、气血不足之虚证，转而健脾益肾，补益气血，方取大补元煎加减，处方：黄芪 15g，党参 15g，茯苓 15g，女贞子 15g，牡丹皮 6g，泽泻 10g，莪术 15g，白术 15g，当归 12g，丹参 15g，郁金 15g，杜仲 15g，枸杞子 15g，川牛膝 15g，怀牛膝 15g，仙灵脾 10g，菟丝子 10g，功劳叶 10g，炙甘草 9g。续服 14 剂。

按语：患者病程迁延，痰湿犯肺，湿困中焦，脾虚不健，痰浊不化，上干于肺，故黄老在缓解期时多以健脾化痰为主，以六君子汤合泽漆汤加减治之。六君子汤中太子参、茯苓、白术味甘入脾，益气之中有燥湿之功，补虚之中有运脾之力；泽漆汤合半夏、陈皮则以化痰见长；枳壳、桔梗一升一降调畅肺气；丹参、郁金活血。全方以健脾扶正为主，重在治本。二诊之后收效明显，予以大补元煎合补肾之品健脾益肾巩固疗效。

医案5：

患者：聆某，男，51岁。2008年10月10日初诊。反复咳嗽咳痰10余年，加重1周。患者有反复咳嗽、咳痰史10余年，近1周加重。症见：咳嗽，喉痒、咽痛，痰中等量、白泡乳、易咳，胸闷，无喘哮，纳可，口干欲饮、喜热，自汗，苔根薄腻微淡黄且干，舌黯红，脉小弦滑。有胃脘不适史。

辨证与诊断：咳嗽，证属风邪痰热互阻。西医诊断为慢性支气管炎。

治法：祛风清热，肃肺止咳。

处方：止嗽散加小柴胡汤。组成：蝉衣6g，僵蚕10g，前胡10g，桃杏仁各10g，紫菀15g，射干15g，制半夏20g，柴胡15g，黄芩15g，枳壳9g，桔梗9g，生甘草9g，款冬花15g，泽漆30g，丹参15g，郁金15g，麻黄根12g，莱菔子30g，银翘15g。服用14剂。龙星片日3次，每次6粒；金荞麦片日3次，每次5粒。

二诊：2008年10月24日。服上药14剂后，咳减，喉痒，痰中等量、白泡黏、易咳，胸闷减，纳可，口干欲饮、喜热，自汗，苔根薄腻淡黄且干，舌黯红，脉小弦滑。原方去银翘，加生姜9g，续服14剂。龙星片日3次，每次6粒。

三诊：2008年11月8日。咳减，喉痒，痰少、白泡黏、易咳，纳可，口干欲饮、喜热，自汗多，苔根少且干，舌黯红，脉小弦。患者证属气虚痰湿内停，治以益气固表、理气化痰，用玉屏风散合泽漆汤加减，处方：黄芪15g，莪术15g，白术15g，防风10g，制半夏15g，陈皮10g，白前15g，紫菀15g，柴胡15g，枳壳9g，桔梗9g，生甘草9g，党参15g，丹参15g，郁金15g，仙灵脾10g，菟丝子10g，功劳叶10g，麻黄根12g，莱菔子30g。服14剂。龙星片日3次，每次6粒。

四诊：2008年11月22日。咳嗽咳痰已止1周余。汗多，怕冷大于怕热，大便偏烂、日行2次，苔薄微黄，舌偏黯红，脉小弦。患者现证为肾阳不足、肾气亏虚，治以温肾助阳，益气培元，方选右归丸加减，处方：仙灵脾15g，锁阳15g，菟丝子15g，功劳叶15g，黄芪15g，党参10g，川牛膝15g，莪术15g，白术15g，陈皮10g，生甘草9g，女贞子15g，巴戟肉10g，丹参15g，郁金15g，枳壳9g，桔梗9g，麻黄根12g，防风10g，黄连3g，吴茱萸1g，海螵蛸30g。服用14剂。

按语：患者咳嗽日久，肺气亏虚，感邪易复发，肺气不利，咳痰不畅，郁于胸膺，则见胸闷不舒，又遇风热袭肺，风邪痰热互阻，肺气失于宣肃，故治以祛风清热、肃肺止咳，故选用止嗽散合小柴胡汤化裁，方中蝉衣、僵蚕、柴胡祛风清热、化痰解痉；前胡、杏仁、桔梗、甘草轻宣肺气、祛痰止咳；白前、枳壳下气化痰，紫菀止咳；黄芩泄肺热，射干清热祛痰利咽，莱菔子、泽漆化痰止咳，丹参、郁金活血祛瘀，金银花、连翘疏散风热。配以中成药化痰止咳。服用2周后，咳嗽咳痰减，风热已散，故去金银花、连翘。继服2周，诸症好转，故改用固表化痰方，玉屏风散、二陈汤加减，固护卫表佐以化痰，补益脾肾。后用右归丸加减，温补肾阳。

医案6：

患者：胡某，男，78岁。2009年1月10日初诊。食海鲜后咳嗽咳痰急发7天。阵咳，喉痒，痰量中等，黄白相兼，无喘息，喉间痰鸣，纳可，口干饮多，喜热，苔薄腻微黄，舌边有齿印，少津，黯红，脉弦。

辨证与诊断：咳嗽，证属痰热犯肺、邪恋少阳。西医诊断为急性支气管炎。

治法：和解枢机，清化痰热。

处方：小柴胡汤合银翘散。组成：柴胡30g，黄芩30g，半夏15g，金银花15g，连翘15g，冬瓜子30g，紫菀15g，枳壳9g，桔梗9g，甘草9g，丹参15g，郁金15g，白前15g，麻黄根12g，莱菔子12g。14剂。金荞麦片4片，3次/日，加强化痰作用。

二诊：2009年1月24日。服药14剂后，咳减，喉微痒，无痰，胸闷，背痛，骨节酸楚，纳可，口干增，大便日一行，干结不畅，苔根薄腻微黄偏干，舌微黯，脉弦。原方去莱菔子、麻黄根，改枳壳15g，加太子参、莪术、白术、怀牛膝、茯苓、延胡索各15g。

三诊：2009年2月8日。咳痰已无，无胸闷，大便日行2~3次，质烂，便后腹中不适得减，口干轻，苔薄微黄少津，舌偏黯红，脉细弦，继以益气健脾之法固护肺脾，方取参苓白术散加味。处方：太子参15g，莪术15g，白术15g，茯苓15g，山药15g，石斛15g，玉竹10g，桔梗9g，甘草9g，丹参15g，郁金15g，生熟薏仁各15g，鸡内金10g，冬瓜子15g，柴胡10g，黄芩15g，炮姜炭9g，煨木香10g，延胡索15g，酸枣仁9g，川芎6g，潼蒺藜10g，稆豆衣9g，川牛膝15g，威灵仙5g。14剂。

按语：本案患者有咳嗽、咳吐黄痰，痰热内壅之象，所谓"治痰者必降其火，治火者必顺其气"，故方选小柴胡汤合银翘散化裁，重用柴胡、黄芩、银翘以清肺热，辅以冬瓜子化痰消痈，痰郁日久，气滞血阻，故予丹参、郁金调其气血，莱菔子、谷麦芽化痰和中，半夏、紫菀、白前化痰止咳，枳壳、桔梗、甘草三药相合，一升一降调理气机，麻黄根止汗，莱菔子化痰消积。服14剂后咳嗽遂减，咳痰已无，痰热渐化，肺脾气虚，加以益气健脾、化痰肃肺缓图之。故加太子参、白术、茯苓补益脾气，莪术活血化瘀，延胡索理气止痛，怀牛膝补益肝肾续服14剂。咳嗽咳痰已无，胸闷除，然有气阴两伤之弊，故加以益气养阴之药石斛、玉竹。

医案7：

患者：杜某，男，92岁。2009年1月7日初诊。反复咳、痰、喘息4~5年，加重2~3个月。咳嗽，喉干痒，痰多，白黏夹泡少，胸闷，喘憋，夜喘可平卧，纳可，口干喜热饮量多，畏寒肢冷，失眠，大便日一行，不成形，苔根微厚，色黄且干，舌齿印，偏黯红，脉细弦。近10天静脉滴注头孢呋辛，每日3g，效不显。吸烟史20年，每天1盒。胸片提示慢性支气管炎，肺气肿，伴左下肺感染。

辨证与诊断：哮证，证属寒痰恋肺、肺气上逆。西医诊断为慢性喘息性支气管炎。

治法：温肺化饮，平喘定哮。

处方：射干麻黄汤加泽漆汤。组成：射干15g，炙麻黄6g，细辛3g，泽漆30g，紫菀15g，款冬花10g，陈皮10g，半夏15g，柴胡15g，枳壳9g，桔梗9g，甘草9g，丹参15g，沉香粉（包煎）3g，郁金15g，麻黄根12g，莱菔甲30g，生薏仁15g，黄芩15g，太子参30g，生姜6片。14剂。龙星片6粒，日3次口服。

二诊：2009年1月21日。服药14剂后，咳嗽咳痰等症稍减，喉干痒显减，痰中等量，胸闷、喘憋、夜哮、口干得减，大便成形，苔根淡黄腻少津，舌偏黯，脉细弦。原方加补骨脂12g，川牛膝15g，鸡内金15g。服14剂。龙星片6粒，每日3次，口服。

按语：患者年过九旬，久咳肺气虚弱，复感外邪，引动伏饮，肺气上逆，致使喘息为甚，不能平卧，胸闷，故本病在治疗之时，平喘以降气为先，以射干麻黄汤加减，取其宣肺化痰、下气止咳之意。方中麻黄配麻黄根宣敛并用以宣肺气，射干开痰结，细辛温肺化饮，沉香粉温肾纳气、降逆平喘。同时配合紫苏、半夏等药，以苏子降气汤之意治疗本病的上盛下虚证，柴胡、黄芩疏邪透表，丹参、郁金活血化瘀，补骨脂、川牛膝等补肾治本，体现了"实喘祛邪利气，虚喘培补摄纳"的原则，故而收效显著。

医案8：

患者：姚某，男，72岁。2008年10月25日初诊。喘3年，加重半年。间断咳，无咽喉不适，痰日均约10口、白黏泡、欠畅，慢步则喘，无哮鸣，纳可，口微干饮不多、喜温，但畏热，苔薄腻、微淡黄且干、中裂，舌黯红，脉虚弦滑。有胃溃疡史，2001年胃大部切除。

辨证与诊断：喘证（慢性支气管炎），证属阴虚痰饮。痰黏不畅属热，痰热久郁，耗伤肺阴，金不生水，肾阴亏耗，虚火内炽，熬炼肺津成痰，日久虚实夹杂，而为痰壅气阻、肺肾气阴两虚之阴虚痰饮。

治法：益气养阴，化痰平喘。

处方：方选麦门冬汤、射干麻黄汤、泽漆汤三方合参。组成：太子参15g，麦冬15g，茯苓15g，射干15g，炙麻黄3g，南沙参15g，紫菀15g，款冬花10g，半夏15g，泽漆20g，枳壳9g，桔梗9g，甘草9g，丹参30g，郁金15g，莪术15g，白术15g，柴胡10g，黄芩10g，沉香粉（分吞）3g，炙苏子10g，前胡10g，桃杏仁各10g，黄连3g，吴茱萸1g，海螵蛸15g，鸡内金15g。14剂，水煎服，每日1剂。

二诊：2008年11月23日。咳喘均减，痰亦减少，日均约6口、白黏泡、咳吐欠畅，纳可，苔薄微黄且干、中裂，舌黯红稍胖，脉弦滑。患者阴液不足，增入养阴之品，原方加生地12g，石斛15g。14剂，水煎服，每日1剂。

按语：长期大量的咳痰，必然会使人体内的气血津液不断地消耗，从而导致阳损及阴。肺阴不足可进一步造成肾阴亏损，而形成肺肾两亏的情况。治拟攻补兼施，以麦冬、沙参养胃阴，太子参、白术、茯苓益气健脾化痰，射干、麻黄开肺气，柴胡、黄芩清肺热，半夏、泽漆消化痰饮，佐以桔梗、枳壳宣畅气机，沉香、苏子理气化痰，丹参、郁金调理气血，黄连、吴茱萸、海螵蛸、鸡内金抑酸护胃，诸药合之，使痰热得化，肺气得畅，肺津得复而咳喘久延之症得以平复。

医案9：

患者：薛某，男，53岁。2008年11月17日初诊。喘息10年伴胸闷咳嗽咳痰，喘增2年。间断咳，无咽喉症状，痰日均6口、白黏、难以咳出，胸闷，平步则喘，无哮鸣，自汗，纳可，大便2日一行，苔微淡黄腻，舌胖有齿印、中裂且干、色偏黯红，脉小弦滑。既往无胃病史。

辨证与诊断：喘证（慢性喘息性支气管炎），证属痰热阻肺、肺失清肃。

治法：清热化痰，宣肺平喘。

处方：射干麻黄汤合小柴胡汤加减。组成：射干 15g，炙麻黄 5g，桑白皮 10g，前胡 10g，制半夏 15g，柴胡 15g，黄芩 15g，紫菀 15g，款冬花 10g，枳实 15g，桔梗 9g，生甘草 9g，丹参 15g，郁金 15g，桃杏仁各 10g，炙苏子 15g，厚朴 10g，麻黄根 12g，莱菔子 9g，沉香粉（分吞）3g。14 剂，水煎服，每日 1 剂，嘱忌服辛辣刺激食物。

二诊：2008 年 12 月 1 日。咳喘明显好转。无咳，痰日均 6 口、白稀、咳吐尚易，胸闷缓解，快步则喘，无哮鸣，自汗多，苔薄黄腻、少津，舌黯红、胖，脉小弦。增入培元扶正之品，原方加莪术 15g，白术 15g，茯苓 15g，陈皮 10g，仙灵脾 10g，功劳叶 10g，菟丝子 10g，生姜 9g，大枣 30g。14 剂，水煎服，每日 1 剂。

三诊：2008 年 12 月 15 日。无咳，痰少、白泡、欠畅，胸闷减，无喘哮，药后胃脘不适、矢气较多，纳可，大便欠畅，苔根腻且干，舌黯红、有齿印，脉小弦。患者脾虚气滞，胃失和降，故在平喘止咳基础上治以益气健脾、和胃理气。方选六君子汤合左金丸合四逆散加减：太子参 15g，莪白术各 15g，茯苓 15g，炙甘草 9g，制半夏 15g，陈皮 10g，黄连 3g，吴茱萸 1g，海螵蛸 30g，柴胡 10g，枳实 15g，鸡内金 10g，白花蛇舌草 15g，徐长卿（后下）10g，丹参 15g，郁金 15g，射干 15g，炙麻黄 5g，紫菀 15g，款冬花 10g，沉香粉（分吞）3g，炙苏子 9g，桃杏仁各 9g，厚朴 9g，瓜蒌皮 15g，海蛤壳 30g，麻黄根 12g，莱菔子 12g。14 剂，水煎服，每日 1 剂。

按语：本例主症痰黏而难以咳出，大便干结，舌红，苔淡黄腻，脉滑，均系痰热恋肺，且有移热于大肠，符合热证表现。咳、痰、喘、哮四症中以喘为其主要临床表现，故诊断为喘证，喘证的治疗，黄老认为辨证用药当先明标本。《黄帝内经》谓："知标与本，万举万当，不知标本，是谓妄行。"具体来讲就是要辨清症状的主次，急则治标，缓则治本。该患者病程已有 10 年，且年近六旬，然而此次发病仍以标证为主，虽有肺脾肾的虚损，仍以祛邪为主，二诊后患者症情明显好转，根据"金水相生""精气互化"的理论，增入仙灵脾、功劳叶、菟丝子等培本的药物。三诊患者已无明显肺系症状，而以胃脘不适、矢气较多、大便欠畅等胃肠功能不佳为主要表现，因此在药物的选择配伍上，以增强脾胃功能为主善后。

医案 10：

患者：吴某，女，76 岁。2008 年 12 月 25 日初诊。反复咳痰喘 8 年，复发 10 余天。呛咳时作，喉痒，痰日均 20 余口、中等量、白泡黏、咳吐尚易，平步稍快则喘，夜哮可平卧，纳可，口干欲饮、喜冷，大便日行 2 次、不成形，夜尿 3~4 次，苔薄微黄、少津，舌黯红，脉小弦滑。静脉滴注头孢类抗生素 10 余天无效。既往有慢性胃炎史 10 余年。

辨证与诊断：哮喘（慢性支气管炎急性发作），证属寒痰恋肺、肺气上逆。

治法：温肺化饮，平喘定哮。

处方：射干麻黄汤合泽漆汤加减。组成：射干 15g，炙麻黄 5g，细辛 3g，紫菀 15g，款冬花 10g，泽漆 30g，陈皮 10g，制半夏 20g，柴胡 15g，枳壳 9g，桔梗 9g，生甘草 9g，丹参 15g，郁金 15g，茯苓 15g，黄连 3g，吴茱萸 2g，海螵蛸 30g，前胡 12g，黄芩 15g，麻黄根 9g，莱菔甲 30g，葛根 15g。水煎服，每日 1 剂，服 2 周。

二诊：2009 年 1 月 9 日。服药 6 天即起效。现咳、痰、喘、哮均无，但畏寒，夜尿 3~4 次，苔根微淡黄腻，舌稍胖、断纹、黯红，脉小弦滑。方已中的，唯夜尿仍多，增入温肾之品，以涩其尿，又"肺为贮痰之器，脾为生痰之源""痰之根于肾"，故须健脾化痰、补肾培本、以防其复，原方加太子参15g，莪术15g，白术15g，菟丝子15g，覆盆子15g。

按语：黄老常言"哮证多实"，正如《证治汇补》曰："哮为痰喘之久而常发者，因内有壅塞之气，外有非时之感，膈有胶固之痰，三者相合，闭阻气道，搏击有声，发为哮病。"患者病程已有8年，风痰入络，伏于体内，遇感触发，痰气壅盛，搏击气道，肺失宣肃，发为哮喘。治拟温肺化饮、平喘定哮，方选射干麻黄汤合泽漆汤加减。方中泽漆、细辛温化寒饮，射干豁痰利咽，麻黄、麻黄根宣敛并用，平喘定哮，紫菀、款冬花化痰止咳，桔梗、枳壳宣畅气机，莱菔子理气化痰，丹参、郁金活血通络，陈皮、半夏、茯苓、甘草消化痰饮，黄连、吴茱萸、海螵蛸制酸护胃，葛根升清止泻，又因口干、苔黄，有化热之势，佐以黄芩清热。辨证既明，方中肯綮，取效甚捷，信非偶然。

林求诚医案

患者：姜某，女，66岁。2010年6月6日初诊。咳嗽2个月。患者2个月前受凉后出现咳嗽，自服药物无效（具体不详），就诊于我院门诊。查体：双肺呼吸音粗，未闻及明显干湿性啰音。本次入院症见：咳嗽，咳痰，痰黄黏稠，易于咳出，自觉口渴喜饮，纳尚可，寐尚安，二便调。

辨证与诊断：咳嗽，证属痰湿蕴肺。西医诊断为急性支气管炎。

治法：燥湿化痰清热。

处方：加味二陈汤。组成：法半夏10g，陈皮6g，茯苓9g，甘草3g，黄芩9g，蝉蜕6g，炙马兜铃9g，厚朴9g，桂枝9g，白芍9g，佩兰9g，薏苡仁15g，前胡9g。水煎服，每日1剂，连服4日。

二诊：2010年6月10日。服药后患者咳嗽减少，咳痰转稀，痰量减少，舌红，苔薄白。续予上方服用3天。

三诊：2010年6月14日。服药后患者咳嗽基本消失，病情得到控制。

按语：《医学三字经·咳嗽》说："肺为脏腑之华盖，呼之则虚，吸之则满，只受得本脏之正气，受不得外来之客气，客气干之则呛而咳矣；亦只受得脏腑之清气，受不得脏腑之病气，病气干之，亦呛而咳矣。"而湿痰之生，责之于脾，脾失健运，湿聚成痰，即所谓"脾为生痰之源"也；且"肺为贮痰之器"，湿痰上犯于肺，肺失宣降，则见咳嗽，湿痰内蕴，郁而化热，则见痰黄。正如张秉成所谓："湿痰者，由于湿困脾阳，水饮积而成痰，其嗽则痰多而易出，治之又当燥湿崇土，如此方者是也。"因此君以半夏辛温而性燥，善燥湿化痰，为治痰湿之要药；盖痰湿之生，每因于气机失调，湿痰既成，又可阻滞气机，遂臣以辛苦温燥之陈皮，理气行滞，体现了"治痰先治气，气顺则痰消"之意。脾为生痰之源，茯苓甘淡渗湿健脾，用之可使湿无所聚，则痰无由生，以治其生痰之源；黄芩入肺、胃、胆诸经以清热泻火、清泄肺热、止咳化痰；加入蝉蜕以疏散风热，利咽开音；炙马兜铃清泄肺热、肃降肺气，能止咳化痰兼以养阴；苦燥辛行之厚朴既能燥湿，又能行气；加用薏苡仁以加强祛湿；桂枝与白芍同用，调和营卫；前胡善祛痰涎而降肺气；甘草以调和诸药。全方共奏燥湿化痰清热之效。

陈镜合医案

患者：路某，男，79岁。2001年3月16日"因咳喘反复发作30余年，复发并加重半个月"就诊。曾有慢性支气管炎病史 20 余年，10 天前受凉后复发，出现胸痛、高热、咳嗽、喘憋，在某医院诊为"慢性支气管炎并双肺下部感染"住院 1 周，经用青霉素及支持疗法输液治疗后，症状好转，唯喘息不减，遂来就诊。刻下：自述喘憋胸闷，气短懒言，心悸痛，口苦喜饮，食欲缺乏，夜不能卧，咳轻痰少，耳鸣耳聋，夜间四肢肌肉抽动，疲乏无力，大便干，3 日未行，小便短少，舌干红无苔，脉沉涩结代。血压 130/90mmHg，呼吸 25 次/分，脉搏 129 次/分，体温 36.5℃。患者面色晦黯无光泽，喘息不止，张口抬肩。颈静脉怒张，桶状胸，听诊双肺均可闻及喘鸣音，肺底细湿性啰音。心音强弱不一，心律不齐。双下肢轻度水肿。心电图示：快速心房颤动，心室率 129 次/分，T 波改变。

辨证与诊断：肺肾阴虚，痰涎壅盛（慢性支气管炎）。

治法：清肺养阴，化痰定喘。

处方：化痰定喘汤。组成：南沙参 16g，太子参 13g，麦冬 13g，桃仁、杏仁各 13g，百合 16g，僵蚕 6g，胆南星 6g，地龙 11g，白芍 16g，川贝母 9g，枇杷叶 16g，紫苏子 11g，葶苈子 13g，炙甘草 6g。15 剂，每日 1 剂，水煎服，每日分 2 次服。

二诊：患者喘憋明显减轻，仍有轻度气短，偶有心悸，耳鸣耳聋，食欲差，口干喜饮，舌红少苔，脉沉涩。听诊：双肺散在少量喘鸣音，双肺底细湿性啰音，心律齐。心电图示：窦性心律，偶发房性期前收缩。以上方加减：太子参 13g，南沙参 16g，麦冬 13g，僵蚕 6g，胆南星 6g，地龙 11g，白芍 16g，川贝母 9g，枇杷叶 16g，葶苈子 16g，炙甘草 6g，五味子 4g，枸杞子 11g，制何首乌 11g。每日 1 剂，7 剂。

三诊：患者面色润泽，神清气爽，自述喘消气平，胃纳佳，唯耳鸣腰酸未去，继服六味地黄丸调理。

按语：中医认为喘证不外实喘和虚喘。本病例患者属虚喘，但其虚不以气虚为主，而以阴虚为主。究其原因，一是热盛伤阴；二是年岁已高，肾精已亏，心肺之阴失其充养；三是抗生素损伤阴津。高热虽去，阴津已伤，致使痰涎壅热。故一诊养心肺之阴为主以治本，辅以清肺定喘以治标。二诊后喘息已平，加入滋肾养阴之何首乌、枸杞子、五味子，补肾纳气以定喘，缓图治本，以防复发。三诊六味地黄丸善后。

金洪元医案

患者：李某，女，42 岁。2008 年 10 月 28 日初诊。患者外感风寒后咳嗽、咳痰，以刺激性呛咳为主，早期黄痰，自行予以"抗病毒颗粒、维 C 银翘片及罗红霉素"治疗，痰渐轻，量少，但咳声重，尤以夜间干咳明显，白日稍饮凉水或受风便可引发咳嗽，持续 20 余天。纳食欠佳，喜热饮，腹部畏寒，动则汗出，大便滞下不爽。舌质红，苔微黄腻，脉弦数。胸部正位 X 线示双肺纹理粗、乱。

辨证与诊断：外感风寒所致咳嗽，为邪气壅肺，为实证，风寒入里化热，痰热壅阻。辨证为肺气不畅，兼脾肺气虚。诊断为咳嗽（急性支气管炎）。

治法：以清肺化痰理气止咳为主，稍佐补益肺脾之品。

处方：鱼腥草 15g，杏仁 9g，牛蒡子 9g，知母 9g，车前草 12g，陈皮 9g，浙贝母 10g，冬瓜子 12g，川厚朴 9g，炒白术 9g，全瓜蒌 12g，桔梗 10g，桑白皮 10g。7 剂，水煎服，每日 1 剂，且配合双肺俞拔火罐 1 次。

药后咳减，痰多易出，继以此方少佐补益脾胃、培土生金之药，治疗 2 周而愈。

按语：咳嗽的治疗应分清邪正虚实。该患者早期以祛邪利肺为治疗原则，可采用疏风、散寒治疗。但患者自行治疗，病情延误，又因体质偏弱，而使风寒入里化热，演变为内伤咳嗽，属邪实正虚，故以祛邪扶正、标本兼顾为治疗原则，在祛痰、清火的同时，要兼顾正虚，或养阴或益气为宜。咳嗽者，总因外感或风或寒或热或燥为初始，而发病多与肌表不固、肺卫失守有关。现代工作生活节奏较快，多数患者每遇风寒或风热所致感冒，或咳嗽，便自行处理，以致病情变化，病机相对复杂，故外感咳嗽一般均忌敛涩留邪，当因势利导，使肺气宣畅则咳嗽自止；内伤咳嗽应防宣散伤正，注意调理脏腑，顾护正气。本方在临床应用中不论咳嗽是主症，抑或是兼症，鱼腥草、桔梗、杏仁和厚朴为不可缺少之药对，每每应用，总能收效。

王灿辉医案

患者：王某，男，53岁。2010年2月23日初诊。咳喘反复发作5年，加重伴发热1周。患者近5年来，经常出现咳嗽、咳痰、气喘等表现，尤以冬天为甚，多方求治，效果不显，诊断为"慢性支气管炎"。1周前因气温骤降，未能及时增添衣服而受凉，致病情复发，初起恶寒、发热、头痛、咳嗽、咳痰、咽痛，自服感冒药、抗生素没有效果，病情反而逐渐加重，恶寒消失，发热渐盛。刻下：身热，体温38.8℃，不恶寒，咳嗽阵作，呛咳，痰多，咳痰黄稠，气喘，夜间尤甚，严重时不能平卧，胸闷，汗出，口渴，大便干结，舌红，苔黄，脉滑数。胸X线片示：两肺纹理增粗、紊乱。

辨证与诊断：风温，证属邪热蕴肺、酿生痰热、肺失宣降。西医诊断为慢性支气管炎急性发作。

治法：清热宣肺，化痰平喘。

处方：麻杏石甘汤加减。组成：炙麻黄6g，杏仁10g，石膏30g，生甘草6g，鱼腥草20g，金荞麦20g，虎杖20g，瓜蒌仁12g，淡黄芩12g，桑白皮15g，枇杷叶12g，车前草10g。3剂。

二诊：2010年2月27日。药后发热渐退，体温复常（36.8℃），头痛、咽痛消失。咳嗽仍然明显，痰多，痰色转白但质黏难咳，气喘，夜间尤甚，胸闷，口干，舌红，苔黄腻，脉滑数。肺热已解，痰热仍盛，肺失宣降。治以清肺化痰，宣肺平喘。处方：炙麻黄6g，杏仁10g，鱼腥草20g，虎杖20g，瓜蒌皮12g，淡黄芩12g，桑白皮15g，枇杷叶12g，炙紫菀12g，薏苡仁15g，法半夏10g，广陈皮8g，生甘草6g。7剂。

三诊：2010年3月6日。药后咳嗽、咳痰明显减轻，气喘平复。刻下：干咳，痰少而黏，夜间稍甚，咽干，口干，少气懒言，神倦乏力，食欲不振，舌光红，苔少，脉细数。气阴亏损，肺气失宣，痰热未净。治以益气养阴，宣肺化痰。予沙参麦冬饮加减。处方：太子参20g，麦冬12g，肥玉竹12g，五味子6g，川贝母10g，杏仁10g，枇杷叶12g，炙紫菀12g，焦白术10g，茯苓10g，砂仁6g，甘草5g。14剂。

药后病愈。

按语：本案患者咳喘反复发作，久咳肺脾受损，痰浊内留，故稍受外邪则病情复发。本次发病由外感风热病邪引起，风热外袭，肺卫失宣，故初起发热，恶寒，咳嗽，头痛。继则风热之邪入里，热邪转甚，热壅肺气，酿生痰热，引动体内留伏之痰，而成痰热蕴肺之证。邪热入里，里热炽盛，则身热炽盛而不恶寒；肺热炽盛，肺气失宣则咳嗽颇为明显；肺热灼液为痰，肺热引动体内伏痰则咳痰黄稠；热壅肺气，肺气上逆则气喘，甚至夜间不能平卧；里热郁蒸，津液耗伤，所以汗出而口渴；邪热壅肺，肺气郁滞则胸闷；舌红，苔黄，脉数均为肺热征象。本证的病机关键为肺热壅盛，所以治疗的重点在于清解肺热，肺热清则肺气宣，痰热易化，故选麻杏石甘汤清肺泄热，宣肺化痰。方中麻黄辛温，宣肺平喘；石膏辛寒，清泄肺热。麻黄得石膏寒凉之制，则其功专于宣肺平喘，而不在解表发汗；石膏得麻黄，则其功长于清泄肺热。王教授认为两药的用量，通常石膏多于麻黄 5~10 倍，才可抑制麻黄辛温之性，使全方不失为清凉之剂，并可根据肺气郁滞及邪热之轻重程度，调节其药量比例。鱼腥草、金荞麦、虎杖、淡黄芩与石膏协同增加其清肺泄热的作用，桑白皮、枇杷叶、瓜蒌与杏仁相配加强其宣肺止咳之效；车前草止咳并引痰热从下而泄。

王会仍医案

医案 1：

患者：姚某，男，19 岁。2009 年 1 月 3 日初诊。咳嗽 2 个月余。患者 2 个月余前无明显诱因出现咳嗽，咳少量黄痰，伴有咽痒不适，咽干喜热饮，无明显畏寒、发热、胸闷、气急、咯血、盗汗、喉中哮鸣等，自用止咳药水、感冒药等未见明显好转。纳可，寐安，二便畅。胸片示：两肺纹理增多。神清，精神可，面色偏白，体型偏瘦，舌淡红，苔薄白，脉细数。

辨证与诊断：咳嗽，证属燥邪犯肺型。西医诊断为支气管炎。患者首诊于小寒前 2 日，而病延 2 个月有余，发病时值立冬之前，乃深秋秋燥主令，并有近冬之寒气，遂致凉燥来犯。凉燥犯肺，耗津灼液，肺气不宣，故咳嗽少痰。年少之体，形体偏瘦，瘦人多阴虚，感而热化，故痰色转黄。舌淡红，苔薄白，脉细数，为燥邪伤津化热之象。

治法：清肺润燥，利咽止咳。

处方：杏仁 10g，炙麻黄 6g，甘草 6g，桔梗 10g，浙贝母 15g，炙枇杷叶 15g，前胡 15g，白术 12g，太子参 15g，黄芩 12g，蝉衣 10g，地肤子 12g，茯苓 15g，元参 15g，野荞麦根 30g，三叶青 15g，金银花 15g。每日 1 剂，煎汤口服，共 7 剂。

二诊：2009 年 1 月 10 日。服上药 7 剂后咳嗽咳痰减轻，仍感咽痒，喉中转润。前方去炙麻黄、炙枇杷叶，加黄芪 20g，防风 6g。继服 7 天而愈。

按语：本案病属咳嗽，证乃燥邪犯肺，治宜清肺润燥、利咽止咳，佐以培土生金，方用解痉止咳汤、四君子汤合玉屏风散化裁。因上焦肺燥，既不能单用辛香理气化痰之品，以免化燥伤津；亦不可独以大量苦寒降火之剂，以防更耗肺胃之阴。方中以杏仁、炙麻黄、甘草、桔梗、浙贝母、炙枇杷叶、前胡理气化痰，白术、太子参、茯苓、元参益气养阴并进，加以黄芩、野荞麦根、三叶青、金银花、蝉衣、地肤子清解肺中燥热之气。三者并进，温燥之邪去而肺之气阴复矣。

医案 2：

患者：周某，男，42 岁。1997 年 4 月 1 日初诊。反复频繁咳嗽、咳痰、气喘 4 年。患者 4 年前无明显诱因下出现频繁咳嗽，咳痰，色黄量多，动则气急，伴有鼻塞，流浊涕，曾在上海某医院就诊，经胸 X 线片、CT、肺功能等一系列检查，确诊为"弥漫性泛细支气管炎"，予以"红霉素、激素"等治疗，诸症仍反复发作不愈而无法正常上班。舌偏红，有瘀点，苔薄黄腻，脉细滑。诊查：喘促貌，心率96次／分，律齐，两肺可闻及散在哮鸣音，两中下肺可闻及少量湿性啰音。

辨证与诊断：喘证，证属痰热蕴肺、毒瘀内阻。西医诊断为弥漫性泛细支气管炎。痰热蕴肺，胶痰与热毒胶固不解，肺气壅滞，瘀浊内阻，气道阻塞，肺气上逆，故见咳嗽频繁，咳痰，色黄量多，动则气急。肺开窍于鼻，肺气壅塞，失于宣肃，故见鼻塞，流浊涕。舌偏红，有瘀点，苔薄黄腻，脉滑均为痰热瘀结之征。日久正气不足，故见脉细。

治法：清肺化痰，解毒活血。

处方：桑白皮12g，淡子芩15g，金银花30g，鱼腥草30g，七叶一枝花15g，羊乳30g，云雾草15g，竹沥半夏12g，桔梗12g，苦杏仁10g，甘草6g，苍耳子12g，瓜蒌皮15g，广地龙15g，紫丹参18g，太子参30g。水煎服，每日1剂，共服14剂。同时服用罗红霉素。

二诊：1997年4月15日。服药2周后，患者咳嗽、咳痰、气喘等症状改善，肺部哮鸣音与湿性啰音明显减轻。继续服用前方，每日1剂，连服7剂。

嗣后，在急性发作期适当联合应用大环内酯类抗生素及茶碱缓释胶囊等平喘药；在缓解期，选用太子参、黄芪、麦冬、甘草、桑白皮、广地龙、仙灵脾、丹参、灵芝、半夏、杏仁、川朴等药组方进行治疗。追踪观察至今已10余年，肺部啰音基本消失，病情稳定，已能正常上班工作。

按语：弥漫性泛细支气管炎是一种不同于慢性支气管炎、肺气肿、支气管扩张的独立性疾病。它以弥漫存在于两肺呼吸性细支气管区域的慢性炎症为特征，可导致严重呼吸功能障碍，病死率较高，多数预后不良。目前国内本病报道较少。弥漫性泛细支气管炎主要临床表现为持续性咳嗽、咳痰及活动时气短，听诊时两下肺可闻及断续性湿性啰音，胸片可示两肺弥漫性散在性颗粒状、结节状阴影，常伴有原灶性肺炎，胸部CT示：小叶中心性颗粒状阴影。肺功能检查 $FEV_1 < 70\%$，病情进展时可伴有肺活量下降，残气量增加，血气分析示动脉血氧分压下降，后期二氧化碳分压升高，血液检查：冷凝集效价增高164倍以上。此类患者往往合并有慢性副鼻窦炎史、慢性咽喉炎史。早期咳痰色白，随着病情进展，痰量增多，并转为黄脓痰，往往易并发绿脓杆菌感染，治疗尤为棘手。既往通常采用类固醇激素及抗生素治疗，目前多主张应用红霉素类药物。虽然用红霉素有一定疗效，且能使病死率下降，但终究不能长期使用，尤其是胃肠道功能不良患者。

本病在中医学中当属"喘证"范畴，主要病机在于痰热蕴肺，胶痰与热邪胶固不解，肺气壅滞，瘀浊内阻，气道阻塞。因本病痰、热、瘀、虚并存，故治疗时运用大剂量的清肺化痰解毒之品如金银花、黄芩、败酱草、鱼腥草、七叶一枝花、羊乳、制胆星、竹沥半夏等，以使热毒清，痰热解，清除慢性气道炎症，解除气道阻塞，改善肺的通气功能。在运用足量的清肺化痰解毒之剂的同时适当加入广地龙、当归、太子参等益气活血之品，使血液、津液运行通畅，从而痰无所依附，达到瘀去痰消的目的。本病临床控制后，按中医"损者益之""虚者补之"的治疗原则，继投以具有益气补肾、活血化瘀作用的方药扶正固本，目的在于"正气内存"以抵抗病邪再犯，故疗效颇为理想。

医案3：

患者：匡某，女，61岁。2006年12月20日初诊。反复咳嗽、咳痰、气喘8年，加重伴血痰1周。患者因"反复咳嗽、咳痰、气喘8年，加重伴血痰1周"来就诊。曾于2006年10月30日在上海某医院住院治疗，查胸部高分辨率CT示两肺弥漫囊性支气管扩张伴感染可能，肺功能示阻塞性为主的混合性通气功能障碍，副鼻窦CT示双侧副鼻窦炎。结合纤维支气管镜行肺泡灌洗、痰学、血气、血清冷凝集试验等一系列检查，诊断为弥漫性泛细支气管炎，予喹诺酮联合阿奇霉素等治疗，稍好转出院。近来咳嗽、咳痰等症状仍反复发作，痰黄稍黏稠，有时痰中带血丝，气急，鼻塞，流浊涕。舌色黯红，苔淡黄稍厚腻，脉细滑。

辨证与诊断：喘证（弥漫性泛细支气管炎）。证属痰热蕴肺，肺气壅滞，气道阻塞，肺气上逆所致。

治法：清肺化痰、止咳平喘，佐以活血止血通窍。

处方：桑白皮15g，黄芩12g，佛耳草15g，肺形草15g，野荞麦根30g，鱼腥草30g，杏仁10g，浙贝母20g，甘草6g，地骨皮15g，仙鹤草30g，蚤休12g，南北沙参各15g，炙麻黄6g，辛夷10g，苍耳子10g，白茅根30g，茜草12g。水煎服，每日1剂，服7剂。

二诊：2006年12月27日。服药1周后，患者咳嗽、咳痰、气急等症状改善，肺部哮鸣音与湿性啰音明显减轻。继续服用前方，每日1剂，连服7剂。

三诊：2007年1月3日。服药1周后，患者病情明显好转，未见痰中带血，再守原方，续服7剂。

按语：弥漫性泛细支气管炎以弥漫存在于两肺呼吸性细支气管区域的慢性炎症为特征，可导致严重呼吸功能障碍。本病病因尚不清楚，可能与遗传、免疫等因素有关。王老认为本病在中医学当属于"喘证"范畴，其病机主要在于痰热蕴肺、肺气失宣、气机不利所致，用药重在清肺化痰、降气平喘，喜用鱼腥草、野荞麦根、浙贝母、桑白皮、佛耳草、肺形草、黄芩、蚤休等药以清肺化痰解毒，"痰、热、毒"等邪气祛除，则正气可复。"鼻为肺之窍""肺鼻同病"，该类患者常合并有慢性副鼻窦炎，伴有鼻塞、流浊涕等症状，故治疗时若仅用清肺而不通窍，非其治也，治疗上常加用苍耳子、白芷、辛夷、蝉衣、木蝴蝶等祛风利咽通窍之品，鼻窍通畅，咽喉舒适，则咳嗽、气喘等症状亦能得到一定程度的改善。另外考虑久病易致气滞血瘀，"肺主气，朝百脉""气为血帅，血为气母""气行则血行，气滞则血停"，故常加用仙鹤草、白茅根、茜草、丹参、赤芍、虎杖等凉血活血化瘀之品，在疾病缓解期，根据患者症状施治的同时，加大益气固本之力，方能恰到好处。

李英杰医案

患者：卢某，女，67岁。2009年1月16日初诊。间断咳嗽、喘息2个月余。患者于2个多月前因头部外伤后出血约"1碗"，后受风寒，出现鼻塞流涕，咳嗽，咳白黏痰，伴喘息。自行服药后症状减轻，但未痊愈。现症：咳嗽，咳少许黏痰，不易咳出，喘息，有时呃逆，大便不干。舌黯红，苔中后黄稍厚，脉弦细，寸沉。查体：体温36.7℃，形体肥胖，全身淋巴结无肿大，双肺呼吸音粗糙，可闻及痰鸣音。胸部X片：支气管炎。既往2年前患急性喘息性支气管炎，服消炎药后缓解。

辨证与诊断：喘证（急性喘息性支气管炎），证属风寒外束、痰热内蕴。

治法：宣肺降气，化痰平喘。

处方：定喘汤加减。组成：鱼腥草15g，炙麻黄6g，白果10g，款冬花10g，清半夏10g，桑白皮10g，黄芩10g，苏梗10g，丹参10g，茯苓15g，大贝10g，乌梅15g，鸡内金15g，当归10g，麦冬10g，柴胡10g，甘草10g。水煎服，每日1剂，7剂。

二诊：2009年1月23日。咳嗽喘息明显减轻，咽干，自觉气管发干，大便偏干，舌黯红，苔黄厚，脉弦滑。1月16日方改寸冬15g，加生地15g、炒莱菔子6g，7剂。

三诊：2009年2月2日。咳嗽喘息大为好转，尤感服完最后1剂药后病似已愈。舌黯红，苔黄稍厚，脉弦。体格检查：双肺呼吸音清，未闻及干湿性啰音。1月16日方改寸冬15g，加生地15g，炒莱菔子6g，远志10g，天花粉15g，7剂。

按语：患者肥胖，素体多痰，又感风寒，肺气壅闭，不得宣降，郁而化热，发为咳喘，舌黯红，苔中后黄稍厚，脉弦细为痰热内蕴之象。二诊时药后痰热得祛，病势大减，而咽干、气管发干、大便偏干明显，一派阴液不足之象。患者咽喉不利，一因肺胃阴伤，不得濡润，一因虚火上炎，灼津碍气之故。手太阴肺经出于肺，环循胃口下络大肠，肺气上逆则咳，胃气上逆则呃逆，故合麦门冬汤；三诊阴津得充，虚火自降，咳喘、呃逆等肺胃气逆之症自解。

乌梅能生津润燥，还防麻黄之燥，尤其是久咳肺阴虚者用之最佳。生地味厚气薄，功专滋阴清热，生津止渴。肺热重者应用鱼腥草。炒莱菔子味辛甚，长于顺气开郁，下气定喘，消食化痰，通腑气。麦门冬汤滋养肺胃之阴，且能清虚火。桑白皮既能清肺，又能降肺气化痰，且性清润，能缓他药燥性。麻黄无论风寒风热，初起即可用，但病程太久则尽量少用，身体太虚亦尽量少用，防其辛温发汗太过。

沈绍功医案

患者：金某，女，54岁。2001年12月4日（小雪）初诊。患者素体肥胖，活动量稍大则感气短。又因上感后咳嗽月余，伴咳痰，色白量多易咳，胸闷气短，无发热，饮食正常，小便调畅，大便稀薄，日行2~3次，先后服用通宣理肺丸、枇杷止咳露等药物，症状无改善，故来求治。检查：苔白腻，脉弦滑。两肺呼吸音粗，胸部X线片示两下肺纹理增粗，支气管炎改变。

辨证与诊断：患者素体肥胖，动则气短，属脾虚痰盛之体质，故咳嗽咳痰，胸闷气短；溏为脾气虚弱，失于健运之象；苔腻脉弦滑为痰浊内蕴之征。病位在肺。证属痰浊阻肺，肺气失降。中医诊断为外感咳嗽、支气管炎。

治法：健脾祛痰，宣肺止咳。

处方：《韩氏医通》三子养亲汤加减。组成：炒葶苈子10g，莱菔子10g，紫菀10g，款冬花10g，炙枇杷叶15g，橘红10g，桑白皮10g，杏仁10g，茯苓10g，炒白术10g，焦山楂、焦神曲、焦麦芽各30g，大枣3枚。每日1剂，水煎分2次服。

上方连用7剂后，咳嗽咳痰明显减轻，唯感胸闷气短，动则尤甚，大便次数多，苔微腻。痰浊渐祛，肺脾气虚之征呈现，上方去葶苈子、莱菔子加生黄芪、山药、五味子以补气健脾。再服7剂咳嗽止，胸闷气短大减，改服参苓白术丸6g，每日3次，口服巩固，未再复诊。

按语：呼吸系统疾病见痰必先祛痰，而祛痰之主方为三子养亲汤。因痰法有化热趋势，故沈老以葶苈子替代三子养亲汤中的白芥子、紫苏子，意在泻肺降气、祛痰止咳，炒用以防其苦寒，并加大枣缓其烈性，以防伤害脾胃。"脾为生痰之源，肺为贮痰之器"，治痰之源必健脾，合用茯苓、白术、焦麦芽、焦山楂、焦神曲，取培土生金之效。效不更法，守法易药加黄芪、山药等重在健脾以治其本。

王行宽医案

患者：周某，女，53岁。2003年7月1日初诊。患者咳嗽数年，咳痰清稀，间有黏痰，伴胸闷，动则气促，喉中痰鸣，口微干，纳食不馨，大便偏干，舌淡红苔薄少，脉小弦滑。

辨证与诊断：咳嗽，证属痰热内蕴型。为肺气虚弱，气道涩滞，肺管不利。西医诊断为慢性喘息性支气管炎并感染。

治法：拟补肺益气，清化痰热，佐以清肝以宁肺金。

处方：白参10g，黄芪15g，炒栀子8g，诃子10g，瓜蒌皮10g，海浮石15g，炙麻黄5g，炒葶苈子10g，杏仁10g，法半夏10g，白芥子4g，射干10g，炒莱菔子8g，紫菀10g，炙甘草5g。7剂。

二诊：服药后咳嗽明显减轻，喉中痰鸣已消，大便日排1~2次，无明显头晕、头痛，动则气短犹著，口干思饮，纳食一般，舌淡红少苔，脉小弦滑，再以原法出入，佐以平肝之品使肝不乘肺。上方去栀子、射干、莱菔子，加天麻10g，白蒺藜10g。10剂。

三诊：久咳、哮证之疾，两经从肝治肺，咳喘曾臻于缓解，近日因炎暑酷热吹空调而受冷，致使风邪侵袭肺卫，故症见流涕，咽微痛，咳嗽痰少，幸者未见喉中喘息。示前治法稳固，舌淡红苔薄，脉缓弱。拟改从肝肺并治，略加益气扶正之品。处方：柴胡10g，当归10g，白芍10g，白术10g，茯苓10g，黄芪10g，防风8g，陈皮10g，炙麻黄5g，杏仁10g，炒葶苈子10g，紫菀10g，法半夏10g，炙甘草5g。10剂。

按语：喘息之症，其因甚多，病情变化亦甚复杂，但治疗之法不外乎未发时以养为主，既发时以祛邪为先。临床切须辨明邪正消长，分清主次，灵活用药。本案以标实为主，故方中以咳血方清肝宁肺，葶苈子泻肺平喘，紫菀、杏仁、法半夏、射干清化痰热，白芥子、莱菔子降气平喘，白参、黄芪补益肺气，在大量祛邪药中少佐扶正之品，使邪去而正不伤。而加麻黄何也？盖郁火宜发，发则火泄而喘停，不然，但事苦寒则火无从泄，必遭冰伏内闭之虞。

马智医案

医案1：

患者：孟某，女，25岁。2008年10月23日初诊。咳嗽1个月。1个月来咳嗽少痰，未系统用药治疗来诊，现症见：咳嗽，少痰，口舌干燥，眼睛干涩，咽痒，二便正常，舌质淡红，无苔，脉沉细数。心肺听诊正常。

辨证与诊断：咳嗽，阴虚肺燥证。西医诊断为支气管炎。

治法：滋阴润肺，止咳化痰。

处方：滋阴润肺止咳汤。组成：熟地黄10g，沙参20g，麦冬10g，款冬花10g，桑叶10g，枇杷叶6g，当归10g，枸杞子10g，川楝子10g，石斛10g，玉竹10g，炙甘草3g。颗粒剂开水冲服，每日3剂，共21剂。

二诊：2008年10月30日。药后咳嗽有所好转，咳痰色白质稀量少易咳，无咽痒，口舌略干燥，时有眼睛干涩，舌质淡红，无苔，脉沉细数，宜继服上方，滋阴润肺。嘱患者多喝水，禁食辛辣食物。每日3剂，共21剂。

三诊：2008年11月6日。药后症状进又有好转，继服上方，每日3剂，共21剂。

四诊：2008年11月13日。药后患者咳嗽明显好转，咳痰色白质稀量少，无咽痒，口舌略干燥，近1周眼睛干涩明显好转，舌质淡红，无苔，脉沉细数。继服上方。每日3剂，共21剂。

按语：本案乃为肺阴亏虚，虚热内扰，虚火灼津为痰则咳嗽少痰，阴虚肺燥、津液不能濡润上承则口干咽燥，咽痒；阴精不能充养，故眼睛干涩。舌质淡红，无苔，脉沉细数均属阴虚内热之征。故治疗上采用滋阴润肺、止咳化痰之法。

医案2：

患者：徐某，女，28岁。2008年10月29日初诊。咳嗽反复发作10余年，加重半个月。患者10年来咳嗽、咳痰反复发作，每于季节更替病情加重，抗炎解痉治疗有效，半个月前着凉后出现咳嗽、咳吐黄黏痰，胸胁胀满，咳时引痛，自服复方甘草片症状未见好转，今来我院就诊。现症见：咳嗽、咳吐黄黏痰，胸胁胀满，咳时引痛，舌质红，舌苔薄黄，脉滑数。双肺听诊：双肺呼吸音粗，未闻及干湿性啰音。胸片：双肺纹理增强。

辨证与诊断：咳嗽，证属痰热壅肺证。西医诊断为慢性支气管炎。

治法：清热化痰，肃肺止咳。

处方：清肺消炎饮加减。组成：金银花10g，黄芩10g，黄连3g，大青叶15g，鱼腥草15g，麻黄6g，杏仁10g，石膏30g，炙甘草3g，桑白皮10g，地骨皮10g，川贝母1g，款冬花10g。取颗粒剂型，开水冲服，每日3剂，共21剂。嘱患者注意保暖，避免劳累，禁食腥辣食物。

二诊：2008年11月5日。咳嗽有所好转，咳痰色微黄，易咳出，胸胁胀满好转。舌质红，苔薄黄，脉滑数，继续清热化痰肃肺。继服上方，服法同前。

三诊：2008年11月12日。咳嗽明显好转，白天偶有咳嗽，少量白痰。舌质红，苔薄白，脉滑。患者咳痰由黄转白，说明大热已去。现咳吐少量白痰，无其他不适症状，缓则治其本，上方去石膏、鱼腥草，加入黄芪、太子参以扶正固本。剂量及服法同前。

按语：此患者为内伤咳嗽之痰热壅肺证。本案辨治有三：其一，患者反复发作性咳嗽咳痰10余年，是肺脏疾病迁延不愈，肺脏虚弱，易感外邪，外邪入里化热；其二，此患者以咳吐黄黏痰为主，故其证属热；其三，中医讲究急则治其标，缓则治其本，故宜先治以清热化痰肃肺。

邢月朋医案

医案：1

患者：姚某，女，45岁。2006年5月19日初诊。咳嗽、痰多味咸3个月。患者3个月前无明显原因出现咳嗽，咳痰，痰多色黄，西医诊断为支气管炎，经中西药多方治疗咳嗽稍有减轻，但夜间仍明显，稍食咸物则咳嗽加重，痰涎清稀，量多，味咸，色黑，面部及眼睑水肿，困倦嗜睡，口淡不渴，不欲饮水，如此反复不愈，故来求治。

辨证与诊断：咳嗽，证属肾虚水泛、水饮射肺。西医诊断为支气管炎。

治法：温阳散寒，化气行水。

处方：麻黄 6g，白术 10g，茯苓 10g，川附子 5g，白芍 10g，生姜 3 片，甘草 3g，薏苡仁 30g，细辛 3g，桂枝 10g。5 剂，水煎服，每日 1 剂。

二诊：2006 年 5 月 24 日。面部及眼睑水肿大减，咳嗽痰量明显减少，痰咸味已瘥，黑痰已失，纳食正常。舌淡，苔薄白，脉弦细。阳虚渐复，水气渐化，痰饮减少，诸症好转，仍以前法出入。处方：麻黄 6g，白术 10g，茯苓 10g，川附子 5g，白芍 10g，生姜 3 片，甘草 3g，薏苡仁 30g，细辛 3g，桂枝 10g，干姜 6g，半夏 9g。5 剂，水煎服，每日 1 剂。

三诊：2006 年 5 月 29 日。面目水肿全部消退，痰液清稀量少，痰色白，咳嗽明显减轻，活动时偶有咳嗽，困倦嗜睡、口淡不渴、不欲饮水等症已消失，胃纳可，小便通畅。舌质淡红，苔薄白，脉沉细。经温阳散寒、化气行水法治疗，患者寒气散而阳气复，肾阳充足，膀胱气化功能正常，水气正常敷布，应适量减少辛温药以防耗散正气，所谓"壮火食气"，适当加用健脾益气药，以杜生痰之源。处方：白术 10g，茯苓 10g，川附子 5g，白芍 10g，生姜 3 片，甘草 3g，薏苡仁 30g，细辛 3g，干姜 6g，半夏 9g，山药 30g，五味子 10g，党参 15g。5 剂，水煎服，每日 1 剂。

四诊：2006 年 6 月 3 日。精神正常，面色红润，眼睑无水肿，咳嗽停止，饮食正常，大小便正常。舌质淡红，舌苔薄白，脉微沉。正气恢复，续服上方加减以巩固之。处方：白术 10g，茯苓 10g，川附子 5g，白芍 10g，生姜 3 片，甘草 3g，薏苡仁 30g，半夏 9g，山药 30g，五味子 10g，党参 15g，云苓 12g。3 剂，水煎服，每日 1 剂。

按语：本案为以经典方治疗咳嗽的典型案例，其辨证准确为治疗成功的关键。患者素体阳虚体弱、久咳伤肾而出现一派阳虚水泛、清阳不升症状：双目胀，眼皮肿，睡觉多，困倦、口淡不渴等；肾之本味为咸，肾之本色为黑，故痰咸而黑，为肾虚水泛证。"病痰饮者，当以温药和之"，方选真武汤与麻黄附子细辛汤合方治疗，方中附子温肾壮阳为主以治少阴之里虚，细辛之辛温专走少阴温经散寒，薏米、茯苓淡渗利湿兼以排痰，白术健脾制水为辅，麻黄辛温以振奋气机，宣肺行水，桂枝、生姜和胃散水除饮，白芍存阴制阳以为佐，甘草调和诸药。

《证治准绳》用本方治疗肾咳，"肾咳之状，咳则腰背相引而痛，甚则咳涎"。焦树德先生之《用药心得十讲》论述麻黄"主要用于上半身水肿明显的，或头面四肢水肿或急性水肿兼有表证的治疗，麻黄可以温宣肺气、开发腠理、助上焦宣化而达到行水消肿的目的"。

医案 2：

患者：刘某，女，73 岁。2010 年 6 月 4 日初诊。咳嗽半个月。患者半个月前因外出感寒后出现鼻塞，鼻流清涕，咳嗽，无发热恶寒，在我院门诊服用中药汤剂治疗，症状无减轻，并且咳嗽逐渐加重，咳嗽不断，伴咽痒，自觉咽喉肿胀。后自行服用消炎药头孢羟氨苄胶囊及急支糖浆，咳嗽仍无减轻，咳声连连，咽痒咽肿，自觉喉中有痰，但不易咳出，唇干咽燥，夜间平卧后咳嗽加重，影响睡眠，精神疲惫，饮食可，二便正常，舌黯淡有瘀斑，苔中部白腻，脉象数（左细、右滑）。既往有冠心病史5年。心电图：窦性心律，心率78次/分，心肌缺血。血常规正常。胸片：肺纹理增粗。

辨证与诊断：咳嗽，风热犯肺证。西医诊断为急性支气管炎，冠心病。

治法：疏风宣肺、清热止咳。

处方：银翘散化裁。组成：金银花15g，连翘15g，竹叶10g，荆芥10g，牛蒡子10g，薄荷10g，桔梗10g，防风10g，蝉蜕10g，甘草6g，僵蚕10g，白蒺藜10g，葶苈子8g，芦根30g，香薷3g，板蓝根15g，淡豆豉10g，前胡10g。3剂，水煎服。

二诊：2010年6月7日。服药1剂即咳嗽减半，现咽痒咳嗽明显减轻，夜间可平卧睡眠，口黏不爽，饮食可，二便正常，舌黯淡有瘀斑，苔白而腻，脉数（左细、右滑）。辨证准确，方药对证，患者苔腻、口黏，为夏季暑湿气盛，上方加佩兰6g，滑石10g。4剂，水煎服。

三诊：2010年6月11日。服上方后，咳嗽消失，偶有少量白痰，精神好，饮食、二便正常，舌质黯，苔薄白，脉细，仍以疏风清热、宣肺止咳、清暑利湿巩固治疗。处方：金银花15g，连翘15g，竹叶10g，荆芥10g，牛蒡子10g，薄荷10g，桔梗10g，防风10g，蝉蜕10g，甘草6g，僵蚕10g，白蒺藜10g，葶苈子8g，芦根30g，香薷3g，板蓝根15g，淡豆豉10g，前胡10g，佩兰6g，滑石10g。3剂，水煎服。嘱患者清淡饮食，适劳逸，避风寒。

按语：支气管炎是一种呼吸系统常见疾病，属于中医"咳嗽""痰饮""喘息""肺痿"的范畴。由于四时气候变化的不同，人体所感受的致病外邪亦有区别，因而临床上也会出现风寒、风热及燥热等不同情况。由于风热犯表，肺失宣畅，故可出现痰咳不爽、口渴、咽痛等。邢老师多选用银翘散加减，咽痛甚加板蓝根15g，若吐黄痰芦根加用至60g。如夏热夹暑，加香薷、荷叶、六一散等以疏风解暑。本患者咳嗽日夜不断，邢老用银翘散化裁，而取得了一剂知、两剂已的良效，主要抓住以下几个方面：①患者咽红、咽肿、咽痒，咳嗽不已，为风热邪气上犯肺卫所致，应用银翘散为主方疏风宣肺，清热解毒，方中荆芥、薄荷、淡豆豉、牛蒡子疏风散热，金银花、连翘、竹叶、芦根清解邪热且清热保津，桔梗、牛蒡子、前胡宣肺化痰止咳，甘草调和诸药，甘缓止咳；②患者咳嗽不止伴咽痒，邢老认为痒为风邪偏盛，故方中应用防风、蝉蜕、僵蚕、白蒺藜祛风解痉止咳；③风热咳嗽在夏天，舌苔白腻为兼有湿邪表现，必须应用化湿药物如藿香、佩兰、滑石等方能祛除外邪。

医案3：

患者：梁某，女，85岁。2006年4月23日初诊。发热伴喘息痰鸣2天。患者2天前不明原因出现发热，自测体温在38℃左右，因活动不便而赴家中诊治，患者喘息、气短、喉中痰鸣有声，汗出，时时有呻吟声，睡眠不安，大便干燥，已经在社区门诊予抗生素、祛痰药、平喘药等口服及静脉滴注综合治疗，但效果不显。追问病史，患者高血压病史15年，有脑血栓病史10余年，卧床已达3年。患者面红，时时弄舌，轻度抬肩呼吸，两肺呼吸音粗，可闻及干性啰音及痰鸣音，舌质红，舌苔黄而干，脉象滑数。

辨证与诊断：喘证（急性支气管炎），证属热盛阴伤、痰浊闭肺证。

治法：清热化痰，宣肺平喘，凉营开窍。

处方：拟麻杏石甘汤、清营汤化裁。组成：麻黄10g，杏仁10g，石膏30g，甘草10g，水牛角粉（包煎）10g，生地15g，牡丹皮10g，元参15g，连翘15g，金银花30g，大黄10g，浙贝母15g，知母10g，黄芩15g，瓜蒌15g。3剂，水煎服。

二诊：2006年4月26日。身热渐退，咳喘已减，张口抬肩，时时弄舌消失，大便得通，口干欲饮。舌质红，薄黄而干。原方再加竹叶石膏汤方出入化裁。处方：麻黄10g，杏仁10g，石膏30g，甘草10g，水牛角粉（包煎）10g，生地15g，牡丹皮10g，元参15g，连翘15g，金银花15g，大黄6g，浙贝母15g，知母10g，黄芩12g，瓜蒌15g，半夏10g，太子参15g，麦冬15g，竹叶6g。3剂，水煎服。

三诊：2006年4月29日。服药3剂自觉全身较前舒适，发热逐渐消退，咳喘明显减轻，但仍有汗出，口干欲饮，大便得通。治以清解余热，养阴益气。处方：麻黄10g，杏仁10g，石膏30g，甘草10g，水牛角粉（包煎）10g，生地15g，牡丹皮10g，元参15g，连翘15g，金银花15g，大黄6g，浙贝母15g，知母10g，黄芩12g，瓜蒌15g，半夏10g，太子参15g，麦冬15g，竹叶6g，明党参15g。3剂，水煎服。

四诊：2006年5月2日。服药3剂自觉全身较前舒适，发热已退，咳喘明显减轻，口干欲饮明显缓解，仍稍有汗出。舌质红，苔薄黄，脉弦滑略数。此为余热未清，气阴未复。继以清解余热，养阴益气为法。处方：杏仁10g，石膏30g，甘草10g，生地15g，元参10g，连翘10g，金银花10g，浙贝母10g，知母10g，半夏10g，太子参30g，麦冬15g，竹叶6g，明党参15g。3剂，水煎服。后患者家属来告诸症消失，病情稳定。

按语：本案证属痰热闭肺之证，身热而不恶寒，说明热邪已不在表而入里。咳喘病位在肺，肺为清虚之脏，热邪壅滞在肺，导致肺的宣发、肃降功能障碍，出现咳喘气促症状。宗张仲景"汗出而喘，无大热者，可与麻杏石甘汤主之"之旨，同时患者有神志改变，有邪入营分之虞，故选用麻杏石甘汤加清营汤既可清热化痰、宣肺平喘，又可清营透热转气，达到气营双清的目的。石膏辛寒，清透肺热，麻黄辛温，宣肺平喘，两者比例为2：1，且石膏用量在30g以上才能达到清热宣肺平喘的目的。

张永树医案

患者：林某，男，2岁3个月。2005年11月15日初诊。气喘时作1年余，咳嗽6～7天。患者1年前出现咳喘，气候变化加甚，在儿童医院、市医院等治疗（具体用药不详）。症状无明显改善，缠绵难愈。6～7天前出现咳嗽、无痰。2天前发热39℃，自行服用抗生素后热退，但仍有咳嗽。就诊时见气喘，咳嗽无痰，皮肤瘙痒，无恶寒发热，无汗出，纳食减少，寐安，二便调。咽红，听诊双肺哮鸣音，舌红苔黄偏腻，指纹淡红至气关。

辨证与诊断：喘证（喘息性支气管炎），证属风邪犯肺、痰浊中阻。

治法：此为外感风邪引动宿痰而致，治以豁痰建中、宣肺定喘之法。

处方：小青龙汤加减。组成：陈半夏4g，细辛2g，五味子3g，麻黄4g，杏仁6g，桂枝3g，荆芥穗6g，白果4g。水煎服，每日1剂，连服3剂。

随访（2005年12月2日）：服上药后咳喘已愈，未有发作。

按语：喘息性支气管炎为小儿常见病、多发病。每稍伤风易发咳喘，患儿经用抗过敏药、抗生素未能有效控制，中医以外感风邪引动宿疾辨之，处小青龙汤加减可有效改善症状，控制病情。

第七章　肺炎

施今墨医案

患者：班某，女，50岁。高热4日，咳嗽、喘息胸胁均痛，痰不易出，痰色如铁锈。经西医诊断为"大叶性肺炎"，嘱住院医治，患者不愿入院，要服中药治疗。初诊时体温为39.6℃，两颧色赤，呼吸急促，痰鸣辘辘，咳嗽频频。舌苔白，中间黄垢腻，脉滑数，沉取弱。

辨证与诊断：风邪外束，内热炽盛，气逆喘满，是属肺胀。证属热迫血渗，痰如铁锈，气滞横逆，胸胁疼痛。

治法：清热解毒，化痰平喘。

处方：急拟麻杏石甘汤合泻白散、葶苈大枣汤主治，表里双清，泻肺气之胀满。组成：大枣（去核）5枚，葶苈子（布包）3g，鲜芦根、白茅根各30g，桔梗5g，旋覆花6g，赭石（布包）12g，炒杏仁6g，炙紫苏子、陈皮各5g，西洋参（另炖服）10g，冬瓜子（打）15g，炙前胡、白前各5g，鲜枇杷叶（布包）12g，鲜桑白皮5g，鲜地骨皮6g，半夏曲（布包）6g，炙麻黄1.5g，炙甘草3g，生石膏（打碎先煎）15g。

二诊：服2剂痰色变淡，胸胁疼痛减轻，体温38.4℃，咳喘如旧。拟麻杏石甘汤、葶苈大枣汤、旋覆花代赭汤、竹叶石膏汤、泻白散诸方化裁，另加局方至宝丹1丸。

三诊：服药2剂，体温37.5℃，喘息大减，咳嗽畅快，痰易咳出，痰色正常，胁间仍痛，口渴思饮。处方：鲜桑白皮5g，鲜地骨皮6g，浮海石（布包）10g，黛蛤散（布包）10g，知母（米炒）10g，生石膏（打碎先煎）12g，粳米百粒同煎，大枣（去核布包）3枚，葶苈子（布包）2.1g，炙白前、炙紫菀各5g，青橘叶5g，天花粉12g，冬瓜子（打）15g，炒杏仁6g，旋覆花（布包）6g，赭石（布包）10g，鲜枇杷叶10g，半夏曲6g，焦远志6g，苦桔梗10g，淡竹叶6g。

四诊：前方服2剂，体温已恢复正常，咳轻喘定，痰已不多，胁痛亦减，但不思食，夜卧不安。病邪已退，胃气尚虚，胃不和则卧不安，调理肺胃，以作善后。处方：炙紫菀、炙白前各5g，谷芽、麦芽各10g，苦桔梗5g，焦远志6g，浮海石（布包）10g，旋覆花（布包）6g，川贝母10g，冬瓜子（打）12g，佩兰叶10g，陈皮炭6g，炒杏仁6g，半夏曲（布包）5g，青橘叶6g，酒黄芩6g。

按语：大叶性肺炎以突然发病、恶寒战栗、高热、胸痛、咳嗽、咳铁锈色痰、呼吸急促为特征。西医学以抗生素治之其效颇速，中医治之疗效亦高。施老每以表里双清为法，使邪有出路，再加泻白散、葶苈大枣汤及旋覆花代赭汤等，使肺气得降，气逆胀满咳喘逐步解除，体温恢复正常。初诊、二诊均用西洋参者，以其六脉沉取力弱，益气强心，防其心力衰竭。四诊处方为善后之剂，拢肺气，生胃气，使正气日渐恢复。

张泽生医案

患者：张某，男，45 岁。1976 年 4 月 27 日初诊。发热恶寒、咳嗽胸痛 2 天，在单位医务室给口服四环素、肌内注射庆大霉素治疗，发热未退，咳嗽胸痛加剧。听诊：左下肺呼吸音减低，可闻及湿性啰音。查血常规：白细胞计数 $2.19 \times 10^9/L$，中性粒细胞 0.97，淋巴细胞 0.03。X 线胸透：左下肺片状阴影。刻诊：身热不退，体温 40.6℃，咳嗽胸痛，呼吸气促，脉浮数，舌苔黄腻。

辨证与诊断：中医诊断为肺炎咳嗽。恙属风温之邪，内蕴肺胃，表邪未解，里热已甚。痰热内蕴，病情急骤，慎防逆传心包。

治法：清宣肺热，透邪外达。

处方：麻杏石甘汤加味。组成：净麻黄 3g，白杏仁 9g，生石膏（杵，先煎）30g，生甘草 6g，金银花 15g，连翘 9g，葶苈子 9g，川黄连 3g，金荞麦 30g，活水芦根 30g。上、下午各服 1 剂。

二诊：1976 年 5 月 2 日。左下大叶性肺炎，服中药麻杏石甘汤加味，发热已退，气喘亦平。唯咳嗽仍甚，痰多胸闷，口干饮水不多，两目珠发黄，小便短赤。脉濡数、偶有结代，舌质偏紫，舌苔黄腻。风温之邪初解，痰热蕴结尚盛，兼夹湿邪。再拟清化痰热，佐以渗湿方。处方：麻黄 3g，白杏仁 9g，生石膏（杵，先煎）30g，连翘 9g，黄芩 9g，生薏苡仁 15g，通草 3g，滑石 15g，茵陈 15g，赤小豆 12g，金荞麦 30g。

三诊：1976 年 6 月 1 日。发热已退清，咳嗽亦减。昨日复查血常规：白细胞计数 7.6 $\times 10^9/L$，中性粒细胞 0.73，淋巴粒细胞 0.27。复查 X 线胸透：左下肺仍见片状阴影。仍从前法论治。

按上方续服 3 剂后，去生石膏、麻黄，加瓜蒌皮、丝瓜络、贝母等继予调治。

四诊：1976 年 6 月 11 日。内蕴痰热渐得清化，咳嗽已止，黄疸亦退。唯左胁吸气时隐痛，经 X 线胸透复查示左下肺炎已吸收，左膈部分粘连。舌苔糙黄。再予以肃肺和络，以善其后。处方：当归须 5g，大白芍 9g，冬瓜子 12g，煅瓦楞 15g，延胡索 9g，广郁金 9g，炒枳壳 9g，红花 9g，紫降香 6g。

按语：本例风温犯肺，肺卫失宣，先用抗生素，发热未退，咳嗽胸痛，经 X 线胸透为大叶性肺炎。初诊时热蕴于肺，肺失清宣。风温之邪尚在卫气之间，即用麻杏石甘汤宣肺泄热。取麻黄、杏仁宣开肺气，石膏辛寒，与麻黄相配以清泄肺中邪热，合金银花、连翘清热宣透。二诊时，证兼温热交阻，外发肌腠，出现黄疸，即加麻黄连翘赤小豆汤合茵陈。取麻黄发越其表，促其黄从外透，茵陈、赤小豆、薏苡仁、通草、滑石清热利湿，使湿邪分消，得有外出之机。黄疸退后，胁痛明显，乃属病后络脉瘀阻，而用当归须、延胡索、郁金、瓦楞子、紫降香理气活血、化瘀止痛而收全功。

胡希恕医案

医案 1：

患者：杨某，男，16 岁。1965 年 7 月 5 日初诊。发热寒战 1 天。昨日打篮球汗出身热，用冷水冲洗，半夜即感恶寒、身痛、头痛、咳嗽，经饮热水加盖棉被，症未见好转，出现寒战，身热更明显，舌苔薄白，脉浮紧数。体温39.9℃。

辨证与诊断：太阳表实证（肺炎）。

处方：麻黄汤。麻黄9g，桂枝6g，杏仁9g，炙甘草6g。

二诊：1965年7月7日。上药服后微汗出，恶寒、身痛减，体温38.5℃。但因咳嗽、胸痛明显，而去医院检查，X线检查：右肺上叶大片阴影，诊断为肺炎，治疗欲用青霉素，因药物过敏而仍求中医治疗。刻下症见：寒热往来，口苦咽干，右胸胁痛，咳嗽，吐黄黏痰，舌苔白微腻，脉弦细稍数。体温38.6℃。此乃表邪已传入少阳阳明，与小柴胡加生石膏汤加减：柴胡15g，黄芩9g，生姜9g，半夏12g，党参9g，大枣4枚，炙甘草6g，桔梗6g，瓜蒌15g，生石膏100g。

三诊：1965年7月10日。上药服两剂，寒热往来、胸胁痛皆已，咳减，吐少量白痰，体温36.6℃。上方改柴胡为12g，减生石膏为75g，加杏仁9g，连服3剂，基本痊愈。

医案2：

患者：张某，女，51岁。1964年9月25日初诊。近几天因搬家劳累感疲乏无力，昨晚又感发热、恶寒，经急诊拍片诊为右上肺大叶性肺炎，因青霉素过敏而求中医治疗。今日仍身热、身痛、无汗、恶寒、口干、心烦、胸闷，时咳而胸痛，舌苔白根腻，脉浮紧。

辨证与诊断：太阳阳明合病（肺炎）。

处方：大青龙汤。麻黄18g，桂枝6g，杏仁9g，生姜9g，大枣4枚，炙甘草6g，生石膏150g。

结果：上药服一煎，汗出热退，尚余咳嗽，吐黄白痰，据症与半夏厚朴汤加减，调理一周而愈。

按语：肺炎出现大青龙汤证者是非常多见的，用大青龙汤治疗疗效显著。惜患者先找西医，不好才再找中医，而证候已变为他证。医者应当知有是证，用是方。

医案3：

患者：吴某，男，22岁。1959年12月15日初诊。发热恶寒2天，伴头痛、咽痛、咳嗽、胸痛胸闷，经X线检查：为右肺下叶非典型性肺炎。既往有肝炎、肺结核、肠结核史。常有胁痛、乏力、便溏、盗汗。前医先以辛凉解表（桑叶、金银花、连翘、薄荷、羌活、豆豉等）1剂，服后汗出热不退，仍继用辛凉解表，急煎服，高热、自汗、头痛、咳嗽、胸闷、恶风、胁痛诸症加重。血常规检查：白细胞8100个/mm^3，中性粒细胞0.70。14日静脉输液用抗生素，当夜高热仍不退，体温39.4℃，并见鼻煽、头汗出。又与麻杏石甘汤加栀子、豆豉等，服1/3量至夜11时出现心悸、肢凉。因请胡老会诊。胡老据：晨起体温38.2℃，下午在39℃以上，呈往来寒热，并见口苦，咽干，目眩，头晕，盗汗，汗出如洗、不恶寒，苔黄，舌红，脉弦细数。

辨证与诊断：表证已解，邪传少阳阳明（肺炎）。

治法：和解少阳兼清阳明。

处方：小柴胡加生石膏汤。柴胡15g，黄芩9g，半夏9g，生姜9g，党参9g，大枣4枚，炙甘草6g，生石膏100g。

结果：上药服1剂，后半夜即入睡未作寒热及盗汗。16日仍头晕、咳嗽痰多带血。

上方加生牡蛎 15g,服 1 剂。17 日诸症消,体温正常。12 月 22 日 X 线检查:肺部阴影吸收。

医案 4:

患者:岳某,男,67 岁。1965 年 7 月 3 日初诊。恶寒发热五天,伴头痛、咳嗽、吐黄痰,体温 39.5℃。曾服桑菊饮加减(桑叶、菊花、连翘、薄荷、杏仁、桔梗、荆芥、芦根、黄芩、前胡、枇杷叶等)2 剂,热不退。经 X 线检查,诊断为"左肺上叶肺炎"。又用银翘散加减 2 剂,汗出而热仍不退。又与麻杏石甘汤加减 1 剂,汗大出而热更高,体温 41.1℃。请胡老会诊时症见:汗出,烦躁不宁,时有谵语,咳嗽吐黄痰,腹胀大便 5 日未行。舌红苔黄腻,脉弦滑数。

辨证与诊断:阳明里实证(肺炎)。

处方:大承气汤。大黄 12g(后下),厚朴 18g,枳实 12g,芒硝 15g(分冲)。

结果:上药服 1 剂,大便通 4 次,热退身凉。余咳嗽吐黄痰,继予小柴胡加杏仁、桔梗、生石膏、陈皮,服 3 剂而愈。

按语:从以上论述和治疗验案皆可看出,胡老治疗肺炎所用都是《伤寒论》六经辨证和经方,且疗效确切,说明中医在古代已有治疗肺炎的经验。也就是说,如果真正掌握了《伤寒论》的六经辨证和方证,就能有效地治疗肺炎。

这里应当提到的是,肺炎常见的大青龙汤方证,其证的特点是外寒挟饮的太阳表热与阳明里热盛同时并见,所用大青龙汤发汗解表行饮兼清里热。方中的麻黄、桂枝、杏仁、生姜、大枣辛温发汗解表行水,生石膏辛寒清里热,诸药配伍共起辛凉清热作用。值得注意的是,一些人把热病以病因归纳为风寒或风热,治疗用药则分为辛温或辛凉,于是有人认为《伤寒论》缺乏辛凉清热药物,这是未能学透《伤寒论》的六经辨证理论和理解其方药功能的表现。在会诊医案 3 时,胡老特别指出:辛凉解表只是定了一个大法,并没有进一步辨清具体的方证,因此治疗用药偏于盲目,过度解表使津液大伤,造成汗出热不退或更甚。前已所述,把肺炎的发热分为风寒、风热所致是片面的,即是得知是风寒或风热,也要看患者所表现的症状,不论是风寒或还是风热,都可能在人体产生或热、或寒、或虚、或实、或表、或里的症状,分析这些症状所应归属的方证,才能明确当用方药。故胡老特别强调,中医治病辨证论治,不但要辨八纲、脏腑,更要辨方证,辨方证是六经八纲辨证的继续,它既是辨证的具体实施,也是辨证的基本功。也就是说,治病不能只有治疗大法如辛温发汗、辛凉清热、清阳明热、宣肺化痰……更重要的是要明确对证的方药。也就是说,辨方证比辨治疗大法更重要。对此,历代医家早有认识,如方有执研究《伤寒论》曾强调"守一法,不如守一方",即是强调辨方证。从胡老治疗肺炎的经验可看出,中医看似简单,但做到真正掌握,必须在继承上下功夫和必须在临床上反复体验,方能成为一个较高明的中医。

赵心波医案

患者:刘某,男,1 岁。1 个月前曾患水痘、支气管炎,4 日来突然高热达 40.3℃,咳喘发憋,惊惕不安,神昏嗜睡,口干思饮,乳食难进,咳甚则呕,大便两日未行,小溲短黄。住院检查:体温 40℃,脉搏 162 次/分,嗜睡,重度呼吸困难,两肺满布啰音,心音钝，腹软，肝肋下3cm，脾肋下1cm，足部水肿，X线胸透有肺炎改变。咽培养：肺炎双球菌生长，白细胞计数9.2×10^9/L，中性粒细胞64%，淋巴细胞36%。舌绛有刺，口干唇裂，两脉数急。

辨证与诊断：肺炎咳嗽，证属风寒外感，化热中潜，火极劫阴，逆犯神明之险证。西医诊断为支气管肺炎。

治法：清肺止咳，佐以生津。

处方：生石膏15g，金银花、连翘各10g，麦冬6g，炒杏仁、紫苏子、款冬花各5g，橘红、川贝母、石斛、甘草各3g，炙麻黄2.1g。水煎服，每日1剂。并用壬金散0.4g，每日2次。

曾先后配合金霉素用药2天，土霉素用药4天，青霉素用药5天，洋地黄毒苷给饱和量等治疗。

原方加减服3剂，并配合局方至宝丹，但无效，仍高热40℃，弛张不解，喘憋亦甚，面发绀，涕泪俱无，舌绛有芒刺，中心苔垢老黄，两脉沉实而数。急请赵老会诊，认为风温入里化热，郁阻肺窍，热在阳明，急投辛凉解毒、清肃肺胃之剂。处方：生石膏18g，鲜生地黄12g，金银花、连翘、麦冬各10g，大青叶、蔓荆子、生麦芽各6g，炒杏仁5g，焦大黄、知母各3g，薄荷1.5g，用壬金散及羚羊角粉（代）各0.3g，每日3次。

1剂而见效，次日体温降至38℃，再1日降至正常，涕泪初现，诸症大减，但尚有精神烦急之状，舌质尚赤，根部黄苔已去，脉象沉细而数，毒热去其大半，病势好转，余焰未尽，并有伤阴之象，再予以清余邪、滋阴解毒之剂。处方：鲜生地黄12g，金银花、连翘、天花粉、麦冬各10g，焦麦芽、黄芩各6g，炒枳壳5g，桃仁、杏仁、炒栀子、焦大黄各3g。

又进2剂，精神、食欲正常，体温无波动，轻咳有痰，肺内啰音减少，继予竹叶石膏汤类善后调治，逐渐康复出院。

按语：表邪入里，邪毒亢盛，直陷阳明胃经，毒热闭肺，火热烁金，阴津已耗，初时仅以宁肺止喘为治，不效。赵老改投解毒清热、养阴生津之剂，以金银花、连翘、大青叶清热解毒；知母、生石膏以清阳明结热；焦大黄、麦芽以泄阳明之腑实；杏仁开肺化痰；重用生地黄、麦冬、天花粉以甘寒清热，生津养阴救逆，使阳明经热得解，腑实得泄，肺闭得开，津液得复，阴阳气血得调，病情迅速好转。

刘仕昌医案

患者：冯某，女，52岁。1991年7月17日初诊。患者5天前洗澡后受凉起病，初起发热恶风，头痛，咽痛，咳嗽痰白，自服"感冒药"后体温略减，第二天发热又起，渐至39.5℃，咳嗽加剧，咳引胸痛，痰渐转黄稠，疲乏纳呆，欲呕。接诊时见面色赤垢，痰黄稠带褐，小便黄，舌红，苔黄腻，脉滑数。胸部X线透视报告：大叶性肺炎并胸膜炎。

辨证与诊断：风温兼湿（邪热牵肺）。中医诊断为肺热病。

治法：邪退后需防其死灰复燃，直以清涤余邪为治，后用养阴宣肺之品善后调理。治以清热宣肺，解暑化湿。

处方：鱼腥草、滑石各30g，丝瓜络15g，浙贝母、瓜蒌皮、枇杷叶、前胡、桔梗、扁豆花各12g，青蒿（后下）、北杏仁（打）各10g，甘草3g。每日2剂，上、下午各进1剂，水煎服。

二诊：1991 年 7 月 21 日。发热减退，但咳嗽加剧，痰色灰黄而稠，舌质红，苔黄腻，脉滑数。上方去扁豆花、滑石，加板蓝根 20g，黄芩 15g，每日 1 剂，水煎服。

三诊：1991 年 7 月 25 日。发热退，咳嗽减，仍胸痛，余症减轻，舌略红，苔黄腻，脉滑略数。仍以清热宣肺化痰为主。处方：鱼腥草 30g，芦根 20g，丝瓜络、黄芩、玄参各 15g，浙贝母、瓜蒌皮、紫菀、桔梗各 12g，北杏仁（打）10g，甘草 3g。每日 1 剂，水煎服。

四诊：1991 年 7 月 30 日。症状消失，复查胸部 X 线片正常，继续调理善后。处方：沙参、玄参、芦根、丝瓜络、鱼腥草各 15g，紫菀、瓜蒌皮各 12g，麦冬、杏仁（打）、扁豆花各 10g，甘草 3g。每日 1 剂，再服 3 天而瘥。

按语：本案治以清热宣肺为主，又因暑天易夹暑湿，宜酌加清暑化湿之品，故能迅速取效。丝丝入扣，主次分明，用药恰当，故获佳效。

如高热不退，病者烦躁不安即可用安宫牛黄丸或紫雪丹，往往可使热退身凉，神情安定，并谓若到神昏谵语或昏愦不语时再用则效果较差，刘老这一观点大大发展了前人要"热入心包"方可使用的理论。另外，刘老认为肺炎患者，尤其是正气虚弱的小儿，最易见内闭外脱的情况，患儿见神昏谵语或昏愦不语，气息短促，手足厥冷，冷汗自出，舌绛色暗，脉细疾或沉弱。此时则宜开闭固脱合用，可用生脉散或独参汤送服安宫牛黄丸。必须注意的是当险情已过，则又当以肺炎本证常规辨治，此刘老治病，急则治标之法也。

赵绍琴医案

医案 1：

患者：孔某某，男，20 岁。初诊持续发热 4 日，体温 38.7～39.5℃，时时恶寒，头痛，咳嗽阵作，咳则胸痛，汗出胸以上为甚，胸闷气促作喘，痰黄稠黏，时有铁锈样痰吐出，大便 2 日未行。舌红苔黄根厚糙老且干，两脉洪滑且数，心烦口干，渴欲冷饮。

辨证与诊断：风温（大叶性肺炎）。此属风温蕴热壅塞于肺，痰热内阻，升降失和。西医诊断为大叶性肺炎。

治法：急以清宣肃化方法，饮食当慎，谨防增重。

处方：苏叶子各 6g，杏仁 10g，生石膏 25g，生甘草 6g，莱菔子 10g，白芥子 3g，甜葶苈 3g，芦根 25g，黛蛤散 12g（包煎），2 剂。

二诊：前药服 2 剂后，身热退而咳喘皆减，胸痛未作，痰吐略爽，其色亦浅，舌苔黄厚渐化，大便甚畅，两脉弦滑，数势大减。热郁已解，滞热较轻，肺气已畅而升降渐调，再以前方加减，饮食荤腥仍忌。处方：前胡 3g，杏仁 10g，黄芩 10g，浙贝母 12g，苏叶子各 3g，莱菔子 6g，黛蛤散 12g（布包），冬瓜子 30g，茅芦根各 30g，2 剂。

三诊：前药又服 2 剂之后，身热咳喘皆愈，夜寐甚安，咳嗽吐痰甚少，两脉仍属弦滑，二便如常，经透视两肺纹理略粗，肺炎基本吸收，比前大有好转，再以清肃疏化。处方：前胡 3g，杏仁 6g，苏子 10g，黄芩 10g，炙枇杷叶 10g，黛蛤散 10g（布包），芦根 25g，焦三仙各 10g，2 剂。

又服上方 2 剂之后，一切均属正常，又休息 5 天上班工作。

按语：大叶性肺炎一症，往往寒战高热，状类伤寒。切勿以伤寒法治之。盖此为痰热互阻，壅塞于肺，气机不利。故咳即胸痛，吐痰如铁锈色。查之有肺实变征。当结合现代医学检查诊断之。中医治疗当着眼于肃化其痰热，使邪热无痰以结，则易去矣。赵师此案前后凡三诊，悉以肃化祛痰为治，三子养亲、葶苈泻肺、千金苇茎诸名方之义俱见于方中。细研此案，治法自明。

医案2：

患者：邢某某，男，7岁。初诊发热咳嗽，面目俱赤，舌苔黄厚，口干渴饮，大便2日未行，夜间咳嗽甚重，小便黄少，两脉弦数有力。前天曾服某医开中药方：麻黄6g，桂枝10g，杏仁10g，炙甘草10g，茯苓10g，生姜3g，大枣2枚。1剂。药后身热加重，体温40℃，咳嗽喘逆，痰中带血，神志有时不清，咽痛且肿，扁桃体白腐肿大，今查白细胞 $12 \times 10^9/L$，尿无异常发现，X线透视：两肺纹理粗糙，符合支气管肺炎现象。

辨证与诊断：风温（支气管肺炎）。此风温蕴热在肺，胃肠食滞蕴蓄，本当清肃化痰兼以导滞，误用辛温发汗方法，以热治热，诸症蜂起，有逆传心包之势。

治法：姑以凉膈泄热，兼以通腑，仿凉膈散之义。

处方：薄荷2g（后下），前胡6g，黄芩10g，生石膏20g，钩藤6g，莱菔子6g，紫雪丹1.5g（分冲），羚羊角粉0.6g（分冲），1剂。

二诊：药后身热渐退，咳喘大减，痰血未吐，神志已清，昨夜安寐，今晨大便1次，色深且黏，恶臭难闻，病势已衰。但舌根苔黄略厚，咽微作痛，温邪滞热减而未净，再以肃降化痰、清解化滞之法，忌食油腻荤腥，甜黏糖果也慎。处方：前胡3g，杏仁10g，川贝母3g，钩藤10g，黄芩6g，瓜蒌仁15g，莱菔子6g，鲜梨1枚（连皮去核切片），2剂。

三诊：身热已退净，体温36.7℃，咳嗽喘逆未作，痰血未吐，今日透视正常，查白细胞 $6.7 \times 10^9/L$，尿正常。两脉细小且滑，舌苔已化净，大小便正常，嘱慎食1周，可上学。

按语：支气管肺炎小儿多见，以发热喘咳为主证，重者可有惊厥动风之变。此例实属误治。本属风温挟滞，却重用麻黄汤发其表，直其惊厥在即，危若迭卵矣。治以凉膈泄热，通腑导滞。盖肺与大肠为表里，若肠腑壅实，则肺难肃降，故热壅于肺者，往往以通腑为捷法。此案药后便泻恶臭，是积热下泄之征，故有热退喘平之效。其初诊用紫雪羚羊角粉，意在清心凉肝，防其惊厥，亦未雨绸缪之义也。

医案3：

患者：王某某，男，87岁。发热7天，咳嗽喘憋5天，体温波动在38～39.5℃，经西医诊断为肺炎，曾注射庆大霉素、口服四环素效不见著，遂请中医会诊。患者壮热不退，汗出口干，咳嗽喘息，不得平卧，痰黄黏量多，大便五日未行，小便黄少，腹微满不痛，舌红苔黄腻，脉滑数。

辨证与诊断：伏暑（肺炎）。此属温热入肺，灼液成痰，痰阻气机，肺失宣降，故咳喘并作。肺与大肠为表里，肺气不降，腑气不通，故大便数日未行。

治法：宣肺涤痰，通腑泄热。

处方：宣白承气汤加味。杏仁6g，全瓜蒌20g，炙枇杷叶15g，生石膏15g，黛蛤散10g（包煎），生大黄6g（后下），1剂。

二诊：药后大便 3 次，所下恶臭，腹不满，咳喘轻，再以原方去大黄治之，2 剂。

三诊：药后诸症大减，体温 37.8℃，咳喘已微，能平卧安眠，舌红苔黄白，脉弦细小滑，拟清肃肺气，佐以和胃之法。处方：杏仁 6g，桔梗 6g，瓜蒌皮 10g，清半夏 10g，焦谷芽 10g，生甘草 6g，桑白皮 6g，芦根 20g，2 剂。

药后诸症已平，体温正常，X 线检查两肺未见病理性变化，痊愈出院。

按语：秋月患温，感炎暑之余气而发，是名伏暑。邪伏于肺，炼津成痰，肺失宣降，故喘咳不得平卧，痰多色黄，身热不退。主症虽悉在肺，病机却与腑气不通相关。其不大便 5 日，是治疗之关键。盖肺与大肠相表里，邪壅于肺，当泻大肠。故选用吴氏宣白承气汤。虽患者年高而经用攻下者，以其体健故也。得下恶臭，热随便泄，即去大黄。终佐和胃之品，故虽年高，不为伤也。

医案 4：

患者：刘某，女，78 岁。1985 年 11 月 15 日初诊。患者高热 40 余天。自 10 月初因感冒发热，咳嗽，有黄色黏痰，胸痛，校医室诊断为"老年性肺炎"，经用青霉素、链霉素、红霉素以及中药等治疗月余，咳嗽减轻，痰亦减少，但仍持续高热不退，腋下体温：上午 37.5～38℃，下午至晚上 39～40.5℃，近几天来并出现心烦急躁，时有谵语，转诊于赵老。现主症：身热夜甚，心烦不寐，时有谵语，口干渴而不欲饮，小便短赤，大便数日未行，舌红绛少苔，脉沉滑细数。听诊：两肺底部大量湿性啰音，体温 39.5℃。

辨证与诊断：热邪蕴郁，壅塞肺金（老年性肺炎）。

治法：养阴清热，宣郁肃降。

处方：苏叶子各 6g，前胡 6g，杏仁 10g，沙参 10g，枇杷叶 10g，黛蛤粉 10g（包煎），炒莱菔子 10g，焦麦芽 10g，茅芦根各 10g。

二诊：1985 年 11 月 18 日，服上药 3 剂，发热见轻，神清、夜转安，但见咳嗽痰多，舌红苔薄，脉滑数，小便黄，大便排出几枚如干球状，体温 37.1℃。仍余热未尽，前法进退。药用：炒山栀 6g，淡豆豉 10g，前胡 6g，杏仁 10g，枇杷叶 10g，沙参 10g，麦冬 10g，远志肉 10g，浙贝母 10g，茅芦根各 10g，焦三仙各 10g。

服上方 3 剂，热退身凉，咳嗽痰止，夜寐较安，二便正常，又服 4 剂而愈。

按语：老年性肺炎比较难治。此患者年逾七旬，正气已衰，又患肺炎，肺热壅盛，肺失宣降，热郁不发。本应清热养阴、宣郁化痰、扶正祛邪，而观前药多是苦寒清热、消炎泻火之属，反徒伤正气、阻塞气机，致使痰热内陷入营。赵师用养阴清热，佐以透热转气之法，以沙参养阴、扶正气，用苏叶、苏子、前胡、杏仁宣通气机，黛蛤粉清热消痰、祛邪气，莱菔子、焦麦芽消食导滞。仅服 3 剂，热郁渐解，神志转清。但见咳嗽痰多，乃气机得宣，内陷之痰由里排出。因此在前方基础上又加炒山栀、淡豆豉苦宣折热去余邪，麦冬、沙参养阴生津扶正气，加远志肉、浙贝母止咳化痰。前后共服 6 剂，已延 40 余天的老年肺炎得以痊愈。

医案 5：

患者：崔某，男，58 岁。1989 年 10 月 9 日初诊。患者自 2 周前因患感冒，自觉发冷发热，3 天后出现咳嗽有白色泡沫痰，胸痛胸闷，随去北大医院就诊，检查示：血白细胞

21.3×10^9/L，中性粒细胞 80%，X 线片示右下肺大片浓密阴影，提示右下肺炎，用抗生素治疗 1 周，仍高热不退，症状加重，患者要求请赵老会诊。诊时见：身热恶寒，阵阵汗出，咳嗽气喘，痰多黄浊；胸闷且痛，舌质紫暗，苔白腻垢厚，脉濡滑且数，体温 38.5℃。

辨证与诊断：肺痈，证属痰湿郁热互阻，肺失宣降（大叶性肺炎）。

治法：清热化痰，宣郁肃降，防成肺痈，饮食清淡，忌食辛辣肥甘。

处方：苏叶子各 10g，前胡 6g，浙贝母 10g，杏仁 10g，枇杷叶 10g，茅芦根各 10g，冬瓜仁 10g，薏苡仁 10g，葶苈子 10g，焦三仙各 10g，海浮石 10g。

二诊：1989 年 10 月 11 日。服上方 3 剂，咳嗽气喘、发热胸痛见轻，唯咳吐大量脓痰，腥臭无比，体温 37℃。肺痈已成，用清热化痰、化瘀解毒消痈方法。处方：苇茎 30g，桃仁 6g，冬瓜仁 20g，薏苡仁 10g，葶苈子 10g，黄芩 6g，苏叶 10g，前胡 6g，杏仁 10g，浙贝母 10g，枇杷叶 10g，瓜蒌仁 30g，桔梗 10g，生甘草 10g，牛蒡子 10g。另加犀黄丸 6g，分 2 次服。

三诊：1989 年 10 月 21 日。服上方 5 剂，热退，痰量减少，臭味减轻。又服 5 剂，咳嗽脓痰以及臭味皆止，精神振作，纳食较佳，舌红苔白，胸透（－），体温 36.5℃，血白细胞 5.0×10^9/L，中性粒细胞 0.70。肺痈已愈，饮食当慎，防其复发。再以宣肺肃降、养阴清热方法。处方：杏仁 10g，前胡 6g，浙贝母 10g，苇茎 30g，沙参 10g，桔梗 10g，茯苓 10g，炒莱菔子 10g，焦三仙各 10g，水红花子 10g。服药 10 剂，以巩固疗效。

按语：肺痈是一种肺叶生疮形成脓疡的病证。此患者平素嗜酒不节，恣食厚味，湿热互结，上蒸于肺，肺失清肃，宣降不利，又复感燥热之邪，内外之邪相引，蕴郁成痈，肉腐血败成脓。在治疗上必须分层次按阶段辨证施治。但是，无论是哪一期，哪一阶段，宣展肺气，保持气道通畅，贯彻始终，此乃赵师治疗肺痈的总原则。不单纯是在用药上注意，饮食调养尤为重要，饮食宜清淡，忌一切辛辣厚腻以及助湿生热之品。另外绝对卧床休息并非上策，须适当的活动，有利于痰的排出，促进康复。

医案 6：

患者：姚某，女，56 岁。发热 7～8 天，体温 38.3℃，咳嗽，头痛，咽红，痰吐不爽，曾服止咳糖浆、复方甘草合剂、咳必清、枇杷露等，咳唯未减，身热不退，今晨咳嗽胸痛，吐脓血数口，味臭且黏，继则痰中带血，胸胁作痛，舌苔黄腻，质红且干，两脉弦滑而数，大便略干，小便不多色黄，心烦口渴。

辨证与诊断：肺痈，证属风温蕴热，互阻于肺（大叶性肺炎）。

治法：千金苇茎汤加减。

处方：鲜苇茎 60g，冬瓜子 30g，桃仁 10g，苦桔梗 10g，薏苡仁 25g，生甘草 10g，甜葶苈 3g，犀黄丸 6g（分两次药汁送下），2 剂。

二诊：身热渐退，体温 37.5℃，咳嗽渐减而痰血亦轻，痰吐味臭，两脉弦滑略数，胸中时时作痛，舌红苔腻浮黄且干，肺痈重证，再以清肃化痰、逐瘀排脓。处方：鲜苇茎 60g，冬瓜子 30g，前胡 3g，川贝母 10g，杏仁泥 10g，桃仁 10g，薏苡仁 25g，苦桔梗 10g，生甘草 6g，黛蛤散 12g（布包），犀黄丸 6g，三七粉 1.5g（分两次药汁送下），3 剂。

三诊：前方连进 3 剂，身热已退净，体温 36.9℃。咳嗽大减，痰吐甚少，已无血脓臭味，自觉胸痛亦止，两脉弦滑，数象亦差，舌红苔腻略黄，饮食二便如常。改用活血化瘀、祛腐生肌之品。处方：鲜苇茎 60g，桃仁 6g，茜草 10g，川贝母 6g，薏苡仁 25g，赤白芍各 18g，北沙参 25g，犀黄丸 6g，三七粉 1.5g（分两次药汁送下），3 剂。

四诊：身热退而咳嗽亦止，脓血臭痰未再吐，胸痛已止，舌脉如常，病已向愈，议用平调脾胃为善后之计，不可骤用温补，以防死灰复燃，辛辣油腻亦忌。处方：茯苓 10g，北沙参 18g，生白术 6g，炙甘草 10g，白扁豆 10g，生熟薏米各 12g，冬瓜皮子各 15g，5 剂。

五诊：药后诸症悉平，饮食二便正常，胸透亦已复常，脉软舌净。嘱其休息两周，即可恢复工作。

按语：肺痈一证向来归于内科，其实当从温病治之。其为风温蕴热，互阻于肺，热壅成毒，发为痈脓。治用千金苇茎汤加味，其犀黄丸之用，最为得力，足补苇茎解毒之力不逮之缺憾。肺痈之治，当辨其脓成与未成，溃与未溃，一般当分四期治之。赵师有家传四法，兹录之以备参考。

初期：肺痈未成，发热微恶风寒，兼有咳嗽，喘憋，痰多微黄，胸痛，苔薄黄，脉浮数。治以辛凉清解、肃肺化痰，可用：薄荷 3g，前胡 6g，贝母 12g，杏仁 10g，苏子 10g，黄芩 10g，生石膏 12g，鲜芦茅根各 30g。

中期：壮热不恶寒，咳喘，痰黄稠，胸痛，口渴，舌红苔黄腻，脉洪数。治以泄热化湿、肃肺消痰，可用：甜葶苈 6g，前胡 6g，黄芩 10g，桑白皮 12g，皂角 6g，桔梗 10g，生甘草 6g，金银花 15g，贝母 10g，醒消丸 6g（分 2 次服）。

极期：壮热，咳喘胸痛，吐脓血痰，或脓臭痰，舌红苔黄腻，脉洪数。治以清化痰热、活血化瘀，可用：鲜芦根 90g，冬瓜子 30g，桃仁 6g，薏苡仁 30g，鱼腥草 30g，甜葶苈 3g，黄芩 10g，皂刺 3g，金银花 30g，犀黄丸 6g（分 2 次服）。

后期：余热不退，脓痰渐净，神疲气短，苔薄质红而瘦，脉细弦小数。治以甘寒养阴、活血通络，可用：南北沙参各 30g，麦冬 10g，贝母 10g，桔梗 10g，生甘草 6g，生黄芪 12g，薏苡仁 30g，赤芍 10g，地骨皮 10g，桑白皮 10g，牡丹皮 10g。

李辅仁医案

患者：王某，男，89 岁。2006 年 4 月 14 日初诊（患者曾因外感引起咳嗽、喘憋半个多月），患者 20 天前因外感出现流涕，咽痛，咳嗽，今日症状加重，并出现喘憋，痰量增多，伴低热，体温 37～38℃；胸部 X 线片示右肺纹理增多增重；胸部 CT 示右肺上叶大片实变影，提示病变可能为肺炎，右侧胸腔积液，双肺重度小叶中心型肺气肿。入院后予以抗菌、消炎、排痰等治疗，病情略有好转，现仍见咳嗽，喘促憋气，咳白黏痰，体温正常，精神较差，气短无力，纳少，二便调，舌质红，苔薄腻，脉滑数。既往患慢性阻塞性肺疾病多年、轻度肺间质纤维化、冠心病、高血压、慢性肾功能不全、原发性甲状腺功能减退（治疗中）、椎－基底动脉供血不足、多发性腔隙性脑梗死。检查：唇甲无发绀，胸廓饱满，下肢不肿。

辨证与诊断：患者素患肺疾，又感外邪，致使肺气失于宣降，加之痰热壅盛，阻滞胸膈，气机愈发不能通达，而见咳嗽、喘憋、痰多而黏；患者年老体弱，既往患有多种慢性疾病，而见纳少神疲，气短无力；舌红苔腻、脉滑数均为热象。诊断为肺热病（右上肺炎伴肺炎旁胸腔积液、慢性阻塞性肺疾病、慢性肺源性心脏病)之痰热壅肺、宣降失司证。

治法：治以清肺化痰，宣通肺气为主，以扶正为辅。

处方：麻杏石甘汤加减。组成：太子参、金银花、生石膏各20g，桑白皮、炙百部、炙百合、冬葵子各15g，橘络、杏仁、款冬花、炙枇杷叶各10g，炙麻黄、生甘草各3g，羚羊角粉(代，分冲)0.6g。7剂，水煎服，每日1剂。

二诊：服药7剂后，咳嗽、喘憋减轻，仍气短，活动后明显，痰量减少，纳可，睡眠可，精神可，大便调，舌质红，苔腻，脉弦滑数。今日出院，出院前查血白细胞计数6.5×10⁹/L，中性粒细胞70%；复查胸部CT：肺炎较前吸收。

继续清热宣肺化痰治疗。

处方：射干麻黄汤加减。组成：茯苓30g，丹参20g，炙前胡、炒白术、桑白皮各15g，紫苏梗、桔梗、炒远志、射干、炙枇杷叶、橘红各10g，炙麻黄、生甘草各3g。7剂，水煎服，每日1剂。

三诊：服药7剂后，咳嗽喘憋明显减轻，仍气短，活动后明显，口干，纳可，睡眠可，精神好，夜尿每日3次，大便调，舌质偏红，苔薄腻欠润，脉沉弦。病情好转，但肺中痰热尚未尽除，而气阴已伤。遂以益气养阴、清肺化痰之剂善后。

按语：肺炎，中医以咳嗽或喘证辨证论治。老年人肺炎属凶险之症，尤其是高龄老年人，极易并发心脏衰竭、呼吸衰竭、肾衰竭等危重病症，预后较差。即使病情得到缓解，其炎症也不易很快吸收，甚至迁延日久，遗留局部病灶。这是由于年老体弱，正气衰竭，抗邪无力，外邪长驱直入或羁留不去所致。治疗须注意：既不可过早收敛，以防闭门留寇、邪羁不去，又不可过用苦寒或发散，恐败胃气、亡阴亡阳，要及时配伍补益之剂，以适时顾护正气，这是临床医师临证时需注意和借鉴的地方。

周信有医案

患者：陈某，男，13岁。1996年4月12日初诊。咳嗽频剧，气粗，声音嘎哑，咳痰黄稠，黏腻不爽，伴烦躁，口渴，头痛，肢楚，胸痛，恶风，舌苔薄黄，脉浮数。体温39℃。

辨证与诊断：肺热病，证属风热犯肺，热毒壅盛，肺失清肃。温热之邪，灼伤肺津，炼液为痰，痰热交阻于气道，壅盛于肺，形成肺闭痰阻。西医诊断为细菌性肺炎。

治法：清热解毒，宣肺化痰止咳。

处方：金银花15g，连翘15g，鱼腥草15g，桔梗9g，玄参15g，知母15g，生石膏30g，贝母9g，黄芩9g，前胡9g，桑皮9g，杏仁9g，瓜蒌仁9g，赤芍9g，牡丹皮9g。水煎服。

二诊：1996年4月15日。服药3剂，体温下降为37℃，咳痰减少，无烦躁。原方加板蓝根15g，继服5剂，症除而愈。

按语：细菌性肺炎属于中医学"风温""肺热咳嗽"等范畴。病因为体虚之人感受风寒、风热和温热之邪，邪气闭阻于肺，肺失于宣发肃降，通调水道失职，水液输化无权，留滞肺络，凝聚为痰。

春季风木当令，气候温暖多风，阳气升发。本例患者年龄尚小，正气还未完全充盛，易感受风热之邪而成病。叶天士云："春月受风，其气以温。"又言："温邪上受，首先犯肺。"风热病邪属阳邪，其性升散、疏泄，多从口鼻而入。肺卫居高，首当其冲，肺卫失宣则见发热、恶风、咳嗽、口渴等肺卫证候，治宜清热解毒、宣肺化痰止咳。

李振华医案

医案1：

患者：张某，女，2岁。4日来高热40℃以上，弛张不解，身热无汗，咳嗽多涕，痰稠黄，咳声不畅，曾用青霉素、金霉素、合霉素、红霉素、链霉素等多种抗生素治疗无效。1日来病情加剧，昏沉嗜睡，喘急面青，两目红肿，厌食呕吐，体温持续在40℃以上，3日来大便未排，小便短赤。托儿所同班有腺病毒性肺炎患儿。入院时体温39.6℃，昏睡状，呼吸困难，面色苍白无泽，鼻煽，咳声不畅，两肺可闻及啰音，心腹未见异常，胸部X线片有肺炎改变，咽培养阴性，白细胞计数 8.3×10^9/L，中性粒细胞0.63，淋巴细胞0.36，单核细胞0.01，舌苔薄白，指纹隐伏，两脉沉数。

辨证与诊断：风寒袭表，有入里化热之势。诊断为肺炎（腺病毒性肺炎）。

治法：治以解表宣肺，佐以导滞为主。

处方：金银花12g，淡豆豉、连翘各10g，紫苏叶、栀子、焦大黄各6g，荆芥穗、杏仁各5g，生甘草3g。紫雪丹1.2g，葱白6cm，每日3次（并配以四环素治疗1周，出院前2天停服）。

第二日体温降至38℃，大便3次，多数滞，舌苔中心黄薄，指纹紫长过气关，脉数有力，为表邪未罢、里热灼肺之象，给予表里双解。处方：生石膏18g，鲜生地黄12g，金银花、连翘、天花粉、鲜芦根各10g，大青叶、黄芩各6g，荆芥穗、知母各5g，生甘草3g，薄荷2.4g。紫雪丹1g，壬金散0.4g，每日3次。

服药1剂，体温降至正常，精神食欲好，轻咳有泪，肺内啰音减少，舌无苔垢，脉缓，指纹淡紫。余热未净，继以清余邪、肃肺止嗽之剂。处方：鲜生地黄12g，金银花、连翘、麦冬各10g，焦麦芽、枇杷叶各6g，川贝母、炒杏仁、黄芩各5g，生甘草3g。壬金散0.3g，每日3次。

按语：表里双解是儿科常用的一法，李老在诊治小儿热病时，非常注意辨清表里阴阳盛衰，且经常少佐甘寒润肺之品，乃因热病易耗阴津，肺为娇脏之理。治疗本病，初以解表宣肺，佐以导滞泻下，因之一剂而效，便通热减。说明治疗重症患儿当机立断，实属重要。继用表里两解，化余邪而滋润阴津，因而似此重症患儿，治疗8天，即得痊愈出院。中医中药发表攻里虽为千古不易大法，但不汗强汗，可伤阴津，应汗不汗，窍闭闷绝；不下强下，洞泄难禁，当下不下，胀闷腹实。凡此种种，皆属儿科临床要点，业儿医者，应细心分析。

医案2：

患者：丁某，女，3个月。近日来高热不退，壮热无汗，喘促鼻煽，阵咳不止，痰多，夜卧不宁，时有惊惕，小溲短，体温40.1℃，两颊微赤，两肺可闻及啰音，X线胸透有肺炎改变，白细胞计数 18.4×10^9/L，舌苔白薄，脉浮数，指纹赤紫。

辨证与诊断：本例壮热无汗，喘促痰壅，为表邪不解，热灼肺络所致，证属风寒束表，里热闭肺。西医诊断为支气管肺炎。中医诊断为肺热病。

治法：解表清里，化痰定喘。

处方：麻杏合剂加味。组成：生石膏24g，金银花18g，桑白皮、牛蒡子、藿香、青蒿、枇杷叶各10g，川贝母、紫苏叶各6g，甘草5g，炙麻黄、杏仁各30g。

服药16小时后，体温降至36.3℃，夜眠安宁，呼吸平稳，咳轻痰少，次晨舌苔薄黄，脉略数。表证已罢，里热未净，原方去紫苏叶，继服1剂后，改服麻杏合剂，6日后病愈出院。

按语：使用麻杏石甘汤加味，效颇显著。方中炙麻黄开通肺窍，杏仁宣肺宁喘，生石膏入肺大清气热，甘草和中，同时加用川贝母、桑白皮、金银花、枇杷叶以宁嗽平喘，牛蒡子、藿香、紫苏叶、青蒿以解表驱寒。此乃表邪未解，热蒸肺络，迫肺作喘之正治法，而与单纯散寒或泻热之专用处方不同。

邵长荣医案

患者：唐某，男，53岁。2008年9月17日初诊。发热、咳嗽1个月。1个月来发热、咳嗽，胸部X线片提示右中肺炎，已于外院进行抗菌治疗，胸部X线片提示右中肺炎有所吸收，但发热、咳嗽依然，故来诊。刻诊：咳嗽、咳吐白色黏痰，乏力，怕冷，自汗，盗汗，潮热（每日下午体温37.5℃），口干，夜寐易惊，大便调，舌质红，苔薄黄，脉小弦。

辨证与诊断：肺热病，证属痰热壅盛。痰热壅肺，则咳嗽，咳吐白色黏痰；营卫不和，则畏寒、发热。西医诊断为右中叶肺炎。

治法：清肺化痰，调和营卫。

处方：矮地茶、白茅根、芦根、淮小麦各30g，鹿衔草、白芍、赤芍各18g，金荞麦15g，地锦草、佛耳草、黄芩各12g，柴胡、前胡、六月雪、姜竹茹、炙甘草、炒酸枣仁、川桂枝各6g。7剂。

二诊：2008年9月24日。服药3天后热退，晨起有黄脓鼻涕，稍咳，痰黄，盗汗减少，舌质红，苔薄白，脉小弦。检查：鼻黏膜、咽后壁有黄色分泌物。拟祛风平肝，清肺化痰方。处方：矮地茶、白茅根、芦根各30g，鹿衔草18g，金荞麦15g，地锦草、佛耳草、荆芥、防风、黄芩各12g，柴胡、前胡、桃仁、杏仁、藿香各9g。14剂。

三诊：2008年10月8日。稍咳，咽痒，口干，舌质红，苔薄白，脉小弦。拟清肺平肝，化痰止咳，养阴润燥方。处方：矮地茶、白茅根、芦根各30g，金荞麦15g，桑葚、桑寄生、功劳叶、黄芩各12g，桑白皮、冬桑叶、青皮、陈皮、姜半夏、桃仁、杏仁、款冬花、天冬、麦冬各9g。14剂。

随访：2周后，患者咳嗽咳痰均愈，偶有胸闷、口淡、乏力，继续健脾化湿以善其后。

按语：患者感受外邪，发热、咳嗽已经1个月，症见发热、痰黄，且舌质红，苔薄黄，脉小弦。辨证为痰热壅肺，且正气尚存。所谓"治嗽大法，盛者下之，久则补之，风则散之"。本例选用鹿衔草、地锦草、佛耳草、黄芩、全荞麦等清肺化痰药物，配合桂枝、芍药调和营卫取效。另外，呼吸道还包括鼻、咽、喉和气管，故邵老十分重视鼻、咽对肺部疾病的影响，该患者有鼻炎史，鼻腔分泌物流至下呼吸道是导致肺炎不愈的原因之一。鼻、咽是肺之门户，方药中以藿香开窍，肺、鼻同治，体现了用药的整体现。

周仲瑛医案

患者：张某，女，57岁。病程3天，因沐浴乘凉，而致恶寒，头痛，继则发热，无汗，肌肤如灼，入夜热盛则神志欠清，微有咳嗽，咳痰色黄，量少不爽，昨起又增左胸疼痛，咳则引痛尤甚，胸闷脘痞，时时呕恶痰涎，口苦，渴欲凉饮而不多，大便质干量少，舌苔淡黄白腻，上有黏沫，质暗红，脉小滑数。检查：体温 39.4℃，脉搏 105 次/分，急性病容，胸部左下 7～8 肋间叩诊音浊，语颤增强，呼吸音减弱。X 线胸透：左下肺见大片状模糊阴影，边缘不清，为肺部炎症，肺脓肿。查血常规：白细胞计数 $41.2 \times 10^9/L$，中性粒细胞 0.90，淋巴细胞 0.10。痰培养 3 次，均为非溶血性链球菌。

辨证与诊断：属病邪由卫入气，从上传中，热郁胸膈，痰热中阻，湿食互结，是肺胃同病。病理重点在于胃腑，表现结胸证候。

治法：清宣郁热，化痰开结。

处方：栀豉汤合小陷胸汤加味。组成：全瓜蒌 15g，淡豆豉 12g，杏仁、炒枳实、栀子、炒莱菔子各 9g，法半夏、广郁金、旋覆花（包煎）各 6g，橘皮、姜竹茹各 4.5g，川厚朴 3g，姜黄连 2.4g。每日 2 剂。

药后汗出遍体，胸部闷痛得减，咳嗽咳痰亦爽，但仍呕恶白色涎，大便 4 次，干溏相杂，舌苔转为淡黄腻，翌日身热递降，午后正常，守原法续进，每日 2 剂，第 5 日胸痛消失，脘痞胀痛及呕恶均已，知饥思食，仅有微咳，痰白排出爽利，大便又行多量溏褐粪 4 次，苔腻化薄，原方去栀子、豆豉，再服 2 日，诸症均平。查白细胞已趋正常。乃去莱菔子，加冬瓜子继进巩固 3 日，胸部 X 线片复查正常而出院。

按语："邪之所凑，其气必虚"，在肺炎的发病过程中所谓"虚"，主要是因劳倦受凉、起居不慎等引起一时性的卫外不固，致病邪乘虚而入，不一定都是素体正虚；另一方面，如果邪毒过盛，超过人体防御功能的极限，虽然正气不虚亦能致病。因此，治疗总以祛邪为主，除在恢复期酌用清肺养阴或兼补气药外，很少用到补法。即使见到邪热内陷，逆传心包，正虚欲脱之证，也需衡量邪正虚实的主次，有时尚可通过祛邪以扶正，采用清热开窍或通腑等法治疗，未必悉以扶正救脱为主。曾见个别患者因素体本虚，以致连续几年均有发作，甚至 1 年发生 2 次肺炎，但 2 次住院均按"急则治标"的原则，以祛邪为主获效。

黄吉赓医案

患者：水某，男，45 岁。反复咳痰史 30 余年，咯血史 20 年。近 2 个月来咳吐黄痰，伴腥臭味，曾在某医院服中药治疗，效不显。近 2 周用青霉素及林可霉素肌内注射后黄痰稍减。刻诊：咳嗽，痰量每日 50～100mL，色黄，黏稠不畅，气喘，胸闷较甚，纳欠佳，口干饮不多，大便正常，苔薄黄腻，舌质暗红，脉细滑（96 次/分）。曾做检查示：支气管扩张。

辨证与诊断：肺炎（支气管扩张继发感染），证属痰热壅肺、清肃失司。

治法：清化痰热，宣肃肺气。

处方：和解清化汤加味。组成：柴胡 30g，黄芩 30g，竹沥半夏 15g，金银花 15g，连翘 15g，冬瓜子 15g，紫菀 15g，枳壳 9g，桔梗 9g，生甘草 9g，射干 15g，炙麻黄 3g，郁金 10g，炙鸡内金 10g，生谷芽 15g，生麦芽 15g，7 剂。另：银黄片 4 片，每日 3 次；穿心莲内酯片 3 片，每日 3 次。停用抗生素。

二诊：服药 5 剂，咳痰减少，胸闷显减，咳痰 10 余日，痰色白黏、欠畅，气喘稍减，纳欠佳，口不干，大便偏溏、日行 1 次，畏风，苔薄黄腻，质暗红，脉细（84 次/分）。前法奏效，痰热渐化，继以清热化痰再进。因子病及母，故拟前法参入健脾化痰之品。处方：原方加孩儿参 15g，白术 15g，茯苓 15g，7 剂。中成药同初诊方。

三诊：咳痰续减，咳痰 4~5 日，白黏，难咳，纳平，口微干，喜温饮，大便溏，日行 1 次，苔薄黄腻，舌质暗红、边有齿印，脉细（84 次/分）。脾虚之体，余邪未清。今予健脾化痰佐以清化。方拟健脾化痰汤加减。处方：太子参 15g，白术 15g，云茯苓 15g，甘草 9g，陈皮 10g，制半夏 15g，紫菀 15g，柴胡 15g，黄芩 15g，射干 15g，炙麻黄 3g，生薏苡仁 15g，熟薏苡仁 15g，炮姜炭 5g，焦山楂 15g，焦神曲 15g，7 剂。中成药同初诊方。

按语：该患者 30 年来屡用多种抗菌药物及中药治疗，其效不显。因患者咳吐黄痰带有腥味，按痰热壅肺论治，投入大剂量清热化痰之剂，服和解清化汤加味，5 日见效，1 周胸闷显减、痰热渐化，2 周获临床控制，转健脾为主调治。

林求诚医案

患者：肖某，男，72 岁。2009 年 9 月 12 日初诊。发热伴咳嗽、咳痰 12 天。家属代诉患者入院前 4 天无明显诱因出现发热，体温最高达 38.2℃，伴咳嗽、咳痰量多，呈白色黏稠痰，不易咳出，无鼻流清涕，无潮热、盗汗、咯血，无气促、胸闷，无咳粉红色泡沫痰。当地养老院医生予头孢曲松钠、左氧氟沙星等治疗后，症状未见明显好转。遂就诊于我院门诊，为求进一步诊治，门诊收住入院。自发病以来，患者嗜睡，纳差，大便正常，小便失禁。体重无明显增减。刻下：咳嗽，咳痰，痰多色白质黏，不易咳出，发热，体温 37.8℃，纳差，大便正常，小便失禁。

辨证与诊断：风温肺热病，证属痰热郁肺。西医诊断为急性肺炎。

治法：清热宣肺，止咳平喘。

处方：麻杏石甘汤（发热方）加味。组成：麻黄 6g，杏仁 6g，石膏 25g，甘草 3g，知母 10g，青蒿 10g，柴胡 10g，条芩 10g，大黄 6g，肉桂（研末，分冲）1g，葛根 15g，槟榔 10g。水煎服，每日 1 剂，连服 3 天。

二诊：2009 年 9 月 15 日。服药后患者无再发热，咳嗽、咳痰减少，色白，易于咳出，舌红，苔薄白。续予上方服用 3 天。

三诊：2009 年 9 月 19 日。服药后患者咳嗽基本消失，病情得到控制。

按语：麻杏石甘汤由麻黄、杏仁、石膏、甘草组成。本方依邪热在肺之理，立清气宣肺之法，重用石膏为君药，以其辛甘大寒专清气分实热，臣以麻黄清宣入肺，领石膏清热之力飞腾上焦，清宣肺热以平喘逆，杏仁苦降，宣肺下气定喘，甘草调和诸药，配杏仁以止嗽，其为佐药，合之有清热宣肺之功。而本案患者为久病由实转虚，虚实夹杂，阴阳失衡，而使得持续低热。故在原方的基础上，加用知母、条芩、大黄、青蒿、葛根清热生津，柴胡和解少阳，槟榔行气，再加以肉桂引火归元。

张学文医案

患者：祝某，男性，22 岁，学生。高热、咳嗽、胸痛 15 天。因外出劳累，2 天后出现高热，体温达到 38.8℃ 以上，伴有胸痛、咳嗽，咳少量黄黏痰。医院用青霉素、链霉素治疗 3 天不见其效，转笔者医院就诊。查血常规：白细胞计数 25×10^9/L，血沉 65mm/h，胸透示左下肺大片实变阴影,痰培养为克雷伯杆菌,确诊为左下肺肺炎。经多种抗生素治疗2周,高热仍然不退,体温仍为38~40℃,既往曾因3次左下肺炎住院。刻下:高热汗出,恶寒恶热,口渴欲饮,干咳少痰,左胸疼痛,神疲乏力,纳食一般,舌红,苔黄燥,脉细滑数。查体:体温39.5℃,呼吸32次/分,心率50次/分,血压120/75mmHg,急性病容,精神萎靡,左下肺听诊呼吸音弱,叩诊浊音。

辨证与诊断:风温犯肺,气分热盛(肺炎)。

治法:宣肺止咳,辛寒清热。

处方:生津止渴汤。组成:知母11g,生石膏(先下)28g,金银花16g,连翘13g,大青叶28g,芦根28g,白茅根28g,桑白皮11g,地骨皮24g,炙前胡13g,生甘草6g。每日1剂,水煎服,每日分3次温服。

服药10剂,体温降至38.5℃,口渴汗出减少,纳食不甘,痰不易咳出,舌苔薄白,脉细滑数。守方去芦根、生甘草,加茯苓16g,陈皮13g,焦三仙各13g。

再服6剂后,体温波动在37.5℃左右,咳嗽减轻,胃脘不适。守方去生石膏、知母,加黄芩13g,法半夏13g。

续服6剂后,体温正常,诸症均愈,停用抗生素,纳食仍差,舌淡,脉细滑。血常规:白细胞计数5.5×10^9/L,X线胸片复查左下肺后基底段有密度增高影,考虑炎症合并胸膜病变所致。辨证为病邪乍退而脾胃未复之象。拟从调补脾胃治之,五味异功散加味。处方:党参13g,白术13g,茯苓11g,炙甘草11g,陈皮13g,鸡内金13g,焦三仙13g,水煎服。服药6剂,病愈出院。2周后复查X线胸片示左下肺炎症明显吸收。

王灿辉医案

患者:黄某,女,51岁。2009年3月20日初诊。咳喘反复发作1年,加重1个月。患者1年前出现不明原因的干咳,气急,未加注意。1个月前突然出现活动性呼吸困难,呈进行性加重,急到某医院检查,CT示:肺间质呈毛玻璃样改变,血气分析见低氧血症,诊断为"间质性肺炎",遂住院治疗,经以激素和抗生素等对症治疗1个月,症情未见明显好转,改求中医诊治。刻下:患者干咳阵阵,痰少质黏难咳,气短不足以息,活动后尤剧,胸闷,低热,体温为38.3℃,大便干结,2日一行,口干,舌黯红有瘀斑,苔少欠润,脉细涩。

辨证与诊断:肺痿(间质性肺炎),证属气阴亏虚、瘀热阻肺。

治法:滋阴益气,清肺活血通络。

处方:三甲散加减。组成:鳖甲30g,龟甲30g,牡蛎30g,牡丹皮12g,地鳖虫10g,赤芍12g,莪术10g,鱼腥草30g,知母10g,黄芩10g,太子参30g,麦冬10g,瓜蒌仁10g,炙款冬10g,蒸百部10g,平地木20g。7剂。

二诊:2009年3月27日。药后发热消失,体温37.2℃,咳嗽有减,大便通畅,但仍阵阵干咳,痰少质黏,气短,活动后加重,胸闷,口干,神倦,舌红有紫气,苔少欠润,脉细涩。肺热得清,但肺经瘀滞仍在,气阴未复,治拟滋阴益气、宣肺活血。方用三甲散加减。鳖甲30g,龟甲30g,牡蛎30g,地鳖虫10g,牡丹皮12g,赤芍12g,莪术10g,郁金10g,陈皮10g,黄芩10g,太子参30g,麦冬10g,杏仁10g,炙款冬10g,蒸百部10g,平地木20g。7剂。

三诊：2009 年 4 月 2 日。药后咳嗽明显减少，无痰，但仍偶有干咳，气短，神倦乏力，口干，舌光红少苔，脉细数。复查 CT：两肺玻璃样影较前明显减小，变淡。肺经瘀滞渐消，肺气得宣，但肺之气阴未复，继进补气养阴，益肺通络，予三甲散加减。鳖甲 30g，龟甲 30g，牡蛎 30g，地鳖虫 10g，牡丹皮 12g，赤芍 12g，太子参 30g，麦冬 10g，五味子 6g，杏仁 10g，炙款冬 10g，蒸百部 10g，炙黄芪 20g，沙参 15g，茯苓 10g，焦白术 15g，砂仁 6g，甘草 5g。14 剂。病情稳定。

按语：肺间质纤维化早期症状不明显，以活动性呼吸困难、喘气、乏力、消瘦为主要临床表现，X 线胸片检查可见弥漫阴影、限制性通气障碍、弥散功能降低，血气分析见低氧血症，患者最终多因呼吸衰竭而死。王老认为本病属中医的"肺痿""胸痹"范畴。本病病初在气分，久病入血分，病情呈现本虚标实的证候，气阴两虚为本，痰、热、瘀阻滞肺络为标。总的病机是肺之气阴两虚，痰浊瘀血相互胶结阻滞脉络。本案患者干咳、气急 1 年，肺之气阴耗散，久咳伤肺，肺络损伤，血行不畅，瘀血停滞，郁滞肺络，瘀血内停，郁而化热，故本病为虚实错杂、本虚标实，虚为肺之气阴耗散，实为肺热、瘀血，故治以标本同治，以扶正气培其本，化瘀清热治其标。方中鳖甲、龟甲、牡蛎、地鳖虫、牡丹皮、赤芍、莪术活血化瘀，软坚散结，抗肺纤维化，太子参、麦冬、知母益气养阴，扶助正气，黄芩、瓜蒌仁、鱼腥草、炙款冬、蒸百部、平地木清肺泄热、宽胸散结止咳嗽。全方共用，使阴液补，正气充，血脉和，瘀血散。

王会仍医案

患者：潘某，男，45 岁。2009 年 4 月 17 日初诊。咳嗽咳痰 1 个月余，痰中带血、胸痛 4 天。患者 1 个月余前无明显诱因出现咳嗽咳痰，痰黄，量多易咳，无咯血、胸痛，无胸闷、气急，时有盗汗，无明显发热。4 天前出现痰中带血，伴有右侧胸痛。查体：右下肺可及少许湿性啰音，舌红，苔薄黄，脉滑数。胸部 CT 示：右肺中叶炎症病变。

辨证与诊断：咳嗽，证属痰热蕴肺。西医诊断为社区获得性肺炎。感触外邪，转从热化，痰热蕴肺，而出现诸症。

治法：清热肃肺，豁痰止咳。

处方：泻白散加减。组成：桑白皮 15g，地骨皮 12g，甘草 6g，黄芩 12g，杏仁 10g，浙贝母 20g，麻黄根 6g，稗豆衣 12g，牡蛎 30g，老鹤草 15g，鹿衔草 15g，太子参 20g，蝉衣 10g，地肤子 12g，野荞麦根 30g，三叶青 15g，鱼腥草 30g，白术 12g。水煎服，每日 1 剂，7 剂。

二诊：2009 年 4 月 24 日。服药 1 周后，患者咳嗽咳痰好转，无痰中带血，无胸痛，查体：右肺可及少许湿性啰音，舌脉同前。上方去地骨皮、鹿衔草、鱼腥草、白术，加茯苓 15g，竹沥半夏 10g，鸭跖草 30g，浮小麦 30g。水煎服，每日 1 剂，连服 14 剂。

三诊：2009 年 5 月 8 日。患者症状明显缓解，略有咳嗽，痰少，仍有盗汗。复查胸部 CT 示：右肺中叶炎症较前吸收。查体未闻及干湿性啰音，予以原方加减，加焦山栀 20g，薏苡仁 30g。

按语：此例社区获得性肺炎属中医"肺热病"范畴，证属痰热蕴肺，治以清热肃肺、豁痰止咳。方选泻白散加减。王老认为"毒寓于邪，毒随邪入，热由毒生，变由毒起"，"毒"与肺炎的发生、发展、转归可谓关系甚密，故其强调治疗肺炎首要措施是祛邪解毒，重用清热解毒方药。他认为解毒清热方药除具有明显改善感染引起的毒血症状的作用外，还能起到稳定线粒体膜、溶酶体膜、保护细胞器以及对抗内毒素所致脂质过氧化损害等作用。王老擅用鱼腥草、黄芩、金银花、板蓝根、大青叶、七叶一枝花、野菊花、虎杖等，认为这些药物有着良好的抗菌消炎作用。

潘万喜医案

患者：金某，女，48 岁。反复咳痰史 20 余年，咯血史 10 年，近 1 个月来咳吐黄痰，伴腥臭味，曾在某院服中药治疗，效不显，近几天用青霉素及林可霉素肌内注射后，黄痰稍减。刻诊：咳嗽，痰量每日 50～80mL，色黄，黏稠，气喘，胸闷较甚，食欲缺乏，口干咽干，大便正常，苔薄黄腻，质黯红，脉细滑（96 次/分），曾做检查显示"支气管扩张"。

辨证与诊断：痰热壅肺，清肃失司（肺炎，支气管扩张继发感染）。

治法：清化痰热，宣肃肺气。

处方：和解枢机汤加味。组成：柴胡 28g，黄芩 28g，竹沥、半夏各 16g，金银花 16g，连翘 16g，冬瓜子 16g，紫菀 16g，枳壳 9g，桔梗 9g，生甘草 9g，射干 16g，炙麻黄 3g，郁金 13g，炙鸡内金 13g，生谷芽、麦芽各 16g。7 剂。另：银黄片，4 片/1 次，每日 3 次；穿心莲内酯片，3 片/1 次，每日 3 次；停用抗生素。

二诊：服药 5 剂，咳痰减少，胸闷显减，咳痰 10 余日，色白黏，欠畅，气喘稍减，纳欠佳，口不干，大便偏烂，日行 1 次，畏风。苔薄黄腻、质黯红，脉细（84 次/分）。前法奏效，痰热渐化，继以清热化痰再进，因子病及母，故拟前法参入健脾化痰之品。处方：原方加人参 16g，白术 16g，茯苓 16g。7 剂。中成药同上。

三诊：咳痰续减，咳痰四五日，白黏，难咳，纳平，口微干喜温饮，大便质烂，日一行，苔薄黄腻，质黯红，边有齿印，脉细（84 次/分）。脾虚之体，余邪未清。今予健脾化痰佐以清化。方拟健脾化痰汤加减。处方：太子参 16g，白术 16g，云茯苓 15g，甘草 9g，陈皮 13g，制半夏 16g，紫菀 16g，柴胡 16g，黄芩 16g，射干 16g，炙麻黄 3g，生、熟薏苡仁各 16g，炮姜炭 58，焦山楂、神曲各 16g。7 剂。中成药同上。

沈其霖医案

患者：李某，男，43 岁。2003 年 6 月 6 日初诊。患者咳嗽、胸痛 1 年余，经胸部 X 线片、CT 等检查，诊断为"间质性肺炎"，反复住院 3 次，输注"氨苄西林、头孢唑啉"等药物均无明显疗效，他处服中药治疗亦罔效。刻诊：阵作剧咳，直至咳出少量白色泡沫痰，咳嗽方止，每日阵咳 10 余次，伴胸痛，胸部满闷不适，气紧，汗多，饮食、二便如常。舌质红，苔白厚腻，脉弦细。

辨证与诊断：肺燥咳嗽兼脾湿内蕴、气机不畅，为风温夹湿之证。

治法：润肺理气化痰，清热除湿。

处方：清润化解汤。组成：南沙参 30g，黄精 30g，黄芩 30g，连翘 30g，金银花 30g，赤芍 30g，枳壳 15g，浙贝母 15g，甘草 10g，鱼腥草 50g，桑叶 15g，草豆蔻 12g，香附 15g，旋覆花 15g。每日 1 剂，水煎分 3 次服。7 剂为 1 个疗程。忌食辛燥腌卤食物及高蛋白、植物油等。

二诊：2003 年 6 月 21 日。阵咳次数明显减少，咳痰易出，已不气紧，胸微痛，汗出仍多，舌暗红，苔前薄后厚乏津，脉细。仍遵前法，原方去草豆蔻继服。15 天后来诊，仅微咳，背部偶感疼痛，余无不适，前方继进 15 天，诸症悉除，复查胸部 X 线片已无异常。

  按语：中医学通常将间质性肺炎归属"咳嗽"范畴进行辨证论治。业师李孔定教授根据本病临床所见，认为本病多属中医学"风温夹湿"之病，其来也速而热重，故属风温；其去也缓而舌腻，故云夹湿。然风温之邪，延日即去，后遗肺燥脾湿之证则难速已。此时治当清热润肺、化湿解毒，因而创立清润化解汤治疗。清润化解汤以南沙参、黄精、浙贝母润肺解燥，黄芩、金银花、连翘、鱼腥草清热解毒，枳壳行气，赤芍活血，使气机调畅，有利湿毒之化解，黄芩苦燥，鱼腥草清利，有利湿毒之排除。临床观察表明，本方对于解除间质性肺炎的临床症状、促进肺部炎症吸收、改善肺功能具有明显作用。

第八章 支气管扩张

施今墨医案

患者：巩某，男，47岁。咳嗽15年，6个月前曾咯血，经某医院检查，诊断为"支气管扩张"。现症：痰量极多，每日约有500mL，色黄绿如脓，且有晦暗血色，味腥臭，两胁疼痛，食欲缺乏。舌苔黄垢，脉弦数。

辨证与诊断：中医诊断为咳嗽、咯血。痰涎煎熬，腐化如脓，气失宣畅，咳嗽胁痛。辨为内热久郁，油气熏蒸之咳嗽咯血。乃慢性支气管扩张病例。

治法：祛痰清热解毒。

处方：炙前胡5g，炙白前9g，旋覆花(布包)6g，代赭石(布包)12g，白芥子1.5g，莱菔子6g，炙紫菀、炙紫苏子各5g，冬瓜子、甜瓜子各18g(同捣)，苦桔梗5g，陈橘红、陈橘络各5g，半夏曲、枇杷叶各6g，款冬花5g。另：犀黄丸(分2次随药服)6g。

二诊：服药5剂，未见效果，一切如旧，仍拟前法再增药力治之。处方：茯神、茯苓各10g，款冬花5g，炒远志5g，桔梗5g，白杏仁6g，旋覆花(布包)6g，赭石(布包)12g，炙紫苏子、炙化橘红各5g，莱菔子(打)5g，白芥子(打)1.5g，冬瓜子(捣)18g，甜瓜子(捣)10g，炙前胡、炙紫菀各5g，花蕊石(打)6g，钟乳石(打)12g。另：西黄丸3g(分2次)送服。

三诊：服药4剂，除两胁疼痛减轻外，余症未见大效，拟用丸药服20日观察。每日早、晚服气管炎丸20粒，午服西黄丸5g，晚服白及粉5g，三七粉1.5g。

四诊：服前方丸散20日，已见效，诸症均有所减，遂又多服10日，痰量减少一半，已经无血色及黄绿脓痰，较前略稀，仍有臭味。处方：①大瓜蒌一个剖开，纳入整个半夏，塞满，用线扎紧，外用盐泥封固，灶下火灰煨透去泥皮，研细末每日早、中、晚各服5g；②海蜇皮500g，荸荠1000g，洗净，连皮切碎加水慢火煎熬如膏，早、晚各服1汤匙，服完再制，共服1个月。

五诊：服药1个月，痰量每日180mL左右，咳亦随之减少，但觉心悸头晕，拟配丸方服。处方：茯苓30g，生龙骨、牡蛎各30g，玄明粉15g，款冬花15g，炒枳壳30g，苦桔梗15g，黛蛤散30g，化橘红15g，川贝母30g，法半夏30g，天花粉60g，远志30g，茯神30g，紫厚朴30g，陈橘络30g，白知母15g，白杏仁30g，甘草30g。共研细末制蜜丸如小梧桐子大，每日早、晚各服10g，每日中午服西黄丸5g。

六诊：服药期间病即减轻，中间曾停服数日，诸症又行加重，现在痰量又增至每日180mL左右。臭味已除，痰稀色黄，心悸头晕。用药：每日早服二陈丸10g，午服西黄丸3g，晚服强心丹16粒。

七诊：服丸药咳减痰少，症状大为减轻，近日天寒，痰量又多，咳嗽亦增，气短心悸，暂用汤剂补充。处方：吉林参（另炖兑服）5g，炙黄芪15g，酒丹参18g，百合12g，茯苓12g，玉竹15g，炒远志6g，橘红5g，北沙参（米炒）12g，橘络6g，野白术6g，炙甘草3g，清半夏6g。

八诊：服药6剂，精神好转，心悸、头晕、气短，亦均见效，有咳嗽，痰稀白量不多。用药：每日早服茯苓丸10g，午服西黄丸6g，晚服气管炎丸20粒。

按语：支气管扩张的特点：病程较长，反复咳嗽，咳且在痰，痰液静置后可分为3层，上层为泡沫，中层为黏液，下层为残渣。反复咯血，血量不一。其治疗原则：促进腺液排除，控制继发感染。本案为一慢性支气管扩张病例，病程长达15年，治之极为棘手。一至三诊，病情毫无减轻，但辨证已清，即应守法有恒。治疗历经13个月，各诊方药有变，而化痰清热解毒之法，则贯彻始终。尤以西黄丸，一用到底。此药本治痈肿，其解毒排脓之力甚强，用于支气管扩张，化脓痰，清肺热，疗效也佳。四诊所用海蜇皮与生荸荠熬膏，名曰雪羹汤，润燥化痰最效。

张子琳医案

患者：田某，男，27岁。1976年6月10日初诊。咳嗽，吐白黏痰。10天前突然咳血，满口皆血。随后痰中带血点、血丝。有时痰血相混。口干，咽干，时有胸痛。舌质红，少苔，脉沉，至数正常。

辨证与诊断：中医诊断为咳嗽咯血。肺为娇脏，喜润恶燥，风热燥邪伤肺，则咳痰胶黏不爽，震伤肺中络脉而致咳血。辨为肺气失宣，咳伤肺络。

治法：宣肺化痰，理气止血。

处方：桔梗6g，贝母10g，紫菀10g，橘红6g，炙枇杷叶6g，瓜蒌10g，麦冬10g，百部10g，甘草5g，茜草6g，阿胶10g，藕节10g，仙鹤草12g，地骨皮12g，桑叶12g，淡竹叶6g。

二诊：1976年6月14日。上方服4剂，咳嗽，痰中已无血，晚间咽干、胸痛减轻，头晕愈。下午手足心热，腰困，脉沉弱，仍遵上法。处方：桔梗6g，贝母10g，杏仁10g，紫菀10g，橘红6g，炙枇杷叶6g，瓜蒌仁12g，麦冬10g，百部10g，紫苏子6g，茜草6g，地骨皮10g，甘草5g，沉香6g，牡丹皮6g，桑叶10g。

三诊：1976年6月18日。服上方4剂，再未咳血，胸痛好转。只有劳动时觉轻微疼痛。咳痰白黏，咽干，盗汗，小便频数，手心发热，腰困。脉仍沉弱。治宜滋补肺肾、化痰止嗽，辅以敛汗。上方改橘红为10g，瓜蒌仁为10g，地骨皮为12g，加辽沙参10g，五味子5g，菟丝子15g，杜仲12g，煅龙骨10g，煅牡蛎10g，浮小麦18g，枸杞子10g，去紫苏子、杏仁、紫菀、炙枇杷叶、茜草、沉香、桑叶，水煎服。

四诊：1976年6月28日。上方加减服6剂，胸痛轻微，咳嗽痰少而黏，盗汗止，小便次数减少，但尿时仍痛，手心还热，腰困，脉沉弱。上方加知母10g，桑叶10g，地骨皮改为21g，继服6剂，诸症渐安。

按语：咳血系指由肺经气道咳嗽而出，痰血相兼，或痰中带血，或纯血鲜红间夹气泡的病证。多因外感风热燥气或内伤情志，直接或间接伤及肺络所致。痰血相兼，或痰中带有血丝、血点。盖治以祛除外邪，止嗽止血、润肺化痰之法。标本兼顾，构思周密，疗效颇佳。

黄文东医案

患者：李某，男，74岁。1974年12月17日初诊。患者咳血经久不愈已4个月余。经X线胸透排除肺癌和肺结核，原有轻度肺气肿。目前咳不甚剧，前晚曾咯出鲜血十几口，痰如白沫，有时左胁隐痛，口干，动则气急，饮食二便均正常。舌苔薄，脉弦。

辨证与诊断：中医诊断为咯血。肝火偏旺，阴虚火扰，灼伤肺络，故见咳血。辨为肝火犯肺，肺络受伤。

治法：清肺平肝，化瘀和络。

处方：泻白散合黛蛤散加味。组成：桑白皮12g，地骨皮12g，北沙参9g，杏仁9g，桃仁4.5g，牡丹皮9g，赤芍9g，制大黄4.5g，黄芩9g，炙紫苏子12g，黛蛤散（包煎）12g。

二诊：1974年12月24日。咯血已止，胁痛亦减，咳痰不爽，纳食如常，舌苔薄，脉弦。仍予清肺平肝、滋阴宁络之法。原方去桃仁，加瓜蒌皮9g，麦冬9g。再进6剂。

三诊：1974年12月31日。十几日来未见咯血，但左胁偶有牵痛，咳已少，鼻燥，二便正常。苔薄腻，脉弦。再拟清养气阴、润肺化痰方以善其后。处方：北沙参9g，桑白皮9g，地骨皮9g，黄芩9g，杏仁9g，冬瓜子12g，丝瓜络6g，赤芍9g，炙远志4.5g。

按语：本患者系因肝火犯肺伤及肺络而咳血。肝脉布于两胁，脉络瘀滞，症现胸胁引痛。治以平肝清肺，化瘀和络。方用黛蛤散、泻白散加化瘀药，证治较为合拍。方中黛蛤散清肝化痰，泻白散泻肺清热，桃仁、赤芍等活血化瘀，大黄化瘀清热、推陈致新，肝火得平，肺气肃降，瘀热下行。此案见血而不用止血药，咳血能自止者，乃审证、求因、治本三者相结合之妙。

裘沛然医案

患者：严某，女，39岁。1993年11月18日初诊（咯血反复出现20余年）。患者自15岁起经常咳嗽，伴有痰多，痰色偏黄，有时痰中带血，西医诊断为"支气管扩张"，给予抗生素及止血药，仅能暂止。自生育之后，每遇经前均要咯血十几口，月经经量较生育前减少。平时咯血量不多，多数是痰中夹血丝。刻下咳嗽痰多，痰呈白色，质较黏稠，夜间盗汗，头痛频作，口渴喜饮，神疲乏力，胃纳尚佳，大便正常，舌苔薄白，舌质暗红，脉细弦。

辨证与诊断：中医诊断为咯血。此为咳嗽日久，导致肺肾阴亏，相火内炽，血随火升。辨为肺肾阴虚，相为内炽。

治法：养阴清热，佐以止咳化痰。

处方：生石决明（先煎）、生地黄各30g，淡黄芩24g，黛蛤散（包煎）18g，侧柏炭、生蒲黄（包煎）、麦冬各15g，冬桑叶、牡丹皮、茜草根、百部、紫菀各12g，北细辛10g，川贝母9g。7剂，水煎服。

二诊：服上药1周后，咳嗽、咳痰略有减少，咯血未见，嘱其继服上药。

三诊：服药3周后月经来潮，经前咯血已由原来十几口减为四五口，黄痰较多。再服上方加桃仁、杏仁各12g。

四诊：服药 1 个月后，口渴、盗汗已除，月经来潮已无咯血，经量增多亦趋正常。患者坚持服药 3 个月，1 年后随访，经前咯血已除，平素咳剧偶见痰带血丝。

按语：支气管扩张以咳嗽、咳大量脓痰和反复咯血为主要症状，因此属中医学"咯血"范畴。每于经前咯血，并伴有月经经量减少，中医称"倒经"，咳嗽咯血日久系肺肾阴亏之象，女性以血为本，以血为用，经、产、乳都与血有关，而血的运行，全赖肝的疏泄条达，今肾阴不足，肝阳偏旺，血随火上逆而致咯血。今患者平素痰涎壅滞，阻碍血气运行，以致经临量少。故裘老在方药用药中仔细斟酌，除用生地黄、百部、麦冬补益肺肾之阴外，又以桑叶、石决明、黛蛤散、牡丹皮、黄芩平肝泻火，用桃仁、茜草、侧柏叶、蒲黄凉血行血，使血行循经而不外溢，再佐贝母、杏仁、紫菀化痰止咳。按此类病例，一般不敢用细辛，而本例则重用之，且与黄芩相配，细辛温，黄芩苦寒，寒温结合，共奏开窍宣肺、清气化痰之功。故全方既能使咳嗽减、脓痰少、咯血止外，还能使经量增多。裘老认为："生地黄一药，近人只作为凉血或滋阴应用，实则该药并有活血行瘀之功，故治疗咯血或吐血，生地黄为一味较为理想之药物。"

刘渡舟医案

患者：方某某，女，39 岁。患支气管扩张咯血十年，屡治不效。每至春天，咯血频发，吐痰黄稠，口不渴，时常胸胁疼痛，动则短气，情绪激动之时咯血每易发作。纳食、睡眠、二便尚可。颜面憔悴，舌质暗淡，无苔，脉弦细数。

辨证与诊断：咯血（支气管扩张），证属木火刑金、肝火犯肺。

治法：清金平木。

处方：青黛 6g，蛤粉 6g，花蕊石 12g，鹅管石 12g，侧柏炭 10g，芦根 30g，薏苡仁 30g，冬瓜仁 20g，桃仁 6g，红花 6g，川贝 6g，马勃 6g。

以此为基本方加减，或佐清化痰热，或佐益气养阴，或佐健脾益肾。服药半年，诸症平稳，次年春天，咯血未发。

按语：支气管扩张咯血是一个较为难治之证，临床治疗非常棘手，并且容易复发。古人对此，多从肺、肾论治，而从本案咯血的发作时间和诱发因素的两大特点，显与肝火犯肺、损伤肺络、热迫血行有关。肝火能灼炼肺津成痰，离经之血又上积于肺内，故本案又有痰、瘀交阻的病机为患。所以在咯血的同时，伴见咳痰黄稠、胸胁疼痛等症。木来侮金，金叩则鸣，热扰血淖，故痰中带血。治应泻火平肝、清肺凉血化痰为主，方用"黛蛤散"与"苇茎汤"合方。加花蕊石、鹅管石、川贝、红花、马勃，在于加强清热解毒、化痰化瘀之功。本方既清金制木以治本，又清化痰瘀以治标，标本兼顾，故获良效。

赵绍琴医案

患者：付某某，女，43 岁。喘咳经常发作，晨起咳痰甚多，痰中带血。病已 10 年。经某医院确诊为"支气管扩张症"。近 1 个月来咳嗽不止，动即作喘，咳吐大量白痰，痰中带血，有时吐出鲜血盈口。脉象弦滑数，右寸脉大，按之空豁，舌红苔白浮黄。

辨证与诊断：咯血，证属热郁在肺、络脉受伤（支气管扩张）。

治法：以宣肺降气、止咳化痰为主，兼以凉血化瘀止血。

处方：旋覆花 10g，枇杷叶 10g，杏仁 10g，浙贝母 10g，川贝母 10g，前胡 6g，百部

6g，茜草 10g，小蓟 10g，茅芦根各 10g，黛蛤散 6g（包煎），7 剂。

二诊：药后咳嗽渐减，吐血未止，咳痰仍多，再以肃降化痰方法，兼以止血。处方：旋覆花 10g，枇杷叶 10g，杏仁 10g，浙贝母、川贝母各 10g，桑白皮 10g，地骨皮 10g，茜草 10g，生地榆 10g，小蓟 10g，黛蛤散 6g（包煎），茅芦根各 10g，三七粉 3g（分冲），7 剂。

三诊：咯血渐减而未全止，咳嗽时作，吐痰色白，舌红苔白，脉数而虚，气火上炎之势渐平，仍以前法进退。处方：旋覆花 10g，枇杷叶 10g，杏仁 10g，川贝母、浙贝母各 10g，桑白皮 10g，地骨皮 10g，茜草 10g，小蓟 10g，茅芦根各 10g，焦三仙各 10g，三七粉 3g（分冲）。

四诊：咯血已止。再以肃肺方法。处方：杏仁 10g，枇杷叶 10g，川贝母、浙贝母各 10g，小蓟 10g，茅芦根各 10g，百部 10g，焦三仙各 10g，山药 10g，香稻芽 10g，7 剂。

药后诸症已愈，纳食增加，嘱其慎起居，多锻炼，增强体质，以防复发。

按语：缪仲淳治吐血三要法云："宜降气不宜降火，宜行血不宜止血，宜补肝不宜伐肝。"赵师此案治法即肃降肺气以止其咳，凉血清营以止其血。用药看似平淡，实际效果甚好。

方和谦医案

患者：张某，女，33 岁。2005 年 8 月 30 日初诊（患者咯血 1 年，因外感后引发），患者 1 年前因咯血，在某医院 CT 检查发现右肺中叶及左肺下叶支气管扩张。后遂被诊断为"支气管扩张"，在某医院治疗后好转。6 个月后咯血又发作，咯大口鲜红色血。现偶见咳嗽，有痰，量多色黄，未见咯血，伴乏力，后背痛，行经腹痛，有血块；纳可，便可，睡眠一般，舌质淡红，苔薄白，脉弦滑。听诊：右中肺、左下肺偶闻及湿性啰音。

辨证与诊断：咯血（支气管扩张），证属阴两伤、肺络不固证。肺为娇脏，又为脏腑之华盖，喜润恶燥，喜清恶浊，故邪气犯肺，肺失清肃则为咳嗽；损伤肺络，血溢脉外，则为咯血；肺气不利，湿邪停滞而吐黄痰。

治法：养阴清肺，益气止血。

处方：百合地黄汤合紫菀汤加减。组成：百合、太子参、藕节、炒薏苡仁各 15g，茯苓 12g，熟地黄、生地黄、桔梗、炙甘草、麦冬、炙紫菀各 10g，白芍、炒阿胶珠、荷梗、丝瓜络、炙甘草各 6g，当归、橘络、紫苏叶各 5g，大枣 4 枚。6 剂，水煎服，每日 1 剂。

二诊：服药 6 剂后，咳嗽消失，仍有黄痰，痰量减少，后背疼痛，胁肋胀满，纳便可，舌质淡红，苔薄白，脉弦滑。前方有效，继续养阴清肺、益气止血。处方：百合、太子参、炒薏苡仁、藕节各 15g，茯苓 12g，熟地黄、生地黄、苦桔梗、炙紫菀、陈皮、麦冬各 10g，炙甘草、白芍、紫苏梗、炒阿胶珠、炙甘草、丝瓜络各 6g，当归 5g，大枣 4 枚。12 剂，水煎服，每日 1 剂。

按语：方老临证认为，肺为娇脏，又为脏腑之华盖，喜润而恶燥，喜清而恶浊。支气管扩张咯血不愈，在中医学属"咯血"范畴，故从血证论治，施以养阴清肺、益气止血之法。

本例为肺气不利、湿邪停滞而吐黄痰，久病肺气虚、肺络失养而乏力背痛。方老取赵藏庵百合固金汤，用之合紫菀汤治疗咯血，取得很好疗效。

邵长荣医案

医案1：

患者：吴某，男，63岁。2009年4月20日初诊。咳嗽咳痰、痰中带血7年。患者2002年第1次咯血，后经检查确诊为两下肺支气管扩张。近2年来时有咯血，2~3天1口。平时咳嗽咳痰，痰色黄白质黏。最近1次（2009年3月2日）咯血2口，量较多，色鲜红。刻下：咳嗽咳痰，痰色黄白质黏，痰中带血，每天1~2口，咽红，无鼻塞，饮食一般，大便偏干，小便色赤，睡眠可。舌红，苔黄腻，脉弦滑。

辨证与诊断：咯血（支气管扩张），属痰热蕴肺。患者痰热蕴阻肺气，肺失清肃，故咳嗽咳痰，痰色黄白质黏。热伤肺络，故咳痰带血，甚则咯吐鲜血。大便偏干，小便色赤，舌红苔黄腻，脉弦数，均属痰热之象。

治法：清肺止咳、凉血止血。

处方：柴胡清肺饮加味。组成：桑叶9g，桑白皮9g，桑葚子9g，荆芥9g，防风9g，柴胡9g，前胡9g，大白芍12g，黄芩12g，鹿衔草18g，脱力草12g，藕节12g，冬瓜仁9g，茅根12g，芦根12g，平地木15g，功劳叶12g，焦六曲9g，谷芽9g，麦芽9g。水煎服，每日1剂，连服14日。嘱饮食清淡，忌食海鲜辛辣。

二诊：2009年5月4日。药后病情好转，咯血已止，仍有咳嗽咳黄黏痰，晨起较多，纳食一般，二便可，夜寐安。患者久病，体虚痰湿郁久化热，则见咳嗽咳黄黏痰，晨起较多，舌红，苔薄黄，脉弦均为体虚痰热伏肺之证，治拟原方加减巩固治疗。处方：桑叶9g，桑白皮9g，桑葚子9g，柴胡9g，前胡9g，鹿衔草12g，黄芩12g，平地木15g，功劳叶9g，焦六曲9g，谷芽9g，麦芽9g，嫩射干9g，胡颓叶9g，炙紫菀9g，炙款冬9g，炙甘草9g。14剂，服法禁忌同前。

按语：支气管扩张的形成常与幼年肺部受邪侵袭有关，其病虽愈而正气受伤，痰湿深伏于肺。若遇外邪侵入，或肝火刑金灼肺，或嗜食辛辣厚味之品而化热上熏于肺，外邪引动内伏之痰湿，导致肺气上逆，每见咳嗽、吐脓痰等证候，火热灼伤肺络，血溢脉外则咯血或痰中带血。治疗重在清肺热、化痰湿、凉血止血，多用桑白汤、柴胡清肺饮等加减治疗。治疗肺热型重在清肺通腑法，其中鹿衔草配伍黄芩、连翘，为经验治疗支气管扩张的中药，收效甚佳。

医案2：

患者：沈某，女，63岁。2008年11月10日初诊。患者支气管扩张咳嗽、咳痰7年，反复咯少量血4年，平时多有咳嗽，咳少量白痰，近日又见痰中带血少许。刻下：咳嗽咳痰，痰色白质黏，痰中带血，饮食一般，大便偏干，小便可，心烦，睡眠差，夜间梦多。舌红，苔黄，脉弦数。

辨证与诊断：咯血（支气管扩张），证属痰热蕴肺证。

治法：清肺化痰、止咳止血。

处方：清肺饮合甘麦大枣汤加减。组成：鹿衔草18g，黄芩12g，连翘12g，平地木15g，功劳叶12g，青皮9g，陈皮9g，炙款冬9g，炙紫菀9g，淮小麦30g，炙甘草9g，炒酸枣仁9g，荆芥9g，防风9g，嫩射干9g，胡颓叶12g。水煎服，每日1剂，连服14日。嘱饮食清淡，忌食海鲜辛辣。

二诊：2008 年 11 月 24 日。近几日出血情况好转，仍有咳嗽痰黄，咽红，纳少，心烦，眠欠安，二便尚调。患者痰热蕴阻肺络日久，热耗津伤，治应重在清肺化痰、止咳安神，方拟甘麦大枣汤合清肺饮加减。处方：淮小麦 30g，炙甘草 9g，炒酸枣仁 9g，青皮 9g，陈皮 9g，姜半夏 9g，猪苓 12g，茯苓 12g，鹿衔草 12g，黄芩 12g，连翘 12g，平地木 15g，功劳叶 12g，开金锁 15g，地锦草 12g，薏苡仁 18g。14 剂，服法禁忌同前。

三诊：2008 年 12 月 8 日。服药后病情好转，咳嗽有黄痰，晨起较多，听诊两肺呼吸音粗，两下肺可闻及散在湿性啰音，舌红边有瘀点，苔薄白，脉弦。患者久咳木郁，气滞血瘀，治拟清肺化痰、平肝止咳，方拟清肺饮加减。处方：鹿衔草 12g，川芎 9g，石菖蒲 9g，炙紫菀 9g，黄芩 12g，连翘 12g，茅根 12g，芦根 12g，败酱草 12g，莱菔子 9g，冬瓜仁 9g，平地木 15g，功劳叶 12g，夜交藤 12g，地锦草 12g。14 剂，服法禁忌同前。

四诊：2008 年 12 月 22 日。服药后病情稳定，近来稍咳嗽痰少，无痰中带血，偶有颜面水肿，纳食不香，寐尚可，二便调。舌淡红，苔白腻，脉滑。患者久病，肺脾两虚，水湿不运，内聚为痰，上行则见颜面水肿，痰阻中焦，运化不良，纳食不香，治拟清肺化痰、健脾化湿，方以清肺饮合五苓散加减。处方：鹿衔草 12g，黄芩 12g，茅根 12g，芦根 12g，青皮 9g，陈皮 9g，姜半夏 9g，姜竹茹 9g，白术 12g，猪苓 12g，茯苓 12g，车前草 12g，薏苡仁 18g，焦六曲 15g，谷芽 9g，麦芽 9g。14 剂，服法禁忌同前。

按语：邵老对支气管扩张的治疗有自己独到的观点，用药亦有自己的特色。鹿衔草为清热凉血之佳品，据现代药理研究对金黄色葡糖球菌有抑制作用。加入大量黄芩，配伍连翘、败酱草、地锦草等可增强清泄肺热、化痰湿的作用。如有便秘可加入大黄通腑气，对治疗有良效。

医案 3：

患者：龚某，男，52 岁。2008 年 12 月 29 日初诊。咳嗽痰中带血 6 年，复作 1 个月。患者自幼易感，咳嗽经久不愈，6 年前出现咯血，每天一两口。后经胸部 CT 检查示：两肺多发支气管扩张。经中西药治疗血止。1 个月前患者感咳嗽加重，咳痰增多，晨起尤甚，痰中常带血丝，有时可见鲜红色血。刻下：咳嗽频剧，咳痰色黄量较多，质黏，有腥味，痰中带血丝，身热口干，胸闷隐痛，便秘，小溲黄，舌红，苔黄腻，脉滑数。

辨证与诊断：咳嗽，属痰热蕴肺。西医诊断为支气管扩张。患者痰热蕴阻肺气，肺失清肃，故咳嗽频剧，痰多；热蒸津液成痰，故痰黄黏稠，痰热郁蒸，夹有瘀滞，则咳吐脓血腥臭痰；热伤肺络，故咳痰带血，甚则咯吐鲜血；肺热气滞，故胸闷而痛；热邪内盛，则见身热口干，便秘尿黄。舌红苔黄腻，脉滑数，均属痰热之象。

治法：清热化痰，排脓止血。

处方：清肺饮加味。组成：鹿衔草 18g，黄芩 12g，连翘 12g，炙紫菀 9g，炙款冬 9g，嫩射干 9g，胡颓叶 9g，脱力草 12g，茅根 12g，芦根 12g，薏苡仁 12g，藕节 12g，猪苓 12g，茯苓 12g，女贞子 12g。水煎服，每日 1 剂。连服 14 日。嘱饮食清淡，忌食海鲜辛辣。

二诊：2009 年 1 月 12 日。服药后咳嗽咳痰较前好转，血丝减少，口干口苦，夜间汗出，夜梦较多。患者痰热蕴久，蒸津耗阴，出现阴虚盗汗，夜寐不安，治应加入养阴安神之药。治拟清热化痰、凉血安神，方以清肺饮合甘麦大枣汤加味。处方：鹿衔草18g，黄芩12g，炙百部12g，夏枯草12g，桑白皮9g，桑叶9g，淮小麦30g，炙甘草9g，脱力草15g，藕节12g，嫩射干9g，平地木15g，功劳叶12g，沙参12g，麦冬9g，五味子6g。14剂，服法及禁忌同前。

三诊：2009年1月28日。服药后，一般情况可，咳嗽咳痰较前好转，咳嗽痰少，近1周来痰中未见血丝，口干，夜间汗出，夜梦较多。治拟原方加减巩固治疗。处方：淮小麦30g，炙甘草9g，炒酸枣仁9g，五味子4.5g，嫩射干9g，黄芩12g，鹿衔草12g，炙款冬9g，脱力草12g，连翘12g，糯稻根60g，玉米须12g，平地木15g，功劳叶12g，补骨脂12g，石斛9g。14剂，服法及禁忌同前。

按语：邵老认为支气管扩张的形成常与幼年肺部受邪侵袭有关，其病正气受伤，痰湿深伏于肺，若遇外邪侵入，或肝火刑金灼肺，或嗜食辛辣厚味之品而化热上熏于肺，外邪引动内伏之痰湿，导致肺气上逆，每见咳嗽、吐脓痰等症候；火热灼伤肺络，血溢脉外则咯血或痰中带血；久病入络，加之离经之血留滞不散，每易形成瘀血，成为继发性致病因素；火热易伤阴液，反复咯血，阴血必伤，故本病常伴有气血阴液不足之候。正虚邪恋，反复发病，使本病难以治愈。他将中医辨证和西医病理有机结合起来，常分为五型辨证治疗：①肺热型：治疗重在清肺通腑法，其中鹿衔草配伍黄芩、连翘，为经验性治疗支气管扩张的老三品草药；②肝旺型：治以平肝清肺、凉血止血法，经典药对为柴胡配前胡；③气虚型：治以益气摄血，兼清痰热；④痰湿型：治以健脾益气、化湿排痰为主，如痰黏厚难咳，加海藻、海浮石、海蛤壳，即三海汤，以软坚化痰；⑤阴虚型：治以益气养阴、清化痰热，收效甚佳。

王会仍医案

医案1：

患者：唐某，男，29岁。2000年10月27日初诊。反复咳嗽咳痰，痰中带血10余年，再发半个月余。反复咳嗽、咳痰，痰中带血10余年，每于劳累或感冒后发作，胸部X片诊断：支气管扩张。多方医治效果不明显。现因感冒后咳嗽复发半个月余，咳痰黏稠，痰色深黄夹有血丝，伴咽痒，黄浊涕，神疲乏力，舌红苔薄黄，脉弦滑。肺部听诊可闻及少量湿性啰音。

辨证与诊断：肺痈（支气管扩张），证属痰热壅肺。外邪引动宿痰，痰热壅肺，肺失肃降，故见咳嗽，咳黄色黏稠痰；肺络受损，则痰中带血；痰热郁蒸，故见咽痒，黄浊涕；舌红，苔薄黄，脉滑均为痰热壅肺之象。

治法：拟清肺化痰、凉血止血，佐以养阴利咽治之。

处方：桑白皮15g，黄芩12g，重楼15g，鱼腥草30g，佛耳草15g，杏仁10g，野荞麦根30g，浙贝母20g，白茅根30g，仙鹤草30g，前胡12g，甘草5g，南沙参15g，北沙参15g，蝉衣9g，辛夷10g。水煎服，每日1剂，共服7剂。

二诊：2000年11月3日。服药1周后，咳嗽咳痰明显减轻，痰血、咽痒、多涕等症消失。上方去仙鹤草、蝉衣、辛夷，加太子参20g，绞股蓝15g，鲜石斛30g，增强益气养阴润肺之功。

连服 1 个月病情控制。

按语：支气管扩张属中医"咳嗽""肺痈""咳血"等范畴。王老认为本病病程迁延，痰热内伏于肺；久病伤阴，肺肾阴虚，阴无所制，虚火上炎，伤及肺络所致。近因复感外邪，邪郁化热，痰热蕴肺尤甚，热伤肺络，故予以清肺化痰、凉血止血、养阴利咽法治之，使痰去热清，火降血宁。病情好转后，加大养阴润肺、清补肺气力度，有助于巩固疗效。

医案 2：

患者：秦某，女，42 岁。2009 年 3 月 27 日初诊。咳嗽咳痰 3 个月余。3 个月前患者于受凉后出现咳嗽、咳痰，痰黄黏稠，量多，伴有气急，咽痛，无发热恶寒，无胸痛，无咯血。胸部 CT 诊断：支气管扩张。患者幼年时曾有 2 次患"大叶性肺炎"病史。患者自发病来神疲乏力，夜寐欠安。舌红苔薄黄，脉弦滑。查体：两肺呼吸音粗，两下肺可及少量湿性啰音。

辨证与诊断：肺痈（支气管扩张），证属痰热壅肺证。盖因邪热壅肺，灼津成痰，肺之肃降无权，故见咳嗽，咳痰黄稠；痰热壅肺，气机不畅，故见气急；痰热郁蒸，故见咽痛；舌红，苔薄黄，脉滑均为痰热壅肺之象。

治法：清肺化痰。

处方：王氏清肺化痰汤加减。组成：黄芩 12g，杏仁 10g，浙贝母 20g，桑白皮 15g，肺形草 15g，鹿衔草 15g，太子参 20g，八月札 12g，生白芍 15g，蝉衣 10g，天竺黄 12g，竹沥半夏 10g，茯苓 15g，野荞麦根 30g，鱼腥草 30g，三叶青 15g，合欢皮 20g，甘草 6g。水煎服，每日 1 剂，共服 7 剂。

二诊：2009 年 4 月 4 日。服药 1 周后，咳嗽咳痰明显减轻，咽痛等症消失。上方去肺形草、天竺黄，加佛耳草 15g，浮海石 15g，佛手片 10g。再服 7 剂。

后电话回访患者，其病情稳定，至今未再复发。

按语：王老认为支气管扩张症主要表现为痰热阻肺，久则乃至气阴两虚，瘀热内伏于肺；故其治疗大法是：在急性发作阶段，以清肺、排痰为主，若热伤血络，迫血妄行而出现咯血症状者，则宜加用凉血止血药物；在缓解期，应以益气、养阴为主，辅以清肺化瘀。在急性发作期重用清肺化痰同时常常酌加健脾和胃之品如茯苓、太子参、八月札、白芍等以顾护正气，这对提高疗效颇为有益。

医案 3：

患者：郁某，男，60 岁。2009 年 1 月 16 日初诊。反复咳嗽咳痰 20 余年，再发伴痰中带血 10 天。20 余年前患者感冒后出现咳嗽咳痰，量多色黄，并时有痰中带血，在当地医院住院后被诊为"支气管扩张"，经抗感染等对症治疗，好转后出院，之后每遇感冒或天气变化后易复发。10 天前因天气变化后再次出现咳嗽咳痰，痰多色黄，痰中带血丝，时有咽痒。肺部听诊双肺呼吸音粗，未及明显干湿性啰音。形体消瘦，舌红苔黄腻，脉滑数。

辨证与诊断：肺痈（支气管扩张），证属痰热郁肺。

治法：清热宣肺化痰，凉血化瘀止血。

处方：王氏清肺化痰汤加减。组成：桑白皮15g，黄芩12g，杏仁10g，浙贝母20g，天竺黄12g，竹沥半夏10g，肺形草15g，鱼腥草30g，鹿衔草15g，三叶青15g，野荞麦根30g，甘草6g，炙枇杷叶15g，前胡15g，蝉衣10g，茜草12g，紫草20g，甘草6g。水煎服，每日1剂，连服7剂。

二诊：2009年1月23日。服药1周后，患者咳嗽咳痰好转，痰中带血较前减少，守原方继服中药14剂。

三诊：2009年2月6日。服药后咳嗽咳痰明显好转，痰量减少色渐白，偶有痰中带血，稍觉咽干，舌红苔白，脉细数。原方去前胡、紫草，加地骨皮15g，南北沙参各15g，太子参15g。继服中药14剂。

四诊：2009年2月20日。服药后咳嗽咳痰继续好转，已无痰中带血，守原方继服中药14剂。

五诊：2009年3月6日。偶有咳嗽，无痰中带血，守原方继服中药14剂。

按语：《诸病源候论·肺痈候》曰："肺痈者……寒乘虚伤肺，塞搏于血，蕴结成痈，热又加之，积热不散，血败成脓。"久咳肺虚，肺气不固，复感外邪，患者形体消瘦，为火热之体，外邪犯肺极易入里化热，蒸液成痰，痰热壅滞，使肺络瘀阻，痰热瘀血互结，肉腐血败化脓而成肺痈，是故疾病发作期多采用"清热宣肺化痰，凉血化瘀止血"法治疗，用王氏清肺化痰汤加减。方中桑白皮、黄芩、肺形草、鹿衔草、三叶青、鱼腥草、野荞麦根清泄肺热，前胡、杏仁、炙枇杷叶、蝉衣宣肺降气，并合浙贝、竹沥半夏、天竺黄加强清肺化痰止咳，茜草、紫草凉血化瘀止血。痰热毒邪易耗伤气阴，加之久病肺气不足，故须在痰热渐清后及时予补虚养肺，加太子参、南北沙参益气养阴，顾护肺金，扶正祛邪。

医案4：

患者：朱某，男，38岁。2008年12月3日初诊。反复咳嗽咳痰2年余。患者2年余前因室外工作受寒后出现咳嗽、咳脓痰量多，质黏不畅，当初未予重视，痰咳持续不停。后来发现痰中偶有带血，遂于医院就诊，查胸部CT示：右下肺支气管扩张伴感染。经西药抗感染、止血治疗后，症有所缓。然病情反复易发，劳累或受凉后痰咳加剧，每月均有咯血症状出现，量不多，痰中夹血。目前病情尚稳定，咳嗽间作，脓痰转少，质转清晰，无发热汗出，无咯血胸痛，无气急喘促等。精神易疲，背部胀感，纳可寐安，两便尚调，体重有所减轻。舌红，苔薄，脉细。既往体健，否认吸烟史，少量饮酒。

辨证与诊断：肺痈（支气管扩张），证属气阴不足、瘀热内伏。

治法：益气养阴，健脾补肾。

处方：刻下邪势已敛，病情尚属稳定，时值冬令进补之季，正可炼以膏滋培本扶元祛邪。方选黄芪生脉饮、金水六君煎、麦味地黄丸、润肺止咳汤合王氏清肺化痰汤，处方：南北沙参各150g，杏仁100g，浙贝母150g，甘草60g，桑白皮150g，黄芪300g，太子参250g，麦冬120g，五味子60g，生熟地各150g，淮山药150g，山萸肉150g，牡丹皮120g，茯苓150g，竹沥半夏100g，陈皮60g，当归120g，白芍120g，川芎90g，灵芝150g，绞股蓝150g，制黄精250g，生玉竹100g，黄芩120g，野荞麦根300g，三叶青150g，红景天150g，薏苡仁300g，佛耳草150g，桑葚子150g，炙狗脊150g，阿胶250g，鹿角胶

250g, 冰糖 250g, 黄酒 200g。

制备方法: 先将上述中药饮片用清水隔宿浸泡, 连煎 3 汁, 过滤后去渣, 文火浓煎, 然后加入黄酒、冰糖、阿胶、鹿角胶等配料, 收膏, 早晚空腹各服 1 次。

注意事项: 避风寒, 慎饮食, 忌烟酒及辛辣刺激之品, 劳逸结合。外感期间或疾病发作期应暂停进服膏方, 以防闭门留寇。

二诊: 2009 年 4 月 23 日。患者 4 个多月以来, 未现咯血, 咳嗽较轻, 痰量转少, 色白质黏, 然近日熬夜工作, 再次出现痰中带血, 色鲜量少。查胸部增强 CT 示: 右中下支气管扩张伴右肺陈旧性病变。予以养阴清肺, 化痰止血为主。处方: 南北沙参各 15g, 杏仁 10g, 浙贝母 20g, 甘草 6g, 炙桑白皮 15g, 炙枇杷叶 15g, 天竺黄 15g, 鹿衔草 15g, 太子参 18g, 野荞麦根 30g, 鱼腥草 30g, 红藤 30g, 茜草 12g, 生薏苡仁 30g, 竹沥半夏 10g, 茯苓 15g。7 剂。

三诊: 2009 年 5 月 21 日。经汤药调治 1 个月, 咯血消失, 咳嗽不甚, 痰少, 色白质黏。予以原方减去红藤、茜草、生薏苡仁、竹沥半夏、茯苓, 加肺形草 15g, 白花蛇舌草 30g, 减天竺黄剂量为 12g。

四诊: 2009 年 7 月 18 日。受凉后咳嗽增多, 痰量如前, 色转淡黄, 痰中带血, 量少色红, 咽痒易咳。舌脉同前。予以前方去鹿衔草、白花蛇舌草, 加佛耳草 15g, 竹沥半夏 10g, 茯苓 15g, 蝉衣 10g, 黛蛤散(包煎)12g, 前胡 15g, 减太子参剂量为 15g。

五诊: 2009 年 11 月 11 日。时已入冬, 患者已无咯血, 咳嗽、咳痰不多, 无胸闷气急。予以冬令进补, 扶正祛邪。在去年膏方基础上加减处之: 南北沙参各 150g, 杏仁 100g, 浙贝母 150g, 甘草 60g, 桑白皮 150g, 黄芪 300g, 太子参 300g, 麦冬 120g, 天冬 120g, 五味子 60g, 生熟地各 150g, 淮山药 150g, 山萸肉 150g, 牡丹皮 120g, 茯苓 150g, 竹沥半夏 100g, 陈皮 60g, 枸杞子 150g, 当归 120g, 白芍 120g, 川芎 90g, 灵芝 150g, 绞股蓝 150g, 制黄精 250g, 生玉竹 120g, 黄芩 120g, 野荞麦根 300g, 三叶青 200g, 红景天 150g, 薏苡仁 300g, 鹿衔草 150g, 肺形草 150g, 桑葚子 150g, 滕州阿胶 250g, 河南鹿角胶 250g, 黄酒 200g, 冰糖 250g。收膏。

按语: 王主任认为在支气管扩张伴咯血时则按"咯血"治疗。在支气管扩张稳定期, 主要病机为气阴不足, 瘀热内伏于肺, 治疗当以益气养阴、健脾补肾、固本培元为主, 兼以清肺化瘀, 主张稳定期患者在冬令调补, 以黄芪生脉饮、金水六君煎、麦味地黄丸为基础, 补肺肾而益气阴、昌中州而固藩篱, 同时不忘清肺化痰、化瘀通络, 截断病源, 从而达到培本扶元, 标本同治, 稳定病情的目的。

李英杰医案

患者: 刘某, 女, 58 岁。2008 年 11 月 19 日初诊。咳嗽、咳痰 10 年, 咳血 4 年, 加重伴胸闷短气 1 个月。患者于 10 年前出现咳嗽咳痰, 量多质稠, 反复发作, 经用抗生素有好转。4 年前出现痰中带血, 血色鲜红。1 年前经胸部 CT 检查诊断为支气管扩张症, 经常服消炎祛痰药物。1 个月前又出现晨起咳血, 时有时无, 抗生素治疗无明显效果。现症: 咳嗽咳痰, 时有咳血, 血色先黯后红, 咳痰量多质稠, 色偏黄, 胸闷短气, 无发热。舌淡红, 苔薄黄, 脉细。

辨证与诊断: 咳血(支气管扩张症), 证属肺脾气虚、痰热蕴肺。此患者病程 10 年,反复咳嗽咳痰，属肺脾两脏母子之病也。盖"肺为贮痰之器，脾为生痰之源"。河间有"咳嗽谓有痰而有声，盖因伤于肺气，动于脾湿"之说。肺脏久损，肺经亦渐之受伤，故时而出现痰中带血或咳血之候。痰稠色偏黄是痰浊久蕴于肺化热之象。肺脾气虚，痰湿中阻，故而出现胸闷气短。

治法：补气健脾，清热化痰，和络止血。

处方：二陈汤、杏苏散、清金化痰汤加减。组成：瓜蒌15g，橘红10g，清半夏10g，茯苓15g，杏仁10g，苏子6g，紫菀12g，前胡10g，百部10g，浙贝母10g，鱼腥草15g，丹参10g，葶苈子6g，黄芪10g，太子参15g，甘草10g。水煎服，每日1剂，7剂。

二诊：2008年11月25日。药后咳嗽咳痰、气短症状明显好转，7天来未见咳血，舌质淡红，苔薄黄，脉细寸沉。上方加炙款冬花10g，淮山药20g。水煎服，每日1剂，15剂。

按语：该案病程10年，反复咳嗽，咳痰，痰多质稠，近年来又加咳血，胸闷短气，咳嗽反复发作则肺气受损，肺气虚，呼吸不利，又加病邪屡犯，故而出现胸闷、短气、咳嗽咳痰之症。郁而化热，热伤肺络出现咳血之候。脾主运化水湿，今肺脏受损，子病及母，运化失常而致水湿痰饮潴留于肺，使痰液咳之不尽，形成痰湿恋肺之候。此虚实夹杂之证，治宜补气健脾以扶正，化湿清热以祛实，如是肺气得充，脾气健运，痰热已去，肺络自和，不用止血而血自止。

方中药物，他药易释，唯丹参一味，李师释云：丹参，苦微寒，祛瘀活血之品，本案虽有咳血，但痰热蕴肺为病之主，痰祛热清是治疗目的，丹参在此用意有三：一是祛久病之瘀，二是清肺之痰热，三是和肺络之血。虽言活血，实和血行血之能也。《重庆堂随笔》："丹参降而行血，血热而滞者宜之。"

杨修策医案

患者：尹某，女，55岁。于1996年2月2日入院诊治，患者咳嗽咳痰量多伴大咯血2天，低热38℃，有支气管扩张病史5年，每因感冒受凉，旧病即复发，咳嗽咯血反复发作已有十几次，此次用西药"头孢曲松、垂体后叶素"等治疗十几天，热退咯血减少，但不能痊愈。今邀余诊治，见患者面白，体瘦，咳嗽，咳黄痰夹有少量鲜红血。血常规：白细胞计数8.5×10^9/L，血红蛋白95g/L，红细胞计数3.2×10^{12}/L，中性粒细胞0.85，淋巴细胞0.15，血小板计数150×10^9/L。舌淡红，薄黄苔，脉细数。

辨证与诊断：证属肺阴不足，阴虚火旺。肺阴虚亏，气血不足，感受外邪，上犯肺系，清肃失司，阳络受伤，故咳嗽、咳痰夹血随之而出。

治法：止血补虚，润肺化痰。

处方：百合膏1剂。百合60g，黄芪60g，白及60g，仙鹤草60g，浙贝母60g，阿胶60g，蜂蜜350g。先将草药反复煎3次，去渣取汁1500mL，再加入阿胶、蜂蜜溶化过滤，熬膏1000mL，分2日6次温服，2日尽服之，药后病即霍然。为巩固疗效，续服2剂出院，而后3年内每逢秋冬，春初预防咯血，依照上方服2~4剂，始终未再复发。

按语：支气管扩张咯血属中医学"咯血"范畴，其病位在肺，多由急性转为慢性，积年累月咳嗽咳痰不已，而致支气管扩张咯血。因此治疗应采取补气血、固肌表、滋肺阴、止咳嗽、收敛止血之法。药用百合、仙鹤草养阴润肺，清心安神，止血补虚；黄芪补气固表，托疮生肌；浙贝母清热散结化痰；白及收敛肺气，消肿泻热；阿胶补血滋阴润肺；蜂蜜滋养润燥，解毒通便，益气补中。药仅7味，配伍严谨，标本同治，切中病机，疗效满意，屡用屡验。

马智医案

患者：良某，男，56岁。2008年11月27日初诊。咳嗽，咳痰，喘促8个月。8个月前患病，咳嗽，咳吐白黏痰，喘粗气短，曾就诊于某院，诊断为支气管扩张，抗感染治疗10天，病情无明显变化。现症见：咳嗽，咳吐黄痰，喘促气短，时有身热，舌质红，苔薄黄，脉沉弦滑。既往健康。双肺听诊：双肺呼吸音粗，未闻及干湿性啰音。双胸部CT：左下肺可见囊网状片影。

辨证与诊断：咳嗽，痰热壅肺证。西医诊断为支气管扩张。

治法：清热化痰肃肺。

处方：清肺消炎饮加减。组成：金银花10g，黄芩10g，黄连3g，大青叶15g，鱼腥草15g，麻黄6g，杏仁10g，石膏30g，款冬花10g，川贝母1g，桑白皮10g，白果10g，炙甘草3g。取颗粒剂型，开水冲服，每日3剂，共21剂。嘱患者注意保暖，避免劳累，禁食腥辣食物。

二诊：2008年12月4日。药后见效，咳嗽喘促好转，咳痰黄白相间，热退，舌红，无苔，反关脉，脉沉弦略数。痰热有外出之象，但仍留有余邪，宜继续清热化痰，继服上方，服法同前。

三诊：2008年12月11日。药后咳痰减少，痰黄白相兼，易咳，时有喘促，自汗出，舌红，苔薄，脉沉弦滑。上方加地骨皮10g，加黄芪20g，白术10g。剂量及服法同前。其后随访病愈。

按语：清肺消炎饮功能为清热化痰，用于咳嗽，痰稠色黄。方中金银花，桑白皮、黄芩、大青叶、地骨皮清泄肺热，鱼腥草、黄连、麻黄、石膏清化痰热，川贝、杏仁清肺止咳，白果定喘，款冬花养阴生津，黄芪、白术补气敛汗，炙甘草调和诸药。三诊时加地骨皮清肺泻火，加黄芪、白术补气敛汗。

张崇泉医案

患者：柒某，男，42岁。2008年10月27日初诊。咳嗽吐脓痰腥臭2个月。患者2个月前因感冒引起咳嗽，未引起重视，自行服药效果不佳，症状不断加重，渐至咳嗽吐脓痰、腥臭，后在某医院住院治疗，诊断为：支气管肺曲霉菌病，肺部细菌感染。经西医抗菌消炎治疗1个月无明显效果。既往史：患者曾于2008年2月29日因支气管扩张在某医院做左上肺切除术。该院CT扫描复查（2008年9月20日）：①左上肺术后改变；②右上、中、下肺及肺内异常密度灶，考虑为感染性病变。化验血常规、尿常规正常。遂由家人陪同前来就诊，请张老师改用中医治疗。症见咳嗽吐脓痰、腥臭，每天吐脓痰约500mL，呼吸困难，左侧胸痛，口干，夜间低热、盗汗，疲乏，睡眠欠佳。舌质稍红，苔黄腻，脉缓少力。体温37.5℃，呼吸24次/分，心率90次/分，血压105/60mmHg。

辨证与诊断：肺痈（支气管扩张术后并感染），证属痰热蕴肺、痈脓内溃、气阴两虚。

治法：清肺化痰，解毒排脓，益气养阴。

处方：千金苇茎汤合沙参清肺汤加减。组成：生黄芪30g，炙麻黄10g，金银花15g，百部20g，杏仁10g，桃仁10g，鱼腥草20g，桔梗12g，生薏米20g，黄芩10g，苇茎20g，沙参15g，川贝母6g，丹参15g，生地20g，甘草5g，蒲公英15g，冬瓜仁15g。7剂，每日1剂，每剂水煎2次，口服。嘱其忌食辛辣、发物，预防外感。

二诊：2008年11月3日。服药后咳嗽吐脓痰稍减，每天吐脓痰约400mL，脓痰腥臭，气喘，左侧胸痛，口干，夜间低热，盗汗，睡眠欠佳。舌质稍红苔黄腻，脉弦。体温37℃，心率90次/分，呼吸22次/分，血压105/70mmHg。初诊见效，说明辨证正确，方证对应，继用原方，7剂，每日1剂，水煎分2次口服。

三诊：2008年11月10日。服药后低热、盗汗缓解，咳嗽吐脓痰、气喘减轻，每天吐脓痰约200mL，精神好转。近日睡眠不好，每晚睡3～4个小时。舌稍红，苔黄腻，脉弦。体温36.5℃，心率85次/分，呼吸20次/分，血压100/65mmHg。辨析患者肺中热毒减轻，但脓痰未净，正气已伤，故前方去金银花、蒲公英，加白参10g、当归10g。14剂，每日1剂，水煎，分2次口服。

四诊：2008年11月24日。服药后咳嗽、气喘基本缓解，吐脓痰消失，咳吐少量白痰，精神恢复，纳食渐复，睡眠改善，每晚7～8个小时，现觉小腿疼痛，脚冷，大小便正常，舌质稍红，苔白腻，脉细缓；体温36℃，心率85次/分，呼吸20次/分，血压110/64mmHg。患者痰热大减，但小腿疼痛，脚冷，提示脾肾已亏，四末失养，治以益气润肺、补益脾肾。处方：生黄芪30g，当归10g，白参10g，白术15g，百部15g，沙参15g，麦冬15g，川贝母6g，桔梗10g，生薏米20g，陈皮10g，生地20g，淫羊藿15g，怀牛膝10g，木瓜15g，五味子8g。7剂，煎服法同前。随访诸症缓解。

按语：本案患者以咳吐腥臭脓痰为主要临床表现，中医辨病属肺痈。初诊咳嗽吐脓痰、腥臭、量多，呼吸困难，胸痛，口干，低热，盗汗，舌红苔白腻，脉缓少力，证属痰热蕴肺，痈脓内溃，气阴两虚，治以清肺化痰、解毒消痈、益气养阴。药用黄芪、生地、沙参益气养阴，扶助正气，金银花、鱼腥草、蒲公英、黄芩清热解毒，薏米、苇茎、桔梗、冬瓜仁、桃仁、丹参祛瘀排脓，川贝、百部、杏仁、麻黄止咳平喘，甘草调和诸药。二诊症状稍减，初见疗效，继用原方。三诊咳吐脓痰明显减轻，低热盗汗缓解，于前方减金银花、蒲公英，加白参、当归益气养血以扶正，以免克伐太过，犯虚虚实实之戒。四诊痰热大减，肺脾肾已亏，正虚邪恋，故改用益气润肺、补益肝肾法以扶助正气，祛除余邪，恢复体质。本案前后四诊辨证、治疗、用药丝丝入扣，故顽疾治愈，效果显著。

唐尚友医案

患者：唐某，女，32岁。1997年3月17日来医院就诊，患者10年前感冒后即咳嗽气喘，几天前因受冷而发病，曾服药物效果不显，病有加重之势，即来中医诊治。诊见患者形体消瘦，面色无华，咳嗽，咳痰，痰黄而黏，咯血胸痛，自觉发热，舌质淡红，脉细数。曾在省级医院胸片检查示：患者双肺纹理增粗、紊乱，支气管呈卷发状阴影。

辨证与诊断：气阴不足之咯血（支气管扩张）。

治法：滋阴补气，止血润肺。

处方：润肺止血汤加味。药用：金银花13g，连翘13g，玄参11g，黄芩13g，百部13g，桔梗13g，仙鹤草13g，三七（冲服）13g，旱莲草13g，何首乌13g，麦冬13g，甘草

6g，白芍 13g，知母 13g，当归 13g。5 剂，每日 1 剂，水煎服，每日 3 次温服。

二诊：1997 年 3 月 23 日。药后咳嗽减轻，咳痰减少，少量咯血，胸痛减轻，舌脉同前。药已中的，继续服用 5 剂。

三诊：1997 年 4 月 2 日。咳嗽、咳痰、咯血均已消失，已无发热之感，舌质淡，脉细。病已基本痊愈，为巩固疗效处以补肺汤 10 剂以调理善后，随访半年未复发。

按语：西医的支气管扩张属中医"咯血"范畴，多由外感或内伤而引起，病变部位在肺。肺为娇脏，为诸脏之华盖，故邪之易入，其病变多热、多虚，兼有肺络损伤。故治疗多从滋阴清热、止血活血入手。

第九章　肺脓肿

施今墨医案

患者：冯某，男，59岁。病已2个月，初患咳嗽，胸际不畅，未以为意。近日咳嗽加剧，且有微喘，痰浊而多，味臭，有时带血，胸胁震痛，稍见寒热，眠食不佳。小便深黄，大便干燥，脉滑数。

辨证与诊断：此症系因腠理不密，风寒外乘，不得发越，停留于肺，蕴热成痈。中医诊断为肺痈。

治法：治应以排脓为主，不论已成未成，皆当涤荡痰垢，无使壅塞，则余症易愈也。采用清热益气、托毒排脓药物治疗。

处方：鲜苇根、白茅根各24g，生薏苡仁18g，旋覆花（布包）6g，薤白12g，冬瓜子18g，桃仁、杏仁各（炒研）6g，桔梗6g，甘草4.5g，仙鹤草（炒）18g，西洋参4.5g，桑白皮、地骨皮各6g，陈橘红、陈橘络各4.5g。

复诊：服药3剂，寒热退，喘止，咳轻，痰减仍臭，已不带血，眠食略佳，二便正常，尚觉气短身倦，胸闷。处方：鲜白茅根、苇根各24g，生薏苡仁18g，瓜蒌18g，薤白（同打）9g，旋覆花（布包）6g，代赭石12g，炙白前、百部各4.5g，炙紫菀、化橘红各4.5g，枇杷叶6g，半夏曲（布包）9g，桔梗6g，西洋参4.5g，冬瓜子（打）24g，桃仁、杏仁（炒研）各6g，甘草4.5g。

三诊：服药3剂，诸症均轻，唯仍觉气短身倦，眠食未能如常，此乃病邪乍退，正气未复之故，随症论治，若能兼助，保养肺气，疗效不难预期也。处方：西洋参6g，北沙参（米炒）12g，漂白术6g，甘草4.5g，化橘红4.5g，枇杷叶6g，半夏曲（布包）9g，桔梗6g，炒枳壳4.5g，茯苓、神曲各9g，冬虫夏草9g，另用三七、白及各3g，研细分2次随药送服。

按语：该患者病已2个月，稍见寒热，时值成脓期或溃脓期，故以排脓为主。仍以千金苇茎汤为主方，加用泄肺化痰、降气排脓之剂。另加西洋参益气养阴、保肺托毒，侧重于祛邪排脓，稍佐扶正之品，效果倍增，病邪已退，续以保养肺气，不难预期而愈。

叶熙春医案

患者：金某，男，60岁。诊查：咳嗽痰多腥臭，而夹脓血，咳时胸胁作痛，下午身热，脉滑数，舌尖绛，中燥白。

辨证与诊断：此由痰热内结，日久化脓为主证。西医诊断为肺脓肿，中医诊断为肺痈。

治法：清热解毒，排脓化瘀。

处方：仿千金苇茎合白虎汤。鲜芦根（去节）60g，生石膏（杵，先煎）24g，鱼腥草18g，冬瓜仁15g，生薏苡仁、知母各12g，白薇、生甘草各9g，黄芩6g，川贝母4.5g，桃仁（杵）2g。

二诊：前方药服后，热退咳减，胸胁之痛亦差，痰少，腥臭尚存。原法增减续进。处方：鲜芦根（去节）45g，生石膏（杵，先煎）24g，冬瓜仁18g，鱼腥草、忍冬藤、知母各12g，半枝莲、蒲公英各9g，生甘草、黄芩、天花粉各6g，川贝母4.5g，桃仁（杵）2g。

三诊：两进清肺排脓之剂，腥臭之痰日渐减少，胸痛咳嗽亦差。再清肺热化痰浊。处方：鲜芦根30g，败酱草24g，生石膏（杵，先煎）21g，知母、冬瓜仁、鱼腥草各12g，白薇9g，生薏苡仁、生甘草、炙前胡各6g，桃仁（杵）3g。

按语：叶老认为，肺痈以咳嗽、痰出稠黄腥臭或夹血、胸痛或发热为主症，常见口干或便秘。叶老治之以清热解毒、行瘀散结为首务，常用千金苇茎汤合白虎汤为主方，加黄芩、鱼腥草或忍冬藤、蒲公英以解毒，川贝母、蛤壳或黛蛤散化热痰，败酱草、赤芍祛瘀，白薇、牡丹皮清虚热，降香、橘络、郁金通络止痛。病久而体虚阴亏者，加西洋参、鲜石斛、麦冬等以养阴滋液。盖热清瘀祛痰消结散则其脓自消矣。本例肺痈，叶老常用千金苇茎合白虎加黄芩，以清热散结。若脓已成，则增入鱼腥草、败酱草、半枝莲等解毒排脓，效果颇好。

岳美中医案

患者：张某，男，40余岁。患肺痈，于1954年初诊。自诉吐脓血3个月后，入某医院。住院2个月无效果而出院，来求中医治疗。诊其脉，右寸虚数。问其症状，口燥咽干，胸胁隐痛，二便赤涩，咳腥臭脓血痰。验其痰，置水中则沉，以双箸挑之，断为两段，诊断为肺痈无疑。

辨证与诊断：痰热瘀阻型肺痈。

治法：清热解毒，化痰补肺。古人治肺痈、初起时用桔梗汤，日久病重用桔梗白散。此证历时既久，恐轻剂不能胜任。肺脉虚数，又恐峻剂伤正，考虑再三，乃取千金苇茎汤，因其具有重不伤峻、缓不偏懈的优点。

处方：鲜苇茎（取在土中直上之茎，去软皮及节）30g，薏苡仁24g，瓜瓣（即甜瓜子）15g，桃仁（去皮带尖）9g，水5盅。先煮苇茎，去渣，取3盅，再入诸药，煮成2盅，分服。先服10剂。

二诊：药后口燥咽干见轻，二便稍清畅，吐臭脓血如故。嘱再照原方服10剂。

三诊：脉数稍减，胸隐痛、吐臭痰如故。患者要求加强药力，岳老意中也嫌药效迟缓。因改用薏苡仁15g，川贝母12g，金银花9g，桔梗、白及、陈皮、甘草、葶苈子各3g，生姜1片，以祛毒、排痰、补肺。嘱服7剂，观效果如何。

四诊：前方服5剂后，患者即来云：药后不仅无效，且急剧转重，胸部烦闷，臭痰加多，脉亦增数。是药不对证，故有这种现象，仍改用苇茎汤，服10剂。

五诊：诸症又随药转轻，吐痰臭味几无。因嘱长期服苇茎汤，若逐步见好，则无须频诊。

六诊：1个月后，胸部畅适，痰基本无臭味。嘱再服5~10剂，以现固疗效。6个月后随访，情况良好。

按语：从这一病例的治疗经过中体会到，医生临床疗效的高低，除急性病外，在很大程度上取决于守方，特别是长期不愈而少变化的慢性病，要看医生掌握和运用有效方药的坚持程度如何。如果能够比较正确而熟练地运用方药，做到情况明、决心大、方法对，再能坚持下去，则可由渐变达到突变，收到预期的效果。反之，对有效方药信心不大，或嫌取效不速，擅改屡改，师心自用，不但无效，甚至会走错了路，给患者造成伤害。

张伯臾医案

患者：项某，男，21岁。1975年3月4日初诊。昨起发热39.3℃，咳嗽痰黏，不易咳出，今身热灼手，汗出浸衣，咳引右胸疼痛，咳黄脓腥臭痰。胸部X线片示右上叶后段肺脓肿，空洞液平形成。血常规：白细胞计数19×10⁹/L，中性粒细胞0.83，苔薄黄，脉细数。

辨证与诊断：热毒伤肺，清肃无权，热壅血瘀，蕴酿成痈。中医诊断为肺痈。

治法：清热解毒而化痰瘀。

处方：麻杏石甘汤合千金苇茎汤。炙麻黄6g，杏仁9g，生石膏30g，薏苡仁30g，桔梗6g，甘草6g，红藤30g，鱼腥草18g，芦根1支，桃仁12g，冬瓜子12g，金荞麦30g。

二诊：1975年3月10日。上方加减服6剂，身热净退（37℃），咳嗽痰多，呈脓血状，但腥臭味已减，颇易咳出，胸闷不痛，口干，舌边红，苔薄黄，脉小滑。胸部X线片示右上肺脓肿较前已见吸收，左下支气管扩张。血常规：白细胞计数14.7×10⁹/L，中性粒细胞0.75。热毒壅盛蒸肺，血败肉腐疡溃，幸热毒鸱张之势渐平，脓毒亦有出路之机，拟清热解毒排脓。处方：千金苇茎汤合牛黄醒消丸。金银花18g，连翘18g，芦根1支，桃仁6g，冬瓜子18g，薏苡仁30g，鱼腥草30g，红藤30g，败酱草30g，金芥麦30g，牛黄醒消丸（分吞）4.5g，本方略行加减，服23剂。

三诊：1975年4月2日。咳嗽减少，痰黏带血胸闷等症亦除，精神转佳。胸部X线片示右上肺脓肿已吸收，左下支气管扩张。血常规：白细胞计数7.5×10⁹/L，中性粒细胞0.6。脉小弦，苔薄黄质红。余热恋肺日清，肺络损伤渐复，今宜制小剂而清化痰热。处方：金银花9g，连翘9g，芦根1支，薏苡仁15g，冬瓜子12g，红藤30g，败酱草30g，鱼腥草30g，金芥麦30g，黛蛤散（包煎）12g，5剂。

四诊：1975年4月7日。咳嗽十减七八，痰少有时呈淡红色，纳食二便均佳，舌边红，苔薄，脉细。热毒已清，肺阴未复，再拟养阴化痰，以善其后。处方：北沙参12g，麦冬9g，甜杏仁9g，桑叶、桑白皮各9g，茯苓9g，蛤粉炒阿胶9g，山药12g，白及9g，川贝粉4.5g，枇杷叶12g，茜草根12g。7剂。

按语：肺痈系指肺部脓肿，且以咳则胸痛，吐痰腥臭，甚则咳吐脓血为主证。多因肺热不解，血凝不通，热盛肉腐而成脓肿。正如《金匮要略·肺痿肺痈咳嗽上气病脉证治》所云："风伤皮毛，热伤血脉，风舍于肺……热之所过，血为凝滞，蓄结痈脉。"患者发病急，病程短，证属肺痈初期，因其毒热壅盛，故用清热解毒、化痰祛瘀法。方中红藤、败酱草原为治肠痈之要药，另加鱼腥草、金荞麦等均为清热解毒、消内痈之良药。张老体会："肺痈是热毒，演变常迅速，关键在排脓，痊愈亦较速。"堪称经验之谈。

赵心波医案

患者：崔某，男，58 岁。于 1989 年 10 月 9 日初诊。患者自 2 周前因患感冒，自觉发冷发热，3 天后出现咳嗽有白色泡沫痰，胸痛胸闷，遂去某医院就诊，检查血白细胞计数 $21.3 \times 10^9/L$，中性粒细胞 0.80，胸部 X 线片示右下肺大片浓密阴影，提示右下肺炎，用抗生素治疗 1 周，仍高热不退，症状加重，患者要求请赵老会诊。诊时见身热恶寒，阵阵汗出，咳嗽气喘，痰多黄浊，胸闷且痛，舌质紫暗，苔白腻垢厚，脉濡滑且数，体温 38.5℃。

辨证与诊断：肺痈，证属痰湿郁热互阻、肺失宣降（大叶性肺炎）。恣食厚味，湿热互结，上蒸于肺，肺失清肃，宣降不利，形成肺痈。

治法：清热化痰、宣郁肃降，饮食清淡，忌食辛辣肥甘。

处方：紫苏叶、紫苏子、浙贝母、杏仁、枇杷叶、白茅根、芦根、冬瓜仁、薏苡仁、葶苈子、焦麦芽、焦山楂、焦神曲、海浮石各 10g，前胡 6g。

二诊：1989 年 10 月 11 日。服上方 3 剂，咳嗽气喘、发热胸痛见轻，唯咳吐大量脓痰，腥臭无比，体温 37℃。肺痈已成，用清热化痰、化瘀解毒消痈方法。处方：苇茎、瓜蒌仁各 30g，冬瓜仁 20g，薏苡仁、葶苈子、紫苏叶、杏仁、浙贝母、枇杷叶、桔梗、生甘草、牛蒡子各 10g，桃仁、黄芩、前胡各 6g。另加西黄丸 6g，分 2 次服。

三诊：1989 年 10 月 21 日。服上方 5 剂，热退，痰量减少，臭味减轻。又服 5 剂，咳嗽脓痰及臭味皆止，精神振作，纳食较佳，舌红苔白，X 线胸透（－），体温 36.5℃，白细胞计数 $5 \times 10^9/L$，中性粒细胞 0.70。肺痈已愈，饮食当慎，防其复发。再以宣肺肃降、养阴清热之法。处方：苇茎 30g，杏仁、浙贝母、沙参、桔梗、茯苓、炒莱菔子、焦麦芽、焦山楂、焦神曲、水红花子各 10g，前胡 6g。服药 10 剂，以巩固疗效。

按语：肺痈是一种肺叶生疮形成脓肿的病症。此患者平素嗜酒不节，又复感燥热之邪，内外之邪相引，蕴郁成痈，肉腐血败成脓。在治疗上必须分层次、按阶段辨证施治。但是，无论哪一期，哪一阶段，宣展肺气、保持气道通畅都应贯彻始终。赵老治疗肺痈除用药外，还应注意饮食调养，宜清淡饮食，忌一切辛辣厚腻，以及助温生热之品。另外，绝对卧床休息并非上策，须适当地活动，有利于痰的排出，促进康复。

朱良春医案

患者：宗某，男，49 岁。1999 年 12 月 13 日初诊。患者畏寒发热 1 个月，用大量抗生素治疗热未退，不咳，无痰，胸闷胸痛，胸部 X 线片示右上肺脓肿，血常规检查示白细胞计数 $(13 \sim 18) \times 10^9/L$，舌苔白腻，脉细弦。

辨证与诊断：风热蕴肺，肺络瘀阻，肺失宣肃，郁热成脓。中医诊断为肺痈。

治法：清热泄瘀，宣肺排脓。

处方：金荞麦 30g，鱼腥草 30g，冬瓜子 30g，生薏苡仁 30g，败酱草 30g，葎草 30g，葶苈子 15g，青蒿 15g，地骨皮 15g，桑白皮 15g，甘草 4g。取 7 剂。金荞麦片 2 瓶，每次 4 粒，每日 3 次，饭后服。

二诊：1999 年 12 月 20 日。患者胸闷稍减，发热减而未退，此药力未及，蕴脓未排之咎，前法继进。上方加杏仁、桃仁各 10g，取 10 剂。金荞麦片 2 瓶，每次 4 粒，每日 3 次，饭后服。

三诊：1999 年 12 月 30 日。患者药后咳大量腥臭脓痰，痰中夹血，热势顿挫，此脓腔破溃之佳兆也，但需防络损而致咯血。上方加煅花蕊石 20g，浮海石 15g。取 10 剂。金荞麦片 2 瓶，每次 4 粒，每日 3 次，饭后服。

四诊：2000 年 1 月 15 日。患者咳嗽咳痰带血丝未尽，发热已不再作，纳呆，泛酸，此余毒未清也，宗前法加减。处方：金荞麦 30g，鱼腥草 30g，冬瓜子 30g，薏苡仁 30g，败酱草 30g，葎草 30g，煅花蕊石 20g，煅瓦楞子 20g，葶苈子 15g，地骨皮 15g，桑白皮 15g，甜杏仁 10g，桔梗 10g，甘草 4g。取 10 剂。金荞麦片 2 瓶，每次 4 粒，每日 3 次，饭后服。药后随访已愈。

按语：此案体现了治疗肺痈辨证论治与专方专药相结合的思路与方法。病为肺痈，初诊、二诊用千金苇茎汤加减，更用金荞麦、鱼腥草、葎草、败酱草等，增强清热解毒、泄瘀消痈之力；三诊后见大量腥臭脓痰排出，为脓溃之象，见痰中夹血，即时加用花蕊石、浮海石止血消瘀，以防络损动血，都是重要环节。金荞麦一药，又名开金锁，为蓼科植物野荞麦的根茎，初见于吴仪洛《本草从新》，治手足不遂，筋骨疼痛。南通市中医院采用民间验方，用以治疗肺痈，20 世纪 70 年代曾观察总结 506 例，效果奇佳，其排脓消痈、清热解毒的作用，似非他药所可替代，后来广泛用于痰热咳嗽、肺炎、咽喉肿痛等病症，效果也不错，常与鱼腥草、葎草配伍使用。

颜正华医案

患者：冯某，女，59 岁，2006 年 4 月 24 日就诊。患者既往有"支气管扩张、左肺切除"病史，现外感 1 周，咳嗽，咳吐大量白色带痰，伴咽痒，口干欲饮，汗多，畏寒，纳食、二便尚调，眠差，舌红中苔黄腻，脉弦滑。

辨证与诊断：诊断为肺痈，证属风热犯肺。

治法：疏散风热，润肺化痰止咳。

处方：桔梗 6g，生甘草 5g，郁金 12g，枳壳 6g，金银花 12g，连翘 10g，杏仁 10g，大贝母 10g，陈皮 10g，紫菀 12g，款冬花 10g，竹茹 6g，鱼腥草（后下）30g。取 7 剂，水煎服。

药后病情有所好转，之后随病情变化加减用药，病告痊愈。

按语：宿疾兼新感当表里并重。本例患者外感咳嗽为邪犯于肺，致肺失宣降，气逆而咳，然肺受损，肺气亏耗，虚损之机亦是必然；痰白量多为肺失通调，痰湿蕴肺；口干欲饮为肺阴亏虚；汗多为肺卫之气失于固摄；舌红中苔黄腻为营分素有积热、痰热之邪内蕴之象。故方以桔梗利咽祛痰；甘草祛痰止咳，杏仁止咳平喘治疗咳喘；郁金活血行气，枳壳行气而止痛；金银花、连翘清热解毒；大贝母清热化痰；鱼腥草消痈排脓、治疗痰热咳嗽；陈皮燥温化痰，针对湿痰咳嗽、寒痰咳嗽；紫菀润肺化痰止咳，款冬花润肺下气，止咳化痰，治疗咳嗽气喘；竹茹清热化痰，治疗肺热咳嗽；其中甘草生用，长于清热解毒，化痰止咳。本例患者本有宿疾，兼以新感，治疗当解表清里并重，万勿一味止嗽定喘，使邪不得出，变生他证。

何任医案

患者：陈某，女，25 岁。1989 年 12 月 24 日初诊。患者身热咳嗽已久，咳痰大量如米粥状，黏稠，夹血色暗，胸闷而隐痛，旬前于某医院 X 线检查见肺部有炎症阴影，其中有圆形透亮区及液平面，舌苔白，脉数实。

辨证与诊断：西医诊断为肺脓肿，中医诊断为肺痈（实热型）。

治法：清热除痰，解血结，排邪毒。

处方：炙百部 15g，桔梗 6g，玄参 9g，麦冬 12g，蒲公英 20g，鲜芦根 20g，薏苡仁 12g，北沙参 9g，金银花 12g，冬瓜子 20g，生甘草 6g，浙贝母 9g。5 剂，每日 1 剂，水煎服。

复诊时患者身热除，咳痰大有减少，咳嗽亦减轻，续在上方基础上略予以加减，以清其余邪，泄化痰浊，复其肺津而治愈。

按语：治疗肺痈应当随证施方。历来治肺痈之常用方剂，除有桔梗汤之开提、葶苈大枣汤之泻肺、千金苇茎汤之疏利气血、麦冬汤之清养外，由于肺痈有初期、成痈期、溃脓期、恢复期等不同的发病阶段，从初始到日久，可因种种症状之不同，而随证施方，加减应用。何老常以千金苇茎汤为基础方自制银花化痈汤（冬瓜子、生甘草、沙参、薏苡仁、桃仁、干芦根、麦冬、玄参、浙贝母、金银花、桔梗、百部、连翘、蒲公英），随症加减，常有明显的治疗效果，其清热解毒、治吐脓血、解胸痛等作用均不比抗生素差。

李振华医案

患者：史某，男，58 岁。1979 年 3 月 14 日就诊，患者自 1978 年 11 月以来，一直咳嗽吐白痰，今年 2 月上旬又复感冒，咳嗽加重，吐黄痰，痰中带暗红色血丝，渐至痰呈脓块有腐臭味，右侧卧位呼吸气短，当地医院 X 线片示左肺外侧有一似圆形阴影，边缘毛糙，测体温正常，血沉为 43mm/h，经多方治疗无效。现患者除上述症状外，夜间盗汗，有时有恶寒发热感，查舌质红，苔薄白，脉滑数。

辨证与诊断：肺受邪热熏灼，热伤血脉，热壅血瘀，蕴结成痈。证属瘀热恋肺，气伤阴耗。西医诊断为肺脓肿，中医诊断为肺痈。

治法：消痈排脓。

处方：千金苇茎汤加味。杏仁 9g，白及 9g，百部 9g，生桑白皮 12g，桔梗 9g，紫苏子 9g，鱼腥草 24g，生薏苡仁 30g，苇茎 24g，陈皮 9g，茯苓 15g，焦麦芽、焦山楂、焦神曲各 12g，贝母 9g，地骨皮 12g，辽沙参 21g，麦冬 15g，五味子 9g，甘草 3g。10 剂，水煎服。

二诊：1979 年 3 月 25 日。患者体温正常，已不咳嗽，吐痰已无脓臭味，早晨痰呈黄色，有少量血丝，以后呈白痰，质清稀，无血，胸亦不痛，夜间基本不盗汗，右侧卧位已可睡眠，查舌质淡红，苔薄白，脉缓，血沉为 21mm/h。此为痰热脓毒渐清，正虚邪恋，气伤阴耗，但病程较久，仍需清热消痈，扶正祛邪，守方加黄芪 24g，生百合 15g，枳壳 9g。10 剂，水煎服。3 个月后电话随访，知病已痊愈。

按语：本例患者初为外感风寒，未能及时散表，郁而化热，清后余毒未净，正虚邪恋，气伤阴耗。故症见吐痰为黄色，逐渐痰中带暗红色血丝，痰呈脓块有腥臭味，夜间盗汗，有时有恶寒发热感。治当消痈排脓、泻热化痰、益气养阴，方以苇茎汤合泻白散加减。药以鱼腥草、苇茎清肺泻热，其中鱼腥草善治肺痈胸痛、咳吐脓血，有清热解毒、消痈散肿之功；桔梗、生薏苡仁利湿清热排脓，与鱼腥草、苇茎共为方中主药；生桑白皮、地骨皮、甘草清肺止咳平喘；沙参、麦冬、五味子养阴敛肺止嗽；杏仁、白及、百部、贝母止咳化痰，同时白及入肺止血；紫苏子、桔梗宣降肺气；陈皮、茯苓健脾化痰。脓毒消除后，加黄芪、生百合益气养阴，托里排脓，扶正祛邪，加枳壳宽胸行气。各药相互为用，泻肺清热，止咳化淡，散瘀排脓，以达消痈之效。本例患者辨证准确治法用药合理，根据病情变化灵活变通，故取得满意的疗效。

邵长荣医案

患者：杨某，男，48岁。2009年6月15日初诊。咳嗽，发热，胸痛2个月余。患者于2个月前从高处坠地，因脾破裂行手术，术后发热不退，摄片诊断为脓气胸，在外院引流1800mL脓液并抗菌治疗，病情未控制。痰培养真菌生长，建议手术。患者不愿接受手术而来诊。刻下：稍咳嗽，深呼吸则左胸牵掣疼痛，气急，怕冷，纳差，大便调，夜寐安。

辨证与诊断：肺痈（脓胸），证属痰热壅肺、气血不和。

治法：清肺排脓，理气通络。

处方：金铃子散加开金锁。组成：川楝子9g，鹿衔草18g，黄芩18g，连翘12g，平地木30g，功劳叶15g，炒延胡索9g，广郁金9g，夏枯草9g，柴胡9g，前胡9g，赤芍18g，白芍18g，野荞麦根9g，薤白头9g，徐长卿15g，焦六曲9g，谷芽9g，麦芽9g，炙鸡内金4.5g。水煎服，每日1剂，连服7日。嘱忌食生冷、油腻、辛辣刺激之品，注意保暖，勿感风寒。

二诊：2009年6月22日。胃纳好转，咳嗽稍胸痛，大便溏。舌质红，苔薄黄，脉弦滑。拟前法，原方加蚤休9g。14剂，服法禁忌同前。

三诊：2009年7月6日。胃纳好，已经能够登四楼无气急，胸部仍然胀痛。舌质红，苔薄黄，脉弦滑。继续清肺通络治疗。处方：黄芩18g，连翘12g，全瓜蒌12g，薤白头9g，川楝子9g，炒延胡索9g，徐长卿15g，蚤休9g，半边莲15g，鹿衔草18g，夏枯草12g，焦六曲9g，谷芽9g，麦芽9g，炙鸡内金4.5g，荆芥炭9g，防风炭9g，怀山药12g。28剂，服法禁忌同前。

四诊：2009年8月3日。左侧胸痛逐渐好转，稍感神疲乏力，胃纳渐馨，大便软，一日1行，夜寐渐安。8月4日胸片示左胸脓胸已经吸收。舌质红，苔根薄腻，脉细弦。治以健脾疏肝，理气通络。处方：柴胡9g，前胡9g，赤芍18g，白芍18g，川楝子9g，淮小麦30g，炙甘草9g，炒酸枣仁9g，牡丹皮9g，川芎9g，石菖蒲9g，苍术12g，白术12g，焦六曲9g，谷芽9g，麦芽9g，炙鸡内金4.5g，薏苡仁18g，全瓜蒌12g，薤白头9g。14剂，服法禁忌同前。

按语：《千金方》曰："假令脓在胸中者，为肺痈，其脉数，咳吐有脓血。设脓未成，其脉自紧数，紧去但数，为脓已成也。"该患者是外伤引起，因此从一开始就表现为肺热壅盛，痰热蕴结，而正气旺盛，同时由于外伤导致肺络不畅，邪留胁下，痰热壅结，又用大量抗生素及激素等治疗，脾胃受损，日久及肾，形成邪实正虚的局面。从胸腔引流物可以明确脓液已成，大量抗菌治疗无效当责之络气不通，邪无出路。《医门法律》所谓"人身热郁于内，气血凝滞蒸其津液，结而为痰，皆火之变现也"。"清热必须涤其壅塞"，邵老以金铃子散加开金锁为基本方，整个治疗过程分清肺热、健脾运、益肾气三个阶段，取得了良好的疗效。

任继学医案

患者：卢某，67岁。1995年2月23日初诊。患者于入院前9日起发热，汗出热不退，咳嗽，左侧胸痛，痰黏稠有臭味，便秘，口干引饮，食欲缺乏。查体：体温38.4℃，营养欠佳，精神疲惫，心尖区有Ⅲ级收缩期杂音，心率较快，左肺中部呼吸音降低，有湿性啰音，舌苔黄厚腻，边尖红，脉弦数。检验：白细胞计数18×10^9/L，中性粒细胞0.81；血沉110mm/h；痰培养有革兰阳性菌、白色葡萄球菌、草绿色链球菌。胸部X线片示两肺纹理明显增深，左肺中部大片浸润阴影，中有液平，壁厚且模糊。

辨证与诊断：诊断为左肺脓肿。证属肺痈实热证，邪热入里。

治法：清热解毒，益气养阴。

入院后在有效抗生素使用基础上给予中药治疗，用鱼腥草和桔梗、千金苇茎汤、银花甘草汤和白虎汤。服药1周后，热仍弛张不退，大便由秘结而转为稀薄，前方去白虎汤，加黄连、黄芩，因年高正气虚弱，故又加黄芪连服1周后热渐下降，咳出臭痰量多，9日后热退，咳嗽、咳痰减少，食欲增加；X线检查：左上肺脓肿空洞缩小。前方减黄连、黄芩加北沙参。3周后咳嗽咳痰已很少；X线复查：肺部空洞消失。但于住院的第58日突发高热、咳嗽、右下胸痛，再做X线检查，左肺脓肿病变与前次大致相仿，右肺纹理增粗，有继发感染病变。处方用银翘散加鱼腥草、桔梗、黄连、浙贝母、桑白皮等。服药5日热退，咳嗽减少，胸痛消失。仍改用原方加白及、合欢皮等，2周后临床症状消失。X线检查：肺脓肿炎性浸润较前有好转，10日后复查，肺部炎性浸润明显吸收，白细胞正常，血沉已减至17mm/h。住院85日出院，体重增加8kg，出院后2周X线摄片复查：肺脓肿病变已消散，仅遗留纤维组织阴影。

按语：肺痈多属实热证，治以祛邪为总则，清热解毒、化瘀排脓则是治疗肺痈的基本原则，根据病位与邪正特点，治疗初期与末期的重点从祛邪转为扶正，所选方药各有特点。该案例在初期邪热在肺卫气分时则以苇茎汤、白虎汤加桔梗、鱼腥草等，加强清热解毒消痈排脓；随着病情变化，邪热入里则以黄连解毒汤为主清解三焦热毒；后期气阴不足则以黄芪、沙参、麦冬等益气养阴，正虚邪留，症情还会有反复，所以疗程长，根据变化适当在后期加用桑白皮、浙贝母化痰，如有表证还可加用银翘散等。在治疗过程中注意不能仅凭患者症状的变化，更要通过胸部X线片或CT视吸收情况适当调整方药，肺痈患者病势急，症情变化快，更宜注重中西医结合治疗，而不能一味强调中药排斥西药治疗而引发医疗事故。

周仲瑛医案

患者：刘某，男，35岁。因"间断性左侧胸痛3个月余，伴发热、气促、乏力13天"于2007年11月20日至我院就诊。患者约于3个月前不明原因出现左侧胸痛，呈阵发性胀痛、隐痛不适，无胸闷，无咳嗽、咳痰、气促，无畏寒、发热，精神较差，食欲可，无明显潮热。患者未引起重视，当地诊所多次以"感冒"治疗，但盗汗症状一直未见明显缓解，并于本次入院前13天开始出现间断性发热（具体体温不详），伴乏力，稍活动后气促，仍有左侧胸痛，2007年11月10日患者于温州市某区中心医院就诊并住院，经胸部X线片、胸部CT检查后考虑诊断为肺脓肿，予以抗感染、化痰及对症治疗后，患者体温有所下降，但胸痛、发热、气促等上述症状一直未见明显缓解，并开始出现频繁咳嗽，初起为白色黏痰，后为黄色脓痰，医师认为无手术指征。考虑经济原因，患者遂要求回本地继续治疗。入院症见发热多汗，但热不寒，咳嗽气促，胸闷时痛，咽干烦躁，痰多黄稠，舌红苔黄，脉浮数。入院查体：体温38.8℃，左侧中下肺部叩诊浊音，左肺呼吸音减弱，可闻及明显湿性啰音；X线片示左侧胸腔积液，左肺门处炎症。B超示左侧胸腔积液（极度粘连）；左膈下液性为主的混合感染累及脾，结合临床考虑脓肿形成前期。血常规：白细胞计数 21.1×10^9/L，中性粒细胞0.79，淋巴细胞0.004，红细胞计数 4.10×10^{12}/L，血红蛋白121g/L，血细胞比容0.37，血小板计数 400×10^9/L。胸部CT考虑为肺及胸壁的脓肿形成。

辨证与诊断：肺痈早期，证属瘀毒内结，西医诊断为肺脓肿。

治法：清肺解毒，化瘀消痈。

处方：五味消毒饮合苇茎汤加减。金银花15g，野菊花15g，蒲公英20g，紫花地丁20g，紫背天葵10g，薏苡仁40g，芦根20g，赤芍30g，桃仁15g，冬瓜仁30g，瓜蒌30g，大黄10g，枳实12g。

上述药物连服3日后，体温仍然稽留在38.5~39.8℃，咳剧增，痰如脓，且有腥臭味，根据脉症，认为系热毒邪盛、痈脓内溃外泄所致。遂除加强清热解毒外，酌加桔梗、葶苈子等排脓之品，上述药物再服4天后体温渐下降至37.5℃左右，5天后热退，咳嗽、咳脓痰减少，痰液转为清稀并伴气短、自汗、盗汗、口燥咽干，面色不华，精神萎靡，舌质红苔薄，脉细数。考虑脓已外泄，邪毒已去，但肺络损伤，伤处未愈。故治以养阴益气清肺。处方：沙参清肺汤加减。沙参15g，合欢皮20g，白及15g，黄芪50g，太子参20g，麦冬20g，百合15g，桔梗12g，冬瓜仁30g，薏苡仁40g，甘草6g。

上述清补并用之剂又服10天后，胸部X线片示左下肺积液已吸收，唯空洞尚未完全闭合，患者一般情况良好。2007年12月8日出院。2个月后复查胸部X线片示左肺空洞已消失，仅遗留纤维素状阴影。

按语：肺痈分成初期、成痈期、溃脓期、恢复期，并根据每期的特点进行辨证论治。早期以清热解毒、消痈排脓为主，晚期以养阴清肺为主。本例方用五味消毒饮合苇茎汤加减。方中金银花、野菊花、蒲公英、紫花地丁、紫背天葵清解热毒，薏苡仁、芦根化脓排痈，赤芍、桃仁活血化瘀，冬瓜仁、瓜蒌清化痰热，大黄、枳实通腑泄热。到后期脓已外泄，邪毒已去，故治以养阴益气清肺，方用沙参清肺汤加减。方中重用黄芪50g以益气扶正，太子参、麦冬、百合益气滋阴润肺，合欢皮养血安神，白及化瘀生肌，桔梗、冬瓜仁、薏苡仁化痰消痈，甘草调和诸药。

黄吉赓医案

医案1：

患者：水某，男，45岁。1994年4月22日初诊。反复咳嗽咳痰30余年，咯血20年，咳吐黄痰腥臭2个月。阵咳，痰日均20余口、色黄、黏稠、咳吐不畅，平步则喘，无哮鸣，胸闷较甚，纳欠佳，口干饮不多，大便正常，苔薄黄腻，舌质黯红，脉细滑。曾用多种抗生素治疗，其效不显。既往无胃病史。

辨证与诊断：肺痈（支气管扩张继发感染），证属痰热壅肺、清肃失司。

治法：清化痰热，宣肃肺气。

处方：和解清化方加减。组成：柴胡30g，黄芩30g，竹沥半夏15g，金银花15g，连翘15g，冬瓜子15g，紫菀15g，枳壳9g，桔梗9g，生甘草9g，射干15g，炙麻黄3g，郁金10g，炙内金10g，生谷麦芽各15g。服7剂。

二诊：1994年4月29日。服药5剂，咳嗽咳痰减少，胸闷显减，阵咳，痰日均约10余口、色白黏、咳吐欠畅，喘如前，纳欠佳，口不干，大便烂、日行1次，畏风。苔薄黄腻，舌质黯红，脉细。前法奏效，痰热渐化，继以清热化痰再进，因子病及母，故拟前法参入健脾化痰之品。拟方如下：柴胡30g，黄芩30g，竹沥半夏15g，金银花15g，连翘15g，冬瓜子15g，紫菀15g，枳壳9g，桔梗9g，生甘草9g，射干15g，炙麻黄3g，郁金10g，炙内金10g，生谷麦芽各15g，太子参15g，白术15g，茯苓15g。再进7剂。

三诊：1994年5月9日。咳嗽咳痰续减，少咳，痰日均约4～5口、白黏、难咳，纳平，口微干，喜温饮，大便质烂、日一行，苔薄黄腻、质黯红，边有齿印，脉细。脾虚之体，余邪未清，今予健脾化痰佐以清化平喘，自拟方健脾化痰汤加减：太子参15g，白术15g，茯苓15g，甘草9g，陈皮10g，制半夏15g，紫菀15g，柴胡15g，黄芩15g，射干15g，炙麻黄3g，生熟薏仁各15g，炮姜炭5g，焦六曲15g。

按语：患者病程绵长、30年来屡用多种抗生素治疗，其效不显，呈逐年加剧之势，治疗颇为棘手，因患者咳吐黄痰，且带有腥味，当按痰热壅肺论治，宜投入大剂量清热化痰之剂，以顿挫其势，方选和解清化方（即小柴胡汤合银翘散加减），方中柴胡初始剂量一般为30g。历来有"柴胡劫肝阴"之说，黄老经多年临床实践观察，未见有"劫肝阴"现象，若柴胡量大，反见"伤脾阳"之征，如胃脘不适、食欲减退、大便溏薄、舌苔转腻等。该现象多见于柴胡量至30～60g，但减少柴胡用量甚至不用或配伍温中和胃之剂时可消除或缓解上述各种胃部不适的症状。由于柴胡善于出入表里之间，而慢性肺部感染患者往往存在表虚里实，故黄老喜用柴胡，但其剂量必须根据患者的年龄、体质、痰色的深浅、痰量的多少及有无胃疾等情况制定。对于体质强、无胃疾的患者均用柴胡30g，黄芩30g，再加金银花15g，连翘15g。若痰量多且痰色黄、脉数者，暗示感染加剧的可能，此时可从30g逐步递增至60g或更大剂量，但应按《黄帝内经》中"大毒治病，十去其六"之证，即应逐步减至一般剂量后兼以扶正。在临床上，黄老将柴胡的剂量分为四类：①小剂量：3～6g，意在升提中阳，如补中益气汤；②中小剂量：6～10g，功在疏肝解郁，如四逆散；③中大剂量：15～30g，能和解退热，如小柴胡汤；④大剂量：30～60g，旨在清热解毒，如和解清化方。

医案2：

患者：陈某，女，51岁。2008年10月24日初诊。咳吐黄痰30年，左下肺切除术6年。阵咳，无咽喉不适，痰每日20～30口、黄脓有腥味、咳吐尚易，胸闷，平步气急，夜哮胸闷，甚则不能平卧3个月余，盗汗，纳差，口干不思饮，苔腻、中灰淡黄、舌胖、有齿印、质黯红，脉小弦。既往有反酸史。

辨证与诊断：肺痈（支气管扩张继发感染），证属痰浊阻肺、清肃失令。

治法：清热化痰，排脓泄浊。

处方：排浊痰方加减。组成：芦根 30g，冬瓜子 30g，生薏仁 30g，败酱草 30g，桃仁 10g，黄芩 30g，柴胡 15g，半夏 15g，枳实 10g，桔梗 9g，甘草 9g，丹参 15g，郁金 15g，黄连 5g，吴茱萸 1g，海螵蛸 30g，陈皮 10g，茯苓 15g，麻黄根 12g，炙鸡内金 15g，莱菔子 30g。水煎服，每日 1 剂，服 2 周。

二诊：2008 年 11 月 5 日。痰每日 20 口以下，黄脓腥味亦减，胸闷减，夜哮可平卧已 1 周，气急稍轻，盗汗少，余症如前，苔薄微黄、少津，舌黯淡红，脉小弦。方已中的，原方增入沉香一味，加强理气化痰、纳气平喘之功。续服 14 剂。

三诊：2008 年 11 月 19 日。黄痰少，晨哮可平卧，气急续减，盗汗止，余无不适，苔薄微黄且干，舌稍胖、有齿印、质黯红，脉小弦。"肺为贮痰之器，脾为生痰之源"，增入益气健脾之品，原方加太子参 15g，莪术 15g，白术 15g，炙鸡内金 20g。

按语：肺痈之证，首辨其痰，患者痰多、色黄、质脓、味腥，加之病程已 30 年，为热毒内蕴，熏灼肺脏，血热壅聚，酿湿蒸痰，耗津劫液，蕴酿成痈，痰阻气机，肺失清肃，故现胸闷、气急、夜哮等症；痰热熏蒸，而见夜半汗出，痰饮内阻，津不上承，则口干不欲饮。治拟清热化痰，排脓泄浊。方选黄老所创之排浊痰方加减，即以千金苇茎汤、小柴胡汤、桔梗汤三方合参，方中芦根性凉，入肺胃，善清肺，体中空而能理肺气，味甘多液，更善滋养肺阴；生苡仁、败酱草、冬瓜子清热排脓；柴胡、黄芩通调表里，泻火清热，配以半夏，既可化痰又可监制其过凉之弊，此乃寒温并用之和法；桔梗辛散苦泄，祛痰排脓，甘草清热解毒，祛痰利咽，两药一宣一清，既能宣肺利咽，又能排脓消痈，用于治疗肺痈成脓之证。黄老在治疗此类病证时，遵前人"有脓必排"之原则，但在选方用药上又独树一帜，别具一格，可谓"师其法，而不拘其方"，大有"发皇古义，融汇新知"之精神。

王会仍医案

患者：奚某，女，56 岁。2009 年 4 月 11 日初诊。咳嗽胸痛 3 个月余。3 个月余前患者受凉后出现咳嗽咳痰，痰色黄量多，伴发热恶寒，体温 39℃左右，前往上海某医院住院，诊断为肺脓肿，经抗感染治疗后，体温正常，咳嗽好转，乏力倦怠，无气急胸闷，于 1 个月前出院。现仍有咳嗽和胸痛隐隐，痰色白而黏，胃纳下降。平时口服抗生素。辅助检查：PPD 试验（－），2009 年 3 月 6 日 X 线胸部正侧位片示：右侧仍有片状影。查体：肺部听诊呼吸音以右侧略低，未闻及明显干湿性啰音。舌红瘦薄，苔薄，脉细。

辨证与诊断：肺痈（肺脓肿恢复期），证属气阴两虚。脓溃之后，邪毒已去，故热降咳轻，脓痰日少，痰色转清；但因肺损络伤，溃处未敛，故胸胁隐痛；正虚未复则神疲倦怠，胃纳不振；气阴两伤故舌红瘦薄，苔薄，脉细。

治法：益气养阴清肺。

处方：南沙参 15g，北沙参 15g，桔梗 10g，野荞麦根 30g，鱼腥草 30g，浙贝母 15g，薏苡仁 30g，前胡 15g，杏仁 10g，桑白皮 15g，生白芍 12g，白术 10g，茯苓 15g，三叶青 15g，八月札 12g，佛手片 10g，太子参 30g，甘草 6g。水煎服，每日 1 剂，连服 14 剂。

二诊：2009 年 4 月 25 日。服药 2 周后，患者咳嗽咳痰明显减少，偶有胸痛，胃纳、二便、夜寐均正常，舌红苔薄，脉细。2009 年 4 月 24 日胸部 CT 示：右上肺可见一条索状影。予以原方加减，处方：南沙参 15g，北沙参 15g，甘草 6g，桔梗 10g，前胡 15g，生白芍 12g，八月札 12g，佛手片 10g，太子参 30g，枇杷叶 15g，木蝴蝶 9g，合欢皮 20g，白术 10g，茯苓 15g，野荞麦根 30g，白花蛇舌草 30g，三叶青 15g。水煎服，每日 1 剂，连服 7 剂。

　　按语：肺脓肿是由多种病原菌所引起的肺组织化脓性病变。早期为化脓性肺炎，继而形成脓肿。本病起病急骤，以高热、咳嗽和咳吐大量脓臭痰为主要症状，体温可高达 39～40℃，常伴有出汗、畏寒、胸痛、气急，以及精神萎顿，周身无力，食欲减退。有时痰中带血或中等量咯血，属于中医"肺痈"范畴。王主任认为外邪犯肺是该病发病的主要原因，正气虚弱或痰热素盛、嗜酒不节、恣食辛热厚味等致使湿热内蕴，则是易使机体感邪发病的内在因素。由于风热之邪袭肺，或风寒郁而化热，蕴结于肺，肺受邪热熏灼，清肃失司，气机壅滞，阻滞肺络，致使热结血瘀不化而成痈；继而热毒亢盛，血败肉腐而成脓。因此，肺脓肿主要病机为邪热郁肺、肺气壅滞、痰热瘀阻，在治疗时王主任特别重视清热、排脓与化瘀，尤其是清热之法，王主任认为是治疗肺脓肿的核心所在，应贯穿于整个治疗过程；在恢复期，往往存在气阴两虚，此时需益气养阴，扶正祛邪兼顾。该患者处于恢复期，故治宜益气养阴与清肺化痰排脓并施，须谨防余毒未净，死灰复燃。方中南北沙参、太子参等益气养阴；鱼腥草、桔梗、薏苡仁等清肺排脓，祛痰消痈；桑白皮、浙贝母、前胡、野荞麦根等清肺化痰平喘；白术、茯苓等补益脾气，培土生金。诸药共奏益气养阴清肺之功。

第十章 肺结核

施今墨医案

患者：宋某，男，27 岁。咳嗽已 6 个月，音哑近 4 个月，经天津某医院检查为浸润性肺结核。现症见咳嗽不多，音哑喉痛，食欲缺乏，腹痛便溏，日渐消瘦，舌苔白垢，脉滑细。

辨证与诊断：肺之病，咳嗽声哑，进则伤脾。辨证为久嗽不愈，伤及声带，遂致发音嘶哑；肺与大肠相表里，肺气不宣则腹痛便溏；脾胃不强则消化无力，食欲减退，营养缺少，身体消瘦。幸无过午潮热、夜间盗汗之象，阴分未见大伤，尚冀恢复可期。西医诊断为肺结核；中医诊断为肺痨。

治法：清肺健脾，润嗓湿喉。

处方：诃子肉(生、煨各半)、半夏曲、白芍、茯苓各 10g，枇杷叶、炒杏仁、焦薏苡仁、冬桑叶、桔梗(生、炒各半)、凤凰衣各 6g，炙白前、炙紫菀、炙百部、化橘红、野白术、紫川厚朴各 5g，甘草(生、炙各半)3g。

二诊：服药 2 剂，大便好转，日行 1 次，食欲渐增，咳嗽甚少，喉痛减轻，音哑如旧。仍遵前法治之。前方去冬桑叶，加南沙参、北沙参、炒苍术各 6g。

三诊：前方服 4 剂，大便已正常，食欲增强，精神甚好，咳嗽不多，声哑虽未见效，但觉喉间已不发紧。处方：诃子肉(生、煨各半)、茯苓、白芍各 10g，桔梗(生、炒各半)、黛蛤散(马勃 5g 同布包)、白杏仁、炒白术、炒苍术各 6g，炙百部、炒紫菀、炙白前、化橘红、紫川厚朴、凤凰衣各 5g，甘草(生、炙各半)3g。

四诊：前方服 4 剂，现症见尚余声哑未见显效外，他症均消失。拟专用诃子亮音丸治之。处方：诃子肉(生、煨各半)、桔梗(生、炒各半)、甘草(生、炙各半)各 30g，凤凰衣 15g。共研细面，冰糖 120g 熬化，兑入药粉做糖丸，含化服之。

按语：本例肺伤声哑，即古人所谓"金破不鸣"，治宜清肺；便溏纳少，治宜健脾，即前世医家所谓"培土生金"之意。本例通过脾肺双治，咳嗽、便溏等症状消除甚速。治声音嘶哑，用诃子亮音丸最效，施老用之于多人，演员每亦以此方作为保护声带之常备药。

张泽生医案

患者：钱某，女，60 岁。素有陈旧性肺结核、轻度肺气肿病史，十几年来症情尚稳定。1975 年 3 月因肺部感染，伴有胸腔积液而赴上海治疗。诊断为间质性肺炎、进行性肺纤维化、并发真菌感染。经多种中西药治疗，病情未见好转，形体日见消瘦，自动要求出院，回家调养。1976 年 2 月 20 日初诊。患者卧床不起，主诉咳嗽剧甚，甚则咳而遗尿，咳痰色白质黏,痰带有咸味,培养有白念珠菌生长。气短难续,不能平卧,胸闷如有重物压迫,口干,饮食不香,食量减少,面足水肿,小便量多,大便时溏,舌红少津,脉细而数。

辨证与诊断:肺肾两伤,阴虚火旺,炼津为痰,肃降无权,肾不纳气。西医诊断为肺结核;中医诊断为肺痨。

治法:肃肺纳肾,佐以止咳化痰。

处方:二参麦冬汤加减。组成:南沙参、北沙参各12g,大麦冬9g,川百合9g,川贝粉(分吞)3g,炒白芍9g,炙紫苏子9g,五味子5g,冬瓜子12g,脐带2条,冬虫夏草5g,另服银耳百合汤。

二诊:1976年3月3日。经用肃肺纳气、化痰止咳之剂,药入尚能安受,但动则气短,有时有低热,脉细数,舌暗红,已有津润。肺肾俱虚,津液为痰,久虚之体,容徐图之。处方:南沙参、北沙参各12g,大熟地黄12g,海蛤粉12g,白杏仁9g,川贝粉(分吞)3g,杭白芍9g,川百合9g,冬虫夏草5g,脐带2条。

三诊:1976年4月12日。最近10天来咳喘复甚,痰多白沫而黏,面肢水肿,食欲不香,大便溏薄。脉细数,舌红苔薄腻。肾虚水泛为痰,土不生金,仍从本治。原方加肥玉竹15g,制黄精15g。另服:红参粉0.63g,蛤蚧粉0.6g,每日2次。

四诊:1976年4月22日。药后咳喘较平,痰亦减少,胸闷气促亦有改善,痰培养有时有白色念珠菌。虚损久病,原方加冬瓜子12g再进。

五诊:1976年5月5日。经治以来,症状已有好转,已能下床持杖行走,咳喘减轻,痰亦减少,面足水肿亦有减退,但易招外感。舌红起纹,脉濡数。肺、脾、肾三脏俱亏,仍从本治。处方:潞党参15g,大熟地黄12g,怀山药9g,白杏仁9g,法半夏9g,川贝母粉(吞)2g,海蛤粉22g,制黄精9g,冬虫夏草9g,炙甘草3g,茯苓9g。

七诊:1976年6月10日。肺肾久亏之体,咳喘复作,动则喘甚,大便日行2~3次,脉濡细,舌红苔少。治再肃肺纳肾,培土生金。上方去法半夏,加五味子5g,玉竹9g,白芍9g。另用莲子每晚30粒,去皮心,加冰糖煎服。

八诊:1976年8月19日。入夏以来,天气炎热,痰多不易咳出,气怯懒言,食量减少,大便不爽,午后有低热,脉细数,舌质红起纹。肺肾久亏,气不化津,津凝为痰,转当清肃肺气,以化痰热。处方:南沙参12g,天冬9g,麦冬9g,海蛤粉12g,大白芍9g,白杏仁9g,川贝母粉(吞)2g,生薏苡仁15g,炙紫苏子9g,鱼腥草30g。

九诊:1976年11月25日。咳喘自治疗以来,症情尚稳定,低热已退,饮食不香。近因气候寒冷,咳喘加重,痰多色白如沫,气喘怕冷。脉细滑,舌红苔薄黄。肺、脾、肾三脏俱虚,气失摄纳,以致饮邪内停,饮为阴邪,当参以温药和之。处方:潞党参15g,炒白术9g,川桂枝3g,茯苓9g,炙甘草3g,白杏仁9g,法半夏9g,炙桑白皮9g,五味子5g,脐带2条。

十诊:1977年9月17日。咳喘减轻,黏白痰亦少。唯精神疲乏,气短,腰脊酸痛。脉细数,舌质红,苔薄黄。肺肾两伤,金水不能相生,肺失通调,津凝为痰,随肺气上逆而咳出,再以养阴润肺、止咳化痰治之。处方:潞党参15g,南沙参、北沙参各9g,大麦冬9g,白杏仁9g,川百合9g,生诃子肉9g,五味子5g,制黄精15g,炙甘草3g,川贝粉

（分吞）2g。

十一诊： 1977 年 10 月 5 日。上药尚合病机，黏白痰已少，咳喘亦明显减轻，饮食增加，精神仍疲乏，两足轻度水肿，腰酸。病机如前，原方再进。

十二诊： 1978 年 1 月 10 日。久咳痰喘，入冬更甚，不能起床活动，否则大咳大喘，痰多呈白沫而黏，咳则汗出，饮食不香，脉细数小滑，舌红无苔有裂纹。痰培养未发现白色念珠菌生长，证属肺、脾、肾三脏不足，气不布津，痰饮内停，肺津清肃之令不行。仍当肃肺纳肾，运脾化湿。处方：潞党参 15g，大熟地黄 12g，海蛤粉 12g，五味子 5g，法半夏 9g，山茱萸 9g，白杏仁 9g，怀山药 12g，川贝母粉（吞服）2g，金匮肾气丸（分吞）9g。

十三诊： 1978 年 3 月 12 日。服药以后，咳嗽减轻，喘促亦平，腰痛亦明显好转。舌红无苔，脉细数，时当春令，肺被火刑。拟清金肃肺化痰方。处方：南沙参、北沙参各 12g，天冬 9g，麦冬 9g，白杏仁 9g，瓜蒌皮 12g，炒知母 9g，天花粉 12g，地骨皮 9g，五味子 5g，大白芍 9g，嫩白薇 9g，川贝母粉（分吞）2g。

按语： 本例肺之清肃之令不行，通调失职，水津输布失度，津液聚而为痰，饮停肺胃，而为涎沫，浸肺作咳，喘促不已，张老根据"虚则补其母"之意，采用健脾益肺，即培土生金之法。用潞党参、白术、茯苓、甘草、大枣等健脾养胃，使脾胃生化转旺，而肺得其养，配用麦冬、黄精、百合滋养肺阴，并清虚火，半夏下气化痰，与大量清润之药配伍，则不嫌其燥。另用金匮肾气丸以益肾固本。此外，患者自购人参、蛤蚧、胎盘粉等研匀吞服，还配合银耳、百合、莲子等食饵疗法，以补益肺肾，从本治疗。喘甚之时，亦曾服用少量激素。体虚病重，经治疗 2 个月余，渐能起床活动，迄 1978 年 3 月，前后共诊 21 次，断续服药达 2 年之久。张老一直以扶正培本之法为主，标本兼顾，使患者症状改善，体质增强。其中有多次案药类同而从略，特此说明。

陈伯勤医案

患者： 李某，女，38 岁。1983 年 8 月初初诊。患者于 1983 年 1 月经某医院胸部 X 线片检查，确诊为肺结核，即用西药抗结核治疗，服药 6 个月后，昼夜汗出不止，常伴恶风，心悸，干咳少痰，五心烦热，失眠多梦，大便干结，小便量少。后服中药治疗月余，亦未见好转。于 1983 年 8 月延余诊治。症见形体消瘦，面色萎黄，舌质红干无苔，脉象细数无力。

辨证与诊断： 本例因患肺痨日久，耗气伤阳，阳损及阴，进而导致阴阳两虚。证属气阴两虚之肺痨。

治法： 益气养阴，安神生津。

处方： 黄芪 30g，党参 20g，白芍 15g，大枣 12g，熟枣仁、柏子仁、麦冬、炙甘草各 9g，五味子 6g。3 剂，每日 1 剂，水煎分 2 次服。

二诊： 1983 年 9 月 2 日。服药 3 剂，汗止过半，上述诸症悉减。嘱照方连服药 10 剂，除仍微咳外，诸症告愈。

按语： 阴虚不能内守，阳虚卫外不固，因而昼夜汗出不止，自汗溢汗并见；兼见心悸，五心烦热，失眠梦多，干咳少痰，大便干结，小便量少，舌质红干无苔，脉细数无力等心肺阴津亏虚之象。正如《灵枢·决气篇》所说："津脱者，腠理开，汗大泄。"方中用大剂量党参、黄芪以益气固表，使卫外固密而汗自止；以熟枣仁、柏子仁、麦冬养心安神，使心悸、失眠、梦多之症可除；更以北五味子、白芍、大枣、炙甘草等酸甘合用，具有"酸甘化阴"之意。诸药合用，使卫表得固，心肺之阴得复，则自汗、盗汗得以治愈。

岳美中医案

患者：魏某，女性，29 岁，已婚。因咳嗽、痰带血丝已 8 年而来就诊。患者自 1953 年 7 月起，常有咳嗽吐痰，并带血丝，疲劳气短，动则汗出，午后低热，经 X 线断层摄片证实，右上肺有空洞两处，痰中发现抗酸杆菌。近 2 年来腹痛频作，便溏，每日二三行至六七行不等。迭经各类抗结核药（异烟肼、对氨水杨酸钠、链霉素）内服、注射，肺导管注入，以及内服铁破汤等，均无显著效果，乃于 1961 年 8 月 29 日来院门诊。既往史及家庭史无特殊，结婚 6 年未育。查体：体瘦，脸白，颧红，声音低短，脉细，舌苔薄，头部器官正常，甲状腺稍大。右肺上部呼吸音显著减低，心音正常，腹部阴性，诊断为空洞型肺结核。

治法：健脾润肺，健脾补肾。

诊治以来，始终以香砂六君及参苓白术二汤剂为主，随症加用之药物有生脉散、青蒿、地骨皮、百部草、白及、川贝母、诃子肉、阿胶、龟甲胶等。自 1961 年 12 月 28 日起，又加用黄连，研末口服，用量 3g，持续服至 1962 年 9 月中旬最后一次门诊，历时 1 年许。最后患者自觉症状显著好转，X 线断层摄片检查示肺部空洞较治疗前缩小 1/3，并怀胎 7 个月余。

按语：患者症状之特点为咳嗽经年，腹泻频作，应属肺、脾同病，治疗之法，用香砂六君汤、参苓白术汤等以脾肺兼顾。辨证论治之外，并加服黄连，连服 8 个多月，因黄连对结核分枝杆菌的抑制作用，已为多数学者所证实。患者来门诊前虽用多种抗结核药物无效，但有实验证明，结核分枝杆菌对抗结核药（异烟肼、对氨水杨酸钠、链霉素）耐药者，对黄连并无交叉耐药性，故本例取得初步疗效，可能与辨证论治结合专病专方用药有关。

黄文东医案

患者：俞某，女，31 岁。1963 年 5 月 10 日初诊。患肺结核 3 年，伴肺不张，长期用抗结核药物治疗，未见效果。经常咯血、潮热，形体消瘦，故来院门诊治疗。肺病 3 年，午后潮热，咳嗽痰稠，右胸隐痛，肝区作胀，面浮神疲，形瘦色萎，不思纳谷，大便干结，舌质淡胖，尖有红刺，脉细。

辨证与诊断：肺痨（肺结核）。此为肺气阴不足，肝经气火有余，脾胃运化不健。

治法：治宜益肺气，健脾胃，佐以肃肺、顺气、清热之法。

处方：杏仁 10g，炙黄芪、炒白术、蒸百部、知母各 9g，青蒿、陈皮、炙鸡内金各 4.5g，半夏、炙甘草各 3g。

服药后，症状逐步改善。此方连服 50 余剂。

二诊：1963 年 9 月 20 日。迭进益气养阴、清肺顺气、调和脾胃之法，低热已平，胃纳较佳，大便正常，但尚不耐劳累，容易引起潮热。近二三月来，面色润泽，体重增加 5kg，为佳象也。咳嗽减而未除，肝区有时作胀，舌淡尖红，脉细，为气阴尚亏之象。再拟滋阴清肺、疏肝和胃之法。处方：南沙参、海蛤壳各 12g，冬桑叶皮、玄参、青蒿、白薇藜、白前、广郁金各9g，炙甘草、淡姜竹茹各4.5g，柴胡、陈皮各3g。

按语：本例西医诊断为肺结核、肺不张，中医辨证属"肺痨"范畴。病程较长，初诊时有咳嗽、潮热、胸痛、形瘦纳少等症。当时所确定的治则，除益气清肺之外，以健运脾胃为主。不久，胃纳转旺，体重增加，调治数月，症情显著好转。可说明黄老重视脾胃为生化之源，对肺病日久，气阴虚而难复者，健脾有助于养肺，确能取得一定的疗效。

叶心清医案

患者：崔某，男，37岁。胸痛、气短、盗汗2年，于1959年8月19日来院诊治。患者自1949年起发现有浸润性肺结核，虽经中西医治疗均未见好转。但自觉症状并不明显，尚能坚持上班工作。近2年来渐有胸痛，气短，盗汗，神疲乏力，食欲缺乏，夜眠不实，晨晚咳痰，黄黏腥臭，口干喜热饮，溲黄便调，日见消瘦。多年来一直注射链霉素，服异烟肼、对氨水杨酸钠（PAS）等。检查：右上肺闻及湿性啰音，呼吸音较粗，胸部X线片示右上肺浸润性结核灶，痰培养有结核分枝杆菌生长，苔薄黄，舌质红，脉沉细数。

辨证与诊断：证属肺阴亏损虚火内盛。西医诊断为开放性肺结核，中医诊断为肺痨。

治法：养肺阴，清虚热，滋清结合。

处方：首乌藤30g，生地黄24g，鳖甲18g，玄参、茯苓、浮小麦各15g，浙贝母12g，知母、地骨皮、青蒿、白及各9g，青皮6g，桔梗、甘草各3g。每日1剂，水煎分2次服。

上方共进10剂，盗汗已止，但仍咳嗽、胸痛、疲劳乏力。乃宗前法，原方加减，膏剂缓图。处方：生地黄240g，牡蛎、蒲公英各180g，茯苓150g，浙贝母、白及、炒麦芽各120g，白薇、酸枣仁各90g，杏仁泥、旋覆花、青皮各60g，知母9g。上药浓煎，以白蜜250g收膏，每日2次，每次1茶匙。

此膏剂共配2剂，连服3个月，咳嗽盗汗已止，胸痛减轻，精神好转，痰培养多次均为阴性。此3个月间已逐渐停服西医抗结核药物。继续服此膏剂1年，胸痛止，疲劳感消失，仅感睡眠稍差，痰培养一直阴性，胸部X线片复查示原病灶已硬结钙化。

按语：本例为开放性肺结核已迁延达10年之久，曾经中西医常规治疗均无效。叶老抓住盗汗、口干、胸痛、苔薄黄、舌质红、脉细数等辨证，从养阴清热角度另辟治疗途径。养肺阴重用生地黄、玄参；清虚热投以地骨皮、青蒿、知母，特别用鳖甲，一则滋阴潜阳，二则软坚化痰，近年有人以鳖甲愈合结核性溃疡效果理想，配青蒿更是疗骨蒸盗汗之要药；方中白及性苦涩微寒、入肺经收敛止血，消肿生肌，近代药理研究，白及对结核分枝杆菌有显著的抑制作用，叶老主张中西医互相取长补短，在配方中首先突出中医辨证论治，在此前提下尽量采用现代药理证实，但又不违反辨证原则的中药来提高疗效，此例采用白及便是明证。

颜德馨医案

医案1：

患者：江某，男，67岁。患肺结核30余年，治疗29年，常有咳嗽，咳吐血痰。1983年8月2日因油烟熏后而咳呛不止，咳吐血痰，血暗红成块、量多，形体消瘦，巩膜血丝累累，咳嗽频作，口干欲饮，唇紫暗，舌质暗红，脉弦滑数。

辨证与诊断：肺痨，证为感受外邪，化燥化火，痰热胶结，咳伤肺络，以致动血出血。

辨为久咳伤肺，痰浊内阻，痰热交搏。西医诊断为肺结核。

治法：清热化瘀，降气化痰。

处方：芦根 30g，黄芩 9g，生薏苡仁 15g，桃仁 12g，冬瓜仁 15g，鱼腥草 15g，降香 2.4g，牡丹皮 9g，生蒲黄 6g，大黄 8g，花蕊石（吞）9g。每日 1 剂，水煎服。

服 5 剂后痰热清，咳平血止。继以培土生金而收功。

按语：邵新甫说："夫若外邪起见，阳邪为多，盖犯是证者，阳分先虚，亦受天之风热燥火也。"痰热壅肺，宜清热化痰，解其胶结之势，降气降火，止血络安。本例患者系久咳伤肺，痰浊内阻，痰热交搏，治以清热化瘀、降气化痰，药证相符，故而服 5 剂后痰热清，咳平血止，之后以培土生金之法调理，使脾肺强健，疗效得以巩固而收功。

医案 2：

患者：戴某，男，42 岁。1986 年 6 月 14 日就诊，患者肺结核咯血 1 天，入院后咯血频发，每次 40～200mL。诊时患者倚床而坐，气促声壮，咯血鲜红，袒胸露腹，烦躁不安，舌红绛，苔薄黄，脉细滑小数。

辨证与诊断：肺痨、咯血，此乃邪热浸淫血分，迫血妄行。西医诊断为肺结核。

治法：清营凉血。

处方：广犀角（代，先煎）12g，鲜生地黄 60g，赤芍 15g，牡丹皮 9g，生大黄 6g，白及粉（吞）3g，三七粉（吞）3g。每日 1 剂，水煎服。同时给予紫雪丹 1.5g，分 2 次吞服；取附子粉适量，用姜汁调敷两足涌泉穴；取生大黄适量，用鸡蛋清调敷两太阳穴。每日换 1 次。

用上法治疗 8 天，整日咯血已止，但仍有少量咯血，查舌质红，苔灰黑而干，脉细缓而涩，此为血热清而未净，气阴虚弱已显，转用下方。处方：北沙参 18g，黄芪 15g，冬瓜子 15g，生地黄 12g，白芍 12g，桃仁 12g，生薏苡仁 12g，麦冬 9g，牡丹皮 9g，五味子 4.5g，降香 2.4g，芦根 30g。每日 1 剂，水煎服。药后 1 周，咯血即止，脉静身凉。

按语：治肺痨实火迫血、咯血投药不厌寒冷。血之运行，温则行，冷则凝，火热内炽，则迫血外溢，故《济生方》谓："夫血之妄行也，未有不因热之所发。"古代医家虽有"服寒凉百不一生"的说法，然对起病急、来势猛、血色鲜红而多的实火血证，则当宗唐容川"治火即是治血"之说，宜苦寒之剂折其火势，若囿于不宜苦寒之说，必然姑息容奸，延误病情。颜老强调对实火出血，药不反凉，凉不厌平，不厌凉乃指用药宜凉且重，不反早则谓用药宜早，热去即止，不可过量，以避冰伏之虞，每用犀角地黄汤合紫雪丹投之，考紫雪丹既有犀角（代）、羚羊角、石膏、寒水石之凉，又有沉香之降，功能清热泻火，降逆止血，每日 1.5g，分 2 次冲服，既验且便。本例患者方取犀角地黄汤合紫雪丹治疗，取得了满意疗效。

何任医案

患者：韩某，男，43 岁。1965 年 2 月 22 日初诊。患者 1954 年患肺结核及支气管扩张而行左肺上叶切除术，1957 年以来经常咯血，或痰中带血，到 1964 年底才止。长期服用抗结核药异烟肼，近因症状加剧，来杭州就医。患者患肺疾 10 余年，咳痰量多，喉间受热冷等气刺激即痒作呛，咽干而痛，胸闷气急，伴轻度潮热，体易疲乏，舌苔白，脉细。

辨证与诊断：久咳肺气发泄，中气更虚。

治法：以滋理之法先进，治宜润肺理脾，佐以化痰止咳。

处方：北沙参9g，干地黄12g，浮海石9g，糯稻根9g，代赭石9g，川贝母4.5g，炙百部4.5g，麦冬12g，天冬12g，旋覆花(包煎)9g。

二诊：1965年3月10日。上方连服10剂，症有好转，咳嗽及咳痰量均减少，咽痛已除，寐安纳佳，二便调匀，唯胸闷气急，喉痒咽干尚存，治以原法加减。处方：北沙参9g，代赭石9g，玄参6g，浮海石9g，五味子15g，胖大海6g，仙鹤草12g，川贝母4.5g，麦冬12g，旋覆花(包煎)9g，炙百部4.5g。

三诊：1965年4月3日。患者3月10日方连服15剂，咳嗽及咽干喉痒均除，偶有干咳，天气变化时略感胸闷，续用原法收功。处方：党参9g，代赭石9g，野百合10g，诃子3g，干地黄12g，炙马兜铃6g，川贝母6g，旋覆花(包煎)9g，五味子1.5g，炙百部4g，炒阿胶珠12g，黛蛤散(包煎)12g，三七粉(分2次冲服)2.4g，麦冬9g。取5剂，继续服用。

按语：肺痨久病宜润宜养，并佐化痰理气。由于肺疾10余年，又加上反复咯血，而使体力逐渐消耗。根据其咽痛、潮热、咳呛、脉细，乃是肺阴不足，肃降无权。冲气上逆，则咳呛更剧。据叶天士"有年久咳，都从脾肾子母相生之治"之论述，肺为娇脏，宜润宜养，然化痰理气也不可偏废。在施治中，初以润肺降逆化痰，遣方略加敛肺之品，末以润肺理脾，化痰止咳，并摄纳肺肾之气为治。立法仿金匮麦冬汤、旋覆代赭汤、生脉散之意，收到满意的疗效。值得注意的是，患者过去长期失血，方中用仙鹤草、黛蛤散、三七粉之类，即防患于未然，此亦"治未病"之旨。

李振华医案

患者：罗某，男，35岁。1981年5月3日就诊。患者从1973年开始咳嗽，痰中带血，每年发作1~2次，近1年来咳嗽闷气等症状加剧，不能劳动。诊时患者咳喘，盗汗，五心烦热，舌质暗淡，舌体胖大，苔薄白，脉弦细数。胸部X线片检查示右肺第2肋间外带有片状模糊阴影，边缘不清，其中间有透亮区，提示为右上肺结核并空洞。

辨证与诊断：肺痨，证属阴虚肺燥。久咳日久，肺气本虚，肺阴受损。

治法：滋阴清热，润肺平喘。

处方：辽沙参15g，麦冬15g，五味子10g，百合15g，山药30g，茯苓15g，远志10g，百部10g，白及10g，牡丹皮12g，地骨皮12g，知母10g，贝母10g，紫苏子10g，桔梗10g，白果10g，甘草3g。7剂，每日1剂，水煎服。

上方略有加减共服用50剂，于1981年6月28日再诊，患者咳嗽大减，未再咯血，精神、饮食好转，盗汗、五心烦热消失，症状均减。除从饮食方面加强营养外，中药以滋养肺阴、兼顾脾胃、除痨和血之品作成丸药，以巩固疗效，以后逐渐好转，症状消失，病灶钙化而痊愈，再未复发。

按语：病久之肺痨临证当注意瘀滞的存在。肺结核中医称之为"肺痨"，乃因气阴不足，邪气乘虚而入，传染为痨。患者系热病日久，灼伤阴津，病久入络，故而有瘀，除用滋阴润肺兼有养血之百合固金汤加减外，并重点加用如丹参、牡丹皮、茜草、焦山楂、胡黄连等活血化瘀、清热凉血之品，以使热清、瘀行、阴复而病愈。

邵长荣医案

患者：肖某，男，17 岁。2009 年 7 月 7 日初诊。患者半年前咳嗽，发现左上纤维空洞型肺结核，曾经以雷米封、异烟肼、乙胺丁醇化疗。因肝功能损伤停药，目前仅服用异烟肼，空洞始终未闭合，痰菌已经转阴。刻下：咳嗽，无痰，纳可，大便调，夜寐安。面色淡白，舌质淡红，舌苔薄白，脉细弦。

辨证与诊断：肺痨，患者久病，外邪蕴久化热伤阴耗气，气阴不足，证属肺热痰凝。

治法：清肺宽胸、益气养阴。

处方：自拟方。鹿衔草30g，黄芩18g，夏枯草12g，炙百部12g，大丹参12g，平地木30g，六月雪12g，野荞麦根30g，鱼腥草15g，生甘草9g，广郁金9g，全瓜蒌12g，黄芪15g，防风9g，防己9g，白术15g，功劳叶15g，生侧柏叶12g，天门冬12g，麦门冬12g，玄参12g。水煎服，每日 1 剂，连服 14 剂。嘱忌食海鲜、生冷，注意保暖，勿感风寒。

二诊：2009 年 7 月 20 日。服药后咳嗽止，无不适。原方 14 剂，服法禁忌同前。

三诊：2009 年 8 月 3 日。仍见大便溏薄，余症好转。治宜兼顾脾胃，以健脾化痰。处方：炙百部9g，黄芩18g，平地木30g，功劳叶15g，青皮9g，陈皮9g，夏枯草12g，鹿衔草18g，六月雪12g，板蓝根15g，姜半夏9g，佛耳草12g，玄参12g，沙参12g，怀山药12g，薤白头12g，云茯苓18g，川楝子9g，炒延胡9g。14 剂，服法禁忌同前。

四诊：2009 年 8 月 17 日。连日低热，大便溏薄，舌质红，舌苔薄白。处方：炙百部18g，黄芩30g，鹿衔草18g，平地木30g，功劳叶15g，青皮9g，陈皮9g，姜半夏9g，黄芪9g，防风9g，防己9g，怀山药12g，芡实9g，白术9g，夏枯草18g，六月雪12g，生侧柏叶12g。14 剂，服法禁忌同前。

五诊：2009 年 8 月 31 日。低热已退，大便水样，每日 1 次，无腹痛。加强健脾益胃，原方加荆芥炭9g，防风炭9g，煨木香9g，谷芽9g，麦芽9g，白术改为焦白术15g。14 剂，服法禁忌同前。

六诊：2009 年 9 月 14 日。无不适，大便较前好转，仍然不成形。2009 年 9 月 9 日摄片：右上肺空洞已经闭合。处方：苡仁18g，荜澄茄9g，百部9g，黄芩18g，鹿衔草18g，连翘12g，女贞子12g，黄精12g，荆芥9g，防风9g，焦白术18g，煨木香9g，怀山药18g，芡实9g，夏枯草12g，侧柏叶12g。14 剂，服法禁忌同前。

七诊：2009 年 9 月 28 日。大便已经成形，无不适，自行停服中药半个月。今日摄片复查，右上肺见纤维条索影。处方：炙百部12g，黄芩18g，鹿衔草18g，连翘12g，女贞子12g，焦白术12g，煨木香9g，怀山药12g，芡实9g，夏枯草12g，柴胡9g，前胡9g，赤芍药18g，白芍药18g，六月雪12g。14 剂，服法禁忌同前。

按语：综观全案，百部、黄芩、鹿衔草、连翘仍然是贯穿全案的主药，充分体现了"清肺泻火，杀虫行瘀"的治则。由于合并空洞，本例在一诊处方中，参合了鹿衔草、鱼腥草、夏枯草三味，此乃邵老治痨经验方"三草片"的组成。但与其他病例不同，该例患者脾虚不耐清肺祛邪法，三诊开始出现大便溏薄。脾为肺之母，肺虚耗夺脾气以自养则脾亦虚，脾虚不能运化水谷精微上输以养肺，则肺愈虚，肺脾同病临床常见，治疗上须注意健脾培本，所谓"培土生金"。邵老认为本案以炙百部、黄芩、鹿衔草、夏枯草、六月雪清肺杀虫，对脾胃虚弱者有一定的影响，配合用怀山药、芡实、白术、云茯苓、煨木香、荜澄茄等健脾利湿，扶正不忘祛邪，祛邪兼顾扶正，使不致攻伐过度，又不致留邪成弊。

张灿玾医案

患者：金某，女，中年。初诊时患者面色萎黄，虚瘦之甚，自汗盗汗，时寒热往来，午后尤甚，头痛，四肢无力，咳嗽气短，胸部疼痛，少动则气喘心悸，有婴儿方7个月，因无乳汁已为之断奶。前医有以钩虫病治者，服之更甚。有以结核病治者，用异烟肼、链霉素，亦无效。查舌淡红，苔薄白，脉弦数躁疾，重按无力。

辨证与诊断：三脏俱虚型肺痨。观其脉症，肺、心、脾三脏俱虚，且当春阳发动之时，木火灼金，肺阴尤虚，系肺痨之疾，且由于体虚正衰，病情呈发展之势。

治法：健脾理气、养阴补虚。

处方：当归9g，白芍9g，白术6g，茯苓6g，柴胡6g，薄荷4.5g，牡丹皮6g，炒山栀6g，麦冬9g，天冬9g，川贝母6g，五味子3g，甘草3g。每日1剂，水煎温服。

服上方2剂后复诊，患者寒热之势减，汗出少，脉象亦见平稳，病情始见转机，继用前方，以平肝救肺。继服前方6剂复诊，患者咳嗽减轻，食欲增加，精神亦好转，少行活动不似以前喘甚、悸甚，唯咳嗽时作，此肝火已弱，心、脾二脏之脏气亦复，唯肺阴尚虚，再以清燥救肺法以治。处方：党参6g，麦冬15g，石膏9g，炒杏仁6g，炙枇杷叶3g，黑芝麻6g，天冬9g，川贝母6g，霜桑叶15g，生地黄6g，阿胶(烊化)6g，甘草6g。

服上方6剂后再诊，患者咳嗽大减，体重增加，胸痛亦缓，经前后月余治疗，月经再至时，又妊娠，家人大喜，其父特表谢意，言此病曾经多人诊治，均未见效，此次经先生调治不及2个月，转危为安，幸甚喜甚。然告曰，现虽火势必已缓，尚未根除，善后之功更不可忽视，患者虽有妊娠，一喜一惧也。遂以人参养荣汤、天王补心丹等方加减，进一步调理渐愈。

按语：养阴清燥救肺是治肺痨之根本大法。本例患者初诊时，病情十分危重，且体力衰弱已极，惜前医已发现结核，然未能坚持治疗，致多脏受损，而此种情况，需分步骤综合调理，中医自有优势，如能超过青春发育及生育期病情稳定，亦非不可治也。张老初诊时根据患者体虚正衰，病情呈发展之势，先平肝理脾，以求救肺，待病情稳定后，再以清燥救肺为大法，以益气养阴润肺为原则坚持治疗，并根据病情的变化灵活变通，取得了满意的疗效。

周仲瑛医案

患者：男性，17岁。2004年4月6日初诊。患者1999年10月起反复感冒，至今低热已5年，某胸科医院疑为结核，曾经抗结核药治疗6个月，效果不显。刻下常苦头昏，疲劳乏力，夜晚盗汗，白天动易汗出，汗后怕冷，咳嗽有痰，色白不多，自觉内热但体温不高，大便干数日1行，腿软无力，口稍干，舌尖偏红，苔黄薄腻，脉濡滑。

辨证与诊断：肺痨，证属湿邪困表，气虚卫弱。西医诊断为肺结核。其发热当属湿热郁蒸之身热不扬，以邪实为主，兼有正虚。

治法：清热化湿、祛邪宣肺。

处方：羌活10g，独活10g，川芎10g，防风10g，藁本10g，蔓荆子10g，生黄芪15g，光杏仁 10g，生薏苡仁 15g，法半夏 10g，藿香 10g，厚朴 5g，茯苓 10g，全瓜蒌 15g。取 7 剂，每日 1 剂，水煎服。

二诊：2004 年 4 月 13 日。患者头昏身楚一度减轻，日来又感冒，头痛，汗出减少，不咳，自觉内热，大便干，2～3 日一行，尿不黄，舌苔淡黄。在上方的基础上生黄芪、全瓜蒌增至 20g，加炒黄芩 10g，石菖蒲 10g。取 14 剂，每日 1 剂，水煎服。

三诊：2004 年 4 月 27 日。患者头昏头痛均减，但仍易感冒，感冒后头昏加重，鼻塞，嗅觉稍差，怕冷，尿黄，大便 2 天一行，不实，舌质淡红，苔淡黄，脉弦，再给予宣表化湿、益气固卫之剂。处方：羌活 10g，独活 10g，川芎 10g，防风 10g，防己 10g，藁本 10g，蔓荆子 10g，生黄芪 20g，藿香 10g，厚朴 5g，法半夏 10g，茯苓 10g，杏仁 10g，生薏苡仁 15g，石菖蒲 10g，炒黄芩 10g，苍耳草 15g。14 剂，每日 1 剂，水煎服。

先后用药 35 剂，即告痊愈，1 个月后随诊，未见发热。

按语：本例患者年仅 17 岁，反复低热，难以坚持上学，其头昏、白天动则汗出、汗后怕冷、易感冒为气虚卫弱之象；咳嗽有痰不多、夜晚盗汗、自觉内热，西医疑为结核，类似中医阴虚内热，但望之形体适中，并未瘦削，面有油光、色黄，闻其鼻音重，问之，患者自言鼻塞，轻度影响嗅觉，而自觉内热，测体温往往不高，切之脉濡滑。依据鼻塞、声重、怕冷、咳嗽、面有油光色黄、内热而测体温不高，结合苔脉，综合前医以玉屏风散、青蒿鳖甲汤失败的教训，周老辨证属湿邪困表，气虚卫弱。处方以成方之羌活胜湿汤合藿朴夏苓汤，配合杏仁、薏苡仁开上、畅中、渗下，流通三焦，生黄芪补气固表，全瓜蒌润肠通便。药用 7 剂，症状明显改善；二诊宗原法增大黄芪、全瓜蒌用量，加用炒黄芩清化湿热、石菖蒲芳香化湿；三诊则在原方基础上加苍耳草祛风渗湿、宣通鼻窍。五年顽疾，经过三诊即告痊愈。

李可医案

患者：赵某，女，44 岁。1984 年 3 月 26 日初诊。患者 1983 年 11 月 X 片显示：两上肺均显示有点片状、云雾状新老病灶，以右上肺为著，两肺结核（浸润型）。患者为县剧团教练，工作繁重，日夜排练剧目，随团下乡演出，40 岁后体质渐虚，劳倦内伤，积劳成损。1983 年 9 月，因潮热、盗汗服知柏地黄丸加秦艽、鳖甲 6 剂。热退后渐变五更泻泄，食少神倦，动辄自汗喘促，咳嗽痰多，有明显的咸味，喉间有水鸣声，腰困如折，整日怠惰思卧，日渐消瘦，4 个月体重减 5kg。今春以来，怕冷，常感冒，每排练一场戏，全身汗出如洗，遂病休 1 个月。刻下症：服抗结核药引起呕吐厌食，每日午后发热，出冷汗，夜间盗汗，而色萎黄，眼圈发黑，手指、膝盖发凉。脉沉细而弱数，每分钟 100 次以上。舌淡胖润，齿痕累累。

辨证与诊断：肺痨（肺结核），证属虚寒夹饮、阴阳气血欲脱之证。数脉主热，此为常；数为虚为寒，此为变。肺痨脉皆数，无一例外，数至七急八败，阴阳气血皆欲脱；盗汗 5 个月，阴损及阳；喘咳不休，肺病及肾。虽有中午一阵潮热，亦属肝虚失敛，疏泄太过。虚证、寒证、阴证显然。劳者温之，虚者补之。

治法：温阳散寒化饮，益气活血。

处方：拟用阳和汤加味变通。组成：生黄芪 30g，熟地 30g，砂仁（拌捣）10g，山萸肉 30g，生山药 60g，红参（另炖）10g，五灵脂 10g，麻黄根 30g，白芥子（炒研）10g，鹿角胶化入 10g，油桂（研吞服）3g，姜炭 10g，生半夏 30g，茯苓 30g，五味子 10g，细辛 10g，炙甘草 10g，鲜生姜 10 片。5 剂。

二诊：1984 年 4 月 9 日。上药连服 5 剂，多年喉间水鸣声消失，喘汗减，食纳佳，去生半夏、细辛、五味子，3 剂。

三诊：1984 年 4 月 13 日。诸症向愈，痰又多，晨喘重，腰困甚。加生半夏、细辛、五味子、盐补骨脂、胡桃肉及虫草（4g）、蛤蚧（1 对）、红参（10g 研末吞服）、沉香（3g 磨汁兑入）。5 剂。

四诊：1984 年 4 月 25 日。稳步好转，晨泻止，大便成形，精神食纳已如常人。加三七、胎盘各 5g 研末冲服，补先天肾气，缓化血瘀。上方加减进退共服 30 剂，至 6 月初拍片，双肺结核钙化，体重回升，超过病前，恢复排练演出正常工作。

按语：阳和汤为治外科疮疡阴证之神剂，对骨结核、肠结核、淋巴结核皆有卓效。用治本病，甚为合拍。唯胃已伤，滋腻助湿，加砂仁拌捣，以制君药熟地之腻。加重姜炭用量，油桂吞服，以复胃阳。盗汗易麻黄为麻黄根。加生芪甘温益气，且对疮疡有托毒生肌之效。加红参、灵脂益气化瘀，缓通血瘀。加萸肉敛肝，防阴阳气血之脱散，生山药益肺脾肾之阴。本方治各类结核病 10 余例，均在短期内治愈。历来视痨瘵为死症，有"风劳气臌膈，阎王座上客"之谚。古今死于此症者，不可胜计。以余浅见，治虚损痨瘵，当遵"劳者温之，虚则补之"之旨，师仲景血瘀虚劳之意，在调补肺脾肾之中，佐以活血化瘀之法。

徐经世医案

患者：王某，男，64 岁。1999 年 7 月 2 日初诊。胸闷咳嗽咳痰 6 年，加重 2 年，伴畏寒发热 2 个月。患者胸闷背痛，时而闷咳少痰，口渴喜饮，饮食少进，体软乏力 6 年，由于病延日久症状渐次加重，近 2 年来，时到炎夏则出现持续性恶寒发热，体温高达 39.5℃以上，发热汗出而不得解，持续多日，并口苦溲黄，口渴喜饮，曾在当地医院检查提示：右肺尖部陈旧性结核，右中肺野外带斑片状模糊影，给予西药治疗无效，故来我院求于中医，察其舌红苔滑，脉弦数。

辨证与诊断：热伏气闭证。按其病证，乃系热毒内伏，邪及少阳，木火刑金，肺失宣通之病机。西医诊断为右肺陈旧性结核伴感染。

治法：和解少阳，清热肃肺。

处方：选用小柴胡汤加减。组成：南北沙参各 12g，柴胡 12g，黄芩 10g，桔梗 10g，青蒿 15g，连翘 10g，生石膏 15g，淡竹叶 10g，杭麦冬 15g，蟅虫 10g，芦根 20g，甘草 6g。每日 1 剂，水煎服，连服 7 天。

二诊：1999 年 7 月 9 日。药进 1 周，身热得解，诸症悉减，唯舌苔未退，说明湿热之邪还未全退，故守原方去石膏、麦冬、淡竹叶，加冬瓜仁 15g，佩兰梗 10g，车前草 15g。每日 1 剂，水煎服，连服 7 天。

药后取得了满意效果。

按语：本案原有肺结核病史，而后每到炎夏则出现持续性恶寒发热，体温高达 39.5℃以上，热后汗出而不得解，持续多日，口苦溲黄，口渴喜饮。按其病证，系由"伏气"所致，所谓"伏"者，乃湿毒深藏于内，移时而发，因为伏气属温，故往往多发于夏秋之际，况且本例病根在肺，而肺主燥，为秋当令之气，又兼于暑则出现口渴欲饮，大汗不已，这正是暑伤于气的特征，然寒热往来则属少阳，"伏邪温病，未有不及少阳"，此证也是温病传变的一种顺应规律。徐老认为"伏气"之病，标证易解，而夙根难除，如要清除，拟需超前治疗，方可有望不再复发。药用柴胡轻轻疏散，透少阳之邪外出，黄芩清少阳肝胆之邪热，一清一散互相配合，共解少阳肝胆之邪；青蒿助柴胡透邪外出；生石膏清阳明胃热以解口渴喜饮；南北沙参、杭麦冬滋阴清心泻火；芦根清热生津止呕、止咳、止渴、利尿除烦；桔梗汤宣肺透邪化痰；连翘疏散风热，清热解毒，消痈散结；淡竹叶清心利尿；䗪虫活血祛瘀；甘草解毒和诸药。诸药合用，共奏和解少阳、清热肃肺之功。药后身热得解，诸症悉减，唯舌苔未退，说明湿热之邪还未全退，故守原方去石膏、麦冬、淡竹叶，加冬瓜仁、佩兰梗、车前草以加强化湿清利之功。药后取得了满意效果。

第十一章　肺间质纤维化

王静安医案

患者：王某，女，18 岁，学生。患者长期有间歇性低热、咳嗽、气喘等，于 1978 年 8 月 3 日住上海某医院治疗。住院时检查：红细胞计数 4.63×10^{12}/L，血红蛋白 13.9g/L，白细胞计数 9.8×10^9/L，中性粒细胞百分比 75%，淋巴细胞百分比 18%，嗜酸性粒细胞百分比 2%，血小板 20×10^9/L，黏蛋白 70mg/L，类风湿试验（-），血沉 43mm/h，淋巴母细胞转化率 61.5%，IgG 13.8mg/mL，IgA 900mg/L，IgM 400mg/L，IgD 4.7mg/L，IgE 3.3mg/L。胸部 X 线片提示：两肺中下野小点状、条索状、蜂窝状影，二膈顶毛糙。右肺下叶活检：见肺组织呈海绵状、灰白色、质韧。镜检：肺泡腔多消失，肺泡及肺泡道中由肉芽组织机化代替，纤维增生，肺泡壁中毛细管消失，肌纤维代偿性肥大，炎性浸润减少，部分肺泡道扩张呈小囊状，上皮呈立方状。肺功能测定：通气功能减弱。患者住上海某医院 3 个多月，于 1978 年 12 月 3 日出院。出院诊断：弥漫性肺间质纤维化症。在住院期间曾采用激素治疗，复查胸片，变化不大，症状未消除。建议出院加用中药治疗。1979 年 7 月 7 日来到本院门诊治疗。3 年来时常发低热咳嗽，频作，痰鸣气喘，盗汗，口干，睡眠不佳，舌苔微黄腻，脉象细数，身体较瘦弱。

辨证与诊断：肺虚有痰，气阴不足（弥散性肺间质纤维化症）。

治法：化痰补肺、益气养阴。

处方：益气养阴汤。组成：麦冬 13g，南、北沙参各 11g，苦杏仁 13g，炙桑皮 16g，地骨皮 16g，川百合 28g，生地黄 2g，生甘草 11g，黄芩 11g，玉竹 13g，白僵蚕 11g。10 剂，每日 1 剂，水煎服，每日分 3 次温服。

二诊：1979 年 7 月 16 日。服前方咳嗽略减，痰鸣及气喘亦轻，但仍有低热及盗汗，脉象舌象如前。再用调养气阴化痰和络法。原方加海浮石 16g，15 剂。

三诊：1979 年 7 月 26 日。咳嗽又减轻，低热及盗汗已好转，食欲增加，舌微腻，舌质略偏红，脉象细数。前方略予增减。组成：南、北沙参各 11g，生黄芪 16g，麦冬 13g，苦杏仁 13g，桑白皮 16g，地骨皮 16g，生地黄 11g，生甘草 11g，黄芩 11g，熟黄精 11g，白僵蚕 11g，川百合 28g，15 剂。

四诊：1979 年 8 月 6 日。咳嗽较上次更轻，精神食欲均好转，但舌中黄腻未清，脉象仍细数。原方去杏仁加生海浮石 11g，知母 13g，15 剂。

五诊：1979 年 8 月 17 日。月经过期 11 天未行，在 3 天之前咳嗽又有所增加，近 3 日又趋向减退，睡眠稍差，舌中微黄腻，脉象细数。气阴虚而痰火未清，故病情有小波动。组成：南北沙参各 11g，黄芪 16g，麦冬 13g，五味子 13g，桑白皮 16g，地骨皮 16g，生地黄 11g，甘草 16g，黄芩 16g，熟黄精 11g，当归 16g，白僵蚕 11g，川百合 28g，10 剂。

六诊：1979 年 8 月 24 日。月经已行，咳嗽全平，痰鸣气喘均消失。肺部症状已基本消除。但每逢阴雨天关节疼痛（昨日查血沉 60mm/h），考虑有风湿入络。除以养肺消痰巩固疗效外，再加用疏风化湿和络药物。原方去生地黄、当归、川百合，加蝉蜕 7g，忍冬藤 28g，生薏苡仁 28g，15 剂。

经过上述用药之后，咳喘平定，除有少量咳痰之外，并无气喘发作。除于 1980 年 8 月底因感冒发热、口唇破烂，用过辛凉轻剂以外，一直坚守上述治则。于 1980 年 9 月 4 日做胸部 X 线透视，报告：肺纹理增粗，未见其他病变。但血沉尚高（75mm/h），仍按原来治疗法则用药。

至 1980 年 10 月中旬，除早晨有少许痰液及有时关节酸痛及血沉偏高以外，已无其他表现。按照原来处方去桑皮、地骨皮、杏仁，加用伸筋草 28g。

复诊：1980 年 10 月 26 日。咳嗽气喘未发，早晨痰已很少，下肢关节酸痛时发时止。舌苔微黄腻，脉弦细数。目前症状虽已缓解，但血沉尚高。患者病程较长，体质较弱，"久病属虚"，欲求根治，必须更加强扶正。组成：南、北沙参各 18g，黄芪 11g，伸筋草 28g，生甘草 24g，川百合 28g，蝉蜕 7g，僵蚕 11g，五味子 11g，凤凰衣 4g，金荞麦 28g，熟黄精 18g，坎炁 1 条，10 剂。

患者原来身体消瘦，服中药至 1980 年 12 月，体重增至 50kg，较来医院初诊时增了3.5kg。继续服用前药。后来因情况良好，已无明显呼吸道症状，血沉下降为 27mm/h，于 1981 年 2 月去上海某医院复查，做了胸部摄片及肺功能测定，据述肺部病灶已稳定，肺功能已基本正常。认为患者已适应兰州气候，可以回兰州读书。1982 年、1983 年两次信访，上症未发，身体一直很好。

按语：弥散性肺间质纤维化是西医病名。在中医学上既没有这个病名，也没有这个病种，更没有适当的成方可以运用，只能根据中医"审证求因"及"辨证论治"的法则进行探索治疗。从本病例的临床表现看，与中医的"虚劳"咳喘相类似。从脉证分析，既属肺气亏虚之证，亦有肺阴不足之象，还有痰阻肺络之象，故低热喘咳日久不愈。

患者投药后病情逐渐好转，以后处方虽有加减，但治本未变。后因每逢阴雨全身关节酸痛，考虑有风湿存在，故加用薏苡仁、忍冬藤、伸筋草等。中医"肺主吸气""肾主纳气"，虚证的气喘，往往与肾虚有关，加以患者的关节痛以下肢为著，故最后加用坎炁、凤凰衣。患者在服用中药过程中，除每个月注射一次长效青霉素以外，未用其他西药。现代医学认为本病的发病机制可能是一种自身免疫性疾病，处方中的蝉蜕、僵蚕、凤凰衣、百合等，笔者常用以治疗某些过敏疾病，往往有效，因而考虑这些中药可能对调节人体的免疫机制有作用，从而有利于本病治疗，值得进一步研究。另外，患者系青少年，正值身体生长发育时期，故治疗适当，恢复较满意，与一般中年以上患者当有所不同。

晁恩祥医案

医案 1：

患者：王某，男，76 岁。2004 年 3 月 19 日初诊。咳嗽 1 个月，活动后气短 10 余日。患者有慢性支气管炎病史 60 年，吸烟史累计 1 年。1982 年在某医院诊断为"肺气肿、肺心病"。1个月前患者受凉后出现咳嗽，咳黄痰，痰量多，体温38.6℃，无喘憋，无气急。肌内注射青霉素半个月后体温逐渐降至37.4℃，黄痰量减少，逐渐转变为白痰，出现活动后气短、喘息，休息后可以缓解。活动的耐受力逐渐减低，稍动即喘，难以耐受日常生活（如刷牙、洗脸、上厕所等）。3月8日胸部CT示：两肺弥漫网格状阴影，纵隔淋巴结肿大，双肺间质纤维化，间质性炎症。肺功能检查：限制性通气功能障碍，弥散功能下降。血气分析：二氧化碳分压4.67kPa(35mmHg)，氧分压6.67kPa(50mmHg)。血常规：白细胞$16 \times 10^9/L$。住院治疗：口服泼尼松，每日30mg。3日后体温恢复正常，咳嗽减轻。刻诊：咳嗽，咳白色黏痰，不易咳出，活动后气短、喘息，伴有唇甲色紫黯，日常活动即有明显的症状，休息后可自动缓解，咽痒，夜间口干，易疲乏，恶风，易出汗，食欲佳，大便干，舌略红，苔薄黄，脉沉弦。

辨证与诊断：肺痿，属肺肾气虚、痰浊阻滞、肺失宣降证。

治法：调补肺肾，化痰降气，宣肺平喘。

处方：炙枇杷叶10g，紫菀15g，杏仁10g，紫苏叶10g，前胡10g，蝉蜕8g，五味子10g，山茱萸10g，枸杞子10g，女贞子15g，菟丝子10g，百部10g，黄芩10g，鱼腥草25g，麦冬15g，地龙10g。每日1剂，水煎服。

二诊：2004年4月16日。服药14剂后咳嗽明显减轻，晨起咳多量白黏痰，活动后喘息，时胸闷憋气，可平卧。服药21剂后无咳嗽，晨咳少量白黏痰，不易咳出，活动后喘息减轻。泼尼松减量至每日20mg。上方去前胡、百部、黄芩、鱼腥草、麦冬，加淫羊藿以增强调补肺肾之力。处方：紫菀15g，杏仁16g，紫苏子10g，紫苏叶10g，半夏10g，葛根25g，地龙10g，蝉蜕8g，淫羊藿10g，莱菔子10g，山茱萸10g，五味子10g，菟丝子15g，枸杞子10g，橘红10g。

三诊：2004年5月14日。病情稳定，可散步慢行，舌淡红，苔白，脉弦。调整治法：益气活血，调补肺肾。处方：太子参15g，五味子10g，麦冬15g，黄精10g，丹参10g，川芎8g，紫菀15g，杏仁10g，紫苏子10g，紫苏叶10g，地龙10g，前胡10g，橘红10g，淫羊藿10g，菟丝子10g，山茱萸10g。继续服药2个月后，可游泳200m，爬3层楼时有气短的感觉，晨咳少量白痰，泼尼松减量每日15mg。

四诊：2004年11月9日。病情平稳，无咳嗽，咳少量灰色痰，可散步1小时，无喘息，纳可，二便调，双下肢水肿。前方加茯苓25g，车前子15g，冬瓜皮30g。服药2个月，水肿消失，喘息无加重。随访，患者精神佳，无咳嗽，晨起咳少量白黏痰，易咳出，能做少量家务劳动，间断郊游或游泳，食纳正常，睡眠佳，二便调。2006年12月复查肺功能示：功能恢复正常。

按语：晁恩祥教授认为，肺间质纤维化常因外邪犯肺，肺气受损，耗气伤阴，日久及肾，以致肾不纳气，动则气喘；或因风邪犯肺，或因痰浊、毒邪损络，瘀血阻络，经常反复感染，也表现出毒损肺络、肺痹不畅、气滞血瘀，而成本虚标实之证。本虚不唯在肺，尚关乎脾、肾；标实则多为风、痰、瘀。病机转化，由气及血，由肺及肾，故以养阴益气、调补肺肾、纳气平喘、活血化瘀为治疗大法，辅以疏风、化痰、祛瘀、解毒。急性期患者以疏风化痰、化瘀解毒为治，缓解期患者以养阴益气、调补肺肾、纳气化瘀为法。

医案2：

患者：代某，男，62 岁。2009 年 2 月 5 日初诊。患者于 2006 年 7 月无明显原因间断出现咳嗽，咳痰，色白，量少，无胸闷、憋气，无活动耐力下降，2006 年 7 月 30 日外院查胸部 CT 示"肺间质病"（家属诉，未见报告），给予易维适 0.4g，每日 2 次。2007 年 2 月于协和医院门诊查肺功能：TCL 4.61，弥散量 44.2%，FEV$_1$ 83%，FVC 77.7%（限制性通气障碍，弥散功能障碍），胸部 CT 报右肺结核灶，部分钙化；双肺弥散性间质病变。ANA（+）；PPD 示硬结 1.8cm×1.5cm，红晕 4cm×5cm，血常规、凝血、血沉均未见异常，给予百令胶囊及易维适治疗，建议支气管镜检查，患者因高血压及阵发性室上性心动过速故未做。后咳嗽、咳痰反复发作，伴活动后气短（上 2 层楼）。2008 年 8 月，上述症状再次加重，于协和医院住院治疗，行肺功能、胸部 CT 检查，诊断为"弥散性肺间质性病变"，给予抗感染、平喘治疗，症状好转出院。2 天前因受凉出现咳嗽，咳痰加重，喘息，发热，体温 38.3℃，大汗出，恶寒怕冷，于社区医院给予阿奇霉素抗感染，喘定平喘治疗，症状有所好转，现为进一步治疗来诊。刻下症：咳嗽，咳痰，痰少，质黏色白，不易咳出，喘息，无发热，无汗，口干喜温饮，活动时即喘息明显，咽痒，无胸闷胸痛心悸，双下肢轻微水肿，纳寐可，二便调。舌质暗红舌下瘀斑，苔薄黄，脉弦。

患者既往 1972 年前胸透检查示"肺结核"，给予雷米封治疗（具体不详）。2004 年 12 月诊断为"血行播散型肺结核"给予输液 2 个月（具体不详），口服雷米封、乙胺丁醇治疗 1 年半。现规律服用异烟肼 0.3g，每日 3 次，利福平 0.45g，每日 1 次。患有高血压 10 余年，血压最高 150mmHg，规律服用降压零号 1 片，血压控制在 130/80mmHg。患有阵发性室上性心动过速 20 年，每月发作 1~2 次，口服心律平缓解。否认乙肝病史，否认输血病史。否认药物食物过敏史。近半年体重下降 7kg 左右。2008 年 8 月诊断为类固醇性糖尿病。血糖餐后 10~20mmol/L，予诺和灵 R 治疗，血糖控制不详。吸烟史 20 年，每日 20支，已戒 10 年；饮酒 30 年，每日半斤。查体：双肺呼吸音略粗，双下肺可闻及爆裂音，右下肺可闻及少许湿性啰音及哮鸣音。杵状指，双下肢轻微水肿。

辨证与诊断：肺痿，证属肺肾阴虚，瘀血阻滞。西医诊断为弥散性肺间质病变，类固醇性糖尿病。

治法：宣肺止咳化痰。

处方：五味子 10g，黄芩 10g，甘草 10g，桑白皮 10g，浙贝母 10g，枇杷叶 10g，连翘15g，金银花 15g，蝉蜕 10g，地龙 10g，苏子叶各 10g，知母 10g，鱼腥草 25g，大黄 3g，金荞麦 15g，山萸肉 15g，白果 10g。

二诊：2009 年 2 月 12 日。患者服药后阵发性咳嗽减轻，仍有咳痰，质黏，较难咳出，量多，食欲可，大便可，眠差，舌质红舌下瘀斑，苔白腻，脉弦。继予宣肺化痰、止咳纳气平喘。处方：黄芩 12g，鱼腥草 30g，火麻仁 30g，金荞麦 15g，青蒿 10g，浙贝母 10g，炙枇杷叶 10g，苏子叶各 10g，蝉蜕 10g，地龙 10g，知母 10g，野菊花 12g，半枝莲 15g，五味子 10g，甘草 10g。7 剂，水煎服，每日 1 剂。

三诊：2009 年 2 月 24 日。患者咳嗽减轻，仍咳痰，量多，体温 37.5~38℃，可考虑肺阴虚致热，给予中药养阴清热、止咳平喘治疗。处方：紫菀 15g，杏仁 10g，地龙 10g，蝉蜕 8g，白果 10g，五味子 10g，青蒿 15g，银柴胡 15g，黄芩 10g，知母 10g，山萸肉 15g，太子参15g, 麦冬15g, 白茅根25g, 生石膏30g。6剂, 水煎服, 每日1剂。

医案3:

患者: 孙某, 男, 45岁。2008年12月2日初诊。主因白血病骨髓移植术后2年, 反复出现肺炎2年, 间质性肺炎4个月来诊。患者2006年因白血病行骨髓移植术, 术后反复发作肺炎, 反复抗炎治疗, 予泼尼松治疗, 由30mg逐渐减量至10mg, 每日1次时肺炎易复发, 减至5~10mg时, 停药1周, 再发"肺炎"。北京人民医院考虑为"真菌、病毒、念珠菌混合感染", 胸片考虑有"间质性肺炎可能", 予甲强龙治疗。当时患者发热(T 39.0~40.0℃), 咳嗽, 咳痰量不多, 呼吸困难, 出现呼衰, 予无创呼吸机辅助治疗。经2个月治疗后, 热退, 症状减, 但胸片无改善。泼尼松减至5mg, 每日1次。来诊时患者症见: 疲乏感明显, 汗出多, 每于就餐后因汗出多需更衣, 活动后气短, 咳嗽少, 咳痰量多, 色白质稀易咳出, 咽痒, 纳可, 二便调, 舌暗红体胖大苔白腻, 脉细数。

辨证与诊断: 肺肾气虚, 痰浊阻肺。西医诊断为白血病骨髓移植术后并发间质性肺炎。

治法: 调理肺肾, 清肺化痰。

处方: 紫菀15g, 杏仁10g, 炙枇杷叶10g, 炙麻黄8g, 地龙10g, 蝉蜕8g, 五味子10g, 牛蒡子10g, 山萸肉15g, 白果10g, 苏子叶各10g, 太子参15g, 7剂, 水煎服。

二诊: 2008年12月16日。气短和疲乏感减轻, 痰量明显减少, 咽痒明显减轻, 但有喷嚏、流涕、偶咳, 上楼动喘。现双足发凉明显, 畏寒凉, 尤以胃脘部为著, 双手胀满感, 视物稍模糊, 纳可, 二便调, 眠可。舌淡红体胖大, 边有齿痕, 苔白腻, 脉弦。仍以调理肺肾, 降气化痰为法。处方: 紫菀15g, 杏仁10g, 炙枇杷叶10g, 山萸肉15g, 地龙10g, 蝉蜕8g, 五味子10g, 牛蒡子10g, 白果10g, 桂枝10g, 干姜10g, 橘红10g, 半夏10g, 藿香10g, 太子参15g。7剂, 水煎服。

三诊: 2008年12月30日。患者痰量减, 流涕减, 呼吸自觉畅通, 足部已有暖感, 胃寒亦减, 仍疲乏, 咽痒明显, 时有喷嚏, 舌上起疮, 唇干, 汗出仍多, 纳尚可, 眠少, 二便调, 舌红苔白厚腻, 脉弦。拟调理肺肾, 降气平喘。上方减桂枝、干姜、橘红、半夏、藿香, 加麦冬15g, 玉竹10g, 黄芩10g, 知母10g, 浮小麦30g, 7剂, 水煎服。

患者2周后再诊, 疲乏感持续减轻, 汗出减少, 气短持续减轻, 足凉明显改善。继续以调理肺肾、通阳降气平喘为主, 并酌情配合养阴益气, 或益气活血之法。处方: 紫菀15g, 杏仁10g, 炙枇杷叶10g, 炙麻黄8g, 山萸肉15g, 地龙10g, 蝉蜕8g, 五味子10g, 白果10g。此后根据辨证又酌加太子参、丹参、葛根、桂枝、枸杞、黄芪、麦冬、瓜蒌、薤白等, 治疗3个月后, 患者已基本无气喘。2009年3月10日患者来诊, 述近日曾去滑雪场游玩, 往返几次爬山未喘, 汗出少量, 有少量白痰, 纳可, 眠可, 二便调。守方继服, 间断来诊。

按语: 患者久病必致体虚, 故本例治疗始终未离调补肺肾之法, 乃治本之意, 可恢复肺肾正常功能, 正气得复, 主呼吸, 司纳气, 气可降, 喘可缓, 因而调补肺肾之中, 自可助降气平喘。正气复, 则津液有所主, 不致外泄; 阳气得复, 周身有阳气之温煦, 自不复发凉; 同时兼顾清肺化痰, 使邪解气机畅。因而正气渐复, 邪渐化, 诸症渐解。

医案4：

患者：闻某，男，61岁。2009年3月13日初诊。患者主因"胸憋、气短2个半月余"来诊。患者于2月11日因在朝阳医院行心脏支架治疗而行胸片检查，结果示"间质性肺炎"，当时无症状，未予治疗。2月25日无明显诱因出现发热(T 38.0℃)，憋气，胸闷偶作，遂入朝阳医院呼吸科住院治疗，予抗炎对症处理后无发热，但仍感憋气。于3月7日始予泼尼松40mg，每日1次，胸憋缓解，于3月9日出院。来诊时症见：晨起稍动后憋气明显，日间、夜间憋气不明显，行走约300m左右或活动多时气短即作，仅可登一层楼梯。有时心慌，胸闷偶作，咳嗽不明显，无咳痰，无发热，纳可，眠可，二便调。舌尖红，苔黄腻，脉弦。

辨证与诊断：间质性肺炎，证属肺气失宣、气机失畅。

治法：宣肺降气，清肺化湿。

处方：紫菀15g，杏仁10g，苏子叶各10g，炙枇杷叶10g，黄芩10g，鱼腥草25g，金荞麦15g，佩兰10g，地龙10g，五味子10g，蝉蜕8g，浙贝母10g，山萸肉15g，葛根25g，甘草10g，7剂，水煎服。

二诊：2009年3月20日。患者述服药后诸症逐渐缓解，服药6剂后觉气短明显缓解，行走已由300m增至500～600m，胸憋缓解，偶觉心慌，今日晨起咽中有痰感，嗽咽后觉舒。纳可，二便调，舌红苔黄腻，脉弦。仍服用泼尼松40mg。继以清肺化痰，止咳利咽之法。处方：黄芩10g，鱼腥草25g，金荞麦15g，紫菀15g，杏仁10g，地龙10g，五味子10g，蝉蜕8g，浙贝母10g，白果10g，山萸肉15g，葛根25g，牛蒡子10g，桔梗10g，生甘草10g，7剂，水煎服。

患者至4月10日复诊时，无胸憋发作，行走1公里无气短发作，无心慌、无胸闷，纳可，二便调，舌红，苔黄腻已减，脉弦。4月6日改泼尼松30mg，每日1次，复查胸部CT示肺部病变明显吸收。患者病情稳定，法以清肺降气、养阴益气为主，上方加半夏、太子参、知母，继服7剂。

按语：本例患者来诊时已予泼尼松40mg治疗1周，虽症状已有改善，但憋气、气短仍较明显，活动后气短加重。治疗上并非侧重于"间质性肺炎"的病理改变，乃据主症辨以肺气失宣、气机失畅，法以宣肺降气为主，所谓肺主气，司呼吸，肾主纳气，气机失畅，肺肾难以脱开干系，故治疗上标本兼顾，宣肺不忘补肾。综合脉证，痰湿之邪内蕴，兼有热象，即以气短、胸憋为主，乃气道不畅，从肺清化，疏通气道，化无形之湿，清有形之痰，邪去则肺肾之职无扰，气机调畅，诸症自解。

王会仍医案

患者：宋某，女，53岁。2006年5月20日初诊。因咳嗽、气急5个月余，曾在本省某医院住院治疗，经胸部CT、肺功能、纤维支气管镜等检查，确诊为特发性肺间质纤维化，经用泼尼松(30mg/d)治疗，活动后气急仍较甚，干咳明显，自觉神疲乏力，脘腹胀满，心烦失眠。听诊：两肺可及较多捻发音。舌色黯，苔薄，脉细数。

辨证与诊断：肺痿(特发性肺间质纤维化)，证属气阴两虚、燥热瘀阻。咳嗽日久，肺气耗伤，气不化津，津液失布，酿生痰热，灼伤肺阴，燥热内生，痰阻肺络，血滞瘀阻，燥热益甚，如此恶性循环，肺痿乃成，故干咳气急；痰热内扰心神，故心烦失眠。

治法：益气养阴，活血化瘀，清热润燥。

处方：益气化纤汤加减。组成：太子参20g，黄芪30g，全当归12g，川芎10g，虎杖20g，麦冬12g，冬桑叶12g，甘草6g，浙贝母20g，生白芍15g，前胡15g，杏仁10g，百合12g，野荞麦根30g，穿山甲20g，地鳖虫6g，淮山药10g，南北沙参各15g。7剂。

二诊：2006年5月27日。咳嗽、气急等症状好转，随症加减治疗，继服7剂。

该患者经治疗2个月后，咳嗽、气急明显好转，激素减至5mg/d。患者自觉良好，但肺部听诊仍可及少量捻发音。

按语：特发性肺纤维化是一种原因不明的以弥漫性肺泡炎和肺泡结构紊乱，最终导致肺间质纤维化为特征的疾病，其病因及发病机制尚不十分明确，西医多以激素治疗为主，但效果甚微，且不良反应较多。王会仍主任认为，本病在中医学上可归属于中医"肺痿"范畴，本病属本虚标实、虚实错杂之证。多因外邪侵犯，伤及正气，正虚邪盛，邪气伤肺，蒸液成痰，邪阻肺络，血滞为瘀，痰瘀互结，且该类患者长期使用激素和免疫抑制剂，易致机体御邪能力下降，故而形成本虚标实之证。在治疗时，尤应注意以下几点：宜清肺不宜燥肺，宜甘寒不宜苦寒，宜滋阴不宜助阴，宜补气不宜破气，宜降气不宜升气。王会仍主任喜用黄芪、太子参、麦冬、百合、淮山药、南北沙参等以益气养阴，穿山甲、地鳖虫、全当归、川芎、虎杖等以活血化瘀，辅以杏仁、桑叶、甘草、白芍、野荞麦根等清热润燥，故效果较好。

马智医案

患者：张某，女，57岁。2008年10月30日初诊。患者因1年半前出现咳嗽，咳痰量少而黏，气短，自觉胸部及肩部发热，测体温正常范围，曾于医大一院就诊，诊断为"肺间质纤维化"，近20天加重，现症见：咳嗽，咳痰量少而黏，气短，劳累后加重，自觉胸部及肩部发热，口干咽燥，神疲乏力。舌质红，少苔，脉细略数。查体未见异常。胸部CT：双肺透过度低，呈磨玻璃样改变，可见索条、网格影，余未见异常。

辨证与诊断：咳嗽，证属阴虚肺燥证。西医诊断为肺间质纤维化。

治法：滋阴润肺，止咳化痰。

处方：滋阴润肺止咳汤加减。组成：沙参20g，枇杷叶6g，石膏30g，阿胶6g，杏仁10g，麦冬10g，桑叶10g，栝蒌20g，薤白10g，厚朴3g，黄芪20g，太子参10g，炙甘草3g。取颗粒剂型，开水冲服，每日3剂，共21剂。

二诊：2008年11月6日。咳嗽咳痰有所好转，时有劳累后气短，仍有少量白黏痰，神疲乏力，自觉肩部发热，舌质红，少苔，脉略数。可继服上方，服法同前。嘱患者避免劳累，避免着凉，忌辛辣之品。

三诊：2008年11月20日。明显好转，不口干，自觉乏力好转，偶有活动后胸闷咳嗽气短，舌红，黄薄苔，脉略数。患者咳嗽有所好转，不口干，说明津液得以上承濡润，阴精得以充养故神疲乏力好转；偶有活动后胸闷气短，则仍有肺阴亏虚；虚热内灼，肺失润降，致咳嗽，气短；舌质红，黄薄苔，脉略数为阴虚内热之征。可继服上方42剂，服法同前。

四诊：2008年12月10日。胸闷气短，干咳少痰日渐好转，仍有少量白黏痰，舌红，薄苔，脉沉。辨证属肺阴亏虚，虚热内灼，虚火灼津为痰，宜继续滋阴润肺。继服上方42剂。

邢月朋医案

患者：桑某，男，65岁。2009年9月2日初诊。胸憋、气喘间断发作2年。患者2年前出现胸憋气喘间断发作，每因上楼或快速行走而诱发，症状逐渐加重，未予系统治疗。3个月前曾就诊于某省医院，查胸部CT诊断为双肺间质纤维化，双肺气肿。心脏彩超：左室稍大，主动脉瓣、肺动脉瓣、二尖瓣、三尖瓣轻度反流，左室收缩功能正常，舒张功能减低，经治疗无改善。后又在某医院住院治疗，具体治疗经过不详，症状无明显改善。出院后服用人参虫草胶囊等，症状仍无改善，胸部憋闷，上楼2～3层或行走50m则发作胸憋气喘，休息可稍缓解，自觉有痰堵胸中，咳痰不爽。自诉吸气吸不到底，痰色白质黏，口渴喜饮，日饮水3000mL左右，进食可，睡眠可，二便正常。为求中医治疗而就诊。查双肺呼吸音低，可闻及干湿性啰音，心音正常，双下肢无水肿，血常规正常。患者面色晦黯无华，口唇黯而无泽，爪甲黯淡无华。舌黯红，苔薄白，脉沉滑。

辨证与诊断：喘证，证属心肺气虚，痰阻血瘀。西医诊断为肺间质纤维化、肺气肿、老年性退行性心脏瓣膜病。

治法：补益心肺，宣肺化痰。

处方：益气升降汤化裁。组成：黄芪30g，生晒参10g，党参30g，枳实12g，桔梗15g，麦冬10g，五味子10g，甘草6g，沙参30g，远志30g，前胡10g，知母15g，枳实10g，竹茹10g。水煎服，每日1剂，7剂。

二诊：2009年9月9日。服上方后诉上楼气喘稍减轻，痰易咳出，口渴喜饮，服药后恶心。舌黯红，苔薄白，脉沉滑。上方加半夏、云苓、天花粉、丹参化痰和胃，生津止渴。5剂，水煎服。

三诊：2009年9月14日。诉药后仍有恶心，上楼胸憋气喘好转，痰白易吐，痰咳出后胸憋明显减轻，口干喜饮，舌质黯红，苔薄白，脉滑。上方增加黄芪用量并加川芎、赤芍、当归以益气生津、活血通脉。处方：黄芪40g，生晒参10g，党参30g，枳实12g，桔梗15g，麦冬10g，五味子10g，甘草6g，沙参30g，远志30g，前胡10g，知母15g，竹茹10g，半夏10g，云苓12g，天花粉20g，丹参12g，川芎10g，赤芍10g，当归10g。7剂，水煎服。

四诊：2009年9月21日。胸闷气短症状逐渐好转，偶有痰出不爽，胸中不适，痰量较前减少，感觉活动后胸憋气喘减轻，上方减远志，加瓜蒌、白前以增加化痰下气作用。

五诊：2009年9月28日。诉药后未出现恶心，吐痰爽利，有痰即能吐出，情绪激动或生气时稍显气短，自觉吸气能吸到底，已经可以上2层楼而无胸憋气喘，平地行走3公里无自觉症状。上方改赤芍为白芍，加柴胡组成四逆散以调达气机。处方：黄芪40g，生晒参10g，党参30g，枳实12g，桔梗15g，麦冬10g，五味子10g，甘草6g，沙参30g，前胡10g，知母15g，竹茹10g，半夏10g，云苓12g，天花粉20g，丹参12g，川芎10g，白芍10g，当归10g，瓜蒌15g，白前12g，柴胡10g。继续服药，巩固疗效。

按语：肺间质纤维化是呼吸系统的疑难病症，本病有起病隐匿、进行性加重的特点。临床以活动后呼吸困难、进行性加重、干咳、喘憋为主要特征。中医可归属"肺痿""肺痹""喘证""咳嗽""肺胀"等范畴。本病病位在肺而与五脏相关，"虚、痰、瘀"是本病发生的病理关键，虚则肺气、肺阴亏虚，实则痰瘀阻络，络脉不通。病机特点是本虚标实而以本虚为主。《素问·至真要大论》曰："诸气膹郁，皆属于肺。"《诸病源候论·上气鸣息候》云："肺主于气，邪乘于肺则肺胀……故气上喘逆。"《仁斋直指方》言："惟夫邪气伏藏、痰涎浮涌，呼不得呼，吸不得吸，于是上气促急。"本案病例证属本虚标实，为心肺气虚、痰阻血瘀证，邢老师在治疗内科疾病时，非常重视人体正气的作用，尤其强调宗气的重要性，用益气升降汤化裁以补益心肺之气、活血化痰降气为法，标本兼治。其中益气升降汤补益宗气、调畅气机，使气有所主；加远志、前胡祛痰下气，枳实、竹茹、半夏化痰降逆，川芎、赤芍、当归活血通痹，瓜蒌、白前化痰宽胸，四逆散调畅气机。诸药合用，肺气充盛，痰清邪去，血脉通畅，呼吸功能自然改善。益气升降汤是邢老师创制的补益宗气、调畅气机的方剂，临床应用非常广泛和灵活，也是邢老师辨证论治、异病同治的范例。

第十二章　慢性阻塞性肺疾病

丁甘仁医案

患者：屈某，痰饮咳嗽已有多年，加之遍体水肿，大腹胀满，气喘不能平卧，便行溏薄，谷食衰少，舌苔淡白，脉象沉细。此脾肾之阳式微，水饮泛滥横溢，上激于肺则喘，灌溉肌肤则肿，凝聚膜原则胀，阳气不到之处，即是水湿盘踞之所，阴霾弥漫，真阳埋没，羌势至此地步，已人危险一途。勉拟振动肾阳，以驱水湿，健运太阴，而化浊气，方选真武、肾气、五苓、五皮合黑锡丹，复方图治，冀望离照当空，浊阴消散，始有转机之幸。

处方：熟附块6g，生白术9g，连皮苓12g，川桂枝2.4g，猪苓6g，泽泻6g，陈皮3g，大腹皮6g，炙桑皮6g，淡姜皮1.5g，补骨脂15g，陈葫芦瓢12g，黑锡丹3g(吞服)，济生肾气丸9g(清晨吞服)。

二诊：前方已服5剂，气喘较平，小溲渐多，肿也渐消，而大腹胀满，纳谷不香，咳嗽夜盛，脉象沉弦，阳气有来复之渐，水湿有下行之势，即见效机，率由旧章。原方去黑锡丹，加冬瓜皮60g，煎汤代水。

三诊：又服5剂，喘已平，遍体水肿减其大半，腹胀满也松，已有转机，唯纳谷不香，神疲肢倦，脉左弦右濡，舌虽干，不欲饮，肾少生生之气，脾胃运输无权，津液不能上潮，犹釜底无薪，锅盖无汽水也，勿可因舌干而改弦易辙，致反弃前功，仍守温肾阳以驱水湿，暖脾土而化浊阴。处方：熟附块15g，生白术9g，连皮苓12g，川桂枝1.8g，猪苓6g，福泽泻15g，陈皮3g，大腹皮6g，炙桑皮15g，淡姜皮1.5g，补骨脂15g，冬瓜子、皮各12g，陈葫芦瓢12g，济生肾气丸9g(清晨吞服)。

四诊：喘平肿消，腹胀满亦去六七，而咳嗽时轻时剧，纳少形瘦，神疲倦怠，口干欲饮，舌转淡红，脉象左虚弦，右濡滑。脾肾亏而难复，水湿化而未尽也。今拟平补脾肾，顺气化痰。处方：炒潞党参15g，连皮苓12g，生白术9g，陈广皮3g，仙半夏6g，炙远志3g，炙苏子15g，旋覆花15g(包煎)，炙桑皮15g，大腹皮6g，补骨脂15g，冬瓜子、皮各9g，陈葫芦瓢12g，济生肾气丸9g(清晨吞服)。

五诊：喘平肿退，腹满亦消，唯咳嗽清晨较甚，形瘦神疲，纳谷不香，脉濡滑无力，脾肾亏虚，难以骤复，痰饮根株，亦不易除也。今以丸药缓图，而善其后。六君子丸每早服9g，济生肾气丸午后服9g。

按语：丁氏甘仁之医案诊治思路清晰，析病机与症对应，概括恰当巧思，立治法步步为营，归纳贴切活泼。是值得我辈好好揣摩的上乘之作。本案似属慢阻肺、肺心病、心衰重危症，抓住"脾肾之阳式微、水饮泛滥横溢"病机，治拟"振动肾阳，以驱水湿，健运太阴，而化浊气"，方选真武、肾气、五苓、五皮合黑锡丹，复方图治，药服5剂，即能获得喘减溲多肿消之佳效。尤其是三诊，症虽见"舌干"，但却"不欲饮"，丁氏认为是"肾少生生之气，脾胃运输无权，津液不能上潮，犹釜底无薪，锅盖无汽水也"，认识深刻，见解独特，"勿可因舌干而改弦易辙，仍守温肾阳以驱水湿，暖脾土而化浊阴"。四诊时获得"喘平肿消，腹胀满亦去六七"的佳效，因"脾肾亏而难复，水湿化而未尽"，故拟"平补脾肾，顺气化痰"法。尤其是针对重危难症的慢性虚证，需要守法缓图。本案五诊时"喘平肿退，腹满亦消"，"惟咳嗽清晨较甚，形瘦神疲，纳谷不香，脉濡滑无力"，乃"脾肾亏虚，难以骤复，痰饮根株，亦不易除也"。丁氏以丸药缓图，而善其后。此法值得我辈师法。

施今墨医案

医案1：

患者：李某，男，38岁。喘息已8年，近年发作频繁，稍动即喘，呼长吸短，不能自制，喘甚则不得卧，自汗、食减，身倦，消瘦，四末发凉。经西医检查诊断为支气管哮喘、慢性气管炎、肺气肿。屡经治疗，未获显效。舌有薄苔，脉虚细。

辨证与诊断：肺肾气虚。肺主气，肾为气之根。肾不纳气，心力衰弱则气短，身动即喘。

治法：强心益肺纳肾气。

处方：人参橘络益肺汤。人参3g（另炖兑服），橘络5g，黑锡丹3g，橘红5g，麦冬10g，杏仁6g，云茯苓10g，云茯神10g，五味子5g（打），炙甘草3g，北沙参10g。每日1剂，水煎服。

二诊：服药4剂，汗出止，喘稍定。前方加胡桃肉25g，蛤蚧尾1对研极细粉，分2次随药送服。

三诊：服8剂，喘息已平，余症均轻，其单位嘱到南方疗养。拟改丸剂常服。处方：人参30g，北沙参30g，黑锡丹15g，紫河车60g，雨沙参30g，胡桃肉60g，蛤蚧尾3对，云茯苓30g，云茯神30g，玉竹30g，冬虫夏草30g，五味子30g，肉苁蓉30g，麦冬30g，白杏仁30g，巴戟天30g，补骨脂30g，橘红15g，橘络15g，炙甘草30g。共研极细末，为蜜丸，每丸重10g，每日早、晚各服1丸，白开水送下。

半年后患者来信云，服丸剂后其喘息至今未发，体力较前大有好转。复函嘱将丸方再配服1料。丸方仍循前法配制，冀巩固疗效。

医案2：

患者：吴某，男，38岁。自幼即患喘嗽，至今已三十年余。每届秋冬时常发，近两年来逐渐加重，发作多在夜间，胸间憋闷，不能平卧，咳嗽有痰，北京协和医院诊为"肺气肿、支气管哮喘"。昨晚又行发作，今日来诊。舌苔薄白，脉象洪数。

辨证与诊断：久患喘嗽，腠理不固，外邪极易入侵，遂致时常发作，脉象洪数是邪实也。

治法：当先祛邪，再治其本。

处方：麻杏石甘汤和葶苈大枣汤。组成：炙白前5g，炙紫菀5g，炙前胡5g，葶苈子

（大红枣 3 枚去核同布包）3g，炙陈皮 5g，炙麻黄 1.5g，白杏仁 6g，生石膏 15g，苦桔梗 5g，炙苏子 6g，旋覆花（代赭石 10g 同布包）6g，紫油朴 5g，炙甘草 3g。

二诊：服药 2 剂，喘已减轻，但仍咳嗽，唾白痰，脉象滑实，外邪初退，其势犹强，拟前方加减。处方：炙麻黄 1.5g，白杏仁 6g，嫩射干 5g，细辛 1.5g，炙白前 6g，旋覆花（代赭石 10g 同布包）6g，五味子 5g，炙紫菀 6g，炙苏子 5g，炙陈皮 5g，莱菔子 6g，白芥子 1.5g。

三诊：前方服 4 剂，昼夜喘咳基本停止，夜晚即现憋气不舒，喘嗽仍有发动之势，拟定喘汤合三子养亲汤化裁治之。处方：炙麻黄 1.5g，生银杏（连皮打）14 枚，款冬花 5g，炙桑白皮 5g，莱菔子 6g，炙白前 5g，炙桑叶 5g，白芥子 1.5g，炙百部 5g，炙紫菀 6g，炙苏子 6g，白杏仁 6g，苦桔梗 5g，炙甘草 3g。

四诊：服药 6 剂，夜晚胸间憋闷大减，拟用丸剂治之。处方：每日早、午各服气管炎丸 20 粒。临卧服茯苓丸 20 粒。

五诊：服丸药 1 个月，现已停药 3 个月未见发作，昨日晚间又发胸闷胀满。处方：细辛 1.5g，白杏仁 6g，代赭石（旋覆花 6g 同布包）6g，五味子 5g，半夏曲 6g，葶苈子（布包）3g，生银杏（连皮打）14 枚，建神曲 6g，嫩射干 5g，炙百部 5g，炙苏子 5g，苦桔梗 5g，炙白前 5g，炙紫菀 5g，炒枳壳 5g，紫油朴 5g，炙麻黄 1.5g，生石膏 15g，炙甘草 3g。

按语：本案为肺热型咳喘案，据证分析，当属邪实之证，故治当祛邪为主。施老先后用麻杏石甘汤双解表里，葶苈大枣汤清化痰热，再增减宣降肺气、化痰止咳平喘之品（旋覆代赭汤、三子养亲汤、射干麻黄汤等化裁）而获效。本例虽发作日久，而病仍在肺，故前后总以治肺为主，以复肺之宣肃之职。

吴少怀医案

患者：陈某，女，31 岁。1964 年 7 月 6 日初诊。自幼有哮喘病，1958 年后喘息发作频繁，四时皆发，每次犯病初感倦怠，嗜睡，继而闷满上气喘息，坐卧不安，全身大汗，恶风恶寒，喉无痰音，难以入寐，心虚喜按，饮食一般，口干不欲饮，大便干燥、2 日 1 次，小便量少、色赤，月经因哺乳期未来，面色晦暗，形体消瘦，气短喘息，呼多吸少，音低断续不已，舌苔薄白，脉寸尺均弱，两关沉细数。

辨证与诊断：肺气虚弱，卫阳不固，肾失摄纳，气不归原。

治法：补肺定喘，固肾纳气。

处方：麦味地黄汤加味。熟地黄 5g，茯苓 5g，炒山药 9g，牡丹皮 4.5g，泽泻 6g，山茱萸 4.5g，麦冬 9g，五味子 3g，蛤蚧尾 3g。每日 1 剂，水煎服。

二诊：1964 年 7 月 10 日。服药 3 剂后喘息已减，已能轻微活动，腰能直立，食欲较好，唯吐痰较多、色白而黏，二便同前。按原方去蛤蚧尾，加半夏 9g，橘红 4.5g。水煎服。

三诊：1964 年 7 月 16 日。服药 5 剂后喘息已平，能起床活动，仍气短，微咳，其他无变化。按上方倍量配六曲糊丸，如绿豆粒大，每晚服 30 丸，白水送下，以资巩固。

按语：此案为脾肾气虚的虚喘证。虚喘病在脾肾，多由肺不降气，肾不纳气，精气内虚而致。如《素问·玉机真藏论》云："积脉不及，则令人喘，呼吸少气……分则喘息汗出。"是指肺虚喘。肾为气之根，与肺同司气体之出纳，故肾虚下元不固，或肺虚气无所主，致肾失摄纳，气不归原，阴阳不相接续，气逆于肺而喘，是指肾虚喘。症见呼吸短促难续，深吸为快，气快声低，脉微弱，一般病势徐缓，时轻时重，过劳即甚。治疗着重在肺肾两脏，以培补摄纳为主。本例患者自幼患病，喘息时犯时止，据其久病耐肾两虚，脾湿生痰，查其面色晦暗、形瘦，音低断续，舌苔淡白，脉寸尺沉弱，故治以补肺定喘、固肾纳气。方用麦味地黄汤加蛤蚧，肺肾并治，益精定喘，砂仁醒脾固肾养胃，或加橘红、半夏燥湿化痰。肺、脾、肾三经并治，诸症渐平。

许公岩医案

患者：吴某，男，62 岁。1990 年 12 月 18 日初诊。患者慢性咳喘史 30 余年，2 个月前因受凉后咳喘加重。现症：咳嗽痰多，色白黏稠，胸闷喘憋，动则喘息气急，心悸气短加重。夜间不能平卧，腹胀便溏，尿少肢肿。虽屡经中西医治疗，病情未见好转，遂来我院求治。诊查：慢性喘息状态，呼吸困难，面色晦暗，双侧球结膜水肿，唇甲发绀，颈静脉怒张，胸廓呈桶状，肋间隙增宽，两肺呼吸音粗，散在干性啰音，两肺底可闻及湿性啰音，腹部稍膨隆，肝于肋缘下 4cm 处可及，双下肢呈可凹性水肿。舌质紫暗、有瘀斑，舌苔白薄腻，脉沉细弦滑略数。

辨证与诊断：喘证、肺胀，证属寒湿伤脾，痰浊阻肺，久病正虚。西医诊断为慢性阻塞性肺疾病。

治法：健脾宣肺，扶正祛邪。

处方：苍术 12g，麻黄 2g，莱菔子 30g，桔梗 10g，泽泻 30g，葶苈子（包煎）30g，茯苓 10g，干姜 30g，丹参 30g。

二诊：1990 年 12 月 25 日。服药后咳嗽明显减轻，咳痰减少，喘憋水肿亦减轻，夜间睡眠较前平稳，便软不成形，每日 2～3 次，脉细弦滑略数，舌质暗紫，舌苔薄白腻，仍拟前法加减。处方：苍术 12g，麻黄 2g，莱菔子（炒）30g，桔梗 10g，泽泻 30g，葶苈子（包煎）30g，党参 30g，茯苓 10g，车前子（包煎）15g，干姜 15g，丹参 30g。

三诊：1991 年 1 月 10 日。服药后咳嗽、喘憋及心悸气短等症大大减轻，水肿已完全消退，夜间可平卧入睡，胃纳较前佳，大便软，每日一行，脉细弦滑，舌质暗紫、苔薄白。治宜温阳健脾，运化湿滞。处方：党参 30g，茯苓 10g，莱菔子 30g，苍术 10g，桔梗 10g，车前子（包煎）15g，丹参 30g，干姜 15g，泽泻 30g。

四诊：1991 年 1 月 24 日。病情基本控制，平静时无任何自觉症状，除轻度咳嗽之外，唯急剧活动后方感气短心悸。食纳二便如常，舌稍紫暗，苔薄白，脉细弦滑，此乃湿邪已除而正气未变。治以敛心益肺、养血助降之法。处方：甘草 30g，五味子 21g，丹参 30g，茯苓 10g，莱菔子 15g，当归 10g，苍术 10g，诃子肉 10g，干姜 10g。

按语：本例患者已年过六旬，久患咳喘，胸腹胀满，呼吸困难，虽屡经中西医诊治，效果并不理想，后经许老治疗而迅速好转，其关键在于辨证准确与用药得当。许老通过审因辨证，按急则治标原则，当以健脾宣肺、温化痰温祛邪为主，辅以益气扶正为治。故先后于方中用辛香温燥、气味雄烈之苍术，燥湿健脾，使脾气散精上归于肺，用辛苦温之麻黄，辛开苦降、宣肺平喘，发汗利水，通调水道，两药协同健脾宣肺而利尿除湿，辅以干姜温脾散寒以化湿，佐党参、茯苓健脾益气利水以扶正，炒莱菔子、葶苈子、泽泻、车前子泻肺消胀平喘，化痰利水以治标，丹参活血利水。诸药合用，肿消咳止，邪去正复，肺胀乃除。整个治疗过程，把握主症，对症用药，故效果卓著。

邢锡波医案

患者：程某，男，43 岁，干部。患气管炎已 5 年，每至冬季气候骤变，则咳嗽，吐痰，胸闷。近年来咳嗽较剧，喘促胸满，气短，经常感冒，身倦乏力，食量减少，身体消瘦，尿少，下肢水肿。胸部透视：两肺透明度增加，诊为肺气肿。检查：呼吸困难，活动时尤甚。肺部叩诊呈高清音，心浊音界缩小，呼气延长。脉细数，舌尖红少苔。

辨证与诊断：证属肺气虚弱，肾不纳气。

治法：肃肺降逆，补肾纳气。

处方：熟地、生山药、山茱萸、茯苓各 15g，牡丹皮、泽泻、五味子、磁石各 12g，清半夏、生赭石各 9g，甘草 6g。

二诊：连服 5 剂，咳减，呼吸均匀，身觉有力，食欲好转，脉弦虚，舌红无苔。证属肺肾阴虚，宜补益肺肾。处方：玉竹、生地、何首乌、元参、生山药、山茱萸各 15g，磁石、枸杞子各 12g，五味子、百合、北沙参各 9g。

三诊：前方又服 5 剂，无气短胸闷，脉弦细，舌质淡红。肾阴渐充，纳气有力，肺阴已复，清肃下行，仍宜补益肺肾，以善其后。又服 5 剂原方，诸症消失。嘱经常做深呼吸动作，巩固疗效。半年后随访未复发。

按语：本案为肺气虚弱，肾不纳气之咳喘证，因属纯虚无邪之证，故单纯以补法治之，用都气丸加味而获效。

姜春华医案

患者：王某，男，68 岁。1982 年 10 月 9 日初诊。哮喘反复发作，春夏轻，秋冬剧，已达 15 年。近来哮喘持续发作，心悸气急，张口抬肩，呼吸困难，端坐不能平卧，昼夜不已，咳嗽痰多而不爽，畏寒发热，头额汗出，胁下胀满，四肢不温，下肢水肿，按之没指，尿少色清，唇舌青紫，舌淡，苔白腻，脉沉细而数。血常规：白细胞 1.1×10^9/L，中性粒细胞 80%，淋巴细胞 18%，嗜酸性粒细胞 2%。X 线胸部平片示：两肺透光度明显增强，膈低、运动弱，双肺纹理普遍增重，呈网络状，间隙模糊不清。心形主动脉弓稍突出，肺动脉段明显膨隆，右心室增大，肺门血管影增粗，左心室、左心房无异常增大。心电图检查：心电轴显著右偏，极度顺钟向转位，右心室肥厚，肺型 P 波。体检：体温 37.4℃，面肿发绀，桶状胸，心率 135 次/分，心音低，心律尚规则，肺动脉第二心音亢进，呼吸 40 次/分，两肺满布哮鸣音，并可闻及湿性啰音。

辨证与诊断：证属脾肾阳虚，气不摄纳，阴霾充斥，肺失肃降。西医诊断为喘息性支气管炎继发感染、慢性阻塞性肺气肿、肺源性心脏病。

治法：温阳益气，健脾助运，强心利尿，肃肺化痰。

处方：熟附子 15g，桂枝 9g，仙茅 9g，仙灵脾 9g，黄芪 15g，五味子 9g，白术 9g，茯苓 15g，大腹子、皮各 9g，百部 9g，老鹤草 9g，防风 6g，7 剂，水煎服。

二诊：1982 年 10 月 16 日。服上方后热退肢温，尿量增多，肿胀大减，自汗胁胀已减轻，咳嗽气急、喘促心悸均见减轻，已能高枕入睡，舌质青紫已消，苔薄腻，脉细滑。血象化验已恢复正常，两肺哮鸣音及湿性啰音明显减少。再予前法调治。处方：熟附子 9g，桂枝9g，仙茅9g，仙灵脾9g，黄芪15g，茯苓15g，百部9g，老鹤草9g，防风6g，7剂，水煎服。另服：全蛤蚧30g，白参15g，五味子30g，共研细末，每服3g，日服2次。

三诊：1982年10月23日。肿退咳止，喘促已少，舌淡红，苔薄，脉细滑。改用益肾纳气、固本培元之法。处方：生熟地黄各9g，当归9g，五味子9g，仙茅9g，仙灵脾9g，黄芪9g，党参9g，蛤蚧6g，碧桃干15g，茯苓9g，每日1剂，另服右归丸6g，日服2次，长期服用。于1982年10月30日出院。

按语：本案虽合并感染，但却用温补法获效，提示我们中医治病当以辨证为要，不得一见"感染""炎症"即用大量清热解毒之中药"消炎"。

王正公医案

患者：张某，女，68岁。患慢性支气管炎22年，发现肺气肿8年。近来咳嗽痰多，痰白清稀，动则气喘，脉细弦小数，舌边齿印，苔白滑腻。症见咳嗽痰多，动则气喘，舌淡胖，苔白腻，脉滑数。

辨证与诊断：痰湿恋肺，宣降失司，久而肺气虚损。辨为风邪犯肺。西医诊断为慢性阻塞性肺疾病；中医诊断为喘证、肺胀。

治法：宣肺透邪，蠲饮化痰。

处方：僵蚕12g，蝉蜕12g，荆芥12g，百部10g，紫菀12g，半夏12g，陈皮12g，白前12g，生甘草6g，炙紫苏子10g，莱菔子8g，白芥子9g。水煎服，每日1剂，分2次温服；疗程为4周。上方加减连服1个月，咳嗽明显减轻，痰量亦减少，喘促已平。

上方去蝉蜕、炙紫苏子、莱菔子、白芥子，加丹参、当归、党参、黄芪、白术等扶正培本。冬季改用膏方连服3年。随访5年，慢性支气管炎基本未发。

按语：本方是著名老中医王正公经验方。王老认为，喘证、肺胀的成因大多是伤风感冒或呼吸道感染治疗不及时，或过早应用止咳润肺药物，使外感风寒之邪失于宣达；或因后续感冒，肺气受伤，导致支气管黏膜分泌物增多，如长期不能改善，则逐渐形成慢性支气管炎。另外，老年人阳气不足，肺、脾、肾脏气功能虚弱，抗病能力衰退，就更容易形成慢性阻塞性肺疾病。本方化裁自《医学心悟》的止嗽散，方中僵蚕、蝉蜕宣肺透邪，配百部、紫菀、半夏、陈皮止咳化痰，辅以白前、荆芥宣肺解表，生甘草调和诸药，化痰解毒，共奏宣肺透邪、蠲饮化痰之功。

刘渡舟医案

患者：柴某，男，53岁。1994年12月3日就诊，患咳喘10余年，冬重夏轻，经西医诊为慢性支气管炎并发肺气肿。选用中西药治疗而效果不显。就诊时，患者气喘憋闷，耸肩提肚，咳吐稀白之痰，每到夜晚则加重，不能平卧，晨起则吐痰盈杯盈碗，背部恶寒，视其面色黧黑，舌苔水滑，切其脉弦，小有滑象。

辨证与诊断：本案咳喘吐痰，痰色清稀。背部恶寒，舌苔水滑，为寒饮内扰于肺，肺失宣降之职。辨为寒饮内伏，上射干肺之证。西医诊断为慢性阻塞性肺疾病；中医诊断为喘证、肺胀。

治法：化痰平喘，滋肾养阴。

处方：小青龙汤内温肺胃以散水寒。组成：麻黄9g，桂枝10g，干姜9g，五味子9g，细辛 6g，半夏 14g，白芍 9g，炙甘草 10g。

上药服 7 剂，咳喘大减，吐痰减少，夜能卧寐，胸中觉畅，后以《金匮要略》之桂苓五味甘草汤加杏仁、半夏、干姜，采用正邪并顾之法治疗而愈。

按语：小青龙汤是治疗寒饮咳喘的名方，张仲景用它治疗"伤寒表不解，心下有水气"及"咳逆倚息不得卧"等支饮为患。方中麻黄、桂枝发散寒邪，兼以平喘，干姜、细辛温肺胃，化水饮，兼能辅麻黄以散寒；半夏涤痰浊，健胃化饮；五味子滋肾水以敛肺气；芍药养阴血以护肝阴，而为麻黄、桂枝二药之监，使其去邪而不伤正；炙甘草益气和中，调和诸药。服用本方可使寒邪散，水饮去，肺气通畅则咳喘自平。应当指出的是，本方为辛烈发汗之峻剂，用之不当，每有伐阴动阳之弊，反使病情加重。

查玉明医案

患者：李某，男，61 岁。既往慢性气管炎、肺气肿、肺源性心脏病，每因气候变化而复发。近 2 周心悸气短，喘息不能安卧，下肢水肿，尿少，大便不实，肢凉怕冷。1978 年 1 月 30 日初诊。症见面色晦滞，面部水肿，两目少神，气喘不止，气短不续，坐卧不安，咳逆倚息，胸满腹胀，口唇色青，舌暗紫、苔薄腻、舌下络脉瘀血显著，脉沉细、涩结频见。血压 100/70mmHg。心电图：心律失常，右心室增大。

辨证与诊断：本证为素有痰湿内伏久羁，感邪则动。诊为肺胀、心咳（肺气肿、肺心病）。素体脾肺两虚，脾虚痰湿内生，致胸满腹胀，大便不实；肺卫气虚，则形寒易感；湿邪内伏，遇寒则动，肺失宣降，则嗤嗤气喘；水湿痰浊阻肺则喘，气短不续；迁延日久，心肾受累，凌心则悸；心气不足，血行不畅，故口唇发绀，舌下络脉瘀血；肾虚阳微则尿少不利、肢体水肿。其病变源于脾、肺，累及于肾，并发心、肺。

治法：温肺平喘，降逆消痰。

处方：射干麻黄汤、二陈汤化裁。组成：炙麻黄 7.5g，细辛 5g，款冬花 20g，紫菀 15g，半夏 15g，陈皮 25g，茯苓 25g，甘草 10g，五味子 7.5g，西洋参 7.5g，葛根 25g，白术 15g，引用生姜 12 片。水煎服，每日 2 次。

二诊：1978 年 2 月 10 日。服药 5 剂，喘息改善，心悸气短减轻，尿液通畅，水肿渐消，咳痰爽，气道畅，腹胀减，大便调。仍宗前法守原方继服。

三诊：1978 年 2 月 18 日。进药 10 剂，诸症明显改善，咳喘止，水肿消，能平卧，收到阳复湿化水行之效。心电图复查正常。由于久病气虚，生化乏源，精微不化，痰湿内伏，浊阴留恋，故仍有腹胀便溏。法当助脾益气、化湿和胃，以善其后。改用香砂六君子汤加减。处方：西洋参 7.5g，白术 25g，茯苓 25g，甘草 10g，半夏 15g，陈皮 15g，砂仁 7.5g，佩兰 10g，苍术 15g，葛根 25g，丹参 25g，细辛 5g，黄芪 40g。连续服用 6 剂。

药后喘咳平复，症状稳定，食欲增进，纳谷如常，气息匀调，喉鸣减退，精神复振，临床治愈。嘱其注意预防感冒，以防复发。

按语：方中茯苓、白术、甘草助脾益气和胃为君；麻黄、细辛温散寒痰，款冬花、紫菀温肺平喘为臣；生姜、半夏降逆化痰，射干消痰散结为佐；配加西洋参、五味子益心气、敛肺气，协同葛根降低心肌耗氧量，改善心功能，使喘息得平，其效尤著。后以六君子补气健脾、逐湿除痰、行滞开郁，以善其后。

董建华医案

患者：林某，70 岁，男。1987 年 10 月 19 日初诊。症见喘促气短，呼多吸少，动则喘甚，干咳少痰，腰酸耳鸣，手足心热。诊查：舌红少苔，脉细少力。罹疾 20 余年，反复发作。

辨证与诊断：肾阴不足，虚火烁肺，致肺阴亦亏，故干咳少痰。证属肾阴不足，气不归元。中医诊断为肺胀。

治法：滋养肾阴，纳气归元。

处方：山茱萸 10g，熟地黄 10g，麦冬 10g，五味子 10g，黄芪 10g，杏仁 10g，紫苏子、紫苏梗各 10g，地龙 10g，肉桂 3g，沉香粉（冲）3g，紫石英（先煎）15g。6 剂。

药后喘促气短稍减轻，呼吸趋于均匀，余症仍存。守法调方，继治月余，喘促大愈，呼吸平稳。

按语：《灵枢·经脉篇》谓："肾、足少阴之脉……是动则病饥不欲食、咳唾则有血，喝喝而喘。"《医贯·喘》云："真元损耗，喘出于肾，气之上奔……乃气不归元也。"这两段话说明肾阴不足和肾阳不足都可以导致喘证发生。本例因真阴不足，兼有元阳不足，气不潜纳，逆奔迫肺，致喘促气短，呼多吸少，动则喘甚；肾阴不足，可见腰酸耳鸣，手足心热、舌红少苔、脉细；肾阳暗损，可见脉无力。方中山茱萸、熟地黄滋养真阴；麦冬、五味子、黄芪养阴益气，助肺肃降；杏仁、紫苏子、紫苏梗、地龙清热润燥化痰、止咳平喘，紫苏子尚有降气之力，紫苏梗尚有理气之劳；肉桂、沉香相伍，温肾而纳气，再配紫石英之重镇摄纳，则纳气归元力增。

张镜人医案

患者：李某，女，65 岁。1989 年 9 月 22 日初诊。主诉咳嗽气促，不能平卧。有慢性支气管炎喘息病史，时值初秋，寒暖失常，咳嗽加剧，痰多泡沫黏稠，伴有气促，不能平卧。舌淡红，苔薄腻，脉滑数。两肺呼吸音较粗，闻及散在哮鸣音，X 线胸透示两肺纹理增多。

辨证与诊断：喘证、肺胀，证属瘀热内阻、肺气肃降无权。西医诊断为慢性支气管炎、肺气肿。外邪留恋于肺，肺气肃降无权，痰热交阻，随气而逆上，咳喘频作。

治法：化痰清热，降气平喘。

处方：水炙桑皮 12g，炙紫苏子 9g，杏仁 9g，海浮石 15g，旋覆花 9g，炙款冬花 9g，黄芩 9g，佛耳草 15g，生甘草 3g，制半夏 6g，炒陈皮 6g，生白术 9g，水炙麻黄 6g。3 剂。

二诊：1989 年 9 月 25 日。药后咳减痰少，气促胸闷较前减轻，夜间仍有哮鸣，不能平卧，脉滑数苔薄腻，证属高年肾肺两虚，痰热内阻，肺气失降，肾不纳气，再拟前方佐以补肾纳气。处方：水炙桑皮 15g，水炙苏子 9g，旋覆花（包煎）9g，海浮石 15g，佛耳草 15g，炙款冬花 9g，甜杏仁 9g，制半夏 5g，白术 9g，紫石英 15g，补骨脂 9g，香谷芽 12g。3 剂。

患者药后咳喘均见减轻，夜间尚能平卧，体检：两肺未闻及哮鸣音，X 线胸透示慢性支气管炎、肺气肿。调治 15 天，临床症状基本缓解。

按语：《丹溪心法·喘篇》指出："凡久喘之证，未发宜扶正气为主；已发用攻邪为主。"本例素有喘疾夙根，感邪之后，外邪引动痰阴，故治当化痰清热、降气平喘以驱除外邪而复肺气肃降之权。方中桑白皮、黄芩、佛耳草清肺泄热，杏仁、制半夏、陈皮化饮除痰，痰除则气道通畅；紫苏子、旋覆花、海浮石、紫石英，均具平喘纳气之功，故二诊之后，症情渐见平稳，夜间哮鸣音消失而能平卧。盖治疗哮喘之疾，须按病情之轻重缓急而施治之，但凡"发则治上，缓则治下，在上治肺胃，在下治脾肾，未发宜扶正，已发则攻邪，若欲除根，必须坚持服药，倘一曝十寒，终无济于事也"。

邵长荣医案

医案1：

患者：吴某，女，55岁。2009年3月15日初诊。咳痰喘20余年。患者反复咳喘20余年，咽痒，咳嗽有痰，白色泡沫痰，无咯血，平素易感冒，活动后气喘，时有双下肢及颜面水肿，一直不规则用药治疗，疗效欠佳。刻下：神清，精神一般，怕热怕冷，汗出较多，腰酸耳鸣，口干口苦，纳可，多梦，大便时溏时干硬，尿痛，周身关节疼痛。舌淡红，苔薄白，脉小弦。

辨证与诊断：咳嗽（慢性阻塞性肺病），证属风寒外束，肺肾两虚。患者久病体虚，肺气虚风寒束表，则见咽痒咳嗽；病久及脾肾，脾肾阳虚，不能温运，寒湿内生，则见咳痰色白，量多；肾虚则见腰酸耳鸣；津液不能上承则口干口苦。

治法：疏风解表、补益肺肾。

处方：荆防败毒散合三桑汤加减。组成：荆芥9g，防风9g，桑叶9g，桑白皮9g，桑寄生9g，桑葚子9g，青皮9g，陈皮9g，姜半夏9g，姜竹茹9g，柴胡9g，前胡9g，羌活9g，独活9g，全当归12g，赤芍18g，白芍18g，川芎9g，石菖蒲9g，猪苓12g，茯苓12g，淮小麦30g，炙甘草9g，酸枣仁9g，仙灵脾12g。水煎服，每日1剂，连服14日。嘱忌食海鲜、生冷、辛辣，注意保暖，少接触冷水。

二诊：2009年3月30日。药后稍有好转，仍有咳嗽，痰多，泡沫痰，平素易感，怕风怕冷，两肺听诊无殊。改原方为荆防败毒散合甘麦大枣汤加减。处方：荆芥9g，防风9g，川桂枝6g，赤芍18g，白芍18g，柴胡9g，前胡9g，羌活9g，独活9g，淮小麦30g，炙甘草9g，大枣9g，平地木15g，功劳叶9g，焦六曲9g，谷芽9g，麦芽9g，焦白术9g，煨木香9g，砂仁3g，蔻仁3g，全瓜蒌12g，薤白头9g。水煎服，每日1剂，连服28日。

三诊：2009年4月27日。药后诸症好转，稍有咳嗽，痰量明显减少，略黏，口干，心烦梦多，余无殊。舌淡红，苔薄白，脉弦细，调整为柴胡清肺饮合甘麦大枣汤加减。处方：柴胡9g，前胡9g，川桂枝6g，赤芍18g，白芍18g，羌活9g，独活9g，葛根9g，荆芥9g，防风9g，青皮9g，陈皮9g，蚤休9g，淮小麦30g，炙甘草9g，姜竹茹9g，江剪刀草9g，佛耳草12g，炙紫菀9g，炙款冬9g，威灵仙12g，焦六曲9g。水煎服，每日1剂，连服28日。

按语：患者久病体虚易感，风寒外束，治宜疏风解表，用荆防败毒散疏风解表扶正；中老年女性阴虚血不养，予甘麦大枣汤安神助眠；予桂枝、芍药等取桂枝芍药汤之意活血养血、调和营卫。

医案2：

患者：张某，女，54岁。2009年4月13日初诊。反复咳痰喘30余年，加剧10天。患者30年前受凉后出现反复咳嗽不愈，遇冬春气候寒冷或天气骤变时病情多加剧，约4年前出现动则喘促，近3年前后住院治疗3次，长期自服止咳化痰平喘药物治疗，病情控制尚可。10天前患者受凉后出现咳痰喘加剧，发热，体温最高达38.5℃，伴恶寒，鼻塞流涕，胸闷胸痛，夜间阵发性呼吸困难，无尿少，肢肿，经当地医院应用青霉素治疗2天后体温降至正常，但咳痰喘症状未见明显改善。刻诊：咳嗽咳痰，气急喘促，痰白质稀量可，胸闷胸痛，尚能平卧，下肢轻度水肿，怕冷，口干口苦，纳差，二便调，夜寐欠安。体检：呼吸节律平稳，双侧胸廓对称呈桶状，呼吸动度减低，肋间隙增宽，叩诊音清，听诊两肺呼吸音弱，两肺闻及散在湿性啰音，肝颈静脉回流征(＋)，心界无扩大，心率92次/分，可及早搏3～4次/分，各瓣膜听诊区未闻及病理性杂音，双下肢压迹(＋)。患者吸烟30余年，约20支/天，舌淡红，苔薄白，脉细滑。

辨证与诊断：喘证(慢性阻塞性肺病)，证属肾不纳气、肺气上逆。

治法：补肺纳肾，降气平喘。

处方：自拟三桑肾气汤加减。组成：桑叶皮各9g，桑寄生9g，桑葚子9g，补骨脂15g，黄精12g，赤芍药18g，白芍药18g，熟附块9g，淫羊藿9g，女贞子12g，杜仲9g，巴戟天9g，陈葫芦30g，车前草12g，猪苓12g，茯苓12g，苍术12g，白术12g，泽泻9g。14剂。

二诊：2009年4月27日。稍胸闷，傍晚下肢水肿，夜尿多，咳嗽偶作，痰少，怕冷好转，少气懒言，夜寐欠安。舌质黯红，舌苔薄白，脉沉细。治宜补肾纳气、健脾利水。处方：桑叶9g，桑白皮9g，桑葚子9g，桑寄生12g，大丹参9g，淫羊藿12g，狗脊12g，牛膝12g，焦六曲9g，谷芽9g，麦芽9g，陈葫芦30g，猪苓12g，茯苓12g，车前草18g，威灵仙9g，补骨脂12g，益智仁9g，江剪刀草18g，泽泻9g，防风12g，防己12g，覆盆子9g，石菖蒲9g。14剂。

三诊：2009年5月11日。服药后，诸症好转，胸闷缓解，咳嗽咳痰少，已无口干，下午下肢稍有水肿。舌质淡，舌苔白厚而干，寸脉弦，尺脉沉。处方：桑白皮9g，桑叶9g，桑葚子9g，桑寄生12g，平地木15g，牡丹皮9g，川芎9g，石菖蒲9g，炙紫菀9g，炙款冬9g，荆芥9g，防风9g，黄芩12g，焦六曲9g，谷芽9g，麦芽9g。14剂。

按语：慢性支气管炎合并肺气肿、肺源性心脏病临床治疗颇为棘手，邵老认为患者久病及肾，肺、脾、肾俱虚。肺为气之主，肾为气之根，肺主呼气，肾主纳气。咳喘之因，在肺为实，实则气逆，多因痰浊壅阻；在肾为虚，虚不纳气，多因精气亏虚，而致肺肾出纳失常。故咳喘之病主要在肺，又关乎肾，其治不离肺肾。脾为痰饮形成之源，《黄帝内经》云："诸湿肿满，皆属于脾"，水液的运化，不仅需要靠肺的通调水道，肾的气化功能，更依赖于脾的运化水湿功能。否则，聚湿成痰，聚水成饮，故治痰饮当责之于脾。《景岳全书》谓："凡水肿等证，乃脾肺肾三脏相干之病，盖水为至阴，故其本在肾；水化于气，故其标在肺；水惟畏土，故其制在脾。"宣肺、温肾、健脾，可利三焦，祛痰逐饮，温通心阳，可以通络活血。治当健脾制水、温肾化水，以退水势，解心肺之困。方以真武汤合五苓散加减，并及时增加温阳药的剂量，即所谓"益火之源，以消阴翳"。该例标本兼治，徐徐补益，获取全效。

医案3：

患者：吴某，男，70岁。2009年3月2日初诊。咳痰喘30余年。患者咳痰喘30余年，诊断慢性阻塞性肺疾病10余年，不规则用药，近来亦服中药治疗，具体不详，疗效可，病情尚稳定。刻下：时有咳嗽、气促，稍有头晕，纳可，夜寐安，大便偏干，小便调。舌淡胖，苔白腻，脉沉。

辨证与诊断：喘证（慢性阻塞性肺疾病），证属肺肾两虚，阴阳两虚，以阳虚为主。

治法：补肾纳气，温阳通便。

处方：三桑肾气汤加减。组成：桑叶9g，桑白皮9g，桑寄生9g，桑葚子9g，青皮9g，陈皮9g，姜竹茹9g，川楝子9g，黄芪15g，防风9g，白术12g，炙款冬9g，五味子9g，女贞子12g，杜仲9g，补骨脂9g，枸杞子9g，益智仁9g。水煎服，每日1剂，连服14日。嘱忌食海鲜、生冷，注意保暖，勿感风寒。

二诊：2009年3月16日。药后病情稳定，仍有咳嗽、气促，怕冷，大便不干，纳食欠佳，寐可，二便调。原方加减：桑叶9g，桑白皮9g，桑寄生12g，桑葚子9g，女贞子12g，杜仲9g，黄精12g，仙灵脾12g，冬瓜仁9g，黄芪15g，防风9g，白术12g，川芎9g，石菖蒲9g，猪苓12g，茯苓12g，补骨脂9g，五味子4.5g。水煎服，每日1剂，连服14日。

三诊：2009年3月30日。药后病情稳定，气急较前有明显好转，静息时无明显喘息，上2楼以上喘，能散步，纳寐一般，二便调。续原方水煎服，每日1剂，再服28日。

按语：患者病久寒热夹杂，本虚标实，肺脾肾俱虚，阴阳气俱虚，方中桑叶、桑白皮清肺，桑葚子、桑寄生、女贞子、杜仲、仙灵脾、补骨脂柔肝益肾温阳，黄芪、防风、白术取玉屏风散之意，益气固本，防风、猪苓、茯苓祛风利水、健脾止咳。合而用之收效良好。

医案4：

患者：廖某，女，80岁。2009年4月27日初诊。反复咳痰喘37年。患者37年前始见咳嗽、咳痰，冬季多发，一直坚持中药治疗，效果可。近年来，咳嗽气促加剧，动则气促尤甚，咳痰色白，量较多，双下肢时有轻度水肿。刻下：胸闷气促，咽痒口干，咳嗽有痰，咳痰色白，量较多，双下肢轻度水肿，怕冷，纳寐一般，二便尚调，舌淡胖，苔白腻，脉沉。2009年1月2日我院胸片：肺气肿、慢性支气管炎改变；肺功能：阻塞性通气功能障碍。

辨证与诊断：喘证（慢性阻塞性肺疾病），证属肺脾肾虚、水湿内停。患者久病肺虚及肾，肺虚气失所主，肾虚气失摄纳，则见胸闷气促，动则尤甚，怕冷易感，均为肺虚之象。脾虚不运，水湿不运，上聚生痰，下行则脚肿。

治法：温阳补肾，健脾化饮。

处方：三桑补肾汤加味。组成：桑叶9g，桑白皮9g，桑寄生9g，桑葚子9g，青皮9g，陈皮9g，姜半夏9g，姜竹茹9g，炙紫菀9g，炙款冬9g，嫩射干9g，女贞子12g，杜仲9g，川楝子9g，炒延胡9g，淮小麦30g，炙甘草9g，炒酸枣仁9g，黄芩12g。水煎服，每日1

剂，连服14日。嘱忌食海鲜、生冷，注意保暖，勿感风寒。

二诊：2009年5月11日。药后咳嗽减轻，气促好转，双下肢仍肿，小便量不多，大便溏，纳食不香，夜寐一般。原方加减。处方：桑叶9g，桑白皮9g，桑寄生9g，桑葚子9g，青皮9g，陈皮9g，姜半夏9g，姜竹茹9g，炙紫菀9g，炙款冬9g，嫩射干9g，女贞子12g，杜仲9g，仙灵脾9g，川楝子9g，炒延胡9g，苍术12g，白术12g，猪苓12g，茯苓12g，陈葫芦30g。14剂，服法禁忌同前。

按语：在临床上慢性支气管炎、支气管扩张、哮喘、肺气肿、肺源性心脏病等慢性肺系疾病缓解期常常出现寒热夹杂、肺脾肾俱虚而肝火亢盛等证候，临床表现为纳差，痰黄或黏稠难咳，怕冷尤其手足冷，伏天仍要穿棉鞋，伴盗汗。临床症状复杂多样，辨证选方颇为棘手，治疗上需要祛邪扶正并举，寒热兼顾。通过多年的观察，邵老将桑白皮、桑寄生、桑葚子三味药组合即"三桑汤"用于此类患者，大多可取得理想疗效。方中桑白皮清肺降气，李东垣言："桑白皮，甘以补元气之不足而补虚，辛以泻肺气之有余而止咳。"如兼夹表证，可与桑叶同用，以增加疗效；桑葚子补肝肾之阴，又不会滋腻碍邪；桑寄生补肝肾，且有通络活血之功，三者相伍，攻补兼施，攻不伤正，补不恋邪，以治痰郁于肺、肝肾不足的"咳喘气短"证。若偏于痰郁肺阻，可加清肺化痰的平地木、黄芩、瓜蒌仁、鱼腥草等；寒痰为主者，加温肺化痰的苏子、前胡、半夏等；若偏于肝肾不足，则加调补肝肾阴阳之品，如附子、淫羊藿、补骨脂、巴戟天、杜仲、女贞子、枸杞子、何首乌、山茱萸等。平地木、功劳叶亦为邵老常用组合，可平肝理气；青皮、陈皮肝脾同治；防己、防风、猪苓、茯苓、车前草祛风利水、健脾止咳。

医案5：

患者：许某，女，74岁。2008年10月27日初诊。患者咳痰喘12年余，每逢天气变化时症状加重，间断性服用中西药治疗，上次服用中药后病情稳定，停药半年。现天气转寒，再来服药。刻下：胸闷，呼吸欠畅，活动后气喘，偶有咳嗽，咳少量黄痰，大便偏干，小便可，夜寐尚安，较易醒。舌淡，苔白腻，脉沉。2008年10月20日胸片示两肺纹理增粗、肺气肿。

辨证与诊断：喘证（慢性阻塞性肺疾病），证属肺肾两虚。患者久病年迈体虚，肺气虚主呼吸不利，肾虚不能摄纳，则见胸闷呼吸欠畅，活动后气喘。体虚水湿运化失司，内聚为痰，蕴久化热，见偶有咳嗽咳少量黄痰，大便偏干，夜寐易醒，舌淡，苔白腻，脉沉。

治法：补益肺肾，纳气平喘。

处方：三桑补肾汤加味。组成：桑叶9g，桑白皮9g，桑葚子9g，桑寄生9g，平地木15g，功劳叶12g，枳实9g，枳壳9g，瓜蒌仁9g，炙款冬9g，鹅管石9g，冬瓜仁9g，青皮9g，陈皮9g，姜竹茹9g，姜半夏9g，钩藤6g。水煎服，每日1剂，连服14日。

嘱忌食海鲜、生冷，注意保暖，勿感风寒。

二诊：2008年11月10日。药后病症稳定，仍有呼吸欠畅，胸闷咳嗽少量黄痰，汗出较多，夜寐早醒，纳食一般，二便可。舌淡胖，边有瘀点，苔薄黄，脉弦细。患者久病，肺肾两虚，累及肝、心，主呼吸不力，可见呼吸欠畅，胸闷咳嗽，痰湿郁久化热则见少量黄痰，体虚易汗出，夜寐早醒，纳食不香。累及肝、心两脏，情志不畅，胸闷不适，心主血脉，气不行则血不行，故可见舌边有瘀点，脸色偏黯。治当补肾纳气、理气活血，方拟三桑补肾汤合川芎平喘合剂加减。处方：桑叶 9g，桑白皮 9g，桑根子 9g，桑寄生 12g，平地木 15g，功劳叶 12g，青皮 9g，陈皮 9g，姜竹茹 9g，柴胡 9g，前胡 9g，赤芍 18g，白芍 18g，全瓜蒌 12g，白头翁 9g，枳壳 6g，生甘草 9g，钩藤 4.5g，川芎 9g，石菖蒲 9g。14 剂，服法禁忌同前。

三诊：2008 年 11 月 24 日。药后病情尚可，呼吸欠畅，稍有咳嗽，胸闷乏力，纳食一般，大便干结，小便可，夜寐尚安，不怕冷。舌红，边有瘀点，苔黄，脉弦细。患者年迈久病，肺肾两虚，主气不力，则见呼吸不畅，胸闷，乏力，动则尤甚，肺与大肠相表里，肺气不通，大便干结，更加重胸闷咳喘之症，治疗应注重通腑，方以三桑补肾汤合五仁丸加减。处方：桑叶 9g，桑白皮 9g，桑葚子 9g，桑寄生 9g，桔梗 4.5g，炙甘草 9g，蝉衣 4.5g，青皮 9g，陈皮 9g，姜半夏 9g，川芎 9g，石菖蒲 9g，嫩射干 9g，桂枝 4.5g，炙甘草 9g，钩藤 4.5g，吴茱萸 4.5g，柏子仁 9g，桃仁 9g，郁李仁 9g。14 剂，服法禁忌同前。

按语：本案患者年迈久病，肺肾两虚，胸闷气急，动则尤甚，为慢阻肺缓解期，按照"急则治标、缓则治本"的中医指导思想，在虚喘缓解期，邵老着重补肾摄纳，久病肝郁气滞血瘀，总不忘加入理气活血之品。"肺与大肠相表里"，肺病兼顾大便亦非常重要，常加入瓜蒌仁、柏子仁、桃仁、郁李仁理气活血、平喘通腑收良效。

医案 6：

患者：钟某，男，74 岁。2008 年 11 月 10 日初诊。咳痰喘 10 年余。患者平素易感冒，反复咳痰喘 10 年余，每逢天气变化时症状加重，间断性服用中西药治疗，病情控制尚可。刻下：胸闷，呼吸欠畅，活动后气喘，咳嗽，咳痰白黏，怕冷，汗出较多，大便溏，小便可，夜寐尚安，较易醒。舌淡，苔白腻，脉沉。

辨证与诊断：喘证(慢性阻塞性肺疾病)，证属肺肾两虚。患者久病年迈，肺肾两虚，肺气虚主呼吸不利，肾虚不能摄纳，则见胸闷，呼吸欠畅，活动后气喘。咳喘日久，脾肾阳虚，则见怕冷，汗出较多，平素易感，大便溏，水湿不化内聚为痰，故见咳嗽有痰，水湿下行则见午后脚肿，舌淡，苔白腻，脉沉。

治法：温阳补肾，益气固表。

处方：三桑补肾汤合玉屏风散加味。组成：桑叶 9g，桑白皮 9g，桑葚子 9g，桑寄生 12g，平地木 12g，功劳叶 12g，嫩射干 9g，黄芪 15g，防风 9g，白术 12g，炙款冬 12g，仙灵脾 12g，薏苡仁 18g，青皮 9g，陈皮 9g，姜竹茹 9g，女贞子 12g，杜仲 9g。水煎服，每日 1 剂，连服 14 日。嘱忌食海鲜、生冷，注意保暖，勿感风寒。

二诊：2008 年 11 月 24 日。服药后病情好转，2 周来咳嗽咳痰、胸闷气急较前明显好转，活动后气急明显，无发热，汗出减少，纳食一般，心烦夜寐不安，脉小弦。患者久病，肺肾两虚，木郁气滞，血行不畅，故见咳喘，胸闷，动辄尤甚，气滞情志不舒，更加重胸闷呼吸不畅，夜寐不安。治拟加重补益肺肾、止咳助眠之品，方拟三桑补肾汤合川芎平喘合剂加减。处方：桑叶 9g，桑白皮 9g，桑葚子 9g，桑寄生 12g，青皮 9g，陈皮 9g，姜半夏 9g，姜竹茹 9g，嫩射干 9g，胡颓叶 9g，炙紫菀 9g，炙款冬 9g，五味子 4.5g，川芎 9g，石菖蒲 9g，藿香 9g，冬瓜仁 12g，夜交藤 12g，焦六曲 9g，谷芽 9g，麦芽 9g。14 剂，服法禁忌同前。

三诊：2008 年 12 月 8 日。药后病情好转，胸闷气急较前明显好转，活动后有呼吸不畅，气急，怕风怕冷，易感，纳寐可，二便调。患者久病体虚，治拟重在化痰止咳、补肾纳气、益气固表，方以三桑补肾汤合川芎平喘合剂合玉屏风散加减。处方：桑叶9g，桑白皮9g，桑葚子9g，桑寄生9g，青皮9g，陈皮9g，姜半夏9g，佛耳草12g，炙款冬9g，嫩射干9g，茅根15g，芦根15g，冬瓜仁9g，川芎9g，石菖蒲9g，黄芪15g，防风9g。白术9g。14剂，服法禁忌同前。

按语：患者咳、痰、喘10余年，每逢季节变化时反复发作。患者年迈久病，肺肾两虚，肺虚不固易感，肾虚失于摄纳，可见胸闷气短，动则气喘。此类疾病，邵老用三桑补肾汤为基础方，用黄芪、防风、白术取玉屏风散之意，益气固本，增加机体免疫力。对于久咳咳痰患者，邵老喜用川芎平喘合剂，该方化湿祛痰止咳收效甚好。

医案7：

患者：邱某，男，52岁。2008年12月22日初诊。咳痰喘10余年。患者咳痰喘10余年，诊断慢性阻塞性肺疾病，咳嗽，痰稠色黄，动辄气急，每逢季节变化时易感冒，病情加重，无咯血史。刻下：咳嗽，痰稠色黄，动辄气急，喉间有哮鸣音，咽红充血，纳食不香，夜寐易醒，二便尚调。舌淡胖，苔白腻，脉沉。2008年12月22日胸片：两肺纹理增粗，慢性支气管炎肺气肿改变。

辨证与诊断：喘证（慢性阻塞性肺疾病），证属肺肾两虚，阴阳两虚，以阳虚为主。

治法：补肾纳气平喘、健脾化湿止咳。

处方：三桑补肾汤合川芎平喘合剂加减。组成：桑叶9g，桑白皮9g，桑寄生12g，桑葚子9g，青皮9g，陈皮9g，姜半夏9g，嫩射干9g，胡颓叶9g，川芎9g，石菖蒲9g，蝉衣4.5g，炙款冬9g，炙紫菀9g，佛耳草12g，猪苓12g，茯苓12g，鹅管石9g，石斛12g。水煎服，每日1剂，连服14日。嘱忌食海鲜、生冷，注意保暖，勿感风寒。

二诊：2009年1月5日。药后好转，咳嗽，痰黄，咽痒，活动后气喘，呼多吸少，听诊双肺无殊，纳寐可，二便调。舌淡胖，苔白腻，脉沉。患者久病，痰湿郁久化热，咳嗽，痰黄，咽痒。久病肺虚及肾，摄纳无力，则见动则气喘，呼多吸少，治应清肺化痰止咳、补肾纳气平喘，方以三桑补肾汤合清肺饮加减。处方：桑叶9g，桑白皮9g，桑寄生12g，桑葚子9g，嫩射干9g，炙款冬9g，青皮9g，陈皮9g，姜半夏9g，鹿衔草12g，黄芩12g，平地木15g，功劳叶12g，冬瓜仁9g，炙紫菀9g，开金锁15g。14剂，服法禁忌同前。

三诊：2009年1月19日。服药后病情好转，近日来胸闷，咳嗽，少许黄痰，纳寐可，二便调，夜寐尚安。听诊双肺呼吸音粗，两下肺可及散在湿性啰音。舌淡胖，苔白腻，脉沉。患者久咳木郁，肝郁气滞，治应理气豁痰、化湿止咳，予瓜蒌薤白散加味。处方：全瓜蒌12g，薤白头9g，青皮9g，陈皮9g，姜半夏9g，姜竹茹9g，平地木15g，功劳叶12g，嫩射干9g，开金锁12g，炙紫菀9g，脱力草12g，广郁金9g，车前草12g，猪苓12g，茯苓12g。14剂，服法禁忌同前。

四诊：2009年2月2日。服药后好转，诸症好转，近日受风寒，稍有鼻塞流涕，咳嗽少痰，纳寐可，二便调，无咯血，听诊双肺少许干性啰音。舌红苔薄白，脉小弦。患者年迈久病，肺脾肾虚，卫外不固，外感风热之邪伏肺，治应清肺化痰平喘、解表通窍止咳，方以清肺饮合通窍散加减。处方：桑叶9g，桑白皮9g，青皮9g，陈皮9g，姜半夏9g，姜竹茹9g，嫩射干9g，胡颓叶12g，黄荆子9g，炙款冬9g，鹅管石9g，辛夷4.5g，黄芩

12g, 路路通 9g, 牛蒡子 9g, 荆芥 12g, 防风 12g, 平地木 15g, 功劳叶 12g, 佛耳草 12g, 蚤休 9g, 14 剂, 服法禁忌同前。

按语: 喘证的治疗当遵从"实喘治肺, 虚喘治肾"的原则。实喘为外邪、痰浊、肝郁气逆导致邪壅肺气, 宣降不利, 肺气上逆, 故治疗重点在于祛肺之壅邪, 利肺之逆气。临证应区别寒、热、痰、气之不同, 分别采用温宣、清肃、祛痰、降气等法。虚喘为精气不足, 气阴亏耗, 导致肺肾出纳失常, 尤以肾虚为主, 故治疗重点在于培补肺肾之虚, 摄纳冲逆之气。针对脏腑病机, 采用补肺、纳肾、温阳、益气、养阴、固脱等法。此外, 喘证多由其他疾病发展而来, 且常易反复, 故虚实夹杂产生痰瘀, 治疗上应处理好虚实关系, 分清主次, 权衡标本, 补虚不忘实, 祛邪不忘虚, 并注意结合化痰化瘀。其次, 补虚时还应注意肺肾关系, 叶天士有"在肺为实, 在肾为虚"之说, 表明肾虚为病机之重点, 故即使在肺虚时, 尚需结合补肾, 以固气之根本。同时喘证发作有一共同特点, 即"气逆", 故在补肾时, 亦不忘调治肺气之升降。按"急则治标、缓则治本"的理论指导, 喘证缓解期重在补益肺肾、健脾化湿, 外感发作时, 则加入疏风解表之品, 痰气交结胸中者, 用瓜蒌薤白散化裁治疗, 疗效可, 但此方力剧, 不可久用。

医案 8:

患者: 于某, 女, 65 岁。2009 年 6 月 1 日初诊。患者慢性咳痰喘 10 余年, 冬季、早春易发, 加重伴水肿 1 个月。2009 年 6 月 2 日肺功能: 重度阻塞性通气功能障碍。刻下: 咳嗽而喘, 胸闷气急, 心烦口苦, 痰黄黏, 面潮红略有水肿, 大便干结, 苔黄腻, 脉弦滑。既往有高血压病史 2 年, 最高 160/90mmHg, 服用珍菊降压片 1 片, 每日 1 次, 控制尚可。

辨证与诊断: 喘证(慢性阻塞性肺疾病), 属肝郁化火、肺热炽盛。患者慢性阻塞性肺疾病日久, 气机不畅影响肺的宣肃功能而使水饮停聚, 上逆为喘, 外蕴为肿, 且气机不畅容易郁而化火。故见咳嗽而喘, 胸闷气急, 心烦口苦, 痰黄黏, 面潮红略有水肿, 大便干结。

治法: 疏肝清肺利水。

处方: 大柴胡汤加减。组成: 柴前胡各 9g, 赤白芍各 18g, 平地木 18g, 青陈皮各 9g, 瓜蒌仁 12g, 枳壳实各 12g, 车前草 18g, 防己 9g, 猪茯苓各 18g, 黄芩 18g。水煎服, 每日 1 剂, 连服 14 日。嘱忌食海鲜、生冷, 注意保暖, 勿感风寒。

二诊: 2009 年 6 月 15 日。咳喘明显缓解, 面浮肢肿尽退。拟原方加减, 处方: 柴前胡各 9g, 赤白芍各 18g, 平地木 18g, 青陈皮各 9g, 瓜蒌仁 12g, 枳壳实各 12g, 黄芩 18g, 芡实 12g, 杜仲 12g, 桑寄生 12g, 桑葚子 12g, 桑白皮 12g。14 剂, 服法禁忌同前。

按语: 本案用邵长荣教授治疗"喘肿"四法中的疏肝清肺利水法, "喘肿"其临床表现是"气喘"和"肢体面目水肿"同时兼见。多见于慢性阻塞性肺气肿后期、肺源性心脏病。邵老根据多年临证经验总结出治疗"喘肿"四法, 分别是: 宣肺通阳利水法、温阳化饮利水法、疏肝清肺利水法、健脾纳肾法。本案运用了宣肺通阳利水法, 适用于咳喘日久, 症见面浮怕风, 痰多清稀者。治用小青龙汤加减, 以散寒而宣通肺气, 再加利水活血之剂使水气随汗而出, 从尿而下, 使肺叶轻清, 喘促平息, 水肿消退。习用的药物有炙麻黄、桂枝、赤芍药、白芍药、细辛、嫩射干、胡颓叶、陈葫芦、车前草、防己、生甘草、石菖蒲、平地木、赤小豆、猪苓、茯苓、全当归等。

刘志明医案

患者：李某，男，79 岁。2009 年 2 月 26 日初诊。咳嗽、咳痰反复发作 30 年，加重伴胸闷 4 天。患者近 30 年来，咳嗽、咳痰反复发作，冬天加重；4 天前因天气突然变冷，咳嗽加重，痰多，质黏，难以咳出，纳可，眠可，二便尚调；舌淡红，苔根部黄腻，脉浮紧。

辨证与诊断：肺胀，证属风寒外束、痰浊内阻。

治法：疏风散寒，止咳化痰。

处方：三拗汤加减。组成：防风 15g，荆芥穗 15g，炙麻黄 5g，黄芩 9g，川贝母 20g，浙贝母 20g，北沙参 9g，橘红 9g，甘草 6g，杏仁 9g。水煎服，每日 1 剂，连服 5 天。

二诊：2009 年 3 月 2 日。咳嗽、咳痰症状较前明显好转，无明显胸闷、喘憋感，痰量减少，易咳出，鼻咽干燥，纳可，眠可，二便调，舌淡红，苔根部黄腻，脉浮。方以麻杏苡甘汤合沙参麦冬汤加减，处方：炙麻黄 6g，杏仁 9g，生薏苡仁 12g，炙甘草 6g，川贝母 10g，浙贝母 10g，芦根 15g，桔梗 10g，桑白皮 12g，百部 10g，麦冬 10g，黄芩 10g，沙参 15g。水煎服，每日 1 剂，连服 4 天。

三诊：2009 年 3 月 5 日。咳嗽、咳痰症状消失，无胸闷、喘憋感，鼻咽干燥症状好转，纳可，眠可，二便调，舌淡红，苔薄白，根部稍腻，脉偏浮。方以麻杏苡甘汤合沙参麦冬汤加减，处方：炙麻黄 6g，杏仁 9g，生薏苡仁 12g，炙甘草 6g，川贝母 10g，浙贝母 10g，芦根 15g，沙参 15g，桑白皮 12g，百部 10g，麦冬 10g，黄芩 10g。水煎服，每日 1 剂，连服 7 天。

按语：本案为外寒内热、肺阴亏虚型肺胀，肺胀一证，多因肺气壅塞。《灵枢·胀论》云："肺胀者，虚满而喘咳。"《金匮要略·肺痿肺痈咳嗽上气病脉证治》曰："咳而上气，此为肺胀，其人喘，目如脱状，脉浮大……肺胀，咳而上气，烦躁而喘"。故本案立散寒清热，养阴生津为法，方药以三拗汤、麻杏苡甘汤合沙参麦冬汤加减为主，其中麻黄宣肺，杏仁下气，共为平喘；黄芩清泄痰热；痰热渐甚，痰多黏腻，故加川、浙二贝以润痰湿；沙参、芦根养阴以降痰火；桑白皮泻肺中之火；薏苡仁化肺中痰湿；麦冬滋养肺阴；百部敛肺止咳；桔梗入肺以润燥；甘草凉以清热，甘以和中。三诊病情好转，症状基本消失，故续以前方，继以散寒清热，养阴生津之法治之，以固疗效。

黄吉赓医案

医案 1：

患者：王某，男，69 岁。2009 年 1 月 10 日初诊。咳嗽气急，伴心悸半年。半年来咳嗽，喉痒，无咳痰，右胸下方咳引作痛，有时心悸，喘息，夜可平卧，纳减，眠艰，口微干，饮不多，喜热，苔薄腻微黄且干，舌微齿印，黯红，脉弦，失眠史 20 余年，嗜烟史 20 年，戒烟 2 个月。胸部 CT：双肺间质性改变，左心增大；肺功能：中度限制性通气功能障碍，弥散功能中度（偏重）减退；心脏 CT：冠状动脉多发高密度钙化灶。

辨证与诊断：咳嗽，证属风邪痰热互阻。西医诊断为慢性阻塞性肺疾病，肺间质病变。

治法：祛风清热，肃肺止咳。

处方：止嗽散加小柴胡汤加减。组成：蝉衣6g，僵蚕10g，杏仁10g，前胡10g，紫菀15g，半夏10g，射干15g，柴胡15g，黄芩15g，枳壳9g，桔梗9g，甘草9g，丹参15g，郁金15g，款冬花15g，檀香(后下)5g，砂仁(后下)3g，黄连3g，吴茱萸1g，海螵蛸15g，炙鸡内金15g，生麦芽12g，生谷芽12g。服14剂。龙星片每日3次，每次6粒。

二诊：2009年2月26日。咳减，腹胀痛3~4天，腹泻后腹痛缓，喘减，余症如前，苔薄微黄，舌胖少津，偏黯，脉弦滑。原方后三味改鸡内金30g，熟谷芽10g，熟麦芽10g，加徐长卿(后下)15g，延胡索15g，续服14剂。龙星片每日3次，每次6粒。

按语：黄老治咳首推《医学心悟》止嗽散，此方宣降并用，既能止咳，又能化痰，同时黄老善用虫类药配合活血药物，既搜风通络又活血化瘀以清肃肺气，降逆止咳。方中蝉衣、僵蚕入络搜风，清热止咳，杏仁止咳平喘，前胡降气祛痰，疏散风热，紫菀、款冬花润肺止咳，半夏化痰止咳，射干清利咽喉，柴胡、黄芩清热疏邪，枳壳、桔梗、甘草三药相合宣上通下，调理气机，丹参、郁金活血化瘀，檀香下气化痰，砂仁利湿化痰，同时肺胃同治，予以黄连、吴茱萸、海螵蛸制酸护胃，炙鸡内金、生麦芽、生谷芽消食化积。服药14剂后，咳嗽已减，但见腹痛，故改炙鸡内金30g，熟谷芽10g，熟麦芽10g以加强消食化积之力，另加徐长卿，延胡索以理气止痛。

医案2：

患者：张某，男，57岁。2009年3月18日初诊。咳嗽咳痰15年，喘息5年，加重2个月。咳嗽，喉痒，痰少、糙米色、难咳，喘息，无哮鸣，纳可，食后腹胀，无脘痛，嗳气反酸，口干饮多，喜热，食肉类则大便不畅，舌胖，偏黯红，苔薄腻微黄，中剥且干，脉弦。

辨证与诊断：哮喘，证属肺失宣降，肾不纳气。西医诊断为慢性阻塞性肺疾病。

治法：宣肺降逆，纳气平喘。

处方：射干麻黄汤合苏子降气汤。组成：射干15g，炙麻黄5g，紫菀15g，款冬花10g，炙苏子15g，前胡10g，厚朴9g，郁金15g，桃仁10g，杏仁10g，陈皮10g，枳壳9g，桔梗9g，甘草9g，沉香粉(分冲)3g，麻黄根12g，黄连3g，吴茱萸1g，黄芩15g，柴胡9g，海螵蛸15g，瓜蒌皮15g，海蛤壳(先煎)30g，莱菔子12g。服14剂，龙星片每天4次，每次6粒。

二诊：2009年4月1日。服药后自觉松快，痰出喘减，口干增，排尿不畅，大便得畅，舌偏黯红，有齿印，苔薄微黄，中剥且干，脉细。原方去莱菔子、瓜蒌皮、海蛤壳，改海螵蛸30g，黄连5g，加檀香3g，鸡内金15g，莱菔子30g，太子参15g，莪术15g，白术15g，茯苓15g。服14剂。龙星片每天4次，每次6粒。

三诊：2009年4月15日。偶咳，喉痒，痰少，稍喘，痰微黄不爽，两腿有力，嗳气反酸已除，大便日行2~3次，成形，舌稍胖，偏黯红，苔薄腻微黄中剥，脉弦，患者症情稳定，治以益气养阴，平喘定哮。方用麦门冬汤合射干麻黄汤：太子参15g，麦冬15g，茯苓15g，射干15g，炙麻黄3g，南沙参15g，紫菀15g，款冬花10g，半夏15g，枳壳9g，桔梗9g，莪白术各15g，甘草9g，丹参30g，郁金15g，降香3g，柴胡9g，黄芩9g，葛根15g，黄连3g，吴茱萸1g，海螵蛸30g，麻黄根12g，莱菔甲30g，川牛膝15g，生姜9g，大枣30g。服14剂。龙星片每日3次，每次6粒。

按语：本例患者咳嗽病病程较长，程度较重。黄老在治疗久喘、虚喘之时常用射干麻黄汤合苏子降气汤加减，方中紫苏辛温而润，其性主降，长于降肺气消痰，为治疗咳喘气逆之要药，沉香粉温肾纳气，合麻黄宣肺气，一上一下宣肃肺气，射干开痰结，半夏、紫菀、款冬花等除痰下气，柴胡、黄芩重在清泄肺热，同时兼顾脾胃，以黄连、吴茱萸、海螵蛸制酸护胃。服药1个月后自觉松快，痰出喘减，改用麦门冬汤合射干麻黄汤加减为主，以养阴化痰之法治之。

黄保中医案

医案1：

患者：吴某，女，74岁。2009年7月14日初诊。咳嗽咳痰43年，气喘5年，加重1周。43年前因受凉出现咳血，咳嗽咳痰，在某医院做支气管碘油造影提示支气管扩张，经抗炎止血中西药物治疗后，咳血逐渐消失，自1980年至今未再咳血。但受凉或劳累后，咳嗽，咳痰常反复发作，并逐年加重。5年前出现气短气喘，常服止咳化痰平喘药物，间断住院治疗，诊断为"支气管扩张并感染、慢性阻塞性肺气肿"。1周前受凉再次复发，自服"阿莫西林、氨茶碱"，症状缓解不明显。现症见：咳嗽，晨起为重，咳大量黄白黏痰，无痰中带血，咽干痒，气短气喘、动则加重，无发热，纳食少，大便干，2~3日一行，小便正常，夜眠差，时有胸闷、心慌发作，口唇爪甲轻度发绀，呼吸略急促。舌质黯红，苔白腻，脉沉细。双肺呼吸音粗，可闻及广泛湿性啰音及散在干性啰音，心率98次/分，律齐，未闻及病理性杂音。血常规：白细胞8.4×10^9/L，中性粒细胞比率76.4%。胸片：双肺支气管扩张；双肺炎症，右侧明显；肺气肿。

辨证与诊断：肺胀（支气管扩张并感染，慢性阻塞性肺气肿），证属痰热壅肺、痰气交阻。

治法：清热化痰，宽胸理气。

处方：蒌贝枳桔二陈汤加减。组成：全瓜蒌20g，浙贝母10g，枳壳12g，桔梗15g，陈皮12g，云苓20g，法半夏10g，炒白术15g，天竺黄12g，干地龙10g，生甘草6g。4剂，水煎服，煎2次，共取药汁约450mL，分3次服，每次150mL。

二诊：2009年7月17日。口服上药7剂后，心慌消失，大便日1次，稍干，气喘气短咳嗽症状明显缓解，黄痰减少，仍有胸闷，咽部不适有异物感，咽干，饮食较前略有增加。呼吸平稳，双肺干性啰音消失，仍可闻及湿性啰音，口唇爪甲轻度发绀，舌质黯红，苔白腻，脉沉细。此肺热征象减轻，为痰气交阻，兼气虚血瘀。当增加活血药，故在原方基础上加丹参15g。7剂，煎服法同前。

三诊：2009年7月24日。服前方后，气喘、黄痰消失，胸闷气短咳嗽症状进一步缓解，咽部不适，咳白黏痰，饮食较前增加，二便正常，口唇爪甲发绀好转，双肺湿性啰音未消，舌质黯红，苔薄腻，脉细滑。此肺热征象消失，仍为痰气交阻，兼气虚血瘀。当减少清热化痰药，故在上方基础上去天竺黄。咽部不适，见咽部轻度发红，咽后壁有少许滤泡增生，未见乳蛾肿大，考虑仍为痰气交阻，在原化痰散结的基础上加疏风利咽止咳药牛蒡子12g。7剂，煎服法同前。

四诊：2009年7月31日。药后，纳食增加，偶有咳嗽咳痰，痰白，量少，二便正常，双肺干性啰音消失，湿性啰音范围减小，口唇爪甲黯红无青紫。平素易感冒。舌质红，苔薄白，脉细滑。患者自觉已回复到近2年来的最佳状态。复查血常规正常，胸片显示：双侧肺部炎症消失，支气管扩张、肺气肿影像仍存在。此时痰热瘀标证大部去除，气虚之证缓解，仍为虚实夹杂证。治疗以宽胸理气散结、健脾益气化痰为法。方用蒌贝枳桔六君子汤口服。处方：全瓜蒌15g，浙贝母10g，枳壳12g，桔梗15g，陈皮12g，半夏曲12g，茯苓15g，党参15g，黄芪15g，生甘草6g。10剂，水煎服。同时配合中药于肺俞、膈俞、心俞穴位贴敷加直流电离子导入治疗，补肺益气，预防感冒，每周1次。煎服法同前。

五诊：2009年8月14日。服上药10剂后停药。坚持肺俞、膈俞、心俞穴穴位贴敷治疗已2次，病情稳定，偶咳，咳少量白痰，剧烈活动后气短，无气喘，纳食一般，二便正常，近期无感冒，舌质淡红，苔薄白，脉细。继续贴药巩固疗效，口服玉屏风胶囊及补中益气丸治疗。

电话或来诊随访3个月，病情稳定，无复发加重，无感冒。

按语：本病的发生，多因肺虚，痰浊潴留，每因感受外邪而发作。病理因素主要为痰浊壅塞，气机失常，痰气交阻。痰的产生，病初由肺气郁闭，气不布津；病进则"子盗母气"致脾失健运，津液不归正化而成痰；日久逐渐发展为肺虚不能化津，脾虚不能转输，肾虚不能蒸化，痰浊潴留，喘咳持续不已。肺胀迁延不愈，反复加重，肺气阻滞，宣降失常，必会影响肺助心行血的功能，而发生痰瘀阻滞证，使气机更加壅塞不畅。本案症状体征均由痰热阻肺、气虚血瘀、痰气交阻、肺气壅塞不通而引起。一诊之方，全瓜蒌、浙贝母、天竺黄、干地龙清热化痰散结，宽胸理气通络；桔梗、枳壳一升一降，桔梗宣肺，既可宣散壅塞之肺气，又可载药上行达肺，枳壳行气畅中，枳壳与白术配伍，取枳术丸之意，健脾消痞，升清降浊；"脾为生痰之源，肺为贮痰之器"，方中陈皮、云苓、法半夏、炒白术健脾益气化痰，以绝生痰之源；肺与大肠相表里，肺气壅塞，腑气不通，则气短喘咳不止，若腑气通，肺气宣散，则咳喘自平，方中全瓜蒌、炒白术、枳壳配伍，通腑泄热，使邪有出路。此方着重解决"痰""气"问题，切中病理要害。二诊心慌消失，气喘气短咳嗽症状明显缓解，大便已通，黄痰减少，此肺热征象减轻，舌质黯红，口唇爪甲青紫缓解不明显，因久病多瘀，上方中虽然有地龙，但活血力度不足，故再加丹参活血补血，瘀滞减轻，气血运行即通畅。三诊气喘、黄痰消失，胸闷、气短、咳嗽症状进一步缓解，咳白黏痰，饮食较前增加，二便正常，口唇爪甲发绀好转。肺热征象消失，中病即止，故去天竺黄，减少全瓜蒌的用量，因久病脾气虚，要顾护胃气，防止苦寒伤胃。四诊、五诊仍为标本同治，但治疗重点在顾护胃气，方选蒌贝六君子汤加减。正如《医宗必读》中说："脾为生痰之源，治痰不理脾胃，非其治也。"故在治疗痰病时既要消除已生之痰，也要着眼于生痰之本。"善治痰者，惟能使之不生，方是补天之手"。

总之，本案辨证治疗中着重解决"痰""气"问题，切中病机要害，确立宽胸理气、清热化痰的治疗大法，并贯穿于疾病的始终。治疗组方前后均有宽胸理气的全瓜蒌、化痰散结的浙贝母、行气畅中的枳壳和白术、健脾化痰的二陈汤。疾病发作期重用清热化痰药，适当配伍应用活血药，缓解期重用健脾益气药，祛邪不伤正，补益不滋腻，治痰不忘理气，消痰不忘治其本。

医案2：

患者：范某，男，76 岁。2008 年 10 月 24 日初诊。咳喘、胸闷、气短反复发作 5 年，加重 1 天。5 年前因受凉、劳累出现咳嗽、气喘、胸闷、气短，在市中心医院住院诊断为"慢支、肺气肿、肺源性心脏病、冠心病"，经吸氧、消炎、平喘、扩血管、利尿、营养心肌治疗症状可减轻，后病情时有发作，反复在市中心医院住院治疗。1 天前因劳累咳喘、胸闷、气短加重，活动后明显，汗出，腹胀纳差，日常行动受限，因多次西医治疗病情难以稳定，遂来求中医治疗。症见：形体消瘦，语声低微，面色萎黄，目下如卧蚕，唇甲轻度青紫，咳喘，胸闷，气短，咳嗽，咳少量白黏痰，喉中无哮鸣音，胸部膨满，动则喘息，时有呻吟，身困乏力，腹胀纳食少，汗出明显，心慌，大便可，小便少，夜眠差。舌黯红，苔薄腻，脉细滑。

辨证与诊断：肺胀（慢性阻塞性肺病），证属气虚痰瘀、痰气交阻。肺脾气虚，痰湿内生，阻塞肺气，痰气交阻，壅塞气道，则生咳喘；肺病及心，肺助心行血功能失常，则见气虚血瘀证；气虚纳少，气血乏源，则病情反复发作、消瘦无力。

治法：以健脾化痰、宽胸理气为主，佐以活血补血之品。

处方：蒌贝六君子汤加减。全瓜蒌 15g，浙贝母 10g，党参 30g，茯苓 15g，炒白术 15g，陈皮 12g，半夏 10g，桑白皮 15g，炙甘草 10g，丹参 15g。7 剂，每日 1 剂，水煎服，水煎 2 次，每日 3 次。

二诊：2008 年 10 月 30 日。药后主症明显减轻，饮食增加，治疗有效，辨证仍为肺脾气虚、痰浊内阻，以脾气虚为主。复感外邪出现咽部不适，咽腔红，为风邪侵袭清道，肺气失宣。治疗在原方上加生甘草 6g，桔梗 15g 以疏风散邪、利咽止咳。久病气虚，配合黄芪注射液双足三里穴位注射，针药合用，加强了健脾益气之功。7 剂，水煎服，煎服法同前。

三诊：2008 年 11 月 7 日。药后病情好转稳定，无咳喘，可出院在门诊治疗，治疗仍以健脾化痰益气为主，方用蒌贝六君子汤或中成药补中益气丸健脾益气。

四诊：2008 年 11 月 14 日。病情无复发，虚损症状均减轻，继续口服补中益气丸补中益气，巩固疗效。

随访 3 个月，病情无复发加重，无感冒。

按语：患者自觉气喘为重，但喉中无哮鸣音，临床见形体消瘦、面色萎黄、目下如卧蚕、身困乏力、动则喘息、腹胀纳食少等脾虚症状较突出，并有口唇爪甲轻度青紫征象，为气虚痰瘀、痰气交阻证。治疗以健脾化痰、宽胸理气为主，佐以活血补血之品。方用蒌贝六君子汤加减，方中全瓜蒌、浙贝母宽胸理气、化痰散结，起到了消痰理气作用。如庞安常说"善治痰者，不治痰而治气，气顺则一身之津液亦随气而顺矣"。六君子汤益气健脾，燥湿化痰。本案特点在于固胃健脾药与化痰药同用，而未直接用平喘补肾药，后期坚持用补中益气丸调理，意在脾胃为后天之本，气血之源，气血充盛则肺肾得以濡养。久病多瘀，舌质黯，口唇爪甲轻度青紫，故佐以丹参活血补血，防止病情传变。体虚易感冒，配合黄芪注射液双足三里穴位注射，针药合用，加强了健脾益气之功，可以增强机体免疫力，防止感冒和病情复发。

晁恩祥医案

医案 1：

患者：孟某，男，72 岁。主因咳喘反复发作 30 余年，加重 2 天由急诊抢救室收入院。患者 30 余年来反复出现咳嗽、咳痰、喘息。多于冬春受凉而加重致急性发作。每年发作 2~3 次，每次持续 3 个月左右。曾多次住院治疗。2 天前因受凉咳痰再次加重、喘息不能平卧，伴神志时清时寐，于昨日来我院急诊，查胸片提示慢性支气管炎、肺气肿、双肺感染，肺动脉高压可能。血气分析显示 pH 7.401，PaO_2 69.3mmHg，$PaCO_2$ 68.6mmHg，电解质 K^+ 3.2mmol/L，Na^+ 138mmol/L，Cl^- 83mmol/L。诊断为慢性阻塞性肺疾病急性发作，Ⅱ 型慢性呼吸功能衰竭，慢性肺源性心脏病。查见面色黧黑，大肉陷下，喘息汗出，双下肢指凹性水肿，神志时清时寐，纳差，大便 4 日未行，舌质黯紫，苔白黄腻而干，脉滑，重按则无。

辨证与诊断：肺衰，证属肺肾气衰、痰瘀内阻。

治法：标本兼顾，补益肺肾，化痰活血。

处方：①吸氧、给予无创呼吸机辅助呼吸，抗感染、平喘、化痰、利尿，监测生命体征；②中药：生黄芪 30g，太子参 30g，麦冬 30g，山萸肉 20g，葶苈子 30g，大黄 6g，莱菔子 10g，浙贝母 10g，水蛭 10g，土鳖虫 10g，白果 10g，石菖蒲 10g，3 剂。

服用 2 剂时患者大便已通，质地不干，神志变清，但痰量及喘息汗出无明显改善，仍然发绀，胃纳渐开，舌苔为白腻苔，不甚干燥，脉象仍滑，舌下静脉迂曲。肺与大肠相表里，胃主收纳，肺胃通降，胃气因降而活，津液得布故舌苔干燥得以缓解，浊气得排则元神自清。基本病机未变，仍然标本兼顾，补益肺肾，纳气平喘敛汗，佐以活血化瘀、降气化痰为法。更方如下：生黄芪 30g，太子参 30g，麦冬 30g，山萸肉 15g，石菖蒲 10g，白果 10g，苏子 10g，莱菔子 10g，葶苈子 15g，丹参 30g，地龙 10g，浙贝母 10g，7 剂。

患者服用药物后喘息明显缓解、汗出消失、痰量明显减少，食量逐渐恢复到急性发病以前的水平。后改用蛤蚧定喘丸加百令胶囊调理，同时配合无创呼吸机辅助呼吸 3 个月。3 年未曾住院治疗。

按语：肺衰患者为病之后期，证情危重，在急性期要分秒必争，适当使用呼吸机辅助呼吸，为患者赢得宝贵的抢救时机。中医在改善患者症状、提高患者的生存质量、减少急性发作次数方面有十分重要的意义。中医的精髓在于辨证论治，法随证变，药从法出，应努力做到理法方药一线贯通。

医案 2：

患者：贾某。主因反复咳嗽、喘憋 9 年余，加重 1 天，由门诊收入院。患者 9 年来，反复出现咳嗽、咳痰伴进行性呼吸困难。6 年前在朝阳医院诊断为尘肺Ⅰ期。曾多次在朝阳医院职业病研究所进行治疗，效果不明显，呼吸困难进行性加重。1 天前患者无明显诱因出现失语半小时，二便失禁，但无意识障碍，咳嗽、喘息、咳痰症状加重。查胸片提示双肺间质病变合并感染，血气分析提示 Ⅱ 型呼吸功能衰竭而入院进行治疗。查见恶病质状态，睡卧露睛，纳差，痰多色白量多，喘息，生活不能自理，大便 3~4 日一行，舌质红少苔，脉结。入院后神志不清。查血气分析示 pH 7.25，PaO_2 139mmHg，$PaCO_2$

83mmHg(吸氧1L/min)，电解质K$^+$ 4.1mmol/L，Na$^+$ 121mmol/L，Cl$^-$ 77mmol/L。西医诊断：慢性阻塞性肺疾病急性发作，Ⅱ型慢性呼吸功能衰竭，尘肺Ⅱ期。考虑昏迷的原因有三，其一为二氧化碳潴留；其二为进食不良引起的低钠血症；其三不除外脑血管意外。西医治疗：监测生命体征，纠正电解质紊乱，无创呼吸机辅助呼吸，抗感染，平喘化痰，营养支持治疗。经西医治疗，患者神志转清，仍然纳差、喘息不能平卧、有痰不易咳出，大便未解，舌质红少苔，脉结。

辨证与诊断：气阴双亏，痰瘀内阻。

治法：标本兼顾，采用调补肺肾、纳气平喘化痰、活血为法。

处方：太子参15g，麦冬15g，五味子10g，山萸肉15g，白果10g，紫菀15g，杏仁10g，黄芩10g，金荞麦15g，丹参10g，浙贝母10g，瓜蒌25g，焦三仙各10g，5剂。

患者服药后大便畅通，胃纳仍欠佳，喘息可以平卧，痰易咳出，舌质仍红少苔，脉结。

按语：阳化气，阴成形，气虚及阴，病情笃重，其阴津之亏非一时可复。胃为水谷之海，后天之本，培土方可生金，因此在本病的治疗过程中，一定注意固护胃气。清肺之品如黄芩、鱼腥草、金荞麦、生石膏等可以随症选用，不可寒凉而败胃；山萸肉酸而不敛邪，具有收敛心肺之气、纳气的功效，生脉饮在诊治危重患者时有很好的作用，但必须有气阴两虚时方可用之。

曹玉山医案

患者：郭某，男，77岁。2003年12月23日初诊。反复咳、痰、喘10余年，加重伴胸闷、水肿1周。10余年前开始在冬春季节、气候剧烈变化或感冒后反复发作咳嗽、咳痰气喘，诊断为"慢性喘息性支气管炎、阻塞性肺气肿"，发作时对症治疗症状可缓解。1周前，因受凉诱发，咳嗽咳黄黏痰，气喘出汗，伴胸闷，心悸，双下肢水肿，自服消炎药无效，前来求治。症见咳嗽咳黄黏痰，气喘出汗伴胸闷，心悸，双下肢水肿，面青唇紫，口干，便秘，舌质紫黯，舌底脉络紫黯迂曲，苔黄腻，脉滑数。血压170/100mmHg，脉搏98次/分，呼吸25次/分，桶状胸，肋间隙增宽，两肺叩诊呈过轻音，两肺闻及痰鸣音，心率98次/分，律齐，心音低钝遥远，腹软，肝肋下2cm、剑突下3cm处触及，质软，肝颈反流征阳性，双下肢膝以下中度凹陷性水肿。心电图：广泛前壁、下壁心肌缺血。胸片：右肺门团块样变，肺纹理增粗，肺气肿。尿常规：正常。血常规：WBC 9.6×10^9/L，N% 80%，L% 20%，RBC 4.91×10^{12}/L，Hb 183g/L，PLT 103×10^9/L。

辨证与诊断：肺胀，证属痰热壅肺。西医诊断为慢性喘息性支气管炎、阻塞性肺气肿、冠心病、原发性高血压。该患者久病肺胀，肺虚痰浊潴留，内蕴化热，又感外邪，导致痰热壅肺偏实之证。痰浊久留，肺气郁滞，心脉失畅，血郁为瘀，见痰瘀互病；瘀阻血脉，血不利则为水，痰热、血瘀、水饮交织为患。

治法：清化痰热，祛瘀利水，

处方：金银花30g，连翘30g，鱼腥草20g，黄芩12g，瓜蒌20g，薤白20g，苏子12g，葶苈子15g，紫菀12g，猪苓10g，泽泻20g，茯苓20g，鲜竹沥15mL，桑白皮15g，丹参20g，泽兰12g，红花12g，生大黄10g，桔梗10g，莱菔子10g，玉竹20g，甘草10g。6剂，水煎服，每日1剂。配合西药卡托普利25mg，每日3次，降压。

二诊：2003 年 12 月 30 日。咳嗽气喘减轻，咳白黏痰，易咳，出汗减少，仍胸闷气短心悸，动则尤甚，足肿，口干，纳差，大便通畅，面青唇紫，舌质紫黯，舌底脉络紫黯迂曲，苔白厚，脉沉滑。血压 170/90mmHg，心率 90 次/分，呼吸 22 次/分，两肺底闻及湿性啰音，肝未触及，踝部轻度凹陷性水肿。痰热虽退，但痰浊瘀血水湿错杂为患，病久势深，本病虽病在肺，但源在脾，根在肾，其病机以肺脾肾气虚阳虚为主，兼有痰浊血瘀水湿，所以急性期病情控制后，需补虚固本，治疗以补养心肺、益肾健脾为主。处方：桑白皮 15g，葶苈子 15g，茯苓 20g，泽泻 20g，丹参 20g，红花 12g，泽兰 12g，瓜蒌 15g，苏子 10g，玉竹 20g，沙参 12g，黄芪 40g，白术 10g，党参 12g，杏仁 10g，淫羊藿 12g。6 剂，水煎服，每日 1 剂；西药双氢克尿噻 25mg，每日 1 次，卡托普利 25mg，每日 3 次。

三诊：2004 年 1 月 9 日。仍咳嗽，咳白黏痰，易咳，痰量减少，动则气短出汗心悸，乏力，面白唇紫，足不肿，口干，食纳增加，大便软，日 1 次，而白，唇色黯，舌质紫黯，苔白，脉沉滑。血压 140/88mmHg，心率 90 次/分，呼吸 21 次/分，两肺底闻及细小水泡音。心悸不见减轻，乃心肺同居上焦，出现心悸乏力，病已及心，上方加入龙骨 20g，牡蛎 20g，酸枣仁 15g，甘草 12g 以益气养心安神。西药同前。避风寒，调饮食，习呼吸操锻炼肺功能。

按语：肺胀是指多种慢性肺系疾患反复发作，迁延不愈，肺脾肾三脏虚损，肺气壅滞，气道不畅，胸膺胀满不能敛降。临床表现见喘息气促，咳嗽，咳痰，胸部膨满，憋闷如塞，或唇甲发绀，脘腹胀满，心悸水肿等症。急性发作期，多因遭受外邪侵袭，使原有的咳、痰、喘、肿等症状显著加重，可呈现出风寒、风热、痰热等不同特征，治疗上侧重于祛邪宣肺（辛温或辛凉），化痰降逆（清化或温化）。本例患者急性发作期表现为本虚标实，偏于标实。本虚以肺虚为主，并波及心脾肾诸脏器。标实则系痰热、水饮、瘀血交织为患。该患者久病肺胀，肺虚痰浊潴留，内蕴化热，又感外邪，导致痰热壅肺之偏实之证。痰浊久留，肺气郁滞，心脉失畅，血郁为瘀，见痰瘀互病；瘀阻血脉，血不利则为水，痰热、血瘀、水饮交织为患。抓住肺虚及痰瘀水饮兼见为病，急性期治标，采用清化痰热、祛瘀、利水之法。方中金银花、连翘、鱼腥草、黄芩、桑白皮、鲜竹沥清肺泄热，清化痰热；瓜蒌、薤白、苏子宽胸降气；葶苈子泻肺平喘，利水强心；紫菀化痰止咳；猪苓、茯苓、泽泻健脾利水渗湿；丹参、泽兰、红花养血活血利水；生大黄、莱菔子通腑气，泄肺热；桔梗宣肺气，提壶揭盖；玉竹、甘草益气养阴生津。二诊时痰热虽退，但痰浊瘀血水湿错杂为患，病久势深，本病虽病在肺，但源在脾，根在肾，其病机以肺脾肾气虚阳虚为主，需补虚固本，治疗以补养心肺、益肾健脾为主。黄芪、白术、党参健脾补肺，仙灵脾益肾，玉竹、沙参养阴生津，丹参、泽兰、红花养血活血利水，茯苓、泽泻健脾利水渗湿，葶苈子、桑白皮泻肺平喘，杏仁化痰止咳，瓜蒌、苏子化痰降气。三诊时心悸不见减轻，乃心肺同居上焦，出现心悸乏力，病已及心，方中加入龙牡、枣仁、当归、甘草益气养心安神。整个治疗过程中活血化瘀贯穿始终，通腑气，泄肺热，清热之时不忘养阴生津，适当益气，升中有降使气血清顺，津液流通，痰瘀散去。

王会仍医案

医案 1：

患者：方某，男，76 岁。2002 年 6 月 5 日初诊。反复咳嗽、气急 20 余年，咳嗽不多，痰少，质黏，咳之不畅，动则气喘较甚，起床穿衣困难，话不成句，胸部膨满，唇绀，舌红，苔少，脉细数。有吸烟史 40 多年。

辨证与诊断：肺胀（慢性阻塞性肺疾病），证属气阴两虚、痰瘀内阻。肺肾气虚，不能主气、纳气，故气喘声低，话不成句，生活不能自理；肺肾阴虚，则咳痰质黏，咳吐不利；肺气不足，血脉运行受阻，气虚血瘀，则见唇绀；舌红，苔少，脉细数均为气阴两虚之征。

治法：益气滋阴，化痰祛瘀。

处方：保肺定喘汤加减。组成：党参 15g，黄芪 30g，熟地黄 12g，麦冬 12g，五味子 6g，丹参 15g，太子参 30g，当归 12g，广地龙 15g，淮山药 30g，降香 6g，苦杏仁 10g，桔梗 6g，甘草 6g，南北沙参各 15g，红景天 15g。14 剂。并嘱其戒烟，每日进行呼吸保健操（以缩唇呼吸及腹式呼吸运动锻炼为主）。

二诊：2002 年 6 月 19 日。患者咳嗽、气急有所缓解。继服前方 2 周。

以后一直予以保肺定喘汤加减治疗，不出 1 年，气急有明显好转。另外，给患者制订了冬病夏治（以温肾益气方药为主）、冬令膏方（基本组方为人参养营汤、金匮肾气丸合生脉散加减）等调治方案。2 年后已能独自上街买菜，前些年还去南京参加同学会、赴上海旅游等，未因慢性阻塞性肺疾病急性发作住院治疗，生存质量显著提高。

按语：保肺定喘汤系王老治疗慢性阻塞性肺病稳定期经验方，临床和实验研究均表明其具有止咳、祛痰、平喘及抑制气道和肺血管重构等作用。该方由党参、黄芪、丹参、当归、熟地黄、麦冬、广地龙、淫羊藿、桔梗、甘草等组成，具有益气养阴、活血通络、清肺化痰、止咳平喘作用，可使气行血行，痰瘀同化，肺络得畅，切中了慢性阻塞性肺疾病的病理环节。结合戒烟等风险因素管理，配合呼吸吐纳保健操、冬病夏治、冬令膏方等防治措施，能更有效地防传防复，维护肺功能，从而明显改善了患者的生活质量。

医案 2：

患者：陈某，男，75 岁。1997 年 4 月 2 日初诊。反复咳嗽咳痰 30 余年，气急 10 年，加重 1 个月。患者 30 多年来反复咳嗽、咳痰，气候骤变与冬春季节易发，近 10 年动则气急，胸闷。肺功能检查示：重度阻塞性通气功能障碍伴肺气肿。诊断为慢性阻塞性肺疾病。1 个月前咳嗽、咳痰加重，痰白而黏，咳之不畅，伴有胸闷、气急、气短、神倦乏力。诊查：气促貌，舌偏红，边有瘀点，苔薄腻，脉弦滑。

辨证与诊断：肺胀（慢性阻塞性肺疾病），证属痰热壅肺、气虚血瘀。

治法：清肺化痰、宽胸平喘，兼以益气活血。

处方：桑白皮汤合瓜蒌薤白半夏汤加减。组成：桑白皮 12g，淡子芩 12g，苦杏仁 10g，生甘草 6g，桔梗 10g，制半夏 10g，全瓜蒌 15g，炙薤白 10g，浮海石 12g，广地龙 15g，仙灵脾 10g，佛耳草 15g，七叶一枝花 15g，太子参 15g，全当归 15g。7 剂。

二诊：1997 年 4 月 9 日。药后，咳嗽、咳痰减轻，气急、胸闷渐平，舌苔同前，一再守原意，7 剂。

调理 1 个月后，患者胸膺舒畅，气急、咳嗽诸症明显减轻。

按语：慢性阻塞性肺疾病在中医属于"肺胀""喘证"等范畴，以伏痰内留、肺气壅塞为基础，进而气虚血瘀，胸阳被痰浊、血瘀所阻，历久积渐而成。王老认为慢性阻塞性肺疾病患者出现胸满闷塞，系由痰浊阻塞肺络，上焦清阳失展，肺气壅滞，气机痹阻而致，颇似胸痹之证，故治疗时在清化痰热基础上加上瓜蒌薤白半夏汤以通阳泄浊，展气豁痰，效果更令人鼓舞。另外，本病还存在气虚血瘀的病理基础，治疗时当酌加益气活血之品如太子参、当归、丹参、广地龙等，以鼓舞正气，达到标本兼治的目的。

医案3：

患者：董某，男，62岁。2009年4月11日初诊。反复咳嗽、气急10年余，加重3年，再发3天。10年余前患者感冒后出现咳嗽咳痰，以后每年反复发作，曾用"氨茶碱、舒利迭"等治疗。近3年来病情加重，发作频繁，用药后效果不明显。3天前患者受凉后再次出现咳嗽气急等症状，痰多白黏伴咽痒，动则气急尤甚，查体：血压140/80mmHg，两肺呼吸音低，可闻及少量干湿性啰音，无双下肢水肿。舌黯红，苔薄腻，脉滑数。患者自诉有"花粉"过敏史。吸烟30余年，每日2包，已戒2年，饮酒每日2两。胸片（2009年3月6日）示两肺纹理增多、增粗；肺功能：以中度阻塞为主的混合性通气功能障碍，支气管舒张试验阳性；心电图示：肺型P波；纤支镜示：会厌部充血明显，滤泡增生。

辨证与诊断：肺胀，证属痰浊壅肺、气虚血瘀。西医诊断为慢性阻塞性肺病合并支气管哮喘，肺源性心脏病。患者素嗜烟酒，烟雾熏蒸清道，灼津成痰；同时嗜酒伤中，脾失健运，痰浊内生，上逆于肺，肺失肃降，病情迁延不愈，痰浊内伏，肺气日虚，无力推动血脉，累及于心。每因外邪引动而诱发，痰浊壅盛，肺气宣降不利，肺气上逆，则咳嗽、痰多色白黏腻；肺气虚弱，复加气因痰阻，故短气喘息，稍劳即著。舌黯红，苔薄腻，脉滑为痰浊壅肺兼有血瘀之象。

治法：降气化痰、止咳平喘，兼以益气活血。

处方：苏子降气汤加减。组成：炙苏子12g，当归12g，制半夏10g，前胡15g，甘草6g，杏仁10g，浙贝母20g，鹿衔草15g，桑白皮15g，太子参20g，黄芪30g，红景天15g，川芎12g，地龙15g，仙灵脾15g，野荞麦根30g，虎杖根12g，三叶青15g。水煎服，每日1剂，连服14剂。

二诊：2009年4月25日。咳痰较前清稀，咳嗽、咽痒明显好转，舌黯红苔，薄白腻，脉滑，二便、睡眠、胃纳可。诊断同前，治以原方加减，加重益气活血之药，水煎服，每日1剂，连服14剂。

服药1个月后，患者咳嗽明显减少，气急缓解，一直守方至今，发作频率已明显减少，未再住院治疗。

按语：王老临诊时十分重视心肺在本病中的互相作用，他认为本病病机关键在于气虚血瘀，故在予苏子降气汤加减降气化痰、止咳平喘同时，大胆施以益气活血、扶正固本之品，以达到"正气存内，邪不可干"的目的，减少慢性肺源性心脏病的发作次数。方中炙苏子降气化痰止咳；半夏降逆祛痰，前胡宣肺下气、祛痰止咳，共助苏子降气祛痰平喘之功；当归养血润燥，与川芎、地龙等活血之药及黄芪、太子参等益气之药共奏调畅气血之效。王老认为慢性阻塞性肺病加重期总是热痰多于寒痰，即使感受风寒之邪诱发，但很快就会郁肺化热，因此认为不必过于拘泥分型辨治，可大胆投以清肺化痰之药如桑白皮、野荞麦根、虎杖根、三叶青等，不少清热解毒类药物，尤其是在抗病毒和中和细菌毒素方面，能起到"菌毒并治"，增强和调节免疫的作用，从而达到较快控制病情、缩短疗程的目的。

医案 4：

患者：王某，男，60 岁。2009 年 4 月 25 日初诊。反复咳嗽咳痰气急 10 余年，再发咳嗽 1 周。10 余年前无明显诱因出现咳嗽咳痰，伴动则气急，以后反复发作，受寒后易发，平素易感，在外院诊断为"慢性阻塞性肺病"。1 周前受凉后咳嗽咽痛，咳痰少，动则气急，使用西药治疗后无明显缓解。有心肌炎病史 4 年。查体：精神倦怠，桶状胸，叩诊呈过清音，两肺呼吸音低，未闻及干湿性啰音，心脏听诊无殊。舌淡苔白腻，脉沉。

辨证与诊断：肺胀（慢性阻塞性肺病），证属肺肾气虚型夹感。久病肺虚，痰浊潴留，肺气胀满，不能敛降则胸部膨满、咳嗽、咳痰；外邪引动而致咳嗽气急诸症加重；肺气虚弱，病久累及于肾，复加气因痰阻，故见短气喘息，稍劳即著。舌淡苔白腻，脉沉皆为肺肾气虚之征。

治法：化痰降气、益气补肾为主，兼以祛邪。

处方：杏仁 10g，川朴 10g，甘草 6g，桑白皮 15g，炙枇杷叶 15g，仙灵脾 15g，黄芪 30g，太子参 20g，蝉衣 10g，地肤子 12g，红景天 15g，肺形草 15g，防风 6g，白术 12g，野荞麦根 30g，虎杖根 20g，三叶青 15g，地龙 12g。水煎服，每日 1 剂，服 7 剂。

二诊：2009 年 5 月 2 日。服药 1 周后，患者咳嗽咳痰、胸闷气急等症明显减少，精神好转，胃纳馨，夜寐安。舌淡红，苔薄，脉沉。上方去杏仁、肺形草、蝉衣，加补骨脂 12g，老鹤草 15g，当归 12g。水煎服，每日 1 剂，连服 14 剂。

三诊：2009 年 5 月 16 日。患者自诉咳嗽、气急均缓解，无畏寒等症状。去太子参、地龙，增党参 20g，川芎 12g，葛根 15g。服 7 剂。

按语：王老认为："衰者补之，损者益之"，因此他临诊时非常重视扶正，而且选方用药则力求避免过于克伐正气。如容易反复感冒或经常肺部继发感染的患者，认为多为患者自幼体虚多病，不耐时邪，通常用玉屏风散、牡蛎散补肺固表。本案患者久病肺虚及肾，卫表不固，故拟玉屏风散为主，酌加杏仁、川朴、桑白皮宣肺降气，炙枇杷叶、肺形草、野荞麦根止咳平喘，红景天、补骨脂补肾纳气，太子参益气补肺，蝉衣、地肤子祛风止痒解痉，野荞麦根、三叶青、虎杖、杏仁苦降泄热、化痰止咳，甘草调和诸药。

医案 5：

患者：姚某，男，55 岁。2009 年 8 月 26 日初诊。反复咳嗽气急半年，再发 1 个月。半年前受凉后出现咳嗽咳痰，痰白质黏，活动后气急明显，后于受凉后反复发作，1 个月前患者又出现气急，动则尤甚，咳嗽不甚，痰少，喉间有痰鸣音，伴有腹胀、大便烂。患者有吸烟史 10 余年，日吸烟 10 ~ 20 支，平时稍有咳嗽，未予重视。肺功能检查示：①舒张试验前以中 - 重度阻塞为主的混合性通气功能障碍；②舒张试验后 FEV_1 改善 13.1%，绝对值增加 190mL。查体：两肺呼吸音低，未闻及明显干湿性啰音。舌红苔薄白，脉细。

辨证与诊断：肺胀（慢性阻塞性肺病），证属肺肾气虚、痰瘀互阻之证。肺气根于肾，肾虚失于摄纳，动则气促；脾为肺之母，脾虚则肺弱，故卫气不足，失于卫外，易感外邪；肺虚失于宣肃，肺气上逆而久嗽不愈，甚至咳而兼喘。"久病必瘀"，病久经脉瘀阻，痰浊瘀血互结,导致疾病缠绵难愈,反复发作。

治法:健脾益肺化痰,补肾活血祛瘀。

处方:自拟方。杏仁10g,川朴10g,甘草6g,桑白皮15g,广藿香12g,佩兰12g,制半夏10g,党参15g,黄芪20g,白术10g,茯苓15g,补骨脂12g,红景天15g,蝉衣10g,野荞麦根30g,虎杖根20g,三叶青15g。7剂,水煎服,每日1剂。

二诊:2009年9月2日。患者服药7天后,已无明显咳嗽咳痰,气急、腹胀好转,大便量少。守原义加减:去桑白皮、佩兰、广藿香、杏仁,加桔梗10g,川芎12g,前胡15g,陈皮9g,炙枇杷叶15g。继服7剂。

后患者多次前来复诊,一直予以前方加减,病情稳定。

按语:王老指出肺气虚是慢性阻塞性肺病发生和发展的内在条件,吸烟、六淫外邪是导致慢性阻塞性肺病发生和发展的主要外因,痰瘀内阻贯穿慢性阻塞性肺病病程始终。并认为,气虚与瘀痰阻肺、气机不利是慢性阻塞性肺病的基本病机。此外,本病虽然表现一派肺系症状,但本质与脾、肾关系颇为密切,尤其以肾阳不足为关键。先天禀赋不足或后天失养,而致脾肾亏虚,肺气根于肾,肾虚失于摄纳,动则气促;脾土为肺金之母,脾土虚弱,不能生肺金,则卫气不足,易感外邪,肺虚失于宣肃,肺气上逆而久嗽不愈,并咳而兼喘。故在治疗慢性阻塞性肺病时重益气培元固本。"久病必瘀",病久经脉瘀阻,痰浊瘀血互结,导致疾病缠绵难愈,反复发作,王老指出临床上慢性阻塞性肺病无论在急性期或缓解期都存在着不同程度的瘀血,故无论瘀血症状明显与否,均酌加益气活血药,如红景天、黄芪、党参、桃仁、红花、川芎、当归、丹参、地龙等。

医案6:

患者:来某,男,60岁。2009年2月6日初诊。反复咳嗽、咳痰、气急10余年,再发1个月。患者10余年前因感冒后出现咳嗽咳痰,气急胸闷,后多于受寒后上述症状反复发作,平素畏寒。1个月前受寒后又出现咳嗽咳痰,痰白量多,质黏,气喘明显,动则尤甚,伴胸闷,无发热恶寒,无咽痛流涕,无胸痛咯血等。查体:唇绀,胸部膨隆,两肺呼吸音低,未闻及明显干湿性啰音,双下肢不肿。舌红苔白腻,脉细滑。肺功能示:中度阻塞为主的混合性通气功能障碍,弥散功能下降。支气管舒张试验阴性。患者既往有吸烟史30余年。

辨证与诊断:肺胀(慢性阻塞性肺病),证属肺肾气虚、痰湿内蕴证。肺为气之主,肾为气之根,患者咳嗽多年,肺肾气虚,清气难入,浊气难出,故气促胸满;肺气虚,故咳声低微;肾气虚,故畏寒怯冷;肺气不足,运血无力,血液瘀滞,故唇绀;复感外邪,痰阻气道,故短气喘息;苔白腻,脉滑皆为痰湿内蕴之象;舌红为痰湿有郁而化热之象。

治法:降气平喘、祛痰止咳,佐以益气活血。

处方:苏子降气汤加减。组成:炙苏子12g,当归12g,前胡15g,川朴10g,杏仁10g,甘草6g,桑白皮15g,太子参20g,黄芪20g,红景天15g,葶苈子9g,川芎12g,地龙15g,仙灵脾12g,野荞麦根30g,虎杖根20g,七叶一枝花12g,北沙参15g。连服1个月。配合舒利迭治疗。并嘱患者戒烟。

二诊:2009年3月6日。咳嗽减少,气息渐平,守原意,前方去葶苈子、北沙参、七叶一枝花,加豆蔻6g,三叶青15g,苏梗12g。继服14天。

三诊：2009 年 3 月 20 日。咳嗽、咳痰、胸闷、气急均缓解，上方去川朴、桑白皮、前胡、苏梗，加川朴花 9g，浙贝母 15g，桔梗 10g，白蒺藜 15g。继服 1 个月。

后患者多次前来复诊，继服前方，病情稳定。

按语：王老认为肺胀患者病情多虚中夹实，辨证需认明虚实孰轻孰重，本例患者痰湿内蕴之症状明显，以实证为主，但肺肾气虚之本虚同时存在，治疗时标本兼顾，故以苏子降气汤为主方加减，降气平喘，祛痰止咳。黄芪、太子参、红景天、仙灵脾等益气扶正；久病入络，故加以川芎、地龙等活血化瘀。患者舌红有痰湿郁而化热之象，故加用桑白皮、七叶一枝花、野荞麦根清热化痰，止咳平喘，以防止病势加重。

王老认为"肺气不足"或"肺气虚衰"是慢性阻塞性肺病发生和发展的主要病理基础。因此不论在急性加重期或稳定期，都主张必须应用或重用补肺益气类药如黄芪、太子参、党参等，这对慢性阻塞性肺病生、成、发、传、复的防治具有非常重要的意义。

医案 7：

患者：杨某，女，61 岁。2009 年 3 月 21 日初诊。反复咳嗽咳痰 10 年，再发半个月余。患者 10 年前感冒后出现咳嗽咳痰，无胸闷气急，经治疗后好转，之后每因天气变化或着凉后再发。半个月前患者感冒后，上述症状再发，咳嗽咳痰，痰白量少，闻刺激性气体后加重、伴有咽痒，胃脘胀痛不适，舌红，苔薄白，脉弦。查体：双肺呼吸音清，未及明显干湿性啰音。辅助检查：胸片、CT 未见明显异常；肺功能示：轻度阻塞性通气功能障碍，支气管舒张试验阴性。

辨证与诊断：咳嗽（慢性阻塞性肺疾病），证属痰热蕴肺、肝胃气滞。

治法：清肺化痰，理气和中。

处方：王氏清肺化痰汤合和胃止咳汤加减。组成：杏仁 15g，甘草 6g，桑白皮 15g，炙枇杷叶 15g，蝉衣 10g，地肤子 12g，炙紫菀 15g，前胡 15g，野荞麦根 30g，三叶青 15g，鸭跖草 30g，当归 12g，制半夏 10g，瓜蒌皮 12g，生白芍 15g，八月札 12g，延胡索 15g，太子参 15g。水煎服，每日 1 剂，日 2 次，连服 14 剂。

二诊：2009 年 4 月 8 日。痰咳已少，咽痒亦缓，胃脘痛消，胀满轻微。上方改桑白皮为桔梗 10g，去炙枇杷叶、前胡，加淮小麦 30g，炙款冬花 12g。水煎服，每日 1 剂，每日 2 次，连服 14 剂。

按语：本案病位在肺、肝、胃三脏，外邪犯肺，肝胃气滞，故表现为痰热症状和肝胃气滞之象。王氏清肺化痰汤合和胃止咳汤加减以清肺化痰、祛风利咽、疏肝和胃、理气止痛，恰中病机。

邢月朋医案

患者：马某，男，80 岁。2005 年 10 月 13 日初诊。患者素有慢性支气管炎、慢性阻塞性肺气肿病，咳嗽喘息间断发作 30 年，每因遇寒及冬季咳嗽喘息发作或加重，经常服药治疗。3 个月前无明显诱因出现喘息加重，喘息不能平卧，动则喘息更甚，自行口服中西药物，症状无明显减轻。最近 1 周因外感后病情加重，为求中医治疗而就诊。现症见喘息动则加重，不能平卧，伴有颈部疼痛，饮水后胃中不舒，食量减少，精神欠佳，睡眠差，大便干，小便量少，四肢冷。舌黯淡，苔白，脉沉数。

辨证与诊断：喘证（慢性肺源性心脏病），证属心肺气虚、饮邪上泛。

治法：补益心肺，温阳利水。

处方：益气升降汤合五苓散化裁。组成：黄芪30g，升麻10g，柴胡10g，枳实10g，桔梗10g，台党参30g，麦冬10g，五味子10g，葶苈子3g，桂枝10g，猪苓20g，炙甘草6g，泽泻30g，茯苓15g，白术15g，郁李仁30g。5剂，水煎服，每日1剂。

二诊：2005年10月18日。服上方后气喘症状明显减轻，双下肢水肿减轻，仍有饮食欠佳，胃中有震水声，口干不欲饮。舌黯淡，苔白，脉沉数。上方加半夏10g以燥湿和胃。继服5剂。

三诊：2005年10月23日。服上方患者大便通畅，精神好转，仍感乏力，气短，舌黯淡，苔白，脉沉，原方加用生晒参10g以增补气之功。5剂，水煎服，每日1剂。

四诊：2005年10月28日。患者自诉已无乏力、气短，精神好，面色润泽，水肿消失，呼吸平稳，无明显喘息。舌质黯，苔薄白，脉沉。治疗有效，继续服药巩固疗效。

按语：《灵枢·邪客》言："宗气积于胸中，出于喉咙，以贯心脉，而行呼吸焉。"患者为老年男性，主症为喘息不能平卧，动则加重，属于中医"喘证"范畴；素有痰饮内停，久病心肺气虚，饮邪上泛，凌心射肺，出现喘息不能平卧，动则耗气，故活动则喘息加重。水饮内停，运化失职则进食量少，饮水后胃中不舒。心肺气虚，传导失职见大便干；膀胱气化不利，见小便量少。四肢冷为温阳指征。舌黯淡苔白，脉沉数为心肺气虚，饮邪上泛之象。"病痰饮者，当以温药和之"。治疗上应温阳益气，使"离照当空，阴霾自散"。治疗以补益宗气、温阳利水为主，少佐葶苈子泻肺平喘。益气升降汤为邢老师补益心肺、升举宗气的常用方剂，心肺之气充足，大气一转，其气乃散。

吴银根医案

患者：鹏某，男性，48岁。2005年4月13日初诊。因反复咳嗽咳痰10余年，喘息3年，加重1周来诊，经肺功能检测符合慢阻肺急性加重期。诉有慢支病史10余年，咳嗽为主，近3年逐渐出现气促气喘，上周咳嗽加剧，痰不多，气促气短，动则加剧，登楼尤觉费力，登至4楼喘甚，烟已戒。舌苔薄白，舌质红，脉弦细。

辨证与诊断：证属肾失摄纳，痰气上逆。

治法：补肾纳气，降气通络。

处方：桑白皮30g，地骨皮30g，法半夏15g，制南星15g，胡颓叶15g，野荞麦根30g，片姜黄10g，蜈蚣3g，全蝎3g，仙灵脾15g，巴戟天15g，菟丝子30g，补骨脂30g，甘草10g，14剂。

二诊：2005年4月27日。咳嗽止，气促改善，大便干结，胸闷，纳呆。胸部CT示：肺气肿，肺纹理紊乱。苔薄白，脉弦细。拟方：桑白皮30g，地骨皮30g，生半夏15g，制南星15g，野荞麦根30g，仙灵脾15g，巴戟天15g，藿香15g，鸡内金10g，黄连3g，黄芩10g，党参30g，黄芪20g，甘草10g。14剂。

三诊：2005年5月11日。不咳、无痰，大便正常，胸闷改善，纳可，诉头昏头晕，目不觉眩，苔薄，脉细缓。拟方：桑白皮30g，地骨皮30g，生半夏15g，制南星15g，仙灵脾15g，巴戟天15g，藿香15g，鸡内金10g，黄连3g，黄芩10g，党参30g，黄芪20g，甘草10g，明天麻20g，白术15g。14剂。

四诊：2005年6月8日。病情好转，不咳，气短亦好转，活动、负重时气短仍有，平时气促已经改善，纳可，精神好转，苔薄，脉细缓。拟方：南沙参、北沙参各30g，麦冬30g，党参30g，黄芪30g，苍、白术各10g，藿香15g，鸡内金10g，草豆蔻10g，法半夏10g，仙灵脾15g，巴戟天15g，黄连3g，黄芩10g，桑白皮30g，白果仁30g。14剂。

按语：气短、急行则喘咳之症多责之于肾虚，但若虚中夹实，则当分清主次，此例患者痰不多、气短而兼有咳嗽，故首诊处方清肺化痰、通络止咳为先，原因是咳喘兼作，咳一日不止则喘一日不息。继方则逐渐加扶正气之力度，更加入调畅中焦之药以调整气机上下之通利，故获良效。

邱健行医案

患者：张某，男，65岁。2005年4月3日初诊。反复咳嗽、气促10余年，再发2周。10余年前因天气转冷受凉后，出现咳嗽、气促，诊断为"急性支气管炎"，以后每遇天气变化，则咳嗽，气促，痰多，经抗感染、化痰平喘西药以及辨证中药治疗，病情好转。2周前因天气受凉后，再发咳嗽、气促、痰多黄稠、发热，在当地医院静脉滴注左氧氟沙星、头孢拉定1周，发热已退，但仍咳嗽，气促，痰多黄稠，胸闷，纳呆，口干苦，大便干结，2～3天一行，尿黄，眠差多梦。就诊时见神情倦怠，面色少华，唇绀，体查见：咽充血（++），双侧扁桃体Ⅰ度肿大，颈静脉无怒张，胸廓呈桶状，叩诊过清音，语颤减低，双肺呼吸音粗，左上肺闻及少许哮鸣音，腹部未见异常，双下肢无水肿，舌边尖黯红，苔焦黄厚垢微腻，舌下脉络纤曲，脉滑数。血常规示：白细胞8.5×10^9/L，中性粒细胞75%。胸片示：慢性支气管疾患，肺气肿，肺动脉增宽。现症见咳嗽，气促，痰多黄稠，胸闷，纳呆，口干苦，大便干结、2～3天一行，尿黄，眠差多梦。

辨证与诊断：肺胀（慢性阻塞性肺疾病急性发作），证属痰热壅肺、瘀阻肺络。

治法：清肺化痰，止咳平喘。

处方：自拟方。组成：瓜蒌壳15g，瓜蒌仁15g，杏仁15g，黄芩12g，法夏12g，橘红6g，鱼腥草30g，枇杷叶15g，麦冬15g，桔梗12g，浙贝母12g，甘草6g。3剂，水煎服，每日1剂。

二诊：2005年4月6日。服药后仍有咳嗽，喉痒即咳，夜咳甚，痰仍黄稠，量多，气促，口干、口苦，大便日1次，质正常，舌边尖露红，舌质绛红，舌下脉络纤曲，苔焦黄厚垢微腻，脉滑数。采用上海名医张镜人家传"铲饭滞"治法，透泄痰热，宣肺化痰，止咳平喘。处方：豆豉12g，生地15g，天竺黄15g，胆南星15g，瓜蒌壳15g，杏仁15g，桔梗12g，浙贝母10g，苏子15g，葶苈子15g，浮海石12g，甘草6g。3剂，水煎服，每日1剂。

三诊：2005年4月9日。咳嗽减轻，痰少，色黄白，较稀，纳一般，口干减，舌边尖红，苔焦黄厚稍减退，脉滑。双肺呼吸音粗，未闻哮鸣音。上方加陈皮10g，4剂，水煎服，每日1剂。

四诊：2005年4月13日。咳嗽已止，无气促，纳增，无口干，乏力，舌黯红，苔稍黄少津，脉弦略细。处方如下：太子参15g，麦冬15g，沙参15g，花粉15g，橘红10g，知母15g，桑白皮15g，川贝母10g，丹参15g，苏子15g，甘草6g，地骨皮15g。4剂，水煎服，每日1剂。

未来复诊，电话随访诉服完上药后诸症已缓解。

按语：本例患者采用常规的清热化痰、止咳平喘疗效不显，最突出的是舌苔焦黄厚垢，舌质红绛，说明肺经气分热毒炽盛，有向营分传变之势。"入营犹可透热转气"，应促使深部邪气外透，给邪出路，若一味清热化痰，反致热邪冰伏，加之本例患者病久，素有顽痰，用常规的清热化痰法难以祛除胶作的顽痰，故采用"铲饭滞"经验治法，加入豆豉透邪外出，生地润肺化燥，兼清营热，天竺黄、胆南星善蠲痰清热，再配以邱教授善治顽痰、老痰的经验用药海浮石，以及苏子、葶苈子降肺化痰，止咳平喘，瓜蒌壳、杏仁、桔梗、浙贝母增加清热化痰、宣肃肺气之力，全方共奏清宣肺气、化痰平喘之功。最后用益气养阴调理善后而收功。用后患者咳喘明显好转，厚苔、垢苔尤如饭滞（即锅巴）被铲。

刘尚义医案

患者：张某，男，49 岁。2009 年 11 月 9 日初诊。反复咳喘 12 年，加重 1 周。12 年前因常年吸烟、反复受凉后逐渐出现咳嗽、喘息、气促，咳少量白色黏痰，伴畏寒，手足冰冷，反复就诊于多家私人诊所，诊断不详，静脉滴注"青霉素、头孢菌素"等治疗，病情能暂时缓解，但此后因受凉病情反复发作。6 年前因感冒后病情逐渐恶化，就诊于某市医院，被诊断为"慢性喘息性支气管炎，肺气肿，肺心病"，经住院治疗月余后病情缓解出院。此后每遇劳累及天气寒冷后，病情复发或加重，经常使用"哮喘气雾剂"，用后喘息可立即缓解。1 周前受凉后咳喘加重，呼吸困难，不能平卧，使用"哮喘气雾剂"缓解不明显，咳痰色白质黏，不易咳出。来诊见：精神差，颜色淡白略显水肿，唇舌青紫，咳喘明显，咳痰微黄，质黏不易咳出，呼吸困难，不能平卧，纳差，二便尚可，轻微恶寒发热，无汗出。

辨证与诊断：喘证，证属风寒束肺，入里化热，肺气不宣。西医诊断：①慢性阻塞性肺疾病急性发作期；②肺心病。

治法：益气散寒，止咳平喘。

处方：麻杏石甘汤加减。组成：生石膏（先煎）30g，炙麻黄 10g，杏仁 10g，党参 10g，细辛 3g，五味子 5g，瓜蒌壳 20g，款冬花 20g，紫菀 20g。7 剂，每日 1 剂，水煎分 3 次内服。

二诊：2009 年 11 月 20 日。患者诉咳喘明显减轻，轻微恶寒发热，已经不用"哮喘气雾剂"，但痰黏不易咳出，痰色变白，精神好转，睡眠差，舌质淡红，苔薄白，脉细数，治以益气散寒扶正、化痰止咳平喘，予麻黄汤加减，处方：党参 15g，桂枝 10g，麻黄 6g，杏仁 10g，桑白皮 15g，地骨皮 15g，知母 15g，瓜蒌壳 20g，甘草 6g。5 剂，每日 1 剂，水煎分 3 次温服。

三诊：2009 年 11 月 27 日。喘息已止，两肺哮鸣音消失，咳嗽及痰量均减少，上月未感冒，体力有明显增加，可以散步活动，舌质略黯，苔薄白，脉细，应酌加补肾之品，原方加葶苈子 20g，补骨脂 20g，巴戟天 20g，女贞子 20g。

1 个月后家属来诊，诉其精神佳，体力恢复较好，每天坚持长跑，很少咳嗽，已恢复正常工作。

按语：本例咳喘为慢性阻塞性肺疾病急性发作期，咳痰喘息不能平卧，辨证属喘证。中年男性患者常年吸烟、反复受凉，娇脏受损，卫外不固，易受外邪侵袭，病久肺气虚损，宣降失施终致喘证。此次风寒外袭、卫气受束、肺气不宣、郁而化热，故治以益气散寒为主，止咳平喘为辅，标本兼治，收到增强体质，平喘止咳之功。后加补肾之品，巩固疗效，配合适当的体力锻炼，终使患者恢复正常工作。

刘友章医案

患者：李某某，男，68 岁，反复咳、痰、喘 30 余年。有吸烟史 20 年，已戒烟 5 年。经西医诊断为慢性阻塞性肺疾病，治疗时好时坏，冬季易发作。近半个月因天气变化不慎受凉，前症加剧，经人介绍慕名前来求治。初诊见：咳嗽痰多，咳吐清稀痰涎，胸部憋闷如塞，形寒肢冷，纳食无味，消瘦，腰膝酸软，乏力，唇甲发绀，舌质紫黯有瘀斑，舌下脉络青紫曲张，舌苔白腻，脉细涩。X 线胸片为慢支炎、肺气肿表现。

辨证与诊断：证属本虚标实，肺脾肾气阳虚衰为本，痰瘀阻肺为标。

治法：刘教授根据"急则治其标，缓则治其本"的原则，首剂治宜健脾涤痰、祛瘀平喘，少佐温补肺肾为法。

处方：五爪龙 20g，白术 15g，党参 20g，茯苓 15g，益智仁 10g，桂枝 15g，葶苈子 20g，苏子 12g，白芥子 10g，川朴 15g，川贝母 10g，丹参、桃仁、川芎、前胡、枳壳、桔梗各 10g，炙甘草 6g。水煎服，每日 1 剂。

二诊：治疗 1 周后咳嗽、气喘好转，痰量明显减少，唇甲发绀、形寒肢冷有所改善。以温补肺肾健脾为主，辅以化痰祛瘀为法。拟方：补骨脂 15g，益智仁 10g，肉桂 10g，杜仲 10g，蛤蚧 15g，五爪龙 30g，白术 15g，党参 20g，茯苓 15g，陈皮 10g，前胡 10g，桔梗 10g，枳壳 15g，薏苡仁 12g，桃仁、川芎各 10g，炙甘草 6g。水煎服，每日 1 剂。

三诊：服药两周后症状持续减轻，微咳，仅劳累时腰膝酸软，舌质黯淡，苔薄白，脉缓。停用上药，用玉屏风颗粒、金匮肾气丸继服，嘱患者注意加强营养，平时可用大枣、薏苡仁、山药煲汤或煲粥，调理 2 个月，诸症悉除，随访完一个冬春，未见急性发作。

按语：本案所治之慢性阻塞性肺疾病属于中医学"咳嗽"范畴，临证所见患者"痰"象、"瘀"象较典型，然该症究属年久顽疾，肺脾肾均受累，故遵"急则治标，缓则治本"之旨，先予涤痰祛瘀，后予温补肺肾、健脾益气而获效。

沈其霖医案

患者：张某，男，68 岁。2001 年 5 月 16 日初诊。患者反复咳喘、气促 10 余年，近因天气变化咳喘复作，服某诊所自制"咳喘散"后，病反加重，剧烈阵咳，咳少量白色黏涎痰，气急喘促，头晕乏力，背心寒冷，小便清长，夜尿频数，大便偏干，口渴喜温饮，舌红，苔薄腻根部略厚，脉沉弦数，双尺弱。症见咳白色黏涎痰，气急喘促，头晕乏力，夜寐不安，口淡不渴或口渴喜温饮，舌暗红或有瘀斑，苔白腻，脉沉弦数。胸部 X 线片示慢性支气管炎、肺气肿伴急性感染。

辨证与诊断：喘证、肺胀，证属肺、脾、肾俱虚，痰热瘀滞。喘咳反复发作，动则咳嗽，肺肾俱虚，痰热阻肺。西医诊断为慢性阻塞性肺疾病。

治法：益气补肾，清热化痰平喘。

处方：金水交泰汤。组成：南沙参 50g，黄精 30g，紫苏子 30g，赤芍 30g，木蝴蝶 10g，地龙 12g，制南星 15g，葶苈子 15g，黄芩 30g，甘草 15g，沉香（为末，分 6 次冲服）

6g，夜关门 30g。每日 1 剂，水煎，分 3 次服。

服药 2 剂，咳嗽程度减轻，次数减少。继服此方 6 剂，微咳，痰薄易咳，动则气喘，背心仍冷，尿频，舌淡红苔白润，脉沉细。原方中沉香易肉桂 6g 以温阳纳气，续服 12 剂，咳喘乃愈。

按语：本方是绵阳市中医研究所李孔定主任医师经验方。方用南沙参养阴补肺，甘草益气祛痰，黄精一药，《本草从新》谓其入心、脾、肺、肾四经，具有气阴并补之功。三药合用，补其既虚之脏，使其本固则力可抗邪。紫苏子、制南星性味辛温，燥湿化痰；地龙、葶苈子性味辛寒，通络泻肺，两组药一阴一阳，一缓一峻，使水饮得化，顽痰可蠲；痰浊蕴肺，易于化热，阻闭气道，故用黄芩、夜关门清泻肺热，防止化火刑金；木蝴蝶宽胸快膈，疏通气道壅闭；痰壅则气滞，气滞则血瘀，故用赤芍活血行瘀；母病及子，肺病则肾虚，肾虚则难纳气，故用沉香纳气归肾。全方补泻兼施，清温并用，标本兼治，共奏扶正以抗邪、祛邪以固正之功。

第十三章 肺癌

谷铭三医案

患者：邹某，男，44 岁。患者于 1988 年 7 月因胸闷、气急至大连市某医院摄片，发现左侧胸腔积液，以渗出性胸膜炎诊断收入院。住院期间，经系统抗结核治疗胸腔积液不减，之后，由于在胸腔积液中发现了癌细胞，确诊为肺癌。同年 10 月 24 日转到北京某医院做手术，术中发现"左肺上下、胸膜、心包膜广泛转移"，已无法切除，故关闭胸腔，术后病理诊断为左肺腺癌晚期，经有关专家会诊同意上述诊断。医生向单位及其家属交代，患者最多能活 2 ~ 3 个月，请家属做后事准备。后经家属要求，在京用多柔比星、环磷酰胺、长春新碱、丝裂霉素化疗 6 周后，返回大连，求助于中医治疗。1989 年 2 月 14 日初诊。病史如前，患者自觉胸闷憋气，稍动则症状加重，乏力喜卧，四肢末梢发麻，纳可、便调，舌红无苔，脉沉缓无力。

辨证与诊断：证属脾肺双虚，肺阴亏损。

治法：投以培土生金法，治宜益气健脾、润肺滋肾、清热解毒、化痰散结。

处方：黄芪 25g，百合、半边莲各 20g，白术、茯苓、鱼腥草、何首乌各 15g，柏子仁 10g，甘草 7g，西洋参（先煎）5g。水煎服，每日 1 剂，同时嘱其进食枸杞银耳粥。

五诊：1989 年 3 月 14 日。进服上方 30 剂。虽然胸闷有所减轻，但由于晨起受凉而出现高热（38.3 ~ 39.2℃），轻咳，无血痰，舌红，舌尖出现小溃疡，脉沉细数。临时输液给予抗生素，热象不除。改投滋阴润肺、清热解毒方。处方：白花蛇舌草 30g，百合、半边莲、鱼腥草各 20g，生地黄、何首乌、茯苓各 15g，川贝母 7.5g，西洋参（先煎）5g。水煎服，每日 1 剂。

连服 14 剂，患者热退身凉。继续以 2 月 14 日方为基础化裁治疗。患者症状逐渐好转，体力有所加强，体重增至 72kg。

1989 年 6 月 2 日至 8 月 7 日第二次到北京某医院做检查，并按第一次方案化疗 6 周，返回大连后继续用中药治疗。

十六诊：1989 年 8 月 7 日。自觉疲劳感加重，纳可、便调、寐安、脱发，足跟麻痛明显加重。化疗后刀口部出现一个小结节，质硬、压痛不明显，舌红无苔，脉沉细微数，X 线片示"胸膜增厚、左侧肋膈角消失、心包有粘连征象。与 1989 年 2 月 22 日 X 线片比较，未见明显改变。"在补益脾肺的同时，加强化痰散结。处方：黄芪 30g，百合 25g，瓜蒌、半枝莲各 20g，生地黄、天冬、茯苓、山慈菇、夏枯草各 15g，浙贝母 10g，白参（先煎）5g。水煎服，每日 1 剂。

上方化裁又诊治了 16 次，进服中药 150 余剂，刀口处的小结节消失。但仍有轻微憋气感，尤以晚间明显，足跟麻痛消失。1990年2月7日起，在本市某院进行第三次化疗，方案同前。化疗至第5周时，出现背部酸痛，咳嗽少痰，无血痰，胸部出现针刺样疼痛。1990年3月9日胸部CT检查：左肺下叶前段两个直径0.8cm高密度结节，中段近膈面处2.0cm×2.0cm，边缘呈长毛刺状，密度均匀肿块，右肺上叶近水平裂区直径0.7cm高密度结节，纵隔左肺动脉旁淋巴结1.2cm×1.5cm。诊断：肺癌纵隔淋巴结转移，左下胸膜增厚。因两肺转移中断化疗。仍依前法。处方：鱼腥草25g，瓜蒌、百合、白花蛇舌草各20g，生地黄、天冬、当归、山慈菇各15g，乌药、延胡索、甘草各10g，白参（先煎）5g。水煎服，每日1剂。

患者又连续就诊14次，至1991年10月10日共进上方化裁方210余剂，蒸食百合1500g，服鱼鳔200g，胸背部疼痛完全消失。胸部CT复查提示：左胸小，胸膜肥厚粘连；左肺纹理增强、紊乱，无明显密度实质性病灶显示；右肺门及纵隔有少数淋巴结阴影；右肺无异常。诊断为左肺术后改变、双肺转移病灶完全消失。

至1993年该患者共就诊89次，服汤剂近1100余剂。因两次化疗后均出现转移征象，故自1990年2月第三次化疗被迫中断之后，单纯依靠中医药配合食疗治疗。随访至1995年仍存活。

按语：患者由于癌毒的泛溢，加之手术及多次化疗的打击，气血大伤，营阴受损。虽然系带瘤生存，但临床的基本表现为气短乏力，舌红少苔，脉沉细数，辨证属气阴两虚、本虚标实的证候。故治疗当以益气养阴扶正为主，清热解毒、化痰散结祛邪为辅。对该患者的治疗，谷老基本上是以四君子汤或三才汤加黄芪、百合、山慈菇、鱼腥草、瓜蒌等药物为基础方化裁进行治疗的，反映出扶正的着眼点放在脾、肺、肾三脏上，且以前两脏为主的特点。

谢海洲医案

患者：董某，男，60岁。1981年8月16日初诊。因患肺癌，曾于1980年8月8日行右上肺叶切除术，术后1个月始做纵隔放疗，放疗后曾4次出现发热，但常于一两天内退热。1981年8月16日又出现发热，呈持续高热状态，绵延未平，伴胸痛，咳嗽，口干而苦，脉弦缓，舌质干红，苔有裂纹。

辨证与诊断：真阴亏损则不能制火，火炎刑金，清肃之令失常，水津不得四布，咳嗽胸痛，口干而苦。以气阴两虚之体，加之手术、放疗，反复发热，耗伤津液。

治法：宣清虚热，养阴利肺。

处方：泻白散合百合固金汤加减。组成：青蒿、藕节、白茅根各15g，桑白皮、百合、白芍、地骨皮、生地黄、石斛、茜草各12g，白薇、知母各9g，冬虫夏草3g。水煎服，7剂。另服：利肺片2瓶，每次5片，每日2次；清开灵10支，每次1支，每日1次，肌内注射。

二诊：1981年8月25日。药后热势稍缓，转为午后发热。仍宗前法略增补土生金之品，前方加白术20g，生黄芪15g，阿胶（烊化）9g，水煎服，再服7剂。

三诊：1981年9月3日。热平息，咳嗽尚剧，胸痛口干，纳少肢肿，大便微溏，脉滑，舌红苔少有裂纹。仍以前加减，巩固疗效。处方：藕节15g，桑白皮、白茅根、地骨皮各12g，百合、杏仁、白薇、茜草、补骨脂各9g，升麻炭、冬虫夏草各6g，琥珀末（冲服)3g。水煎服,10 剂。

四诊:1981 年 9 月 15 日。诸症减轻,拟养阴润肺、止咳化痰法。处方:月华丸加减:北沙参、瓜蒌各 15g,石斛、枇杷叶、山药各 12g,川贝母、茯苓、阿胶(烊化)、莲子、天冬、麦冬各 9g,冬虫夏草 5g。水煎服,10 剂。

五诊:1981 年 9 月 27 日。治疗期间,患者又因肠痈而手术,术后又现低热,恶心纳呆,查舌红少津,脉弦滑。术后气血再伤,津耗待复,急治以益气生津,兼清余邪,竹叶石膏汤加减。处方:北沙参、鲜芦根各 15g,石斛、天花粉、清半夏各 12g,天冬、麦冬、竹叶、生地黄、熟地黄各 9g,鲜竹沥水(冲)30mL。水煎服,10 剂。

六诊:1981 年 10 月 9 日。4 个月来共服药 50 余剂,近期已 1 个多月未现发热。胸痛、咳嗽亦除,纳食日增,睡眠正常。拟养阴润肺法收功,仍宗月华丸方加减。处方:北沙参、功劳叶各 15g,山药 12g,百部、石斛、天冬、麦冬、茯苓、浙贝母、生地黄、熟地黄、阿胶各 9g,冬虫夏草 6g,三七粉(冲服)3g,淡鲜竹沥水(冲)30mL,蛇胆陈皮末(冲)1 支。水煎服,5~10 剂。另服养阴清肺膏 4 瓶,每服 1 匙,每日 2 次。

按语:肺癌,中医学称之为"肺积"。肺癌患者多因术后,气血戕伤,正气虚损,术后又施放疗,反复发热,气阴亏耗,再遭"肠痈"之苦,诸多因素皆致津液重亡,虚热内生。当属"虚劳"之范畴。因此治宜补"虚"为主,尤以养阴清热为其治疗关键。初探以泻白散清肺、百合固金汤保肺;中期又转为宗泻白散、竹叶石膏汤之旨,以清肺中伏火及肺胃余热;待其炎上之势趋平,则终以月华丸养阴益肺而收全功。

周仲瑛医案

医案 1:

患者:计某,男,73 岁。患者有长期吸烟史和高血压、糖尿病、高脂血症病史。2003 年检查见右上肺空洞,按肺结核治疗。2005 年 3 月痰中夹血,去某医院查为肺鳞癌,6 月 10 日行伽马刀治疗。胸部 CT 检查:右上肺肿块放疗后与 2005 年 3 月 29 日比稍小,内部坏死明显,两肺感染,局灶性纤维化,局部支气管扩张,左下肺大疱。2005 年 6 月 16 日初诊(发现右肺鳞癌 3 个月余,伴咳嗽、咳痰、痰中带血)。刻下:稍有咳嗽,胸无闷痛,痰不多,偶有痰中带血,疲劳乏力,口干,食纳知味,寐尚可,二便正常;舌质暗紫,苔中、后部黄腻,脉细滑。

辨证与诊断:诊断为肺癌,热毒痰瘀证。烟毒袭肺,肺气怫郁,酿生癌毒,癌毒阻肺。此为长期吸烟,耗伤气血津液,加之放射治疗,进一步损伤肺之气阴,故见咳嗽,痰中带血,疲劳乏力,口干等热毒痰瘀阻肺、气阴两伤之证候。

治法:益气养阴,扶助正气,化痰祛瘀,解毒抗癌。因患者食纳知味,二便正常,知脾胃运化功能尚正常,故把解毒攻邪作为重点。

处方:扶正消癌汤加减。组成:猫爪草、肿节风、鱼腥草、白花蛇舌草、狗舌草各 20g,生薏苡仁、泽漆、漏芦、仙鹤草、地骨皮各 15g,南沙参、北沙参、山慈菇各 12g,炙僵蚕、露蜂房、太子参、麦冬、天花粉各 10g。7 剂,水煎服,每日 1 剂。

二诊:2005 年 6 月 23 日。咳减,痰少,未见出血,口干不显,无胸闷胸痛,食纳尚可,二便正常,苔中部黄腻,舌质暗红,脉小滑。方药:6 月 16 日方加矮地茶 20g,羊乳

15g，炙桑白皮 12g。

三诊：2005 年 7 月 14 日。近况平稳，咳痰不多，呈白色泡沫状，无胸闷痛，纳可，大便稍干，薄黄，舌质暗，有裂痕，脉小滑。方药：6 月 16 日方去白花蛇舌草，加矮地茶 20g，生黄芪、羊乳各 12g，桑白皮 10g。

四诊：2005 年 7 月 28 日。近日在某医院做胸部 CT 复查，原右上肺病灶较前缩小，自觉症状不多，稍有痰，精神良好，大小便正常，苔中后部黄腻，质暗紫，脉细滑。方药：6 月 16 日方去地骨皮、狗舌草，加矮地茶、龙葵各 20g，羊乳、生黄芪各 15g，炙桑白皮 12g。

五诊：2005 年 8 月 11 日。自觉症状不多，不咳，咳痰少，胸不痛，食纳知味，苔黄薄腻，脉细滑。查肝肾功能正常，血糖 9.6mmol/L，癌胚抗原 19.9mmol/L。证属热毒痰瘀互结，气阴两伤。处方：白花蛇舌草、龙葵、半枝莲、猫爪草、肿节风各 20g，生黄芪、仙鹤草、生薏苡仁、泽漆、山慈菇、漏芦、羊乳、木馒头各 15g，炙鳖甲、南沙参、北沙参、太子参各 12g，天冬、麦冬、炙僵蚕、露蜂房各 10g。

药后患者自觉症状基本缓解，复查胸部 CT：原右上肺病灶较前缩小。

按语：本例患者由于长期吸烟，烟毒袭肺，肺热气燥，酿生癌毒，癌毒阻肺，耗伤气血津液，加之放射治疗，进一步损伤肺之气阴。结合舌脉，辨证为热毒痰瘀阻肺、气阴两伤证。其病证特点为虚实夹杂，实者热毒痰浊瘀结，虚者气阴两亏，故周老治以益气养阴，扶助正气，化痰祛瘀，解毒抗癌。因脾胃运化功能尚正常，故以解毒攻邪作为重点。此后几诊，均在此法基础上加减运用，并在诊治过程中随时根据病情的变化调整扶正与抗癌的比重，至第五诊患者正气渐复，遂进一步加大消癌力度，加用炙鳖甲、龙葵、木馒头等解毒抗癌，软坚散结，体现了"祛邪即是扶正，邪不祛，正更伤"的观点。

医案 2：

患者：谢某，男，63 岁。1999 年 10 月 9 日初诊。1999 年 4 月胸部 CT 检查发现右肺下叶有一圆形软组织影，边界清楚，周围有短毛刺。后经气管镜检查诊断为右肺鳞癌。于 1999 年 4 月 14 日行右中下肺叶切除术。术后病理报告：右肺下叶腺癌，右肺中叶鳞癌，无淋巴结转移。术后切口愈合良好。1999 年 8 月 11 日始行顺铂加足叶乙苷化疗 6 个周期，同时给予止吐、升白药物及免疫调节药。后请周仲瑛教授会诊。诊见：咽干口燥，五心烦热，夜间盗汗，干咳少痰，胸闷气短，疲乏无力，舌淡、苔黄腻，脉弦细。

辨证与诊断：证属气阴两虚，痰热壅肺。

治法：清肺化痰，益气养阴，兼祛邪抑癌。

处方：知母二冬汤加减。组成：炙鳖甲 10g，知母 10g，炙僵蚕 10g，生蒲黄 10g（包煎），泽漆 10g，半枝莲 10g，天冬 12g，麦冬 12g，南沙参 12g，北沙参 12g，女贞子 12g，山慈菇 12g，枸杞子 12g，苦参 12g，太子参 15g，仙鹤草 15g，墨旱莲 15g，金荞麦根 20g，炙蜈蚣 2 条。每日 1 剂，水煎服。

二诊：服上方 14 剂后，胸闷缓解，体力渐增，但仍咳少量黄痰，无血丝及胸痛，舌淡红，苔薄稍腻，脉弦细。原方加天花粉 15g，鱼腥草 15g，泽泻 20g。

三诊：服上方 1 个月余，患者自感痰量明显减少，痰色转白，体重增加约 3kg。继服原方，加丹参 10g，白茅根 30g。后随症稍做加减，坚持服用中药，一般情况尚可，生活能自理，定期来医院检查，未发现远处转移灶，局部未见复发。

按语：肺癌是因虚而病，因虚致实，是一种全身属虚、局部属实的疾病。肺癌的虚以阴虚、气虚为主，实不外乎气滞、血瘀、痰凝、毒聚等病理变化。治疗当以扶正为主，佐以抑癌，攻不宜过，补不宜滞，用药不可过于滋腻苦寒，要处处注意保护胃气。

医案 3：

患者：男性，73 岁。2006 年 6 月 16 日初诊。患者有长期吸烟史。2006 年 3 月因痰中夹血，去某省级医院检查，诊断为肺鳞癌。6 月 10 日行伽马刀治疗。目前稍有咳嗽，胸无闷痛，痰不多，偶有痰中带血，疲倦乏力，口干，食纳知味，寐尚可，二便正常，苔中后部黄腻，质暗紫，脉细滑。胸部 CT 示：右上肺肿块，内部坏死明显，两肺感染，局灶性纤维化，局部支气管扩张。

辨证与诊断：癌病，证属痰热瘀毒阻肺，气阴两伤。西医诊断为支气管肺癌。

治法：益气养阳，化痰消瘀。

处方：三参舌草方加减。南沙参 12g，北沙参 12g，太子参 10g，大麦冬 10g，天花粉 10g，生薏苡仁 15g，山慈菇 12g，泽漆 15g，猫爪草 20g，肿节风 20g，漏芦 15g，仙鹤草 15g，炙僵蚕 10g，露蜂房 10g，鱼腥草 20g，白花蛇舌草 20g，狗舌草 20g，地骨皮 15g。每日 1 剂，水煎服。

二诊：2006 年 6 月 23 日。服药后咳减，痰少，未见出血，口干不显，无胸闷胸痛，食纳尚可，二便正常，苔中部黄腻，舌质暗红，脉小滑。上方加炙桑白皮 12g，羊乳 15g、平地木 20g。21 剂，每日 1 剂，水煎服。

三诊：2006 年 7 月 14 日。近况平稳，咳痰不多，呈白色泡沫状，无胸闷痛，纳可，大便稍干，苔薄黄，舌质黯，有裂痕，脉小滑。予二诊方加炙鳖甲 15g（先煎），龙葵 12g，木馒头 15g，桑白皮 10g。30 剂，每日 1 剂，水煎服。

四诊：2006 年 8 月 28 日。近日胸部 CT 复查，原右上肺病灶较初诊时缩小。自觉症状不多，不咳，咳痰少。后又复查胸部 CT 示原右上肺病灶较前缩小。胸不痛，食纳知味，苔黄薄腻，脉细滑。查肝、肾功能正常，癌胚抗原恢复正常。治守原法，原方 14 剂。

按语：患者长期吸烟，烟毒袭肺，肺热气燥，酿生癌毒，癌毒阻肺，耗伤气血津液，加之放射治疗，进一步损伤肺之气阴。结合舌、脉，辨证为热毒痰瘀阻肺，气阴两伤。其病证特点为虚实夹杂，故治疗以益气养阴扶助正气、化痰祛瘀解毒抗癌为法。因脾胃运化功能尚正常，故拟解毒攻邪作为重点，并在诊治过程中随时根据病情的变化调整扶正与抗癌的比重。至三诊时患者正气渐复，遂进一步加大消癌力度，加用炙鳖甲、龙葵、木馒头等解毒抗癌，软坚散结。本案治疗重在扶正补虚与抗癌祛邪并举。扶正以益气养阴为法，清养平补，不壅不腻；祛邪以解毒为原则，化痰消瘀，攻不伤正。因此，疗效显著。

刘嘉湘医案

患者：冯某，男性，58 岁。患者于 1967 年 8 月因发热、咳嗽、痰中带血、胸痛，在当地某医院胸部 X 线片示"左下肺肿块"，拟诊断为左下肺癌。1967 年 9 月 8 日赴北京某医院就诊，拟诊断为左下肺癌，决定住院行开胸探查手术，1 个月后住该医院检查，于痰中找到鳞状癌细胞，因心肌劳损及肺功能差，不适合手术治疗而出院。在某医院中医科予以养阴清肺、软坚化痰、清热解毒中药治疗，症状改善6个月后改服中药"抗癌片"，停服中药汤剂。1971年7月初开始头痛，右眼复视，逐渐视物模糊、右眼球不能外展。于同年7月11日去某医院就诊，胸部X线片示"左肺下叶有浓密实质块状阴影"。1971年8月23日去某医院就诊，胸部X线片示"左下肺块影较前扩大"，诊断为左下肺癌伴脑转移。1971年9月25日初诊：近1个月来咳嗽、气急加剧，痰难咳，偶见痰血，舌强不利，头痛，右眼不能外展，唇及头皮麻木，两手握力减弱，脉细弦，舌苔薄，质红。

辨证与诊断：肺阴不足，痰热恋肺，清肃失司，痰毒淫脑。

治法：养阴清肺，解毒化痰。

处方：蛇六谷、黄药子、白花蛇舌草各30g，瓜蒌皮、生南星、香白芷、苦参、金银花、血余炭各15g，南沙参、北沙参、干蟾皮、广地龙、鸡内金各12g，杏仁9g。每日1剂，水煎，2次分服。

药后头痛及咳嗽均见减轻，痰咳较畅，痰血未作。1971年10月11日医院会诊，经X线体层摄影，查痰找到鳞状细胞，神经科检查确诊为"左下肺鳞癌伴有颅内转移"，不能手术，用环磷酰胺200mg，静脉注射，隔日1次，共10次，治疗后全身无力，胃纳减退，白细胞计数下降至3.4×10^9/L，因不良反应较大，未再继续化疗，坚持来我院中药治疗。

二诊：1971年11月12日。口干，咽燥，咳嗽，痰多，头痛轻作，仍感唇及头皮麻木，脉象细弦，舌质红苔薄白。胸部X线片复查示左下肺块影未见缩小。证属热毒内盛，阴液耗伤，治宗原意。仍以养阴清肺、软坚解毒法治疗。处方：南沙参、北沙参、鱼腥草、山海螺、薏苡仁、金银花、石上柏、白花蛇舌草、白英、生牡蛎、生南星各30g，玄参、八月札、瓜蒌皮、赤芍、苦参、白芷、夏枯草各15g，天冬、百部、海藻、干蟾皮各12g。水煎服。另天龙粉1.5g，每日3次，吞服。

服药后，诸羔均瘥，2～3个月胸部X线片复查，左下肺病灶稳定。1978年11月24日胸部X线片复查：与1968年胸片比较，左下肺肿块影基本消失，除稍有咳嗽及右眼复视外，均无不适，治疗中，曾做免疫功能测试2次，淋巴细胞转化率分别为60%和71%。应用中医药治疗迄今22年余，现80岁，仍存活。

按语：刘老认为，肺阴虚之肺癌患者舌苔少或舌有裂纹，舌质偏红或嫩红；肺肾阴虚患者苔净或苔光，舌质红或红绛，治则分别用养阴清热、清热消肿和滋养肺肾之阴精结合清热消肿。前者通常给予北沙参、天冬、麦冬、玄参、百合等，后者则加上生地黄、炙鳖甲、山茱萸等滋养肾阴药物。但见到食欲差，大便溏薄者则不用地黄、山茱萸一类滋腻碍胃药物，以免更碍脾胃运化功能，而善用轻清养阴生津药物，保护脾胃运化功能。

刘老方中用沙参、天冬、玄参养阴润肺；鱼腥草、山海螺、白花蛇舌草、石上柏、金银花、白英、苦参等清热解毒；夏枯草、海藻、生南星、生牡蛎、干蟾皮软坚化积；八月札、瓜蒌皮理气宽胸。故本方有补虚扶正，祛邪除积，标本兼顾的作用，对治疗阴虚型肺癌有显著的疗效。

张学文医案

患者：赵某，男，48岁。2006年2月18日初诊（胸闷、气短20余天，双上肢肿胀2周）。20余天前自觉胸闷、气短，在某县医院查胸部X线片发现大量胸腔积液，先后抽取胸腔积液 3 次，共为 800mL。胸腔积液检验示蛋白阳性。无咳嗽、发热现象。遂转至某省肿瘤医院诊治，拟诊断为右肺癌及纵隔、双腋淋巴结转移、右肺下叶肺不张，住院治疗 15 天，胸闷、气短减轻，出院前 1 周出现双上肢肿胀。症见胸闷、气短明显，不能平卧，双上肢肿胀，无咳嗽、咳痰及发热，神志清，精神较差，活动自如，面色较晦暗，口唇紫暗，纳食差，夜寐差，大小便正常，舌质暗红，苔白厚腻，舌下布满瘀点，脉沉弱。诊断为肺癌。

辨证与诊断：痰浊瘀毒交结致癌为患，痰瘀交阻，阻遏胸阳，胸中阳气不振。证属痰瘀交结，浊毒滞络。

治法：宽胸理气，活血利水。

处方：葶苈大枣泻肺汤加减。组成：葶苈子 20g，白花蛇舌草、瓜蒌、黄芪、白茅根、川牛膝各 15g，焦麦芽、焦山楂、焦神曲各 15g，茯苓、白术各 12g，乌梢蛇、白芥子、地龙、薤白、桃仁各 10g，大枣 10 个，7 剂，水煎服，每日 1 剂。

二诊：服药后诸症均明显减轻。时觉右肩关节针刺样疼痛，疼痛时伴有汗出，纳食、夜寐可，大小便正常。上方加薏苡仁 30g，姜黄 10g，三七（冲服）3g。10 剂，水煎服。

三诊：服药后双上肢肿胀减轻，偶有气喘，肩关节仍稍感疼痛。在前方基础上加延胡索 15g，甘草 6g，蛤蚧 1 对。15 剂，水煎服。随访好转。

按语：本例为津液不得输布，凝聚为痰，痰阻气机，故见胸闷、不能平卧；痰浊内阻，肺失宣降，而见气短；气机受阻，则血行不畅，"血不利则为水"，故见双上肢肿胀不适；舌质暗红，舌下布满瘀点，痰白厚腻乃为痰瘀交结之象。故本病病位在胸中，病性属实。张老方选葶苈大枣泻肺汤配合理气活血利水之品，在祛除毒邪的同时补益正气，故能收效。

鲍严钟医案

患者：刘某，男，49 岁。1974 年 6 月 24 日初诊。患者于 1974 年 6 月在上海某医院经胸部 X 线片检查示左第 4 肋间有 3.5cm×3.5cm 大小的肿块阴影（同年 10 月 10 日、10 月 11 日、10 月 12 日经浙江省某医院连续 3 次痰检均找到癌细胞）。诊断为左周围型肺癌。刻诊：持续发热 15 天，干咳痰黏，带有血丝，明显消瘦，面色灰白，气急、胸痛、胸闷，胃纳减退，舌质红且有紫斑，苔光津少，脉弱无力。

辨证与诊断：证属肺热阴亏、脾胃不健。

治法：养阴清肺，健脾和胃，化痰抗癌。

处方：自拟清肺抗癌汤。组成：鱼腥草、半枝莲、炒谷芽、焦山楂、仙鹤草各 30g，北沙参、黄芩、浙贝母各 12g，当归、制天南星、橘红各 9g，蜈蚣 3 条。水煎服，每日 1 剂。

二诊：连服上方 1 个月后，诸恙好转，低热退，纳谷增，稍有咳嗽。嘱继服上方 2 个月。

1974 年 10 月 5 日胸部 X 线片示左肺上叶有 1 条索状阴影，圆形病灶明显缩小。改服下方。处方：水杨梅根、鱼腥草、仙鹤草各 30g，北沙参、黄芩、浙贝母、鲜石斛各 12g，当归、橘红、天冬、麦冬、款冬花各 9g。水煎服，每日 1 剂。

连服上方 15 天，咳嗽已瘥，诸恙消失，恢复工作。1974 年 12 月胸部 X 线片示肺内肿瘤消失。痰检未见到癌细胞。1977年12月13日经浙江省某医院胸部 X 线片复查示左肺未见肿块影。1983年11月随访，健在，治疗后已存活9年。

按语：鲍老认为本病属中医学"肺痿"范畴。《素问·至真要大论》记载："诸气膹郁，皆属于肺。"临床表现有咳逆、喘促、胸胁胀满等。究其原因为热毒引起肺热叶焦，肺阴消灼。故治癌先治肺，治肺必救阴。清肺抗癌汤即为此而设。但求本溯源，肺癌本身又产生毒素，故加水杨梅根、半枝莲、白花蛇舌草、鱼腥草、白英、黄芩等抗癌解毒，一为救阴，二为抗癌，以达到救肺阴抗癌肿之目的。

奚肇庆医案

医案1：

患者：姚某，男，72岁。患者因"肺癌术后，咳嗽咳痰咯血1周"，于2007年11月10日来我院就诊。患者就诊时咳嗽，气喘，量少，色白黄质黏，咯血量每日30mL，色鲜红，胸闷胸痛，纳谷尚可，苔薄黄腻，舌嫩红，脉细滑。查体：两肺呼吸音清，未闻及痰鸣音。胸部 CT：右上肺术后，左上肺结核，两侧肺气肿，伴肺大疱形成，心包积液。B超示肝右叶囊肿。

辨证与诊断：肺积（阴虚毒热），证属痰热瘀毒、痹阻于肺。

治法：养阴益气，清热止血。

处方：桑皮10g，地骨皮10g，炒栀子10g，藕节炭12g，射干10g，薏苡仁15g，桃仁10g，大贝母6g，鱼腥草15g，黄芩炭10g，白茅根15g，芦根15g，甘草4g，仙鹤草12g，白花蛇舌草15g。14剂，每日1剂，水煎服。

复诊：2007年11月24日。痰血已止，咳嗽亦减，唯咳痰量多，色黄，舌质淡紫，苔薄灰黄腻，脉细滑。方药：原方去藕节炭、黄芩炭、白茅根，加虎杖15g，生黄芪15g，葶苈子10g。7剂，每日1剂，水煎服。

患者之后复诊处方：黄芪15g，太子参12g，北沙参12g，仙鹤草12g，生地黄10g，薏苡仁12g，桃仁10g，川百合10g，大贝母6g，炒栀子10g，黄芩10g，白花蛇舌草15g，山慈菇10g。水煎服，每日1剂，以扶正养阴之方治疗，未诉咯血症状。

按语：上述患者病史比较复杂，既有肺癌病史又有肺结核病史，两者均可引起咯血症状。在治疗此患者的时候，奚肇庆以清热滋阴、宁络止血的治法为主，方用桑皮甘寒入肺，清肺热，泻肺气，平喘；地骨皮甘淡而寒，归肺肾经，直入阴分泻肺中伏火，并退虚热。两者搭配，颇有泻白散之意。炒栀子、白茅根不仅可以清热解毒，还有凉血止血之功；藕节炭、黄芩炭性苦、涩，有良好的止血效果；射干、鱼腥草、芦根清肺热；薏苡仁、桃仁、大贝母润肺止咳；仙鹤草不仅可以收敛止血，还具有补虚的作用；白花蛇舌草具有解毒消癥之功，现代医学证明，它对各种癌肿引起的症状都有一定的改善作用。再诊患者痰血已除，去除原方中的止血药物，如藕节炭、黄芩炭、白茅根，体现了中医"止血不留瘀"的思想，止血药物易凉遏恋邪，常有止血留瘀之弊，故应"中病即止"。加入扶正药如黄芪补气养阴，本身也具有一定的抑制癌细胞增生作用；虎杖、葶苈子具有良好的化痰止咳功效。患者之后用滋阴补气之方调理，其中北沙参、太子参、麦冬补气养阴，百合、当归甘润益肺。此方重在改善机体内在素质，扶正固本，平衡气血，不仅能改善癌肿症状，调节免疫，而且对提高患者生存质量和远期生存率也有一定的帮助。

医案 2：

患者：吴某，男，78 岁。1997 年 5 月 12 日初诊。2 个月前，患者无明显诱因出现咳嗽，少量咯血，或痰中带血，轻度发热，当时未予以重视。4 天前，突然出现咯吐鲜血，量约 20mL，色鲜紫，伴胸闷胸痛不适。至某胸科医院胸部 X 线片示右下肺占位性病变，CT 检查示右下肺 30mm×50mm 占位性病变，右下肺癌伴隆突前淋巴结肿大。病理检查示可见腺癌细胞。确诊为右周边型肺癌（Ⅲ 期，腺癌）。某胸科医院予以抗感染、止血止咳化痰药治疗，患者咯血渐止，症状好转而出院。1 周前，不慎受凉，咳嗽复作，咳吐白黏痰中夹血丝，遂来我院求治。刻下：咳嗽小作，咳白黏痰，中夹血丝，胸闷心悸，食欲不佳，肢倦乏力，精神萎靡，形体消瘦，舌质红少苔，脉细结代。

辨证与诊断：肺积，证属气阴两虚、瘀毒伏肺。

治法：补气养阴，软坚化湿。

处方：黄芪 30g，太子参 12g，北沙参 12g，仙鹤草 1.5g，生地黄 12g，薏苡仁 10g，桃仁 10g，川百合 12g，大贝母 10g，炒栀子 10g，黄芩 10g，炮穿山甲（代）6g，白花蛇舌草 20g，山慈菇 10g。水煎服，每日 1 剂，日服 2 次。守上方调服 6 个月之后，患者咯血渐止，胸闷减轻，咳痰量少，未见血丝，体力较前增加。

二诊：患者诉大便溏软，日二三行，腹胀口黏，舌质淡红，苔薄黄微腻，脉细弦。此为脾虚湿盛，治当健脾化湿。处方：太子参 12g，白术 10g，茯苓 12g，山药 12g，薏苡仁 15g，藿香 10g，大腹皮 12g，焦山楂、焦神曲各 12g，川厚朴 8g，大贝母 10g，山慈菇 10g，半枝莲 10g。服上方 20 余剂，患者腹胀消除，大便正常，日行 1 次，无胸闷胸痛。

三诊：患者诉近日心神不宁，夜寐欠佳，耳鸣时作，舌质淡，苔薄腻，脉细弦。考虑为患病日久，气血两虚，心神失养，复加体内郁热，虚火上扰神明而致虚烦不得眠，投以益气养血安神之品。处方：太子参 12g，黄芪 12g，当归 10g，枸杞子 10g，炙远志 10g，茯苓 12g，姜半夏 10g，川百合 10g，知母 10g，炒栀子 10g，淡豆豉 10g，露蜂房 10g，炮穿山甲（代）6g。上方服用 40 余剂，患者夜寐安稳，耳鸣不作，精神振作。

按语：考虑该患者有冠心病病史，加之年事已高，体质较虚，且肺癌已属晚期，不能手术而以中医药治疗。治拟益气养阴、化痰软坚、清肺解毒为大法，药用黄芪、太子参、北沙参、仙鹤草、生地黄、薏苡仁、桃仁、川百合、大贝母、炒栀子、黄芩、炮穿山甲（代）、白花蛇舌草、山慈菇，辅以白术、茯苓、山药、藿香、大腹皮、焦山楂、焦神曲、川厚朴、当归、枸杞子、炙远志健脾化湿、养血安神随诊施治。患者一直坚持单纯中药治疗，2000 年 6 月胸部 CT 复查示肿块缩小近半，至今生活如常，病情稳定。

吴玉华医案

患者：周某，男，58 岁。患者于 1990 年 1 月起咳嗽，痰中带血，同年 3 月胸部 X 线片检查示右肺肿块，肺癌可能性大。经支气管纤维镜活检，病理报告为"右肺中分化鳞癌"。因 CT 扫描示纵隔淋巴结转移，肿块与大血管粘连，不能手术切除，故要求服中药治疗。来诊时发热已持续 1 个月不退，体温在 38.3～39℃，伴左胸闷痛，咳嗽，痰中时带血丝，口干，盗汗，纳差，疲乏，消瘦，舌红少苔，脉细数。听诊：右肺呼吸音明显减弱，双肺未闻及干湿性啰音。血常规：血红蛋白 112g/L，白细胞 10.8×10^9/L，中性粒细胞 0.78(78%)，淋巴细胞 0.22(22%)。入院后用青霉素、头孢曲松治疗 7 日，发热不减。

辨证与诊断：肺阴亏损，阴虚发热。

治法：养阴清热。

处方：青蒿鳖甲汤加味。组成：青蒿 15g，鳖甲 20g(先煎)，生地黄 20g，知母 10g，牡丹皮 10g，天花粉 15g，白茅根 30g，重楼 30g，白花蛇舌草 30g，生牡蛎 15g(先煎)，陈皮 10g。每日 1 剂，水煎服，分 2 次服。

服药 3 剂，体温降至 38℃。5 剂后体温已正常，诸症缓解。原方再进 5 剂巩固疗效。后改用百合固金汤加减以滋阴润肺，清热解毒。住院治疗月余，未再发热。复查胸部 X 线片示病灶稳定。

按语：发热是原发性支气管肺癌常见的症状之一，有30%～50%的患者以发热为主要症状。其发热原因有肿瘤压迫或阻塞支气管后引起肺部感染，有由于癌肿坏死毒素吸收而引起。癌性发热使用抗生素治疗往往无效。近年来，探索运用青蒿鳖甲汤加味治疗肺癌发热，取得了较好疗效。肺癌属于中医学"肺积""咳嗽""咯血"等范畴，其主要病机为肺阴亏虚，致邪毒内侵与痰瘀互结而成。吴玉华在临床实践中观察到，肺癌患者在发热的同时常伴有咳嗽、咳痰、咯血、胸痛、口干咽燥、五心烦热、潮热、盗汗、消瘦、舌红少苔、脉细数等，提示肺癌发热主要是肺阴亏损，阴虚内热。

第十四章　肺源性心脏病

赵锡武医案

患者：邓某，女，48 岁。1963 年 6 月 15 日，因水肿气短半年，1 周来加重而入院治疗。患者于 1961 年 1 月感冒后，开始咳嗽气短，下肢水肿，经治疗好转，但常感心悸，近来病情加重，动则心悸气短，下肢逐渐水肿，心下痞满，咳吐白痰，尿少，既往有 8 年慢性咳嗽史，苔白，脉弦细数。患者半卧位，呼吸较促，颜面微肿，唇色发绀，颈静脉怒张，左心界稍扩大，两肺满布细湿性啰音，二尖瓣区可闻及 Ⅱ 级吹风样收缩期杂音，肝右肋下可触及 2 指，剑突下 4 指，中等硬度，腹部移动性浊音阳性，下肢高度水肿。胸部 X 线片：右心室段显示延长膨隆，两肺广泛性索状及斑片状模糊阴影。心电图为肺型 P 波。

辨证与诊断：心肾阳虚，水饮内停，痰湿阻遏，肺气壅塞。

治法：清宣肺金、降气化痰、温阳利湿。

处方：越婢汤合真武汤加减。组成：厚朴 6g，麻黄 3g，半夏 9g，杏仁 9g，甘草 9g，沙参 18g，小麦 30g，茯苓 9g，细辛 3g，五味子 6g，生姜 4.5g。

上药服 3 剂后，尿量增加，每日 1500~1900mL，下肢水肿明显减退。服 5 剂后，水肿不显，肝大回缩，咳嗽减轻。于上方加入厚朴 6g，陈皮 6g。服药后气喘亦减，仅有胸闷，故上方去白茅根、车前子、厚朴，加紫苏子 9g。再进 5 剂后，症状减轻，咳嗽仍未愈，乃肺气不宣所致，故改投宽胸理气清肺之法，方用厚朴麻黄汤加减。服上方后症状已大减，两肺底有少许湿性啰音，病情稳定。

按语：本案证属本虚标实，表里俱病，表有痰饮郁肺，肺气不宣，内有心肾阳虚，水饮内停，心肾阳虚为本，痰饮水湿为标，痰饮郁肺，肺气不宣，故见咳嗽气短，不得平卧，面肿苔白等；心肾阳虚，水饮内停，故见心悸尿少，下肢肿甚，唇色发绀，脉弦细等。治疗以宣肺化痰、温阳利水为法，方用越婢汤合真武汤加味。越婢汤宣肺发表，散水清热，加杏仁以助其宣肺之力；真武汤温阳化气利水，加车前子、白茅根以增其利水之功。故药后尿量大增，水肿锐减，但仍有胸闷，咳嗽，为痰饮壅肺、肺气失宣之故，改厚朴麻黄汤宽胸理气，宣肺化痰。数剂之后，症状大减，病情稳定，已获良效。此等顽疾，若要痊愈，非数日之功，宜缓图之。

路志正医案

患者：冯某，男，69 岁。2001 年 12 月 3 日初诊。有喘证病史 15 年，每遇寒冷或过敏即发。15 天前因感冒呼吸困难，咳喘频作，张口抬肩，动则尤甚，夜间分外加重，且时有盗汗，咳痰白黏，咳吐不爽，病情日益加重。近几天，动则心悸、额汗如珠，呼吸急促，若气欲断，难以平卧，食少纳呆，小溲频数。望诊：形瘦神疲，呼吸困难，口唇发绀，桶状胸，舌质紫黯而润，少苔，舌下络脉紫黯；闻诊：呼吸急促，声低气怯，咳痰无力；切诊：脉细数，略兼滑象，腹部饱满，叩之呈鼓音，下肢凹陷性水肿。查体：体温 37.8℃，脉搏 125 次/分，呼吸 28 次/分，血压 105/55mmHg。双肺可闻及干湿性啰音，心率 125 次/分，律整，未闻及杂音，肝脏右肋下 2.5cm，质韧，触痛。查血常规：白细胞计数 11.6 ×10^9/L，中性粒细胞 80%，淋巴细胞 22%。胸透示双肺纹理增强、紊乱，透光度增强，肋间隙增宽，肺活动度减弱，心影呈滴状。

辨证与诊断：喘证（虚喘，肺肾两虚，脾气虚弱型）。西医诊断为慢性支气管炎并肺气肿；肺源性心脏病合并右侧心力衰竭，心功能Ⅲ级。

治法：益肾补肺，平喘纳气。

处方：白芍平喘汤。组成：代赭石、生龙骨、牡蛎粉、丹参、瓜蒌各 18g，人参、麦冬、五味子各 13g，川贝母 13g，桑白皮 16g，芡实、白芍各 18g，核桃仁、紫苏子、白芥子、莱菔子各 16g。每日 1 剂，水煎取汁，分 2 次服，早、晚各 1 次。同时用氨苄西林 3.0g，先锋Ⅵ 3.0g，各加入 0.9%氯化钠溶液和 5%葡萄糖液各 100mL 中静脉滴注，每日 2 次，6 天。并口服地高辛片 0.125mg，每日 1 次。

患者用药后情况良好，呼吸平和，夜卧安寐。查体，肝已回缩，下肢无水肿，脉略滑，唯咳嗽时作，咳吐白黏，再服用六君子汤合三子养亲汤加川贝母、桔梗、桑白皮，每日 1 剂，水煎取汁，分 2 次口服，同时停用西药。10 天后，患者喘停咳消无痰后出院。为防止复发，嘱其常服金匮肾气丸合补气丸以温肾补阳，益气固表。

郭振球医案

患者：徐某，女，62 岁。2006 年 4 月 12 日初诊。反复喘咳气短 7 年，2 年前曾因肺源性心脏病住院 2 个月，治疗后基本恢复出院。近因 3 天前受寒发病，诊见形寒，咳喘，吐稀白痰，动则呼吸困难，气短，周身不适，舌质胖嫩，苔白，脉浮紧。

辨证与诊断：肺胀（慢性肺源性心脏病），证属寒邪犯肺、气逆痰壅。

治法：宣肺散寒，祛痰平喘。

处方：参苏饮加减。组成：紫苏叶 10g，陈皮 10g，枳壳 10g，法半夏 10g，前胡 10g，人参 9g，茯苓 15g，甘草 2g，生姜 10g，大枣 10g。3 剂。

二诊：2006 年 4 月 15 日。服上方 3 剂，微汗得出，诸症减轻。唯身微水肿，心悸，气短不能平睡，尿少，口唇发绀，脉来沉结。显示心肾气虚水泛之象。治当益气利水、温肾宁心，用肾气丸加减。处方：熟地 15g，山药 10g，枣仁 10g，茯苓 10g，泽泻 10g，桂枝 10g，五加皮 10g，附子 6g。水煎服。7 剂。

三诊：2006 年 4 月 22 日。上方服用 1 周后，诸症悉平，基本康复。乃用黄芪煎水，送服肾气丸，连用 1 个月，以固疗效。

按语：本例肺胀西医诊为慢性肺源性心脏病，因感寒邪而诱发，初见肺寒痰壅，用参苏饮散寒化痰，3 剂诸症减轻，是为急则治标的举措。然而标证虽解，而水肿、心悸、气短等心肾气虚、引起水泛的本证又显见，乃用肾气丸作汤，交通心肾，温阳化水以治本，恰中病机。本病的发生肺先受伤，迁延日久，累及于心，心气虚则胸阳不振，肺为水之上源，阳不振则导致水冷金寒，母病及子而使肾气受损，肾司开阖，肾虚则开阖不利，膀胱气化失常，水液停积，泛滥横溢，上凌心肺，出现水肿、咳喘、心悸、短气等症，而其本则在于肾的开阖异常，因此，对于慢性肺源性心脏病的辨证论治皆可仿此。

周仲瑛医案

患者：张某，86岁，退休工人。患者反复咳嗽、咳痰、气喘30余年，加重1个月来门诊求治。曾在上海某医院诊断为慢性支气管炎、肺源性心脏病，经中西医多种药物治疗仍难阻止病情发展。本次因天寒受凉感冒而诱发咳嗽、气喘、胸闷加重，入住当地医院诊断为慢性支气管炎合并感染、慢性肺源性心脏病合并心力衰竭Ⅱ度、呼吸衰竭Ⅱ型。给予抗感染、吸氧、强心、利尿等对症处理，呼吸衰竭得以改善，但慢性肺源性心脏病合并心力衰竭Ⅱ度的治疗效果不甚满意，转求中医治疗。刻诊：喘咳不能平卧，痰多不能咳出，胸闷气憋，呼吸困难，精神萎顿，语声低微，怕冷无汗，大便偏干，尿少色黄。体检：体温36.8℃，呼吸25次/分，脉搏103次/分，血压14.9/9.33kPa（111.75/69.98mmHg），面色青紫，唇甲紫黑，颈静脉怒张，胸廓呈桶状，双肺满布湿性啰音，手指呈杵状，双下肢水肿，按之凹陷如泥，舌苔中部黄腻，舌质紫黯，舌下青筋显露，脉细滑无力。血常规：白细胞6.8×10^9/L。动脉血气分析：氧分压29.8kPa（223.5mmHg），二氧化碳分压37.2kPa（279mmHg）。

辨证与诊断：痰瘀阻肺，气不化水，水饮凌心，肺心同病。

治法：温阳化饮，涤痰祛瘀，益气活血。

处方：益气活血方。组成：蜜炙麻黄5g，制附子6g，淡干姜5g，葶苈子15g，苏木10g，炒紫苏子10g，木防己12g，生黄芪20g，桃仁10g，五加皮10g，潞党参15g，泽兰10g，泽泻15g，万年青叶1片，绿茶1小撮。病重投药，不宜日久，暂予3剂，每日1剂，分2次或3次煎服。另嘱注意病情变化，必要时住院治疗。

服药3日后复诊，症状明显好转，精神状态改善，面色、口唇、爪甲发绀减轻，语声稍有力，尿量增多（每日1500mL），但仍咳嗽少痰，胸闷气急，畏寒怕冷，大便日行2次、质软，两肺湿性啰音较前局限，双下肢踝部轻度水肿，舌苔中浮黄薄腻，舌质紫黑转为暗红，脉细。药已中的，效不更法，继守原意。原方改熟附子10g，木防己15g，生黄芪25g，加石菖蒲10g，法半夏10g，以增强全方化痰作用。继服10剂，症状改善显著，面部紫黑转黄，口唇、爪甲发绀消退，稍有胸闷，喘息不著，食纳知味，大便日1行，小便量多，肺部听诊闻及散在细小水泡音，余无特殊，舌苔薄腻，舌质紫，脉细。血常规：白细胞4.8×10^9/L。动脉血气分析：氧分压31.6kPa（237mmHg），二氧化碳分压34.2kPa（256.5mmHg）。因药证相合，故收效甚佳。然此病由来已久，未易速效，还当治守原法，随症调整方药，继续服用。

按语：阳虚气弱、痰瘀阻肺是肺源性心脏病的主要病理基础，急性发作期以肺肾阳虚为本，痰瘀阻肺、水气凌心、心脉瘀阻为标。因此，治疗当以温阳化饮、涤痰化瘀、益气活血为基本大法。

娄多峰医案

患者：毛某，女，44岁。1979年4月20日初诊。咳喘、吐痰反复发作15年，加重伴双下肢水肿 3 年。患者于 15 年前因产后触风寒,遂见咳喘、胸闷。此后每因外感则发,1 年 2～6 次,用抗生素及氨茶碱等药,数周可止。近 3 年发作频繁,逐渐加重,甚则心悸,下肢水肿。1 个月前咳喘复作,住院后用上述西药,治疗 20 余日,难以缓解,来邀会诊。此时患者咳喘胸闷,张口抬肩,夜不能眠,咳吐痰涎量多质稠色黄,小便量少。检查:神志清楚,面部虚浮,颧红,唇发绀,下肢轻度水肿,依床而息,舌质黯红,苔黄腻,脉滑数。体温 37.5℃,脉搏 94 次/分,呼吸 22 次/分,血压 10.0/7.33kPa(75/55mmHg)。听诊:两肺布满湿性啰音。X 线检查:慢性支气管炎、肺气肿并发肺源性心脏病。

治法:宣泄肺热,化痰逐饮。

处方:麻杏石甘汤加味。麻黄 9g(炙),石膏 30g,杏仁 9g(炒),瓜蒌皮 2g,紫菀 24g,车前子 18g,葶苈子 12g,紫苏子 12g,麦冬 15g,陈皮 12g,桔梗 9g,甘草 6g。每日 1 剂,水煎服。

二诊:1979 年 4 月 24 日。服上方 3 剂,小便增多,诸症减轻,舌黯红,脉仍滑数。效不更方,继服 3 剂。

三诊:1979 年 4 月 27 日。服上方 3 剂,咳喘、胸闷大减,已能平卧,咳痰量少质稀、色淡白,睡眠尚可,小便清长,下肢、颜面肿全消,脉象和缓。自述病去八九。上方去车前子,加黄芪 20g,茯苓 18g。继服。

四诊:1979 年 5 月 4 日。服上方 6 剂,诸症悉除,体温 36.8℃,心率 82 次/分,血压 14.9/9.06kPa(112/68mmHg),要求出院,嘱以人参蛤蚧散善后。

1980 年春节告知:坚持用药 1 个月,已 10 个多月未发作。

按语:本案患者素有咳喘,痰气交阻于肺,以致肺胀。又复感外邪,邪热壅肺,而成咳喘胸闷、张口抬肩、痰多而黄、颜面下肢水肿等气水不利、标实而急之象。娄多峰急则治其标,初诊、二诊均以清热宣肺之麻杏石甘汤加化痰降气肃肺利水之品,重在祛邪治标。三诊时病情大减,故逐渐加用黄芪、茯苓等扶正治本之品。四诊时邪实已去,正气尚虚,故以人参蛤蚧散善后。

林求诚医案

陈某,男,68 岁。1998 年 10 月 10 日初诊。反复咳喘 8 年余,再发伴双下肢水肿 2 周。患者 8 年前无明显诱因出现反复咳喘,因急性发作住院治疗 5 次,近 2 周来,咳喘再发且明显加重,伴双下肢水肿。入院时症见神清,咳嗽,痰白或黄,难咳出,端坐呼吸,呼多吸少,汗出,怕冷,无发热,口唇发绀,下肢水肿,大便秘结,尿少色黄,舌质黯红,苔黄白腻,脉弦细数。

辨证与诊断:肺胀(肺源性心脏病),证属肺肾气虚、寒热交错。此为外邪上受,首先犯肺,肺气壅遏不通,清肃功能失常,则发为咳嗽、气喘等病证。日久不愈,损伤肺肾,肺气既虚,卫外不固,易复感外邪;肾虚不能制水,水湿化为痰饮,饮邪上犯,肺气壅遏,则见咳、痰、喘,而致病情反复不愈。

治法:标本兼治,扶正祛邪。

处方:继续西药基础治疗,中药以瓜蒌薤白半夏汤加味。组成:瓜蒌 15g,薤白 10g,法半夏 10g,白术 10g,蒲公英、鱼腥草各 15g,细辛 6g,制南星 10g,葶苈子 30g,大枣 6g,丹参、赤芍各 15g。水煎服,每日 1 剂,连服 3 日。

二诊：1998 年 10 月 14 日。服药后咳嗽、双下肢水肿减轻，端坐呼吸有改善，原方再进 7 剂。

三诊：1998 年 10 月 24 日。咳嗽、喘息基本控制，夜能平卧，诸症皆减。而后停用西药，处方：瓜蒌 15g，薤白、半夏各 10g，黄菊花、仙灵脾、石菖蒲、茯苓各 15g，郁金、桂枝、白术、当归各 10g，赤芍 15g，细辛 6g。水煎服，每日 1 剂，连续服 14 剂。

四诊：1998 年 11 月 8 日。服药后上述诸症皆除，可下床活动，饮食、夜寐尚可，临床症状已控制出院。出院后嘱其继续服金匮肾气丸，每日 3 次，每次 6g，生脉饮每日早晚各 10mL，以巩固疗效。

按语：慢性支气管炎发展到肺源性心脏病的过程，是一个肺→脾→肾→心的传变过程。外邪上犯，首先犯肺，肺气壅遏不通，清肃功能失常，则发为咳嗽、气喘等病证。若失治误治，日久不愈，损伤肺气，易复感外邪，而致病情反复不愈。肺久病不愈，乃传于脾，故有"肺不伤不咳，脾不伤不久咳"之说。肺脾同病，久病不愈，再传于肾，肾元不固，摄纳失常，则气不归元，阴阳不能接续，致气逆于肺而为喘，先为肾气虚，后为肾阳虚，阳虚及阴，最终导致阴阳两虚。从肺、脾、肾的病变传化于心，脾肺肾三脏的气阳虚，导致心的气阳虚，心气阳不足，则血行不畅，临床上见心悸、气短，动则加剧，面色灰黯等病症。

晁恩祥医案

医案 1：

患者：冯某，女，53 岁。主因咳喘反复发作 20 年，加重 7 天收住院。诱因为受凉，在我院急诊查血常规提示白细胞 12.8×10^9/L，中性粒细胞分类 90.8%。胸片提示双下肺感染、肺气肿、肺动脉高压。血气分析提示缺氧、高碳酸血症，电解质正常。给予抗感染、平喘治疗后症状无明显减轻。现症：喘息不能平卧，乏力，咳嗽，咳白色泡沫痰，恶寒，发绀，纳差，心下痞满，双下肢不肿，舌质暗，舌下脉络迂曲，苔白腻，脉滑。

辨证与诊断：肺胀（慢性肺源性心脏病急性期），证属风寒束肺、痰浊内阻。

治法：宣肺散寒，祛痰平喘。

处方：炙麻黄 10g，杏仁（后下）10g，浙贝母 10g，苏子 10g，白芥子 10g，莱菔子 10g，橘红 10g，细辛 3g，法半夏 10g，干姜 10g，黄连 5g，黄芩 5g，白术 10g，苍术 10g，3 剂。

二诊：患者在应用抗感染、平喘药物的基础上，服用上方后，咳喘减轻，可以平卧，痰色由白色泡沫转变为黄白相间，痰量减少，恶寒消失，心下痞满减轻，舌苔渐化，仍为白色，舌质暗，脉滑。辨为痰热内蕴，治以清热化痰、宣肺平喘。处方：炙麻黄 10g，杏仁（后下）10g，川贝母 10g，黄芩 10g，鱼腥草 30g，金荞麦 25g，干姜 6g，苏子 10g，莱菔子 10g，五味子 10g，焦三仙 30g，7 剂。

按语：患者咳喘反复发作，病史较长，肺气已虚，容易导致外邪侵袭。肺病及脾，出现乏力、纳差、心下痞满等症状；因于受寒，且出现恶寒表现，此表证未解，急当解表；痰白呈泡沫状、苔白腻，说明有痰浊在内，仲景有"病痰饮者当以温药和之"之训。《内经》有"中满者泻之于内"原则，因此在宣肺散寒的基础上，加泻心汤而成本方。临床喜欢用炙麻黄是取其宣肺平喘的作用，对于合并有高血压的肺心病患者应当慎用或改用桑白皮。肺病辨痰色有很重要的参考价值，二诊时痰色由白变黄，此由寒变热之象，法随证变，因此该用清肺化痰平喘之法。脾胃为肺之母，为防止苦寒败胃，少加干姜以固中州。药后患者病情平稳，临床好转出院，转入稳定期，此时应立调理肺肾之法，以减少反复发作的次数以及每次发作的严重程度。

医案2：

患者：崔某，女，65岁。主因咳、痰、喘反复发作10年，加重伴发热3天由门诊收住院。患者3天前因受凉，出现发热，体温可高达38.9℃，咳嗽加重，喘息不能平卧，咳痰色黄质黏，不易咳出，大便干燥，5日未行，舌质红，苔黄腻而干，脉滑数。胸片提示肺气肿，肺动脉高压，滴状心，双上肺陈旧性结核，已钙化。血常规示白细胞15.3×10^9/L，中性粒细胞分类95.8%。动脉血气分析提示呼酸代碱，pH 7.522，$PaCO_2$ 59.9mmHg，PaO_2 101.5mmHg(吸氧2L/min)。给予头孢二代抗生素抗感染治疗，加用茶碱类药物平喘，效果不明显。

辨证与诊断：肺胀(肺源性心脏病肺部感染)，证属痰热阻肺、腑实气逆。

治法：清肺化痰，通腑泄热，降气平喘止咳。

处方：炙麻黄10g，杏仁(后下)10g，黄芩10g，鱼腥草30g，金荞麦25g，生石膏30g，知母10g，苏子10g，莱菔子10g，青蒿15g，川贝母10g，大黄5g，芒硝3g。3剂。

患者服用1剂后，便出燥屎数枚，而停用大黄、芒硝，体温降至37.5℃，喘息、咳嗽明显减轻，痰色仍黄，舌脉无明显改变。肺与大肠相表里，腑气一通，肺气得降，喘息可缓，肺热得清。因此更方为：炙麻黄10g，杏仁10g，黄芩10g，鱼腥草30g，金荞麦25g，川贝母10g，桑白皮10g，紫菀15g，款冬花15g，寒水石20g。4剂。

服药后，体温正常，咳痰色白，易于咳出，喘息以活动后明显，二便如常，纳差，餐后腹胀，舌质淡红，苔白腻，脉滑。后经调理肺肾，兼顾调理脾胃，5年内未曾住院治疗。

按语：肺与大肠相表里这一理论，在临床应用相当广泛，在肺系病急症治疗的过程中有着重要的意义。但应中病即止，以防矫枉过正，徒伤正气。证变法随之而变，病情处理得当，症状缓解迅速，就显露出患者肺脾肾三脏虚的内伤基础，可根据临床表现而采取相应的补益措施。

医案3：

患者：金某，男，70岁。主因咳痰、喘息反复发作30年，寒战、高热2天由门诊收入院。患者2天前，由于受凉而出现寒战、高热，体温高达40℃，咳嗽，喘息，咳黄绿痰，口唇发绀，来我院急诊，查血常规提示白细胞总数18.63×10^9/L，中性粒细胞分类96.1%。胸片提示肺气肿，肺动脉高压，双下肺感染。血气分析结果提示pH 7.222，$PaCO_2$ 79.9mmHg，PaO_2 71.5mmHg(吸氧2L/min)。入院后，给予吸氧，抗感染、平喘治疗。目前症状：高热、寒战，喘息不能平卧，咳黄绿色痰，纳差，腹胀，二便调，口唇发绀，舌质红绛而干，苔黄腻，脉滑数。

辨证与诊断：肺胀(肺源性心脏病)，证属热毒内蕴、痰瘀气逆。

治法：清肺解毒，涤痰祛瘀，降逆平喘。

处方：金银花30g，蒲公英10g，地丁10g，黄芩10g，栀子12g，鱼腥草30g，茅根

30g，芦根30g，海浮石10g，厚朴10g，杏仁10g，川贝母10g，生地10g，苏木10g，桃仁10g，红花10g，羚羊角（分冲）3g。3剂。

二诊：3剂药后，患者寒战消失，体温降至37.5℃，无汗，喘息略好转，黄痰变白，可以咳出，口唇仍发绀，仍纳差，腹胀缓解。证属痰瘀阻肺，余热未清。治以祛痰化瘀，兼清余热。处方：炙麻黄10g，杏仁10g，黄芩10g，苍术10g，橘红10g，苏子10g，莱菔子10g，青蒿10g，银柴胡10g，紫菀15g，款冬花15g，桃仁10g，红花10g，赤芍10g，地鳖虫10g，水蛭10g，鸡内金10g，焦三仙各10g。

按语：肺属金，脾属土，脾为肺之母，脾为生痰之源，肺为贮痰之器，补母令子实，健脾即可化痰。肺心病多有肺脾肾三脏亏虚的情况，急性期以祛邪为主，缓解期以扶正为主，但临床上急性期和缓解期没有非常严格的界限，因此在临床表现不十分突出时，应该权衡正虚和邪实的轻重缓急，而斟酌应用。

医案4：

患者：陈某，男，69岁。主因"咳喘反复发作25年，神志模糊2小时"收住急诊抢救室，血气分析：pH 7.25，$PaCO_2$ 81.7mmHg，PaO_2 67.5mmHg。血常规：WBC 12.2×10^9/L，中性粒细胞分类76.1%。胸片提示肺气肿、肺动脉高压、右下肺感染。电解质钠、氯在正常范围，K^+ 3.3mmol/L。患者家属拒绝使用呼吸机辅助呼吸，而收住院。患者神志不清，喘息汗出，口唇发绀，耳轮青紫，双下肢不肿，发热汗出，痰声辘辘。小便量少，大便秘结。脉数，舌苔舌质无法观察。给予抗生素抗感染，静脉应用呼吸兴奋剂、鼻饲补钾、利尿减轻心脏负荷，静脉应用醒脑静注射液20mL。

辨证与诊断：肺胀，喘昏（肺心病肺性脑病），证属痰热腑实、神昏窍闭。

治法：清热通腑，化痰开窍。

处方：①静脉运用醒脑静20mL，每日1次。②鼻饲中药：炙麻黄10g，黄芩10g，栀子10g，大黄（后下）3g，厚朴10g，枳实10g，赤芍10g，丹参30g，鱼腥草30g，杏仁10g，生石膏30g，全瓜蒌30g，芒硝5g，3剂。

按语：下法，是中医的基本治法之一，所使用药物为泻下通便药为主组成的一类方剂，以达到泻下通便进而使病邪排出体外的一种治疗方法。下法不仅可以直接祛除病邪，而且可以间接地祛邪以扶正，能去菀陈莝，推陈致新，疏利肠胃，通调升降，荡涤邪热以及攻泻水饮。下法早为历代医家所重视，并广泛运用于中医临床，对中医急证的治疗则更有着重要的意义。

《内经》云及"实者泻之""中满者，泻之于内"等均寓下法之意，汉代张仲景在《伤寒杂病论》中，把下法的运用置于重要的地位，无论从临床还是理论阐述方面都做了比较详尽的总结，为后世之楷模。其后金元时期的刘完素、张子和，以及清代一些温病学家，对于下法的运用更有许多创新和发挥。由于下法治疗急证具有径直、迅捷、畅达之长，故至今为人们所常用，因而认真研究、总结下法于急证治疗中的运用经验，仍然是今天开展中医急证治疗时必不可少的方法之一。肺心病患者在急性发作期可因肺气壅塞而出现痰浊蒙窍之证，治疗以急则治标，根据肺与大肠相表里的理论，运用攻下通里之剂，使大肠通、肺气宣、神志转清。这与有人应用通里攻下，或用凉膈散治疗该病的报道相一致。然大黄亦可取消后下的用法，取其清热活血的治疗作用；燥屎一下，芒硝软坚散结作用已经失去应用之证，应立即停用。

此阶段病情较重，应抓紧时机给药，而且大都以中西医结合方法治疗。加用抗感染、吸氧等以改善心肺功能、纠正酸碱电解质紊乱等。

医案5：

患者：耿某，男，72 岁。主因咳喘反复发作 20 余年，加重伴昏睡 1 天，由急诊收入院。患者在我院急诊查血气分析提示 pH 7.345，$PaCO_2$ 71.7mmHg，PaO_2 68.4mmHg。血常规：WBC 13.4×10^9/L，中性粒细胞分类 76.1%。胸片提示肺气肿，肺动脉高压，双下肺感染。电解质：Na^+ 124mmol/L，Cl^- 在正常范围，K^+ 3.1mmol/L。血压 78/40mmHg，心率 43 次/分。患者家属拒绝使用呼吸机辅助呼吸，而收住院。患者神志不清，喘息汗出，口唇发绀，耳轮青紫，四肢逆冷，痰声辘辘。小便量少，大便素秘，3 日未解。脉沉细数，舌苔舌质无法观察。给予抗生素抗感染，静脉应用呼吸兴奋剂、纠正电解质紊乱、抗休克治疗，静脉应用醒脑静注射液 20mL、参附注射液 20mL。

辨证与诊断：肺胀，喘脱（肺心病休克），证属阳虚窍闭、痰瘀腑实。

治法：回阳固脱，化痰通腑开窍。

处方：①参附注射液 20mL + 醒脑静 20mL 静脉滴注；②中药汤药鼻饲：红参 20g，制附子 10g，麦冬 30g，葶苈子 10g，山萸肉 10g，大黄 5g，干姜 10g。

经用药 2 剂后，患者肢体厥逆好转，四肢渐温，汗出减少，大便已通，痰声消失，血压 100/60mmHg，Na^+ 134mmol/L，K^+ 3.3mmol/L，神志转清。患者仍喘息，可以半卧位，发绀明显，吸氧后有所好转，痰色白质黏，舌质暗，苔厚而剥，脉细数。该患者后以益气养阴、化痰活血、纳气平喘治疗，出院后用扶正固本的方法坚持应用中药调理，3 年未曾住院治疗。

按语：中医强调"急则治其标，缓则治其本"，在肺心病急性发作期以抗感染为主，畅通呼吸道，为二氧化碳的排出提供有利的条件；肺与大肠相表里，同属庚金，其气主降，通腑有助于肺气的肃降，降气有助于大便的排出；另外要区分昏迷的原因如脑血管意外、肺性脑病、电解质紊乱，分其原因而治之；对于休克的治疗，中药益气回阳、益气养阴、回阳固脱等均有非常显著的临床意义，可以减少升压药的应用剂量，与西药的升压药有积极的协同作用。缓解期的治疗调理非常重要，可以减少急性发作的次数，减轻急性发作的严重程度，提高患者的生存质量，降低患者每年的经济负担，具有较好的社会效益和经济效益。

王会仍医案

医案1：

患者：娄某，男，56 岁。2009 年 5 月 1 日初诊。反复咳嗽咳痰气急 10 余年，加重 3年。患者 10 余年前无明显诱因出现反复气急，咳嗽咳痰，痰色白质稀，每遇秋令或感冒而易复发，且逐年加重，多次在当地医院就诊，诊断为慢性阻塞性肺病。近 3 年来多次因慢性肺源性心脏病、心力衰竭而住院治疗（具体用药不详），目前使用舒利迭等治疗。患者仍咳嗽咳痰，痰色白，量多质稀，胸闷气喘，动则尤甚，夜间常难平卧，伴有心悸，畏寒，唇绀，下肢水肿。既往有高血压病史 2 年。有吸烟史 10 余年，每日 2 包，现已戒。

查体：神清，精神软，唇绀，桶状胸，两肺呼吸音低，两肺未闻及明显干湿性啰音，心率100 次/分，律齐，下肢轻度水肿，舌淡红，苔薄白，脉细滑。

辨证与诊断：肺胀（慢性阻塞性肺疾病、肺源性心脏病），证属水饮凌心证。

治法：通阳利水，宣肺降气，化痰祛瘀。

处方：五苓散加减。组成：猪茯苓各 15g，炒白术 12g，炙桂枝 6g，黄芪 30g，太子参 20g，杏仁 10g，桑白皮 15g，炙苏子 12g，当归 12g，川芎 12g，红景天 15g，地龙 12g，仙灵脾 12g，野荞麦根 30g，三叶青 15g，虎杖 20g，合欢皮 20g。7 剂，每日 1 剂，水煎服。并嘱其家中吸氧。

二诊：2009 年 5 月 9 日。药后患者气急、咳嗽咳痰、胸闷心悸等症状减轻，唇绀改善，下肢仍有轻度水肿，胃纳欠佳。前方去杏仁，加葶苈子 9g，六神曲 12g，川芎和广地龙改为 15g。继续服药 7 剂。

三诊：2009 年 5 月 16 日。诸症明显减轻，唇绀不著，水肿基本消退，夜能平卧，治守原法。

以后予健脾补肾、益气活血调治，病情一直平稳。

按语：王老认为慢性肺源性心脏病病机与虚、瘀、水有关。"虚"为肺脾肾三脏俱虚，肺虚不能化津，脾虚不能转输，肾虚不能蒸化，则致水液代谢失常，痰浊潴留，喘咳持续难已；"瘀"乃久病多瘀，气虚血瘀，故见唇甲发绀；"水"乃阳虚水邪上逆，凌心犯肺，则咳逆上气、心悸、肢肿。治疗时主张通阳利水和益气活血并用。在五苓散基础上，加用桑白皮、葶苈子、黄芪等泻肺平喘，利水消肿，起到上开下达、通调水道作用，炙苏子、杏仁等降气化痰，止咳平喘，当归、川芎一动一静，补血调血，以增加利尿效果。待肢肿唇绀消退、扭转病情杜绝传变后，则主张重用益气、健脾、补肾以扶正固本，巩固疗效。

医案 2：

患者：钱某，男，72 岁。2008 年 3 月 12 日初诊。反复咳嗽咳痰 20 余年，胸闷气急 6 年，再发 10 余天。患者 20 余年前因受凉后出现咳嗽咳痰，痰多色白，此后秋冬季节上述症状反复发作。6 年前出现胸闷气急，活动后为甚。10 余天前受凉后又出现咳嗽咳痰，痰白量多，质黏可出，咳声低微，胸闷心悸，气急明显，动则尤甚，双下肢轻度水肿，小便量少，大便干结，无鼻塞流涕，无咽痒发热，无胸痛咯血等，自服西药未见明显好转。吸烟史 40 余年，1 包/天，已戒烟 7 年余。查体：口唇发绀，呼吸急促，桶状胸，双肺呼吸音低，可闻及少许湿性啰音，双下肢轻度水肿。胸片示肺气肿，肺功能示中度阻塞性通气功能障碍。舌红，苔白腻，脉滑。

辨证与诊断：肺胀（慢性阻塞性肺疾病，肺源性心脏病），证属阳虚水泛，病位在肺，继则影响脾肾，后及于心。

治法：温阳益气，化痰定喘，活血利水。

处方：太子参 30g，川芎 15g，虎杖根 20g，炙苏子 12g，地龙 15g，仙灵脾 12g，红景天 15g，竹沥半夏 10g，炙紫菀 15g，茯苓 20g，猪苓 20g，葶苈子 9g，野荞麦根 30g，肺形草 15g，三叶青 15g，瓜蒌仁 15g，肉苁蓉 12g，郁李仁 12g，火麻仁 12g，决明子 15g。每日 1 剂，连服 14 剂。

二诊：2008 年 3 月 26 日。气急缓解，痰咳减少，胸闷心悸少见，双下肢水肿消退，大便变软，故前方去虎杖根、竹沥半夏、仙灵脾、火麻仁、地龙、葶苈子，加鱼腥草30g，桂枝9g，巴戟天12g，益智仁12g，降香12g。继服14天。

按语：本案为慢性肺源性心脏病患者，咳、痰、喘、胀、肿、瘀皆现，该病首先在肺，继则影响脾胃，后及于心，在本虚的基础上，痰浊与瘀血交阻是其主要病理特点，故立法温阳益气、化痰定喘、活血利水为主，遣药以太子参、茯苓、红景天等益气健脾补肾；仙灵脾、桂枝、巴戟天、益智仁温肾助阳，以川芎、地龙等活血化瘀，茯苓、猪苓、葶苈子利水渗湿，患者有痰湿郁而化热之象，故加用虎杖根、三叶青、野荞麦根清热化痰，止咳平喘。

沈绍功医案

患者：王某，76岁。2004年11月6日初诊。患者咳嗽、咳痰伴喘息20余年，加重3个月。刻下：咳嗽，咳白痰，喘息，动则尤甚，乏力，腹胀，纳呆，小便量少，大便正常，面色、口唇、爪甲发绀，舌质暗，苔白腻，脉沉涩。双肺呼吸音粗，心率90次/分，律齐，P_2亢进，肝大，肋下2cm触痛，双下肢水肿。胸部X线片示慢性支气管炎、肺气肿改变。心电图示窦性心律，肺型P波，电轴右偏。

辨证与诊断：肺胀，证属肺肾两虚，痰瘀互阻。西医诊断为慢性肺源性心脏病。

治法：益气固本，活血利水。

处方：四君子汤加减。组成：党参15g，黄精10g，黄芪15g，茯苓10g，炒白术10g，川贝母10g，五味子6g，川芎10g，地龙10g，炒葶苈子10g，全瓜蒌15g，泽兰15g，泽泻10g，冬虫夏草粉（冲服）3g。上方14剂，每日1剂，水煎分2次服。

复诊：14剂后，小便增多，双下肢明显减轻，余症变化不著。此乃水湿减退，加强宣肺祛痰之力，上方去泽泻加桑白皮、杏仁，继服10剂，咳喘减轻，水肿消失。后改口服金水宝胶囊，巩固疗效。

按语：肺胀多因久病咳喘而引起，可反复发作进行性加重，属"本虚标实"之证。发作期以痰浊、瘀血交阻之标实为重，缓解期以肺、脾、肾气虚为主，但正虚邪实可互为因果，缠绵难治，临证应详辨。加味四君子汤以党参、黄精、黄芪、炒白术、茯苓益气固本，脾肾同治；冬虫夏草粉、五味子补肾益肺，敛气平喘；佐以川贝母、川芎、地龙行气活血、化痰祛瘀。诸药共奏益气固本、化痰祛瘀之功。

刘尚义医案

患者：谭某，男，68岁。2009年5月10日初诊。喘咳10余年，加重伴心慌、水肿、尿少6天。10余年前患者因感冒后咳嗽，后每于受凉后咳嗽加重并喘息，未予重视。3年前咳喘加重，伴心慌气短，双下肢轻度水肿，即求诊于市内某医院，诊断为"慢性支气管炎、肺气肿、肺源性心脏病"，治疗后病情有所缓解。去年不慎受凉后病情再度加重，并出现意识障碍，急诊以"肺性脑病"收住我院呼吸内科，经治疗后病情好转出院。6天前受凉后喘咳加重，动则益甚，痰黄质黏，不易咳出，伴心慌、尿少、面部及双下肢水肿，无恶寒发热，无胸痛等不适，求诊于专家门诊。就诊时见喘咳，动则益甚，痰黄质黏不易咳出，心慌，面部及双下肢水肿，精神可，纳眠差，大便正常，小便量少。专科检查：桶状胸，双肺叩诊过清音，双肺中下部闻及散在干、湿性啰音，腹部移动性浊音（-）。

下肢水肿，按之凹陷。舌质紫黯，舌苔黄腻，脉象沉细数。

辨证与诊断：肺胀（慢性肺源性心脏病），证属气虚痰瘀。病初外邪从口鼻而入伤及肺系，使肺失宣降，气机上逆而咳嗽、气喘，肺为娇脏，久咳久喘伤肺，肺病及心，心气虚弱，故心慌、气短，心肺两虚，母病及子，脾肾阳气衰微，气不化水，水邪泛滥则而下肢水肿，肺虚脾弱，痰浊内生久郁化热，加之气虚血瘀，故舌质紫黯，苔黄腻，脉沉细数。

治法：清肺化痰，益气活血。

处方：越婢汤加减。组成：生黄芪30g，丹参15g，当归12g，炙麻黄6g，杏仁9g，生石膏30g，地丁15g，蒲公英15g，金银花15g，败酱草12g，鱼腥草15g，党参12g，车前子20g，甘草6g。水煎服，每日1剂，连服10日。

二诊：2006年5月14日。服药后咳嗽、咳痰、喘息、心慌、气短较初诊均减轻，唇甲发绀程度亦减轻。余症如前。嘱上方不变，继服。

三诊：2006年5月26日。安静状态下无咳喘及心慌气短，下床活动次数增加，活动后略有憋气感，休息后缓解，唇甲已无明显发绀。精神、纳眠可，二便调。通过以上一诊、二诊清肺化痰、益气活血，使痰瘀得化，故咳喘明显减轻，但肺肾气虚需慢慢恢复，故下床活动后仍略有憋气感。肺热未完全清除，故舌质黯红，苔薄黄。证转为肺虚热郁，治宜益气宣肺、清热解毒。拟方参苏饮加减。处方：生黄芪30g，党参15g，丹参15g，当归12g，苏叶9g，杏仁9g，前胡12g，红花9g，败酱草12g，地骨皮15g，百部12g，大青叶15g，白花蛇舌草15g，甘草6g。水煎服，每日1剂，连服10日后，疾病基本痊愈。

按语：此例为较重的肺源性心脏病，经常反复发生，感染难以控制，本次治疗以标本兼顾，益气固表，活血清热解毒，虽没有配合使用抗生素类等西药，也收到了满意的疗效。

张崇泉医案

患者：吴某，女，87岁。2008年9月22日初诊。胸闷，心慌，气喘反复20年，再发加重伴咳嗽3天。患者近20年来反复咳嗽，气喘，胸闷等，曾多次住院抢救，反复难愈，确诊为"慢性支气管炎，慢性阻塞性肺气肿，肺源性心脏病，冠状动脉粥样硬化性心脏病"等。3天前无明显诱因出现咳嗽，咳白色泡沫痰，继则咳黄痰，胸闷，心慌，动则气促，在家服药，未见明显好转。于今日来我院住院治疗。症见：咳嗽，咳黄痰，痰黏稠，量少无力咳出，胸闷，心慌，动则气喘，时有胡言乱语，乏力，口干稍苦欲饮，寐差，纳呆，小便少，大便未解。舌质红，少苔，脉细数。查血压120/80mmHg，心率100次/分，呼吸24次/分。神志时清时昧，颈静脉充盈，桶状胸，双肺叩诊过清音，听诊可闻及湿性啰音，心界不大，心率100次/分，律齐，心尖区可闻及2级收缩期吹风样杂音，双下肢轻度水肿。血液生化检查：CHO 6.32mmol/L，TG 0.66mmol/L，HDL - C 1.78mmol/L，LDL - C 4.12mmol/L，ApoA 11.39g/L，ApoB 1.07g/L；肝肾功能正常；K^+：2.91mmol/L，Na^+、Cl^-、Ca^{2+}正常。二氧化碳结合力正常。血常规示：白细胞8.7×10^9/L，N 76.50%。心电图示：窦性心律，完全性右束支传导阻滞。

辨证与诊断：肺胀（肺源性心脏病），证属痰热壅肺、心脉瘀滞，气阴两亏。患者久病，反复迁延不愈，气阴亏虚，水液代谢障碍，易凝聚成痰，痰郁久化热，阻于肺络，肺失宣降，心脉瘀滞。

治法：清泄肺热，化痰通络，益气养阴。

处方：麻黄清肺汤合生脉散加减。组成：沙参 15g，麦冬 15g，白参 10g，炙麻黄 10g，杏仁 10g，黄芩 10g，瓜蒌壳 15g，丹参 20g，鱼腥草 15g，炙枇杷叶 15g，炒酸枣仁 15g，生地 15g，五味子 6g，红花 6g，百部 10g，甘草 5g。7 剂，每日 1 剂，分 2 次水煎口服。其他治疗：西药用头孢他啶、舒氟美、安体舒通等抗感染、缓解支气管痉挛、利尿治疗。医嘱：低盐低脂饮食，调情志，注意休息。

二诊：2008 年 9 月 30 日。患者服药后咳嗽减轻，咳白痰，痰黏稠，量少，无力咳出稍有改善，无胸闷，无心慌，动则气喘好转，仍感乏力，口干稍苦欲饮，寐可，纳食改善，小便少，大便可，精神可，神志清楚，颈静脉充盈消失，桶状胸，双肺叩诊过清音，听诊湿性啰音消失，心界不大，心率 84 次/分，律齐，心尖区可闻及 2 级收缩期吹风样杂音，双下肢水肿消失，舌质红少苔，脉细。患者服药后，痰热之象减轻，但正气仍虚，心肺亏虚，治以化痰通络、益气养阴。原方加紫菀 10g，款冬花 15g，黄芪 30g，去杏仁、黄芩、红花、鱼腥草。7 剂，每日 1 剂，分 2 次水煎口服。停用头孢他啶，仍予舒氟美等治疗。

三诊：2008 年 10 月 7 日。患者咳嗽明显减轻，咳白痰量少，咳出顺利，无胸闷，无心慌，动则气喘消失，仍稍感乏力，口不苦，寐可，纳食改善，小便少，大便可，精神可，神志清楚，双下肢无水肿。舌质红黯，苔薄黄，脉弦细。患者二诊服药后，症状明显好转，痰热之象继续减轻，痰浊已化，气道通利，痰易咳出。但正气仍虚，心肺亏虚，治法同前，继服二诊方。处方：沙参 15g，麦冬 15g，白参 10g，炙麻黄 6g，炙紫菀 15g，炙款冬 15g，瓜蒌壳 12g，丹参 15g，黄芪 20g，炙枇杷叶 15g，炒酸枣仁 15g，生地 15g，五味子 6g，百部 10g，甘草 5g。7 剂，每日 1 剂，分 2 次水煎口服。西药停用。

按语：本例中医诊断为肺胀，患者初诊因久病，反复迁延不愈，气阴两虚，水液代谢障碍，易凝聚成痰，痰郁久化热，阻于肺络，肺失宣降，痰瘀阻络，心脉瘀滞，热络心包，水道不利而出现一系列临床症状。初诊辨证为痰热壅肺，心脉瘀滞，气阴两亏。治以清泄肺热、化痰通络、益气养阴为法，方用麻黄清肺汤合生脉散加减治疗。方中炙麻黄、杏仁、鱼腥草、黄芩、百部、瓜蒌壳清肺化痰；丹参、红花、炒酸枣仁活血通络，养心安神；生脉散（白参、麦冬、五味子）加沙参、生地益气养阴；甘草调和诸药。患者服药后，痰热之象减轻，由黄痰变为白痰，神志已清，说明热象渐去，痰浊渐化，胸闷、心慌等症消失，但正气仍虚，心肺亏虚，故见乏力气促。舌质红少苔，脉细为气阴两虚之象。故二诊拟治法为化痰止咳，益气养阴。处方以原方加紫菀、款冬加强止咳化痰之力，黄芪补气加强益气之功，去杏仁、黄芩、红花、鱼腥草等清热化痰之品。患者二诊服药后，症状明显好转，痰热之象继续减轻，痰浊已化，气道通利，痰易咳出。但心肺气阴尚亏，故见乏力，舌质红黯，苔薄黄，脉弦细。故三诊继用二诊治法方药以巩固治疗，患者通过三次诊治，临床症状和理化检查指标明显改善，病情缓解出院。

高荣林医案

患者：梅某，男，65 岁。1998 年 7 月 25 日初诊。主诉喘憋，咳嗽 4 年，加重 3 个月。既往有慢性喘息性支气管炎病史 30 余年，每年冬季发病，近 4 年已不分季节，每于感冒受凉，上述症状复作。3 个月前因感冒出现喘憋、咳嗽加重，曾口服多种抗生素，效果欠佳。刻下：患者喘憋，咳嗽，咳大量黄白黏痰，不易咳出，不能平卧，发热，体温38.3℃，不恶寒，流清涕，舌质红，苔薄白，脉滑数。查体心界向下扩大，心率98次/分，律齐，$P_2 > A_2$，各瓣膜听诊区未闻及杂音，双肺散布哮鸣音，右肺底少量湿性啰音，腹软，肝脾未触及，双下肢不肿。

辨证与诊断：喘证，证属痰热犯肺证。西医诊断为慢性喘息性支气管炎并感染，肺气肿，肺源性心脏病。

治法：清肺化痰，止咳平喘。

处方：陈氏咳喘方加减。组成：炙麻黄8g，杏仁10g，冬瓜仁15g，甘草6g，前胡10g，百部10g，贝母12g，瓜蒌15g，金银花12g，蒲公英12g，炙枇杷叶10g，薄荷8g，豆豉15g。7剂，每日1剂，水煎服。

二诊：1998年8月2日。患者发热已退，已无咽痛，喘憋有所好转，仍有大量黄黏痰，已基本能平卧，大便常干，舌质红，苔薄白，脉滑。上方去豆豉、薄荷，加胆南星6g，柏子仁12g。再进7剂，每日1剂，水煎服。

三诊：1998年8月9日。患者服药后症状明显好转，咳痰较前减少，但较难吐，寐差，便秘，舌红，苔薄白，脉滑。上方加炙百部10g，紫菀10g，远志10g。7剂，每日1剂，水煎服。

四诊：1998年8月16日。患者运动后喘憋，气短，咳少量白黏痰，已能平卧，二便调，舌质红，苔薄黄，脉滑细。处方：太子参30g，麦冬15g，五味子9g，杏仁10g，冬瓜仁15g，前胡10g，紫苏子10g，莱菔子10g，白果9g，炙枇杷叶10g，鱼腥草30g，黄芩10g，山茱萸12g，郁金10g。水煎服，每日1剂。

此方服7剂后，在此基础上加减进退，间断服用，至今未再出现咳喘大发作。

按语：《丹溪心法》云："凡久咳之证，未发以扶正为主，已发以祛邪为主。"肺源性心脏病急性发作期以呼吸道感染为主，证属痰热犯肺，治疗当以控制感染为关键，常用陈氏咳喘方加减。方中炙麻黄、杏仁、前胡、甘草宣肺平喘；百部、炙枇杷叶、贝母、瓜蒌、冬瓜仁清肺化痰止咳；金银花、蒲公英清热解毒抗感染。诸药相合，共奏清热化痰、平喘止咳之功。感染重加连翘、黄芩、大青叶、鱼腥草等，其他随症酌情加减。

夏惠明医案

患者：夏某，女，47岁。1980年5月20日来医院就诊：患者咳喘、吐痰反复发作10年，加重伴双下肢水肿2年。患者于10年前因产后受风寒出现咳喘、胸闷。此后受凉就会复发，1年2～6次，用抗生素及氨茶碱等药，可以控制症状。近3年逐渐加重，发作频繁，甚则心悸，下肢水肿。1个月前咳喘复作，住院后用上述西药治疗20余天，难以缓解，来邀会诊。此时患者张口抬肩，咳喘胸闷，面部虚浮，颧红，咳吐痰涎量多质稠色黄，小便量少。检查：神志清楚，唇发绀，下肢轻度水肿，依床而息，夜不能眠，脉滑数，舌质黯红，苔黄腻。体温37.8℃，脉搏99次/分，呼吸25次/分，血压75/55mmHg。听诊：两肺布满湿性啰音。X线透视：慢性支气管炎、肺气肿并发肺心病。

辨证与诊断：肺源性心脏病。

治法：化痰逐饮，宣泻肺热。

处方：麻杏石甘汤加味。石膏28g，炙麻黄紫9g，炒杏仁9g，瓜蒌皮2g，紫菀24g，车前子18g，葶苈子11g，紫苏子11g，麦冬16g，陈皮11g，桔梗9g，甘草6g。水煎服，每日1剂，每日分2次服，4剂为1个疗程。

二诊：1980年5月24日。服上方3剂后，小便增多，诸症有诚，脉仍滑数，舌黯红。效不更方，继服3剂。

三诊：1980年5月27日。服上方3剂，咳喘胸闷大诚，已能平卧，咳痰量少质稀色淡白。睡眠尚可，小便清长，下肢、颜面肿全消，脉象和缓，自述病去八九。上方去车前子，加黄芪18g，茯苓18g，继服。

四诊：1980年6月4日。服上方10剂，诸症悉除；体温36.5℃，心率78次/分，血压112/68mmHg，要求出院，嘱以人参蛤蚧散善后。

1981年春节电话告知：坚持用药2个月，已9个多月未发作。

按语：此病例患者素有咳喘，痰气交阻于肺，以致肺胀。又复感外邪，邪热壅肺，而成痰多而黄、咳喘胸闷、张口抬肩、颜面下肢水肿等气水不利、标实而急之象。急则治其标，首诊、二诊均以清热宣肺之麻杏石甘汤加化痰降气肃肺利水之品，重在治标祛邪。三诊时病情大减，故逐渐加用黄芪、茯苓治本扶正之品。四诊时邪实已去，正气尚虚，故以人参蛤蚧散善后。

张秋才医案

患者：史某，女，65岁，农民。2004年8月5日初诊。咳喘20年，加重伴心悸，咳痰，不能平卧，下肢水肿20日。查体：体温37.2℃，血压16/10.1kPa（120/75.75mmHg）。端坐呼吸，口唇发绀，下肢水肿，颈静脉怒张，两肺满布湿性啰音，语颤增强，肝大肋下2cm，心界无明显扩大，心律齐，心率98次/分，三尖瓣听诊区可闻及收缩期杂音，杵状指，双下肢凹陷性水肿。舌质黯，苔白腻，脉沉滑。查血常规：白细胞$11.3×10^9$/L，中性粒细胞0.71（71%），淋巴细胞0.24（24%）。西医诊断：慢性支气管炎，肺气肿，肺源性心脏病，心力衰竭Ⅱ度。患者为老年女性，既往有慢性支气管炎病史20余年。素体脾肾亏虚，正气不足，复感外邪。本次发病后虽曾应用大量抗生素及清热化痰药，但未顾及正虚一面，故无显效。

辨证与诊断：属正虚邪实、寒热错杂之证。

治法：清热化痰，温阳利水，益气活血。

处方：苓桂术甘汤加减。组成：茯苓30g，鱼腥草30g，了哥王30g，桂枝9g，桔梗9g，当归9g，福寿草9g，白术12g，丹参15g，黄芪15g。每日1剂，水煎服。

二诊：服上方7剂后咳喘明显减轻，可半卧位，体温正常，但仍心悸，咳黏痰，两肺仍有湿性啰音，大便不爽。上方加葶苈子15g，代赭石12g，杏仁9g，熟大黄9g。

三诊：又服14剂后，咳喘平，能平卧，心悸，水肿减轻，但神疲乏力，动则气短而喘，纳呆，舌淡，苔白，脉沉缓。证属缓解期脾肾气虚型。治以健脾补肾、益气活血为法。处方：党参15g，黄芪15g，丹参15g，茯苓10g，白术12g，陈皮9g，五味子9g，补骨脂9g，红花9g，当归9g，炙甘草6g。服上方14剂后，病告痊愈。

按语：张秋才教授认为，慢性肺源性心脏病多为老年患者，由于长期的咳喘，肺失宣降，瘀阻气闭，日久则肺肾气虚，气虚则血行不畅，心血瘀阻发为本病。其病在肺，关乎心，制在脾，本在肾。其病机要点为本虚标实，临证时既要清热宣肺、化痰利湿、理气活血，又要注意补肺益肾，健脾养心。一般在急性期以祛邪为主，兼以扶正；缓解期以扶正为主，兼以祛邪。但根据气病及血、肺病及心的原理，无论何期，活血化瘀、宣降肺气是贯穿始终的；无论何型，加入活血化瘀药均可增强其疗效。另外，在痰浊较盛时则应注意健脾化痰，痰浊闭窍时则应化痰开窍。由于肺源性心脏病在心肺功能衰竭时可出现肺水肿、下肢水肿，故宣肺利水必不可少。张秋才教授尤其善用葶苈子降肺利水，减少肺血容量，降低肺动脉压，减轻心脏负荷。

刘良丽医案

患者：黄某，女，75岁。因反复咳嗽、咳痰20年，劳力性气促5年，复发加重1个月入院。患者慢性咳、喘病史20余年，好发于冬、春两季，遇寒易发，并渐出现上楼爬坡后气促、胸闷、心悸，1周前，不慎外感后，咳、痰加重，咳黄脓痰，动则喘促、胸闷，院外经抗感染、解痉平喘治疗，效不显。自发病以来，纳、眠差，大便干结，小便黄，舌质紫暗，有瘀斑，苔黄腻，脉细涩。检查：体温37℃，心率100次/分，呼吸28次/分，血压130/70mmHg，神清，面色晦暗，唇甲发绀，高枕卧位。颈静脉充盈，桶状胸，肋间隙增宽，叩诊过清音，双肺闻及干湿性啰音，剑突下可见心脏搏动，心界不大，心率90次/分，律齐，$A_2 > P_2$，三尖瓣听诊区心音较心尖部明显增强，各瓣膜听诊区未闻及病理性杂音，肝脾未扪及，移动性浊音（－），双下肢不肿，双肾区无叩击痛，神经系统（－），血常规：白细胞计数12×10^9/L，中性粒细胞0.85，胸部X线片示符合慢性支气管炎、肺气肿、肺源性心脏病改变，症见咳嗽，咳痰，喘促，胸闷，心悸，活动受限，舌质紫暗，有瘀斑，苔黄腻，脉细涩。

辨证与诊断：辨为肺肾气虚，痰瘀互结。西医诊断为慢性支气管炎急性发作期，阻塞性肺气肿，慢性肺源性心脏病；中医诊断为肺胀。

治法：宣肺补肾、止咳平喘。入院后常规给予吸氧、抗感染、解痉平喘、扩血管等对症治疗措施。

处方：补肺汤加减。组成：党参20g，黄芪30g，熟地黄15g，五味子10g，紫菀10g，桑白皮10g，丹参15g，生甘草5g。每日1剂，水煎服。

服用7剂，咳、喘减轻，续服原方7剂，咳、喘消失，血常规正常，后随症加减，续服14剂，痊愈出院。出院后随访1年，未再复发，生活自理。

按语：慢性肺源性心脏病属中医学"肺胀""喘证"范畴，气虚血瘀兼夹痰浊是本病病理基础，气虚血瘀贯穿整个病理过程，病变病位涉及肺、脾、肾、心，虚实夹杂、虚瘀相合是本病缠绵难愈的重要环节，故治宜益肺补肾活血祛痰为则，在扶正的同时予以祛邪，标本兼治。补肺汤方中原用人参，因其价昂，故易党参，益气健脾，培土生金，并"治肺虚，益肺气"；熟地黄、五味子滋阴益肾，酸涩敛气。四药配伍，以补气补血敛肺气，针对其肺、肾气虚的特点，紫菀、桑白皮止咳化痰平喘以清肺，丹参活血化瘀，此方补中有泻，泻中有补，全方共奏补肺健脾益肾之功以固其本，即补肺而充卫气，健脾而燥痰湿，益肾而养根本，活血而祛瘀。

第二篇　名方精选

第十五章　上呼吸道感染

清热解毒汤 (施今墨方)

组成：金银花、连翘、野菊花、火炭母、葛根各 16g，板蓝根 28g，牛蒡子、桔梗各 11g，薄荷、防风、甘草各 9g。

用法：每日 1 剂，水煎服，每日分 3 次。服药 2 天为 1 个疗程，一般服 2 个疗程，儿童用量酌减。

功效：清热解毒。适用于流行性感冒。

方解：清热解毒汤具有透表清热、利咽宣肺之功效，方中板蓝根、金银花、野菊花、连翘解毒清热，对流感病毒有较强的杀灭作用；牛蒡子、桔梗利咽泻肺；薄荷、防风祛风散邪；火炭母利湿清热，解毒凉血；葛根清热生津，用治外感湿滞尤为切合。全方外解表邪，内泻里热，清上泻下，寒温并用，临证稍事加减，即可灵活运用于各种证型。

加减：暑湿稽留型：加滑石 28g；纳差者加白蔻仁、厚朴各 13g，薏苡仁 28g。风热犯表型：高热者加石膏 50g；咳嗽甚者加杏仁、前胡各 11g；咽喉肿痛者加玄参、夏枯草各 16g，玉蝴蝶 13g。风寒束表型：外寒里热者加荆芥 13g；鼻塞流涕者加苍耳子、辛夷花各 13g。

金不换正气散 (秦伯未方)

组成：苍术 4.5g，藿香 6g，厚朴 4.5g，半夏 6g，陈皮 4.5g，石菖蒲 2.4g，大腹皮 9g，大腹子 9g，枳壳 6g，生姜 2 片。

用法：每日 1 剂，水煎服。

功效：芳香宣化，健脾化湿。主治流行性感冒。

透表清热方 (杨济平方)

组成：生石膏 20 ~ 30g，葛根 10 ~ 15g，淡竹叶 10g，白茅根 10g，连翘 10g，钩藤 10g，甘草 3g。

用法：水煎 1 大碗，频频冷服。

功效：辛凉透表，清热解毒。主治流行性感冒。

益气止汗汤（李凤翔方）

组成：生白术 13g，生黄芪 18g，防风 13g，金银花 13g，黄芩 13g，生甘草 13g，板蓝根 18g。

用法：每日 1 剂，水煎服，每日 2 次，饭后分服。小儿可分 3 或 4 次分服。

功效：扶正解表。主治体虚易感属脾肺气虚型，如时常感冒、流行性感冒、上呼吸道感染等。症见咳嗽咽痒，恶寒，肢节酸楚，发热，自汗，鼻塞咽燥，脉浮，苔薄白，尤对小儿体虚、自汗、易感、鼻塞流涕者效佳。

方解：益气止汗汤中以黄芪、白术、防风组成之玉屏风散为主，固表益气止汗，并实表以御风邪；金银花、黄芩、板蓝根疏散风热、利咽解毒、抑菌抗病毒，为祛邪之品；甘草补中调和诸药，并能扶正，止咳化痰。诸药相伍，奏祛邪扶正之效。小儿稚阴稚阳之体，易受外邪之侵袭，故小儿外感、自汗、纳少属肺脾气虚者为多，以本方随症加减，效如桴鼓。

加减：若外感偏于风寒表证，头痛、肢节酸痛者，加羌活、荆芥以祛风寒之邪；若兼见咳嗽气促，痰黄浊艰咳之急性支气管炎、肺炎，加蜜炙麻黄（包煎）13g，百部 18g，车前子（包煎）13g，儿童减量，以增强宣肺止咳平喘之功。伴纳食差，大便溏泻，苔腻者，加广藿香 13g，焦山楂 13g，焦六神曲 13g，谷、麦芽各 13g，以化湿健脾、和胃助运。

用方提示：患者体壮邪实，高热，属感染重症，且无肺脾之气虚象者不宜使用。以免闭门留寇，延误病机。

芳香宣化散（史济招方）

组成：藿香 6g，苍术 4.5g，厚朴 4.5g，半夏 6g，陈皮 4.5g，石菖蒲 2.4g，大腹皮、大腹子各 9g，枳壳 6g，生姜 2 片。

用法：水煎服，每日 1 剂，分 3 次温服。

功效：健脾化湿，芳香宣化。适用于流行性感冒。

方解：方中藿香、半夏、石菖蒲解表利湿，可治咳喘；大腹皮、大腹子协同平喘利湿；苍术、陈皮解热清肺；枳壳、厚朴健脾化湿；生姜辛辣芳香，温中解表。综合本方诸药的配伍，对疫毒火邪，充斥内外，气血两燔的证候，确为有效的良方。

石膏二青汤（于己百方）

组成：大青叶 16g，生石膏 15～28g，青蒿 6～13g，金银花 16g，连翘 11g，鲜竹茹 16g，天花粉 11g，芦根 16g，薄荷 5g，甘草 3g。

用法：煎生石膏、竹茹 20 分钟，再入余药同煎。微温服。

功效：轻宣透邪，清热祛烦。适用于流行性感冒。

方解：石膏二青汤中生石膏辛甘而寒，清气分之热，且能解肌透邪；大青叶、金银花、连翘解毒清热，走表达邪；竹茹甘淡微寒，除烦清热，且化热痰；天花粉性味苦微甘，性寒多汁，除烦清热，止渴生津；青蒿、薄荷辛苦微寒，其气芳香，发汗解肌，透邪外出；芦根清肺胃热邪，生津止渴；甘草清养胃气，调和诸药。

加减：咳嗽痰黄，加桔梗 11g，浙贝母 13g，以清热化痰。头痛甚者，加菊花 13g，以疏散风热,清利头目。

清热痛泻化裁方(路志正方)

组成:防风10g,蝉蜕12g,生白芍12g,陈皮12g,生白术12g,生薏苡仁20g,川花椒3g,蒲公英12g,藿香梗10g(后下),绿萼梅12g,牡丹皮10g,黄连6g,乌梅9g,甘草6g。

用法:每日1剂,水煎服。

功效:祛湿清热理脾。

方解:方中白芍、陈皮、白术泻肝实脾;防风、蝉蜕宣散浮火,又具风能胜湿之意;薏苡仁除湿;黄连、蒲公英、牡丹皮清热;绿萼梅疏肝理气;藿香梗醒脾和中;乌梅柔肝缓急;川花椒温运脾土;甘草调和诸药。

藿香导滞方(路志正方)

组成:藿香10g(后下),佩兰10g,厚朴10g,紫苏叶10g(后下),生薏苡仁18g,大腹皮10g,茵陈12g,炒山楂12g,炒麦芽12g,炒神曲12g,桔梗10g,陈皮10g,茯苓20g,炒苍术12g,炒枳壳12g,六一散20g(包煎),大黄炭2g(后下)。

用法:每日1剂,水煎服。

功效:祛湿清热理脾。用于反复感冒。

利肺止咳饮(周信有方)

组成:桂枝6g,麻黄18g,杏仁7g,生姜9g,大枣(擘)10枚,石膏48g,知母18g,炙甘草6g,粳米18g。

用法:以水浸泡方药约30分钟,然后用大火煎药至沸腾,再以小火煎煮30分钟。每日分3次温服。

功效:兼清里热,辛温解表。适用于流行性感冒。

方解:利肺止咳饮中重用麻黄解表散寒,透达腠理;石膏量大力专清泻蕴热;桂枝解表散寒,通达营卫;杏仁肃降肺气,平喘止咳;生姜解表宣肺,和中散寒;知母清积泻热,生津止渴除烦,助石膏清热;粳米、大枣、甘草,益气补中,养胃生津,并制约知母、石膏苦寒伤胃气。

加减:若身疼痛者,加川芎、丹参、桑枝,以通络止痛;若咳嗽者,加紫菀、款冬花、生姜、桑叶,以宣降肺气;若头痛者,加白芷、防风、菊花,以解表止痛;若汗出不畅者,加荆芥、薄荷、柴胡,以辛散透达。

疏散风热汤(李寿山方)

组成:蝉蜕6～13g,桑叶11g,金银花16g,连翘11g,桔梗11g,前胡11g,薄荷6g,芦根16g,甘草3g。

用法:水煎服。每日1剂,每剂服第1次药汁后,盖被捂汗。

功效:疏风清热,辛凉达表。适用于流行性感冒。

方解:疏散风热汤中桑叶、蝉蜕、薄荷凉散轻清,宣肺气之郁遏,疏卫腠之闭塞;金银花甘寒质轻,其气芳香,既能解毒清热,又可宣散热邪;连翘辛苦性寒,质轻升浮,解毒清热,且能达表;前胡辛苦性凉,疏散风热,化痰清肺;桔梗、甘草止咳化痰,清利咽喉；芦根清热生津。方药合用，共奏辛凉达表、疏风清热之效。

加减：伴鼻出血者，加白茅根11g、藕节炭13g，清热止血。表邪重者，加荆芥6g，疏风解表。口渴甚者，加天花粉11g，清热生津，却不遏邪。

健身固表散（赵清理方）

组成：黄芪40g，白术20g，防风20g，百合40g，桔梗30g。

用法：诸药共为细末，每次9g，每日2次或3次，开水冲服，7日为1个疗程，一般1~2个疗程即愈。或改为汤剂（诸药剂量均减半），每日1剂，水煎服，分2次服用，一般3~5剂即可。

功效：补益脾肺，强卫固表。用于体虚引起的反复感冒。

方解：本方是赵清理教授运用补益脾肺之法治疗体虚感冒之经验方，由玉屏风散加百合、桔梗组成。甘寒润肺之百合可除玉屏风散燥烈过亢之弊，桔梗可载诸药上行入手太阴肺经而开达肺气。诸药补散相宜，阴阳和顺，病邪自去。凡属习惯性感冒，感冒多次发汗，发汗过多，损伤卫阳，致表虚不固，常自汗出，感冒时作，数月不愈者，皆可以本方治之。

加减：若伴有慢性鼻炎而鼻塞不通者，可加辛夷；兼有头痛、身痛者，可加紫苏叶、羌活；见咳嗽吐白痰者，可加橘红、半夏、杏仁；兼心慌气短者，可加太子参、麦冬、五味子。

清热理脾散（方和谦方）

组成：炒白术80g，黄芪100g，防风23g，人参23g，山药80g，淫羊藿16g。

用法：将药共研细末过60目筛，冲服或装胶囊，成人每服5g，小儿酌减，开水冲服，21天为1个疗程。

功效：祛湿理脾清热。用于受凉后感冒，时常发作。

方解：在玉屏散方基础上加人参、山药增强益气健脾之力，以固后天之本；用淫羊藿、补肾阳以壮本；年长者肾气不足，肾阳渐衰，加鹿茸粉以加强壮阳补肾之力。诸药合用，健脾补肾，益气同表，先后天并治，对肺脾气虚、卫表不同之反复感冒，确可起到正复本固、御邪入侵的目的。

清肌退热汤（吉良晨方）

组成：葛根28g，柴胡24g，黄芩11g，生石膏60g，川芎13g，清半夏13g，金银花28g，大青叶28g，贯众13g，甘草13g，生姜5片为引。

用法：将药物先用水浸泡30分钟，再用大火煎5~10分钟，水煎两次，取药液150mL。每次服药50mL，每日2次以上。服药后饮热米粥助汗出，护胃保津。用量可根据病情、体质加减。

功效：适用于流行性感冒，体温≥39.5℃以上，症见持续高热，或微恶风寒，无汗或少汗，头痛，全身肌肉酸痛，恶心呕吐，烦躁面赤，咽红肿，舌红苔黄，脉浮数等。

方解：清肌退热汤出自《伤寒六书》。治疗流行性感冒之高热有较好的疗效，是理想的退热剂。方中葛根、川芎驱太阳之邪外出；柴胡发表解肌透达少阳之邪，配黄芩以增退热之功效。中医《本草汇言》云："清肌退热，柴胡最佳，然无黄芩不能凉肌达表。"石膏性味辛寒清气，为清气分要药；配金银花、大青叶、贯众以增解毒清热抗病毒之功。诸药合用，标本兼治，清热透表，表里双解，除三阳之邪，热退后不再回升。

解热合剂(叶景华方)

组成：荆芥10g，紫苏叶15g，四季青30g，鸭跖草30g，大青叶30g。

用法：每剂煎2汁。先用冷水将药物浸30分钟，煮沸后文火煎15~20分钟，每隔3~4小时服1汁。发热高者每日服药2剂，分4次服，服药后多饮水，一般服药得汗后发热即可渐退。

功效：解表清热。主治流行性感冒、上呼吸道炎症。症见恶风发热，无汗，咽痛，舌苔薄黄或薄白，舌尖红，脉浮数。

加减：鼻塞流涕多者，加辛夷6g，白芷6g；咳嗽者，加前胡10g，桔梗6g，牛蒡子10g；咽痛甚者，加射干10g，白花蛇舌草30g；泛恶呕吐者，加陈皮10g，制半夏10g。

疏风散邪散(王怀义方)

组成：人参、桔梗、柴胡、甘草、川芎、茯苓、枳壳、前胡、羌活、独活、荆芥穗、防风各3g。

用法：研为粗末，每日1剂，用水150mL，煎至100mL，温服。

功效：消肿散邪，疏风解表。适用于普通感冒、流行性感冒。

方解：流行性感冒为外感风寒湿邪，正气不足所致者，治则祛风除湿，佐以扶正益气。方中荆芥、防风、羌活、独活胜湿祛风，佐以前胡、桔梗、枳壳、茯苓化湿理气，人参扶正健脾，使以甘草调和诸药。与治疗气虚感冒的人参败毒散相较，本方多荆芥、防风二药，故本方疏散风寒外邪的作用稍强。

调和营卫汤(张学文方)

组成：芍药9g，桂枝9g，甘草6g，生姜4.5g，大枣12枚。

用法：水煎服，每日1剂，每日2次，文火慢煮，温服药液，药后啜热稀粥，温覆保暖，微汗遍身为宜。

功效：调和营卫，解肌发表。适用于外感风寒表虚证，症见汗出恶风，外感风寒，头痛发热，苔白不渴，鼻鸣干呕，脉浮缓或浮弱；以及杂病、病后、妊娠、产后等见时发热，受风寒，自汗出，属营卫不和者。现用于时常感冒见上述症状者。

方解：方中桂枝性味辛甘温，发表解肌，以散肌表之风寒；配芍药性味酸苦微寒，滋阴养液，并固其内在之营阴，防止发汗太过，作为臣药以和营。生姜散寒解表，助桂枝调卫，又可温胃和中以止呕。大枣益气补中，补脾生津，可以助白芍以和营血。炙甘草益气补中，与桂枝相配，则辛甘化阳，以加强解表之力；合芍药则酸甘化阴，以加强和营之功。这种配伍，表证用之，可提高解表和营卫之力；内伤杂病用之，则可化气和阴阳。因此本方既可用于表寒虚证，也可用于内伤杂病。

清热解毒饮(刘运耀方)

组成：连翘16g，金银花18g，蒲公英28g，大青叶28g，板蓝根28g，玄参16g，生石膏28g，黄芩11g，桔梗11g，葛根11g，鱼腥草16g，白芷11g，牛蒡子16g，蝉蜕11g，白僵蚕11g，甘草6g。

用法：将药物放入药锅内浸泡 30 分钟后，大火煮沸，小火煎 20 分钟，滤渣取汁 500mL，每剂药煎 2 次，共取药液 1000mL，分早、中、晚 3 次温服。年老体弱和儿童减半服用。药期间，禁食辛辣刺激之品，以清淡饮食为主，并多饮开水。

功效：本方适用于流行性感冒，即中医的风热感冒或温病的初期阶段，邪在卫分或血分之症。在冬春季发病，以发热、咽痛、头痛、周身酸痛为主症，有时寒战、痰多色黄、咳嗽，舌质红，舌苔薄黄，脉浮数或浮紧有力，体温在 38℃ 以上，临床化验：白细胞计数在正常范围。

方解：方中金银花、连翘、蒲公英、大青叶、板蓝根等具有解毒清热之功效，据中医药理均有抗病毒作用；生石膏、玄参、桔梗、白芷、葛根、黄芩、鱼腥草、牛蒡子等有利咽清热、止渴生津、解毒发汗之功效；配以蝉蜕、白僵蚕可有止痉息风功效，可防止热极生风的发生。

加减：咽喉肿痛者加山豆根 13g，射干 13g；肢体酸痛者加羌活 13g，独活 13g；伴有咳嗽、吐痰色黄者加炙百部 11g，桑白皮 16g。

祛湿清热方（卢化平方）

组成：佩兰 13g，藿香(后下)13g，厚朴 13g，紫苏叶(后下)13g，生薏苡仁 18g，大腹皮 13g，茵陈 11g，炒山楂 11g，炒麦芽 11g，炒神曲 11g，桔梗 13g，陈皮 13g，茯苓 18g，炒苍术 11g，炒枳壳 11g，六一散(包煎)18g，大黄炭(后下)2g。

用法：每日 1 剂，水煎服，分 2 次服。

功效：理脾祛湿清热。用于反复感冒。

方解：方中藿香、佩兰、紫苏叶、炒苍术芳香化湿解表，生薏苡仁、大腹皮、六一散健脾渗湿，厚朴、枳壳、陈皮、炒山楂、炒麦芽、炒神曲理气和胃消食，桔梗、陈皮、茯苓健脾理气化痰，茵陈清热利湿，大黄清热攻下，取吴又可"客邪贵乎早逐"、"逐去其邪"之意。全方具有化湿解表、清热宣肺止咳的作用。可用于感冒咳嗽、发热恶寒、鼻塞不通、流清鼻涕、头痛无汗、肢体酸困乏力等。

清热解毒汤（章庆云方）

组成：黄芩 11g，柴胡 16g，天花粉 16g，葛根 16g，金银花 16g，连翘 16g，板蓝根 16g，桔梗 13g，牛蒡子 13g，菊花 13g，薄荷(后下)6g，甘草 16g。

用法：水煎服，每日 1 剂，每日 2 次，早、晚各 1 次。

功效：解毒清热，疏风散表。用于治疗实证感冒之风热证、时常感冒等。主要症见发热、恶寒或寒热往来，头痛，咽干咽痛，周身不爽，鼻塞流涕，青苔薄白微黄，脉浮数。

方解：清热解毒汤以柴胡、天花粉、葛根退热和解；黄芩、金银花、连翘、板蓝根解毒清热，桔梗、牛蒡子、菊花、薄荷疏风宣肺解表，甘草补中调和诸药。

加减：鼻塞流涕不止者加苍耳子 16g，辛夷花 13g；头痛加川芎 13g，白芷 13g。若感冒初起，表现为风寒证者，酌减清解药物剂量，加羌活、防风、荆芥等辛温发散之药。发热重者，重用柴胡、葛根用量；咽痛重者加山豆根 16g，青果 13g；咳嗽加杏仁 13g，麦冬 13g。

柴卷甘露汤（章庆云方）

组成：银柴胡 10g，清豆卷 10g，羌活 5g，独活 5g，前胡 10g，甘露消毒丹 15～30g（包煎）。

用法：水煎服。

功效：解表疏风，清热解毒。主治发热而恶寒不甚、脉浮数或浮滑、苔薄微黄之流行性感冒属风热型者。

方解：本方银柴胡清化退热，清豆卷解表退热，羌活、独活发散风寒，前胡宣散风热，甘露消毒丹清热解毒。

牛氏经验方（牛忻群方）

组成：麻黄 15g，防风 10g，白芷 30g，川芎 10g，荆芥 20g，苍术 30g，百合 10g，款冬花 10g，厚朴 10g，紫苏梗 20g，杏仁 10g，桔梗 10g，紫苏子 10g，建曲 30g，紫菀 10g。

用法：每日 1 剂，水煎服，早、中、晚各服 1 煎。

功效：发汗解表，开宣肺气。用于流行性感冒。

辛凉透表方（高国平方）

组成：葛根 10～15g，生石膏 20～28g，淡竹叶 13g，白茅根 13g，连翘 13g，钩藤 13g，甘草 3g。

用法：水煎 1 大碗，每日 1 剂，频频冷服。

功效：清热解毒，辛凉透表。适用于流行性感冒。

方解：本方中葛根、生石膏、连翘透解邪热，疏达经气；淡竹叶、白茅根清泄邪热；钩藤和胃降逆；甘草扶助正气，和胃气，生津。使用以上方剂后，可使邪气得解，少阳得和，上焦得通，津液得下，胃气得和，有汗出热解之功效。

解表清热合剂（夏中伟方）

组成：紫苏子 16g，荆芥 13g，四季青 28g，鸭跖草 28g，大青叶 28g。

用法：每剂煎 2 次，先用冷水将药浸 30 分钟，煮沸后小火煎 20 分钟，每隔 3～4 小时服 1 次。发热高者 1 日服药 2 剂，分 4 次服。服药后多饮水，一般服药得汗后发热即可渐退。

功效：清热解表。适用于上呼吸道炎症、流行性感冒。症见恶风发热，无汗，咽痛，舌苔薄黄或薄白，舌尖红，脉浮数。

方解：方中紫苏子、荆芥辛温解表，辅以鸭跖草化痰止咳，大青叶、四季青清热解毒。诸药合用共奏辛温解表之功。

加减：咽痛甚者加射干 13g，白花蛇舌草 28g；泛恶呕吐者加陈皮 13g，制半夏 13g；鼻塞流涕多者加辛夷 6g，白芷 6g；咳嗽者加前胡 13g，桔梗 6g，牛蒡子 13g。

香羌饮（楼建国方）

组成：神曲 11g，香薷、羌活、杏仁、白芷、防风、麻黄、当归、橘络、枳壳各 6g，紫苏子 16g。

用法：水煎服，每日 1 剂，浓煎 1 小碗，睡前温服。服药期间忌鱼腥生冷油腻。

功效：宣肺祛湿，辛温散寒。本方适用于时常感冒后咳嗽不愈，咳虽响但痰少，痰白而黏，不易咳出，咽痒，咽痒甚时咳嗽亦剧，甚则影响睡眠，或伴有纳呆、胁痛，舌淡红，苔薄白，脉细弦。

方解：方中香薷、羌活性味辛温除湿；白芷、防风性味辛温祛风，宣散余邪；杏仁、紫苏子、枳壳宣肺降气；当归、橘络和畅肺络。全方共奏除湿化滞祛余邪之功效。

加减：咳嗽剧烈、夜不得眠者加麻黄6g，因于风热者加玄参6g，胃纳欠佳者加神曲11g。

解肌散寒汤加味（张介眉方）

组成：白芍9g，桂枝9g，炙甘草6g，生姜9g，大枣（擘）12枚，黄芪6g，知母18g，石膏48g，粳米18g。

用法：浸泡方药约30分钟，先用大火煎药至沸腾。再用小火煎煮30分钟。每日分3次温服。

功效：清里热，解肌散寒。适用于流行性感冒。

方解：解肌散寒汤中桂枝发汗解肌，兼益中补气；白芍敛汗益营，兼缓急补中，与桂枝相配，既发汗又止汗，发汗不伤津，止汗不恋邪；生姜助桂枝散寒解表，并调脾理胃；石膏、知母，清热生津；黄芪固表益气；粳米、大枣、甘草，益气补中，养胃生津，并制约知母、石膏苦寒伤胃气。

加减：若鼻塞者，加细辛、生姜、白芷、柴胡，以辛散通窍；若喷嚏者，加荆芥、防风、细辛、薄荷，以疏散风寒；若汗多者，加五味子、芡实、牡蛎，以固涩止汗；若咳嗽气喘者，加紫菀、款冬花、桑叶、菊花，以宣降肺气、止咳平喘等。

第十六章　慢性鼻炎

辛温通窍汤（张泽生方）

组成：桂枝 6g，麻黄 9g，杏仁 11g，黄芪 16g，白术 16g，防风 3g，辛夷 11g，薄荷（后下）11g，川芎 13g，生甘草 13g。

用法：用水浸泡方药约 30 分钟，然后用大火煎药至沸腾，再以小火煎煮 30 分钟，薄荷（后下）煎煮 15 分钟。温服，每日分 3 次服用。

功效：发散风寒，辛温通窍。用于鼻炎。

方解：辛温通窍汤中麻黄辛温散寒，通窍宣肺；桂枝通达经气，和利血脉；杏仁肃降肺气，开达鼻窍；黄芪固表益气；白术益气健脾；防风祛风固表；辛夷散寒开窍；薄荷辛凉通窍，兼防温热药伤阴；川芎行气理血开窍；生甘草和中益气，清利鼻窍，兼防辛散药伤气。

加减：鼻痒甚者，加荆芥、香薷、苍耳子，以疏风止痒；鼻塞甚者，加白芷、生姜、细辛，以辛温开窍通鼻；头痛者，加细辛、羌活，以温通止痛等。

温阳止涕汤（蔡福养方）

组成：制附子 15g，肉桂 10g，干姜 10g，细辛 3g，山药 15g，熟地黄 10g，鹿角霜 15g，茯苓 15g，泽泻 15g，苍耳子 10g，辛夷 10g，白芷 15g，鹅不食草 15g，炙甘草 6g。

用法：每日 1 剂，水煎服。

功效：温补脾肾，散寒止涕。主治慢性鼻炎。

加减：若鼻腔黏膜淡白或苍白，水肿甚者，加重温阳利水药用量；若鼻塞声重甚者，加重苍耳子、辛夷、白芷、鹅不食草之量；若清涕长流，不能自收者，合用桂枝汤。

滋液润燥汤（朱良春方）

组成：生地黄汁 80mL，百合 14g，麦冬 168g，半夏 24g，人参 9g，粳米 18g，大枣 12 枚，炙甘草 6g，苍耳子 8g，辛夷（后下）16g，白芷 28g，薄荷 2g。

用法：用水浸泡方药约 30 分钟，然后用武火煎药至沸腾，再以文火煎煮 30 分钟；薄荷、辛夷（后下）煎煮 20 分钟，温服，每日分 3 次服用。

功效：通达鼻窍，滋阴润燥。适用于单纯性鼻炎、萎缩性鼻炎。

方解：滋液润燥汤中百合滋阴清热；生地黄凉血清热，生津养阴；重用麦冬养阴生津，滋液润燥；人参生津益气；半夏开胃行津，调畅气机，降肺止逆，并制约滋补药壅滞；苍耳子、辛夷、白芷，辛温透达，芳香开窍；薄荷辛凉通窍，兼防辛温药伤津；粳米、大枣，补脾益胃，化生阴津；炙甘草益气缓急。

加减：阴虚甚者，加玄参、女贞子、玉竹，以滋补阴津；头痛者，加菊花、蔓荆子、葛根、柴胡，以开窍止痛；鼻塞不通者，加细辛、牛蒡子，以通达鼻窍；鼻出血者，加玄参、茜草、白茅根，以凉血止血等。

散寒止痛汤（路志正方）

组成：苍耳子 13g，辛夷 16g，金银花 28g，野菊花 18g，川芎 16g，川羌 13g，防风 13g，白芷 13g，石菖蒲 13g，黄芩 13g，细辛 3g，蔓荆子 13g，鱼腥草 18g，甘草 6g，薄荷（后下）6g。

用法：水煎服。每日 1 剂，每日早、晚各服 1 次。

功效：解毒清热，通窍散寒。用于感冒引起的鼻炎。

方解：自拟散寒止痛方中，辛夷、苍耳子通窍；金银花、野菊花、鱼腥草解毒清热，消炎抗菌；川羌、防风、细辛、蔓荆子祛风胜湿，止痛散寒；黄芩清泻肺热；川芎止痛活血，是治疗头痛圣药；白芷解热排脓，甘草补中调和诸药。全方疗效可靠、安全，无明显不良反应，对单纯性、变应性及干燥性鼻炎有良好疗效，对肥厚性鼻炎亦有一定疗效。

利湿通窍汤加味（张镜人方）

组成：苍耳子 16g，辛夷花 16g，白芷 18g，防风 16g，木通 16g，川芎 18g，细辛 13g，鹅不食草 18g，牡丹皮 16g，紫草 16g，连翘 18g，黄芩 13g，生姜 3 片，葱白（后下）3 条。

用法：水煎服。每日 1 剂，分 2 次服，早、晚各 1 次。

功效：疏风清热，宣肺益气，利湿通窍。适用于慢性肥厚性鼻炎。

方解：利湿通窍汤加味方中，辛夷花、苍耳子、鹅不食草、生姜、葱白散寒祛风通窍；白芷、木通、细辛、防风宣肺化饮，消肿排脓；木通、川芎、牡丹皮、紫草化瘀活血通络；黄芩、连翘清热利湿，泻火解毒，消痈散结。全方共奏宣肺散寒、祛风通络、解毒化瘀、消肿利湿之功，本方寒温并用，内外结合，可内服或外熏于鼻，见效快，疗效确切。

散寒止涕汤（张志坚方）

组成：肉桂 13g，制附子 16g，干姜 13g，细辛 3g，山药 16g，熟地黄 13g，鹿角霜 16g，茯苓 16g，泽泻 16g，苍耳子 13g，辛夷 13g，白芷 16g，鹅不食草 16g，炙甘草 6g。

用法：水煎服，每日 1 剂，每日分 3 次温服。

功效：散寒止涕，温补脾肾。适用于慢性鼻炎。

方解：本方是传统中药通宣理肺丸的改良剂型，具有抗菌、抗病毒、解热、镇痛、抗炎、缓解肺及支气管痉挛、镇咳、祛痰和平喘作用，可解表散寒、宣肺止咳，用于鼻炎、鼻塞不通、流清鼻涕、头痛无汗、肢体酸痛等。

加减：若鼻塞声重甚者加重苍耳子、辛夷、干姜、白芷、鹅不食草之量；若鼻腔黏膜淡白或苍白，水肿甚者加重温阳利水药用量；若清涕长流，不能自收者，合用桂枝汤。

发散风寒汤（汤益明方）

组成：白芍 13g，黄芪 11g，白术 13g，防风 8g，苍耳子 13g，辛夷花 13g，乌梅 13g，薏苡仁 11g，桃仁 13g，浙贝母 6g，芦根 16g，鱼腥草 16g，甘草 4g，大枣 13g。

用法：7 剂为 1 个疗程，水煎服，每日 1 剂。每日分 2 次温服。

功效：发散风寒，辛温通窍。适用于萎缩性鼻炎。

方解：发散风寒汤以黄芪、白术、防风、甘草、大枣固表益气；苍耳子、辛夷花祛风以开肺窍；桃仁、薏苡仁、浙贝母、芦根、鱼腥草化痰清肺以涤肺络；乌梅、白芍、五味子敛肺脱敏，消补兼施而获效。本方是慢性鼻炎急性发作的基本方药。

辛温通窍饮（刘燕池方）

组成：白芍 9g，桂枝 9g，生姜 9g，大枣 12 枚，黄芪 16g，白术 16g，防风 3g，辛夷 11g，薄荷（后下）11g，川芎 13g，生甘草 13g。

用法：用水浸泡方药约 30 分钟，然后用大火煎药至沸腾，再以小火煎煮 30 分钟，薄荷（后下）煎煮 15 分钟。每日分 3 次温服。

功效：益气散寒，辛温通窍。适用于慢性鼻炎。

方解：辛温通窍饮中桂枝散寒辛温，通达鼻窍；白芍收敛营阴，缓急止涕；生姜、防风助桂枝通窍散寒；黄芪固表益气；白术益气健脾；辛夷开窍散寒，薄荷辛凉通窍；川芎行气理血；大枣、生甘草和中益气，兼防辛散药伤气。

加减：若鼻痒甚者，加荆芥、苍耳子、以疏风止痒；若头痛者，加细辛、葱白、羌活，以辛散温通止痛；若鼻塞甚者，加白芷、细辛，以辛温开窍通鼻；若汗多者，加五味子、牡蛎，以敛阴止汗等。

益肺疏风汤（许增喜方）

组成：白术、白芍各 13g，黄芪 11g，防风 13g，桂枝 6g，茯苓 11g，桑白皮 13g，紫菀 13g，细辛 3g，辛夷 13g，苍耳子 13g，大枣 13g，甘草 4g。

用法：每日 1 剂，水煎服，每日 3 次温服。

功效：止咳平喘，温肺散寒。用于慢性鼻炎、肺炎等。

方解：方中白术、黄芪、辛夷行气解郁、活血止痛，防风、桂枝、桑白皮疏肝理气、清热祛湿，茯苓疏肝解郁，白芍柔肝而缓急止痛，细辛与紫菀、苍耳子相伍其疏肝解郁之功更显著。诸药伍用共奏疏肝解郁、行气活血、清热利湿之功效，用于治疗慢性鼻炎、咳嗽等疗效显著。

桃仁二白汤（奚肇庆方）

组成：黄芪 12g，白芍 10g，白术 10g，防风 8g，苍耳子 10g，辛夷花 10g，乌梅 10g，薏苡仁 12g，桃仁 10g，浙贝母 6g，芦根 15g，鱼腥草 15g，甘草 4g，大枣 10g。

用法：每日 1 剂，水煎服。7 剂为 1 个疗程。

功效：辛温通窍，发散风寒。主治萎缩性鼻炎。

方解：方中黄芪、白术、防风、甘草、大枣益气固表；苍耳子、辛夷花祛风以开肺窍；薏苡仁、桃仁、浙贝母、芦根、鱼腥草清肺化痰以涤肺络；乌梅、白芍、五味子敛肺脱敏，消补兼施而获效。本方是慢性鼻炎急性发作的基本方药。

风辛姜君汤（奚肇庆方）

组成：黄芪 12g，白术 10g，白芍 10g，防风 10g，桂枝 6g，茯苓 12g，桑白皮 10g，紫菀 10g，细辛 3g，辛夷 10g，苍耳子 10g，大枣 10g，甘草 4g。

用法：每日 1 剂，水煎服。

黄芪通窍汤（张良臣方）

组成：麻黄 9g，桂枝 6g，杏仁 12g，黄芪 15g，白术 15g，防风 3g，辛夷 12g，薄荷 12g，川芎 10g，生甘草 10g。

用法：先以水浸泡方药约 30 分钟，然后用大火煎药至沸腾，再以小火煎煮 30 分钟。薄荷后下，煎煮 15 分钟。温服。每日 1 剂，分 3 次服用。

功效：辛温通窍，发散风寒。用于鼻炎。

方解：方中麻黄辛温散寒，宣肺通窍；桂枝通达经气，和利血脉；杏仁肃降肺气，开达鼻窍；黄芪益气固表；白术健脾益气；防风祛风固表；辛夷开窍散寒；薄荷辛凉通窍，兼防温热药伤阴；川芎行气理血开窍；生甘草益气和中，清利鼻窍，兼防辛散药伤气。

加减：若鼻塞甚者，加白芷、细辛以辛温开窍通鼻；若鼻痒甚者，加荆芥、苍耳子以疏风止痒；若头痛者，加细辛、羌活以温通止痛等。

加减桂枝玉屏风汤（蒋中秋方）

组成：制附子 1~6g，桂枝 10g，生黄芪 15g，防风 6g，炒白术 15g，白芍 15g，细辛 3g，辛夷 6g，蝉蜕 6g，荜澄茄 15g，甘草 10g，姜、枣为引。

用法：每日 1 剂，水煎服。1 日服 1 次。1 个月为 1 个疗程。

功效：温阳固卫。主治慢性鼻炎。

加减：若受凉吹风易作者，加生黄芪、桑叶；鼻痒甚者，加地龙、徐长卿、凌霄花；清水涕多者，加乌梅、诃子、台乌药；鼻塞、下鼻甲水肿者，加石菖蒲；腰酸乏力者，加仙茅、淫羊藿、补骨脂；黏膜充血肿胀者，加茜草、墨旱莲。

通利鼻窍汤（尹通方）

组成：石菖蒲 18g，炒苍耳子 28g，藿香 13g，当归 16g，赤芍药 16g，川芎 13g，玄参 13g，甘草 6g。

用法：水煎服。每日 1 剂，分 2 次服。

功效：散结消肿，通利鼻窍。用于慢性鼻炎。

方解：方中赤芍药、当归、川芎、玄参化瘀活血，石菖蒲、藿香配合苍耳子通利鼻窍，甘草补中调和诸药，全方共奏化瘀活血、开窍祛湿之功效。

第十七章　慢性咽喉炎

利咽止痛汤（张子琳方）

组成：山豆根 4.5～6g，挂金灯 4.5～9g，嫩射干 3.0～4.5g，牛蒡子 4.5～9g，白桔梗 3～4.5g，生甘草 1.5～3.0g。

用法：将上药用清水 600mL 浸泡 30 分钟后煎，每剂煎 2 次，共取汁约 300mL，待药稍凉后分 2 次服用，以饭后 1～2 小时缓缓咽下为宜。

功效：化痰疏风，消肿利咽，清热解毒。适用于各种急性咽痛。

方解：利咽止痛汤适用于咽部各种急性感染（急性喉痹、乳蛾、喉痛、喉风、咽喉肿痛）。方以挂金灯、山豆根为主药，善清肺胃之热，为消喉肿、止喉痛之要药；辅以牛蒡子、射干散热疏风、利咽化痰；桔梗宣肺利咽，为手太阴之引经药，可引药力至病所而奏速效；配以甘草甘缓止痛利咽。

加减：大便干涩不爽者，酌加瓜蒌仁、火麻仁、芦根；肝经火旺者酌加冬桑叶、白菊花、生白芍；咽喉红肿甚者，酌加赤芍、牡丹皮。若遇恶寒发热，脉浮数，表邪重者，加荆芥、苍耳子、薄荷、蝉蜕；痰涎多，苔浊腻者，配加白僵蚕、川贝母、瓜蒌皮、地枯萝；身发高热，邪热炽盛者，酌加川黄连、黄芩、山栀子、连翘、金银花；口干舌红，苔少或剥，属阴虚火旺者，酌加生地黄、玄参、麦冬；热毒久蕴，脓成未溃者，酌加皂角刺、芙蓉花；唯见舌苔黏腻，痰多中满者，甘草以少用或不用为宜；便溏者射干、牛蒡子不宜多用。

泻火养阴汤（刘惠民方）

组成：连翘 5～13g，金银花 10～16g，山豆根 5～13g，栀子 5～10g，板蓝根 10～16g，锦灯笼 3～5g，牛膝 3～13g，青黛（包煎）3～13g，薄荷 3g，玄参 5～13g，甘草 3g。

用法：水煎服，每日 1 剂，每日分 2 次服，早、晚各 1 次。

功效：利咽清热，泻火养阴。适用于慢性咽炎。

方解：泻火养阴汤中金银花、连翘、山豆根、板蓝根、锦灯笼、青黛解毒清热，消肿利咽；栀子清热凉血，善清三焦之火热；玄参解毒清热，生津养阴；薄荷发散风热以利咽喉；牛膝功善苦泻下降，能引血下行，以降上炎之火；甘草解毒清热，调和诸药。诸药相伍，共奏泻火清热、利咽解毒之功，则三焦热之邪得尽而病瘥。

清热养阴汤（刘星元方）

组成：玄参 24g，生地黄 28g，麦冬 28g，黄芩 16g，板蓝根 45g，白芍 16g，牡丹皮 16g，蝉蜕 16g，薄荷 6g，甘草 6g，山豆根 16g，桔梗 9g，牛蒡子 16g，浙贝母 16g。

用法：水煎服，每日 2 次分服，每日 1 剂，病重者可日服 2 剂，急性咽炎、扁桃体炎一般 1～3 剂即愈；小儿或老年体弱者酌减剂量。

功效：清热养阴，消肿止痛，泻火解毒。适用于咽痛。

方解：方中玄参、生地黄、麦冬健脾益气，黄芩、板蓝根清热利湿，白芍、牡丹皮健脾益气，蝉蜕、山豆根祛风利湿，薄荷、浙贝母泻火生津，甘草调和诸药。全方共奏养阴清热、泻火解毒之效。

加减：若患者素体阴虚，起病较急骤，多属虚火上行，可加肉桂 2～3g，以引火归元；若属脾胃素虚，不耐寒凉者，亦可稍佐肉桂或干姜。

化生阴津方（姜春华方）

组成：半夏 24g，麦冬 168g，人参 9g，粳米 18g，大枣 12 枚，桔梗 9g，生甘草 18g。

用法：用水浸泡方药约 30 分钟，然后用大火煎药至沸腾，再以小火煎 30 分钟。温服，每日分 3 次服用。

功效：养阴益气，止痛利咽。适用于各种急性咽痛。

方解：化生阴津汤中重用麦冬生津养阴，润燥滋液；人参生津益气；粳米、大枣补益脾胃，化生阴津；半夏开胃行津，调畅气机，降肺止逆，并制约滋补药壅滞；桔梗宣肺止痛利咽；生甘草解毒清热，助桔梗利咽解毒。

加减：咽痛甚者，加牛蒡子、菊花、薄荷、赤芍，以清热解毒，缓急利咽；肿痛甚者，加牡丹皮、赤芍、当归、白芍，以凉血散瘀，消肿止痛；阴虚甚者，加玄参、玉竹、生地黄、天冬，以滋阴养阴；大便干结者，加大黄，以泻热通便等。

利咽消肿饮（刘绍勋方）

组成：金银花 13g，蒲公英 28g，野菊花 13g，紫花地丁 28g，天葵子 13g。

用法：水煎服，每日 2 剂，早、晚服。

功效：解毒清热，利咽消肿。适用于慢性咽炎。

方解：本方源于《医宗金鉴》五味消毒饮，为外科解毒清热的主要方剂之一。方中金银花、野菊花，清热解毒散结，金银花入肺胃，可解中上焦之热毒，野菊花入肝经，专清肝胆之火，二药相配，善清气分热结；蒲公英、紫花地丁均具清热解毒之功，为痈疮疔毒之要药；蒲公英兼能利水通淋，泻下焦之湿热，与紫花地丁相配，善清血分之热结；紫背天葵能入三焦，善除三焦之火。本方用于治疗咽喉疾病，属于痰火、邪热火毒者。

加减：有风热表证者加连翘、牛蒡子、淡竹叶、射干等，见风寒表证者加荆芥、葱白、防风，腺窝口分泌物多者加马勃、冬瓜仁，高热、口苦加黄芩、黄连、通草、桑叶。

解毒利咽汤（李玉奇方）

组成：防风 8g，荆芥 8g，白僵蚕 10g，牛蒡子 13g，赤芍 13g，桔梗 13g，黄芩 11g，生甘草 10g。

用法：水煎服，每日 1 剂，早、晚各服 1 次。

功效：清热疏风，解毒，止痛利咽。适用于慢性咽炎。

方解：解毒利咽汤中荆芥、防风疏散风邪，白僵蚕祛风清热，牛蒡子、桔梗、生甘草利咽解毒，赤芍散邪活血。以上药物配合使用，治疗急性咽炎取得较满意效果。

二参消炎汤（周仲瑛方）

组成：南沙参 12g，北沙参 12g，天冬 10g，麦冬 10g，桔梗 9g，生甘草 3g，泽漆 15g，山慈菇 15g，肿节风 20g，冬凌草 20g，木蝴蝶 5g，凤凰衣 8g，金果榄 6g，山豆根 6g，生蒲黄 10g（包煎），炙僵蚕 10g，龙葵 20g，重楼 15g。

用法：每日 1 剂，水煎服，早、晚各 1 次。

功效：散热消毒，散结消炎。主治慢性咽炎。

方解：方中南沙参、北沙参、天冬、麦冬清燥润肺滋阴；金果榄、山豆根、重楼清利咽喉，同时又清热毒之效；木蝴蝶、凤凰衣开音利咽；泽漆、山慈菇、肿节风、冬凌草、炙僵蚕、龙葵、生蒲黄芩药化瘀散结；桔梗利咽，同时为舟楫之使药，引诸药上行咽喉。其中，山豆根、重楼、泽漆、山慈菇、冬凌草、炙僵蚕、龙葵又有抗炎解毒之效。

养阴生津汤（张德超方）

组成：麦冬 11g，大生地黄 18g，生甘草 5g，玄参 13g，川贝母 9g，牡丹皮 9g，薄荷 6g，白芍 9g，大黄 6g，黄连 3g，黄芩 3g。

用法：用水浸泡方药约 30 分钟，然后用大火煎药至沸腾，再以小火煎煮 30 分钟。温服，每日分 3 次服用。每日 1 剂。

功效：生津滋阴，利咽清热。适用于咽喉肿痛。

方解：养阴生津汤中，生地黄生津养阴，清热凉血；玄参生津养阴，泻火解毒；麦冬清热生津养阴；牡丹皮清热凉血，消肿散瘀；白芍敛阴缓急，养血泻热；贝母清热润肺，散结化痰；薄荷辛凉轻散，疏利咽喉；大黄、黄连、黄芩，泻火清热，导热下行；生甘草泻火益气，利咽解毒。

加减：阴虚甚者，加熟地黄、南沙参、天冬，以滋养阴血；热毒甚者，加金银花、板蓝根、连翘，以清热解毒散结；燥热甚者，加石斛、百合、玉竹、石膏，以清热滋阴润燥等。

加味五味消毒饮（刘富官方）

组成：蒲公英 30g，金银花 10g，野菊花 10g，紫花地丁 30g，天葵子 10g。

用法：一般每日 2 剂，水煎服，分次服。

功效：清热解毒，利咽消肿。主治慢性咽炎。

加减：有风热表证者，加连翘、牛蒡子、淡竹叶、射干等；见风寒表证者，加荆芥、防风；腺窝口分泌物多者，加马勃、冬瓜仁；高热、口苦者，加黄芩、黄连、桑叶。

第十八章　咳嗽

生津润燥汤（刘赤选方）

组成：麦冬、天花粉、玉竹、冬桑叶、生白扁豆、杏仁、浙贝母各15g，北沙参28g，甘草6g。

用法：将药物浸泡30分钟，再用小火煎30分钟，每剂煎2次，将2次煎出药液混合，早、晚各服1次，每日1剂。

功效：清肺胃之热，滋肺胃之阴。用于长久咳嗽。

方解：生津润燥汤原为吴鞠通治疗"秋燥"肺胃阴伤之方剂。方中沙参、麦冬清肺养胃；玉竹、天花粉育津解渴；白扁豆、甘草培中益气；冬桑叶轻宣燥热；佐以杏仁、浙贝母助津化痰止咳，共奏清肺养胃、生津润燥之功。

加减：伴有外感者加葛根、连翘、生姜、白芷等，以解表邪。

自拟散寒止咬方（翟济生方）

组成：炙麻黄3g，炙甘草10g，黄芩10g，杏仁10g，苏子叶6g，桔梗10g，厚朴10g，鱼腥草16g，芥穗6g。

用法：水煎服。

功效：疏风散寒、解表止咳。用于咳嗽之风寒表证。症见寒热咳嗽、咽痒咽痛、咳呛频作、痰白不多、舌白苔、脉浮滑。

方解：麻黄辛、苦、温，归肺经，具有发汗、平喘、利水之效，能宣肺、开腠理、散风寒以解表证。黄芩味苦性寒而气薄，主入上焦，善清肺中火邪，治上焦湿热，疗膈上热疾，除胸中气逆；配以杏仁苦微温，具有苦泄降气，止咳平喘之功，一升一降，可增强清肺泄热之力，又有很好的泻肺、止咳作用。桔梗苦辛，归肺经，具有开宣肺气、祛痰的疗效，苏子降气消痰，止咳平喘，二药合用一宣一降，宣发肺气，清降逆气。气有余便是火，气降即火降，降火则气不上逆。厚朴辛温，能下气降逆，燥湿除满，鱼腥草辛、凉，归肺经，具有较强的清热解毒之功。二药并用，既加强了降气行痰的作用，又同奏清热化痰之功，善治肺失宣降，气滞上逆之证，临床多用于咳嗽、肺热者。芥穗辛微温，归肺经，善去风解表。风为六气之首，外感咳嗽以风为先导，有一分恶寒，即有一分表证。因此，全方中佐一味芥穗，以疏散风热，解表利咽。

按语：此方为翟氏宣解法常用方剂。麻黄被历代医家认为是治肺病之专药，辛温峻猛，用之得当效如桴鼓，用之失当，贻害匪浅。翟氏用此药时，一是炙用缓解其过度发汗之效；一是量少，配以甘草。甘草和麻黄配伍有缓和药性、增强药力的功效。

自拟脱敏汤（翟济生方）

组成：炙麻黄3～5g，炙甘草10g，黄芩10g，杏仁10g，紫草10g，蝉蜕10g，枇杷叶10g，桑叶6g，苏叶6g，牛蒡子10g。

用法：水煎服。

功效：化痰清热、脱敏止咳。用于遇冷、油烟及其他异味引起的咳嗽。症见发病突然，以呼气性呼吸困难为主，咽痒、咳嗽、少痰、胸闷甚至喘。

方解：炙麻黄能开宣肺气，散风寒而平喘，与杏仁、甘草配伍，即三拗汤，可增强平喘功效。甘草能润肺止咳，紫草甘、寒，有凉血解毒的功效，蝉蜕甘、寒，归肺、肝经以疏散风热，祛风解痉。苏叶辛、温，归肺经具有发表散寒、开宣肺气之功，临床常用其温中、定喘的功效。桑叶苦、甘、寒，归肺、肝经，具有清肺润燥，止咳清肝的功效。牛蒡子味辛苦而性凉，能升能降有散风利咽去痰之功效，现代药理研究发现其有较强的抑菌作用。枇杷叶苦、平，归肺、胃经，具有清肺化痰，下气止咳的作用；二药相伍，起协同作用，一个利咽，一个润肺，顺气消痰、止咳功著。

按语：此方为翟氏脱敏法常用方剂。翟氏常用紫草配蝉蜕，二药使用相须配对既可入肺化痰清热，又可加强脱敏作用，蝉蜕味咸而入血分，可搜血中之风，与紫草合用，引入血分，则增强祛风止痒作用。翟氏亦常用苏叶配桑叶，味薄轻清直达肺经，一散一开，一清一润，一寒一温，相辅相成，增强临床脱敏止咳疗效。

自拟滋阴润肺方（翟济生方）

组成：炙麻黄2g，炙甘草10g，玄参10g，牛蒡子10g，桑叶6g，枇杷叶10g，杏仁10g，青黛10g，麦冬10g，百合10g，五味子10g，沙参10g。

用法：水煎服。

功效：养阴生津、解毒利咽、润肺止咳。用于内伤咳嗽。症见久咳不愈，咽干喉痒，少痰，咳痰不利，口渴易汗。

方解：桑叶苦甘而寒，轻清发散；杏仁甘苦微温，能降气润燥，利肺止咳。两药同用，一取质轻以宣肺散邪，一取质润以降气止咳，一宣一降，以调节肺气，为轻宣润肺之佳品。玄参、牛蒡子皆有清热解毒、利咽消肿之功。然玄参咸寒质润多液，能滋阴降火；牛蒡子辛苦性寒，能疏散风热，二药合用既有养阴生津的作用，又有解毒利咽的功效。五味子配麦冬：五味子性温，偏于敛肺益肾；麦冬味甘性润，擅长润燥清肺，二药配伍酸甘化阴，化生阴津，濡润脏腑。沙参与麦冬同为养阴生津之品，性味归经也相仿，二药合用，相须配对，具有清肺养阴生津止咳的良好作用。百合甘寒凉润，主入心、肺二经，功专润肺止咳具敛肺之力；枇杷叶性味苦凉，擅入肺胃而下气降逆，并有润肺之功。二药配对，润肺之中有滋肾之力，无论阴伤肺燥，或者肺肾阴虚，均可选用。

按语：此方为翟氏复肺阴法常用方剂。应用本方主要根据两点：一是表邪未尽，病史漫长，有反复感受外邪的病史，咽痒即是表邪仍存的依据，这是翟氏几十年来的临床经验总结；二是伤阴，久病伤阴，肺为娇脏，伤其久必损阴，临床上面色潮红，夜间咳喘甚，舌红少苔是伤阴之象，故而处方用药突出了祛邪扶阴之法。

自拟助肾益肺方（翟济生方）

组成：桂枝 10g，白芍 10g，生白果 10g，补骨脂 10g，核桃仁 10g，葶苈子 10g，半夏 10g，车前子 10g，化橘红 10g。

用法：水煎服。

功效：补肾健脾、化痰止咳。用于咳喘证缓解期。

方解：桂枝、白芍伍用，出自张仲景《伤寒论》桂枝汤，意在治疗风寒表虚证。桂枝色赤，入于血分，可通血脉；白芍善走阴分，能益阴护里，两者相合，一阴一阳，共奏通调血脉、振奋中阳之意；补骨脂配核桃仁：补骨脂辛、苦、温，具有补肾温脾的作用，因本品气温味苦，既能强肾逐寒，又可纳气归元，止咳平喘；核桃仁味甘、性温，如肺、肾经。既能温补肾火，又可补气养血，敛气定喘，还可温肺润肠。二药伍用，一肺一肾，金水相滋，敛肺纳气，是翟氏最为得意的止咳平喘妙药。葶苈子味辛、苦、性寒，本品辛散开壅，苦寒沉降，能泻肺气壅滞而去痰平喘，肃降肺气，通调水道而利水肿；车前子味甘、性寒，有利水通淋、渗湿止泻、去痰止咳的作用。二药相伍，对呼吸道黏膜的充血、水肿有很好的修复作用。白果性平，味甘、苦、涩，归肺经，具有宣肺平喘、收涩止咳作用。半夏配化橘红：半夏味辛，性温，如肺、胃经，本品具有辛散降逆、温化痰饮，为和胃降逆化痰之要药。化橘红味苦、涩、性温，归脾肺经。本品辛散苦降，其性温和，为脾、肺气分之药，既能导滞化痰、止咳平喘，又能健脾和胃，二药均入脾经，合参互用，相互促进，增强健脾化痰作用，气机通畅，肺胃之气升降适宜，咳嗽自除。

加减：胸闷、气短加栝蒌、薤白；尿频、怕冷加紫石英、刺猬皮；喘不能卧加炙麻黄、苏子、海浮石。

按语：此方为翟氏纳肾气法常用方剂。翟氏十分重视健脾纳气，以助肾益肺达到治咳的目的。同时，久咳者以冬病夏治最宜。翟氏在数十年的治咳中体会到：由于表邪咳嗽，反复发作，治疗不彻底日久伤肺，肺之清肃乏力终至脾肾衰竭。因此治疗阴虚咳嗽，最重要的是保护肺、脾、肾的功能，以扶正气。而选用桂枝、白芍取之桂枝温中散寒，白芍养血敛阴，二药合用温中补虚。现代药理研究认为桂枝有调解全身功能，促进血液循环，健脾助消化，抑菌解毒的功效；白芍苷具有缓解平滑肌痉挛的作用。

疏表止嗽汤（王季儒方）

组成：桑叶 10g，菊花 10g，杏仁 9g，炙白前 9g，炙前胡 9g，广橘皮 6g，荆芥 5g，竹茹 12g，枇杷叶 12g，连翘 12g，甘草 3g。

用法：水煎服。

功效：解表散寒、清里肃肺。用于咳嗽之风寒表证。症见咳嗽痰白，恶寒发热，舌苔薄白，脉浮紧。

方解：本方桑叶、菊花、荆芥解表以散邪；杏仁、枇杷叶、炙前胡、炙白前、广橘皮降逆化痰以止嗽；竹茹清胃以化痰；连翘清热以消炎。

加减：如表寒郁闭较重者加苏叶 5g；如咳痰稀白加清半夏 9g，云茯苓 12g；如痰不易出是为肺燥，加款冬花 12g，或加梨膏 30g，化入汤药中。

按语：凡感冒后引起咳嗽者，必须以解表为先，本方解表散寒，消炎化痰止嗽，适用于风寒表证之咳嗽。

益肺化痰汤（王季儒方）

组成：款冬花 10g，紫菀 10g，炙前胡 9g，炙白前 10g，炙枇杷叶 12g，百部 9g，南沙参 12g，川贝母 9g，甘草 3g。

用法：水煎服。

功效：润肺清热、化痰止咳。用于表邪已解，咳嗽不止。或咳久肺虚气短乏力。

方解：用南沙参养阴滋肺，用百部、紫菀、款冬花润肺化痰止咳，用川贝母、枇杷叶清肺化痰，润燥止咳，用白前、前胡以降气化痰，平喘止咳。

加减：治表解而咳不止者，或少加桑叶以搜余邪。如久咳不止，可加五味子 5g 或罂粟壳等以敛肺气。但古人用五味子止咳必加细辛或干姜少许，俾一散一收，遮无留邪之弊。

按语：本方皆温润益肺之品，对于肺燥咳嗽及久咳伤肺者尤为适宜。

二陈汤加减（王季儒方）

组成：清半夏 10g，化橘红 8g，云茯苓 12g，桑白皮 9g，白术 10g，海浮石 10g，款冬花 12g，百部 9g。

用法：水煎服。

功效：祛湿化痰、行水止嗽。用于咳嗽之湿痰犯肺证。症见咳嗽痰多，胸闷气短，倦怠乏力，舌苔白腻，脉濡滑。

方解：二陈汤为理脾胃化湿痰之专药。加白术健脾以祛湿，桑白皮泄肺以行水，海浮石、款冬花、百部化痰止嗽，用以治湿痰犯肺之咳嗽，尚属合宜。

按语：本方为二陈汤加味，加健脾化湿之品以杜生痰之源，加化痰泻肺之品以肃贮痰之器，当属痰湿犯肺正治之方。

降气化痰汤（王季儒方）

组成：杏仁 10g，苏子 9g，栝蒌 30g，川楝子 6g，延胡索 9g，龙胆草 6g，代赭石 9g，旋覆花 9g，石斛 12g，甘草 3g，枳壳 5g。

用法：水煎服。

功效：清肝泻火、降逆止咳。用于咳嗽证属肝火犯肺者，症见气逆咳嗽，咳则胁下作痛，面红咽干。

方解：肝火犯肺之咳嗽必须降气平肝以止咳。杏仁、苏子降气止咳，栝蒌、枳壳宽胸化痰，旋覆花、代赭石、川楝子、延胡索平肝止痛，龙胆草清肝热，石斛养肝阴，甘草缓肝急。全方合用共奏清肝泻火、止咳降逆之效。

宣肺止咳饮（祝谌予方）

组成：钩藤，薄荷，桑叶，菊花，前胡，白前，桔梗，杏仁，桑白皮，炙紫菀，甘草。

用法：水煎服。

功效：宣肺止咳。用于外感咳嗽之表证。症见寒热咳嗽、咽痒咽痛、咳呛频作、痰白不多、舌白苔、脉浮滑。

方解：此方乃桑菊饮与止嗽散之合方。方中薄荷、桑叶、菊花疏风清热，宣肺止咳；

前胡、白前、桔梗、杏仁、桑白皮、紫菀化痰止咳；甘草祛痰止咳。加钩藤以清热凉肝，并防备表热入里。

加减：痰多加厚朴、陈皮，咽喉肿痛加金银花、连翘，头身痛加荆芥，防风，痰黄加鱼腥草、黄芩。

按语：咳嗽多由外邪引起。六淫袭入，风为先导，皮毛先受，是谓表证。皮毛应肺，故多见寒热咳嗽等症。此时当用宣法，宣者，宣解、宣散、宣透也，即用之以宣发在表在肺之邪，则肺气畅达，咳嗽遂止。

五子定喘汤加味（祝谌予方）

组成：苏子，莱菔子，白芥子，葶苈子，杏仁，半夏，茯苓，前胡，旋覆花。

用法：水煎服。

功效：降气化痰、止咳平喘。用于外感咳嗽之表证已除，咳逆未止。症见咳嗽，肺胀胸满、咳嗽多痰、气急上涌、咳呛频作、脉弦滑有力。

方解：本方以苏子、白芥子、莱菔子为主药。三味即三子养亲汤，具有降气化痰、利气散结、止咳平喘的功效。用于咳喘胸闷、痰多等症，正合本方主证。以前胡，旋覆花为辅，降气化痰，止咳平喘；用杏仁宣肺止咳，葶苈子除胸中痰饮，半夏燥湿化痰，茯苓健脾，共为佐使。

加减：若内有停饮，咳喘气逆亦用苓桂术甘汤之属温阳化饮、平冲降逆。

按语：本方为祝老应用降法治疗咳喘的代表方。邪袭肺卫，经用宣法，多可邪解咳平。但亦有表证已除，咳逆未止，甚则见肺胀胸满等症，此时宜用降法，以使上逆之肺气得以清肃下降，咳逆自出。

升陷汤加味（祝谌予方）

组成：生黄芪18g，知母9g，柴胡4.5g，桔梗4.5g，升麻3g，沙参4.5g，麦冬4.5g，五味子4.5g，桑皮4.5g，枇杷叶4.5g。

用法：水煎服。

功效：益气养阴、生津润肺。用于咳嗽之气阴两伤证。症见久咳不已，耗气伤津，燥咳无痰，甚则伤及血络而见痰带血丝，咽喉干痛，兼乏力神疲、气短不续，便干尿赤，胸胁刺痛，舌红，脉细数。

方解：咳嗽日久，耗气伤津，必致气阴两伤，治以益气养阴，兼祛余邪。本方用黄芪健脾益气，沙参滋养肺阴，共为君药。用麦冬、五味子滋阴敛肺，以助君药益气养阴，共为臣药。用知母滋阴润肺，桔梗化痰止咳，枇杷叶、桑白皮清泻肺热、止咳平喘，柴胡、升麻清解余热，且可升举胸中大气，共为佐药。

按语：久咳不已，耗气伤津，宜用润法，滋肺胃之津液，清肺肝之邪火。祝老常用沙参麦冬汤、桑杏汤、清燥救肺汤等随证情轻重投之。可加川贝母、枇杷叶、黛蛤散等润燥化痰之品。若兼乏力神疲、气短不续是属气阴两伤，祝老喜用此方益气养阴，生津润肺。亦有肝强肺燥、木火刑金之咳嗽，症见咳嗽气逆、口咽干燥、心烦易怒、胸胁刺痛、舌红脉弦数，常用丹栀逍遥散加桑皮、地骨皮、沙参、麦冬、枇杷叶等清金制木，润肺宁嗽。

麦味地黄丸加味（祝谌予方）

组成：麦冬，五味子，熟地黄，山茱萸（制），牡丹皮，山药，茯苓，泽泻，生白果，益智仁，诃子肉，乌梅。

用法：水煎服。

功效：敛肺肾耗散之真气，纳气归元。用于咳嗽之肺肾亏虚证。症见咳嗽日久，咳而无力，短气不足以息，劳则加剧，伴头晕心悸，腰酸膝软，咳则遗尿，舌淡，脉沉细。

方解：本方即麦味地黄丸加生白果、益智仁、诃子、乌梅而成。其中麦味地黄丸出自《寿世保元》，原名八仙长寿丸，具有滋补肺肾的功用，是治疗肺肾阴虚咳喘之名方。方中熟地黄甘补微温，善滋阴补肾、填精益髓，故重用为君药。酒萸肉酸甘微温补敛，善补益肝肾、收敛固涩；山药甘补涩敛性平，善养阴益气、补脾肺肾、敛纳肺气；麦冬甘微苦微寒，善清养肺胃之阴而生津止渴；五味子酸收甘补而温，善滋肾阴、益肺气、生津止汗。四药相配，既助君药滋养肾阴，又养肺阴、益肺气、止汗，故共为臣药。牡丹皮辛散苦泄微寒，善清热凉血、退虚热，制山茱萸之温涩；茯苓甘补淡渗性平，善健脾、渗利水湿，助山药健脾益肾而不留湿；泽泻甘淡渗利性寒，善泄相火、渗利湿浊，防熟地滋腻生湿。故三药合为佐药。加乌梅、诃子、白果以敛肺止咳平喘，加益智仁以温补脾肾八。全方配伍，补中兼敛，取标本兼顾之意，共奏滋肾养肺之功。

按语：咳嗽久治不愈，致肺气亏损，金不生水，肾气不固，摄纳无权，而现肺肾亏虚之证，治当敛肺补肾。此时宜用收法，收敛肺肾耗散之真气，纳气归元。常用百合固金汤、麦味地黄丸加生味养肺肾之阴以补敛耗散之气。若虚极欲脱者可用独参汤，急挽其气。

辛温润肺汤（郭士魁方）

组成：白芍18g，桂枝13g，桔梗6g，橘红11g，荆芥9g，炙紫菀13g，炙百部16g，炙麻黄9g，杏仁13g，木蝴蝶11g，炙甘草6g，生姜3片。

用法：水煎前用冷水浸泡30分钟，煮沸后用小火再煎15分钟即可，分2次温服，每日1剂。忌生冷、油腻。

功效：辛温润肺，利咽止咳，宣散外邪。用于久咳。

为解：辛温润肺汤中麻黄、杏仁和甘草乃三拗汤，可疏散外邪，益肺利咽止咳；桂枝汤则外能解肌和营，内能化气调阴阳，从整体上调节机体功能；且桂枝性味辛温助阳，对寒证咳嗽疗效极好；白芍、甘草酸甘化阴，舒缓肺气；加桔梗、百部、紫菀、橘红开宣肺气，止咳化痰；荆芥解表发汗，木蝴蝶利咽宣肺。诸药合用，辛温润肺，宣散外邪，利咽止咳，对外感干咳颇有效验。

加减：咳引胸痛加郁金13g，桃仁5g；气紧呛咳、胸闷，加川厚朴13g，旋覆花（包煎）13g；舌红苔黄，加桑叶、连翘各13g。病久咽干明显，加北沙参11g，五味子6g；夜间咳甚，加当归16g；咳则汗出，加黄芪16g，太子参13g；久咳，加仙鹤草28g；声嘶、频咳，加枇杷叶13g，蝉蜕13g。

宁嗽饮（董漱六方）

组成：麻黄4.5g（后下），荆芥9g，前胡6g，杏仁9g，浙贝母9g，桔梗4.5g，炒竹茹

4.5g。

用法：先用水浸泡药物(麻黄除外)约 30 分钟，再加水少许，煎沸 10 分钟左右，再加入麻黄煎 5~8 分钟，头煎取汁大半碗(120~150mL)，接着加水适量熬第二煎，取汁半碗(80~100mL)，将两煎药液混合，备用。每日 1 剂，按年龄可分 3~5 次服完。

功效：宣表达邪，清肺和胃。用于久咳不止。

方解：方中麻黄、荆芥、前胡疏表达邪；杏仁、浙贝母、陈皮理气化痰；紫菀、桔梗、甘草宣肺止嗽；枳壳、竹茹清热和胃。诸药合用，使邪去痰消，肺清胃和，咳嗽自平。

加减：如口渴心烦，加石膏 15g，桑白皮 9g，麻黄改用炙麻黄；如咽红、乳蛾肿痛，加牛蒡子 9g，连翘 9g，麻黄改用蜜炙麻黄；如小便黄、夜寐不安，加茯苓 9g，通草 5g；如纳差、便闭，加六曲 12g，砂仁 3g，枳壳改用枳实；如痰多作呕，加半夏 6g，胆南星 4.5g；如腹胀便结，加炙鸡内金 15g，煨葛根 9g；如惊惕少寐，加钩藤 9g，灯心草 1.5g；如呕吐乳食，加炒麦芽 9g，连皮生姜 2 片。

降气化痰汤(陈景河方)

组成：鱼腥草(后下)16g，金荞麦 18g，白花蛇舌草 18g，天浆壳 11g，化橘红 6g，苍耳子、枇杷叶(去毛，包)各 13g，生甘草 5g。

用法：水煎服，每日 1 剂，每日分 3 次温服。

功效：适用于支气管炎、风热流感，肺炎久咳而偏于痰热者。有清肺、化痰、定咳退热之效。尤对风温(肺炎)咳嗽、发热、痰多、痰黏稠或黄脓痰、苔微黄、口渴欲饮、脉数者有速效。

方解：降气化痰汤是自拟止咳效方，对痰热入肺之久咳、痰多，或痰黏阻滞、咳唾不爽之证，较为合拍。方中金荞麦性味甘寒，略苦涩，可解毒清热，清化热痰，祛瘀活血，与鱼腥草配伍，清化痰热而利湿，痰消则久咳自止；白花蛇舌草清热化痰，而分利湿热；天浆壳味咸性平，能化痰软坚而止咳平喘；枇杷叶微苦辛，清肺和胃，降气化痰，气下则火降痰顺；苍耳子祛湿升阳通督脉；橘红化痰；甘草止咳润肺而调和诸药。全方共奏清肺降气、止咳化痰之功效。

加减：腮肿目赤，高热咽喉肿痛，加蝉衣、僵蚕；恶寒者加炙麻黄 3g；高热便秘者加牛蒡子或生大黄、乌柏；咳喘甚者加葶苈子、桑白皮。

疏散风寒散加减(江尔逊方)

组成：制半夏 13g，旋覆花 13g，麻黄 13g，白芍 11g，生甘草 5g，杏仁 13g，白芥子 13g，桔梗 13g，前胡 13g。

用法：每日 1 剂，水煎服，每日分早、晚 2 次服用。

功效：适用于肺气不宣，外感风寒，咳嗽咽痒，痰少难咳，缠绵不愈之证。

方解：疏散风寒散为四川名医江尔逊老先生的经验方。方中旋覆花味辛，辛者能散能横行，而能宣散肺气达于皮毛，而诸花皆升，旋覆花独降，肃肺降气，豁痰蠲饮，一宣一降，恢复肺适用于节之权，白芍配甘草为"芍药甘草汤"，酸甘化阴，能滋肺养津，舒缓肺气而解除支气管平滑肌的痉挛，此三味为方中不可挪移之品。随症合用六安煎(二陈汤加杏仁、白芥子)和桔梗甘草汤，共奏疏散风寒、肃肺化痰之功。

加减：发热、恶风、自汗，加桂枝、厚朴；久咳不止，加百部、紫菀、枇杷叶；体虚、易感冒，加黄芪、白术；如乍寒乍热，加柴胡、木贝龙、黄芩；高热气喘，加麻黄、生石膏；发热、咽痛，加金银花、板蓝根、连翘、射干；痰多黏稠，加浙贝母、半夏、瓜蒌仁；哮喘、痰鸣，加紫苏子、葶苈子；痰涎清稀、头眩、心下满，加桂枝、白术；脾虚、食少或便溏，加党参、白术。

清肺定咳汤（朱良春方）

组成：金荞麦20g，鱼腥草15g（后下），白花蛇舌草20g，天浆壳12g，化橘红6g，苍耳子10g，枇杷叶10g（去毛，包），生甘草5g。

用法：每日1剂，水煎服。

功效：清肺化痰，定咳退热。主治风热流感，支气管炎、肺炎久咳而偏于痰热者，尤对风温（肺炎）咳嗽、痰多、发热、痰黏稠或黄脓痰、口渴欲饮、苔微黄、脉数者有速效。

方解：本方是朱良春老中医自拟止咳效方，对痰热蕴肺之久咳、痰多或痰黏阻滞、咳唾不爽之证最为合拍。方中金荞麦性味甘寒、苦涩，可清热解毒、清化热痰、活血祛瘀，与鱼腥草配伍，清化痰热而利湿，痰消则久咳自止；白花蛇舌草清化痰热而分利湿热；天浆壳味咸性平，能软坚化痰而止咳平喘；枇杷叶微苦、辛，清肺和胃，降气化痰，气下则火降痰顺；苍耳子祛湿升阳通督脉；橘红化痰；甘草润肺止咳而调和诸药。全方共奏祛湿清肺、化痰止咳之功效。

加减：高热咽喉肿痛、腮肿目赤者，加蝉蜕、僵蚕；恶寒者，加炙麻黄3g；高热便秘者，加牛蒡子或生大黄；咳喘甚者，加葶苈子、桑白皮。

自拟辛润理肺汤（丁光迪方）

组成：带节麻黄4g，带皮杏仁去尖10g，炙甘草6g，桔梗5g，佛耳草1g，橘红（包煎）5g，当归1g，干姜4g，生姜1片。

用法：水煎服。先服3~5剂，见效时往往微有痰、咳爽。继服之，必逐渐而愈。

功效：辛温散寒，润燥、益气、止咳。用于凉燥咳嗽。症见秋凉病作，见暖自减；干咳无痰，见痰咳爽，咳甚遗尿，咳与尿俱出，舌苔薄净，无化燥之象，脉来细弦，并不见数。

方解：方中用三拗桔橘姜之辛散，宣肺利咽喉；干姜、甘草煦肺益气，使气化得以下及；当归、佛耳草辛润下气，协诸药以理肺止咳。

加减：如喉中燥痒为甚，以数咳不止者，为凉燥郁于清窍，并非有火，加炒荆芥5g，枇杷叶10g（去毛，包）；症仍不减者，加重当归用量；如咳声呛急者，加生甘草3g，甘以缓之。小便遗多，为肺气不能下及，加五味子10粒，合甘草、干姜益肺气而摄下焦。咳引胸痛，是肺气被郁、气络失和，加广郁金10g，桃仁泥10g。兼见咯血者，咳震络伤，加荆芥炭5g，郁金粉10g，分2次调服；咳而有痰，为肺气畅达，病情转机之象，并非湿胜，一般不必加药；或痰多者，加姜半夏5g。

按语：本方为三拗汤加味，全方辛以散之，润以降之；外散秋凉，内润肺气。药本辛温疏散，但伍以守敛，则散不过猛；辛温唯恐过燥，参以甘润下降，亦即无妨。药似平淡，但合成有制之师，疗效亦佳。

清肺养阴止咳汤（丁光迪方）

组成：冬桑叶 10g，薄荷 5g（后入），桔梗 5g，甘草 5g，杏仁 10g（去皮尖打），黑山栀 10g，淡豆豉 10g，生地 10g，百合 15g。

用法：水煎，鸡子黄 1 个，冲入药汁服。另外每晨用豆浆冲服新鲜鸡蛋 1 个。

功效：辛凉解表，养阴生津止咳。用于外感咳嗽。发病多在入冬及初春，症见干咳无痰，咳甚则咯血，色鲜，或吐涎唾，或少量痰中夹血。嗌干喜润，舌面干灼，小便赤涩，自感身热，但不恶寒，发热亦不甚。舌心芃剥，如鸡心舌，质红欠润，脉滑。

方解：方中桑薄桔甘杏仁，伍以栀豉，辛凉解表，兼散郁热；生地百合，养阴润肺，清降止咳。豆豉与生地同用，从阴中透出伏温；合而用之，轻灵解表，不碍其里，清养阴津，亦不敛邪，屡见功效。

加减：如咳甚声急者，为肺有郁热，加黄芩、枇杷叶各 10g；咳甚咯血多者，为咳震络伤，加白茆花 10g，藕汁半杯另服；如嗌干，舌心干灼较甚者，为心肾阴伤，虚火上炎，加炙甘草 3g，玄参 1g；用甘草粉蜜汤尤伤（粉用糯米挂粉），小量频饮；如心烦少寐，梦遗频者，为心肾两伤，加麦冬 10g，盐柏 10g；如药后身热解，为邪已透达，先去黑山栀、豆豉；干咳减，再去薄荷。

按语：两感咳嗽，是指既有时温外感，又有伏温内伤阴分，表里交相为患所致的咳嗽。此病多发于入冬、春初两季，病前大都有困倦身痛见症。本方辛凉解表，清养阴津，是不可多得的治疗外感咳嗽的验方。

加减清燥救肺汤（焦树德方）

组成：桑叶 9g，生石膏 24g（先煎），党参 9g，南沙参 6g，麦冬 6g，杏仁 9g，火麻仁 9g，炙甘草 5g，蜜紫菀 12g，蜜枇杷叶 10g，全栝蒌 25g，炒苏子 9g，鸭梨皮 1 个。

用法：水煎服。

功效：轻宣达表、清肺润燥。用于咳嗽之温燥伤肺证。其特点是干咳无痰，口鼻干燥，喉痒音嘎，甚可痰中带血，口渴脉涩或虚数。

方解：方中用党参、甘草甘温而补气，润肺化痰，气壮火自消，是用少火生气之法。佐以石膏、麦冬、阿胶、火麻仁辈，使清肃令行，而壮火亦从气化也。佐以杏仁、枇杷叶之苦以降气。紫菀、苏子、鸭梨皮润肺下气，消痰止咳。栝蒌清热涤痰，宽胸散结。

加减：治疗肺结核咳嗽久久不愈，干咳少痰，痰中带血丝者，可用清燥救肺汤加百部 9g，生藕节 30g，白及 6~9g，炒苏子 9g，川贝母 6~9g，苓贝秋梨膏 2 匙（分冲）；有低热，可在原方基础上加秦艽 10~18g，地骨皮 9~12g，白薇 9g，百部 9g；盗汗严重者可再加煅龙牡各 30g（先煎）。

按语：本方可以用于治疗急慢性支气管炎和肺结核早期咳嗽少痰，证属肺燥伤肺者，经焦树德老先生多年临床验证，确实有效。沙参麦冬汤（沙参、麦冬、玉竹、桑叶、生扁豆、天花粉、生甘草）也用于治肺燥咳嗽，但适用于肺胃阴伤，燥邪偏重者。清燥救肺汤偏用于燥邪伤沛，燥热偏重，肺气受损者。前者润燥养胃之力大，补气之力小；后者清热、补气、降逆力大，生津润燥之力不如前者。桑杏汤（桑叶、浙贝、豆豉、栀皮、杏仁、沙参、梨皮）也用于肺燥咳嗽，但桑杏汤轻宣解表之力偏大，润肺降气之力偏小，且无补肺救肺之力，适用于燥邪伤肺，初起表证重而燥邪较轻者。

清咽利肺饮（赵清理方）

组成：麦冬13g，北沙参13g，苦桔梗13g，丝瓜络6g，板蓝根13g，生、炙甘草各5g，玉竹13g，马勃5g，玄参6g，生地黄13g，薄荷5g，连翘13g，茯苓13g。

用法：7剂为1个疗程，每日1剂，水煎服，每日分2次服。

功效：清热养阴，利咽止咳。用于久咳不止。

方解：清咽利肺饮中用沙参、麦冬益胃补气；玄参、生地黄增液生津；连翘、板蓝根解毒清热；马勃、薄荷、丝瓜络利肺清咽；生甘草、桔梗相配组成桔梗汤宣肺解毒，泻火利咽，治疗咽喉之疾；炙甘草健运补中，调和诸药而收功。

杏苏散化裁方（方和谦方）

组成：紫苏梗6g，桔梗10g，杏仁10g，前胡10g，陈皮10g，法半夏10g，茯苓12g，炙甘草10g，薄荷5g（后下），炙桑白皮12g，炙紫菀10g，白前10g，炙百部10g，荆芥5g，酒黄芩3g。

用法：每日1剂，水煎服。

功效：宣肺润燥，止咳利咽。用于秋季受凉久咳。

方解：方中荆芥解表，甘草、桔梗上开肺气，杏仁、前胡下降肺气，肺得清肃，喉塞即可宣通，咳嗽亦可止；陈皮、半夏、茯苓合酒黄芩清化热痰，薄荷配炙桑白皮清肺热而化痰止咳，再加入炙紫菀、白前、炙百部等止咳化痰之品，使肺气得以宣降，黄痰可以祛除，咳嗽得以痊愈。

宣肺通窍汤（夏锦堂方）

组成：杏仁、半夏、红花、茯苓各13g，炙麻黄3g，射干、刺蒺藜、前胡、苍耳子、蝉蜕、僵蚕、枇杷叶各16g，板蓝根18g。

用法：水煎服，每日1剂，每日分3次服，3日为1个疗程。

功效：化瘀利咽止咳，祛风宣肺通窍。用于各种咳嗽。

方解：宣肺通窍汤中麻黄、杏仁、前胡宣肺止咳化痰，苍耳子通肺利窍，刺蒺藜、射干、红花、僵蚕、蝉蜕、板蓝根有利咽喉、化瘀活血、疏风止痒之功，而麻黄与僵蚕相伍，散风寒散风热，半夏、茯苓、枇杷叶止咳化痰。诸药合用，共奏宣肺祛风通窍、化瘀利咽止咳之效。宣肺通窍汤实为一个综合性治疗外感咳嗽的汤剂，可用于四时感冒引起的各型咳嗽，尤其是咽痒咳嗽效果最好，故不论何种类型咳嗽，但见咽痒而咳者，均可放胆应用，可起到一方多用之效。

加减：夜咳甚，加桑白皮28g；鼻塞流涕严重，加辛夷16g；咳黄痰，加连翘16g，浙贝母16g；咽干痛，加玄参16g。

自拟止咳宁（徐经世方）

组成：南沙参12g，炙桔梗10g，杏仁10g，炙麻黄3g，蝉蜕6g，炒黄芩10g，百蕊草12g，佛耳草12g，炙五味子10g，夜交藤25g，车前草5g，甘草5g。

用法：水煎服。

功效：宣解清里、肃降止咳。用于顽固性咳嗽。

方解：方中南沙参以缓和清轻走上直养肺阴，并为桔梗代用品，与甘草同伍则可起到祛痰止咳作用；蝉蜕与炙麻黄同用以透邪达表，宣肺敛咳，与杏仁相伍以苦通辛降，顺其气机，使肺恢复宣通；取百蕊草、佛耳草则以苦温甘平，直入肺位，镇咳祛痰；五味配麻黄乃为一收一散，两味同伍，可谓收中有散，散中有收，收散结合，则可起到阖辟之功；而用黄芩与车前以清上利下，引肺热而下行；蝉蜕、夜交藤治用两途，取之于此，意在透窍祛邪而安正，并有抗过敏之效；甘草与桔梗同伍以轻举止咳。纵观药组，配伍切体，功在协同，巧在"兼备"，故对久咳不已的顽固性咳嗽，更胜一筹，应手取效。

按语：咳嗽日久，多药未效，咳势越剧，可称为"顽固性咳嗽"。所谓顽固可能因为既有表象又有里症，寒热夹杂或伴过敏，使肺阖辟之机失权，无能为之常态，故咳嗽长时不已。对于这类咳嗽的治疗在取方用药上要巧于轻举，自拟止咳宁意在于此。

疏风宣肺止咳方（晁恩祥方）

组成：炙麻黄8g，苏叶10g，地龙10g，蝉蜕8g，紫菀15g，杏仁10g，炙枇杷叶10g，百部10g，桔梗10g，苏子10g，牛蒡子10g，五味子10g，地龙10g，诃子10g，白芍10g，白果10g，山茱萸肉10g，甘草10g。

用法：水煎服。每日1剂。

功效：缓急脱敏、舒缓气道。用于咳嗽之风咳证。

方解：炙麻黄、苏叶、地龙、蝉蜕疏风宣肺，紫菀、杏仁、炙枇杷叶、百部、桔梗宣肺止咳，苏子、牛蒡子、五味子、地龙、诃子、白芍、白果、山茱萸肉缓急、舒缓气道，全方共用可起到治疗咽痒、缓解气道敏感之效。

加减：因于寒者加荆芥、防风、桂枝，兼热者加金银花、连翘、黄芩、鱼腥草、金荞麦等；兼痰者加橘红、川贝母等，因于燥者加沙参、麦冬等。

按语：临床中发现，某些诊断明确的疾病常具有风咳的临床表现，包括咳嗽变异型哮喘（CVA）、感冒后咳嗽、上气道反应综合征、胃－食管反流性咳嗽（GERC）等，其中咳嗽变异型哮喘患者多见，因久治不愈，患者深为其症所苦。通过收集四诊资料，详辨病因病机，乃风邪犯肺、日久内伏可致气道挛急失畅，而见气道敏感，气道的反应性增高，临床表现为诱因较多，如接触某些过敏物质、吸入异味、说话过多、大笑、冷热空气刺激等均可诱发，因而又有复发的特点，经过从"风"治疗均可得以改善，复发率也有明显降低。上方选药精当，药味不多，直切病机，随证加减，可以有效治疗风咳。

咳平汤（刘学勤方）

组成：半夏10g，陈皮10g，茯苓12g，杏仁10g，桔梗12g，紫菀10g，枇杷叶12g，浙贝母15g，前胡10g，炙甘草6g。

用法：水煎服。

功效：健脾祛湿、宣肺平喘、止咳化痰。用于外感咳嗽。

方解：杏仁辛温而苦润，辛能散邪，苦可下气，润能通便，温可宣滞。既散风，又下气止咳平喘。浙贝母苦泄小寒清热，既能清肺凉心，润肺化痰，又能开郁散结，清泄胸中郁结之火，两者伍用，浙贝母清润化痰止咳，杏仁降气祛痰，宣肺平喘，润肠通便，浙贝突出清润，杏仁侧重宣降，一清一宣，一润一降，化痰止咳甚效。桔梗辛散苦泄，为载药上行之肺经引经药，宣开肺气，祛痰利气。《本草纲目》云："桔梗气微温，味苦辛，味厚气轻，阳中之阴，升也，入手太阴肺经气分及足少阴经。"前胡辛散苦降，既能宣肺散风清热，又能降气化痰，两者配伍，桔梗偏宣，前胡偏降，一宣一降，肺之宣降恢复正常。紫菀甘润苦泄，辛温不燥，入肺经，长于润肺下气，开肺郁，化痰而止咳。陈皮辛散苦降，其性温和，燥而不烈，为脾、肺气分之药，既能行气健脾、调中快膈，又能健脾燥湿、导滞化痰、止咳平喘，还能健脾和胃、降逆止呕。姜半夏体滑性燥，能走能散，能燥能润，既能燥湿化痰，又能降逆止呕。茯苓淡而甘平，甘则能补，淡则能渗，既能扶正，又能驱邪，利水湿，且补而不峻，利而不猛，为健脾渗湿之要药。炙枇杷叶清肺润燥，化痰止咳，下气平喘。炙甘草调和诸药，润肺祛痰止咳。诸药相伍，宣降相辅，共畅气机，从而达到宣肺化痰、降逆止咳之目的。

加减：若兼喘者，加生麻黄、生桑白皮；若表寒仍在，恶风鼻塞，流涕者，加荆芥、防风、紫苏；风热者，加桑叶、菊花；若咳白色泡沫样痰，容易咳出，加细辛、干姜、白芥子等；痰黏难咳，不易咳出者，加天竺黄、海浮石等；咳而便秘不通者，先通其便，便通咳自平，选加制栝蒌仁、肉苁蓉等；夹热者，选加黄芩、金银花、连翘等；腹胀便溏者，选加党参、白术等；痰多胸痞，食欲不振者，加苏梗、白豆蔻、砂仁、炒莱菔子等；若咳甚，不能平卧者，选加款冬花、降香；反复感冒者，加玉屏风散；夜咳甚者，加当归；咽痛者加射干、牛蒡子等；干咳少痰者，选加南北沙参、玉竹等；若痰盛气喘者，选加葶苈子、苏梗等。

按语：本方为二陈汤加味。脾胃虚弱不能生金，湿困脾阳，运化失职，湿聚成痰，肺失宣降发为咳嗽。《类证治裁·咳嗽》云："因痰致咳者，痰为重，主治在脾，因咳动痰者，咳在肺，主治在肺。"治以健脾利湿，宣肺化痰。"肺为娇脏"，用药要"温而不燥，润而不凉，宣而不散"。此方温而不燥，其性平和，大凡新久咳嗽，由外感引发者咸宜。

自拟利咽方（朱宗元方）

组成：生地4g，玄参4g，麦冬4g，诃子4g，桔梗3g，甘草2g，山豆根7g，马勃7g，木蝴蝶4g，僵蚕4g，蝉蜕3g，石韦5g，车前子4g。

用法：水煎服。

功效：清肺祛痰、利咽开音。用于慢性咽炎咳嗽。

方解：生地、麦冬可入肺经，养阴生津润肺，而玄参咸寒，还可解毒利咽。诃子，既能敛肺下气止咳，又能清肺利咽开音。桔梗开宣肺气，又有利咽之功。山豆根、马勃、木蝴蝶均有清热解毒利咽之功，为利咽最为常用之药。僵蚕、蝉蜕有熄风止痉，祛风止痛之效。石韦、车前子有清热化痰、利小便。甘草泻火解毒，诸药合用，共奏清肺祛痰、利咽开音之功。

加减：咳嗽重加沙参、五味子，与主方中麦冬相配，取生脉散之义，加强润肺止咳之功。咽痛加射干、锦灯笼，以加强清热解毒利咽之效。黄痰加鱼腥草、黄芩，以清泻肺热。研究认为，两者有抗金黄色葡萄球菌的作用。感冒加大青叶、板蓝根，清热解毒，有抗病毒作用。咳甚欲呕加珍珠母，石决明，镇肝平肝以降肺胃之气。中医有木火刑金之说，而木气亦可刑金，肝气横逆可犯肺犯胃，现呛咳欲呕，且珍珠母、石决明又有镇咳之效，用于咳甚不止。扁桃体肿大或声带小结加莪术、山慈姑、生薏苡仁以破血化瘀，软坚散结，消肿排脓。凡肿物结节之类，多由瘀血结聚而成，故用破血化瘀散结之法，而扁桃体肿大又属疮痈肿毒之剂，故用消肿排脓之药。有异物感此为中医所说"梅核气"，加用半夏、厚朴、苏梗，取半夏厚朴汤之意。

按语：本方以《温病条辨》之增液汤为基础，加清热解毒，宣肺利咽之品组成。纵观全方，以润肺为本，兼以清热化痰，解毒利咽，标本兼顾，扶正与祛邪并施，且参以药理研究选药，有药有方，有的放矢，对以咳嗽为主症的慢性咽炎有效。

养阴生津汤（刘祖贻方）

组成：金银花 10～28g，石膏 20～50g，柴胡、杏仁、桔梗、麦冬、生地黄、菊花各 13g，黄芩、芦根、桑白皮各 11g，大黄、薄荷、甘草各 6g，炙麻黄 3～6g。

用法：每日 1 剂，水煎服，每日 2 或 3 次。7 日为 1 个疗程。

功效：清泻肺热，辛凉解表，止咳宣肺，养阴生津。适用于久咳。

方解：中医认为肺热咳嗽多由脏腑阴阳失调，正气内虚，感受六淫邪气，肺失肃降所致。养阴生津汤中金银花、柴胡、黄芩、石膏、大黄清肺热，泻肺火；芦根、麦冬、生地黄生津清热，益胃养阴；炙麻黄、杏仁、桑白皮、桔梗、甘草止咳宣肺；菊花、薄荷清热疏风；芦根与桔梗还能引药上行；柴胡与黄芩具有和解少阳的作用。诸药共奏解表辛凉、清泻肺热、止咳宣肺、生津养阴之功效，故能收到满意疗效。

加减：身热烦渴，咳嗽气粗，痰多黏稠，胸闷胸痒，脉滑数者，加赤芍、瓜蒌、郁金、生地榆、玄参各 13g；身热午后为甚，心烦，口渴多饮，腹满便秘，舌苔灰黑而燥，脉滑数者，加玄参、沙参、天花粉各 11g。若兼见恶风，上腹痛，鼻塞，流黄涕，咽痛，咽红者，加板蓝根 10～28g，马勃 6g，山豆根 9g；微恶风寒，咽痛，咳声嘶哑者，加玄参、浙贝母、瓜蒌壳各 13g，马勃 6g；干咳少痰，咳痰不爽，鼻咽干燥，舌苔薄黄少津者，加沙参、梨皮各 10～18g，栀子、浙贝母各 13g。

自拟清宣汤（洪广祥方）

组成：生麻黄 10g，桔梗 10g，鱼腥草 50g（后下），金银花 30g，连翘 15g，生甘草 10g。

用法：水煎服。

功效：宣肺泄热、化痰止咳。用于肺痈初期。临床症见：咳嗽，咳白色黏沫痰，痰量由少渐多，胸痛，咳时尤甚，口干鼻燥，苔薄黄，脉浮数而滑。

方解：麻黄发汗散寒，宣肺平喘；桔梗清热化痰；鱼腥草、金银花、连翘清热解毒排脓；甘草清热解毒，润肺止咳，调和诸药。

加减：如寒热交作，加北柴胡 10g、黄芩 10g 以调和寒热；胸痛明显，加郁金 15g、栝蒌皮 10g 以宽胸止痛；内热渐甚，加生石膏 20g（先煎）、炒黄芩 10g 以清泄里热；咳痰不畅，加浙贝母 10g、远志 10g 以豁痰。

按语：方中麻黄是关键药之一，一取其宣肺而泄邪热，是火郁发之义；其与清热药配伍，还可起到防止寒凉药物郁遏肺气之弊，有利邪热消散。

自拟泄热解毒汤（洪广祥方）

组成：鱼腥草 50g（后下），野菊花 15g，败酱草 15g，生大黄 10g（后下），虎杖 15g，蒲公英 30g，黄芩 10g。

用法：水煎服。

功效：清热解毒、祛瘀化痰。用于肺痈成脓期及溃脓期的热毒壅盛阶段。临床症见：身热甚，咳嗽气急，咳吐脓痰，胸闷作痛，转侧不利，苔黄腻，脉滑数。

方解：鱼腥草、败酱草清热解毒、消痈排脓；野菊花清热解毒；生大黄清热泻火凉血、祛瘀解毒；虎杖清热解毒、止咳化痰；蒲公英、黄芩清热解毒。

加减：寒热交作者，加北柴胡 20g，以解热；胸闷气急甚者，加葶苈子 10g，桑白皮 15g，以泄肺除壅；脾胃虚弱者可酌加健脾和胃之品，如陈皮、白术等。

按语：方中抉药选用效大力专泄热之品，适合成脓期急症病情。

养阴清肺合沙参麦冬汤化裁方（洪广祥方）

组成：北沙参 20g，麦冬 10g，生黄芪 30g，百合 30g，山药 20g，薏苡仁 20g，冬瓜仁 20g，白及 30g，桔梗 15g，生甘草 10g。

用法：水煎服。

功效：扶正祛邪、健脾补肺。用于肺痈恢复期，或病情迁延、邪恋正虚者。

方解：用北沙参养肺阴而清肺热，百合、麦冬养阴润肺，黄芪、山药健脾益气，培土生金，冬瓜仁、薏苡仁以除湿热余邪，白及生肌敛疮，桔梗、甘草止咳化痰，共祛余邪。全方合用，共奏扶正祛邪之效。

加减：如有低热，加十大功劳叶、地骨皮；咳嗽重者，加紫金牛、百部；纳差者，加鸡内金、白蔻仁；胸闷痛者，加郁金、栝蒌皮。

按语：肺脓疡见虚证，多以气阴两虚为主。本方重在清养补肺，但不可忽视补脾，因脾为肺之母，补脾能助肺益气，有利于补肺生肌，促进痈疡愈合。

清肺和胃饮（马骏方）

组成：荆芥 9g，麻黄（后下）4.5g，前胡 6g，杏仁 9g，浙贝母 9g，桔梗 4.5g，炒竹茹 4.5g。

用法：用水浸过药面约 30 分钟，再加水煎沸 20 分钟左右，再放入麻黄煎 5~8 分钟，头煎取汁大半碗（120~150mL），接着加水适量熬二煎，取汁半碗（80~100mL），把两煎药液混合，备用。每日 1 剂，按年龄可分 3 次、4 次、5 次服完。

功效：清肺和胃，宣表达邪。用于久咳不止。

方解：方中麻黄、荆芥、前胡达邪疏表，杏仁、浙贝母化痰理气，桔梗止嗽宣肺，竹茹和胃清热。全方共用，使邪去痰消，肺清胃和，咳嗽自平。

加减：痰多作呕加半夏 6g，胆南星 4.5g；腹胀便结，加炙鸡内金 16g，煨葛根 9g；惊惕少寐加钩藤 9g，灯芯草 1.5g；呕吐乳食加炒麦芽 9g，连皮生姜 2 片；口渴心烦，加石膏 16g，桑白皮 9g，麻黄改用炙麻黄；咽红、乳蛾肿痛，加牛蒡 9g，连翘 9g，麻黄改用蜜炙麻黄；小便黄、夜寐不安，加茯苓 9g，通草 5g；纳差便闭，加六曲 11g，砂仁 3g，枳壳改用枳实。平时宜保暖、淡食，少吃糖果、零食，多喝开水。

止嗽散寒饮（韩明向方）

组成：防风 10g，荆芥穗 10g，杏仁 10g，炙紫菀 10g，款冬花 10g，炙百部 10g，炙麻黄 10g，紫苏叶 10g，陈皮 10g，炙甘草 8g。

用法：水煎服。

功效：疏风散寒、化痰止咳。用于外感风寒咳嗽，症见咳嗽痰稀色白，伴有头痛，鼻塞，喷嚏，流清涕，骨节酸痛，恶风无汗，舌淡苔薄白，脉浮紧。

方解：本方由止嗽散和三拗汤加减组成。止嗽散中荆芥、桔梗疏风宣肺，紫菀、白前、百部、陈皮理气化痰止咳，甘草调和诸药，甘草与桔梗同用，能清利咽喉。为增强散寒宣肺之力，加三拗汤，方中麻黄宣肺散寒解表，杏仁化痰止咳。两方合用，共奏疏风散寒、宣肺化痰止咳之效。

加减：肺气素虚加陈皮 10g，姜半夏 10g，茯苓 15g，太子参 15g。

按语：本方选用《医学心悟》之止嗽散，此方"温润和平，不寒不热，既无攻击过当之虞，大有启门驱贼之势。是以客邪易散，肺气安宁"（《医学心悟》)，加减应用于治疗各种咳嗽，是被历代医家所推崇的治咳名方，无论是外感咳嗽还是内伤咳嗽，化裁使用都很有效。

止嗽清热饮（韩明向方）

组成：金银花 10g，连翘 10g，荆芥穗 10g，杏仁 10g，前胡 10g，桔梗 10g，炙百部 10g，炙紫菀 10g，款冬花 10g，黄芩 10g，蝉蜕 8g。

用法：水煎服。

功效：疏散风热、宣肺化痰。用于风温、风热咳嗽，症见咳嗽不爽，痰稠而黄，口干渴，咽痛声嘶，伴头痛，身热，恶风汗出，舌苔薄黄，脉浮数。

方解：本方在止嗽散基础上重用荆芥配伍蝉蜕、金银花、连翘、黄芩等以加强疏风清热之力，加杏仁、款冬花以止咳化痰。

按语：止嗽散原方加疏散风热、清热解毒之品，形成了具有疏散风热、宣肺化痰功效的止咳新方，对风温、风热咳嗽有效。

止嗽祛风汤（韩明向方）

组成：蝉蜕 8g，南沙参 15g，玄参、玉竹、荆芥穗、麦冬、杏仁、前胡、炙百部，炙紫菀、款冬花各 10g，川贝母 5g。

用法：水煎服。

功效：祛风润肺、化痰止咳。

主治：风燥咳嗽。症见干咳无痰，或痰少黏稠难以咳出，或痰中带血丝，鼻燥咽干，舌苔薄白而少津，脉浮或浮数，或伴有恶风、头痛等。

方解：在止嗽散基础上，加蝉蜕以增强祛风之力，加南沙参、麦冬、玄参、贝母、玉竹等以润肺燥，加款冬花以止咳化痰。全方祛风润肺，化痰止咳，对风燥咳嗽尤为适宜。

按语：止嗽散原方即有疏风宣肺的功效，经加减后祛风之力更强。加入多种生津润燥之品后，使全方祛风润肺，化痰止咳大增。本方辛润同用，适用于风燥咳嗽。

止嗽化痰饮（韩明向方）

组成：荆芥穗 10g，防风 10g，杏仁 10g，炙紫菀 10g，款冬花 10g，炙百部 10g，前胡 10g，陈皮 10g，炙甘草 10g，半夏 10g，胆南星 10g，茯苓 15g，蝉蜕 8g。

用法：水煎服。

功效：祛风化痰、宣肺止咳。用于风痰咳嗽，咳嗽迁延不愈，症见咳嗽突发突止，痰多泡沫或喉痒，痰鸣，苔薄白，脉滑利者。

方解：在止嗽散的基础上加法半夏、茯苓、胆南星、陈皮以化痰，加防风、蝉蜕等以增强祛风之力，加杏仁、款冬花以助止咳之功。本方治疗风痰咳嗽尤为适宜。

按语：咳嗽的病因，离不开"气""痰"二字。一般认为，伤于肺气和动于脾湿为咳嗽之由。邪风伤肺，聚湿生痰，而发风痰咳嗽。本方即止嗽散加二陈汤加减而成，取二陈汤燥湿化痰、理气和中之意，加防风，蝉蜕祛风解痉，适用于风痰咳嗽。

开阖汤（周德丽方）

组成：麻黄6g，杏仁10g，前胡10g，薏苡仁10g，桔梗10g，橘红6g，半夏10g，枳壳6g，茯苓10g，甘草6g，罂粟壳4g。

用法：水煎服。成人每日1剂，煎成300mL，分3次服。小儿罂粟壳每日1.5g，其他药减半，日服1剂，煎成100mL，多次分服。

功效：清肺化痰、敛肺镇咳。用于痰热咳嗽。

方解：方中麻黄、桔梗开腠宣肺，杏仁、前胡、橘红、半夏、枳壳、薏苡仁、茯苓清肺化痰、利气，罂粟壳酸收敛肺镇咳。全方一开一阖，共奏清肺化痰、敛肺镇咳之功。

加减：身热、咽喉疼痛者加黄芩3～6g，马勃10g；喉中痰鸣加葶苈子、浙贝母各6g；肺部听诊有湿性啰音者去枳壳、茯苓，加冬瓜仁、贝母各10g，败酱草20g；心悸喘咳、气短者去枳壳、麻黄、茯苓，加太子参15～20g，沙参、麦冬、酸枣仁各10g。

按语：1984年以来，周老师用自拟开阖汤观察治疗痰热咳嗽107例，方中采用了历代医家治新咳和痰热咳嗽时忌用的罂粟壳，配入大多清肺化痰的药物。经观察，本方控制标症效果明显，止咳作用迅速而无不良反应。

滋阴润肺止咳汤（马智方）

组成：生石膏30g，冬桑叶10g，沙参10g，麦冬10g，杏仁10g，阿胶6g，炙甘草3g，枇杷叶6g。

用法：水煎服。

功效：滋阴润肺、止咳化痰。用于阴虚肺燥咳嗽，西医病名为急慢性气管炎、上呼吸道感染、支原体肺炎等。症见头痛身热，干咳少痰，咽喉干燥，鼻燥，胸胁满痛，心烦口渴，舌干无苔，脉细数。

方解：方中生石膏、冬桑叶清肺中燥热，散肺中风热，兼有生津止渴的作用；恐石膏大寒伤胃，故用沙参、麦冬、阿胶养阴生津，炙甘草养胃气；用杏仁止咳、枇杷叶清肺下气，止咳祛痰。全方共奏清燥滋阴、润肺止咳之功效。

加减：若有痰黄难咳，加栝蒌仁、川贝母；如干咳少痰，痰中带血，加牡丹皮、栀子清热凉血；如有便秘，可合用大黄，通腑泻热，肺与大肠相表里，使肺热从大肠而去。

按语：外感温燥之邪，燥热伤肺，肺既不能宣，亦不能降，故气机不通而胸胁满痛，肺气上逆则咳嗽，如《内经》云："诸气膹郁，皆属于肺。"燥热伤津，阴虚内热，则干咳少痰，咽喉干燥，鼻燥心烦口渴，舌干无苔，脉细数。本方由《医门法律》清燥救肺汤沙参易人参、减胡麻仁而来。沙参易人参者，意在增加滋阴润肺之效；减胡麻仁以防肠滑。全方清燥滋阴、润肺止咳，用于阴虚肺燥咳嗽有效。

清肺消炎饮（马智方）

组成：麻黄 10g，生石膏 30g（先煎），杏仁 10g，生甘草 5g，黄芩 15g，金银花 30g，大青叶 15g，鱼腥草 30g。

用法：水煎服。

功效：宣肺泄热、化痰止咳。主要用于风温肺热病，症见咳嗽，咳黄痰，喘促气短，舌质红，苔黄腻，脉滑数。临床上常用于急性肺部炎性病变（包括急性气管－支气管炎、肺炎等）。

方解：方中用石膏配伍麻黄，使清泄肺热、开宣肺气并举。麻黄性温，原为发汗解表之药，与辛寒之石膏相配，功在宣肺定喘。麻黄与石膏用量比可用 1∶3、1∶5、1∶10。另有甘草可益气和中、生津止渴、调和诸药，是为佐使。黄芩、杏仁清热肃肺、化痰止咳。《本草纲目》云："黄芩，其性清肃，味苦可以燥湿，阴寒所以胜热，故主清热。"黄芩配伍石膏可加强清肺泄热之力，使热清痰去。杏仁可止咳平喘祛痰，配伍麻黄，一宣一降，使外邪有出路，又不伤肺气。风温肺热病为风热病邪，其传变迅速，易使病情加重。即所谓"毒不除热不去，必生变，人于里则热灼营阴"。现代不少医家提出所谓"截断"疗法，病初即投以大剂量清热解毒之品，故用大剂量金银花、大青叶、鱼腥草，以截断其病邪传变途径。马老强调，临床治疗风温肺热病，宜早用清热解毒之品，不必完全拘于"在卫汗之可也，到气才可清气"之说。清热解毒之品用量宜大，这样才能截断病邪。及早用清热解毒之品，可祛热存阴，并无化燥伤阴之弊，尚有坚阴之功。如陆九芝所言"唯寒凉之撤热力，始足以救阴""尤重芩连之苦，不独可降泄，且合苦以坚阴之义"。诸药相配，共奏清热解毒，宣肺平喘之功。

加减：若有眩晕，头目不清，动则加剧，劳累易发，乏力气短，胸闷纳呆，神疲懒言，大便溏泄，舌淡胖，边有齿痕，苔白腻，脉弱等脾气亏虚者加黄芪、太子参、阿胶；若见眩晕耳鸣，头痛且涨，恼怒头痛加重，面色潮红，急躁易怒，腰膝酸软、失眠健忘、舌红苔黄腻，脉弦等伴见阴虚阳亢者加钩藤、石决明、牛膝、夏枯草；眩晕急剧，泛泛欲呕，用龙骨牡蛎镇肝熄风；若眩晕，伴头目涨痛，心烦口苦，胸闷，舌淡胖、苔黄腻，脉弦滑属痰热上蒙者加竹茹、枳实清热化痰，熄风止眩。

按语：本方由《伤寒论》麻杏甘石汤化裁而来。风温肺热病邪由口鼻、皮毛而入，肺位居高，首当其冲，故本病初起病变以肺为中心，多见上焦手太阴肺经病变，表现为邪犯肺卫症状。肺主气属卫，与皮毛相合，卫气敷布皮毛，风热外袭，肺卫失宣，则病变初起可见发热、恶风、咳嗽、口微渴等肺卫证候。然而风热病邪属阳邪，易从阳而化热，灼伤肺津，炼液为痰，痰热壅肺，肺失宣降而出现高热、汗出、烦渴、咳喘、胸闷痛、痰黄稠、舌红苔黄、脉数等热邪壅肺气分之象。此期乃正邪交争之期，是治疗成功的关键阶段，若能及时辛凉宣化，清气透邪，可截断病邪传变。否则，若因失治误治，正不胜邪，就会导致邪热入营或逆传心包等危重证候。故治疗中应严把气分关，宣肺泄热并举，以清热化痰为要，重用清热解毒之剂，直挫热邪，截断病势，使邪热多在气分而解。在具体治疗当中，马老师认为，初期邪在肺卫，以卫分证为主要表现者宜辛凉解表、疏风清热，应予银翘散、桑菊饮加减服之。但此证在风温肺热病临床患者中很少见，或见证甚短，旋即入气分。故临床就诊患者绝大多数表现为卫气同病，治当宣肺泻热、化痰止咳，应用消肺消炎饮有效。

温肺降逆汤（许鑫梅方）

组成：白芍9g，麻黄9g，细辛9g，干姜9g，炙甘草9g，桂枝9g，五味子11g，半夏11g，人参13g，白术13g，茯苓13g。

用法：用水浸泡方药约30分钟，然后用大火煎药至沸腾，再以小火煎30分钟。温服，每日分3次服用。

功效：益气解毒，温肺降逆。适用于久咳不已。

方解：温肺降逆汤中麻黄散寒温肺，宣肺平喘；桂枝温肺化饮；人参、白术健脾益气，杜绝痰生之源；半夏温肺降肺，化饮止咳，利湿醒脾，断绝饮生之源；细辛、干姜散寒温肺，温阳化饮；茯苓渗痰利湿；五味子收敛肺气，并制温热药散寒化饮而不损伤阴津；白芍补血敛阴，既能滋荣营气，又能利饮利水；甘草补肺益气，兼防辛散药伤气。

加减：若胸满者，加厚朴、香附、枳实，以行气下气；若咳嗽者，加白前、百部，以宣降肺气止咳；若气虚者，加黄芪、党参、山药，以益气补虚；若咳痰不利者，加天南星、川贝母、桔梗，以燥湿化痰利咽等。

加减小青龙汤（李延方）

组成：麻黄3g，旋覆花（包煎）7.5g，白芍5g，甘草3g，干姜5g，五味子5g。

用法：水煎服。

功效：辛温宣肺、温化寒痰。用于感寒久咳。

方解：麻黄与旋覆花相伍，一宣一降，以复肺气之宣降。白芍、甘草以酸甘合化，滋养肺津，收敛肺气，现代药理研究证实其能缓解支气管平滑肌痉挛。干姜乃辛散之品，使内外之寒皆散。五味子为酸涩生津之品，制干姜之辛热，保肺之津液，二药相伍，五味子保肺之体，干姜达肺之用。药虽六味，配伍严谨，开中有合，散中有收，散不伤正，收不留邪。

加减：若恶寒发热、鼻塞流涕者加荆芥、防风，咳痰量多易咳出者加紫菀、款冬花；咳白痰量多色清稀者加细辛、半夏，痰黏咳吐不爽者加桑白皮、浙贝母。

按语：本方是李老师治疗久咳的经验方，由小青龙汤减桂枝、半夏加旋覆花组成。本方组方之妙，在于用旋覆花一味。盖肺为脏腑之华盖而为气之主，胃为脏腑之海而为气之统，气之出入在于肺，气之枢机在于胃。"诸花皆升旋覆花独降。"其性主沉降，肺胃之气得降，脾胃中之痰涎水饮，不复上逆犯肺，则久咳可愈。

谷精草合剂（李发枝方）

组成：谷精草18g，木贼6g，青葙子9g，辛夷3g，蝉蜕6g，僵蚕6g，前胡9g，桔梗9g，黄芩9g，苦杏仁6g，甘草6g。

用法：水煎服。

功效：清泄胆肺、化痰止咳。用于咳嗽伴有鼻塞、流黄脓涕、不辨香臭、前额痛等症。

方解：本方用青葙子以清泻肝火，用黄芩以清泻肺热，用谷精草、木贼、蝉蜕以疏散风热，用辛夷以宣通鼻窍，加前胡、桔梗、杏仁、甘草以化痰止咳。

加减：有黄痰者加冬瓜仁，兼喘者加麻黄、白果，发热者重用柴胡，气分热重者合麻杏甘石汤，前额痛者加羌活、白芷、生石膏，肺热甚者加蒲公英、白芍、鱼腥草，眼屎多者加霜桑叶、菊花。

按语：本方是治疗鼻渊伴有咳嗽的经验方。选药重在清泻胆肺之热，胆肺同治，疗效较好。

自拟加味止嗽散（李发枝方）

组成：荆芥 10g，防风 10g，白前 10g，前胡 6g，紫菀 10g，款冬花 10g，百部 10g，陈皮 10g，桔梗 10g，甘草 6g。

用法：水煎服。

功效：祛风宣肺、止咳化痰。用于感冒后迁延咳嗽，伴咽痒、咳嗽，或咽一痒就想咳，无痰或有少量白痰，舌正常或偏淡，脉浮。

方解：方中紫菀、款冬花、百部润肺化痰止咳，桔梗、防风开宣肺气，荆芥疏风利咽，陈皮理气化痰，白前、前胡降气化痰，甘草止咳利咽，调和诸药。

加减：肺热者加知母、浙贝母。

按语：本方以止嗽散加防风、款冬花、前胡，为感冒后迁延咳嗽而设。本方温润和平，不寒不热，有开有合，升降平衡，能使客邪易散，肺气安宁则咳嗽自愈。

半夏厚朴汤加味（李发枝方）

组成：紫苏叶 15g，半夏 15g，厚朴 15g，茯苓 15g，甘草 6g，生姜 9g。

用法：水煎服。

功效：行气散结、燥湿降逆。用于咳嗽伴见胸闷、气短、善太息、咳痰不爽，或闻见刺激性气味即胸闷、咳嗽不止，无寒热之象，亦无身体疼痛，舌正红或略淡，脉弦细。

方解：方中半夏辛温入肺胃，化痰散结，降逆和胃，为君药。厚朴苦辛性温，下气除满，助半夏散结降逆，甘草祛痰止咳，共为臣药。茯苓甘淡渗湿健脾，以助半夏化痰；生姜辛温散结，和胃止呕，且制半夏之毒；苏叶芳香行气，理肺舒肝，助厚朴行气宽胸、宣通郁结之气，共为佐药。

加减：肺气不降者加苦杏仁、紫菀，有少阳证者加柴胡、黄芩，有寒饮者加干姜、细辛、五味子，痰多者加紫苏子、莱菔子，黄痰者加冬瓜仁，肺转移瘤者加生薏苡仁、三棱、莪术，腹痛者加白芍。

按语：半夏厚朴汤方出于《金匮要略》，原治"妇人咽中如有炙脔"。宋《太平惠民和剂局方》又称为"四七汤"，主治"七情之气，结成痰涎，状如破絮；或如梅核，在咽喉之间，咯不出，咽不下；或中脘痞满，气不舒快；或痰涎壅盛，上气喘急；或因痰饮中结，呕逆恶心"。诚如李老师所言：本方实为治气之利品，擅用此法治疗某些变异性咳嗽，确能豁然而愈，康复如常。

香砂六君子汤加减（李发枝方）

组成：党参 10g，白术 15g，茯苓 15g，陈皮 6g，半夏 15g，木香 10g，砂仁 10g，款冬花 10g，前胡 10g，桔梗 10g，甘草 6g。

用法：水煎服。

功效：益气健脾，化痰止咳。用于久咳不已，咳痰不断，纳差食少，或腹胀、不想饮食，舌淡、苔白。

方解：方中党参、白术健脾益气，使脾之健运水湿之力增强；二陈汤化痰、祛痰；木香通调三焦之气，可升可降，更能醒脾，振奋脾气；砂仁温胃行气，故能健胃，与木香合用则除胀满、振食欲，加强脾的功能；用款冬花、前胡、桔梗升降肺气，止咳化痰。

按语：本方可以视为香砂六君子汤、二陈汤、止嗽散之加减方。共奏健脾和胃、燥湿化痰止咳的功效，用于脾虚久咳疗效可靠。同时还有提振食欲、增强体质的作用，有利于病体康复。

自拟三拗汤加味（黄淑芬方）

组成：麻黄 8～12g，细辛 6～9g，桔梗 10～12g，栝蒌壳 10～12g，枳壳 10～12g，杏仁 10～12g，五味子 6～12g，罂粟壳 6～10g，泡参 10～20g，甘草 3～6g。

用法：水煎服。

功效：宣散开泄、肃降补敛。用于久咳不愈。

方解：方中麻黄辛散，杏仁苦降，甘草甘缓，相互配合，透达邪气，宣畅肺卫，降逆止咳，细辛辛温发散，善于透泄久伏之陈寒；桔梗辛平升浮，长于开提闭郁的肺气，用于方中更能增强麻黄宣肺透邪之力；枳壳辛平，栝蒌壳甘寒，均以理气宽胸散结见长，既能助麻黄开肺郁，又能助杏仁降肺气；咳嗽日久，恐肺气耗散不收，故配伍五味子、罂粟壳之酸收，以敛肺止咳，并防麻黄、细辛发散太过。

加减：口渴、舌红者，加石膏、鱼腥草清泻肺热；鼻塞流涕者，加苍耳子、辛夷祛风通窍；咽喉不利、咳痰困难者，去罂粟壳加葶苈子、前胡宣肺利咽；咳嗽痰多者，加半夏、白芥子、陈皮燥湿祛痰，或浙贝母、冬瓜仁、黄芩清热化痰；若肺阴不足而口干咽燥、干咳无痰或痰少者，加麦冬、百部、款冬花润肺止咳；凡汗出者，麻黄减量或用麻绒，同时加重五味子用量，或佐适量的石膏，均可减弱麻黄发汗作用。

按语：上方以宣散开泄为主，肃降补敛为辅，临床应用可根据病情适当加减，以调整辛散、苦降、酸收、甘缓的比例及全方的寒热属性。

止咳利咽散（王生义方）

组成：桔梗 13g，紫苏梗 6g，杏仁 13g，前胡 13g，陈皮 13g，法半夏 13g，茯苓 11g，炙甘草 13g，薄荷（后下）5g，炙桑皮 11g，炙紫菀 13g，白前 13g，炙百部 13g，荆芥 5g，酒黄芩 3g。

用法：水煎服，每日 1 剂，每日分 3 次服。

功效：润燥宣肺，止咳利咽。用于秋季受凉长咳。

方解：止咳利咽散中荆芥解表清热，甘草、桔梗上开肺气，杏仁、前胡下降肺气，肺得清肃，喉塞即可宣通，咳嗽亦可止；半夏、陈皮、茯苓合酒黄芩清热化痰，薄荷配炙桑皮清肺热而止咳化痰，再加入炙紫菀、白前、炙百部等止咳化痰之品，使肺气得以宣降，黄痰可以祛除，咳嗽得以痊愈。

加味羚羊钩藤汤(胡国俊方)

组成：羚羊角 1~5g(先煎)，钩藤 30g(后下)，霜桑叶 6g，川贝母 9g，鲜竹茹 10g，生地黄 15g，菊花 9g，白芍 12g，茯神木 10g，生甘草 3g。

用法：水煎服。

功效：平肝、泻火、熄风，疏风清热，滋阴化痰。用于咳嗽之肝经阳热化风证，症见咽喉痰痒，咳嗽不宁，兼见口干咽苦，目赤头痛，舌红，脉弦数。

方解：本方是治疗肝经热盛，热极生风的常用方。方中以羚羊角、钩藤清热凉肝、熄风止痉，为君药；桑叶、菊花协助主药以清热熄风，为臣药；风火相煽，最易耗伤阴液，故用白芍、生地黄、甘草养阴增液以柔肝养筋，邪热亢盛，易灼津为痰，故用贝母、竹茹清热化痰，热扰心神，又以茯神以宁以安神，均为佐药；其中甘草又能调和诸药，兼以为使。诸药合用，共成平肝熄风、疏风、清热养阴、化痰止咳之剂。

按语：钩藤熄风宁咳作用颇显，但用量宜大，一般 30g 左右，煎煮时应后下；蝉蜕体轻味咸，既能轻疏外风，又能宁熄内风，为胡氏常用之品。

加味桂枝加桂汤(胡国俊方)

组成：桂枝 15g(去皮)，芍药 9g，生姜 9g(切)，甘草 6g(炙)，大枣 3 枚。

用法：水煎服。

功效：温阳祛寒，平冲降逆。用于冲气不宁，扰咽喉而痒咳者。

方解：方中桂枝为君药，解肌发表，散外感风寒，又用芍药为臣，益阴敛营。桂、芍相合，一治卫强，一治营弱，合则调和营卫，是相须为用。生姜辛温，既助桂枝解肌，又能暖胃止呕。大枣甘平，既能益气补中，又能滋脾生津。姜、枣相合，还可以升腾脾胃生发之气而调和营卫，所以并为佐药。炙甘草之用有二：一为佐药，益气和中，合桂枝以解肌，合芍药以益阴；一为使药，调和诸药。

按语：此方为桂枝加桂汤加味而成，具有温阳祛寒、平冲降逆之功效，适用于咽痒咳嗽等症。

加减会厌逐瘀汤(胡国俊方)

组成：桃仁 15g(炒)，红花 15g，甘草 9g，桔梗 9g，生地 12g，当归 6g，玄参 3g，柴胡 3g，枳壳 6g，赤芍 6g。

用法：水煎服。

功效：活血通络、辛润理气。用于久咳不下。

方解：本方由《伤寒论》四逆散以枳壳易枳实，合桃红四物汤去川芎加玄参、桔梗而成。四逆散能调气血，利升降；桃红四物汤为养血活血方。去川芎者，因其辛温性燥，恐伤阴津；增入玄参，意在助生地以滋养柔润；桔梗乃利咽圣药，能升降肺气，并佐柴胡、枳壳升降气机，引活血祛瘀药直达病所。

按语：久病多瘀，久咳用活血化瘀法，可祛其经脉痹阻，见解独到。

清肺化痰汤(钟坚方)

组成：黄芩 6g，桑白皮 10g，地骨皮 10g，黛蛤散 10g，浙贝母 10g，桔梗 10g，射干 10g，百部 10g，紫菀 10g，栝蒌皮 12g，鱼腥草 15g。

用法：每日 1 剂，入水煎 2 次，取汁 300mL，分 3 次饭后 1 小时服用。7 岁以下患者服 1/3 量，8~12 岁服 1/2 量。5 天为 1 个疗程。

功效：清解肺热、化痰止咳。用于支原体肺炎。

方解：黄芩、桑白皮、地骨皮、黛蛤散清肺热、泻肝火，浙贝母、栝蒌皮、鱼腥草清热化痰，紫菀、百部化痰止咳，桔梗、射干、生甘草清肺利咽。

加减：初起有发热汗出表证者，去桑白皮、地骨皮、黛蛤散，加桑叶、杭菊花各 10g；高热者，加石膏、芦根各 30g，知母 10g；胸骨下疼痛者，加郁金 10g；痰中带血丝者，加白茅根 30g，焦山栀 10g；痰黏难咳者，加鲜竹沥 30mL。

按语：肺炎支原体是大小介于细菌和病毒之间的一种微生物，常导致鼻咽炎、气管支气管炎及肺炎，冬春季节可以引起小流行。目前虽公认四环素、红霉素等抗生素对支原体敏感，但因不少菌株已产生耐药，且此类药物胃肠道反应较大，不易为患者所接受。本方治疗支原体肺炎具有显著的止咳效果，还能加速肺部炎症病灶的吸收，值得临床进一步观察。

温肺清热汤（李永成方）

组成：白芍 9g，麻黄 9g，细辛 9g，干姜 9g，炙甘草 9g，桂枝 9g，五味子 11g，半夏 11g，丹参 24g，知母 18g，石膏 48g，粳米 18g。

用法：用水浸泡方药约 30 分钟，再用大火煎药至沸腾改小火煎煮 30 分钟。温服，每日分 3 次服用。

功效：散寒温肺，兼清肺热。用于寒性久咳。

方解：温肺清热汤中麻黄散寒温肺，平喘宣肺；桂枝温肺化饮；石膏、知母、丹参，清泻肺中夹热；半夏润肺温肺，止咳化饮，醒脾燥湿，杜绝饮生之源；干姜散寒温肺，温阳化饮；细辛化饮温阳，既助麻黄、桂枝发汗解表，又助半夏、干姜化饮温肺；五味子收敛肺气，并制温热药散寒化饮而不损伤阴津；白芍敛阴补血，既能滋荣营气，又能利饮利水；粳米、甘草补益肺气，兼防辛散药伤气。

加减：若痰稀色白者，加天南星、川贝母、前胡，以温化寒痰；若大便溏泻者，加人参、山药、白术，以健脾益气；若痰黄稠者，加黄芩、半夏、胆南星，以清热化痰；若鼻塞者，加冰片、苍耳子、川芎，以辛散通窍等。

慢性咳嗽验方（宋康方）

组成：黄芩 10g，杏仁 10g，桔梗 10g，净枇杷叶 10g，净蝉蜕 6g，炒前胡 10g，炒苏子 10g，云雾草 30g，鱼腥草 30g，七叶一枝花 10g，地肤子 10g，广地龙 10g，生甘草 3g。

用法：水煎服。

功效：宣肺清热、化痰止咳。用于慢性咳嗽。

方解：方中杏仁、桔梗开宣肺气；净枇杷叶、炒前胡、炒苏子肃肺降气，宣肃并用，以调畅肺气；在此基础上加用黄芩、桑叶、云雾草、鱼腥草、七叶一枝花等清肺之品；并以虫类药净蝉蜕、广地龙搜风解痉；地肤子止痒、抗过敏，降低气道反应性；再予甘草调和药性。诸药合用，共奏宣肺清肺止咳之功。

按语：此方系临床经验方，收效良好。

通鼻化痰饮(宋康方)

组成：藿香10g，苏叶10g，白芷10g，苍耳子10g，辛夷10g，地龙10g，紫草10g，茜草10g，炙紫菀10g，炙款冬花10g，黄芩10g，鱼腥草30g，木蝴蝶6g，蝉蜕6g，杏仁10g，桔梗10g，甘草3g。

用法：水煎服。

功效：通鼻利咽、清热止咳。用于鼻后滴流综合征(PNDs)之慢性咳嗽。

方解：方中以藿香、苏叶、白芷、苍耳子、辛夷、地龙芳香宣窍祛风，紫草、茜草凉血祛风止咳，木蝴蝶、蝉蜕祛风利咽，黄芩、鱼腥草清肺热，紫菀、款冬花润肺化痰止咳，杏仁、桔梗宣降肺气而利咽，甘草调和诸药。

按语：此方是宋老师治疗鼻后滴流综合征的经验方，全方切准疾病的本质，使鼻通、咳平、痰化，迅速控制症状，缓解患者的痛苦。是故病有三层，治有三法，层层护卫，法法兼到。

祛风清热止咳饮(宋康方)

组成：桑白皮10g，杏仁10g，枇杷叶10g，天竺黄10g，淡竹茹10g，厚朴10g，防风10g，黄芩10g，乌玄参10g，浙贝母10g，蝉蜕6g，桔梗6g，薏苡仁30g，鲜芦根30g，甘草3g。

用法：水煎服。

功效：清热化痰、祛风止咳。用于嗜酸性粒细胞性支气管炎(EB)之慢性咳嗽。

方解：方中桑白皮、杏仁、枇杷叶清降肺气，天竺黄、淡竹茹化痰止咳，黄芩、鲜芦根、乌玄参、浙贝母清肺生津、润燥止咳，防风、蝉蜕祛风抗过敏，薏苡仁除湿，厚朴、桔梗调畅气机、以助化湿，甘草调和诸药。

按语：方中诸药可起到抗过敏的作用，适用于嗜酸性粒细胞性支气管炎。

和胃宣肺汤(宋康方)

组成：旋覆花(包煎)9g，川黄连9g，吴茱萸3g，蒲公英30g，代赭石(先煎)15g，煅瓦楞子(先煎)15g，杏仁10g，枇杷叶10g，天竺黄10g，淡竹茹10g，前胡10g，苏子10g，蝉蜕6g，甘草3g。

用法：水煎服。

功效：和胃降逆、化痰止咳。用于胃食管反流性咳嗽(GERC)之慢性咳嗽。

方解：方中川黄连、淡吴茱萸、煅瓦楞子和胃制酸，旋覆花、代赭石重镇降逆，蒲公英清胃热，枇杷叶和胃下气，杏仁、蝉蜕、前胡、苏子宣降肺气，天竺黄、淡竹茹等清化痰热，甘草调和诸药。诸药合用，共奏和胃降逆、化痰止咳之功。

按语："五脏六腑皆令人咳，非独肺也。"本方以和胃降逆为大法，辅以宣降肺气、止咳化痰之品，治疗胃气上逆所致的咳嗽，确有疗效。

杏仁枇杷饮(王光辉方)

组成：枇杷叶12g，杏仁12g，紫苏叶12g。

用法：水煎服。

功效：散寒解表、化痰止咳。用于新感风寒咳嗽。

方解：紫苏叶散寒解表，宣肺止咳，枇杷叶清肺化痰止咳，杏仁止咳平喘。三味共奏散寒解表、化痰止咳之功效。

按语：药简力专，用药如用兵，贵在精而不在多也。

桑叶枇杷饮（王光辉方）

组成：桑叶 12g，枇杷叶 12g，麦冬 12g。

用法：水煎服。

功效：疏散风热、润肺止咳。用于新感风热咳嗽。

方解：桑叶甘寒质轻，长于凉散风热，又能清肺止咳；枇杷叶味苦能降，性寒能清，肃降肺气而止咳；麦冬甘、苦，微寒，能养阴润肺而防温邪入里伤及肺阴。合而共奏疏散风热、润肺止咳之功效。

按语：本方妙在用麦冬一味，养阴、清热、润燥，颇合温病顾护阴液之理。

栝蒌鱼腥草汤（王光辉方）

组成：黄芩 10g，栝蒌皮 30g，鱼腥草 30g。

用法：水煎服。

功效：清热泻火、除上焦实热。用于痰热咳嗽。

方解：本方以栝蒌为君，清热化痰而治痰热咳喘；以鱼腥草为臣，清热解毒以除肺之痰热；以黄芩为佐，佐助上二味以清热泻火而除上焦实热。

按语：本方为里热证而设，有风寒、风热表证者不宜。

利咽止咳汤（徐珊方）

组成：南沙参 15g，北沙参 15g，板蓝根 15g，玄参 10g，麦冬 10g，全栝蒌 10g，浙贝母 10g，炙百部 10g，胖大海 10g，桔梗 5g，木蝴蝶 5g，化橘红 5g，生甘草 5g。

用法：水煎服。

功效：养阴润肺、止咳祛痰、利咽止痒。用于咽痒咳嗽。

方解：沙参清热养阴、润肺止咳，板蓝根清热解毒、凉血利咽，玄参清热凉血、泻火解毒，滋阴，麦冬养阴生津，润肺清心，栝蒌清热涤痰，浙贝母解毒利痰、开宣肺气，炙百部润肺下气止咳，胖大海清热润肺、利咽解毒，桔梗止咳祛痰、宣肺排脓，木蝴蝶利咽润肺，化橘红化痰止咳，甘草调和诸药。

按语：本方多用于气阴两虚，虚火上炎所致的咽痒久咳，具有利咽止痒止咳的功效。一般认为咽痒多风，实际也不尽然，临证仍以辨证准确为要。

旋覆代赭汤加减（徐珊方）

组成：旋覆花（包煎）10g，代赭石（先煎）20g，生姜 15g，半夏 10g，人参 6g，炙甘草 5g，大枣 4 枚。

用法：水煎服。

功效：降逆化痰、益气和胃。用于胃气上逆咳嗽。

方解：方中旋覆花下气消痰，降逆止嗳，是为君药；代赭石质重而沉降，善镇冲逆，为臣药；用生姜，一为和胃降逆以增止呕之效，二为宣散水气以助祛痰之功，三可制约代赭石的寒凉之性，使其镇降气逆而不伐胃；半夏祛痰散结，降逆和胃，并为臣药。人参、炙甘草、大枣益脾胃，补气虚，扶助已伤之中气，为佐使之用。诸药配合，共成降逆化痰、益气和胃之剂。

按语：胃失和降，痰随气逆，肺失肃降，而致咳嗽痰多，此时胃病为本，肺病为标。和胃降逆化痰止咳当属正治，应用本方最为适宜。

二陈汤合平胃散加减(徐珊方)

组成：炒薏苡仁30g，生黄芪20g，潞党参20g，制半夏10g，苍术10g，白术10g，制南星10g，炙紫菀15g，炒谷芽15g，炙款冬花15g，川朴花5g，化橘红5g，防风5g。

用法：水煎服。

功效：健脾燥湿、化痰止咳。用于咳嗽之脾失健运，聚湿生痰，咳嗽痰多，胸脘痞闷，苔腻脉滑者。

方解：半夏燥湿化痰，降逆和胃；橘红理气燥湿；苍术以其辛香苦温，入中焦能燥湿健脾，使湿去则脾运有权，脾健则湿邪得化。综合全方，燥湿以健脾，行气以祛湿，使湿去脾健，气机调畅，脾胃自和。

按语：本方燥湿健脾，行气祛湿，具有调和脾胃以化痰止咳之良效。

咳血方(徐珊方)

组成：栝蒌仁15g，干芦根15g，黛蛤散(包煎)15g，郁金15g，花蕊石15g，白茅根15g，浙贝母15g，杏仁15g，炒黄芩10g，丝瓜络15g，橘络15g，生甘草5g。

用法：水煎服。

功效：凉血止血、祛痰止咳。用于咳嗽之肝火灼肺证，症见干咳、咳血，或痰中带血，颊赤心烦，胸胁疼痛，急躁易怒，舌红，脉弦等。

方解：黛蛤散清泻肝经实火而凉血，栝蒌仁清热化痰，润肺止咳，芦根清热生津，郁金行气化瘀，清心解郁，花蕊石化瘀，止血，白茅根凉血，止血，清热，浙贝母解毒利痰，开宣肺气，杏仁祛痰止咳平喘，黄芩清热燥湿，丝瓜络通络，活血，祛风，橘络通络，化痰，甘草调和诸药。

按语：本方是徐老师治疗肝火灼肺，症见干咳、咳血的经验方，可直折肝火，使肝火平熄，肺得安宁，则咳血可愈。

加减栝蒌薤白半夏汤(徐珊方)

组成：桂枝10g，炙甘草10g，栝蒌壳10g，薤白10g，制半夏10g，制南星10g，丹参30g，炒苦参30g。

用法：水煎服。

功效：通脉宣痹、止咳平喘。用于各类心脏病症所引起之心源性喘息。

方解：方中栝蒌味甘性寒入肺经，涤痰散结，开胸通痹；薤白辛温，通阳散结，化痰散寒，能散胸中凝滞之阴寒、化上焦结聚之痰浊、宣胸中阳气以宽胸，乃治疗胸痹之要药，共为君药。制南星燥湿化痰，苦参清热燥湿，两者同用，共助君药宽胸化痰之效，均为臣药。佐以丹参活血清心，祛瘀止痛，桂枝通阳散寒，降逆平冲。炙甘草补气和中，调和诸药为使。诸药配伍，使胸阳振，痰浊降，阴寒消，气机畅，则胸痹而气逆上冲诸证可除。

按语：心源性哮喘是指左心衰竭患者夜间入睡一两小时候后，突感胸闷、气急而被迫坐起（阵发性夜间呼吸困难），咳嗽，咳泡沫样痰，并伴有支气管痉挛，两肺有明显哮鸣音，类似支气管哮喘，是肺循环淤血的症状。减轻心脏负荷，增加心排血量是其基本治则。本方不仅能振心阳降痰浊，还能通畅气机，开胸通痹，正合心源性哮喘的病理机制，可在医生指导下使用。

柴胡桂枝干姜汤加减（史锁芳方）

组成：柴胡 8g，前胡 8g，干姜 4g，桂枝 6g，黄芩 10g，生牡蛎 30g，天花粉 10g，炙甘草 5g，茯苓 12g，苍术 10g，白术 10g，细辛 3g，陈皮 6g，白僵蚕 10g。

用法：每日 1 剂，水煎服，分 2 次服。

功效：清肝肃肺，健脾化饮。主治咳嗽。

第十九章　哮喘

宣肺定喘方(张锡纯方)

组成：杏仁11g，蜜麻黄11g，枇杷叶13g，莱菔子(杵)11g，桔梗11g，法半夏11g，旋覆花(包煎)6g，厚朴11g，全瓜蒌11g，蜜款冬花11g，橘皮6g，生甘草3g。

用法：每日1剂，水煎服，每日分3次温服。

功效：止咳平喘，宣肺祛痰。适用于支气管哮喘。

方解：中医认为支气管哮喘反复发作，顽固难愈，主要原因是宿痰伏肺，如胶似漆，胶黏难去所致。患者发作时，"伏痰"引触，痰随气升，气因痰阻，壅塞气道，通畅不利，肺管狭窄，肺失宣降，相互搏结，引动停积之痰，故气喘痰鸣。因此其病理特点主要概括为宿痰阻肺，气机阻肺，肺失宣降。治疗中应以治痰、治气为主。我们在遣药组方中，紧紧把握支气管哮喘的病理特点，首用麻黄、莱菔子，一宣一降。取麻黄宣散力强，经用蜜制，则消减其辛温发汗之功，提高宣肺定喘之效，麻黄性温，无论寒邪、热邪均可使用；取莱菔子降气力强，消痰力猛，而不伤正之势。故方中二药，不可或缺。枇杷叶、桔梗可增强宣肺之力，旋覆花、法半夏、杏仁、厚朴下气降逆；蜜款冬花宣肺又降气，有邪可散，散而不泄；无邪可润，润而不寒。橘皮、法半夏、瓜蒌、杏仁理气燥温又化痰。诸药合用，宣降共同，气痰并治，寒温适宜。全方严谨，疗效迅速。

加减：呼多吸少，加胡桃肉、补骨脂、五味子；伴外感风热，加薄荷、桑叶等；伴外感风寒，加紫苏叶、荆芥、桂枝、生姜；伴伤津，痰黏而稠者，去法半夏，加知母、麦冬、海蛤粉；伴血瘀者，加丹参、郁金、桃仁；寒痰蕴肺，加细辛、桂枝、干姜、紫菀；热痰壅肺，去半夏、厚朴，加黄芩、芦根、鱼腥草、竹沥、胆南星等；肺气壅实，痰鸣喘息不得卧，加葶苈子、广地龙；内热壅盛，大便秘结，加大黄、芦荟、芒硝；喷嚏、鼻塞严重者，加僵蚕、蝉蜕、荆芥；老年患者兼阳虚，加紫苏子、沉香、代赭石、白果。

培中益气汤(孔伯华方)

组成：太子参16g，炙麻黄4g，生黄芪18g，麦冬13g，五味子6g，炙甘草6g，陈皮13g，茯苓16g，百合16g，白果6g，炒紫苏子6g，苦桔梗6g，白前13g，炙紫菀13g，炙枇杷叶13g，荆芥6g，生姜2片，大枣4枚。

用法：每日1剂，水煎服，每日分3次温服。

功效：培中升清，宣肺化痰平喘。

方解：培中益气汤中太子参、茯苓、白术、炙甘草、生姜、大枣，培中益气，生黄芪益肺补脾升阳气，麻黄、白果、桔梗平喘宣肺，陈皮、紫苏子、白前化痰降气，紫菀、枇杷叶、百合化痰润肺，麦冬、五味子益阴敛肺，荆芥辛温升散，升举清气上输于肺。合方合用，益气培中，升清于肺，升中寓降，以复肺宣开肃降之机，通利气道，哮喘缓解。

加减肾气汤（廖蓂阶方）

组成：熟地24g，山萸肉12g，怀山药18g，茯苓9g，附片9g，上桂3g，牛膝9g，寸冬9g，五味子4.5g，龙骨18g，牡蛎24g，补骨脂9g，枸杞子9g，胡桃肉12g，紫石英15g。

用法：每日1剂，水煎服。

主治：支气管哮喘属肾阳虚弱。症见喘咳痰多，或面目四肢水肿，夜不能卧，其喘发在半夜之后，脉细数或大而无力。

加味麦味地黄汤（廖蓂阶方）

组成：熟地24g，茯苓9g，山萸肉9g，牡丹皮9g，泽泻9g，怀山药15g，麦冬12g，五味子3g，紫石英15g，龙骨18g，牡蛎24g，枸杞子12g，虫草4.5g。

用法：每日1剂，水煎服。

主治：阴虚喘咳，入暮尤甚，或潮热盗汗，耳鸣目花，腰酸膝软，不能平卧，脉细数无力或弦细者。

全真一气汤衍化方（王文鼎方）

组成：人参30~60g（或潞党参60~90g），熟地黄30g，山茱萸12g，麦冬15g，五味子3g，怀牛膝10g，白芥子6g，生姜5片。

用法：水煎服。

功效：大补肺气、纳气归肾。用于哮喘中期，有虚有实，即本虚标实，脉上部浮数，下部两尺沉细。

方解：全真一气汤出自《冯氏锦囊·药按》，由熟地、麦冬、白术，牛膝、五味子、附子组成。本方由上方去白术、附子，加人参、山茱萸、白芥子、生姜衍化成新方。方中人参大补肺气，熟地、山萸肉滋补肾阴，以达金水同调之目的。加麦冬养阴润肺，益胃生津，山茱萸补肾益精，温肾助阳，五味子上敛肺气，下滋肾阴，牛膝补肝肾且可活血通络，白芥子温肺气，利气机，通经络，化痰饮，生姜温肺散寒，化痰止咳。诸药合用，补肺气，益肝气，纳气归肾则喘咳自平。

按语：王老先生临床曾用此方治愈或控制多例此型远年哮喘患者，如一例年仅20岁，病程17年的女性支气管哮喘患者，经此方治疗月余，竟获近期控制之良效。

半夏桂枝汤（张梦侬方）

组成：半夏13g，柴胡13g，黄芩16g，太子参11g，炙甘草13g，桂枝13g，白芍16g，干姜16g，杏仁11g，五味子16g，细辛3g。

用法：将上药同煎30分钟，每剂煎2次，将所得药液混合。每日1剂，分2次温服。

功效：平喘止咳，化痰降逆。适用于支气管哮喘发作期，多于清晨起床后发作咳嗽、喘憋，咳甚则喉中哮鸣，口干苦，不欲饮，咳吐白痰，舌淡苔白，脉滑。

方解：方中半夏、柴胡、黄芩清热泻火生津；太子参益气养阴；白芍利水渗湿；杏仁宣肺止咳、活血通络，桂枝、干姜补中益气、养阴散寒，五味子、细辛固肾健脾，炙甘草调和诸药。

加减：咳剧痰多，不易咳者，加紫菀、桔梗、款冬花；痰多，色白，状如涎沫，重用细辛、干姜、五味子；口干苦，不思食者，重用柴胡、黄芩、通草。

益阴和阳汤（张梦侬方）

组成：白石英粉 30g，青黛拌蛤粉 15g，北条芩 24g，煅龙牡粉各 24g，川贝母 10g，炙紫菀 10g，款冬花 10g，骥半夏 10g，远志肉 10g，白茯神 10g，冬瓜子 10g。

用法：加水 3 磅熬成 1 磅，每日分 3 次服。另用西洋参 15g 炖汤兑入药汁中同服。

功效：益阴和阳，潜镇摄纳，化痰涤饮。

主治：阵发性哮喘，发则坐不能卧，抬肩陷肋，呼吸气短迫促，汗出肢冷，痰多色白，咳极难出，脉象弦数，舌苔白滑，舌质紫暗。

延年半夏汤（岳美中方）

组成：清半夏 9g，炙鳖甲 12g，苦桔梗 4.5g，前胡 6g，东人参 6g，炒枳实 3g，吴茱萸 9g，槟榔 4.5g，生姜片 9g。

用法：每日 1 剂，水煎服。

功效：止咳，化痰，平喘。

主治：支气管喘息。症见突发性阵咳，咳则喘，咳喘作需 10 余分钟，咳黏液样白沫痰，至痰咳出喘息渐平，每隔半小时或 1 小时咳喘又作，不能平卧，面目水肿，精神困惫，不欲睁眼，舌苔白腻，脉虚弱无力，左关浮细而弦。

加减人参蛤蚧散（陈玉峰方）

组成：人参 15g，蛤蚧 1 对，冬虫夏草 50g，麦冬 25g，川贝 25g，桑白皮 25g，黄芩 15g，杏仁 10g。

用法：共为细末，每服 2.5～5g。

功效：宣肺补肾。用于咳喘之老年肾不纳气症。症见咳嗽喘促，气短心悸，多汗无力。

方解：人参补肺脾之气，蛤蚧补肺肾、止咳定喘，冬虫夏草补虚损、益精气、止咳化痰，麦冬养阴生津、润肺止咳，川贝母清热化痰、润肺，桑白皮降肺热、止咳定喘，黄芩清热燥湿，泻火解毒，杏仁镇咳平喘。

按语：此方为陈老平素临证治疗咳喘验方，用于治疗老年之肾不纳气之咳喘，收效良好。本方剂型为散剂，适合慢性患者长期服用。

截喘方（姜春华方）

组成：旋覆花 9g，鼠鞠草 15g，全瓜蒌 15g，合欢皮 15g，老鹤草 15g，碧桃干 15g，五味子 9g，野荞麦根 15g，防风 9g。

用法：每日 1 剂，水煎服。

功效：降逆纳气，化痰截喘。

主治：支气管哮喘、慢支、肺气肿之咳嗽痰多，气逆喘促。

温阳平喘汤（姜春华方）

组成：款冬花 9g，麻黄 9g，桂枝 9g，紫菀 9g，细辛 1.5g，附片 6g。

用法：每日 1 剂，水煎服。

功效：温阳平喘。

主治：哮喘属阳气内伤者。症见哮喘年久，暑天亦发，形寒畏冷，神乏，咳嗽，痰少，舌淡，苔灰黑而滑润，脉沉。

麻柴甘透汤（徐嵩年方）

组成：麻黄10g，柴胡10g，甘草10g，透骨草15g。

用法：水煎服。

功效：宣肺平喘、祛风清热。用于哮喘寒包火证，外寒已除，痰热渐祛，余邪未止，而见寒热往来，咳嗽，气短喘促等症。

方解：此为用于寒包火证哮喘邪势已去，余邪未清的方剂，方中麻黄宣肺平喘，甘草止咳化痰，柴胡疏散余热，和解表里，透骨草祛风除湿。

按语：此为寒包火证善后的方剂，必在痰热大势已去后方可应用。

杏仁散（徐嵩年方）

组成：杏仁、川贝母、紫菀、款冬花、玄参各等份。

用法：共研为末。成人每次服10g，小儿酌减，姜蜜水送服。

功效：止咳平喘、滋阴润燥。用于哮喘肺实证，经清肺利痰治疗后，痰热已祛，余邪未清而见咳喘，咳痰不爽等症。

方解：痰热壅肺，必伤阴津。此方为肺实证哮喘经清热化痰治疗后，余邪未尽，阴津已伤，咳喘未愈而设。方中杏仁、川贝止咳化痰平喘，紫菀、款冬花润肺化痰平喘，玄参滋阴润燥，兼清余热。合用共奏止咳平喘、滋阴润燥之功效。

按语：此方用于哮喘肺实证治疗之后期。

宣肺止咳汤（徐嵩年方）

组成：苏叶15g，前胡15g，炙甘草9g，半夏12g，陈皮9g，炙苏子15g，生白术15g，车前子（包煎）30g。

用法：水煎服。

功效：宣肺散寒、化痰止咳。用于以咳嗽为主的感冒或气管炎。

方解：感冒、气管炎所致咳嗽，多为风寒外束，肺气不宣所致，治疗当以宣肺化痰止咳为主。本方用苏叶、前胡以宣肺散寒，化痰止咳，用陈皮、半夏以温肺化痰止咳，用苏子降气化痰，车前子清肺化痰，白术健脾燥湿，诸药共奏宣肺散寒、化痰止咳之功效。

加减：若因寒邪盛而感宣散不足，可去苏叶加净麻黄9g；伴寒热者可加生姜3片，大枣4枚；若舌红咽痛，寒邪化热，选加黄芩12g，板蓝根30g，鱼腥草30g。

按语：本方用白术、车前子健脾燥湿利水，乃从"脾为生痰之源，肺为贮痰之器"悟出，痰湿除则脾宣通，亦培土生金之意。据现代药理报道，白术油有镇静作用，车前子能治支气管炎，有祛痰止咳作用。

小青龙汤合桂枝加厚朴杏仁汤加减（徐嵩年方）

组成：麻黄9g，桂枝9g，半夏12g，炙甘草9g，白芍12g，厚朴6g，杏仁12g，车前子30g（包煎），五味子9g，生姜3片，大枣9枚。

用法：水煎服。

功效：解表散寒、温肺化饮、止咳平喘。用于慢性气管炎、哮喘感邪而复发者。

方解：本方具有解表散寒、温肺化饮、止咳平喘的功效，用于宿有慢性支气管炎、哮喘等痼疾，感受外邪而发者。本方由小青龙汤和桂枝厚朴杏子汤加减而成，两方均出于《伤寒论》，小青龙汤为外寒内饮证而设，桂枝加厚朴杏子汤则主治宿有喘疾而病桂枝汤证者。方中麻黄、桂枝相须为君，发汗散寒以解表邪，且麻黄又能宣发肺气而平咳喘，桂枝温阳以化内饮。杏仁止咳平喘，半夏燥湿化痰，车前子清肺化痰，厚朴燥湿化痰，下气平喘，扶助君药止咳平喘，而为臣药。五味子酸收敛气，芍药和营养血，二药合用以防全方温燥伤津；生姜助君药发散表邪，大枣助芍药调和营卫，共为佐药。炙甘草益气和中，调和诸药，是兼佐使之用。

加减：喘息而伴哮鸣音者去厚朴，加细辛4g（后下），干姜4g，选取小青龙原方；咽痒喘咳，倚息难以平卧，寒饮化热者，再加生石膏50g（打碎，先煎），为小青龙加石膏汤。

按语：本方定喘，可发挥三种效用：如麻黄、杏仁、甘草宣肺定喘，桂枝、厚朴、杏仁降气定喘，桂枝、炙甘草、五味子纳气定喘。

越婢加半夏汤加味（徐嵩年方）

组成：麻黄9g，炙甘草9g，半夏12g，生石膏40g（打碎先煎），南天竹子12g，百部15g，生姜2片，大枣4枚。

功效：宣肺泻热，止咳平喘。用于慢性支气管炎急性发作，或小儿百日咳缠绵经久，其症见咽喉奇痒，以阵发性剧咳为主，常伴喘息哮鸣，痰涎黏稠，难以咳吐。

用法：水煎服。

方解：风热外感，水饮内停，内外合邪，以致肺气胀满，水饮挟热上逆，而出现咳嗽喘急诸症。方中重用麻黄、石膏，辛凉配伍，发越水气，兼清里热；生姜、半夏散水降逆；甘草、大枣安中以调和诸药。加百部、南天竹子以增强全方止咳平喘之功效。

按语：此方为《金匮要略》名方越婢加半夏汤加南天竹子、百部而成。越婢加半夏汤为治疗饮热咳喘证的主方，加百部苦而善降肺气，以除咳嗽上气；加南天竹子敛肺治咳而除久咳喘息，治疗百日咳疗效尤佳。本方宣肺泻热，止咳平喘之力大，外感风寒所致之咳喘则不宜用。

苇茎汤合桔梗杏仁煎加减（徐嵩年方）

组成：薏苡根50g，杏仁12g，桃仁15g，桔梗9g，生甘草9g，冬瓜子15g，红藤30g，白毛夏枯草30g，鱼腥草30g，天花粉20g，野荞麦根30g，鲜芦茅根各50g（去节去心）。

用法：水煎服。

功效：清热化痰、逐瘀排脓。运用于肺化脓症、支气管扩张症。以高热，咳嗽，咳吐腥臭脓痰，胸痛，气急为特征。

方解：此方为苇茎汤与桔梗杏仁煎之加减方。本方用薏苡根代薏苡仁，以清热利湿，用桃仁治血化瘀，泄血分之壅滞，用冬瓜子清肺化痰，利湿排脓，用苇茎（鲜芦根）以清热透肺，祛痰排脓，四药合用，乃苇茎汤原方，共奏清热排脓、逐瘀化痰之效。用桔梗宣肺化痰，利咽排脓，杏仁止咳平喘，生甘草清热解毒、化痰止咳，红藤清热解毒、治血止痛，夏枯草清肝火、散郁结，天花粉清热生津止渴、解毒消肿排脓。以上6味，乃桔梗杏仁煎减味，共奏清热毒、利肺气、排浓痰、散壅滞之功效，与苇茎汤有协同作用。再加鱼腥草、野荞麦根(金荞麦)以增强全方清热解毒、化痰消痈之功力，加鲜茅根以助鲜芦根清热生津，透肺祛痰之效用。

加减：气急者选加桑白皮30g，葶苈子15~30g；便闭者加生大黄12g(后下)，玄明粉12g(冲服)；痰浊黄稠选加半夏12g，白芥子9g，莱菔子(炒打)12g，栝蒌皮仁(打)30g，大贝母12g；气津亏虚者选用生晒参6~9g(另煎汁和服)，野百合15~30g，南沙参15g，孩儿参20g，麦冬15g；如邪已尽而病灶难以愈合者，加黄芪30~50g补托之；支气管扩张咳血、咯血选加青黛15g(包煎)，藕节30g，失笑散(包煎)20g，茜草根30g，侧柏叶15g，土大黄20g；气逆加降香、沉香各4g(后入)。

按语：本方为苇茎汤与桔梗杏仁煎之加减方。苇茎汤出自《备急千金要方》，具有清热化痰、逐瘀排脓的功效，为治疗肺痈(肺化脓症)的著名有效方剂。桔梗杏仁煎出自《景岳全书》，张景岳认为此方"治咳嗽吐脓，痰中带血，或胸膈隐痛，将成肺痈者，此方第一"。徐师将此二方合而为一，足见其学识功底深厚。本方不仅对于肺化脓症、支气管扩张有效，还可用于痰热壅肺、咳痰黄稠的肺热咳嗽。

六君子汤合苓桂术甘汤加味(徐嵩年方)

组成：生晒参6g(另煎冲服)，白术15g，茯苓30g，炙甘草9g，半夏12g，陈皮9g，杏仁12g，桂枝9g，五味子9g。

用法：水煎服。

功效：培土生金、温肺化饮。用于短气昏眩，胸痞呕恶，或面赤烘热，手足厥冷，少腹冲气逆上等症。

方解：本方用生晒参健脾益气，培土生金，以消除胸中微饮，宣畅肺气，增强肺之呼吸功能，桂枝、白术、茯苓温化水饮；半夏、茯苓、生姜化饮止呕(或干姜)除悸眩；桂枝、甘草辛甘化阴平冲气，合五味子收敛耗散之真气。

加减：胸痞呕恶加代赭石30g，旋覆花15g，生姜3片，红枣4枚；上气而咳，呕吐清水加干姜6g；形体消瘦或伴低热，口干津亏者去桂枝，加桑白皮20~30g，地骨皮20g，麦冬15g；痰浊粘连咳吐不出加川贝12g，栝蒌霜15g，黛蛤散20g，白螺壳30g，竹沥每次1支，药汁和服。

按语：此方用于慢性气管炎与哮喘缓解期患者之平时调理，效果颇佳，发作期不宜服用。

金水六君煎加味(徐嵩年方)

组成：当归12g，熟地30g，炙甘草9g，半夏12g，茯苓30g，陈皮9g，沉香片4g(后下)，补骨脂15g，紫石英30g，胡桃肉20g。

用法：水煎服。

功效：养阴化痰、降逆平喘。适用于年老体弱，久病咳喘。

方解：金水六君煎方出《景岳全书》，具有养阴化痰的功效。其主证病因为脏腑受损，津液亏败，血气生化失其正，在此基础上，水泛为痰。本方以熟地补血滋阴，益精填髓，用当归养血活血以祛除寒凝，二药扶正固本共为君药。用半夏燥湿化痰，降逆和胃，陈皮燥湿祛痰，茯苓健脾利湿，使湿祛脾旺，痰无由生。三味合用，健脾燥湿化痰，以除咳逆喘急诸症，共为臣药。用沉香引气下行，以降气逆喘急；用补骨脂、核桃仁补肾助阳，纳气平喘；加紫石英降逆气，镇心安神，四味合用，补肾纳气，降逆平喘，共为佐药。用炙甘草调和诸药，为使。

加减：若胸痞满闷加米炒党参30g(亦可用人参6g，另煎汁冲服)，旋覆花15g，代赭石30g(先煎)，去沉香片、紫石英；痰多气滞，胸胁不快者，加白芥子9g；咳嗽多选加白术15g，炙紫菀15g，款冬花12g，车前子30g；寒盛而痰多清稀者加细辛4g；肺虚津亏，微热微咳而喘去沉香、补骨脂、紫石英，加米炒党参30g(或生晒参6g煎汁冲服)、麦冬15g、五味子9g；少腹气冲逆上者去补骨脂、沉香，加桂枝9g、五味子9g。

按语：此方为金水六君煎加补肾纳气之药组成，是依肺肾双调、祛痰培本之法组成的有效方剂。可用于年迈阴虚，气血不足，外感风寒咳嗽呕恶，喘逆多痰等症。

二麻四仁汤(陈苏生方)

组成：炙麻黄4.5g，麻黄根4.5g，苦杏仁9g，桃仁9g，白果仁(打碎)9g，郁李仁9g，款冬花9g，百部9g，车前草24g，生甘草4.5g。

用法：每日1剂，水煎服。

功效：调整肺气，排痰止咳，脱敏止咳。

主治：哮喘发作前有鼻、眼睑作痒、喷嚏、流涕或咳嗽等黏膜过敏先兆，或有持续咳嗽，支气管炎等上呼吸道感染等。

加减桂附八味丸(王季儒方)

组成：熟地黄30g，山茱萸12g，山药12g，茯苓12g，附子5g，肉桂5g，补骨脂12g，带皮核桃1枚(微烧)，五味子5g，磁石12g，黑锡丹3g(分2次吞)。

用法：水煎服。

功效：补肾纳气、健脾化湿。用于虚喘之偏阳虚者，症见汗出肢冷，脉沉细。

方解：熟地滋阴补肾，生血生精；山茱萸酸温滋肾益肝；山药清虚热于肺脾，补脾固肾；茯苓渗脾中湿热，而通肾交心。五味子敛肺滋肾。磁石纳气平喘。补骨脂、核桃补肾温阳。附子、肉桂助阳补火。用黑锡丹升降阴阳而除上盛下虚。

按语：本方补肾纳气以定喘，健脾化湿以消肿，可用于久病咳喘，心阳虚衰者。慢性气管炎、肺气肿、肺心病合并心功能衰竭适用本方。

洋参蛤蚧散(王季儒方)

组成：西洋参100g，蛤蚧4对(去头足焙黄)。

用法：二味同研细，每次服1.5g，每日2~3次。

功效：补肾助阳、益气养阴。用于哮喘缓解期而见肺肾两虚，阴虚火旺证者。

方解：本方仅西洋参、蛤蚧2味，仿人参蛤蚧散意，以西洋参易人参者，在于取西洋参之甘寒以补气养阴，清火生津；用蛤蚧助肾阳，补肺气而纳气平喘。

按语：本方较之人参蛤蚧散更注重养阴清热，因而更适用于气阴两虚证者。平时服用可以预防哮喘发作。

五味子浸鸡蛋(王季儒方)

组成：五味子 250g，鸡蛋 20 个，白水 3500g。

用法：五味子煮半小时，然后倒于瓷盆内，待凉放入新鲜鸡蛋 20 个，在水面上放玻璃一块，压在鸡蛋上，以避免不能完全浸泡，浸泡 7 天后，鸡蛋皮变软如胶皮样，此时即可服用。每天早晚各服 1 个，吃时从盆里取出鸡蛋，在热水内浸 5 分钟，然后去壳喝下，20 个吃完后，原汤再泡 20 个。五味子汤泡 40 个鸡蛋后，再换新汤。

功效：扶正固本。用于哮喘缓解期。

方解：五味子酸能收敛，性温而润，上能敛肺气，下能滋肾阴，适用于哮喘缓解期而见肺肾两虚证者。鸡蛋生冲服之，可以养心营，退虚热，亦合"精不足者，补之以气，形不足者，补之以味"之旨，二药合用共奏扶正固本之效。

按语：本方组成均为药食兼用之品，旨在扶正且易于服用，可以作为哮喘缓解期的辅助治疗长期服用，如遇感冒则暂停服。

柔肝理肺煎加味(王鹏飞方)

组成：防风 13g，柴胡 13g，乌梅 8g，五味子 6g，甘草 5g，地龙 13g，麻黄 13g。

用法：水煎服，每日 1 剂，每日 2 次，分早、晚服，每次 200mL。15 天为 1 个疗程。

功效：柔肝理肺，疏风祛痰，平喘。适用于咳喘。

方解：方中柴胡性味苦辛微寒，入肝胆经，有解郁疏肝之功；防风性味辛甘微温，入肝经，有散寒发表散风之效，为散风之要药，能祛除内外之风；乌梅味酸涩性平，入肝肺经，有敛肺止咳之功，李时珍《本草纲目》记载它"敛肺涩肠，止久咳泻痢"；五味子味酸甘性温，归肺经，有敛肺之功。《本经》："主益气，咳逆上气。"《本草备要》："性温，五味俱全，酸咸为多，故专收敛肺气而滋肾水……宁嗽定喘，除烦渴。"《黄帝内经》曰："肺欲急，急食酸以收之。"甘草性甘平，入肺经，有益气补中祛痰止咳之功。乌梅、五味子性味酸，敛肺止咳，与甘草相配，酸甘化阴，养阴柔肝，息除内风。地龙咸寒泄降，息风解痉定喘。麻黄有疏风散寒、平喘宣肺、消肿利水之功。《神农本草经》说："麻黄止咳逆上气，除寒热"，《本草备要》中说麻黄"治痰哮气喘"。麻黄与地龙相伍，一温一寒，一宣一降，相得益彰，皆为治疗哮喘的要药。诸药相合共奏祛痰疏风、理肺柔肝、平喘之效。以上诸药，肝肺同治，表里兼顾，寒温并调，功在疏畅气机，外散邪气，内调肝肺，使风、痰不得相结，不得化生，邪祛而正安，喘自平。

加减：咳频加杏仁 13g，桔梗 13g；气虚加黄芪 18g，党参 13g；有血瘀之象者加赤芍 13g，川芎 13g；肺阴虚者加沙参 13g，麦冬 13g。情志不畅者加蝉蜕 13g，白芍 13g；痰多白稀者加桂枝 13g，细辛 3g，半夏 13g；痰热壅盛者加瓜蒌 16g，生石膏 28g。

散寒温阳止喘汤(徐仲才方)

组成：生麻黄 6g，杏仁 9g，苏子 12g，白芥子 12g，干姜 6g，细辛 3g，炙甘草 6g，姜半夏 9g，熟附片 12g(先煎)，补骨脂 12g，局方黑锡丹 4.5g(分吞)。

用法：水煎服。

功效：温肺化饮、温阳纳气。用于哮喘之寒实证，症见喘促气急，喉有水鸡声，痰色白而清稀，胸膈胀闷，面色晦滞，口不渴，舌苔薄白或白腻，舌面滑润，水分多，脉弦滑或浮紧。

方解：本方为反复发作的顽固性寒喘兼阳虚者而设。方中麻黄解表散寒，宣发肺气而平喘咳为君；干姜、细辛温肺化饮，兼助麻黄解表为臣；半夏燥湿化痰，降逆和胃，苏子降气化痰，平喘止咳；白芥子温肺化饮，利气散结；杏仁止咳平喘，三味助麻黄以平喘止咳；加熟附片、干姜以温补脾肾之阳气，加补骨脂以补肾助阳，纳气平喘，加黑锡丹以促阳升阴降，而除上盛下虚之证，共为佐药；以甘草为使，平喘止咳，调和诸药。

按语：本方具有温肺化饮、助阳补肾的功效，适用于寒喘兼见阳虚的病例。本方妙在大胆使用温补肾阳之品，使丽日当空，阴寒自散，寒痰得化，哮喘自平。

定喘方(徐仲才方)

组成：麻黄 4.5g(生)，杏仁 9g，生甘草 4.5g，生石膏 30g(另包先煎)，苏子 9g，黄芩 9g，鱼腥草 30g。

用法：水煎服。

功效：辛凉宣肺、清热平喘。用于哮喘之热喘证，症见胸闷息粗，咳呛阵作，痰黄稠厚，难以排出，口干口苦喜饮水，或欲饮冷水，身热多汗等症，舌质较红，苔黄腻，一般苔多，舌光红者亦可见，脉象滑数。

方解：本方用于表邪未解，肺热咳喘之症。方中麻黄辛甘温，宣肺解表而平喘；石膏辛甘大寒，清泄肺胃之热以生津，两药相辅相成，宣肺泄热，共为君药。杏仁味苦，降利肺气而平咳喘，苏子辛温，降气化痰，止咳平喘，二药协同，共为臣药。加黄芩之苦寒以除肺热，加鱼腥草之辛、微寒以清肺散结，二药合用，增强全方清肺热之功效，共为佐药。用炙甘草止咳平喘，调和诸药，而为使药。全方共奏辛凉宣泄、清肺平喘之功。

加减：如兼见面色苍白，精神疲软，肢欠温和，脉濡细者，则辨为热喘兼有肾阳亏损，肾气不纳，常用清上温下法，除上方外，并加附子、局方黑锡丹以温阳纳气。

按语：此方是麻黄杏仁甘草石膏汤加味，用于哮喘之热喘证，亦用于寒热错杂证。本方加黄芩以清肺火及上焦实热，加鱼腥草以泄降散结、清热解毒，加苏子以消痰顺气，使全方辛凉宣肺、清热平喘的功效更为显著。

解表化痰平喘汤(邵经明方)

组成：炙麻黄 9g，杏仁 9g，桂枝 9g，陈皮 9g，炙甘草 6g，半夏 9g，苏子 9g。

用法：每日 1 剂，水煎服。

功效：温散解表，理气降逆，化痰平喘。

主治：支气管哮喘、慢性喘息性支气管炎因外感风寒或痰饮所致者。

化痰脱敏平喘汤(王正公方)

组成：地龙 118g，紫河车 90g，煅蛤壳 118g，苍耳子 30~60g，蝉蜕 28g，甘草 28g。

用法：将上药共研为细末，混匀，储密器中备用。上药为一料。每服 3g，日 2 次，温开水调下。药量可随年龄大小酌情加减。本方一料药可服 2 个月左右，1 年可服 2~3 料。哮喘发作期及有发热、胃肠不适时，需暂停服用。大热天一般也不服。

功效：培元固本，平喘化痰脱敏。适用于哮喘缓解期。

方解：化痰脱敏平喘汤根据"急则治其标，缓则治其本"的原则拟订。方中紫河车大补真元，蛤壳、地龙平喘化痰，苍耳子、蝉蜕、甘草合用，有较好的脱敏作用。

加减：鸡胸、龟背、体弱儿童，加生晒移山参28g。体质偏寒者，加鹿角粉28g，或淫羊藿28g；体质偏热者，加川贝母粉28g。

按语：此方对儿童患者疗效尤为满意，不少患儿因此获得了健康，改善了体质，促进了生长发育。

化哮八宝丹 (顾丕荣方)

组成：钟乳石8g，琥珀2g，珍珠2g，朱砂2g，土茯苓30g，冰片1g，羊胆6g，乌贼炭12g，蜂胶12g。

用法：上药研极细末，以蜂胶制为糊丸如绿豆大，每服1g，每日3次，每次以土茯苓煎汤送下。

功效：化湿泻毒。

主治：过敏性哮喘属湿毒为患者，脉濡，苔腻。

五子定喘汤 (祝谌予方)

组成：苏子10g，莱菔子10g，白芥子3g，杏仁10g，葶苈子10g。

用法：水煎服。

功效：降气化痰、止咳平喘。用于痰喘之痰饮踞肺证，症见受寒劳倦而喘，痰涎涌盛，黏稠不爽，胸膈满闷，纳差便秘，苔腻脉滑。

方解：无痰不作喘，因而降气化痰是治疗哮喘的总则之一。本方用苏子降气化痰，止咳平喘；用白芥子温肺化痰，利气散结，颇合"病痰饮者，当以温药和之"之旨；用莱菔子助苏子降气化痰之力，且可消食开胃；用杏仁止咳平喘；加葶苈子疗肺壅上气，定喘促，除胸中痰饮。五味合用，共奏降气化痰、平喘止咳之效。

加减：兼咳嗽加前胡、白前、紫菀、款冬花，食少加石菖蒲、佩兰叶，胸闷加厚朴、陈皮，便秘加全栝蒌、薤白，气虚血瘀、肺病日久加当归、川芎、丹参。

按语：祝氏尝谓"治喘先治痰、治痰宜调气"，本方以豁痰下气的三子养亲汤为基础，加杏仁宣肺平喘，葶苈子泻肺行水，一宣一泻，气机通畅则哮喘自平，但宜在无表邪情况下应用，若属风寒闭肺则非所宜。

过敏煎 (祝谌予方)

组成：银柴胡10g，炒防风10g，乌梅10g，五味子10g，生甘草6g。

用法：水煎服。

功效：抗敏解痉、敛肺下气。用于过敏性哮喘。哮喘常呈季节性发作，每因接触花粉、尘螨、药物及多种致敏物质而导致哮喘发作。

方解：本方用甘草和中缓急，润肺，甘草具有肾上腺皮质激素样作用，有抗炎、抗变态反应作用；用乌梅收敛、生津，本品有抗过敏作用，且可下气、敛肺；用五味子敛肺、滋肾、生津。用防风以祛风，银柴胡清热凉血，推陈致新。诸药合用，敛肺下气，祛风清热，抗过敏，而用于过敏性哮喘。

按语：本方是祝老先生治疗过敏性哮喘的经验方，其组成不仅符合中医传统理论，而且紧密结合中药现代药理研究成果，因而对过敏性哮喘有明显疗效。

脱敏煎（祝谌予方）

组成：香附 10g，五灵脂 10g，黑、白丑各 3g。

功效：泻肺逐痰、理气活血。用于过敏性哮喘，尤其是对闻油烟等刺激性气体过敏者有较好效果。

方解：本方用牵牛子泻肺气，通痰饮，以除肺气上壅，痰饮内停所致咳喘，用香附疏肝理气，用五灵脂破血行血，以除气滞血瘀，而令气机条达。

加减：气虚血瘀，肺病日久加当归、川芎、丹参。

按语：药理实验证实上述方药均有一定抗变态反应的作用。

冬龙汤（郭士魁方）

组成：冬虫夏草 10g，广地龙 12g，蝉蜕 10g，防风 10g，连翘 12g，金银花 12g。

用法：水煎服。

功效：补肺益肾、抗炎镇静。用于过敏性哮喘。

方解：方中冬虫夏草益肾壮阳，有平喘作用，能补益肺肾、平定咳喘。蝉蜕疏风散热，镇惊止痉；防风散风除湿，通利五脏关脉；金银花、连翘清热解毒，抗炎解热。

按语：此方依据传统中药理论和现代药理学知识组方，对于激素依赖者尤为适用。

清热活血汤（郭士魁方）

组成：金银花 12g，连翘 12g，半枝莲 12g，半边莲 12g，白花蛇舌草 12g，当归 12g，丹参 12g，红花 12g。

用法：水煎服。

功效：清热化瘀。用于支气管哮喘之久治不愈证属瘀热内阻者，症见痰多而黏，胸满腹胀，纳呆便溏，困倦乏力，脉滑苔白腻。

方解：支气管哮喘之久治不愈，常有瘀血与热毒互结，治当清热化瘀。本方用金银花、连翘、半枝莲、半边莲、白花蛇舌草以清热解毒，用丹参合上药以清瘀热，用红花以活血化瘀，用当归活血补血，全方共奏清热化瘀之功效。

按语：此方适用于支气管哮喘久治不愈而正气未虚者。肺肾亏虚等虚证患者不宜应用。

冬龙汤（郭士魁方）

组成：冬虫夏草 10g，广地龙 12g，蝉蜕 10g，防风 10g，金银花 12g，连翘 12g。

用法：每日 1 剂，水煎服。

功能：宣肺，补肾，定喘。

主治：过敏性哮喘，遇花粉、灰尘或食鱼虾而发。

平喘汤（冯视祥方）

方1：

组成：麻黄 6g，杏仁 12g，金银花 10g，苦葶苈 10g，苏子 10g，地龙 10g，胡桃 10g，淫羊藿 10g，连翘 15g，补骨脂 10g，女贞叶 10g，胡芦巴 6g，甘草 6g。（原方未注剂量）

加减：热未尽者加生石膏，汗多者加白术，咳稍多加款冬花、枇杷叶，胸闷加旋覆花，病程长者酌选巴戟天、冬虫夏草、山药、熟地等 1 ~ 2 味。

用法：每日 1 剂，水煎服。

功效：宣肺豁痰，清热平喘，补肾纳气。

主治：小儿哮喘属肺热肾虚者。症见支气管哮喘临床表现的症状，并兼见发热或发热已退，口渴，痰稠，咽喉红肿，舌质正常或红，苔黄薄或白，脉滑数无力。

方 2：

组成：麻黄 6g，杏仁 12g，法半夏 6g，葶苈子 10g，陈皮 10g，茯苓 15g，白芥子 6g，补骨脂 10g，苏子 10g，胡桃 10g，胡芦巴 6g，鹿角片 10g，甘草 6g。（原方未注剂量）

加减：痰不多者去半夏、茯苓，病程长者加淫羊藿、锁阳、制附片、熟地、山药等 1 ~ 2 味。

用法：每日 1 剂，水煎服。

功效：辛温开肺，降逆祛痰，纳气平喘。

主治：小儿哮喘属肺寒肾虚者。症见支气管哮喘临床表现的症状，并兼见口不渴，吐白色稀薄痰，唇色正常或偏淡，咽部不红，舌质淡或胖有齿印，苔白或腻，脉平或略缓无力。

麻杏定喘合剂（张沛虬方）

组成：净麻黄 10 ~ 12g，五味子 9g，杏仁 2g，紫菀 10g，佛耳草 30g，清甘草 10g，百部 15g，细辛 5g，枳壳 6g，石韦 15g，地龙 15g。

用法：每日 1 剂，水煎服。

功效：温肺散寒，祛痰平喘。

主治：支气管哮喘发作期。

自拟定喘方（张沛虬方）

组成：生麻黄 10g，杏仁 12g，甘草 10g，地龙 15g，百部 15g，细辛 3g，枳壳 6g，石韦 15g，五味子 5g，紫菀 10g，佛耳草 30g。

用法：水煎服。

功效：温肺散寒、祛痰平喘。用于哮喘发作期。

方解：本方用于哮喘发作期属寒痰阻肺证者。方中麻黄解表散寒、宣肺平喘，加止咳平喘之杏仁、化痰止咳平喘之甘草，即常用于肺气壅遏咳喘实证的名方三拗汤。用细辛温肺化饮、下气消痰以平喘，石韦清肺止咳，佛耳草（即鼠曲草）温肺气、止痰喘、散痰气，止咳化痰而祛风寒，用枳壳化痰消积，行气宽中，百部、紫菀润肺化痰、止咳平喘；地龙清热息风、通络、平喘，解除平滑肌痉挛，加用五味子敛肺气，滋肾阴，以防温散太过而伤阴液。全方以温为主，宣敛并用，气血同调，共奏温肺散寒、祛痰平喘之功效。

加减：有感染者加金银花 15g，鱼腥草 30g；鼻塞声重加苍耳子 15g。

按语：本方妙在加石韦使全方不致过于温热，加五味子使全方不致温散太过，加枳壳、地龙以理气活血、调理气机。

自拟补肾平喘方（张沛虬方）

组成：紫河车60g，蛤蚧粉45g，地龙粉75g，五味子24g，苍耳子60g，甘草30g。

用法：研粉或蜜丸，每服9g。每日服2次，早晚吞服。

功效：补肾纳气。用于哮喘缓解期。

方解：哮喘发作，至缓解期多现肾阴肾阳俱亏，肾不纳气之证。治当补肾纳气。本方以紫河车为君，温肾补精、益气养血，且本品还能补益肺肾、纳气平喘。本方以蛤蚧为臣，本品为虚喘劳咳要药，可峻补肺肾之气而纳气平喘，与君药有协同作用。用地龙活络解痉平喘，五味子敛肺滋阴生津，苍耳子祛风除湿、温和疏达、流利关节、宣畅脉络，共为佐药。用甘草润肺，和中缓急，调和诸药而为使。诸药合用，固本培元，补肺益气，化痰解痉平喘，适用于哮喘缓解期而见肾虚症状者。

按语：本方不仅符合传统医学理论，而且符合现代药理研究成果，补而不滞，金水相生，气血同调，值得推荐。

辛温宣散汤（李凤翔方）

组成：射干13g，炙麻黄3~6g，杏仁13g，紫苏子13g，半夏13g，蝉蜕6g，地龙13g，僵蚕13g，蜈蚣2条，淫羊藿13g，巴戟天13g，生甘草5g。

用法：将药同煎30分钟，每剂煎2次，将所得药液混合。每日1剂，分2次温服，早、晚各1次。

功效：温肺散寒，止咳平喘。适用于支气管哮喘，寒热证均可，临证进行方药加减。

方解：麻黄解表利湿，可治咳喘；射干和麻黄协同平喘利湿；杏仁、紫苏子解热清肺；半夏、蝉蜕清热祛风；地龙、僵蚕、蜈蚣活血行气，祛瘀利湿；淫羊藿、巴戟天固肾健脾；甘草调和诸药。诸药伍用共奏疏肝解郁、行气活血、清热利湿之功效，用于治疗支气管扩张、咳嗽等疗效显著。

加减：热证者，加生石膏16g，桑白皮13g，黄芩13g；痰色黄者，选用全瓜蒌、芦根、冬瓜子、鱼腥草、金荞麦，用量宜15~28g；痰质黏而难咳者，选加黛蛤散、海浮石、川贝母等。如发作不甚或经治症减而未平者，可视患者之体质另加一二补肾之味，偏阳虚选补骨脂、鹿角霜、肉桂，偏阴虚则选熟地黄、当归、黄精。寒证加桂枝5g，荆芥13g，防风13g；喷嚏流涕，加苍耳草13g，辛夷花6g；痰白状如涎沫，以小青龙汤加干姜5g，细辛3g，五味子5g；喘胀不得卧、面目水肿者，加葶苈子13g，厚朴13g或白前13g；寒包热哮，以麻杏石甘汤加生石膏16g。

哮喘必止方（董漱六方）

组成：麻黄5g（后下），射干9g，杏仁9g，厚朴4.5g，紫苏子9g，葶苈子9g，陈皮4.5g，制半夏9g，茯苓10g，甘草4.5g，枳实4.5g，胆南星9g，鹅管石9g（煅、杵、包）。

用法：上药用水浸泡1小时，煎沸后用文火煎10分钟，加入麻黄再煎5~8分钟，过滤，取汁约200mL。加水适量，再煎20分钟，取汁约150mL。每日1剂，早、晚分别于食后温服。

功效：适用于寒证哮喘。西医学之支气管哮喘、慢性气管炎急性发作期，症见咳嗽不扬，咳痰不畅，喉间有哮鸣音，胸闷喘息，夜间不得平卧，舌苔白，脉浮滑。

方解：本方由射干麻黄汤和导痰汤加减化裁而成,治疗哮喘在于散其寒,化其痰,止其喘,坚持不懈,故名哮喘必止方。

加减：如口渴、心烦,舌红苔黄,则宜去厚朴,加石膏 30g（先煎）,桑白皮 9g；如痰白呈泡沫状,去半夏、茯苓、甘草,加干姜 2.4g,细辛 2.4g,五味子 3g；如痰黄黏稠如细粉,去厚朴、葶苈子,加桑白皮 9g,黄芩 4.5g,制半夏改用竹沥半夏 9g；如咽痛、鼻塞咽痒,去厚朴、半夏、葶苈子,加前胡 9g,蝉蜕 4.5g,桔梗 4.5g；如咳甚,胁痛,去葶苈子、厚朴,加白芥子 4.5g,橘络 4.5g；如腹胀、纳差,停食,去葶苈子、茯苓、甘草,加莱菔子 9g,大腹皮 9g,焦神曲 12g。

麻杏射胆汤（董漱六方）

组成：净麻黄 5g,大杏仁 10g,嫩射干 9g,玉桔梗 6g,紫苏子 9g,净蝉蜕 4.5g,炒白僵蚕 9g,制半夏 9g,广陈皮 4.5g,生甘草 4.5g,鹅管石 12g（煅,杵）,江枳实 3g,胆南星 6g。

用法：先用冷水浸过药面,约 30 分钟再加少许水,煎沸后再煎 10 分钟左右,头煎取汁 1 碗,接着加水煎熬二煎,取汁大半碗,把头煎、二煎药汁一同灌入热水瓶内,分 2 次顿服。小儿可分 3 次或 4 次服,当日服完。

功效：宣肺化痰,降气定喘。用于咳喘。

加减：如有口渴烦躁,痰黏,舌红苔黄者,去半夏、陈皮,可加石膏、知母、贝母；形寒肢冷无汗,痰白呈泡沫状,苔白滑者,去蝉蜕、僵蚕、桔梗,加桂枝、细辛、干姜；咽红乳蛾肿痛,痰稠,舌红脉数者,去半夏、陈皮,可加金银花、连翘、牛蒡子等；溲黄便秘者,去桔梗、甘草,加黄芩、桑白皮、竹沥等；如咳喘气逆,腹胀胁痛者,去桔梗、甘草,加莱菔子、白芥子；脘腹痞胀,口黏纳差,苔白腻,去蝉蜕、白僵蚕,加厚朴、焦六曲；如有头胀头痛,鼻塞多涕者,去半夏、陈皮,加辛夷、苍耳子。

加味紫苏饮子（周炳文方）

组成：苏叶,麻黄,杏仁,桑白皮,青皮,陈皮,半夏,款冬花,党参,五味子,紫菀,甘草。

用法：水煎服。

功效：化痰降气,宣肺解表。用于风寒外感之实喘,症见恶寒发热,胸憋气粗,呼吸困难,咳嗽声高痰多,不能仰卧,舌苔白腻,质粗淡蓝；严重者,自汗喘促,唇爪发绀,脉浮滑。

方解：本方用于标实而本虚之喘证,标即风寒外束,痰浊内阻,本即久病肺损,即气虚之体又被风寒所伤,故用麻、杏、紫苏发表散寒、宣肺平喘；合桑白皮、款冬花、紫菀、青陈皮、半夏泻肺顺气化痰止咳而醒脾；党参、五味子益气敛肺又通血脉；甘草和中调和诸药,故为肺虚感寒喘证暴作之良方。

加减：若肾气虚者,加当归、补骨脂,纳气定喘。

按语：本方主症为风寒外束,痰涎壅肺,肺失宣降所致,虽属实喘之证,但治疗时,仍应顾护正气。本方以宣肺解表、化痰降气为主,加用党参补益肺气、健脾和中,用五味子敛肺滋肾、宁心安神,实属高瞻远瞩之策。

楼贝四子汤（周炳文方）

组成：栝蒌仁，川贝母，苏子，白芥子，莱菔子，葶苈子，天冬，远志，枇杷叶，红枣。

用法：水煎服。

功效：清热、化痰、平喘。用于痰热壅肺之实喘，症见呼吸困难，胸膺痞闷，痰涎壅盛，咳黄色稠痰如脓，腮红口干，苔腻舌红粗。

方解：方中四子（苏子、芥子、莱菔子、葶苈子）涤痰顺气降逆为主，辅以天冬生津润燥，蒌、贝清热快胸膈，枇杷叶润降肺气，远志宁心、化痰止咳，红枣补脾以缓四子之急。全方共奏清热、化痰、平喘之功。

按语：此型痰喘，标重于本，每因吸入不净之气，如过敏性抗原，触发老痰而诱发。冬春多见。其以顽痰壅阻为标，阴伤津少肺虚为本。治当清热泻肺涤痰快膈。若由感受暑热、火灼肺金、气不得降而反上升、气急喘息、烦渴引饮、汗多脉虚大者，宜人参白虎汤加桑白皮、陈皮、茯苓、竹叶之类，喘息可平。

散寒蠲饮方（董漱六方）

组成：生麻黄4.5g（后下），桂枝3g，炒白芍9g，干姜2.4g，五味子（杵），细辛2.4g，姜半夏9g，陈皮4.5g，杏仁9g，厚朴3g，鹅管石9g（煅）。

用法：水煎服。每日1剂，分早、晚服。

功效：解表散寒、温肺化饮、止咳平喘。用于支气管哮喘发作期，寒哮证。

方解：本方为证属外寒内饮之寒哮证而设。方中麻黄、桂枝发汗散寒以解表邪，且麻黄可宣肺平喘，桂枝可温阳化饮，共为君药。干姜、细辛温肺化饮，兼能解表，共为臣药。白芍合营养血，五味子酸收敛气，既防伤津，又防耗气，有反佐的作用。半夏、陈皮燥湿化痰、理气和胃，杏仁止咳平喘，厚朴燥湿化痰、下气平喘，两者与桂枝合用，乃桂枝加厚朴杏子汤，最适宜素有喘病，外感风寒而发者。加鹅管石一味独有创意，乃取其温肺壮阳之功，而收平喘止咳之效。

加减：寒痰兼有呕吐者，另用莱菔汁1杯加生姜汁3～5滴。

按语：本方适用于外邪侵及肌表，痰浊内阻气道所引发的哮喘，且病性属寒者。方用小青龙汤、杏朴二陈等方加减，从宣肺散寒、降气化痰立法。外邪须辨寒热，在急性期以宣肺化痰为首要，用药剂量宜重，贵在速战。

参蛤麻杏膏（董漱六方）

组成：生晒参60g（如用党参需倍用），蛤蚧（去头足）2对（研末冲入收膏），麻黄30g，杏仁100g，炙甘草50g，生姜60g，红枣120g（去核），银杏肉100g。

用法：煎3次，去渣滤取清汁，加冰糖500g收膏，每日早晚1汤匙，开水冲服。

功效：补肺肾、平喘息。用于哮病静止期。

方解：本方为哮喘缓解期而呈肺肾两虚证而设。方中人参补肺益气，蛤蚧峻补肺肾之气而纳气平喘，两者合用，即人参蛤蚧散意，培补肺肾，为君药。用红枣补中益气，以培补后天之本，甘草补气和中，共为臣药。用银杏"上敛肺金除咳逆，下行湿浊化痰涎"（《本草便读》）以敛肺定喘，杏仁止咳、化痰、平喘，麻黄宣肺平喘，有升有降，调理肺气，共为佐使。

按语：本方适用于哮喘缓解期，以名方人参蛤蚧散为主要框架，加扶正祛邪之品，内培正气，外御病邪，对肺肾气虚者尤为适宜。

麻杏射胆汤（董漱六方）

组成：净麻黄6g，大杏仁10g，嫩射干9g，杜苏子9g，净蝉蜕4.5g，炒僵蚕9g，制半夏9g，广陈皮4.5g，江枳实5g，制南星9g，玉桔梗4.5g，生甘草4.5g，鹅管石（煅）12g。

用法：每日1剂，水煎服。小儿可分3～4次服。

功效：宣肺化痰，降气定喘。

主治：支气管哮喘、慢性支气管炎急性发作期。症见咳嗽痰多，咳吐不爽，胸闷气急，喉痒作呛，有哮鸣音，夜间不能平卧，乳蛾肿胀，舌苔白腻，脉浮滑数。

降气化痰平喘方（吕承全方）

组成：桂枝6g，蜜炙麻黄6g，细辛3g，淡干姜3g，法半夏13g，白前13g，杏仁13g，橘皮6g，紫菀13g，款冬花13g，紫苏子13g，炙甘草3g。

用法：每日1剂，水煎服，每日分3次服。

功效：散寒阻肺，平喘化痰。用于各种哮喘。

方解：方中麻黄、桂枝行气活血，清热解毒，疏肝解郁；白前、淡干姜行气解郁、活血止痛；橘皮、半夏疏肝理气，清热祛湿；细辛活血化瘀；杏仁宣肺止咳；紫菀、款冬花、紫苏子泻火祛湿；甘草调和诸药。诸药伍用共奏疏肝解郁、行气活血、清热利湿之功效，用于治疗支气管哮喘等疗效显著。

参蛤散（朱良春方）

组成：红人参15g，北沙参15g，化橘红10g，蛤蚧1对，川贝母10g，五味子10g，紫河车24g，麦冬10g。

用法：上药共研极细末，每服4g，每日2次。

功效：补益纳气，理气化痰平喘。

主治：支气管哮喘属肾不纳气。症见病久而不愈，或伴有肺气肿，而面浮肢肿，表现为虚寒型哮喘。

地龙方（朱良春方）

组成：海螵蛸100g，天竺黄100g，紫河车100g，地龙150g，川贝母60g。

用法：上药共研极细末，装胶囊，每服3g，每日2次。连服6个月为1个疗程。

功效：补肾纳气，化痰定喘。

主治：支气管哮喘不能平卧。本方能增强机体功能，促使康复，对发育期前的儿童哮喘，收效甚佳。

宣肺降肃饮子（李玉奇方）

组成：炙麻黄15g，桂枝5g，蜜马兜铃15g，白前15g，炒杏仁10g，细辛5g，桑皮20g，皂荚5g，茯苓20g，白术10g，白芥子10g，甘草10g，干姜5g，黄芩10g。

用法：每日1剂，水煎服，连服多剂。

功效：祛风化热，实脾利湿。

主治：季节性哮喘，症见四肢渐重，先咳后喘以致哮鸣，上午较轻下午尤重，眼睑轻度水肿，胃脘胀满，食少纳呆，小便清长，不恶寒不发热。脉来多洪大有力，舌质燥而少苔。

宣肺一效汤（李玉奇方）

组成：白鲜皮15g，白芥子10g，蝉蜕20g，僵蚕15g，五灵脂10g，葶苈子10g，白前15g，薤白15g，款冬花15g，白果15g，甘草15g。

用法：每日1剂，水煎服，连服20剂为1个疗程。

功效：宣肺祛邪。

主治：过敏性哮喘，症见喘鸣不已，少气胸满，饮食如常，脉来弦数有力，舌淡少苔。

益气平喘煎（李玉奇方）

组成：冬虫夏草5g，蛤蚧1对，阿胶10g，紫菀15g，炒杏仁15g，茯苓20g，苏子10g，天冬20g，枇杷叶20g，黄芩5g，玄参10g，甘草10g，款冬花15g。

用法：每日1剂，水煎服，连服多剂。

功效：滋补肾气，润肺清燥。

主治：肾不纳气性哮喘，症见哮喘抬肩，咳而无痰，胸闷气短，胃脘胀满，食少纳呆，小便数而短，脉来沉细，舌质淡少苔。

百花膏（丁光迪方）

组成：凤凰衣（微炒）30个，麻黄30g，款冬花50g，百合50g。

用法：上药先浸1宿，文火煎熬2遍，滤出澄清，加入炼蜜60g，鲜生姜汁1匙，收成浸膏，约500g，分作1周服，每日2~3次，每次1羹匙，开水调服。

功效：宣肺止咳，顺气平喘。

主治：小儿咳喘，时常发作，咽中气塞，咳甚喘急，痰不多，咳不出，春寒秋凉发作较多。

自拟平喘验方（董建华方）

组成：麻黄5g，杏仁10g，地龙10g，全蝎3g（研末冲服），川芎10g。

用法：水煎服。

功效：化痰润燥、解痉平喘。用于各型哮喘。

方解：方中麻黄宣通肺气，解表散寒；杏仁通降肺气，化痰润燥。二药相伍，一宣一降，以助肺气宣降之职。地龙、全蝎、川芎为经验用药，有解痉、活络、平喘之功效。

按语：本方为董老先生治疗哮喘的基本方，应用时可参照上述用药经验，辨证加减。

清热导痰汤（张鹳一方）

组成：大杏仁13g，净麻黄5g，嫩射干9g，玉桔梗6g，杜紫苏子9g，净蝉蜕4.5g，炒白僵蚕9g，制半夏9g，广陈皮4.5g，生甘草4.5g，鹅管石（煅，杵）11g，江枳实3g，制胆南星6g。

用法：先将冷水浸过中药，约30分钟再加少许水，水煎沸后再煎15分钟左右，头煎取汁1碗，接着加水煎熬二煎，取汁大半碗，把头煎、二煎药汁一同灌入热水瓶内，分2次顿服。如小儿可分3或4次服，当天服完。

功效：降气定喘，宣肺化痰。用于咳喘。

方解：方中杏仁、麻黄、桔梗宣肺止咳，清热解毒，疏肝解郁；射干、紫苏子行气解郁，活血止痛；胆南星、陈皮、蝉蜕疏肝理气，清热祛湿；白僵蚕活血化瘀；鹅管石泻火祛湿；半夏、枳实清热活血，健脾利湿；甘草调和诸药。诸药伍用共奏疏肝解郁、行气活血、清热利湿之功效，用于治疗支气管哮喘等疗效显著。

加减：咽红扁桃体肿痛，痰稠，舌红脉数者，去半夏、陈皮，可加金银花、黄连、连翘、牛蒡子等；溲黄便秘者去桔梗、甘草，加黄芩、桑白皮、竹沥等；咳喘气逆，腹胀胁痛者，去桔梗、甘草，加莱菔子、白芥子；口渴烦躁，痰黏，舌红苔黄者，去半夏、陈皮，可加石膏、芦根、知母、贝母；形寒肢冷无汗，痰白呈泡沫状，苔白滑者去蝉蜕、僵蚕、桔梗，加桂枝、细辛、白芍、干姜；脘腹痞胀，口黏纳差，苔白腻，去蝉蜕、白僵蚕，加厚朴、焦六曲；有头胀头痛，鼻塞多涕者，去半夏、陈皮，加辛夷、苍耳子。

射麻平喘汤（李辅仁方）

组成：生石膏30g，桑白皮15g，射干10g，杏仁10g，葶苈子10g，白芥子5g，苏梗10g，苏子5～10g，炙麻黄3～10g，鱼腥草15g，桔梗10g，橘红10g，炙紫菀15g，金银花20g，甘草3g。

用法：每日1剂，水煎服。

功效：利肺化痰，止咳平喘。

主治：哮喘急性期属痰喘者。症见喘息，咳嗽，甚者难于平卧，咳大量泡沫痰等。

咳喘丸（李辅仁方）

组成：冬虫夏草50g，鱼腥草30g，百合50g，百部50g，款冬花30g，云茯苓50g，前胡50g，桑皮30g，南沙参50g，炙紫菀50g，杏仁30g，泽泻50g，浙贝母30g，枸杞子50g，金银花50g，丹参50g，炒远志30g，川贝母30g，半夏30g。

用法：上药共研极细末，过箩去渣，水泛为丸。每日早、晚各服6g。

功效：补益纳气，润肺，化痰，平喘。

主治：支气管哮喘缓解期，咳喘症状轻微，乏力，纳差，呼多吸少。

升陷汤（李辅仁方）

组成：生黄芪15g，知母6g，升麻6g，柴胡6g，桔梗6g。

用法：每日1剂，水煎服。

功效：实卫固表，益气补阴。

主治：哮喘日久致肺卫不固，腠理不密，易外感，动辄气喘。

五子定喘汤（李辅仁方）

组成：紫苏子10g，莱菔子10g，葶苈子10g，杏仁10g，白芥子5g。

用法：每日1剂，水煎服。

功效：豁痰下气，宣肺平喘，泻肺行水。

主治：支气管哮喘属痰浊壅肺证。症见哮喘每因感受寒邪、饮食劳倦、情志变动而诱发，出现痰多，黏稠不爽，胸膈满闷，纳差便秘，苔腻，脉滑等。

皂荚丸（梁剑波方）

组成：牵牛子 3g，桑白皮 6g，皂荚 6g，紫菀 6g，石菖蒲 6g，法半夏 6g，百部 3g，甘草 6g，胆南星 5g。

用法：上药共研为极细末，以炼蜜制成小丸，如绿豆大，每次服 30 丸，日服 2 次，温开水送服。

主治：重症哮喘或哮喘持续状态，且体质尚好者。

加味人参蛤蚧散（梁剑波方）

组成：五味子 30g，补骨脂 30g，人参 10g，蛤蚧 2 对，石菖蒲 30g，核桃仁 50g，砂仁 25g，沉香 30g，白术 30g，黄芪 45g，泽泻 60g，细辛 20g，炙甘草 10g。

用法：除人参、沉香外，均以盐水浸润，饭面蒸过，共研为散剂，瓶贮。每次服 6g，温开水送服，以喘息缓解为度。

功效：温肾壮阳，纳气平喘。

主治：哮喘因于肾虚，喘息而气不接续，动则喘促不止，并常有痰鸣，心悸，面色发青或发绀，四肢畏冷，微肿。

四子克喘汤（金梦贤方）

组成：麻黄 10g，杏仁 10g，石膏 30g，甘草 8g，苏子 10g，白芥子 6g，莱菔子 10g，干姜 10g，细辛 10g，五味子 6g，川贝母 10g，罂粟壳 6g（分量可根据季节、年龄、体质而定）。

用法：水煎服。每日 1 剂，分早、晚服。

功效：宣肺泄热，降气平喘。用于支气管哮喘，喘息性支气管炎及伴肺气肿、肺心病，表现为寒痰阻肺者。症见：咳喘上气，痰白而稀，量多，喉中如水鸡声，遇冷空气则发，畏寒肢冷，舌淡苔白，脉滑。

方解：大凡喘证，多因肺气不宣、痰热内壅所致，故宣肺泄热、化痰平喘为常用的治则。本方以麻黄宣肺解表平喘，石膏清泄肺肾之热而生津，用为君药。干姜、细辛温肺化饮而为臣药。用杏仁、苏子、白芥子、莱菔子、川贝母化痰止咳，降气平喘，用五味子敛肺滋肾生津，罂粟壳敛肺止咳，共为佐药。炙甘草益气和中，止咳平喘，调和诸药，为使。

加减：痰少咳重，加枇杷叶、桑白皮；咳轻痰多，加前胡、半夏、橘红；咳喘不寐，加远志、莲子心、麦冬、酸枣仁；咳喘胸痛，加桔梗、栝蒌、薤白；食少纳呆，加佩兰、紫菀、厚朴；咳痰带血，加藕节、紫菀；寒热往来，加柴胡、黄芩、槟榔、草果仁；内热外感，加金银花、连翘、牛蒡子、菊花；大便干燥，加天花粉、大黄、大贝母、桔梗；头疼头晕，加藁本、白芷、荆芥、蔓荆子；水气凌心，加茯苓、白术、附子、车前子；肺肾俱亏，加人参、麦冬、山药、牡丹皮、附子。

按语：本方由三子养亲汤、麻黄杏仁甘草石膏汤、小青龙加石膏汤加减组成。其中三子养亲汤行气化痰，使气行则火降而痰消，以除痰盛喘满。麻黄杏仁甘草石膏汤外解寒邪，内除肺中邪热而平喘。小青龙加石膏汤祛水饮，散风寒而除肺胀咳而上气，烦躁而喘。三方加减合而为一，不失为治疗哮喘的有效良方。

哮喘夏治方（赵清理方）

组成：制附子9g，党参12g，白术12g，茯苓12g，炙款冬花15g，甘草3g，陈皮9g，半夏7.5g，炙杷叶15g。

用法：每日1剂，水煎服。或用汤剂7倍之量（其中枇杷叶为10倍之量），文火共煎，过滤取汁，再加蜂蜜适量，煎熬至浓稠为度，装瓶储存。每次3～4匙，每日3次，开水冲服。自夏至开始服用，每月服10天，连服3个月。若病重者可适当增加服药天数，如此坚持2年以上即可获效。

功效：培补脾肾，化痰利肺。

主治：支气管哮喘及喘息性支气管炎缓解期，预防发作。

清热祛痰汤（施汉章方）

组成：黄芩16g，白果13g，桑白皮16g，麻黄13g，款冬花13g，半夏13g，紫苏子13g，木香13g，厚朴13g，甘草5g。

用法：水煎服，每日1剂，每日分3次服。

功效：平喘止咳，宣肺散邪，清热祛痰。用于哮喘缓解期。

方解：清热祛痰汤系由《证治准绳》中的定喘汤加重黄芩、桑白皮，另加厚朴、木香而组成。方中白果敛肺定喘祛痰，麻黄宣肺散邪平喘，一散一收，既可加强平喘之功，又防麻黄耗散肺气；黄芩、桑白皮泻肺热，平喘止咳，祛痰清热；紫苏子、杏仁、半夏、款冬花降气平喘，祛痰止咳；厚朴、木香宽中理气平喘；甘草补中，调和诸药。诸药合用，使肺气得宣，痰热得清，外邪得解，则咳喘痰多诸症自除，故其适用于哮喘属于素体痰多而复感外邪之痰热壅肺证。

加减：喘急面红，烦热口干，加芦根、知母、瓜蒌霜；兼外感咳甚者，加前胡、苦杏仁、桔梗；伴自汗畏风，极易感冒，卫阳不固者，加黄芪、白术、麦冬、五味子；如痰涎量多，不得平卧，便秘，加葶苈子泻肺逐痰。

自拟麻杏苏茶汤（焦树德方）

组成：麻黄3～9g，杏仁10g，苏子10g，桔梗6g，茶叶6～10g，干姜3～5g，诃子3g，炙甘草3g。

用法：水煎服。

功效：散寒平喘、温肺化痰。用于哮喘之寒实证。临床特点为每遇受凉及冬季容易发作哮喘，或使病情加重，兼见痰白而稀，喜暖喜热饮。舌苔白，脉象滑或迟缓。

方解：方中以麻黄发汗解表，宣肺平喘为君药。杏仁、苏子降气化痰，止咳平喘；桔梗宣肺祛痰，利咽排脓；干姜温中散寒，回阳通脉，温肺化饮；诃子敛肺利咽下气，共为臣药。茶叶化痰利尿解毒，用为佐药。炙甘草和中缓急，润肺解毒，调和诸药，用为使药。全方配伍，具有散寒平喘、温肺化痰之效，共奏温宣肃降之功。

加减：兼见恶寒、发热、头痛、脉浮等风寒表证，则加桂枝、苏叶、荆芥；兼见气逆胸满，痰黏不易咳出，则加旋覆花、槟榔；兼见胸闷痰少者、则加枳壳、桔梗；痰盛者，则加半夏、化橘红、茯苓，兼见胸闷、舌苔厚腻，食欲不振者，则加白芥子、莱菔子、枳实（或槟榔）；喉中痰鸣如水鸡声者，则去诃子，加射干、款冬花、紫菀、细辛、五味子；兼见形寒畏冷，痰凉如白沫稀水状者，去诃子、桔梗，加重干姜，再加白芥子、细辛、五味子、桂枝、半夏、茯苓。

按语：焦老先生治疗哮喘善用麻黄。麻黄除了辛温发汗、解表散寒以外，有明显的宣肺平喘作用。焦老认为，凡是风寒外侵、毛窍束闭而致肺气不得宣通的外感喘咳，都可用麻黄治疗。即使是表证已解，但仍喘咳的，还可以继续用麻黄治疗，这时可改用炙麻黄。生麻黄发汗解表的效力大，炙麻黄发汗力小而平喘止咳的效果较好。用麻黄治疗喘咳的同时，焦老多配伍杏仁。麻黄宣通肺气以平喘止咳，杏仁降气化痰以平喘止咳；麻黄性刚烈，杏仁性柔润，二药合用，"麻黄以杏仁为臂助"，可以增强平喘止咳的效果。

自拟麻杏蒌石汤（焦树德方）

组成：麻黄 2～6g，杏仁 10g，桑白皮 10g，槟榔 10g，金沸草 10g，地骨皮 10g，栝蒌 20～50g，生石膏 20～60g，葶苈子 6～10g，生甘草 3g。

用法：水煎服。

功效：清宣肺热、降气豁痰。用于哮喘之热实证，症见气喘声粗、痰黄口渴、恶热喜凉，每遇受热或于夏季病情加重，舌苔黄，脉数。

方解：方中重用栝蒌清热润肺化痰，石膏清泄肺胃之热以生津，配以麻黄发汗解表、宣肺平喘，共为君药。杏仁降气化痰，止咳平喘；桑白皮、葶苈子泻肺平喘；金沸草散风寒，化痰饮；地骨皮清热凉血，共为臣药。槟榔降气行水，用为佐药。生甘草清热解毒，调和诸药，用为使药。全方配伍，具有清宣肺热、降气豁痰之功效。

加减：兼见表热证者、则去金沸草，加薄荷、金银花、桑叶；兼见痰热壅盛者，则重用栝蒌，另加竹沥、天竺黄、桔梗；兼见气逆明显者，则加生赭石、旋覆花；里热重者，如咽痛目赤，便秘口臭、痰黄稠有热臭味者，则去金沸草，选加栀子、黄芩、知母、玄参、大青叶、牛蒡子、生大黄。

按语：与治疗喘咳寒实证的自拟麻杏苏茶汤相比，焦老在本方中沿用了发汗解表、宣肺平喘的麻黄和降气化痰、止咳平喘的杏仁，弃去温肺散寒之诸药，重用石膏、栝蒌清肺热而平喘，用以应对热实证。本方中选用生甘草，取其清热之效。

自拟麻杏二三汤（焦树德方）

组成：麻黄 3～6g，杏仁 10g，法半夏 10g，莱菔子 10g，苏子 10g，化橘红 12g，茯苓 12g，炙甘草 3g，白芥子 3～6g。

用法：水煎服。

功效：祛痰平喘、健脾和胃。用于哮喘之痰实证，症见胸中窒闷，痰多而黏稠，咳吐不爽，甚则痰鸣有声，气喘息促，恶心纳呆、口淡无味，舌苔腻，脉滑。

方解：方中以麻黄发汗解表、宣肺平喘，法半夏燥湿化痰，共为君药。杏仁、莱菔子降气化痰、止咳平喘；化橘红、白芥子温肺散寒、利气消痰，共为臣药。茯苓利水渗湿、健脾和胃、宁心安神，用为佐药。炙甘草补脾和胃、润肺解毒、调和诸药，用为使药。全方配伍，具有祛痰平喘、健脾和胃之功效。

加减：胸闷痰黏者，加枳壳、旋覆花；痰黄舌苔白腻、去半夏，加葶苈子、黄芩、栝蒌；大便干秘者，加制大黄、枳实。

自拟麻杏补肺汤（焦树德方）

组成：麻黄3g，杏仁9g，黄芪9g，党参6g，陈皮6g，五味子5g，熟地黄12g，紫菀12g，桑白皮10g，苏子10g。

用法：水煎服。

功效：补肺、益气、平喘。用于哮喘之肺虚证，症见气短而喘、气怯声低，易受感冒，面色㿠白，自汗畏风，口干，舌质淡红，薄白苔，脉虚或濡。

方解：方中以麻黄杏仁宣肺平喘，紫菀润肺下气、消痰止咳，桑皮泻肺火而平喘咳，苏子降气消痰、平喘；同时配以黄芪益气升阳固表，党参补中益气、健脾益肺，陈皮理气健脾调中、燥湿化痰，五味子收敛固涩、益气生津、补肾宁心，熟地补血养阴、填精益髓。意在补肺、益气、平喘。

加减：若气阴两伤，兼见咽燥口干，舌红少津者，则加沙参、麦冬、乌梅。

按语：本方中将平喘润肺止咳药物与补益脾肺、益气生津药物同用，为"补"法；另加具有收敛固涩功效的五味子，合敛益肺，为"收"法。

自拟麻杏六君子汤（焦树德方）

组成：麻黄3～5g，杏仁10g，党参10g，陈皮10g，半夏10g，香稻芽10g，白术6g，茯苓12g，炙甘草5g，焦三仙各9g。

用法：水煎服。

功效：健脾、化痰、平喘。用于哮喘之脾虚证，症见哮喘兼见面黄，肢倦，气短，少食，舌胖苔白，脉象濡滑。

方解：方中麻黄宣肺平喘，党参补中益气、健脾益肺，共为君药。白术、茯苓健脾利湿，半夏燥湿化痰，陈皮理气健脾，杏仁降气化痰，共为臣药。香稻芽、焦三仙消积化滞健脾，用为佐药。炙甘草补脾和胃、润肺解毒、调和诸药，用为使药。全方可收健脾、化痰、平喘之功效。

加减：水肿尿少者，可加冬瓜皮、泽泻、桂枝、猪苓；脘闷、恶心、舌苔白腻者，可加苏藿梗、佩兰。

按语：方中取党参替换六君子汤中的人参，取其健脾益肺之效。因脾喜燥恶湿，故用白术健脾燥湿。参、术相合，健脾之力更宏。

自拟麻杏都气汤（焦树德方）

组成：麻黄3～5g，杏仁10g，山萸肉10g，焦神曲10g，熟地黄20g，灵磁石20g，山药10～20g，茯苓9～12g，泽泻6～9g，牡丹皮3～9g，五味子5～10g，蛤蚧尾粉1g（分冲）。

用法：水煎服。

功效：益肾、纳气、平喘。用于哮喘之肾虚证，症见喘促日久，呼多吸少，吸入困难，气不得续，动则喘甚，形瘦神疲，汗出、肢冷、面青，腰痛肢酸，舌质淡，舌苔多白，脉象沉细，尺脉弱。

方解：方中用麻黄杏仁宣肺平喘，灵磁石纳气平喘。又以熟地滋肾填精，辅以山药补脾固精，山萸肉养肝涩精，称为三补。又用泽泻清泻肾火，并防熟地黄之滋腻；茯苓淡渗脾湿,以助山药之健运,牡丹皮清泄肝火,并制山萸肉之温,共为佐使药,谓之三泻。用焦神曲消积健脾,蛤蚧补肺益肾。佐以五味子收敛固涩,益气生津,补肾宁心。全方共用,意在益肾、纳气、平喘。

加减:兼见面红(面暗黑,两颧红)、足寒、气喘、冷汗、吸气困难、烦躁不宁、舌苔白腻或白苔变黑而润,脉沉细、或尺脉微而欲绝者,是为肾阳欲脱,急需引火归元、镇纳肾气,方中可加肉桂、黑锡丹(另吞服)。

按语:本方药构成来源于七味都气丸加味。都气丸功效为补肾敛肺,加麻黄杏仁宣肺平喘,灵磁石纳气平喘,蛤蚧补肺益肾,纳气平喘,助阳益精,焦神曲消积健脾。补、泻、收三法并用,相辅相成。

自拟三子二陈汤(焦树德方)

组成:炒苏子10g,炒莱菔子9g,白芥子9g,制半夏10g,化橘红10g,炙甘草6g,茯苓15g,猪苓15g,白术15g,桂枝8g,泽泻10g,珍珠母(先煎)30g。

用法:水煎服。

功效:降气除痰、助阳化饮、益心安神。用于咳喘(老年慢性支气管炎;肺气肿;肺心病,心功能不全Ⅱ~Ⅲ度)。

方解:方中苏子降气利肺以消痰,半夏、白术健脾燥湿以化痰为主药。莱菔子、白芥子、橘红理气除痰,桂枝、茯苓温阳化饮为辅药。猪苓、泽泻配桂枝以化气利水而退肿,甘草配半夏、橘红、茯苓除痰化湿而健运中焦,为佐药。珍珠母益心潜阳、镇怯安神为使药。全方共达降气除痰、助阳化饮,兼益心安神之功效。

按语:本方用三子养亲汤、二陈汤、五苓散加减变化而成。根据"急则治其标,缓则治其本"及"病痰饮者当以温药和之"的原则,拟以降气除痰、助阳化饮之法,标本兼治。

固本平喘汤(李寿山方)

组成:党参12g,五味子7.5g,熟地25g,山药12g,制杏仁15g,生赭石15g,生龙牡各25g。

用法:水煎服,每日1剂,早、晚分服。

功效:补益肺肾、降逆平喘。用于支气管哮喘,慢性喘息性支气管炎属虚证喘哮者。症见喘哮经常发作,不分季节,气短喘促痰鸣,背寒恶风,面目虚浮。

方解:方中党参、熟地补肺气,滋肾阴,培补正气而为君药。山药健脾益气,有培土生金之意;五味子敛肺滋肾生津,以助君药补益肺肾,共为臣药。用杏仁止咳平喘;代赭石镇降上逆之气而平喘;牡蛎软坚化痰,止嗽平喘;龙骨收敛浮越之正气,而除咳逆;四药合用,止咳化痰、降逆平喘,共为佐使之用。

加减:有寒饮者加细辛、干姜,有热痰者加鱼腥草、桑白皮,痰盛者加半夏、葶苈子。

按语:固本平喘汤以五味子汤、都气汤、参赭培气汤化裁而来,对哮喘属肺脾气虚、肾不纳气者常有较好疗效,对激素依赖之患者尤效。

培中升清汤(方和谦方)

组成:炙麻黄4g,太子参15g,生黄芪20g,麦冬10g,五味子6g,炙甘草6g,陈皮

10g，茯苓 15g，百合 15g，白果 6g，炒紫苏子 6g，苦桔梗 6g，白前 10g，炙紫菀 10g，炙枇杷叶 10g，荆芥 6g，生姜 2 片，大枣 4 枚。

用法：每日 1 剂，水煎服。

功效：培中升清，宣肺化痰平喘。

方解：方中太子参、茯苓、白术、炙甘草行四君之功，培中益气；生黄芪补脾益肺升阳气；麻黄、白果、桔梗宣肺平喘；陈皮、紫苏子、白前降气化痰；紫菀、枇杷叶、百合润肺化痰；麦冬、五味子益阴敛肺；荆芥辛温升散，升举清气上输于肺。全方共用，培中益气，升清肺气，升中寓降，以复肺宣开肃降之机，气道通利，故哮喘缓解。

脱敏平喘汤（朱秀峰方）

组成：麻黄 7g，钩藤 12g，老鹳草 20g，葶苈子 7g，乌梅 9g，甘草 3g（用药剂量仅供参考）。

用法：每日 1 剂，水煎服，早、晚各 1 次。

功效：宣肺平喘化痰。主治支气管咳喘。

加减：寒证，加细辛、川花椒、干姜；若见恶寒发热、头痛者，可加荆芥、防风、白芷、贯众、豆豉、桂枝等；痰热证，加薏苡仁、鱼腥草、金荞麦、虎杖、海浮石等；兼肺肾阴虚者，加天冬、麦冬、青果、蝉蜕、木蝴蝶；兼肺肾气虚者，加南沙参、北沙参、补骨脂、淫羊藿、丹参、降香、紫石英。

治哮喘方（方和谦方）

组成：炙麻黄 4g，太子参 15g，麦冬 10g，茯苓 15g，炙甘草 6g，生黄芪 20g，陈皮 10g，百合 15g，炒苏子 6g，苦桔梗 6g，白前 10g，白果 6g，炙紫菀 10g，炙杷叶 6g，荆芥 6g，生姜 2 片，五味子 6g，大枣 4 枚。

用法：每日 1 剂，水煎服。

功效：培中升清，宣肺化痰平喘。

主治：外感引发宿喘。症见胸憋喘咳，咳痰短气，动则喘甚，纳差便调。舌苔白滑，脉数无力。

自拟杏仁煎（张建夫方）

组成：杏仁 10g，栝蒌 15g，半夏 10g，炙麻黄 6g，苏子 10g，枳壳 12g，陈皮 10g，牛蒡子 10g，桔梗 10g，枇杷叶 12g，贝母 10g，前胡 12g，白前 12g。

用法：水煎服。

功效：清热宽胸、降气除痰。用于反复咳喘，久而不愈者。

方解：杏仁止咳化痰平喘，配陈皮、枳壳入气分使气顺痰降，配枇杷叶清降肺气；全栝蒌润肺祛痰，止咳平喘；炙麻黄温散寒痰。久咳痰黏难化，半夏可效；苏子降气平喘；贝母止咳，伍用栝蒌，增强清热宣肺化痰之效果；桔梗化痰止咳、宣肺，与牛蒡子疏风清热、止咳；白前、前胡降气化痰，宣散风热，止咳，对于痰多而喘者尤宜。组方重在化痰和宣肺降气，使气顺则火自降，热清则痰自消，痰消则火无所附，则诸症可除。故治痰者，必降其火，治火者，必顺其气也。诸药合用，共奏清热宽胸降气除痰之功用，对于肺热咳喘尤为适宜。

加减：

（1）外感风寒袭表咳嗽，伴鼻塞流清涕，喉痒声重，痰稀色白，恶寒或恶风，头痛发热，全身骨节疼痛，舌苔薄白，脉浮紧或浮缓，本方加荆芥10g，或防风10g，薄荷6g，去牛蒡子，以宣散风寒。

（2）外感风热咳嗽，见咳嗽不爽，痰黄或黄白而稠，口干咽痒，鼻塞头痛，身热恶寒有汗，或微恶风寒，舌苔薄黄，脉浮数，本方去半夏加连翘20g，荆芥10g，以疏散风热、止咳化痰。

（3）肺热咳嗽，见咳嗽气喘，咳痰黄稠，甚则痰中带血，口鼻气热，咽喉干痛，口苦，或胸痛胀闷，舌苔黄，脉弦数，本方去半夏加黄芩10g，以清热宣肺化痰；如见咳黑痰（铁锈色痰）为肺热壅盛，方去半夏、炙麻黄、苏子，加黄芩10g，生石膏20g，龙胆草10g。若兼见痰中带血为肺热伤络，去半夏加麦冬12g、荆芥炭10g以润肺生津，引血归经。

（4）燥邪伤肺咳嗽，见咳嗽痰少，黏稠难出或干咳无痰，或痰中带血丝，咳甚则胸痛，鼻燥咽干，或咽喉痹痛，舌尖红苔黄，脉浮数或细散，本方去半夏、炙麻黄，加麦冬12g，沙参12g，或玄参12g，以润燥生津为主。

（5）暑湿咳嗽，见咳嗽，痰多而稠，胸闷身热，汗多不解，头涨，口渴不多饮，本方去牛蒡子、前胡、白前加苍术10g，六曲10g，薏苡仁15g，以清解暑热、利湿。兼见心烦面赤，小便短赤，舌红苔薄黄，脉濡数者，本方去牛蒡子、前胡、白前、炙麻黄，加茯苓15g，厚朴12g，扁豆15g，以清暑宣肺、化湿和胃。若身热面赤，小便短少，口苦咽干，舌质红，苔薄黄少津，脉濡数，为暑热重于湿。本方去半夏、苏子、炙麻黄，加麦冬12g，荷叶3g，焦栀子12g，以清热解暑。痰湿咳嗽，症见咳嗽痰多色白，痰出咳止，伴有胸脘胀闷，纳少，或恶心呕吐，或面肿，舌苔白腻，脉濡滑者，为暑湿重于热。本方去牛蒡子、前胡、白前，加苍术10g，六曲10g，薏苡仁15g，以利湿化痰，佐以消食。

（6）脾虚咳嗽，症见咳嗽痰多，色白易咳出，面白微肿，少气伴倦，怕冷，胃脘胀闷，纳差，口痰舌苔薄白，脉细。本方去牛蒡子、前胡、白前、炙麻黄加党参15g，六曲10g，干姜6g，以益气健脾除痰。

（7）脾气虚咳嗽，症见咳嗽气短，痰清稀面薄，面色㿠白，动则汗出，易感外邪，舌质痰嫩苔薄白，脉虚无力，本方去炙麻黄、牛蒡子、前胡、白前，加党参15g，以益气止咳化痰。

（8）肺阴虚咳嗽，症见久咳不止，痰少而黏，或痰中带血丝，形体消痰，口燥咽干或咳声嘶哑，舌红绛，苔薄黄，脉数者，本方去半夏、炙麻黄、前胡、苏子，加玄参12g，生地12g，麦冬12g，沙参12g，以养阴止咳；若见午后潮热，盗汗少气，胸部隐痛，舌红少苔，脉细数，为阴虚火旺，本方去半夏、炙麻黄、苏子，加百合12g，知母12g，玄参12g，兼见痰中带血，为阴虚热甚，伤于肺络，再加荆芥炭12g，牡丹皮12g，以滋阴泻火，凉血止血。

（9）肾阳虚咳嗽，症见久咳不止，兼喘，纳气无力，咳甚遗尿，腰膝酸软，咳痰有咸味，质清稀，四肢或腰以下发凉，面白微肿，或肢体水肿，舌淡苔白，脉沉细，本方去牛蒡子、炙麻黄、白前、前胡，加山药15g，山茱萸15g，五味子6g，补骨脂12g，可奏益肾纳气之功。亦可兼服金匮肾气丸。

(10)肾阴虚咳嗽，症见久咳不止，咳痰黏少，或痰中带血丝，潮热，盗汗，少气，腰膝酸软，头晕目眩，耳鸣耳聋，舌红少苔，脉沉细数，本方去牛蒡子、炙麻黄、苏子、半夏，加玄参12g，生地12g，地骨皮15g，鳖甲15g，以滋补肾阴、润肺化痰，亦可常兼服六味地黄丸。

(11)肝火犯肺咳嗽，症见咳嗽气逆，或咳嗽不畅，咽中如有物，咳时面赤，牵引胁痛，烦躁易怒，舌边尖红，苔薄黄而少津，脉弦数，本方去炙麻黄、半夏、苏子、白前，加厚朴12g，焦栀子12g，白芍15g，以疏肝解郁、行气化痰；若口苦，痰黄稠，舌质红，脉弦数，为肝郁化火，再加龙胆草10g，以清肝泻火、化痰。

(12)寒包火咳嗽，症见咳嗽喘促，口干口苦，痰黄，甚者咳引胸痛，痰色暗红，喘甚于咳者，本方加荆芥10g，生石膏15g，以清热解表宣肺。

(13)肺胀之咳嗽，见痰鸣气急，能俯不能仰，足跗水肿，其中咳痰黄稠，口干舌燥者本方去白前、前胡、半夏，加葶苈子10g，桑皮10g，地龙12g；咳痰清稀或泡沫状者再加党参1g，大枣3枚以泻肺益气平喘。

按语：自拟杏仁煎体现了张氏治疗咳喘的学术特点和临证经验，堪称治咳喘的通用方，不论外感还是内伤引发的咳喘，通过合理的加减用药，均可获得满意疗效。

补肾平喘汤(陈超方)

组成：太子参30g，炒苏子15g，半夏10g，地龙15g，五味子10g，补骨脂10g，麦冬10g，陈皮10g，灵磁石30g，乌梅肉15g，胎盘6g，桃仁10g。

用法：每日1剂，水煎服。

功效：补肾益肺，平喘止咳化痰。

主治：支气管哮喘、慢性喘息性支气管炎。

银花乌梅紫菀汤(刘弼臣方)

组成：五味子10g，金银花10g，乌梅10g，紫菀10g，紫石英15g，钩藤10g，地龙10g。

用法：每日1剂，水煎服。

功效：清肺化痰，降逆平喘。

主治：小儿哮喘常因接触外邪而发，舌质淡，脉滑。

调肺平肝方(刘弼臣方)

组成：板蓝根10g，山豆根5g，辛夷10g，玄参10g，紫石英15g，苍耳子10g，钩藤10g，地龙10g，秦皮10g。

用法：每日1剂，水煎服。

功效：调肺平肝，温肾降气，化痰平喘。

主治：小儿支气管哮喘基本方。

半夏哮喘必止方(赵恩俭方)

组成：射干9g，麻黄(后下)5g，杏仁9g，厚朴4.5g，紫苏子9g，葶苈子9g，陈皮4.5g，制半夏9g，茯苓13g，甘草4.5g，枳实4.5g，胆南星9g，鹅管石(煅、杵、包)9g。

用法：将药用水浸泡 1 小时，水煎沸后用文火煎 15 分钟，放入麻黄，再煎 5～8 分钟，过滤，取汁约 200mL，加水适量，第 2 汁煎 30 分钟，取汁约 150mL。每日 1 剂，早、晚分别于食后温服。

功效：散寒宣肺，止咳平喘。寒证哮喘。适用于支气管哮喘、慢性气管炎急性发作期，症见咳痰不畅，咳嗽不扬，喉间有哮鸣音，胸闷喘息，夜间不得平卧，舌苔白，脉浮滑。

加减：如腹胀、纳差、停食，去葶苈子、茯苓、甘草，加莱菔子 9g，大腹皮 9g，焦神曲 11g；如口渴、心烦，舌红苔黄，则宜去厚朴，加石膏(先煎)28g，桑白皮 9g；如痰白呈泡沫状，去半夏、茯苓、甘草，加干姜 2.4g，细辛 2.4g，五味子 3g；如痰黄黏稠如细粉，去厚朴、葶苈，加桑白皮 9g，黄芩 4.5g，制半夏改用竹沥半夏 9g；如咽痛、鼻塞咽痒，去厚朴、半夏、葶苈子，加前胡 9g，蝉蜕 4.5g，桔梗 4.5g；如咳甚，胁痛，去葶苈子、厚朴，加白芥子 4.5g，橘络 4.5g。

宣肺利水方(梁贻俊方)

组成：连翘 15g，杏仁 15g，金银花 40g，生石膏 25g，佩兰 15g，藿香 15g，白豆蔻 10g，西洋参(另煎)10g，苏叶 15g，荆芥 10g，黄芩 10g，腹皮 15g。

用法：每日 2 剂，水煎服，每 6 小时服 1 次。连服 6 剂。

功效：清热解毒，宣透化湿。

主治：肺部感染并发肺水肿。症见高热，无恶寒，身无汗，恶心不思饮食，神疲乏力，苔黄而腻，脉滑细数。

钩藤平喘汤(吕奎杰方)

组成：钩藤 11g，麻黄 7g，老鹤草 18g，葶苈子 7g，乌梅 9g，甘草 3g(药用剂量仅供参考)。

用法：水煎汤，口服，每日 1 剂，每日 2 次，早、晚各服 1 次。

功效：平喘宣肺化痰。适用于支气管哮喘。

方解：方中钩藤、麻黄清热化痰，疏肝解郁；老鹤草行气解郁，平喘利湿；葶苈子疏肝理气，清热祛湿；乌梅理气生津，宣肺止咳；甘草调和诸药。诸药伍用共奏疏肝解郁、行气活血、清热利湿之功效，用于治疗支气管哮喘等疗效显著。

加减：痰热证加薏苡仁、鱼腥草、金荞麦、虎杖、海浮石等；兼肺肾阴虚者加天冬、麦冬、女贞子、青果、蝉蜕、玉蝴蝶；寒证加细辛、桂枝、川花椒、干姜；若见恶寒发热、头痛者，可加荆芥、防风、葱白、白芷、贯众、豆豉、桂枝等；兼肺肾气虚者加南沙参、北沙参、补骨脂、仙灵脾、丹参、降香、紫石英。

玉涎丹(周仲瑛方)

组成：蜒蚰 20 条，大贝母 9g。

用法：上药共捣为丸，每服 1.5g，每日 2 次。

功效：清热化痰。

主治：热哮。症见哮鸣如吼，口苦，喜饮，舌苔黄腻，质红，脉滑数或弦滑。

青龙止咳化裁方(周仲瑛方)

组成：蜜炙麻黄 6g，桂枝 6g，细辛 3g，淡干姜 3g，法半夏 10g，白前 10g，杏仁 10g，橘皮 6g，紫菀 10g，款冬花 10g，紫苏子 10g，炙甘草 3g。

用法：每日 1 剂，水煎服。

功效：温肺散寒，化痰平喘。用于各种哮喘。

平喘固本汤(周仲瑛方)

组成：党参 15g，五味子 6g，冬虫夏草 6g，胡桃肉 12g，灵磁石 18g，沉香 15g，坎脐 15g，苏子各 15g，款冬花 12g，法半夏 12g，橘红 6g。

用法：水煎服。

功效：化痰降逆、补肾纳气。用于喘证的"上盛下虚"证，症见喘咳痰多，胸闷气急，呼多吸少，气不接续，自汗恶风，身寒肢冷，苔腻。

方解：党参、五味子、冬虫夏草、胡桃肉、坎脐补益肺肾，沉香、灵磁石、苏子、款冬花、法半夏、橘红降气化痰，平喘止咳。

加减：上盛，当用苏子、款冬花、紫菀、白前、旋覆花、半夏、陈皮等。因痰气壅结者，降气宣肺化痰，加厚朴、白芥子；因寒饮伏肺者温肺化饮，加肉桂、细辛；因痰热郁肺者清肺化痰，加知母、海浮石、雪羹汤；外邪诱发伴有表证者，又当祛邪宣肺，辨其寒热配药。下虚，当用山茱萸、熟地、胡桃肉、坎脐、五味子、冬虫夏草等。因肾阳虚者，温养下元，加附子、鹿角(胶)、钟乳石、补骨脂；因肾阴虚者，滋填阴精，加生地、麦冬、当归、龟板(胶)；若见肺肾气虚，加党参、黄芪、蛤蚧粉(另吞)；肺肾阴虚者加北沙参、玉竹。治下顾上，金水同调。如肾阳与肺阴交亏，肾阴与肺气交亏者，又须复合兼顾。

按语：本方是一首扶正祛邪的方剂。全方化痰降逆，宣泄其上，补肾纳气，培益其下，用于上盛下虚之喘证最为适宜。临证可依据上述加减用药规律，区别上盛与下虚的主次，针对具体病理表现加减施治。

平哮汤(崔玉衡方)

组成：炙麻黄 6~9g，炒杏仁 12g，蜈蚣 1~2 条，细辛 5g，徐长卿 20g，生甘草 6g，地龙 12g，当归 12g，桑白皮 20g，石韦 20g，蝉蜕 6g。

用法：发作时，上方水煎分 3 次服，每日 1 剂；发作后，上方剂量加大 2~5 倍，共为细末，炼蜜为丸，每丸 9g，每日 3 次，以巩固疗效。

功效：理肺平喘，解痉脱敏。

主治：支气管哮喘发作期及持续期，寒热不甚明显者。

青龙三石汤加减(吕同杰方)

组成：桂枝 9g，白芍 18g，细辛 3g，半夏 15g，炮姜 9g，五味子 9g，麻黄 9g，杏仁 9g，紫苏子 15g，葶苈子 15g，甘草 9g，胆南星 9g，皂角炭 3g，石韦 30g，鹅管石 15g，海浮石 15g，赭石 15g。

用法：每日 1 剂，水煎服。

功效：温肺散寒，降气化痰。适用于风、寒、湿等阴邪袭肺，引动寒痰之实痰冷哮证。症见素有寒痰内伏于肺，每遇风、寒、湿、阴冷寒凉之气哮喘即作，呼吸急促，喉中痰鸣有声，痰白如泡沫，胸闷憋气，面色晦滞，舌质淡，苔白滑，脉弦紧或浮紧。

方解：方中小青龙汤解表散寒，温肺化痰；并取桂枝倍芍药之意，益阴敛液，解肌和营；紫苏子、葶苈子泻肺降气；胆南星、皂角、海浮石化瘀开闭；鹅管石温阳纳气；赭石重镇降气。全方共奏散寒平喘、温肺化痰之功效。

加减：伴气阴双亏者，加太子参、山药、枸杞子；肾阳虚者，加淫羊藿、附子、紫石英。

青龙三石汤（吕同杰方）

组成：桂枝9g，白芍18g，细辛3g，葶苈子15g，半夏15g，炮姜9g，麻黄9g，五味子9g，杏仁9g，苏子15g，甘草9g，皂角炭3g，胆星9g，石韦30g，鹅管石15g，海浮石15g，代赭石15g。

用法：每日1剂，水煎服。

功效：散寒平喘，温肺化痰。

主治：实痰冷哮。症见呼吸急促，喉中痰鸣有声，痰白如泡沫，胸闷憋气，面色晦滞，舌质淡苔白滑，脉沉紧或浮紧。

小儿止哮汤（王烈方）

组成：地龙15g，川芎15g，露蜂房10g，侧柏叶15g，黄芩15g，苏子15g，白鲜皮15g，刘寄奴10g，僵蚕10g，射干10g。

用法：每日1剂，水煎服。

功效：活血化瘀，理气除痰。

主治：发作期小儿哮喘。

定喘1号（黄锡琨方）

组成：全蝎5g，炒苏子6g，制半夏6g，白芥子6g，地龙10g，炙白前10g，炙远志10g，炙紫菀10g，麻黄5g，炙甘草5g，炙僵蚕20g，鹅管石（先煎）20g，杏仁10g。

用法：5岁以上小儿，每日1剂，水煎分2次服；4～5岁，每日1剂，煎1次，药汁200mL左右，分4次口服；4岁以下患儿，需调整部分药量：炙麻黄3g，炙白前6g，地龙5g，全蝎3g，炙僵蚕15g；3～4岁患儿，每日1剂，每剂煎2次，分4次口服，上、下午各服2次；3岁以下患儿，每日1剂，只煎1次，取汁约150mL，1岁以上患儿，分4次口服，1岁以下患儿，分8次口服，每次间隔2小时。

功效：温肺化痰，止咳定喘。

主治：小儿支气管寒性哮喘，舌淡苔白腻，脉濡滑。

定喘2号（黄锡琨方）

组成：杏仁10g，炒黄芩6g，炒葶苈子6g，炙桑白皮10g，地龙1g，瓜蒌皮10g，大贝母10g，炙远志10g，全蝎5g，炙紫菀10g，天竺黄3g，制麻黄5g，炙甘草20g，炙僵蚕20g。

用法：5岁以上小儿，每日1剂，水煎分2次服；4～5岁，每日1剂，煎1次，药汁200mL左右，分4次口服；4岁以下患儿，需调整部分药量：炙麻黄3g，地龙5g，全蝎3g，炙僵蚕15g；3～4岁患儿，每日1剂，每剂煎2次，分4次口服，上、下午各服2次；

3 岁以下患儿，每日 1 剂，只煎 1 次，取汁约 150mL，1 岁以上患儿，分 4 次口服，1 岁以下患儿，分 8 次口服，每次间隔 2 小时。

功效：清热开肺，止咳定喘。

主治：小儿支气管热性哮喘，舌红，苔黄腻，脉滑数。

纳气定喘汤（段富津方）

组成：葶苈子 11g，紫苏子 13g，半夏 9g，炒莱菔子 16g，炙麻黄 8g，苦杏仁 10g，地龙 18g，厚朴 13g，瓜蒌仁 16g，白前 11g，前胡 11g，桑白皮 11g。

用法：水煎服。每日 1 剂，每日分 2 次服，早、晚各 1 次。

功效：止咳祛痰，通腑平喘，宣肺降逆。用于支气管哮喘。

方解：中医在哮喘的治疗上重用降肺气祛痰的药物。肺与大肠互为表里，腑气通畅，则肺气易降。故治疗上兼用通便润肠的药物。纳气定喘汤中紫苏子、半夏、白前、前胡、莱菔子降肺气祛痰；炙麻黄、苦杏仁、地龙、厚朴宣肺平喘止咳；桑白皮、葶苈子泻肺平喘；瓜蒌仁通便润肠，使腑气通而肺气降，快速达到平喘目的。诸药合用，使肺气降，痰邪消，腑气通，故咳喘自除。

化痰平喘汤（徐经世方）

组成：南沙参 12g，杏仁 10g，炙桔梗 10g，栝蒌皮 15g，葶苈子 15g，苏子 10g，莱菔子 10g，蝉蜕 6g，夜交藤 25g，炙麻黄 3g，车前草 15g，粉甘草 5g。

用法：水煎服。

功效：解表清肺、化痰平喘。用于哮喘反复发作，每遇风寒即发，发作时喘急憋闷，喉中痰鸣，痰多色黄，舌红脉数。

方解：方中麻黄、杏仁、甘草为三拗汤，宣肺解表，止咳平喘，以除风寒外束；栝蒌、车前草清解肺热，化痰止咳，以除痰热；桔梗、葶苈子、苏子、莱菔子化痰平喘；蝉蜕解痉；夜交藤通络祛风安神。

按语：本方为徐老先生治疗哮喘的自拟经验方，由三拗汤、三子养亲汤为基础加减而成，适用于哮喘属肺失宣肃、痰热壅塞者。

养阴平喘汤（徐经世方）

组成：南北沙参各 12g，川贝母 10g，杭麦冬 12g，炙五味 10g，炙远志 10g，酸枣仁 25g，生赭石 15g，淡竹茹 10g，车前子 10g（布包），丝瓜络 20g，芦根 20g，生甘草 6g。

用法：水煎服。

功效：益气养阴、纳气平喘。用于哮喘属气阴两虚证者，症见咳喘日久，动则喘甚，少气懒言，面浮肢肿等。

方解：方中北沙参、麦冬养阴清肺，益胃生津，南沙参养阴清肺，化痰益气，麦冬、五味子敛肺滋肾生津，三味合用，养阴清肺，滋肾益胃，益气生津，且可化痰浊，敛肺气。竹茹、川贝母清热化痰、润肺止咳；远志祛痰止咳；丝瓜络化痰通络；芦根清透肺热，祛痰排脓；取生赭石之重镇降逆以降上逆之肺气而平喘。

迪喘舒丸（徐经世方）

组成：生黄芪 30g，熟女贞 15g，五味子 10g，冬白术 15g，广橘红 10g，淮山药 20g，甜杏仁 10g，川贝母 10g，车前草 10g，鹅管石 10g，补骨脂 15g，淫羊藿 15g，煅磁石 30g，胡桃肉 10g，皂荚 10g，田三七 6g，粉甘草 5g，姜竹茹 10g。

用法：上方以 10～15 剂配用蛤蚧 5 对共研细末，以水泛丸或以胶囊装入，每服 10g，每日 3 次。

功效：益气固表、化痰平喘。用于老年哮喘久病。

方解：本方以磁石为君，纳气定喘，补肝肾之阴。用黄芩、山药、白术健脾益气、补土生金；补骨脂、蛤蚧、女贞子、核桃仁、培补下元；合而用之，补下治上，母子同疗，共为臣药。用贝母、车前子、杏仁、橘红化痰清肃；用鹅管石温化痰饮，且壮阳通痹；用皂荚祛顽痰、开阻闭；用三七活血化瘀，病从络治，共为佐药。甘草则以清化痰浊、调和诸药，为使药。本方标本兼顾，扶正固本，特别适用于老年久病哮喘者。

按语：中医传统理论认为，"丸者缓也""散者散也"，简略地对这些剂型功效特点做了概括。对于久治不愈的慢性病，用丸剂或散剂治疗，不仅服用方便，而且疗效巩固。本方即为丸剂或散剂而设，可供老年哮喘久病者参照服用。

人参胡桃汤（靖玉仲方）

组成：胡桃仁 9g，党参 12g，麻黄 6g，杏仁 6g，五味子 9g，紫菀 12g，苏子 12g，百合 15g，何首乌 15g，淫羊藿 12g，半夏 9g。

用法：每日 1 剂，水煎服。

功效：止咳化痰，补肺温肾，纳气平喘。

主治：支气管哮喘属肺肾两虚者。症见哮喘主症外，伴咳嗽吐白痰，流清涕，耳鸣，胸闷，身倦乏力，不能平卧，舌质淡红，苔白，脉沉细。

黄龙平喘汤（晃恩祥方）

组成：麻黄 6g，杏仁 10g，地龙 10g，白果 10g，苏子 10g，白芍 10g，石菖蒲 10g，前胡 10g，蝉蜕 6g。

用法：水煎服。

功效：祛风解痉，宣肺化痰平喘。用于支气管哮喘病属风哮者，症见反复发作的哮喘，发作前多有鼻咽及气道发痒、喷嚏、流涕、咳嗽、胸闷等先兆症状，或有过敏史及家族过敏史，发作时痰鸣气喘，胸闷咽痒。

方解：麻黄宣肺平喘，杏仁止咳化痰平喘，地龙息风通络平喘，白果敛肺平喘，苏子降气化痰、止咳平喘，白芍敛阴解痉，石菖蒲开窍宁神而解痉，前胡降气平喘，蝉蜕疏风镇惊止痉。全方共奏祛风解痉、宣肺平喘之功效。

按语：本方为风哮而设。所谓风哮，是指哮喘的发作具有风的特性，即发作迅速，善行数变。很多过敏性哮喘具有上述特点。

补肾喘平汤（刘学勤方）

组成：山茱萸 10～30g，枸杞子 10～30g，地龙 8～20g，桃仁 6～10g，杏仁 6～10g，生麻黄 3～10g，桑白皮 8～20g，甘草 3～8g。

用法：文火煎熬，分 2 次温服，每日 1 剂。

功效：补肾纳气、止咳平喘。用于虚证哮喘。

方解：方中山茱萸既能补肾之阴，又能温补肾阳，为一味平补阴阳的要药。枸杞子擅补阴壮水，滋水涵木。地龙既能疏肺平喘，又能祛风解痉、清热利尿。生麻黄长于升散，宣通肺气、止咳定喘，杏仁降气止咳，两者一宣一降，宣降合法，肺气通调，止咳平喘。桃仁能活血润肺止咳，长于活血祛瘀，可助平喘祛痰药畅行气血，宣肺通络。桑白皮擅走肺中气分，能清肺热，泻肺火，散瘀血，清痰止嗽，下气平喘。甘草能泻火解毒，润肺祛痰止咳，且能调和诸药，全方共奏补肾平喘之功。

加减：若肺阴虚明显者，选加五味子、百合、南北沙参等；肾虚明显者，选加蛤蚧、菟丝子、补骨脂；脾虚明显者，选加焦白术、茯苓；痰多者，选加天竺黄、半夏、胆南星、厚朴、白芥子等。

按语：久病咳喘频频，肺脾肾俱亏，肾亏不能温润脾土，纳气无能，脾虚不运，痰涎壅盛阻肺塞络，肺不宣降，诸症蜂起，故填下泻上，标本兼顾，斯为正治。盖肾为水火之宅，治有阴阳之辨。久病虽阴阳俱伤，若纯刚纯柔，偏执一方，皆非所治。取景岳"善补阳者，必于阴中求阳……善补阴者，必于阳中求阴。"之意，刚柔并济，使阳回阴散，肾能纳气，脾能运化，肺能肃降，痰涎渐消，喘咳递减，邪去正复，此亦为根治哮喘之关键。

豁痰喘平汤（刘学勤方）

组成：半夏6～10g，陈皮5～9g，茯苓10～20g，天竺黄2～6g，胆南星4～9g，生麻黄4～10g，杏仁4～10g，桑白皮8～20g，青礞石6～12g，甘草3～6g。

用法：水煎服。

功效：豁痰平喘。用于哮喘实证。症见喘息不已，张口抬肩，咳嗽阵作，随咳吐出大量白色黏痰，舌质淡，舌苔薄白腻，脉象滑。

方解：方中陈皮性温和，燥而不烈，为脾、肺气分之药，行气健脾燥湿，止咳化痰平喘；半夏体滑性燥，能走能散，能燥能润，具有燥湿化痰之功；茯苓为健脾渗湿之要药；生麻黄宣肺平喘，其性刚烈，杏仁降利肺气，其性柔润，两者合用，一宣一降，刚柔相济，以增强止咳平喘之力；天竺黄为清热化痰要药，对痰热壅肺的咳喘尤为擅长；胆南星清化痰热；青礞石下气消痰，《本草纲目》云其"治积痰惊痫，咳嗽喘急"；桑白皮泻肺平喘；甘草清热解毒。诸药合用，有突出一个"清"字的，有侧重一个"燥"字的，一清一燥，相得益彰。

加减：痰浊壅盛者，选加前胡、厚朴、焦白术；风寒者，选加细辛、款冬花、干姜等；热证明显者，选加石膏、黄芩、鱼腥草等。

按语：本方适用于风寒夹痰之哮喘，以驱邪为主，清燥结合，相得益彰，升降有序，开阖自如，喘嗽平息。本方定喘而不温热，乃用药之大妙也。

疏风宣肺汤（王霞芳方）

组成：炙麻黄6g，麻黄根12g，苦杏仁9g，苍耳子9g，广地龙12g，炙苏子12g，沥半夏12g，生甘草3g，炙紫菀6g，百部6g，款冬花9g，炒黄芩6g，白僵蚕12g。

用法：水煎服。

功效：疏风、化痰、通络，宣肺、止咳、平喘。用于咳嗽变异性哮喘。

方解：方中以炙麻黄、麻黄根、杏仁、炙苏子宣畅肺气，疏风平喘；而以半夏、紫菀、百部解痉止咳，温化痰饮；特选僵蚕、地龙、苍耳子祛风散邪，宣通肺络。诸药相合有宣有收，有升有降，相辅相成，直攻病巢所在。

按语：本方是王老师的经验方，以三拗汤为基础，以疏风宣肺、化痰解痉为主要治法，以调节肺的宣发肃降为治疗目的，经临床验证，疏风宣肺汤治疗咳嗽变异性哮喘属风痰阻络者疗效最好。

真武泻肺汤（詹文涛方）

组成：生姜30g，茯苓30g，益母草30g，吉林红参15g，赤芍15g，桂枝30g，葶苈子30g，黑附片30~60g，白茅根30g，紫苏子15g，海蛤壳10g。

用法：水煎服。

功效：温通心肾，强心利水，泻肺平喘。

主治：肺水肿属心肾阳虚，水气凌心。症见喘逆心悸，端坐呼吸，咳吐涎沫，喉中如水鸡声，四肢清冷，小溲少闭，脉细数无力，口唇鼻青。

黄芪生脉苇茎三子汤（詹文涛方）

组成：黄芪30g，麦冬15g，五味子10g，冬瓜仁30g，芦根30g，桃仁10g，薏苡仁30g，葶苈子15g，苏子15g，葛根30g，白茅根30g，牛蒡子15g，太子参30g或西洋参15g。

用法：水煎服。

功效：益气养阴，清热豁痰，泻肺平喘。

主治：肺水肿心肺大衰，痰热壅肺。症见突然暴喘，咳喘不宁，不能平卧，咳吐大量浓黏痰与泡沫痰，呼吸急迫，胸闷气憋，不能平卧，舌红苔腻少津，脉滑数。

蠲哮汤（洪广祥方）

组成：葶苈子10~15g，青皮10g，陈皮10g，槟榔10g，牡荆子15g，生姜10g，大黄10g，卫矛15g。

用法：每日1剂，水煎分3次服，连服7天；重症哮喘或哮喘持续状态，且体质尚好者，可日2剂，水煎分4次服，哮喘基本缓解后，改为常规服药法。药后1~3日内若解痰涎状黏液便，为疗效最佳标志。哮喘症状缓解后，大便自然恢复正常。

功效：泻肺除壅，涤痰祛瘀，理气平喘。

主治：适应于支气管哮喘急性发作期，重症哮喘和哮喘持续状态，亦可用于喘息性支气管炎。

四石饮（洪广祥方）

组成：礞石15~30g，鹅管石15~30g，浮石15~20g，海蛤壳15~20g。

用法：每日1剂，水煎服。

主治：专治哮喘顽痰胶痼证。

温阳护卫汤（洪广祥方）

组成：生黄芪15g，卫矛15g，防风15g，桂枝10g，熟附子10g，白芍10g，生姜3片，大枣6枚，生甘草6g，路路通30g。

用法：每日1剂，水煎服。

主治：哮喘发作期，缓解期有阳虚证者，亦可用于肺窍失宣证，配辛夷花、苍耳子疗效更佳。

五子汤（邱志楠方）

组成：白芥子15g，苏子15g，莱菔子15g，葶苈子15g，车前子30g。

用法：水煎服。

功效：清肺化痰、健脾利水。用于老年咳喘。

方解：方中白芥子温肺行气，快膈消食；苏子降气行痰；莱菔子消食导滞，行气祛痰；葶苈子、车前子利水平喘。

按语：本方为三子养亲汤加葶苈子、车前子而成。三子养亲汤原为老人气实痰盛而设，具有降气快膈，化痰消食的功效。加葶苈子以疗肺壅上气咳嗽，定喘促，除胸中痰饮；加车前子镇咳祛痰利尿而成五子汤，用于治疗老年咳喘有效。

补肺汤加减（高忠英方）

组成：黄芪25g，太子参30g，熟地20g，五味子10g，紫菀12g，桑白皮10g。

用法：水煎服。

功效：清疏上焦，化痰止咳。用于以咳喘为主症的慢性气管炎、慢性支气管炎、支气管扩张、支气管哮喘、喘息性支气管炎、肺结核、过敏性哮喘，肺心病、肺气肿、急性气管炎、过敏性鼻炎、慢性咽炎等疾病。

方解：补肺汤中既有补肺脾之气的参芪，又有补肾的熟地、五味子，符合咳喘形成的病机。原方中人参能大补元气，善于补益肺脾，是治疗肺虚咳喘的要药，但人参温燥，以清补之品太子参代替，既避免了人参的温燥，又能发挥出参类药物的补气作用。黄芪甘温，善入脾胃，为补中益气之要药，故黄芪于方中有培土生金之效，亦有虚则补其母之意。参芪合用，甘温益气实卫固表，直补脾肺已虚之气。熟地质润入肾，善滋补肾阴，填精益髓，为补肾阴之要药。肺虚应益肾，用肾药先滋其水，兼以壮水润肺，济上源之虚燥。诸药合用，可补肺金、健脾土、滋肾水、润肺燥、敛肺气，土旺生金，金水相濡，宜其所利；又能泻肺中水火之气，且祛邪而不伤正，故曰补肺。正虚是久咳的关键，余邪是标，治疗上应以扶正为主，祛邪为辅，多以涩敛肺气、祛散余邪并用治之。如《内经》所云："肺欲收，急食酸以敛之。"桑白皮甘寒，主入肺经，功善清泻肺火兼泻肺之水气而止咳平喘。紫菀甘润苦泄，性温而不热，质润而不燥，长于润肺下气，开肺郁，化痰浊而止咳。五味子微酸能敛肺气。对咳喘之证，无论外感、内伤，病程长短，寒热虚实，以上3味皆可用之，三者敛散并用，无敛邪之弊端。

加减：在加减用药时，应注重润燥药物的应用，如麦冬、沙参等，还应注意切勿温燥太过复伐其阴。痰多加桔梗，湿痰加半夏，痰热加黄芩、栝蒌，肺阴虚津亏加麦冬、沙参等。

按语：咳喘的发生，无论是新咳或久喘均与肺、脾、肾的关系密切，之所以与这三脏关系均密切，是因为咳喘的发生与宗气的形成相关。因肺居上焦，享受宗气的充贯，宗气是由水谷之气上抵胸中与呼吸之清气相合而成，故宗气实为肺气的本源，即脾为肺气之母；肺肾同主呼吸，吸入之气下抵丹田，以实真元之气，由于肾之纳气保障了自然之气的摄入，故肾实为肺气之基，即肾为肺气之根，脾肾充实是肺气充足的根本条件。正如清·沈金鳌《杂病源流犀烛·咳嗽哮喘源流》所言："盖肺不伤不咳，脾不伤不久咳，肾不伤火不炽、咳不甚。"由于咳喘日久，耗伤肺气，渐及脾肾，这是久咳久喘在治疗上要顾及脾肾的原因。临床上新发生的部分咳嗽病证，虽然只是短期的咳嗽，但由于素体脾肾亏虚而使肺气生化无源均可见肺气不足而致咳，故而治疗时也应从肺脾肾三脏入手，补肺而充卫气，补脾而土生金，补肾而固根本。本方即据此而设。

柴胡脱敏汤（周平安方）

组成：柴胡10g，黄芩10g，白芍15g，乌梅10g，五味子6g，防风10g，甘草6g，炙麻黄10g，杏仁10g，广地龙10g。

用法：每日1~2剂，每剂两煎混合后约300~400mL，分2~4次温服。

功效：疏肝祛风、缓痉平喘。用于支气管哮喘。

方解：方中柴胡、防风疏肝散风，调畅气机。白芍、乌梅、五味子味酸入肝，养阴柔肝，收敛肺气，助肾纳气，与上药合用，一散一收，一开一合，既宣降肺气，又防辛散伤津。麻黄辛温，宣肺平喘，蜜炙后则力缓和而持久，且有润肺之功，与降气宣肺止咳化痰的杏仁为伍，则痰消气降咳喘自平。黄芩苦寒，善清肺热，泻肝火，抑肝气之过升，助肺气之肃降。地龙搜剔经络中之风邪，有止痉平喘之功。甘草调和诸药且可助白芍养血柔肝，缓痉平喘。纵观全方，确有疏肝祛风、解痉平喘之功。

加减：身热，咳痰黄稠者，加生石膏、栝蒌、知母、浙贝母；发热伴白细胞升高者，加金银花、连翘、牛蒡子；热盛便秘者，加大黄、虎杖；肺热伴阴虚者，加生地、北沙参、麦门冬；胸脘满闷，痰多者，加葶苈子、莱菔子；咳痰色白量多，质稀，畏寒喜暖者，去黄芩加细辛、干姜、桂枝、半夏；咽部刺痒者，加蝉蜕、苍耳子、玉蝴蝶；气虚汗出，每易感冒，咳痰无力者，加黄芪、白术；畏寒肢冷，呼气困难，动则喘甚者，加补骨脂、仙灵脾；唇甲发绀，或舌质紫暗者，加川芎、当归、赤芍；瘀血更甚者，加水蛭粉、三七粉冲服；喘甚不能缓解者，加僵蚕、全蝎、蜈蚣；吸短呼长，喘憋汗出，不能平卧，肾虚失纳者，加人参、紫衣核桃仁、蛤蚧。

按语：西医学认为，支气管哮喘是一种变态反应性疾病，由多种过敏原引起。本病多有宿根，病位在肺，由风邪诱发。所谓风邪是外界贼风挟寒热之邪从皮毛口鼻侵入。肺居上焦，主皮毛通鼻窍，为气体交换之所，主宣降、司呼吸，且为娇脏，风寒风热侵袭，外可郁阻皮毛，内则阻遏肺气，肺气壅塞，宣肃失司，痰浊内生，清道不利，痰气搏结，气喘即发。另外，肝属风木之脏，体阴而用阳，主疏泄性条达，为生发之本，若七情郁结，肝气勃发，升发太过，或久病耗伤阴液，木少滋荣，相火内生，复为风邪侵入，肺气失其清肃下行之令，有升无降，如风动金鸣，木击钟响，则哮喘骤发。因此，平喘切勿忽视柔肝疏风。

本方是在过敏煎基础上加入现代药理证实有脱敏作用的中药组成，因此，能抑制致敏细胞的异常反应，解除支气管平滑肌痉挛，调节机体免疫功能，达到解痉平喘，控制发作的效果。

过敏煎合桂枝加厚朴杏子汤加减(武维屏方)

组成：柴胡 10g，防风 6g，乌梅 10g，五味子 6g，桂枝 6g，白芍 10g，厚朴 10g，杏仁 10g，炙甘草 6g。

用法：水煎服。

功效：祛风息风、降逆止咳。用于风哮，症见哮喘时发时止，或时轻时重，多可寻及明显诱因(过敏原)，胁肋隐痛，胸憋干哮无痰，鼻塞流涕，咽干口渴，舌红少苔，脉弦细。

方解：过敏煎疏邪透表，养阴柔肝，既祛外风，又息内风，主治一切风邪为患；桂枝加厚朴杏子汤调和营卫，祛风达邪，降逆止咳；芍药合甘草，柔肝解痉。诸药合用，调肝理肺，除风降逆。药证相合，效如桴鼓。

按语：所谓风哮，多为过敏性哮喘，外风引动内邪是哮喘发作的始动环节。外风始受于肺，内风肇始于肝，内外相合，直冲华盖，摇钟而鸣故哮喘发作。治当疏邪透表、柔肝解痉、降逆止喘，恰合本方组方之宗旨。

金水六君煎合麻黄连翘赤小豆汤加减(武维屏方)

组成：当归 15g，熟地黄 20g，陈皮 10g，法半夏 10g，茯苓 15g，金沸草 10g，炙麻黄 6g，连翘 10g，赤小豆 20g，知贝母各 10g，苏藿梗各 10g。

用法：水煎服。

功效：滋肾宣肺、清热化痰。用于痰哮，症见哮喘，咳痰黄黏，口渴欲饮，便秘，苔黄腻，脉弦滑或滑数。

方解：金水六君煎加金沸草、知贝母滋肾益肺，化痰渗湿，炙麻黄、连翘、赤小豆、苏藿梗宣肺理气、清热利尿。

按语：本方所主之证为本虚标实，以标实为主。本虚涉及肺脾肾虚，标实则为痰湿内停。痰为哮喘发病之凤根，痰的产生责之于肺脾肾对津液的生成、输布失常所致。其治疗初发以祛邪为主，兼顾扶正，待症状缓解，则当以扶正为主，以图根治。

四逆散合旋覆代赭汤加减(武维屏方)

组成：柴胡 10g，赤白芍各 10g，枳壳 10g，厚朴 6g，旋覆花 10g(包煎)，代赭石 15g，煅瓦楞 12g，郁金 10g，桑白皮各 10g，炙枇杷叶 10g，炙甘草 6g。

用法：水煎服。

功效：调肝理肺、和胃降逆。用于气郁哮，症见哮喘，呛咳少痰，胁肋胀痛，苔薄白或薄黄，脉弦。

方解：四逆散疏肝解郁，条达枢机；旋覆花、代赭石和胃降逆，佐以桑白皮泻肺平喘；厚朴、炙枇杷叶肺胃同治，下气和胃，降逆止呕。全方谨守病机，标本同治，使气机升降自如，枢机开阖有序，哮喘霍然而愈。

按语：气郁、气逆是哮喘发病的中心环节，在哮喘发作过程中始终存在。气郁不解，气逆不除，哮喘难平。因此，理气降逆当为治疗哮喘的重要法则之一，其中尤以调肝理肺法最为重要。

当归芍药散合逍遥散加减（武维屏方）

组成：当归 15g，赤白芍各 10g，川芎 10g，柴胡 10g，茯苓 15g，白术 10g，泽兰、泻各 10g，桃、杏仁各 10g，苏子、梗各 10g。

用法：水煎服。

功效：疏肝健脾、活血化痰。用于支气管哮喘属肝郁脾虚、痰瘀内阻证之血瘀哮者，症见哮喘，喘咳，胸憋气短，咳痰不爽，抑郁不舒，纳呆懒言，舌质黯，脉弦细。

方解：方中白芍泻肝木而安脾土，柴胡疏肝解郁，合以当归、川芎调肝养血，白术补脾燥湿，配合茯苓、泽泻渗湿泻浊，共奏肝脾两调之功效。加赤芍、桃仁、泽兰以活血化瘀，杏仁、苏子、苏梗化痰降气，平喘止咳。

按语：《素问·脉要精微论》云："肝脉搏坚而长，色不青，当病坠若搏，因血在胁下，令人喘逆。"跌仆损伤，瘀血阻络或肝气郁滞、血行不畅皆可导致枢机不利，升降不和，肺气出纳受阻，清肃失司，气逆于上而作哮喘。这可作为瘀哮的病因病机。血瘀哮而有肝郁脾虚，痰瘀内阻之临床征象者，用当归芍药合逍遥散加减方多可奏效。

乌梅丸加减（武维屏方）

组成：乌梅 15g，当归 10g，赤白芍各 10g，人参 15g，细辛 3g，桂枝 6g，椒目 10g，炙麻黄 6g，制附片 6g，黄芩 10g，黄柏 6g，枳实 10g。

用法：水煎服。

功效：调补阴阳气血，祛风活血化痰。用于虚哮，症见咳嗽气短，胸满喘促，痰白量多，头晕乏力，手足心热，舌质淡暗，苔白腻，脉沉滑细。

方解：乌梅丸标本兼顾，寒热同施，阴阳并治，气血双调。加炙麻黄与附子、细辛为伍，表里同治，温肾散寒，助阳解表。加赤白芍、枳实等以柔肝活血，理气降逆。诸药合用，使外邪得解，内风得息，卫表得固，痰浊得化，肺络得通，枢机得利，肺复清虚，则呼吸自如，哮喘得愈。

知柏地黄丸加减（武维屏方）

组成：知母 10g，贝母 10g，黄柏 6g，生地 15g，山萸肉 10g，泽泻 10g，牡丹皮 10g，茯苓 10g，广地龙 12g。

用法：水煎服。

功效：滋阴降火。用于激素依赖性哮喘。症见满月脸，水牛背，烦躁汗出，颜面潮红，失眠舌红苔黄，脉滑数或浮滑大。

方解：方中知母清热泻火，生津润燥。黄柏清热燥湿，泻火除蒸。地黄滋阴补血，益精填髓。山茱萸补益肝肾。牡丹皮清热凉血，活血化瘀。茯苓利水渗湿，健脾宁心。泽泻利小便，清湿热。加地龙以化瘀通络。

按语：应用激素治疗哮喘，有其有效的一面，也有毒副反应明显的一面。对于激素依赖性哮喘患者，由于需要长期应用激素治疗，其毒副反应将不可避免地明显显现，并以肝肾阴虚，虚火上炎最为明显。本方滋阴降火，可改善患者自觉症状，减轻激素的毒副反应。

加味止嗽散（武维屏方）

组成：荆芥 10g，白前 10g，陈皮 10g，桔梗 9g，百部 10g，紫菀 10g，生甘草 4g，射干 10g，大贝母 10g，蝉蜕 6g，赤芍 10g，杏仁 10g。

用法：水煎服。

功效：宣肺止咳、祛风利咽。用于咳嗽变异性哮喘。

方解：方中紫菀、白前、百部、杏仁、贝母止咳化痰；桔梗、陈皮宣降肺气，止咳消痰；荆芥祛风解表，射干利咽，甘草调和诸药，三者与桔梗配合更能清利咽喉；蝉蜕疏风，赤芍活血化瘀。诸药合用共奏宣肺止咳、祛风利咽之效。

按语：本方由止嗽散加射干、大贝母、蝉蜕、赤芍、杏仁组成，专为咳嗽变异性哮喘而设。咳嗽变异性哮喘是一种特殊类型的哮喘，咳嗽是其唯一或主要临床表现，风盛气逆，是其病机主要特点，临床表现多见咳声短促、声音洪亮、气急、气促、咽喉发紧。方中止嗽散所治之证，原为外感咳嗽，经服解表宣肺药后而咳仍不止者。本方"既无攻击过当之虞，大有启门逐贼之势。"（《医学心悟》）。加蝉蜕、射干利咽止痒，久咳必致血瘀痰结，故加赤芍凉血活血，杏仁、贝母化痰散结。诸药合用，具有疏风利咽、宣肺止咳功效，是治疗咳嗽变异性哮喘的有效方剂。

五味姜辛汤加减（田逸之方）

组成：甘草 13g，茯苓 16g，五味子 13g，干姜 13g，细辛 3g，法半夏 13g，陈皮 16g。

用法：每日 1 剂，水煎服，每日分 2 次服，早、晚各 1 次。

功效：化痰蠲饮，辛温宣散。适用于哮喘。

方解：五味姜辛汤加减方中干姜味辛性热走肺，既能温肺散寒以化饮，又可温运脾阳以化湿；细辛味辛性温发散，合干姜除凝聚之饮；茯苓性味甘淡实脾，益脾以杜生痰之源，渗湿以泄已聚之痰；五味子味酸收敛，久咳之人，肺气必有耗散，五味子与细辛配伍，一收一散，收不留邪，散不伤正；甘草补中调和诸药，缓和药性；法半夏祛痰燥湿，止咳降逆；陈皮芳香醒脾，疏利气机。诸药合用，具有散寒温肺、运脾化湿、宣肺达邪、止咳化痰的功效。

加减：胸闷、气涌上冲而咳者，加炙麻黄 13g，紫苏子 13g，杏仁 11g；痰多者，加紫菀 23g，款冬花 23g；咽痒则咳，不能自止，加蝉蜕 13g，僵蚕 16g，薄荷 13g；痰稀薄，舌淡，苔白腻或白滑，加桂枝 13g，白术 11g；痰黄稠，舌质红、苔薄黄，去干姜，加知母 13g，桑白皮 11g，紫菀 23g，款冬花 23g；咳而遗尿，加人参 13g，补骨脂 11g，益智仁 11g，桑螵蛸 13g；干咳无痰，口干少饮，去干姜，加沙参 11g，麦冬 11g，知母 13g；咳甚则汗出，乏力，加北黄芪 18g，白术 16g，牡蛎 18g。

咳喘宁（杨牧祥方）

组成：炙麻黄 6g，炒杏仁 10g，款冬花 10g，紫菀 10g，五味子 10g，炙百部 10g，炙黄芪 15g，地龙 10g，太子参 15g，淫羊藿 10g，桃仁 10g，丹参 15g。

用法：每日 1 剂，水煎服。

功效：化痰止咳平喘，补气活血祛瘀。

主治：支气管哮喘。症见喉中痰鸣，胸膈满闷，咳痰稀白，气短乏力，腰膝酸软，大便溏薄，舌淡暗，苔白滑腻，脉细滑。

补肾平喘膏（吴银根方）

处方：仙灵脾 150g，巴戟天 150g，首乌 150g，黄精 300g，野荞麦根 300g，麦冬 300g，黄芪 300g，党参 200g，胡颓叶 150g，黄荆子 300g，法半夏 150g，蒲公英 150g，熟地 200g，山茱萸 100g，白参（研粉）100g，蛤蚧（研粉）2 对，胎盘（研粉）60g，阿胶（烊化）300g，龟板胶（烊化）150g，冰糖 50g，饴糖 250g。

用法：将前 14 味药先水浸 24 小时，煎煮 3 次，取汁，三煎混合后浓缩至 2000mL 左右，加入白参、蛤蚧、胎盘粉，冲入阿胶、龟板胶，最后加入冰糖、饴糖炼制收膏。每服 2～3 匙，每日 2 次。

功效：温阳补肾，填精益髓，健脾益肺，祛痰下气，止咳平喘。

主治：支气管哮喘。症见喘息，气短，咳嗽，咳痰，哮鸣音等。

麻黄哮喘方（戴西湖方）

组成：蜜麻黄 12g，杏仁 12g，枇杷叶 10g，莱菔子 12g（杵），桔梗 12g，法半夏 12g，旋覆花 6g（包煎），厚朴 12g，全瓜蒌 12g，蜜款冬花 12g，橘皮 6g，生甘草 3g。

用法：每日 1 剂，水煎服。

功效：主治支气管哮喘。

方解：戴西湖认为，支气管哮喘反复发作，顽固难愈，乃因宿痰伏肺，如胶似漆，胶黏难去所致。发作时，"伏痰"引触，痰随气升，气因痰阻，相互搏结，壅塞气道，肺管狭窄，通畅不利，肺失宣降，引动停积之痰，故气喘痰鸣。因此，其病理特点主要概括为宿痰阻肺，气机阻肺，肺失宣降。治疗中，理宜"治痰""治气"为主。戴西湖在遣药组方中，紧紧把握支气管哮喘的病理特点，首举麻黄、莱菔子，一宣一降。取麻黄宣散力强，经用蜜制则消减其辛温发汗之功，增强宣肺定喘之效，虽性温，但无论寒邪、热邪均可使用；取莱菔子降气力强，消痰力猛，而不伤正之势。故方中两药，不可缺如。枇杷叶、桔梗以增强宣肺之力；旋覆花、法半夏、杏仁、厚朴下气降逆；蜜款冬花宣肺又降气，有邪可散，散而不泻，无邪可润，润而不寒；橘皮、法半夏、瓜蒌、杏仁理气燥温又化痰。诸药合用，宣降共同，气痰并治，寒温适宜，组方严谨，疗效迅速。

加减：寒痰蕴肺，加细辛、干姜、紫菀；热痰壅肺，去半夏、厚朴，加黄芩、鱼腥草、竹沥、胆南星等；肺气壅实，痰鸣喘息不得卧，加葶苈子、广地龙；内热壅盛，大便秘结，加大黄、芒硝；喷嚏、鼻塞严重者，加僵蚕、蝉蜕、荆芥；呼多吸少，加胡桃肉、补骨脂、五味子；伴外感风热，加薄荷、桑叶等；伴外感风寒，加紫苏叶、荆芥、桂枝、生姜；伴伤津，痰黏而稠者，去法半夏，加知母、麦冬、海蛤粉；伴血瘀者，加丹参、郁金、桃仁；老年阳虚，加紫苏子、沉香、赭石、白果。

戴西湖验方

组成：蜜麻黄 12g，莱菔子（杵）12g，杏仁 12g，枇杷叶 10g，法半夏 12g，旋覆花（包煎）6g，厚朴 12g，桔梗 12g，全瓜蒌 12g，蜜款冬花 12g，橘皮 6g，生甘草 3g。

用法：每日 1 剂，水煎服。

功效：宣肺降气，燥湿化痰。

主治：支气管哮喘属痰湿阻肺。

哮喘丸（姜良铎方）

组成：生白砒1份，枯矾2份，淡豆豉10份。

用法：共为细末，制糊丸，绿豆大小，每服5~7粒，甚者9粒，冷茶水送服。

功效：逐寒劫痰，止咳定喘。

主治：治寒哮奇效。

注意事项：生白砒为大毒之品，不宜多服、久服。本方必须在医生指导下使用。

柴胡脱敏汤（姜良铎方）

组成：炙麻黄10g，柴胡15g，黄芩15g，乌梅10g，款冬花10g，甘草6g，全蝎5g，地龙12g，苍耳子10g，川芎10g，蝉蜕6g，防风10g。

用法：每日1剂，水煎服。

功效：疏肝祛风，解痉平喘。

主治：贼风袭肺所致哮喘发作。症见鼻咽作痒，连续喷嚏，频繁咳嗽，旋即气急喘鸣，声如水鸡，呼吸困难，张口抬肩，不能平卧，哮止如常人，舌质淡红，苔薄白，脉浮紧。

柴胡清肝汤（姜良铎方）

组成：川贝母6g，柴胡10g，黄芩15g，射干12g，桑白皮15g，栀子10g，桔梗10g，枳壳12g，生甘草6g，黛蛤散（冲服）3g，地龙10g。

用法：每日1剂，水煎服。

主治：肝乘肺金型哮喘。症见喘咳哮鸣，阵阵加剧，痰少色黄，胸胁胀满，口苦且干，甚则咳痰带血，烦躁易怒，舌边尖红，苔薄黄，脉弦滑数或弦细数。

第二十章　急慢性支气管炎

纳气丸(施今墨方)

组成：北沙参30g，黑锡丹15g，紫河车60g，人参30g，南沙参30g，胡桃肉60g，蛤蚧尾3对，玉竹30g，云茯苓30g，冬虫夏草30g，五味子30g，麦冬30g，淡苁蓉30g，白杏仁30g，巴戟天30g，陈皮15g，补骨脂30g，炙甘草30g。

用法：共研极细末，制成蜜丸，每丸重10g，每日早、晚各服1丸，温开水送下。

功效：温肾纳气。

主治：慢性气管炎、肺气肿。症见动则气喘，呼长吸短，不能自制，喘甚不得卧，自汗，食减，身倦，消瘦，四肢末发凉，舌有苔，脉虚细。

六苓汤(蒲辅周方)

组成：党参9g，白术6g，茯苓9g，炙甘草3g，法半夏9g，橘红6g，桂枝4.5g，五味子1.5g，干姜3g，大枣4枚。

用法：每日1剂，水煎服。

功效：益气健脾，温中化饮。

主治：慢性气管炎。症见咳嗽多年，冬季尤重，痰多色白，夜间咳甚，纳少，便稀，每日4～5次，舌苔白腻，脉缓滑。

银甲合剂(王渭川方)

组成：连翘9g，金银花9g，生石膏9g，蒲公英24g，杏仁9g，红藤24g，川贝末6g，生蛤蚧3g(冲服)，麻绒3g，炒韭子9g，炒葶苈6g，竹沥6g(冲服)，琥珀末6g(冲服或布包煎)。

用法：治肺结核加黄精30～60g。每日1剂，水煎分3次服。

功效：清肺胃热，降逆平喘。

主治：急性气管炎、肺结核属痰热郁肺者。症见咳嗽，气喘，自汗等。

三子贞元饮(魏长春方)

组成：白芥子6g，莱菔子9g，苏子9g，熟地15g，炙甘草3g，地骷髅9g，当归6g。

用法：每日1剂，水煎服。

功效：补肾纳气，宣肺利水，降逆止咳。(原方未注功能)

主治：慢性支气管炎，肺肾同病，下虚上实之候。症见咳嗽气喘，不得平卧，痰白而稠，胸闷面浮，或体微肿，头眩肢酸，小便短少，舌质淡红，苔薄白，或白腻，脉象细软或浮滑。

桂枝白虎汤（赵炳南方）

组成：桂枝10g，白芍10g，麻黄10g，大枣6枚（擘），生姜14g，知母18g，石膏48g，炙甘草6g，粳米18g。

用法：先以水浸泡方药约30分钟，然后用大火煎药至沸腾，再以小火煎煮30分钟。温服。每日1剂，分3次服用。

功效：宣肺降逆，清热解毒。用于治疗气管炎、支气管炎。

方解：方中石膏与桂枝、麻黄相用，宣散肺卫中邪热，透热外出；白芍益阴和营，与石膏相合，清泻肺卫郁热，生津益阴；生姜助麻黄、桂枝透邪；知母清泻肺热，生津除烦；粳米、甘草、大枣益肺气，和营卫。

加减：若高热者，加金银花、连翘以清热解毒；若头痛者，加菊花、薄荷、川芎以清利头目，理血止痛；若咳嗽者，加桑叶、白前、杏仁以宣降肺气止咳等。

锄云利肺汤（岳美中方）

组成：沙参9g，山药9g，杏仁9g，川贝母9g，枳壳6g，橘红6g，牛蒡子6g，马兜铃6g，白薇6g，甘草3g。

用法：每日1剂，水煎服。

功效：利肺，止咳化痰。

主治：感冒愈后，仍咳不止，咳痰不爽，咽痒则咳，早期尤甚，胸闷鼻塞，舌质红，脉数。

止咳汤（岳美中方）

组成：荆芥6g，前胡9g，白前6g，杏仁9g，贝母9g，化橘红6g，连翘9g，百部草9g，紫菀9g，桔梗6g，甘草3g，芦根24g。

用法：水煎服。

功效：止咳化痰。

主治：气管炎。症见咳嗽夜甚，喉痒，胸闷，多痰，日久不愈。

牛蒡汤（章次公方）

组成：炙牛蒡9g，射干4.5g，远志肉4.5g，白前9g，杭白芍9g，紫菀9g，桑白皮9g，杏仁12g，知母9g，贝母9g，甘草3g，枇杷叶（去毛）3片（包煎）。

用法：水煎服。

功效：化痰宣肺止咳。

主治：急性支气管炎。

四炙煎（邢子亨方）

组成：炙麻黄5个，杏仁9个，白果仁9g，枳壳6g，橘红12g，半夏9g，紫苏子9g，桑白皮12g，旋覆花9g（包煎），厚朴9g，炙紫菀9g，炙款冬花9g，枸杞子12g，山茱萸12g，炙甘草6g。

用法：每日1剂，水煎服。

功效：宣肺，祛痰，纳气。用于治疗慢性支气管炎。

降气化痰汤（李克绍方）

组成：杏仁 13g，麻黄 13g，石膏 28g，甘草 8g，紫苏子 13g，白芥子 6g，莱菔子 13g，干姜 13g，细辛 13g，五味子 6g，川贝母 13g，米壳 6g。

用法：水煎服，每日 1 剂，每日 2 次，分早、晚各服 1 次。巩固疗效时，以此方配制成丸剂口服。

功效：降气化痰，清热宣肺，止咳平喘。用于治疗慢性支气管炎。

方解：本方主治为伤寒表证未解，里热炽盛，故解表与清里兼顾。方中石膏、杏仁清热除烦；麻黄、细辛发汗解表，紫苏子、白芥子、五味子以泻三焦之火；莱菔子理气生津；干姜、米壳配合成方，发表而不助里热，清热而不失治表。本方为表里双解之良剂。

加减：咳轻痰多者，加前胡、半夏、橘红；痰少咳重者，加枇杷叶、苦杏仁、桑白皮；内热外感者，加金银花、连翘、板蓝根、牛蒡子、菊花等。

清肺丸（片）（何世英方）

组成：前胡 6g，苦杏仁 6g，炒枳壳 6g，旋覆花 6g，桔梗 6g，天竺黄 6g，象贝母 9g，枯黄芩 9g，紫菀 6g，化橘红 12g，健神曲 12g，海浮石 12g，苏子 6g，苏叶 3g，薄荷 3g，粉甘草 3g。

用法：蜜丸 1.5g（每丸相当于片剂 2 片）；片剂 0.3g。1 岁 2 丸，2～3 岁 4 丸，4～6 岁 6 丸，分 2～3 次服。

功效：宣肺解表，止嗽化痰。

主治：急性支气管炎，风热感冒咳嗽，吐白黏痰或黄稠痰。

小青龙汤加减方（裘沛然方）

组成：麻黄 12～15g，桂枝 10～20g，细辛 6～12g，干姜 9～15g，龙胆草 9～15g，黄芩 12～30g，甘草 9～15g，五味子 9～12g，桃、杏仁各 12g，制半夏 15g，紫菀 15g，前胡 12g，枳壳 15g。

用法：每日 1 剂，水煎服。

功效：清肺化痰、理气止咳。用于各种急慢性支气管炎及哮喘。

方解：方中麻桂疏解表邪；细辛既可表散风寒，又能内化寒饮，并有止嗽之功，一药三用，其功颇宏，《长沙药解》云其能"敛降冲逆而止咳，驱寒湿而荡浊，最清气道，兼通水源，温燥开通，利肺胃之壅阻……专止咳嗽"，其与五味子配伍，一散一收，既收敛耗散之肺气，又不致碍邪；干姜为温化寒饮之良药，"同五味则通肺气而治寒嗽"（《本草求真》）；龙胆草、黄芩苦寒，降肺气，清痰热，其与细辛、干姜相伍，寒温并用，相激相成，为裘氏惯用的配伍方法，对"慢支"寒热兼夹之证颇为应对；尤其甘草一味，书皆云其有调和诸药之功，裘氏认为甘草是一味极良好的止咳药，即使胸满痰涌之证，但用无妨，《汤液本草》说："中不满而用甘为之补，中满者用甘为之泄，此升降浮沉也。"枳壳（枳实）利气宽胸，古贤所谓"治痰先理气"是也；余药均为化痰止咳之品。

加减：气喘较剧加葶苈子、马兜铃、苏子，痰多加竹沥、南星，肢体水肿加猪苓、茯苓、车前子，气虚加人参、黄芪，肾虚加补骨脂、巴戟天。

按语：全方清肺与温化合用，辛散与酸收并投，化痰与顺气兼顾，对慢性支气管炎的病机颇为切合，故有较好疗效。

五子逍遥散（祝谌予方）

组成：紫苏子 10g（炙），莱菔子 10g，白芥子 3g，葶苈子 10g，杏仁 10g，麻黄 3g（炙），甘草 5g（炙），黄芩 10g，柴胡 10g，薄荷 10g，当归 10g，白芍 30g，茯苓 10g，白术 10g。

用法：每日 1 剂，水煎服。

功效：化痰肃肺，散寒平喘，平肝解痉。（本方为五子定喘汤、三拗汤合逍遥散加减）

甘桔杏苏汤（许玉山方）

组成：紫苏叶 10g，荆芥 10g，生姜 3 片，桔梗 10g，川贝母 8g，前胡 10g，橘红 12g，生甘草 5g，炒杏仁 10g。

用法：水煎服。

功效：疏风散寒，止咳化痰。

主治：外感风寒咳嗽，喉痒声重，恶寒身酸痛，咳痰不利。

黛青养肺止咳汤（黎炳南方）

组成：青黛 5g，海蛤粉 30g，人参 10g（或党参 20g），细辛 3g，五味子 10g，炙甘草 10g。

用法：每日 1 剂，水煎服。

功效：益气生津，清咽止咳。

主治：慢性支气管炎气阴虚性咳嗽，外感后咳嗽等。

止咳定喘汤（俞慎初方）

组成：蜜麻黄 6g，炙甘草 3g，紫苏子 10g，杏仁 5g，白芥子 6g，葶苈子 6g，蜜款冬 6g，茯苓 10g，蜜橘红 5g，清半夏 6g。

用法：水煎服。

功效：宣肺平喘，止咳祛痰。

主治：风寒咳喘证。对急慢性支气管炎、支气管哮喘或轻度肺气肿等有较好的疗效。

冬令咳喘膏方（董漱六方）

组成：潞党参 120g，炙黄芪 120g，焦白术 120g，青防风 45g，大熟地 120g，山萸肉 90g，怀山药 20g，天麦冬 90g，五味子 30g，黑附块 90g，川桂枝 30g，云茯苓 120g，炙甘草 4～5g，净麻黄 45g，紫苏子 90g，苦杏仁 90g，淡干姜 24g，北细辛 24g，益智仁 90g，西砂仁 45g，广陈皮 45g，上沉香 15g，银杏肉 60g，胡桃肉 60g，生晒参（另煎汁）50g，蛤蚧（去头足研末）1 对，驴皮胶（陈酒烊化）300g。

用法：精选地道药材，严格校对，放入大紫铜锅内，水浸 1 宿，浓煎 2～3 次滤取清汁去渣，再煎浓缩到一定药汁，将烊化驴皮胶倒入锅内，最后冲入参汤、蛤蚧末和冰糖 500g 收膏，以清水为度。煎膏在冬至前。服膏在冬至后立春前为宜。每日早、晚各服 1 大食匙，开水冲服。

功效：温肾纳气，健脾化湿，益肺固卫，散寒涤饮。

主治：老人虚喘，慢性支气管炎伴有肺气肿及哮病恢复期属于气虚阳虚型。

加味定喘汤（陈景河方）

组成：炒白果仁30g，蜜麻黄6g，法半夏15g，紫菀10g，款冬花30g，白芥子10g，桑白皮10g，杏仁10g，苏子10g，黄芩20g，红枣10枚，党参30g，黄芪20g，葶苈子（包煎）50g。

用法：每日1剂，水煎服。

功效：宣肺降气，化痰平喘。

主治：喘息性支气管炎、慢性支气管炎久咳、哮喘及隐匿性哮喘等。

养肺止咳汤（陈景河方）

组成：党参30g，甘草10g，杏仁10g，阿胶10g，知母10g，大枣10g，乌梅6g，罂粟壳6g，地骨皮10g，桑皮10g，紫菀10g，款冬花30g，陈皮20g，瓜蒌20g，桔梗15g，天冬15g，百合20g，陈皮20g。

用法：每日1剂，水煎服。

功效：补气养肺，滋阴润燥，化痰止咳。

主治：慢性支气管炎，气虚久咳。

降气化痰汤（陈伯咸方）

组成：杏仁、桔梗、白前、橘红各13g，麻黄4g，百部16g，玄参18g，花椒、五味子各2g。

用法：水煎服，每日1剂，每日2次，早、晚分服，观察3~7天。服药期间饮食清淡，忌油腻辛辣之品。

功效：解表宣肺，化痰止咳。适用于风寒袭肺兼痰湿阻肺证之急性支气管炎，以咳嗽阵作，鼻塞，咽痒，痰白而黏，胸闷而喘为指征。

方解：降气化痰汤中麻黄为肺经主药，宣肺止咳散寒，使风寒之邪祛而肺气宣，但麻黄用量不宜过大，以免出汗过多，耗损肺气；杏仁肃降肺气而止咳，一宣一降，肺气调畅；桔梗利咽化痰，助麻黄宣肺；白前降气化痰，助杏仁肃肺降气；百部、橘红化痰止咳，花椒辛麻，以除咽痒，五味子酸甘，以敛肺止咳。全方具有宣肺散寒、化痰止咳作用。

加减：痰多、便干加瓜蒌仁8g，痰多、便稀加苍术、茯苓各13g，咽痛加连翘16g。鼻塞，加辛夷13g，头痛加羌活8g。

旋覆夏麻芍草汤（朱良春方）

组成：旋覆花8g，生旱半夏6~10g，生麻黄1.5g，茯苓6g，生姜3片，生白芍3g，甘草3g。

用法：每日1剂，水煎服。

功效：散寒利肺，化痰止咳。

主治：治风寒久咳基本方，凡因中西医误治之外感风寒久咳不愈者，毋论新久或寒热夹杂，甚至缠绵数月或半年未见化燥化火者，或遍用中西诸药未效者，投此方效验。3~

10 剂可愈,尤其对老弱虚人、小儿不耐抗生素或市售中西止咳药无效者,更为合拍。

清肺定咳汤(朱良春方)

处方:白花蛇舌草20g,金荞麦20g,鱼腥草(后下)15g,枇杷叶(去毛,包煎)10g,苍耳子12g,橘红6g,甘草5g。

用法:每日1剂,水煎分3次服。

功能:清肺泄热,化痰止咳。

主治:支气管炎中医辨证属肺热燥咳,痰少而黏者。

定喘散(朱良春方)

组成:北沙参15g,五味子15g,红参15g,橘红9g,紫河车20g,麦门冬9g,蛤蚧1对。

用法:共研末,每服1.5g,每日3~4次。

功效:益气养血,滋阴补肾,定喘嗽。

主治:用于各类因呼吸道疾病久治不愈所导致的老人虚性咳喘。

鸭跖草平喘汤(董建华方)

组成:制大黄5g,一枝黄花38g,炙麻黄5g,生甘草3g,生石膏(先煎)28g,鸭跖草28g,枳实13g,制胆南星16g,生代赭石(先煎)28g。

用法:水煎服,每日1剂,每日分2次煎服,饭后服。

功效:化痰清热,平喘宣肺。用于慢性支气管炎。

方解:鸭跖草平喘汤中一枝黄花、鸭跖草、生石膏清邪泻热,制大黄、生代赭石、胆南星、枳实祛痰下气,炙麻黄治标平喘,生甘草补中调和诸药。全方以祛邪清热为主,清下合用,上病下治,使肺中邪热由大肠而走,痰热清,肺气顺,喘咳自平。

平肝解痉散(陈芝高方)

组成:莱菔子13g,炙紫苏子13g,白芥子3g,葶苈子13g,杏仁13g;炙麻黄3g,炙甘草5g,黄芩13g,柴胡13g,薄荷13g,当归13g,白芍28g,茯苓13g,白术13g。

用法:每日1剂,水煎服。每日3次服。

功效:散寒平喘,化痰肃肺,解痉平肝。

方解:方中莱菔子、杏仁、紫苏子理气和中,宣肺止咳;黄芩、柴胡、茯苓、葶苈子清热化痰,疏肝解郁,使肝气得以条达;当归甘辛苦温,养血和血;白芍、白芥子酸苦微寒,养血敛阴,柔肝缓急;白术、茯苓健脾去湿,使运化有权,气血有源;炙甘草益气补中,缓肝之急。用法中加入薄荷少许,疏散郁遏之气,透达肝经郁热。

宣化理肺汤(李辅仁方)

组成:南沙参15g,桑白皮15g,杏仁10g,橘红10g,苏梗10g,桔梗10g,炙杷叶10g,紫菀15g,款冬花10g,炙前胡15g,炒远志10g,贝母10g,甘草3g。

用法:每日1剂,水煎服。

功效:宣肺止咳化痰。

主治:支气管炎,肺失宣降,咳嗽,咳痰等。

定喘化痰汤（路志正方）

组成：太子参 10g，南沙参 15g，麦冬 10g，桃仁 10g，杏仁 10g，百合 15g，僵蚕 6g，胆南星 6g，地龙 12g，白芍 15g，川贝母 9g，枇杷叶 15g，紫苏子 12g，葶苈子 10g，炙甘草 6g。

用法：每日 1 剂，水煎服。

功效：养阴清肺，定喘化痰。用于治疗慢性支气管炎。

方解：方中太子参、沙参、麦冬、百合、川贝母、白芍养阴润肺，枇杷叶、杏仁、桃仁、地龙、僵蚕、胆南星、葶苈子、川贝母定喘化痰，甘草化痰并调和诸药。

苓甘五味姜辛汤（路志正方）

组成：茯苓 15g，半夏 15g，甘草 6g，细辛 6g，姜 10g，五味子 10g。

用法：每日 1 剂，水煎服，去渣，分 3 次温服。

功效：温肺降逆。主治肺寒停饮，咳嗽，胸满，心悸，眩晕而呕者。现临床用于慢性支气管炎、肺气肿等病属于寒饮内停者。

方解：方中干姜、细辛温阳散寒以化饮，五味子收敛肺气而止咳，茯苓健脾渗湿以杜水饮之源，半夏燥湿化痰而降逆止呕，甘草调和诸药。诸药配合成方，散中有收，开中有合，标本兼治，共奏温化寒饮之功。

清疏养肝加减方（高体三方）

组成：党参 16g，茯苓 18g，附子 13g，干姜 13g，五味子 11g，细辛 3g，陈皮 16g，半夏 16g，杏仁 13g，当归 16g，地龙 11g，炙甘草 13g。

用法：每日 1 剂，水煎服，每日 2 次，早、晚各 1 次。

功效：温肾补脾，宣肺化痰，清疏养肝，止咳平喘。用于慢性支气管炎。

方解：支气管炎症状虽在肺，但与肺、脾、肾三脏密切相关。以虚寒为本，木火刑金、痰浊壅肺为标。治当温脾补肾，清疏养肝，化痰宣肺，平喘止咳。本方乃茯苓四逆汤、苓甘五味姜辛汤和二陈汤三方加减组合而成。其中茯苓四逆汤大辛大热，入于脾肾以温肾暖脾、培土生金；苓甘五味姜辛汤温脾补肺以化痰饮，宣降肺气以平咳喘，二方相合，重在温补，以同其本。二陈汤利湿化痰，健脾和中，杏仁化痰止咳，降气平喘。配伍当归、地龙温补养血，疏肝活瘀。地龙据现代药理研究具有抗组胺及扩张气管作用，具有独特的止咳平喘之功。

加减：口干苦、咳痰黄稠、舌苔黄腻者加柴胡、黄芩、苦参、瓜蒌仁、川贝母；阴虚者去陈皮、白芍、半夏，加沙参、生地黄、麦冬；胸闷者加全瓜蒌、柿蒂、枳壳；喘急者加麻黄、石膏、厚朴。

四子克喘汤（金梦贤方）

组成：麻黄 10g，杏仁 10g，石膏 30g，甘草 8g，紫苏子 10g，白芥子 6g，莱菔子 10g，干姜 10g，细辛 10g，五味子 6g，川贝母 10g，罂粟壳 6g。

用法：每日 1 剂，水煎服，早、晚各 1 次。巩固疗效时，以此方配制成丸剂口服。

功效：清热宣肺，降气化痰，止咳平喘。用于治疗慢性支气管炎。

加减：痰少咳重者，加枇杷叶、桑白皮；咳轻痰多者，加前胡、半夏、橘红；内热外感者，加金银花、连翘、牛蒡子、菊花等。

加味清气导痰汤（张琪方）

组成：胆南星 10g，瓜蒌仁 15g，半夏 15g，橘红 15g，麦门冬 15g，桑白皮 15g，杏仁 10g，枳实 10g，鱼腥草 20g，黄芩 10g，茯苓 10g，甘草 10g。

用法：每日 1 剂，水煎服。

功效：清热燥湿，化痰平喘。

主治：慢性支气管炎、肺气肿感染等属脾湿生痰，日久化热，痰热互结之证；或痰饮复感外邪，痰热壅肺证。症见咳喘气憋，痰稠不易于咳出，舌苔腻而少津，脉滑。

清肺汤（张琪方）

处方：麦门冬 15g，天门冬 15g，知母 15g，黄芩 15g，川贝母 15g，桑白皮 10g，瓜蒌 20g，半夏 10g，杏仁 15g，橘红 10g，枳壳 10g，桔梗 10g，生甘草 10g。

用法：每日 1 剂，水煎服。

功效：清肺化痰，润肺止咳。

主治：咳嗽属痰热壅肺证。症见咳嗽声高，咳痰黏稠或色黄，身热面赤，胸满气促，口干口苦，舌红苔腻，脉滑数。

加味小青龙汤（张琪方）

组成：麻黄 10g，半夏 10g，五味子 10g，肉苁蓉 10g，白芍 10g，桂枝 10g，熟地黄 25g，淫羊藿 15g，甘草 10g，细辛 5g，干姜 5g，枸杞子 15g。

用法：每日 1 剂，水煎服。

功效：温肺肾，解表蠲饮。

主治：慢性支气管炎、肺气肿复感外邪。症见咳嗽，咳痰呈泡沫清稀，甚则气喘不得卧，伴发热恶寒，肢体酸楚，舌白润，脉浮滑等。

痰毒郁结汤（高辉远方）

组成：制半夏 13g，黛蛤散（包煎）13g，全瓜蒌 28g，黄连 3g，桑白皮 13g，杏仁 13g，葶苈子 13g，车前子 13g，炙款冬花 13g，地龙 13g，鱼腥草 28g。

用法：每日 1 剂，水煎服，每日 2 次，分早、晚服用。7 天为 1 个疗程。

功效：化痰散结，解毒清热，宣郁通络。适用于外感后咳嗽、过敏性咳嗽急慢性支气管炎所致顽固性咳嗽，证属痰毒郁结肺失清肃者。临床表现为咳嗽，咳声重浊，或夜咳阵阵，咳痰，痰稠色黄或白，胸胁闷痛，咳痰不爽，气急，咽痒，潮热，舌淡胖或紫暗，苔薄黄或厚腻，脉弦滑或细涩。咳嗽、咳痰均在 1 个月以上，大多曾用西药治疗而收效不显。

方解：方中黛蛤散（青黛、蛤壳）疏肝清火宣肺，宣郁化痰解毒；小陷胸汤（制半夏、全瓜蒌、黄连）辛开苦降，化痰散结，解毒清热，理气宽胸；桑白皮、车前子化痰清热；鱼腥草解毒止咳镇痛；杏仁、葶苈子、炙款冬花宣肺降气，化痰止咳；地龙清热平喘通络。热毒既清，伏痰得化，则肺气宣畅，咳嗽自平。

加减：痰中带有血丝者，去制半夏，加白及、藕节炭；痰多、气急明显者，加紫苏子、天南星、生薏苡仁；口干咽燥、咳痰不爽者，加知母、玉竹、玄参；鼻塞流涕者，加前胡、桔梗；咽痒、干咳者，加蝉蜕、丹参。

散寒宣肺汤（屠金城方）

组成：紫全苏9g，前胡9g，姜半夏9g，杏仁泥9g，陈皮9g，鲜芦根30g，桔梗9g，桑叶9g，生姜3g。

用法：水煎服。

功效：疏风散寒、宣肺化痰。用于急性支气管炎之风寒型。症见咳嗽，痰白清稀，恶寒，发热，头痛鼻塞，喉痒声重，全身酸痛，无汗。脉浮紧，舌苔薄白。

方解：方中紫苏辛温肃肺、疏风散寒，杏仁宣肺止咳，桔梗辛开宣肺为主药，前胡宣肺镇咳，鲜芦根、桑叶疏风解表，半夏、陈皮化湿止咳(不宜过早使用)，生姜辛温肃肺散寒止咳。全方合用，共奏疏风散寒、宣肺化痰之功。

加减：素有痰饮复感风寒加麻黄2g，桂枝5g，细辛1.5g，五味子6g，干姜3g。

按语：散寒宣肺方是屠老先生治疗风寒型急性支气管炎的经验方，风寒之邪侵入皮毛，寒为阴邪，其气闭寒，阳气内郁不能外达，卫外之气被郁，肺失宣降而产生恶寒发热、咳嗽痰白诸症，本方疏风散寒、宣肺化痰止咳，对于风寒咳嗽当属正治，不失为一个有效方剂。

桑菊苇梗汤（屠金城方）

组成：鲜芦根15g，白菊花12g，薄荷5g，杏仁泥9g，青连翘12g，金银花9g，知母9g，霜桑叶9g，青竹茹9g，栝蒌9g。

用法：水煎服。

功效：清热疏解、肃肺化痰。用于急性支气管炎之风热型。症见咳嗽，痰黄稠，发热，咽痛，口干思饮，恶风，便秘。脉浮数，舌苔薄白或薄黄。

方解：方中桑叶、菊花、薄荷疏风解表，宣透风热；杏仁、苏子、知母、栝蒌清咽喉，宣肺利胸膈，止咳祛痰；连翘、金银花清热解毒；鲜芦根清热生津，肃肺止渴，都是辅助药。全方有疏解清热、宣肺止咳的作用。

加减：咳重者加贝母9g；痰盛者加天竺黄9g；合并喘者加嫩麻黄2g，生石膏15g，黄芩9g。

按语：风热上受，首先犯肺，肺失清肃，蕴生痰热，故咳嗽痰黄，治当疏风清热、化痰止咳。此方取桑菊饮意，疏风清热、宣肺止咳；合苇茎汤意，清肺化痰，足见先生治咳功底。

石斛黛蛤散（屠金城方）

组成：鲜石斛15g，贝母9g，桑叶9g，黄芩9g，黛蛤粉(布包)12g，沙参9g，苏子6g，鸭梨1个，杏仁泥9g，知母9g，枇杷叶9g。

用法：水煎服。

功效：清燥润肺、生津止咳。用于急性支气管炎之肺燥型。症见干咳少痰，痰不易出，喉痒，鼻燥咽干，口渴唇干，或痰中带血。脉数，舌赤少津，苔薄黄。

方解：方中鲜石斛、沙参养阴生津肃肺，黛蛤粉宣肺豁痰，杏仁、苏子降气镇咳，枇杷叶、贝母镇咳化痰，桑叶、黄芩清肺肃化，知母、鸭梨养阴生津、肃肺止咳。诸药合用，共奏清燥润肺、生津化痰止咳之功。

加减：咳血者加鲜茅芦根各 12g；痰多者加天竺黄 9g；恶心加竹茹 12g。

按语：本方治疗燥咳，重用甘寒之品以养阴生津而除燥热，少佐苦寒之品以清肺肃化，实属治疗肺燥咳嗽的王道之剂。

麻桂姜辛汤（屠金城方）

组成：麻黄 6g，桂枝 6g，细辛 2g，干姜 6g，半夏 6g，杏仁 9g。

用法：水煎服。

功效：解表散寒、温肺化饮。用于寒痰咳嗽，痰多稀白，无汗，每于秋冬季节加重。

方解：麻黄、桂枝发汗解表，除外寒而宣肺气；细辛、干姜温肺化饮；半夏、杏仁化痰止咳、和胃散结。

加减：咳嗽较甚加紫菀 9g；夜不能寐，心烦加生石膏。

按语：本方为小青龙汤加减方。减五味子、甘草、芍药以防恋邪，加杏仁以加强化痰止咳之功效。

自拟牡参芪杏菀汤（屠金城方）

组成：生牡蛎 12g，北沙参 12g，黄芪 10g，杏仁 9g，生紫菀 9g。

用法：水煎服。

功效：养阴益气、清热化痰。用于慢性支气管炎急性发作，症见咳嗽，痰多，神疲，畏风等。

方解：沙参养肺阴而清燥热，黄芪益气补脾，生牡蛎滋肾敛肺，杏仁、紫菀止咳平喘。

加减：头痛、肢体酸楚加白芷、羌活。

按语：这是一首治疗慢性支气管炎合并肺气肿的自拟验方，不仅可以加减应用于慢性支气管炎急性发作期，缓解期常用也可改善脏腑功能，减轻症状。

香砂六君子汤（李振华方）

组成：党参 15g，白术 10g，茯苓 15g，生苡仁 20g，橘红 10g，半夏 10g，香附 10g，炙甘草 3g，川朴 10g，干姜 10g，砂仁 8g，焦三仙（焦麦芽、焦山楂、焦神曲）各 12g。

用法：每日 1 剂，水煎服。

功效：健脾益气，培土生津，化痰祛湿。

主治：咳嗽肺脾气虚型。症见咳嗽久不愈，痰量反增，色白而黏，脘腹胀满，食欲不振，大便稀溏，体倦乏力，面色无华，舌体胖，苔白腻或白滑。

理气化痰汤（徐迪华方）

组成：桂枝 6g，麻黄 9g，杏仁 11g，炙甘草 3g，半夏 16g，橘红 16g，茯苓 9g。

用法：以水浸泡方药约 30 分钟，然后用大火煎药至沸腾，再以小火煎煮 30 分钟。温服，每日分 3 次服用。

功效：化痰温肺，健脾燥湿。用于急性支气管炎。

方解：理气化痰汤中麻黄宣肺散寒，杏仁降肺平喘，桂枝温肺化饮；半夏利湿化痰、降逆利肺，陈皮化痰理气，茯苓化痰渗湿，甘草补益中气，兼防辛散药伤气。

加减：若咳嗽甚者，加紫菀、川贝母、款冬花，以宣降肺气止咳；若痰多者，加天南星、半夏、桔梗，以燥湿化痰祛痰；若肺寒甚者，加干姜、辛夷、细辛，以温肺化饮；或选用麻黄汤与平胃散加减等。

款冬二陈汤(李今庸方)

组成：茯苓10g，紫菀10g，法半夏10g，款冬花10g，陈皮10g，干姜10g，五味子8g，炙甘草10g，细辛6g。

用法：每日1剂，水煎服。

功效：润肺下气，化痰止咳。

主治：咳嗽唾白痰或白色泡沫痰，舌苔白，脉弦或缓。

枇杷二冬汤(李今庸方)

组成：天冬10g，麦冬10g，款冬花10g，炙枇杷叶10g，桑叶8g，紫菀10g，核桃肉10g，炙甘草10g，桔梗10g，沙参10g。

用法：每日1剂，水煎服。

功效：养阴润肺，清肺止咳。

主治：燥咳不已，频频干咳无痰，喉咙痒，口咽干燥。

柴胡清肺饮(邵长荣方)

组成：柴胡9g，前胡9g，赤芍药18g，白芍药18g，黄芩18g，青皮9g，平地木30g，姜竹茹9g，陈皮9g，蚤休9g，姜半夏9g，佛耳草18g，半边莲30g，江剪刀草30g。

用法：每日1剂，水煎服。

功效：疏肝解郁，清肺化痰。

主治：肝郁肺热之咳嗽，常见于感冒后迁延性咳嗽、慢性支气管炎久咳等。症见咳嗽，咳痰，痰白，喘息，胸闷，两胁胀痛，情志不舒，舌淡，苔白腻，脉弦滑。

三子汤(邵长荣方)

组成：葶苈子12g，苏子9g，车前子12g。

用法：水煎服。

功效：泻肺定喘、行水消肿。适用于哮喘患者哮喘痰多，下肢水肿，但不太严重的患者。

方解：方中葶苈子具泻肺定喘、行水消肿之功，效似桑白皮而力强，适当配伍，虚、实之喘皆可用之。配苏子以降气，车前子以利水，三品合用具明显的利水下气之功。

按语：本方与三子养亲汤不同，三子养亲汤用白芥子、苏子、莱菔子，具有降气快膈、化食痰消食的功用，用于咳嗽喘逆，痰多胸痞，食少难消等症。本方用车前子清肺化痰，利尿渗湿，用葶苈子泻肺平喘，利水消肿，苏子降气化痰，止咳平喘。三子养亲汤主治"老人气实痰盛，喘满懒食"(《医方解集》)；本方主治咳嗽痰多，下肢水肿。二方均为泻实之剂，气虚者非所宜也。

三参汤(邵长荣方)

组成：孩儿参15g，沙参12g，玄参12g。

用法：水煎服。

功效：益气养阴、清热解毒。本方主要用于哮喘静止期而见，舌质绛红的气阴两虚证者。

方解：方中太子参补气生津，《本草更新》谓其"治气虚肺燥，补脾土，消水肿，化痰止渴"；沙参养阴清肺，益胃生津，可用于一切阴虚火旺，且可补肺阴，清肺火；玄参养阴清热，凉血解毒。三味合用，益气养阴，兼清虚热，祛余毒，适用于哮喘缓解期而见气阴两虚证者。

按语：哮喘久病不愈，每见气阴两虚之证。气虚卫外不固，每因气候变化而诱发哮喘发作。阴虚则痰热内气，咳喘不祛。因此，缓解期应重视益气养阴。本方益气不过于温热，养阴不过于寒凉，药性平和，适于长期服用。

三桑汤（邵长荣方）

组成：桑白皮 12g，桑葚 12g，桑寄生 12g。

用法：水煎服。

功效：清泻肺热、补益肝肾。适用于肺气肿气急等症不太严重，兼稍有舌紫的轻度肺气不宣和肾不纳气的哮喘缓解期患者。

方解：方中桑白皮清泻肺热为君，配以平补肝肾的桑葚和桑寄生为辅，补中有泻，寓泻于补，具攻补兼施之效。

按语：本方适用于哮喘缓解期以肾阴虚症状为主者，症见咳嗽痰少，腰膝酸软，体瘦，骨蒸潮热，盗汗，颧红，舌红少苔，脉细数者。久病及肾，哮喘缓解期多以肺肾虚衰为主，尤以肾虚为其根本。肾阳虚为主者，可常用金匮肾气丸加减；肾阴虚为主者，可在医生指导下使用本方。

清肺调降汤（孙秉严方）

组成：连翘 16g，金银花 28g，鱼腥草 28g，桔梗 11g，黄芩 13g，大青叶 28g，石膏 28g，芦根 28g，炒杏仁 13g，知母 13g，瓜蒌皮 13g，桑白皮 13g，甘草 13g。

用法：水煎服。每日 1 剂，每日分 2 次服，早、晚各 1 次。

功效：化痰，清肺止咳。用于支气管炎、急性气管炎。

方解：方中重用金银花、连翘、黄芩、鱼腥草、大青叶解毒清热，石膏、知母、芦根去肺胃邪热，杏仁、瓜蒌皮止咳平喘润肠，桑白皮消炎清热利尿，桔梗、甘草止咳祛痰，根据病情可适当加入白前、款冬花、半夏之类强化化痰止咳之功效。故诸药相互为用可使病因除，肺热清，肃降功能恢复正常，而诸症皆除。

宣肺止嗽汤（周仲瑛方）

组成：炙麻黄 5g，桔梗 5g，光杏仁 10g，制半夏 10g，大贝母 10g，前胡 10g，佛耳草 12g，生甘草 3g。

用法：每日 1 剂，水煎服。

功效：宣利肺气，止咳化痰。

主治：外感咳嗽。症见咳嗽频频，咽痒则咳，或阵发呛咳，气急，或咳声不扬，甚至咳延数周逾月，咳吐泡沫黏痰，色白或淡黄，量少或多，咽部可有急性或慢性充血症，舌质淡红，苔薄白，脉浮滑。

宣肺清热化痰汤（董国立方）

组成：炙麻黄6g，杏仁12g，生石膏25g，金银花15g，牛蒡子12g，连翘12g，瓜蒌皮15g，前胡12g，川贝母12g，桑白皮12g，鲜芦根30g，桔梗12g，麦冬12g，甘草6g。

用法：每日1剂，水煎服。

功效：宣肺止咳，化痰平喘。

主治：急、慢性支气管炎及肺气肿、肺心病发作期，咳嗽吐白黄痰或喘息不得卧者。

止咳平喘方（陈慕莲方）

组成：麻黄10g，杏仁10g，苏子10g，葶苈子10g，枳壳10g，茯苓15g，半夏10g，鱼腥草30g，知母10g，地龙10g，甘草10g。

用法：每日1剂，水煎服，连服3～5日。

功效：宣肺平喘，清热化痰。

主治：急性支气管炎，喘息性支气管炎，支气管哮喘等。

喘咳宁（吕同杰方）

组成：瓜蒌（煨焦）180g，麻黄45g，黄芩60g，杏仁60g，炙百部60g，紫菀60g，款冬花60g，半夏60g，甘草45g。

用法：共研细粉，炼蜜为丸9g重。每服1丸，每日2～3次。

功效：清热化痰，宣肺止咳平喘。

主治：喘息性气管炎，反复发作，数年不愈者。此方为喘息性气管炎的特效方，对感冒、肺炎等失治、误治或治疗不彻底引起的慢性喘咳病变可服用，此药症状缓解期亦可服用，一般服1～2剂即愈。治疗期间忌食辛辣刺激性食物，避免感冒。

燥湿化痰汤（张忠国方）

组成：陈皮15g，半夏15g，苍术10g，款冬花15g，白前15g，紫苏子15g，炙百部15g，穿山龙15g，茯苓15g，黄芩15g，甘草15g。

功效：燥湿健脾，化痰止咳。适用于慢性支气管炎，辨证属于痰湿型，以咳嗽痰多，咳痰白黏，晨起或食后尤甚，伴胸闷脘痞，舌苔白腻，脉滑等为主症者。

方解：方中用陈皮、半夏、苍术燥湿化痰，和中降逆，为君药；款冬花、紫菀、白前、紫苏子、炙百部、穿山龙止咳祛痰以平喘，共为臣药；茯苓健脾渗湿，助陈皮以化痰，黄芩苦燥寒凉清肺，以防温燥太过，痰湿化热之弊，合为佐药；甘草和中调药，祛痰为使药。综观全方，用陈皮、半夏、苍术燥湿化痰似嫌不足，遂增加祛痰止咳之药物。张忠国认为，湿痰的形成缘于肺失清肃，脾失健运，但每因痰湿壅遏肺气，会再度导致肺失宣降，影响肺的水津输布，湿困脾阳，聚湿为痰，从而加重痰湿的病证，故伍以相应的祛痰止咳药尤为重要。

加减泽漆汤（黄吉赓方）

组成：泽漆15～50g，制半夏10～30g，陈皮10g，紫菀15g，白前15g，桂枝9g，生姜3g，黄芩15g，桔梗9g，枳壳9g，甘草9g。

用法：每日1剂，水煎服，早、晚各1次。

功效：化痰消饮，止咳宣肺。用于老年性慢性支气管炎。

加减：寒喘痰多者，合射干麻黄汤加减；痰黏稠厚浊者，加地龙，重用黄芩；咳喘气虚者，加玉屏风散；阴虚痰饮者，合千金麦门冬汤加减；纳呆便溏者，合用香砂六君子汤加减。

加减泽漆汤（黄吉赓方）

组成：泽漆 15～150g，陈皮 10g，紫菀 15g，白前 15g，桂枝 3～9g，生姜 3 片，黄芩 15g，桔梗 9g，制半夏 10～30g，枳壳 9g，甘草 9g。

用法：每日 1 剂，水煎服。

功效：燥湿化痰。

主治：急、慢性支气管炎，支气管扩张，支气管哮喘等以咳嗽、痰量增多，寒热夹杂证为主要表现者。

麻贝止咳煎（刘冠军方）

组成：白桔梗 10g，川贝母 10g，陈皮 16g，荆芥 10g，光杏仁 10g，麻黄 10g，半夏 10g，前胡 10g。

用法：水煎服。

主治：外感咳嗽。

清热化痰，益气活血方（林求诚方）

组成：瓜蒌 10g，薤白 10g，半夏 10g，京丹参 15g，黄芪 15g，党参 15g，赤芍 15g，蒲公英 24g，黄芩 10g，连翘 15g，鱼腥草 24g，紫花地丁 24g，甘草 3g。

用法：每日 1 剂，水煎服。

功效：清热化痰，益气活血。

主治：慢支合并感染属痰热壅肺，气虚血瘀者。症见咳嗽，痰多，痰黄不易咳出，胸闷，气短，神疲乏力，或见发热、口干，舌质常黯红或有瘀斑、瘀点，苔黄腻，脉细滑。

加味麻杏石甘汤（曾诚厚方）

组成：银花藤 30g，黄芩 15g，麻茸 10g，杏仁 15g，生大黄 10g，石膏 30g，桑皮 15g，桔梗 12g，葶苈子 20g，甘草 6g。

用法：每日 1 剂，水煎服。

功效：清热宣肺。

主治：慢性支气管炎和慢性肺源性心脏病的急性发作期。

顿挫喘咳方（郭子光方）

组成：僵蚕 15g，地龙 15g，麻黄 10g，全蝎（水洗，同煎）10g，杏仁 10g，防风 15g，蝉蜕 15g，瓜蒌壳 15g，薤白 20g，甘草 10g，炒白果 15g，法半夏 15g。

用法：每日 1 剂，水煎服。

功效：搜剔通络，祛痰止咳，除风散寒，降逆气。

主治：咳喘并作，喘息性慢性支气管炎发作期，风痰之痉咳等。

三阴固本方（郭子光方）

组成：白术 50g，山茱萸 50g，冬虫夏草 20～40g，蛤蚧（去眼珠）2 对，人参 50g，川贝母 30g，煅紫石英 60g，紫皮胡桃 60g，茯苓 50g，五味子 50g，炒白果仁 50g，上等沉香 30g，黄芪 100g，枸杞子 50g，巴戟天 50g，熟地黄 50g，山药 100g，甜杏仁 50g，京半夏 50g，桑白皮 100g，炙甘草 40g。

用法：上药共研细粉，炼蜜为丸，每日 3 次，每次服含生药 8～10g 的丸药。上药一料为 40 天量。也可在易发季节之前服 2 个疗程，每个疗程 20 天，疗程间休息 3～5 天。

功效：固本培元，扶正祛邪。

主治：慢性支气管炎迁延期、阻塞性肺气肿间歇期的预防性治疗，有增强体质、增强抗病能力、控制复发以及改善肺功能等效果。

止咳方（郭子光方）

组成：粟壳 15g，五味子 15g，杏仁 15g，川贝母 10g，甘草 10g。

用法：研末制成散剂，每次 5～10g，调开水冲服或加入主方同煎。

功效：利肺止咳。

主治：支气管炎，症见干咳无痰，频咳不止，影响休息者。

清热宣肺汤（蒋天佑方）

组成：连翘 9～12g，前胡 9～12g，炙麻黄 6～9g，旋覆花 6～9g，黄芩 6～9g，贯众 9～15g，炙款冬花 15～30g，炙紫菀 9～15g，瓜蒌 9～12g。

用法：每日 1 剂，水煎服，5 天为 1 个疗程。

功效：宣肺止咳，清热化痰。

主治：急性支气管炎或慢性支气管炎急性发作或肺气肿肺部感染属外邪袭肺者。

养阴止咳汤（蒋天佑方）

组成：生地 9～12g，沙参 12～18g，麦冬 9～12g，马兜铃 9～12g，瓜蒌 12g，桃仁 9～12g，红花 6～9g，炙杷叶 12～18g，乌梅 9～12g。

用法：每日 1 剂，水煎服，10 天为 1 个疗程。

功效：养肺肾阴，滋通血络，润燥止咳。

主治：慢性支气管炎慢性迁延期及阻塞性肺气肿属肺肾阴虚证而致干咳。

补肺止咳汤（蒋天佑方）

组成：炙黄芪 15～30g，炒山药 15～30g，炒白芍 3～9g，红花 6～9g，炙款冬花 15～30g，炙紫菀 9～15g，白芥子 9～12g，桃仁 6～9g，干姜 6～9g。

用法：每日 1 剂，水煎服。10 天为 1 个疗程。

功效：补肺益气，温通血络，止咳化痰。

主治：慢性支气管炎慢性迁延期及阻塞性肺气肿属肺虚寒咳证。

健脾祛痰汤（蒋天佑方）

组成：土炒白术 9～12g，制苍术 9～12g，党参 9～12g，茯苓 9～12g，炒莱菔子 9～15g，白芥子 9～12g，法半夏 9g，川芎 6～9g，红花 6～9g。

用法：每日 1 剂，水煎服，10 天为 1 个疗程。

功效：健脾燥湿，运通血络，祛除痰湿。

主治：慢性支气管炎慢性迁延期及阻塞性肺气肿属脾虚痰湿证。

补肾定喘汤（蒋天佑方）

组成：熟地9～12g，补骨脂9～12g，五味子9～12g，炙黄芪15～30g，赭石9～12g，炒山药15～30g，炙麻黄6～9g，炒地龙9～12g，葶苈子9g，丝瓜络9g，露蜂房9g。

用法：每日1剂，水煎服，10天为1个疗程。

功效：补肾纳气，降气通络，化痰定喘。

主治：慢性支气管炎慢性迁延期、慢性肺源性心脏病、急性支气管炎、阻塞性肺气肿、支气管哮喘、支气管肺炎、风湿性心脏病、冠状动脉粥样硬化性心脏病、纤维增生型肺结核等病中出现虚喘兼实证者。

燥湿健脾汤（聂惠民方）

组成：半夏16g，陈皮16g，苍术13g，款冬花16g，白前16g，紫苏子16g，炙百部16g，穿山龙16g，茯苓16g，黄芩16g，甘草16g。

用法：水煎服，每日1剂。

功效：化痰止咳，燥湿健脾。适用于慢性支气管炎，辨证属于痰湿型，以咳痰白黏，咳嗽痰多，晨起或食后尤甚，伴胸闷脘痞，舌苔白腻，脉滑等为主症者。

方解：燥湿健脾汤中用陈皮、半夏、苍术利湿化痰，和中降逆为君。款冬花、紫菀、白前、紫苏子、炙百部、穿山龙祛痰止咳以平喘，共为臣药。茯苓健脾利湿，助陈皮以化痰；黄芩性味苦燥寒凉，清肺，以防温燥太过、痰湿化热之弊，合为佐药。甘草和中调药，祛痰为使药。纵观全方，用陈皮、半夏、苍术化痰燥湿似嫌不足，遂增加止咳祛痰之药物。中医认为湿痰的形成，缘于肺失清肃，脾失健运。但每因痰湿壅遏肺气，会再度导致肺失宣降，影响肺的水津输布，湿困脾阳，聚湿为痰，从而加重痰湿的病证，故伍以相应的祛痰止咳药尤为重要。

化痰定喘汤（陈镜合方）

组成：南沙参16g，太子参13g，麦冬13g，桃仁、杏仁各13g，百合16g，僵蚕6g，胆南星6g，地龙11g，白芍16g，川贝母9g，枇杷叶16g，紫苏子11g，葶苈子13g，炙甘草6g。

用法：每日1剂，水煎服，每日分2次服。

功效：清肺养阴，化痰定喘。用于治疗慢性支气管炎。

方解：化痰定喘汤中以沙参、太子参、麦冬、百合、川贝母、白芍滋阴润肺，以枇杷叶、杏仁、桃仁、地龙、僵蚕、胆南星、葶苈子、川贝母化痰定喘，甘草化痰并调和诸药。

温阳散寒汤（金洪元方）

组成：甘草、细辛各6g，茯苓、半夏各16g，干姜、五味子各13g。

用法：水煎服，去渣，每日1剂，分3次温服。

功效：降逆温肺。适用于肺寒停饮，胸满，咳嗽，心悸，眩晕而呕者。现临床用于慢性支气管炎、肺气肿等病属于寒饮内停者。

方解：温阳散寒汤中干姜、细辛散寒温阳以化饮，五味子收敛肺气而止咳，茯苓渗湿健脾以杜水饮之源，半夏利湿化痰而止呕降逆，甘草补中调和诸药。配合成方，散中有收，开中有合，标本兼治，共奏温化寒饮之功。

四子养亲汤（曹玉山方）

组成：苏子，白芥子，莱菔子，葶苈子，沙参，地龙，鲜竹沥。

用法：每日1剂，水煎服。

加减：咳嗽痰甚，胸脘作闷，食纳不佳，舌苔白腻者合用二陈汤及苍术、厚朴、薏苡仁、杏仁之类；痰多清稀者，合用桂枝、细辛、五味子、白芍、干姜等；有化热之象者加用黄芩、鱼腥草、贝母、桑白皮等肃肺化痰；二便不畅者加用瓜蒌仁、冬瓜仁；慢支日久不愈或至后期发展为肺气肿、肺心病时，气不煦则血不濡，加用茯苓、黄芪、川芎、丹参、桃仁、莪术等；血瘀证明显时，合用水蛭、地龙。

功效：泻肺平喘，利水消肿，益气生津。

主治：慢性支气管炎痰瘀互结，水饮内停者。症见咳嗽上气，痰多胸痞，舌苔白厚腻，脉弦滑等。

咳喘固本煎（洪广祥方）

组成：生黄芪15~30g，白术10~15g，防风15~30g，怀山药15~30g，胡颓子叶15~30g，牡荆子10~15g，鬼箭羽10~15g。

用法：每日1剂，水煎服，连服3~6个月。

功效：补脾实卫，止咳平喘。

主治：用于慢性支气管炎或哮喘缓解后的患者，尤其对中、老年体虚气衰，反复易感者尤为适用。

益气护卫汤（洪广祥方）

组成：生黄芪15~30g，炙甘草10g，白术10~15g，仙茅10g，仙灵脾10~15g，路路通15g，桂枝10g，白芍10g，鬼箭羽10~15g，生姜10g，防风10~15g，大枣6枚。

用法：每日1剂，水煎服，连服3~6个月。

功效：益气护卫，补肾助阳，通络。

主治：慢性支气管炎和支气管哮喘缓解期，也适用于慢性阻塞性肺疾病稳定期扶正固本。

自拟咳喘固本煎（洪广祥方）

组成：生黄芪15~30g，白术10~15g，防风15~30g，怀山药15~30g，胡颓子叶15~30g，牡荆子10~15g，鬼箭羽10~15g。

用法：水煎服。每日1剂。连服3~6个月。

功效：扶正固本、止咳平喘。用于慢性支气管炎或哮喘缓解后的患者，尤其对中、老年体虚气衰，反复易感者尤为适用。

方解：本方为玉屏风散的变通方剂。针对本病患者体虚气弱、易感外邪而设。方中用黄芪补气固表；白术健脾，补中焦以助肺气；防风助黄芪益气御风；怀山药益气补中，滋养肺肾，且有定喘宁嗽之功，与白术相配，增强实脾之力。缓解期，虽虚多实少，但毕竟虚中夹实，痰瘀余邪未尽，遇气候骤变，极易引起病情反复。故伍牡荆子、鬼箭羽、胡颓子叶利气祛痰行瘀，补中兼疏，以防气机壅滞，有利于提高扶正固本方药的效果。

加减：一般不作加减，坚持服用全方。必要时可根据辨证酌情加药，如肾气虚者加菟丝子、山萸肉，肾阴虚者加女贞子、胡桃肉，肾阳虚者加巴戟天、补骨脂。

按语：本方有较好的扶正固本效果。尤其在增强呼吸道免疫调节能力、减少感冒、控制急性发作方面效果显著。

自拟益气护卫汤（洪广祥方）

组成：生黄芪 15～30g，防风 10～15g，白术 10～15g，仙茅 10g，仙灵脾 10～15g，桂枝 10g，白芍 10g，生姜 10g，大枣 6 枚，炙甘草 10g，路路通 15g，鬼箭羽 10～15g。

用法：水煎服。每日 1 剂，连服 3～6 个月。

功效：祛风活络、扶正固本。不仅适用于慢性支气管炎和支气管哮喘缓解期，也适用于慢性阻塞性肺疾病稳定期扶正固本。

方解：黄芪、防风、白术以益气护卫，增强肺卫御邪能力，改善上呼吸道免疫调节功能；桂枝、白芍、生姜、大枣、甘草重在调和营卫，提高对气候和致敏因子的适应性；肺脾之气根源于肾气，故用仙茅、仙灵脾益肾气、壮元气，以助肺脾生化之源；路路通改善鼻腔敏感症状。鬼箭羽又名卫矛，系卫矛科植物。味苦，性寒，有散风邪、破瘀通经之功效。洪广祥老师根据其功效移植用于治疗过敏性鼻炎疗效显著，尤其在改善鼻腔通气和鼻痒流涕症状更为突出。全方共奏益气护卫、调和营卫、扶正固本之功。

石膏止嗽汤（张士舜方）

组成：柴胡 13g，金银花 10～28g，黄芩 11g，石膏 20～50g，大黄 6g，桑白皮 11g，杏仁 13g，桔梗 13g，炙麻黄 3～6g，芦根 11g，麦冬 13g，生地黄 13g，菊花 13g，薄荷 6g，甘草 6g。

用法：水煎服，每日 1 剂，每日 2 剂，早、晚各服 1 次；病情重者，分 3 或 4 次水煎服。饭后服。

功效：清泻肺热，辛凉解表，止咳宣肺，养阴生津。用于支气管炎发作的咳喘。

方解：方中柴胡、金银花、麻黄清热解毒为主药；辅以黄芩、大黄助桑白皮、芦根养阴清肺润燥；生地黄、菊花凉血解毒而消痈肿；麦冬、杏仁、桔梗润肺止咳，清化热痰；薄荷宣肺利咽；使以甘草泻火解毒，调和诸药。共奏养阴清肺解毒之功。

加减：身热烦渴，咳嗽气粗，痰多黄稠，胸闷胸痛，脉洪数，可加赤芍药、瓜蒌、郁金、生地榆、玄参；若身热午后为甚，心烦、口渴多饮、腹满、便秘，可加沙参、玄参、天花粉；若兼见恶风，头胀痛，鼻塞流黄涕，咽痛，可加板蓝根 10～28g，马勃 6g，山豆根 9g，玄参 13g；干咳少痰，咳痰不爽，鼻咽干燥，舌苔薄黄少津，可加沙参 10～18g，梨皮 10～18g，栀子 13g，浙贝母 13g。

参芪膏（李明富方）

组成：党参 50g，黄芪 15g，胡桃仁 15g，诃子肉 15g，甘草 10g，蜂蜜 50g，桑白皮 15g，氨茶碱 0.3g。

用法：上述药物组成为 1 日量，制成膏，每次 30mL，每日 2 次，早饭前、晚饭后口服。

功效：益气补肺，止咳平喘，扶正固本。

主治：慢支喘息性迁延期，偏气虚者。

清润肺燥方（晋连堂方）

组成：麦冬 15g，天冬 15g，知母 15g，南沙参 15g，瓜蒌 15g，桔梗 15g，前胡 15g，太子参 15g，杏仁 15g，枇杷叶 15g，山药 20g，甘草 15g。

用法：每日 1 剂，水煎服。

功效：滋润清肺，肃肺祛痰。

主治：慢性支气管炎。症见咳嗽痰少，痰稠胶黏，咳吐难出或有咽喉干燥。

清肺解毒汤（商宪敏方）

组成：连翘 30g，黄芩 10～12g，鱼腥草 15～30g，生石膏（先煎）30g，苇茎 15～30g，桑白皮 10～12g，浙贝母 10g，炙麻黄 5～10g，生甘草 6g。

用法：水煎服，不宜久煎。

功效：疏风清热，止咳化痰。

主治：急性支气管炎、喘息性气管炎、支气管肺炎、大叶性肺炎及支气管哮喘属痰热壅肺者。症见发热咳嗽，胸膈满闷，咳黄稠痰或痰中带血，甚则呼吸急促，胸胁作痛等。

化痰降气饮（韩明向方）

组成：炙桑白皮 10g，黄芩 10g，炙百部 10g，前胡 10g，桔梗 10g，苏子 10g，紫菀 10g，款冬花 10g，僵蚕 10g，陈皮 10g，茯苓 15g，炙甘草 5g。

用法：每日 1 剂，水煎，分 2 次服用。

功效：降气化痰、清热润肺。用于慢性支气管炎发作期症见咳嗽咳痰，痰性脓黏或枯浊，不易咳出等有热象者。

方解：方中炙桑白皮、黄芩清热泻肺，止咳化痰，其中桑白皮泻肺平喘利水消肿，黄芩燥湿解毒泻火。百部、紫菀、款冬花润肺化痰止咳，对因咳伤肺阴，或痰热津伤者有辅助治疗之功。茯苓、陈皮、甘草健脾化痰，杜绝生痰之源，"理脾如烈日当空，痰浊阴凝自散"。风为百病之长，其发作期多有风邪作祟，故方中加僵蚕息风解痉。另外由于"治痰须理气，气利痰自愈"，据此，方中选用桔梗、苏子、前胡宣肺理气。总之，本方中诸药合用，融清热、润肺、祛风、健脾、宣肺、降气、化痰为一方，使热清而痰无所依，痰化而热无所附，健脾则痰无由生，痰祛则肺气自顺。

按语：本方是韩老师治疗慢性支气管炎发作期的自拟经验方，似止嗽散与二陈汤的加减方，以祛邪为主，达降气化痰、清热润肺之功效，用于慢性支气管炎发作期，疗效满意。

泻白散加减（邢月朋方）

组成：桑白皮 10g，地骨皮 15g，浙贝母 15g，杏仁 10g，桔梗 10g，黄芩 10g，甘草 6g，板蓝根 15g，连翘 15g，金银花 15g。

用法：水煎服。

功效：清热泻肺、平喘止咳。用于痰热咳嗽咳白痰者。症见痰多稠黏，胸痛气粗，口渴喜冷饮，苔白或黄，脉弦滑。

方解：桑白皮有滋润的特点，既能降肺气，止咳平喘，又能清肺热而不燥；地骨皮可以养阴，既针对肺热，又能补充肺热伤津的正虚；浙贝母、桔梗清热化痰，降气止咳；杏仁镇咳平喘；黄苏清热燥湿解毒；板蓝根、连翘、金银花清热解毒利咽；甘草调和诸药，且可以培土生津来养肺。

加减：口渴甚加生石膏；发热加柴胡、黄芩；胸满喘促甚加前胡；两胁胀满加青皮；胸痛郁闷加栝蒌、枳实；大便干加决明子，甚者加白矾、栝蒌仁或大黄；小便不利加石韦、车前子；吐痰艰难加沙参或远志；痰成块加天花粉、沙参；恶心、呕吐加竹茹、枇杷叶；咽喉痛加薄荷、牛蒡子或射干、山豆根、锦灯笼；身体素虚，行动乏力加沙参、玄参、党参。

按语：治疗慢支在初起阶段尤其在急性阶段治疗必须彻底，不留病根。古人有"喘时治上，平时治下"之说，意即咳喘发作治肺为主，咳喘止以补养正气为主，正气足则邪无所干，咳喘自不发。即《内经》所说"正气存内，邪不可干""精神内守，病安从来"之意。若因循失治，必致由实变虚，愈治愈重，咳喘则无止日矣。所以治疗慢支首先以增强体质为主，以预防为先。邢老师在中医辨证基础上分期治疗，用药切中病机，疗效满意。本方为治疗痰热咳嗽之基本方，可根据症状酌情合理加减，以求良效。

加味清泻肺热汤（陈福如方）

组成：半夏、川贝母各13g，炙桑白皮、杏仁、黄芩、桔梗、栀子各16g，鱼腥草28g。

用法：水煎服，每日1剂，每日分2次服用，早、晚各1次。服药期间停用其他药物，忌食辛辣，戒烟、戒酒。

功效：化痰止咳，涤肺平喘。适用于痰热壅肺证之急性支气管炎。

方解：加味清泻肺热即古方桑白皮汤（《景岳全书》）加味而成，以桑白皮、半夏、杏仁、川贝母化痰止咳，黄芩、栀子、鱼腥草清肺泻热，桔梗乃舟楫之药，导引诸药上及于肺。

加减：胸腹胀满，不思饮食者，加焦三仙各16g，枳实13g；伴气虚者，加党参11g，黄芪16g；兼风寒表证者，加荆芥、防风各13g；兼风热表证者，加桑叶13g，薄荷6g；咳嗽、咳痰明显者，加橘红、炙百部各16g，全瓜蒌28g；伴喘息者，加地龙13g，蜜麻黄13g。

化痰止咳汤（吴银根方）

组成：胡颓叶15g，野荞麦根30g，黄荆子（包煎）30g，蜜紫菀15g，款冬花15g，法半夏15g，制南星15g。

用法：水煎服。

功效：化痰止咳平喘。

主治：痰湿咳喘。症见咳嗽，痰多，质清稀或黏稠，或因痰湿停滞胸中而见胸脘痞闷。

温化寒痰汤（晋连堂方）

组成：干姜12g，细辛5g，甘草15g，补骨脂15g，肉桂15g，陈皮15g，半夏15g，款冬花15g，紫菀15g，炙百部15g，五味子10g。

用法：每日 1 剂，水煎服。

功效：温化寒痰，止咳平喘。

主治：寒痰型慢性支气管炎。症见咳嗽痰多，清稀色白，胸满喘逆，舌苔白滑，脉弦，或伴见形寒肢冷、嗜睡等症者。

复方三拗汤（李春辉方）

组成：麻黄 3 ~ 9g，桔梗 6 ~ 12g，款冬花 6 ~ 15g，苦杏仁 6 ~ 12g，沙参 6 ~ 12g，蝉蜕 3 ~ 9g，法半夏 6 ~ 10g，蒲公英 6 ~ 15g，橘红 2 ~ 10g，黄芩 6 ~ 12g，连翘 10 ~ 15g，浙贝母 9 ~ 15g，甘草 3 ~ 6g。

用法：每日 1 剂，水煎 2 次，分 2 ~ 3 次服。

加减：痰黄黏稠者加鱼腥草 10 ~ 25g；合并鼻炎者加辛夷 10 ~ 15g，苍耳子 6 ~ 15g；咽喉炎者加射干 5 ~ 10g，胖大海 10 ~ 15g；痰涎壅盛，哮喘频作者加车前草 10 ~ 15g；支气管扩张者合小青龙加减。

功效：宣肺化痰，止咳平喘。

主治：支气管炎、哮喘。

清肺郁热汤（张启瑞方）

组成：炙桑白皮，生石膏，炙紫菀，炙款冬花，桔梗，前胡，杏仁，炙甘草（药剂量随症而定）。

用法：水煎服，每日 1 剂，每日分 3 次服，每次 300mL。3 剂为 1 个疗程，可服 3 个疗程。

功效：宣肺清热，止咳化痰。治疗老年慢性支气管炎。

加减：兼燥热阴虚加玄参、麦冬、石斛、百部；兼燥热伤津加大生石膏用量，配芦根；兼风寒表证加炙麻黄、桂枝、荆芥；兼风热表证加金银花、连翘、薄荷；兼痰浊壅盛加陈皮、法半夏、茯苓；兼痰热壅盛加黄芩、川贝母、瓜蒌、射干；兼气喘加三子养亲汤；兼上盛下虚喘甚者加桃仁、肉桂。

清肺止咳化痰汤（温如丰方）

组成：金银花 30g，连翘 15g，鱼腥草 30g，桔梗 12g，黄芩 10g，大青叶 30g，石膏 30g，芦根 30g，炒杏仁 10g，知母 10g，瓜蒌皮 10g，桑白皮 10g，甘草 10g。

用法：每日 1 剂，水煎服，分 2 次服。

功效：清肺止咳，化痰。用于急性气管炎、支气管炎。

方解：本方重用金银花、鱼腥草、大青叶清热解毒，石膏、知母、芦根去肺胃邪热，桔梗、甘草祛痰止咳，根据病情可适当加入白前、款冬花、半夏之类加强镇咳化痰之功效。故诸药相互为用，可使病因除、肺热清，肃降功能恢复正常，而诸症皆除。

加减：偏于风寒者，去石膏、黄芩，加紫苏叶、白前；肺气壅实者，加麻黄、款冬花；偏于肺虚者，加沙参、百合。

清肺化痰汤（李鸿娟方）

组成：瓜蒌 30g，陈皮 15g，浙贝母 15g，鱼腥草 18 ~ 30g，半夏 12g，茯苓 9g，炒杏仁 9g，黄芩 9 ~ 12g，芦根 24g。

　　用法：每日 1 剂，水煎服。

　　功效：清肺化痰。

　　主治：慢性支气管炎属痰热蕴肺者。症见咳嗽气喘，痰多，色黄，质黏稠，可伴有发热，恶寒，胸痛，舌质红，苔黄厚腻或薄黄腻，脉滑或滑数。

第二十一章　肺炎

清肺六二汤（魏长春方）

组成：鲜芦根 60g，白茅根 30g，桑白皮 9g，桑叶 9g，地骨皮 9g，枇杷叶 9g，浙贝母 9g，知母 9g，北沙参 9g，南沙参 9g，苦杏仁 9g，冬瓜仁 9g。

用法：每日 1 剂，水煎服。

功效：清肺化痰，生津止咳，下气。

主治：大叶性肺炎肺气上逆，高热咳喘，或痰中带血，舌红燥，苔薄白，脉滑数。

肺炎清解汤（张公让方）

组成：薏苡仁 30g，冬瓜仁 24g，竹黄精 12g，川贝母 9g，桑白皮 9g，芦根 60g。

用法：每日 1 剂，水煎代茶，频频饮之。

功效：解热利水祛痰。

主治：大叶性肺炎、小叶性肺炎、支气管炎有高热者。

生石连翘加味方（邢锡波方）

组成：生石膏 30g，重楼 24g，金银花 24g，滑石 24g，黄芩 24g，连翘 15g，鲜佩兰 12g，石菖蒲 12g，瓜蒌仁 12g，麻黄 9g，郁金 9g，清半夏 9g，乳香 9g，甘草 3g，羚羊角粉 1.2g（代），琥珀 0.9g（后 2 味冲服）。

用法：每日 1 剂，水煎服。

功效：清热解毒，宣肺开郁。用于各种肺炎。

方解：方中金银花、连翘可清热解毒，配麻黄又可宣肺透邪，配生石膏、黄芩、重楼、羚羊角（代）可加重清热解毒之力，防止暑热之邪逆传心包而变生他证；滑石以清热利湿，使暑热之邪从小便而解；佩兰可清暑化湿；石菖蒲、瓜蒌仁、半夏化痰开郁；琥珀可宁心安神；郁金、乳香行气化瘀止痛。

化痰截咳方（姜春华方）

组成：鸭跖草 15g，野荞麦 15g，鱼腥草 15g，酸浆草 9g，黄芩 9g，马勃 3g，百部 9g，南天竹 6g，萝藦壳 3 只，旋覆花 9g（包煎），全瓜蒌 15g，生甘草 6g。

用法：每日 1 剂，水煎服，分 2 次服。

功效：宣清肺热，化痰截咳。主治肺炎。

方解：方中鸭跖草、野荞麦、鱼腥草、酸浆草有清热解毒、消痈散结之功，有良好的抑菌作用，是控制肺部炎症的辨病药；黄芩擅清肺热，直折温邪；旋覆花、全瓜蒌肃肺化痰；百部、马勃、南天竹、萝藦壳 4 味药是姜春华常用的截咳方。由此可见，根据中医辨病与辨证结合的原则，掌握某种治疗急性感染病的快速截断方药，疗效并不逊于西医的抗生素。快速截断的学术观点，在中医治疗外感热病的临床实践中，也被证明具有一定的指导意义。

肺炎合剂（郑惠伯方）

组成：麻黄（后下）6g，生石膏60~100g，生甘草6g，杏仁10g，枯黄芩20g，鸭跖草30g，五味子10g，党参15g，麦冬6g。

用法：每日1剂，水煎服，分3~6次服或制成合剂服。

功效：清热解毒，宣肺平喘，益气敛汗，养阴生津。

主治：肺炎、急性支气管炎，辨证属肺热喘咳。症见咳喘，发热，心烦，口渴，舌红，苔黄，脉数。

白虎汤加芦茅根合方（祝谌予方）

组成：生石膏30g（先下），知母12g，金银花15g，连翘10g，大青叶30g，芦根30g，白茅根30g，桑白皮12g，地骨皮24g，炙前胡10g，生甘草6g。

用法：每日1剂，水煎服。

功效：辛寒清热，宣肺止咳。主治肺炎。

方解：方中以白虎汤加芦根、白茅根为主清阳明经热，生津止渴；加金银花、连翘、大青叶清热解毒，透邪于卫分；桑白皮、地骨皮、前胡泻肺清热，止咳化痰。全方内清外透，给邪气以出路，故发热徐退，咳止痛消。

定喘除痰散（刘士俊方）

组成：败酱草28g，鱼腥草28g，苇茎16g，桑白皮16g，麻黄11g，薄荷（后下）6g，冬瓜仁11g，桃仁11g，杏仁11g，蒲公英16g，紫花地丁16g，野菊花11g，金银花11g，石膏28g，青天葵11g。

用法：每日1剂，水煎服，每日分3次服。

功效：清热解毒，宣肺化痰。适用于肺炎。

方解：定喘除痰散由千金苇茎汤合麻杏石甘汤、五味消毒饮加减而成。方中桑白皮易苇茎汤的薏苡仁，合麻杏石甘汤以宣肺清热，除痰定喘，五味消毒饮加鱼腥草、败酱草加强清热解毒泻火的作用，更用薄荷解表，使邪从汗出。大叶性肺炎或其他肺热喘咳等证，虽发热较高，病情较重，均可用本方治疗。

养阴清肺汤（郭士魁方）

组成：北沙参12g，枇杷叶10g，元参15g，麻黄6g，生石膏30g，瓜蒌皮15g，百部12g，杏仁10g，地骨皮13g，紫菀12g，前胡10g，陈皮12g，黄芩12g。

用法：每日1剂，水煎服。

功效：养阴清热，宣肺止咳。

主治：大叶性肺炎。症见高热，咳嗽痰少，胸痛，气喘，口干，尿黄，舌淡红，苔薄黄，脉数。

清肺解毒汤（朱良春方）

组成：板蓝根15g，大青叶15g，鱼腥草15g，玄参8g，金银花15g，山海螺15g，蒸百部 8g，甘草 3g，白花蛇舌草 15g，炙僵蚕 8g。

用法：每日 1 剂，水煎服。

功效：清肺解毒。

主治：腺病毒性肺炎，可用于疫毒侵袭、痰热壅肺之重症。

千金麻古消毒散（董建华方）

组成：鱼腥草 30g，败酱草 30g，芦根 15g，桑白皮 15g，麻黄 12g，薄荷 6g（后下），冬瓜仁 12g，桃仁 12g，杏仁 12g，蒲公英 15g，紫花地丁 15g，野菊花 12g，金银花 12g，石膏 30g，青天葵 12g。

用法：每日 1 剂，水煎服。

功效：宣肺化痰，清热解毒。主治肺炎。

方解：本方由千金苇茎汤合麻杏石甘汤、五味消毒饮加减而成。方中桑白皮易苇茎汤中的薏苡仁，合麻杏石甘汤以清热宣肺，定喘除痰；五味消毒饮加鱼腥草、败酱草加强清热泻火解毒的作用；更用薄荷解表，使邪从汗出。临床上治疗大叶性肺炎或其他肺热喘咳等证，虽发热较高，病情较重，均可用本方为治。

散卫清气汤（汪履秋方）

组成：金银花 15g，连翘 10g，薄荷 10g，石膏 30g，杏仁 10g，桔梗 5g，甘草 3g。

用法：每日 2 剂，水煎，分 4 次服。

功效：宣肺散卫，泄热清气。

主治：肺炎早、中期属卫气同病。症见壮热微恶寒或不恶寒，汗出不畅，头痛，咳嗽，咳痰白黏夹黄，或伴胸痛，苔黄，脉数。

金银润肺汤（于己百方）

组成：连翘 6～16g，金银花 6～18g，石膏 15～28g，薄荷（后入）6～13g，大青叶 6～16g，玄参 9～24g，桔梗 3～9g，炒杏仁 3～9g，紫菀 6～11g，款冬花 6～11g，炙枇杷叶 9～16g，炙百部 9～16g，蝉蜕 3～9g，甘草 3～6g。

用法：水煎服，每日 1 剂，分 2 次服。

功效：清肺化疾，润肺止咳。适用于支原体肺炎属痰热蕴肺证者。

方解：方中以金银花、连翘、大青叶解毒清热为君药；炒杏仁、紫菀、款冬花、炙枇杷叶、炙百部润肺化痰止咳为臣药；薄荷、桔梗利咽宣肺，玄参清热养阴，蝉蜕镇咳解痉，共为佐使药。

加减：咽痛红肿明显加牛蒡子、绿豆、板蓝根；痰多加鱼腥草、半夏、浙贝母；憋喘加炙麻黄；热退阴伤减少清热解毒药物的用量，加用沙参、麦冬；病初高热邪在气分重用石膏；热入营血出疹、舌绛者加赤芍、牡丹皮；头痛甚者加荆芥、香薷、防风；久咳可加川贝母、五味子。

散结利咽散（何任方）

组成：苦桔梗、薄荷、牛蒡子各 18g，连翘、金银花各 28g，生甘草、淡豆豉各 16g，竹叶、荆芥穗各 11g。

用法：上药研末为散。每次 18g，以鲜苇根煎汤代水煎药，煎至药香气大出，即趁热服用。病重者，约 6 小时 1 服，日 3 服，夜 1 服；轻者 8 小时 1 服，日 2 服，夜 1 服；3 日为 1 个疗程，可连续用 2 个疗程。

功效：清热解毒，辛凉透表。适用于急性支气管炎、肺炎、流行性感冒、腮腺炎、百日咳、急性喉头炎及乙型脑炎等属外感温邪，症见发热，或微恶风寒，无汗或有汗而不畅，咳嗽咽痛，头痛口渴，舌尖红，苔薄白或薄黄，脉浮数者。

方解：方中金银花、连翘解毒清热，轻宣透表，用为主药；荆芥穗、薄荷、淡豆豉辛散表邪，透热外出，是为臣药，其中荆芥穗性味辛温，但温而不燥，且与金银花等辛凉解毒药物同用，则可增强发表之功；牛蒡子、桔梗、甘草，能解毒清热，利咽散结，竹叶、芦根性味甘凉轻清，生津清热而止渴，均用为佐药；甘草补中又能调和诸药，为使药。全方性味辛凉，解表与清热解毒药物共同组方，故可用于风热温邪诸证。

加减：鼻出血者，去芥穗、豆豉，加白茅根、侧柏炭、栀子炭各 9g；咳者，加杏仁；热渐入里，加细生地黄、麦冬；热势不减或小便短者，加知母、黄芩、栀子；胸膈闷者，加藿香、郁金各 9g；渴甚者，加天花粉 9g；项肿咽痛者，加马勃、玄参各 9g。

清解泻肺方（周信有方）

组成：金银花 20g，鱼腥草 20g，连翘 20g，桔梗 9g，生石膏 40g，生苡仁 15g，元参 15g，知母 15g，瓜蒌仁 9g，冬瓜仁 15g，贝母 9g，黄芩 9g，前胡 9g，桑白皮 9g，杏仁 9g，牡丹皮 9g，赤芍 9g，芦根 9g。

用法：每日 1 剂，水煎服。

功效：清热解毒，泻肺化痰。

主治：急性肺炎属热毒壅肺。症见壮热烦渴，咳嗽气喘，咳痰黄稠，胸痛，咳出铁锈色痰等。

清热润肺方（周信有方）

组成：北沙参 15g，麦冬 15g，元参 15g，贝母 9g，鱼腥草 20g，杏仁 9g，射干 9g，前胡 9g，桑皮 9g，知母 9g，桔梗 9g，甘草 6g。

用法：每日 1 剂，水煎服。

功效：清热润肺，止咳化痰。

主治：肺炎病势渐退，偏阴虚而低热不退。症见咳嗽少痰，口干，舌红少苔。

清热宣肺化痰方（王静安方）

组成：黄连 1.5 ~ 6g，苇根 12 ~ 30g，桔梗 6 ~ 10g，炙麻绒 6 ~ 12g，炙百部 6 ~ 12g，炙款冬花 6 ~ 12g，炙前胡 6 ~ 12g，炙金沸草 9 ~ 15g。

加减：风热者加桑叶 6 ~ 9g，炙薄荷 6 ~ 9g，荆芥（花）6 ~ 10g，前胡 6 ~ 9g，金银花 6 ~ 9g，连翘 3 ~ 9g；湿热者加竹叶 6 ~ 10g，木通 6 ~ 9g，车前草 15 ~ 30g，滑石 15 ~ 30g，冬瓜仁 15 ~ 30g。

用法：水煎，每剂服 2 天，每天 4 ~ 8 次，每次 20 ~ 100mL。忌油、鸡蛋。

功效：清心泻肺，宣肺降逆，化痰止咳。

主治：小儿肺炎咳嗽之基础方。

加味麻杏石甘汤（张琪方）

组成：川贝母10g，牛蒡子15g，麻黄10g，黄芩10g，生石膏50~100g，桔梗10g，甘草10g，杏仁15g。

用法：每日1剂，水煎服。

功效：宣肺清热平喘。

主治：肺炎属表邪不解，邪热迫肺之咳喘。

芦根生脉汤（李振华方）

组成：薏苡仁5g，芦根18g，桃仁16g，冬瓜仁16g，麦冬18g，鱼腥草18g，黄芩13g，沙参16g，人参13g，五味子13g，大黄5g，甘草5g。

用法：水煎服，每日3次，每日1剂。

功效：宣肃肺气，清化痰热。适用于肺炎。

方解：方中芦根、鱼腥草疏散在表之风邪；薏苡仁、桃仁、冬瓜仁、沙参、人参健脾益气；黄芩、五味子、大黄清解在里之肺热；麦冬宣肺散结，合疏风之剂又有解表之功；甘草调和诸药。

苦降辛开汤（刘弼臣方）

组成：黄连1g（或用马尾连3g），黄芩10g，干姜1g，半夏3g，川郁金5g，莱菔子3g，枳壳5g。

用法：每日1剂，水煎服。

功效：苦辛开降，豁痰宣闭。

主治：小儿肺炎。症见高热，喉中痰鸣，咳逆喘息，胸满腹胀，痰壅泛吐，舌苔白腻，脉象弦滑等。

表里通解散（任继学方）

组成：白僵蚕，大青叶，薄荷叶，蝉蜕，荆芥穗，金银花，生石膏，防风，金荞麦，大力子，金莲花，连翘。（原文未注剂量，用时可选常用量）

用法：水煎去渣，入冷黄酒30g，蜂蜜15g，和匀冷服。

功效：表里双解。

主治：肺热病。症见憎寒身重，四肢无力，壮热头痛，咽喉赤痛，周身酸楚，口微渴，舌红，苔薄白，脉浮数。

和解清化汤（黄吉赓方）

组成：柴胡30g，黄芩30g，竹沥半夏15g，金银花15g，连翘15g，桔梗9g，紫菀9g，冬瓜子15g，枳壳9g，生甘草90。

用法：每日1剂，水煎服。

功效：和解枢机，清化痰热，宣肃肺气。适用于肺系疾病的病毒或细菌感染，上呼吸道感染高热、温病等。主治肺炎。

方解：此方乃由小柴胡汤合银翘散加减而成。方中取小柴胡汤和解枢机，因痰热较甚，邪实为主，故去孩儿参、姜、枣，合金银花、连翘清热解毒，宣肺透邪，桔梗、甘草、冬瓜子清肺祛痰排脓，枳壳理气宽胸，紫菀化痰止咳。

加减：根据症状轻重，而调节柴胡、黄芩、金银花、连翘、半夏的剂量。①若见体温 38℃，或脉搏每分钟 100 次，或白细胞 $10 \times 10^9/L$，中性粒细胞 < 0.80（80%），柴胡用量一般为 15～30g，黄芩为 15～30g，金银花为 15g，连翘为 15g；②若体温 > 38℃，或脉搏每分钟 100 次以上，或白细胞 > $10 \times 10^9/L$，中性粒细胞 > 0.85（85%），柴胡量可达 30～90g，黄芩为 30～45g，金银花 30g，连翘 30g，半夏为 20～30g。也可在本方中再加银黄片 4 片，每日 3 次；穿心莲内酯片 4 片，每日 3 次；对一般清热化痰或抗生素治疗后效不显者，选用重剂柴胡、黄芩、连翘，量在 15～30g，甚者柴胡量可达每日 120g，常可获效。在使用时配以半夏，既可化痰，又可监制其过凉之弊，此乃寒温并用之和法也；③对于年龄大、体质差、精神差、脉搏每分钟 120 次以上、气急明显者，应及时采用中西医结合法救治，应用有效抗生素；④胸闷胸痛明显，加杏仁、桃仁、郁金、生薏苡仁、鲜芦根活血消痈排脓；⑤大便干结不畅，改枳壳为枳实，加生大黄、厚朴以通腑清热。

千金苇茎生脉汤（叶景华方）

组成：芦根 20g，薏苡仁 5g，桃仁 15g，冬瓜仁 15g，麦冬 20g，鱼腥草 20g，黄芩 10g，沙参 15g，人参 10g，五味子 10g，酒制大黄 5g，甘草 5g。

用法：每日 1 剂，水煎服，分 3 次服。

功效：清化痰热，宣肃肺气。主治肺炎。

二草麦根汤（叶景华方）

组成：金银花 30g，鱼腥草 30g，鸭跖草 30g，野荞麦根 60g，黄芩 15g，细柴胡 9g，广郁金 9g，生大黄 9g（后下）。

用法：每日 2 剂，水煎服。

功效：清解通腑。主治肺炎。

方解：方中金银花、鱼腥草、鸭跖草、野荞麦根、黄芩清热；柴胡伍金银花可清热透邪；广郁金行气开郁，气行有助于热解；生大黄通腑泻热，又可解肺之郁热。

六君子汤加味（黄云方）

组成：太子参 20g，白术 10g，茯苓 10g，法半夏 10g，陈皮 10g，麻黄 7g，桔梗 10g，白芍 10g，五味子 5g，干姜 7g，细辛 3g，蒲公英 12g，甘草 5g。

用法：每日 1 剂，水煎服，早、晚各服 1 次。

功效：补益肺脾，散寒化饮。用于各种肺炎。

加味麻杏石甘汤（余瀛鳌方）

组成：麻黄（先煎，去沫）9g，杏仁（去皮尖）12g，黄芩 12g，生地 24g，生石膏（先煎）45g，生甘草 6g，板蓝根 15g，忍冬藤 12g。

用法：每日 1 剂，水煎服，体温超过 39℃者，每日 2 剂。

功效：宣肺清热，养阴止嗽。

主治：病毒性肺炎。

生津止渴汤（张学文方）

组成：知母 11g，生石膏（先下）28g，金银花 16g，连翘 13g，大青叶 28g，芦根 28g，白茅根 28g, 桑白皮 11g, 地骨皮 24g, 炙前胡 13g, 生甘草 6g。

用法：每日 1 剂, 水煎服, 每日分 3 次温服。

功效：宣肺止咳, 辛寒清热。适用于肺炎。

方解：生津止渴汤中, 芦、茅根为主清阳明经热, 止渴生津；金银花、连翘、大青叶解毒清热, 透邪于卫分；桑白皮、地骨皮、前胡泻肺清热, 化痰止咳。全方内清外透, 给邪气以出路故发热徐退, 咳止痛消。

鱼腥草清肺汤（袁海波方）

组成：黄芩、赤芍各 16g, 金银花、大青叶、鱼腥草、生石膏（先煎）、茜草根各 28g, 板蓝根、白茅根各 100g, 麻黄、桃仁各 6g, 杏仁、川贝母（冲）、郁金、生大黄、生甘草各 13g。

用法：水煎服, 每日 1 剂, 每日 3 次分服, 连服 15 剂。服药期间忌生冷、辛辣和油腻过多食物。

功效：解毒清热, 定喘宣肺。用于大叶性肺炎。

方解：鱼腥草清肺汤中金银花、大青叶、黄芩、板蓝根、鱼腥草、生甘草等解毒清热之品以折肺炎之势；生石膏清热；麻黄、杏仁开宣肺气；川贝母化肺中蕴阻之痰热；桃仁、郁金、赤芍止痛活络；白茅根、茜草根凉营止血；更用生大黄通腑泻热, 可收釜底抽黏之效。全方共奏解毒清热、通腑泻热、宣开肺气、化痰清热、止血凉血、止痛活络之效。方药对证, 故收显效。

散寒化饮汤加味（沈英森方）

组成：白术 13g, 太子参 18g, 茯苓 13g, 法半夏 13g, 陈皮 13g, 麻黄 7g, 桔梗 13g, 白芍 13g, 五味子 5g, 干姜 7g, 细辛 3g, 蒲公英 11g, 甘草 5g。

用法：水煎服。每日 1 剂, 每日 2 次, 分早、晚各服 1 次。

功效：散寒化饮, 补益肺脾。用于各种肺炎。

方解：全方宣肺降气, 止咳平喘, 清热祛痰。方用白术、太子参、茯苓健脾益气, 止咳祛痰；蒲公英、细辛、五味子清泄肺热, 止咳平喘；麻黄宣肺散邪以平喘, 桔梗敛肺定喘而祛痰, 一散一收, 既可加强平喘之功, 又可防麻黄耗散肺气；甘草调和诸药为使。诸药合用, 使肺气宣降, 痰热得清, 风寒得解, 则喘咳痰多诸症自除。

止咳平喘汤（邱健行方）

组成：川贝母、淡黄芩、桔梗、百部、柴胡、常山、黄药子、杏仁各 5~11g, 鱼腥草、大青叶各 10~23g, 甘草 2~6g。

用法：水煎服, 每日分 2 次服, 每日 1 剂, 较小患儿可频服。15 天为 1 个疗程。

功效：止咳平喘汤功能解毒清热, 宣肺止咳, 以攻为主, 宣降结合, 适用于痰热壅肺证。

方解：方中鱼腥草、大青叶解毒清热, 消肿凉血；川贝母、桔梗化痰宣肺, 泻热散结；黄药子、杏仁平喘止咳, 解毒软坚；黄芩清肺泻热；柴胡疏散解郁；百部、常山祛痰行水；甘草解毒清热, 调和药性。诸药相合, 使热清毒解, 痰除肺宣, 咳止喘平, 故可取得良好效果。

　　加减：咽痛明显或滤泡增生加射干 3～9g；身痛加葛根 5～13g。发热重加石膏 10～28g，知母 3～6g；干咳或痰稠不易咳出，重用桔梗，加前胡 5～13g。

第二十二章　支气管扩张

加味六君子汤（张梦侬方）

组成：北条参 10g，生黄芪 10g，白术 10g，甘草 10g，白茯苓 10g，半夏曲 10g，百合 10g，陈皮 10g，炒黄芩 10g，五味子 10g，生地 10g，牡丹皮 10g，薏苡仁 10g，山药 10g。

用法：每日 1 剂，水煎分 3 次温服。5 剂为 1 个疗程。

功效：益胃润肺，气血两补，滋阴清热，凉血止血。

主治：支气管扩张咯血，舌质红绛，苔白而薄，脉象浮大而数。

气郁化火饮（崔文彬方）

组成：黄芩 13g，桑白皮 13g，黄连 3g，制大黄 6g，金荞麦 28g，山海螺 28g，薏苡仁 300g，南沙参 16g，北沙参 16g，芦根 18g，桔梗 13g，桃仁 13g，白及 16g，茯苓 16g，太子参 16g，甘草 6g。

用法：水煎服，每日 1 剂，每日 3 次分服。

功效：清热滋阴，活血益气。

方解：方中黄芩、黄连、桑白皮、大黄行气活血，清热解毒，疏肝解郁；南沙参、北沙参、太子参行气解郁、活血止痛；茯苓、芦根、桃仁疏肝理气，清热祛湿；白及、薏苡仁、金荞麦根柔肝而缓急止痛；桔梗、山海螺泻火祛湿；甘草调和诸药。诸药伍用共奏疏肝解郁、行气活血、清热利湿之功效，用于治疗支气管扩张、咳嗽等疗效显著。

百合汤（姜春华方）

组成：野百合 9g，蛤粉 9g（包煎），百部 9g，麦冬 9g，天冬 9g，白及 15g。

用法：每日 1 剂，水煎服。

功效：滋阴生津，润肺止血。用于久年咳嗽，经 X 线支气管造影诊断为支气管扩张症者。

方解：本方主要由养阴药与止血药配伍而成。滋阴、生津、润肺是治其本，止血疗嗽为治其标，本复标亦除。野百合、天冬、麦冬润肺阴，清肺热，且能治咳止血；百部润肺止咳，对新、久、寒、热咳嗽皆可应用；白及为止血药，根据姜春华临床经验，白及还可填补肺脏，促进组织新生，对肺结核空洞患者极为适宜；蛤粉清肺热，化热痰，止喘咳。姜春华说，百合汤之特点，就是一经支气管镜碘油造影确诊均可服用，发作时有治疗作用，平时可防止支气管病理变化的进一步发展。早期肺结核兼见上述症状者，亦有良好的治疗作用。

按语：临床观察，百合汤治疗支气管扩张，临床症状消失快，且胸部 X 线检查示改善理想，较反复使用抗生素治疗疗效可靠、稳固，尤其是远期疗效优于西药治疗。

敛肺止血膏（潘澄濂方）

组成：潞党参 90g，旋覆花 90g，诃子肉 90g，麦冬 90g，巴戟肉 90g，花蕊石 120g，生地黄 120g，百合 120g，黛蛤散 120g，炙兜铃 60g，五味子 30g，竹沥 60g，炙甘草 45g，半夏 60g，陈皮 45g，冰糖 250g，净阿胶 150g，三七粉 24g，川贝粉 45g。

用法：上药除后 4 味外，浓煎 2 次，取汁去滓，加后 4 味药收膏，盛于瓷罐内，放阴凉处。每料煎成约可供 1 个月左右服用。每日早、晚饭后，各取膏 2 羹匙，以开水化服（冬季要用隔水炖热服）。取药用具必须保持清洁。一般 3 个月为 1 个疗程，如病情较重者，可续服 1 个疗程。

功效：敛肺化痰，益肾止血。

主治：支气管扩张属肺脾气虚者。症见咳嗽多痰，痰稀而白，面色无华，胸闷乏力，纳呆腹胀，痰中带血，大便时溏，舌苔白腻，质淡胖嫩，脉象濡细。

补肺止血汤（潘澄濂方）

组成：花蕊石 15g，阿胶（烊化）12g，三七 3g，百合 10g，诃子肉 12g，生地黄 12g，麦冬 9g，陈皮 6g，黛蛤散 12g，太子参 15g，炙甘草 4.5g。

用法：每日 1 剂，水煎服。

功效：补肺益气，止血消瘀。

主治：支气管扩张、肺结核咯血属气阴两虚证，舌质红紫，苔薄，脉象细数。

敛肺汤（顾丕荣方）

组成：麦冬 12g，太子参 15g，五味子 9g，炙黄芪 12g，百合 12g，白及 9g，生诃子 12g，百药煎 9g，乌梅 6g，炙甘草 3g，炙款冬花 6g，炙罂粟壳 3g。

用法：水煎服。

功效：敛肺益气，止血。

主治：支气管扩张缓解期，患者少气懒言，偶有咳逆，舌淡红，苔薄少津，脉细等。有防旧病复发之功。

三炭大黄汤（周凤梧方）

组成：黄芩炭 12g，黄连炭 6g，酒炒大黄 10g，半夏 10g，茯苓 15g，橘红 12g，杏仁 6g，炒枳实 10g，降香 10g，瓜蒌 30g，黑山栀子 10g，侧柏炭 10g，茜根炭 10g，藿香 10g，佩兰 10g，藕节 15g，白茅根 30g，三七粉 3g（冲服）。

用法：每日 1 剂，水煎服。

功效：清热止血，祛痰化浊，佐以降气。主治支气管扩张。

方解：全方既能化痰清热，又能顺气；气顺之后，火热皆清，亦不再生痰。此外，降香合半夏，降气降痰，相得益彰，加藿香、佩兰芳香化浊，山栀子、侧柏炭、茜根炭、藕节、白茅根、三七粉皆止血药。

加减：若咯血色黑成块，亦可加桃仁、红花或煅花蕊石。

白海汤（罗元恺方）

组成：小环钗 20g，糯稻根 30g，女贞子 15g，白及 6g，青蒿（后下）6g，旱莲草 15g，海螵蛸 15g，谷芽 30g，仙鹤草 20g，甘草 6g，花粉 12g。

用法：每日 1 剂，水煎服。

功效：清热养阴，补肺止血。

主治：支气管扩张。症见咳血低热，尤以经前为明显，伴烦躁，五心烦热，胸背痛，睡眠欠佳，微咳，痰黄稠难出，胃肠消化不好，食后便溏，口干不苦，易汗，面色晦暗，舌苔黄干，脉弦细而滑。

通利血脉汤（张海峰方）

组成：杏仁 9g，麻黄 11g，炙甘草 6g，石膏 24g，桃仁 9g，大黄 11g，桂枝 6g，芒硝 6g。

用法：用水浸泡方药约 30 分钟，然后用大火煎药至沸腾，再以小火煎煮 30 分钟。温服，每日分 3 次服用。

功效：清肺泻热，止血化瘀。

方解：通利血脉汤中麻黄与石膏相用，石膏用量倍于麻黄，既清热泻郁，又制约麻黄宣肺清热，麻黄既宣发肺气，又制约石膏清泻而不寒凝；杏仁肃降肺气，与麻黄相用，一宣一降，提升肺气；桃仁益血化瘀，通血利脉；大黄荡涤实热，通下瘀热；桂枝散瘀通经，助桃仁祛瘀破血；芒硝软坚消瘀散结；甘草和中益气、行血清瘀。

加减：若瘀甚者，加红花、川芎、苏木、赤芍、牡丹皮，以活血散瘀；若高热者，加葶苈子、黄芩、连翘，以清泻肺热；若咯血者，加白茅根、白及、海螵蛸、茜草，以凉血止血，兼以化瘀；若胸中烦热者，加栀子、知母、黄连，以清热除烦；若痰多者，加桔梗、贝母，以宣肺降逆化痰等。

百合片（邓铁涛方）

组成：百合 30g，白及 120g，百部 30g，蛤粉 15g。

用法：上药共研末，制成药片，每服 5 片，每日 3 次。亦可用作汤剂，剂量随证加减。

功效：固肺敛肺，止咳止血。

主治：支气管扩张咳血明显。

滋肾降火汤（刘渡舟方）

组成：荞麦根、虎杖根各 25～35g，生地黄、水牛角各 20～28g，山茱萸 12～16g，田三七粉（冲服）8～13g，夏枯草 16～18g，益智仁、枳壳各 10～11g，百合 40～50g，北沙参 50～100g。

用法：每日 1 剂，水煎服，每日分 2 次服，服 30 天为 1 个疗程。

功效：适用于支气管扩张。

方解：补脏益络汤中以 4 对药为主。生地黄味甘性寒，降火滋肾，中医《神农本草经》谓其"通血痹"，凉血止血而不留瘀，对阴虚火旺而有血瘀之出血症颇相宜；水牛角味苦咸性寒，为解毒清热、止血凉血之剂，与生地黄相伍，自有犀角地黄汤之妙，能降火止血解毒，此为第一对对药。荞麦根味酸苦性寒，能解毒清热，利湿祛风；虎杖根味苦性平，能利湿祛风，通经活血，与荞麦根同用，有败毒补络之功，此为第二对对药。沙参味甘性平，轻清入肺，养阴益气，润络生津；百合益胃润肺，固金敛液，与沙参相伍，均取以重剂，乃肺胃同治，补肺益中，大有黄芪之功，但无黄芪之温，甚切肺为娇脏之性，故有补络补管之妙，此为第三对对药。山茱萸补肾补气，收敛肺气，补络补管；益智仁性味甘温补肾，散寒化饮，善治肾虚痰浊上乘之证，与山茱萸相伍，甘温理虚，益精补肾，又可防生地黄芩群阴之品的苦寒太过，此为第四对对药。此外佐以田三七，加强化瘀止血之功；枳壳宽中理气、醒脾疏肝，又防生地黄之腻滞；夏枯草解毒清热、散结疏肝。综观全方，补五脏而不峻，清火毒而不泻，止出血而不瘀，化痰饮而不燥，丝丝入扣，相得益彰，是故五脏受益，上归于肺，火降毒败，痰蠲瘀消，肺络得补，用于治疗支气管扩张症实为对症之方。

加减：肺热壅盛：咳嗽痰多色黄或绿或分层，反复咯血色红，伴发热、口渴、口臭、大便干结、小便黄，舌质红，苔黄腻，脉数滑或浮数，加蒲公英、鱼腥草、黄芩、川贝母等。痰瘀互结：咳嗽咯血反复不愈，出现血泡样痰，咯血紫黯，伴胸闷刺痛、心悸、唇绀、或盗汗，舌质紫黯或有紫斑，苔薄，脉滑涩或结代，加海浮石、茯苓、丹参、鸡血藤、北五加皮等。肝火旺盛：咳嗽气促，痰稠且黏，咯血鲜红、量多，伴胸胁胀痛、口干口苦、大便干、小便黄，舌质红，苔薄黄，脉弦数兼滑，加疏肝清肝之醋炒柴胡、白芍、青黛、郁金等。气虚血亏：嗽血咯血，其色浅红，动则气促，易患感冒，少气懒言，舌质淡红、苔薄腻，脉细弱无力，加生黄芪、紫河车、炙白术、当归、山药等。

润肺化痰汤（谢昌仁方）

组成：鱼腥草16g，南沙参、北沙参各16g，光杏仁13g，炙马兜铃13g，牛蒡子13g，生地黄16g，粉牡丹皮16g，汉麦冬13g，天花粉28g，黑玄参16g，野百合16g，川贝母粉（冲）3g，黛蛤散（包煎）16g，大小蓟各13g。

用法：水煎服，每日1剂，每日分2次服。

功效：化痰清肺，凉血止血，滋阴生津。用于支气管扩张。

方解：润肺化痰汤中，鱼腥草、马兜铃、牛蒡子化痰清热；杏仁、天花粉、川贝母化痰润肺；黛蛤散乃清金制木，抑肝之旺，使肺金无炎灼之害；生地黄、牡丹皮、大小蓟止血凉血，均为治标之计；沙参、麦冬、玄参、百合生津养阴，为治本之图，所谓"壮水之主，以制阳光"。全方兼顾标本，相辅相成，章法分明，药证相符，故取效甚捷。

鱼腥海螺汤（徐辉光方）

组成：鱼腥草30g，山海螺30g，忍冬藤30g，桑白皮12g，瓜蒌皮18g，制半夏15g，枇杷叶15g（包煎），茯苓15g，陈皮12g，小川黄连1.5g，肥玉竹15g，南沙参15g，北沙参15g，仙鹤草30g，生蒲黄9g（包煎），谷芽15g，麦芽15g，炙甘草5g。

用法：水煎空腹服，每日3次。

功效：清肺化痰，凉血止血。主治支气管扩张咯血。

清解化痰方（周信有方）

组成：鲜苇茎60g，桔梗9g，杏仁9g，瓜蒌9g，鱼腥草30g，黄芩9g，桑皮9g，贝母9g，海蛤粉9g，冬瓜仁20g，桃仁9g，藕节9g。

用法：每日1剂，水煎服。

功效：清热化痰，化瘀排脓，益气养阴，凉血止血。

主治：支气管扩张。症见咳嗽，痰黄黏稠量多，带有臭味，时有咳血，或有发热，口干，舌红，苔黄，脉数等。

泻白散（张琪方）

组成：桑白皮15g，地骨皮10g，郁金10g，柴胡10g，白芍15g，麦门冬15g，瓜蒌20g，黄芩10g，降香10g，甘草10g。

用法：每日1剂，水煎服。

功效：泻肝保肺，清热宁金。

主治：支气管扩张、肺结核属肝火犯肺者。症见气逆呛咳，干咳少痰带血，胁痛，咳引加剧，两目干赤，面色青，遇怒则加重明显，舌边赤苔燥，脉弦或弦数。

新定养肺琼玉膏（高辉远方）

组成：生薏苡仁5g，生地黄10g，茯苓10g，黄芪10g，炙甘草5g，阿胶珠10g，百合10g，山药10g，蜂蜜（兑入）15g，侧柏炭10g，虎杖10g，人参（另煎）10g。

用法：每日1剂，水煎服。

功效：益气养阴，润肺止咳，化痰。

主治：支气管扩张之虚劳干咳，咽燥咳血。

平肝清肺汤（邵长荣方）

组成：炒蒲黄9g，六月雪9g，柴胡9g，前胡9g，海蛤壳12g，野菊花12g，青黛9g，牡丹皮9g，茜草根9g，平地木30g。

用法：每日1剂，水煎，饭后2小时服。

功效：平肝清肺，凉血止血。

主治：支气管扩张属肝火犯肺，血逆妄行者。症见咳嗽气逆，痰黏，咳吐鲜血，血量多，每因情绪抑郁不舒或发怒激动而发病，伴胸胁胀痛，口干口苦，大便偏干，舌质红，苔薄黄，脉弦滑数。

化痰止咳片（张继泽方）

组成：五味子（醋炙）、远志（去心，甘草炙）各53g，麻黄浸膏41g，川贝母23g，法半夏75g，陈皮、桔梗各94g，甘草浸膏16g。

用法：制成糖衣片，密封。口服，每次3~6片，每日3次。

功效：止咳化痰，平喘宣肺。适用于痰涎阻肺，肺失宣降所致之急慢性支气管炎，支气管扩张，咳嗽，痰喘。

方解：方中麻黄、远志、川贝母解表利湿，可治咳喘；五味子、法半夏固肾宣肺，平喘利湿；陈皮、桔梗止咳平喘，和中生津；甘草调和诸药。综合本方诸药的配伍，对疫毒火邪充斥内外的证候，确为有效的良方。

平肝清肺止血方（梁贻俊方）

组成：白芍12g，生地24g，黄芩9g，竹叶炭9g，赤芍9g，茜草9g，藕节15g，侧柏叶9g，棕炭12g，广角5g，瓜蒌15g，苦桔梗9g，荷梗9g，杏仁9g，川大黄6g。

用法：每日 1 剂，水煎服。

功效：柔肝凉血，清肺止咳。

主治：咳嗽，痰少色白，时杂有鲜血，胸闷，四肢乏力，面色黄，舌苔薄黄，脉象弦细等。

活血宁络汤（王国三方）

组成：鱼腥草、太子参各 28g，黄芩、金银花、连翘、栀子、桑白皮、胆南星、半夏、川贝母、沙参、麦冬各 16g。

用法：每日 1 剂。水煎服，每日分 3 次服，连服 21 天为 1 个疗程。

功效：化痰清肺，滋补气阴。适用于支气管扩张。

方解：活血宁络汤中黄芩、金银花、连翘、栀子、鱼腥草以清热，桑白皮、胆南星、川贝母、半夏化痰，同时以沙参、麦冬养阴补气，太子参益气以扶正，共奏化痰清热、益气养阴、标本兼顾之功。

加减：合并哮喘加炙麻黄 13g，地龙 16g；气短、易感冒加黄芪 28g；干咳咯血、舌红加牡丹皮、白及、白茅根各 16g；痰多黄稠加瓜蒌皮 16g，葶苈子 13g，天竺黄 16g。

痰热咳血方（郭子光方）

组成：桑白皮 15g，白及 15g，百合 15g，黄芩 15g，鱼腥草 30g，麦冬 20g，生地 20g，藕节 20g，白茅根 40g，桃仁 15g，瓜蒌壳 15g，连翘 15g。

用法：每日 1 剂，水煎服。

功效：养阴清热化痰，凉血止血。

主治：支气管扩张。症见咳嗽痰黄，大口咯血，或痰血交混，胸高气短，心烦口干，舌红，脉滑数。

天花三白汤（冯志荣方）

组成：桑白皮 13g，青黛（包煎）9g，黄芩 16g，百合 16g，仙鹤草 16g，白茅根 28g，白及 16g，柴胡 13g，半夏 13g，山栀子 13g，天花粉 13g，茯苓 13g，连翘 13g，蒲黄 16g，诃子 13g，甘草 6g。

用法：水煎服，每日 1 剂。每日分 3 次温服。

功效：化痰生津，平肝泻肺。

方解：天花三白汤以青黛、山栀子、桑白皮泻肺平肝；连翘、黄芩合半夏、茯苓化痰清肺；柴胡解郁疏肝；天花粉、百合清热养阴，以防苦寒伤阴；仙鹤草、白茅根、白及为治咯血要药；蒲黄止血活血；诃子下气止咳；甘草泻火并调和诸药。

清热宣肺汤（陈进方）

组成：桑白皮、牡丹皮、连翘各 13g，黄芩、竹茹、茜草、白及各 12g，鱼腥草、苇茎各 28g，杏仁、葶苈子各 18g，桔梗、生甘草各 16g。

用法：每日 1 剂，水煎服，分早、晚 2 次服，治疗 2 周为 1 个疗程。

功效：适用于支气管扩张咯血。

方解：清热宣肺汤中黄芩、桑白皮、连翘、鱼腥草清肺清热；茜草、白及、牡丹皮止血凉血；苇茎、桔梗、杏仁、葶苈子、竹茹宣肺止咳祛痰；甘草补中调和诸药。诸药配伍，共同起到宣肺清热、止血化痰作用。

加减：阴虚重者加沙参 18g、地骨皮 13g；气虚血瘀者加当归 18g、太子参 13g；咯血量大者加三七粉 5g(冲服)；痰多者加瓜蒌皮 16g、冬瓜仁 13g；肝火旺者加栀子 13g、青黛 6g。

清肺止血汤(刘茂才方)

组成：生地黄 15g，牡丹皮 15g，仙鹤草 30g，苇茎 15g，鱼腥草 30g，桑白皮 15g，北杏仁 12g，桔梗 15g。

用法：每日 1 剂，水煎服。

功效：清热泻火，凉血止血。

主治：支气管扩张属痰热伤肺。症见咳嗽，咳大量脓样黄白色黏痰，其气味或腥臭，口干，口渴，舌红，苔黄腻，脉滑数或浮数等。

支扩涤痰汤(刘茂才方)

组成：前胡 12g，鱼腥草 30g，北杏仁 12g，浙贝母 12g，桔梗 15g，冬瓜仁 15g，薏苡仁 15g，炙麻黄 12g，法半夏 12g，瓜蒌仁 12g。

用法：每日 1 剂，水煎服。

功效：祛痰止咳平喘。

主治：支气管扩张痰浊阻肺。症见长期反复咳嗽，咳大量臭脓痰，痰易咳出，气促气紧，痰咳出后减轻，舌红，苔白厚腻，脉滑等。

三六汤(刘茂才方)

组成：党参 30g，茯苓 12g，紫苏子 12g，法半夏 12g，黄芪 30g，陈皮 9g，白芥子 9g，莱菔子 12g，白术 12g，炙甘草 6g。

用法：每日 1 剂，水煎服。

功效：益气健脾，祛痰止咳。

主治：支气管扩张属肺脾气虚。症见反复咳嗽，咳痰量多，痰稀白或带泡沫，气短少气懒言，胃纳减少，形体消瘦，易患伤风感冒，舌质淡红，舌苔白润，脉细弱。

清金宁络汤(丸)(雍履平方)

组成：汤剂方：黛蛤散(包煎)10g，地骨皮 30g，生地 30g，白薇 30g，三七粉(冲服)3g，仙鹤草 30g，玄参 15g，青蒿 10g，海浮石(先煎)20g，夏枯草 15g，白芍 20g，黄芩 10g，济阿胶(烊化)10g，鱼腥草 30g，百合 30g，白及 15g，太子参 30g，怀山药 30g，藕节 3 个。

丸剂方：汤剂方加山栀衣 10g，北沙参 10g，牡丹皮 10g，麦冬 10g，全瓜蒌 30g，生龙骨 15g，橘皮 6g，橘络 6g，浙贝母 10g，诃子肉 10g，石斛 10g。

用法：先服汤剂，每日 1 剂，水煎分 3 次服，42 剂为 1 个疗程；后服丸剂，即用汤剂方加丸剂方 4 倍量制丸，4 个月为 1 个疗程。

功效：清金宁络，化痰敛肺。

主治：支气管扩张致咳血或咯血。

支扩宁合剂(曹世宏方)

组成：黛蛤散(包煎)15g，全瓜蒌15g，黄芩12g，杏仁10g，薏苡仁15g，冬瓜仁15g，枳壳10g，郁金10g，桑白皮15g，白茅根30g，丹参15g，麦冬10g，南沙参12g。

用法：每日1剂，水煎服，或制成合剂，每日2次，每次125mL。

功效：清肺化痰，活血化瘀，养阴润肺。

主治：支气管扩张。

清热泻火汤(李明富方)

组成：水牛角粉(浓缩)20g，生地30g，赤芍15g，牡丹皮15g。

用法：轻者每日1剂，重者每日2剂，水煎服。

功效：清热养阴，凉血止血。

主治：支气管扩张咯血、肺结核咯血，凡血热型或肺热型咯血均有效。

清肺止血汤(王福仁方)

组成：南沙参、北沙参各11g，太子参11g，天冬、麦冬各11g，黄芩16g，炒赤芍11g，生地黄11g，百合11g，五味子6g，川贝母13g，野荞麦根28g，白茅根、芦根各28g。

方法：水煎服，每日1剂，每日3次温服。

功效：养阴益气，清肺止血。适用于老年支气管扩张。

方解：方中南沙参、北沙参、太子参行气解郁、活血止痛；天冬、麦冬疏肝理气、清热祛湿；黄芩、生地黄行气活血，疏肝解郁；百合、赤芍、野荞麦根柔肝而缓急止痛；五味子、川贝母、白茅根、芦根泻火祛湿，其疏肝解郁之功更显著。诸药伍用共奏疏肝解郁、行气活血、清热利湿之功效，用于治疗支气管扩张、咳嗽等疗效显著。

天花三白汤(吴银根方)

组成：青黛9g(包煎)，桑白皮10g，黄芩15g，百合15g，仙鹤草15g，白茅根30g，白及15g，柴胡10g，半夏10g，山栀子10g，天花粉10g，茯苓10g，连翘10g，蒲黄15g，诃子10g，甘草6g。

用法：每日1剂，水煎服。

功效：平肝泻肺，化痰生津。

方解：本方以青黛、山栀子、桑白皮平肝泻肺；连翘、黄芩合半夏、茯苓清肺化痰；柴胡疏肝解郁；天花粉、百合养阴清热，以防苦寒伤阴；仙鹤草、白茅根、白及为治咯血要药；蒲黄活血止血；诃子下气止咳；甘草泻火并调和诸药。

速效咯血汤(邱志济方)

组成：北朝参(调冲)10g，仙鹤草30g，墨旱莲30g，艾叶10g，旋覆花(包煎)12g，生柏叶30g，生白芍30g，荆芥6g，炮姜炭6g，代赭石15g。

用法：每日1剂，水煎服。

功效：调气消瘀，补血止血。

主治：支气管扩张咯血，舌淡苔白薄腻，脉细数无力。

第二十三章　肺脓肿

涤痈汤(施今墨方)

组成：鲜芦根24g，白茅根24g，生苡仁18g，橘络4.5g，代赭石12g，冬瓜子18g，橘红4.5g，地骨皮6g，桃仁(炒，研)6g，杏仁(炒，研)6g，苦桔梗6g，陈皮4.5g，仙鹤草(炒)18g，粉甘草4.5g，西洋参4.5g，桑白皮6g，旋覆花(包煎)6g。

用法：每日1剂，水煎服。

功效：涤痰排脓，益肺托毒。

主治：肺脓肿成脓期或溃脓期。症见寒热，咳嗽，痰浊味臭带血，尿黄便干，脉滑数。

肺痈方(徐恕甫方)

组成：金银花6g，桔梗3g，薏米15g，葶苈子3g，川贝3g，黄芪3g，甘草3g，陈皮3g，白及4.5g，干姜3片。

用法：每日1剂，水煎服。

主治：肺痈。

大剂回阳饮(吴佩衡方)

组成：附子150g，干姜50g，肉桂(研末)20g，甘草20g。

用法：肉桂末泡水，先服，附子煨3~4小时，兑入肉桂、干姜、甘草再煎服，以强心救急。

功效：扶阳抑阴，强心固肾。

主治：肺脓肿重症，证属阴寒内盛阳脱。症见神志不清，面唇青紫晦暗，鼻翼翕动，呼吸忽起忽落如似潮水，十指连甲青乌，舌质青乌，脉弦硬而紧，按之无力而空。

加味桔梗苇茎汤(魏长春方)

组成：苦桔梗6g，生甘草6g，桃仁15g，紫菀9g，鲜芦根60g，生苡仁30g，冬瓜仁15g，白前9g。

用法：每日1剂，水煎服。

功效：清肺排脓，化痰止咳。

主治：肺痈。症见咳嗽，气促，咳吐臭痰或脓血，胸脘胀闷，舌红，苔黄，脉滑数。

加味三仁汤(谭日强方)

组成：生薏苡仁15g，白豆蔻3g，杏仁10g，藿香10g，桑白皮10g，冬瓜子12g，厚朴10g，桔梗10g，法半夏10g，鱼腥草30g，芦根30g，甘草6g。

用法：每日 1 剂，水煎服。

功效：芳化痰湿，清宣肺热。

主治：肺脓肿。症见咳嗽，胸痛，吐脓痰腥臭，口干，脉数。

消痈化痰汤（许玉山方）

组成：金银花 20g，芦根 18g，瓜蒌 12g，桔梗 9g，薏苡仁 30g，生甘草 5g。

用法：每日 1 剂，水煎服。

功效：清热解毒，理肺排脓。

主治：肺痈发热胸痛，咳嗽，吐痰腥臭。

清热排脓汤（蔡友敬方）

组成：鱼腥草 15g，山芝麻 10g，毛大丁草 10g，白花蛇舌草 30g，三桠苦 15g，苦桔梗 15g。

用法：每日 1 剂，水煎服。

功效：清热解毒，化瘀排脓。

主治：肺脓肿。症见发热时作，咳嗽，痰黄黏稠，味腥臭，胸闷，舌红，苔黄，脉数有力。

补肺粉（朱良春方）

组成：浙贝母 90g，川百合 90g，白及 240g。

用法：上药共研极细末，加 100g 白糖和匀。一般每次 9g，每日 2 次。

主治：肺脓疡恢复期的辅助治疗。

利肺排脓方（周信有方）

组成：金银花 20g，连翘 20g，黄芩 9g，杏仁 9g，鱼腥草 20g，桔梗 9g，苇茎 30g，桃仁 9g，冬瓜仁 20g，赤芍 9g，贝母 9g，沙参 15g，生薏仁 20g，甘草 6g。

用法：每日 1 剂，水煎服。

功效：清热解毒，利肺祛痰，化痈排脓。

主治：肺痈成痈溃脓，咳吐脓臭痰液。

银花大贝汤（何任方）

组成：冬瓜仁，炙甘草，沙参，桃仁，薏苡仁，蒲公英，芦根，麦冬，浙贝母，金银花，玄参，桔梗，百部，连翘。（原方未注用量，用时可选常用量）

用法：每日 1 剂，水煎服。

功效：清热除痰，解血结，排邪毒。

主治：肺痈。症见身热，咳痰量多如米粥，胸痛，脉数实等。

解热排脓汤（屠金城方）

组成：鲜芦根 30g，生薏米 15g，桃仁 6g，黄芩 9g，冬瓜仁 9g，金银花 15g，连翘 12g，桔梗 9g，鱼腥草 9g，栀子 9g，甘草 6g。

用法：每日 1 剂，水煎服。

功效：清热解毒，祛痰排脓。

主治：肺脓疡。症见高热，咳嗽，咳黏脓痰，有臭味，咽部痛，呼吸急促，舌红，苔黄芩。

肺脓疡合剂（金如寿方）

组成：鱼腥草 15～30g，半枝莲 15g，金银花 15g，虎杖 12g，黄芩 12g，桔梗 12g。

用法：每日 1 剂，水煎服。

功效：清热透邪，化瘀排脓，清养肺阴。

主治：肺痈初期发热。

剑胆消痈汤（吴光烈方）

组成：鲜金剑草 60g，鲜地胆草 60g，米泔水、蜂蜜适量。

用法：将草药洗净晾干，捣烂取汁，调第二遍米泔水适量，蜂蜜少许合搅匀，上下午分服。每日 1 剂，连服 3～5 日，或视病情而定。

功效：清热解毒，化瘀排脓，益气养阴。

主治：风热犯肺之肺脓疡、肺坏疽、支气管扩张并发感染。

加味苇茎汤（李今庸方）

组成：芦根 30g，桔梗 10g，冬瓜仁 10g，薏苡仁 10g，甘草 10g，贝母 10g，鱼腥草 30g，桃仁（双仁，去皮尖）10g。

用法：每日 1 剂，水煎服。

主治：肺脓肿咳唾脓血或脓痰腥臭，引胸胁隐痛，口中干燥，脉数实。

复方鱼桔汤（叶景华方）

组成：鱼腥草 30g，象贝母 10g，桔梗 15g，黄芩 10g，金银花 30g，桃仁 10g，黄连 5g，甘草 4g，生苡仁 30g，冬瓜仁 30g。

用法：若邪盛时，每日 2 剂，病情好转，改为每日 1 剂，水煎服。

功效：清热解毒，祛痰排脓。

主治：肺脓疡发展阶段。症见邪毒热盛，脓痰壅滞。症见发热咳嗽，胸痛，咳吐臭气脓痰，苔黄腻，舌红，脉滑数等。

清养补肺汤（叶景华方）

组成：孩儿参 15g，北沙参 15g，黄芪 30g，甘草 4g，合欢皮 30g，生苡仁 30g，白及 10g，桔梗 6g。

用法：每日 1 剂，水煎服。

功效：清养补肺。

主治：肺脓疡。症见发热退，咳减，脓痰已无，肺部炎性病变已明显消散，空洞内无液平，以正虚为主者。

清宣汤（洪广祥方）

组成：鱼腥草（后下）50g，生麻黄 10g，桔梗 10g，连翘 15g，金银花 30g，生甘草 10g。

用法：每日 1 剂，水煎服。

功效：清热宣肺。

主治：肺痈初期。症见咳嗽，咳白色黏沫痰，痰量由少渐多，胸痛，咳时尤甚，口干鼻燥，苔薄黄，脉浮数而滑。

泄热解毒汤（洪广祥方）

组成：鱼腥草（后下）50g，野菊花15g，败酱草15g，虎杖15g，生大黄（后下）10g，蒲公英30g，黄芩10g。

用法：每日1剂，水煎服。

功效：清热解毒，消痈排脓。

主治：肺痈成脓期及溃脓期的热毒壅盛阶段。症见身热甚，咳嗽气急，咳吐脓痰，胸闷作痛，转侧不利，苔黄腻，脉滑数。

消痈汤（黄志强方）

组成：鲜芦根120g，蒲公英30g，土茯苓30g，黄芩10g，薏苡仁30g，鱼腥草30g，冬瓜仁30g，桃仁10g，象贝母12g，桔梗15g。

用法：每日1剂，水煎服。

功效：清热解毒，化瘀排脓。

主治：肺脓疡已趋酿脓或成脓期。症见寒战发热，咳嗽，胸痛，吐痰腥臭，甚则咳吐脓血。

清肺消痈汤（张炳秀方）

组成：绵黄芪15g，生苡仁30g，败酱草30g，鱼腥草（后下）30g，怀山药12g，荆三棱10g，蓬莪术10g，制半夏10g，广陈皮10g，玉桔梗10g。

用法：每日1剂，水煎服。

功效：清热解毒，消瘀破癥，祛痰排脓。

主治：肺痈有无成脓均可应用。

第二十四章　肺结核

开胃行津汤（丁甘仁方）

组成：半夏24g，麦冬168g，人参9g，甘草6g，粳米9g，大枣12枚，沙参18g，玉竹11g，冬桑叶13g，生扁豆13g，天花粉13g。

用法：用水浸泡上药约30分钟，然后用大火煎药至沸腾，再以小火煎煮30分钟。温服，每日分3次服用。

功效：止咳平喘，益气养阴。适用于肺结核咳嗽、痰中带血。

方解：开胃行津汤中重用麦冬生津养阴，润燥滋液；人参生津益气，调营合阴；粳米益脾和胃，化生阴津；大枣益胃补气，养脾滋阴；半夏开胃行津，调畅气机，降肺胃逆气，制约滋补药壅滞气机；沙参、玉竹、麦冬、天花粉滋阴清热；扁豆益气健脾；桑叶透达郁热；甘草益气和中。

加减：若痰白者，加茯苓、车前草、苍术、薏苡仁，以益气渗湿化痰；若痰黄者，加桑白皮、知母，以清热泻肺；若气虚者，加白术、黄芪、山药，以益气健脾；若盗汗甚者，加五味子、乌梅、牡蛎以敛阴止汗等。

止园抗痨方（罗止园方）

组成：白芍25g，云茯苓18g，生山药12g，大生地黄18g，芡实12g，玄参12g，川贝母9g，沙苑子12g，杏仁9g，橘红6g，藕节30g，桑白皮9g，地骨皮9g，炙鳖甲25g。

用法：每日1剂，水煎2遍，取2大杯，当日晚间及次日早晨各温服1杯。

功效：滋阴清热，健脾化痰止血。用于肺痨。

施今墨方

组成：青黛15g，海浮石30g，冬虫夏草30g，薤白30g，南沙参30g，原皮人参30g，海蛤粉30g，白茅根60g，西瓜子仁60g，北沙参30g，生龙骨30g，生牡蛎30g，陈阿胶30g，仙鹤草30g，炙款冬花15g，杏仁15g，獭肝30g，大小苏炭30g，炒枳壳15g，云茯神30g，远志肉30g，百合30g，炙紫菀30g，化橘红（盐水炒）15g，半夏曲30g，广百部15g，玉竹（米炒）30g，炙甘草15g，苦桔梗15g。

用法：共研细末，炼蜜为丸，如梧子大，每日早晚各服9g，白汤下。

主治：肺结核。咳嗽痰红，夜寐不适，盗汗遗精，胃纳渐减等。

蒲辅周方

组成：生龙骨粉100g，生牡蛎粉100g，生三七粉50g，生鸡内金100g，生白及粉50g，生百部粉50g。

用法：每日 1 剂，水煎服。

功效：滋阴止血。

主治：肺结核吐血。

清金止血汤（廖蓂阶方）

组成：南沙参 15g，北沙参 15g，生怀山药 18g，生地 18g，茯苓 9g，天冬 9g，麦冬 9g，玉竹 12g，白及 9g，白薇 9g，百部 9g，女贞子 15g，阿胶珠 12g，川贝末（冲服）9g，甜杏仁 12g，百合 12g，蛤粉 12g，三七末（冲服）4.5g，雪梨汁 1 杯，冰糖 30g，蜂蜜 30g。

用法：每日 1 剂，水煎服。

主治：肺病体温微高，干咳黏痰，痰中带血，或大量咯血，胸部隐痛，入暮潮热，梦中盗汗，两颧发赤，精神不振，肌肉消瘦，痰多臭气，脉细数。无论男女皆宜此方，继续多服，效力甚大。若加重剂量，改汤为膏，可以久服。

生金益气汤（廖蓂阶方）

组成：西洋参 4.5g，沙参 8g，生怀山药 18g，百合 15g，玉竹 12g，朱茯神 9g，生地 12g，熟地 12g，甜杏仁 9g，川贝母 9g，冬虫夏草 6g，生扁豆 12g，炙黄芪 12g，白及 9g，麦冬 12g，炙甘草 9g。

用法：每日 1 剂，水煎服。

主治：肺病咳痰无血，或干咳无痰，神倦体瘦，食欲不振，潮热盗汗，胸部隐痛。或加重剂量，改为药膏长期服之，病可痊愈。熬膏时，再加鸡蛋壳 10 枚，烧焦研末调入膏中。

温金止血汤（廖蓂阶方）

组成：潞党参 15g，炒扁豆 12g，炒怀山药 18g，炙甘草 9g，炮姜炭 4.5g，当归炭 9g，丹皮炭 9g，血余炭 9g，甜杏仁 9g，炒白芍 12g，炙黄芪 12g，陈粳米 12g，大枣 4 枚。

用法：每日 1 剂，水煎服。

主治：肺病咯血，若服寒凉药后血不止，舌苔淡白不干，脉小弱，切勿再投凉剂，宜用此方，其血立止。

加减地黄汤（廖蓂阶方）

组成：熟地黄 18g，山萸肉 12g，潞党参 15g，怀山药 15g，黄芪 12g，五味子 3g，制附片 9g，淫羊藿 9g，巴戟天 9g，杜仲 15g，补骨脂 12g，龙骨 18g，牡蛎 24g，炙甘草 9g，焦白术 12g。

用法：每日 1 剂，水煎服。

主治：肺病咳嗽剧烈，痰多而清，有咸味，肺部刺痛，神气衰惫，喉干无津而痛，夜热盗汗，遗精便溏，肢体不温，脉虚濡细小。

二参麦冬汤加减方（张泽生方）

组成：南沙参 12g，北沙参 12g，大麦冬 9g，川百合 9g，川贝粉 3g（分吞），炒白芍 9g，炙紫苏子 9g，五味子 5g，冬瓜子 12g，坎炁 2 条，冬虫夏草 5g。

用法：每日 1 剂，水煎服。

功效：肃肺纳肾，止咳化痰。主治肺结核。

清热养阴方（张梦侬方）

组成：冬桑叶 10g，天门冬 10g，紫菀 10g，款冬花 10g，百部根 10g，枇杷叶 10g，甘草 10g，杏仁 10g，川贝母 6g，白茅根 30g，桔梗 10g，前胡 10g。

用法：每日 1 剂，水煎分 3 次温服，可连服十数剂，亦可间日服 1 剂。

功效：清热养阴，润燥化痰，止血镇咳，抗痨杀虫。

主治：肺结核，属肾阴亏虚，虚火灼肺证。症见咳嗽，痰中带血，胸中隐痛，每日午后潮热，盗汗食少，舌红苔少，脉细数。

固本培元膏（张梦侬方）

组成：太子参 120g，北沙参 120g，明玉竹 120g，怀山药 120g，白茯苓 120g，天门冬 120g，杏仁 120g，生地 120g，熟地 120g，生甘草 60g，紫菀 60g，百合 60g，五味子 30g，川贝母 30g，白茅根 25g。

用法：药物水煎 2 次，滤取药液；另冰糖 1500g，先化开，再熬至滴水成珠，加入药汁收成膏，瓷瓶密贮，埋入土中 7 日后取出。每次服 1 大匙，滚水化下，每日服 3 次。

功效：培元固本，补土生金，肺脾肾同补。

主治：肺结核。症见咳逆喘息，少气，咳痰色白有沫，或夹血丝，舌淡隐紫，少津，脉微细而数或虚大无力。

三合散（魏长春方）

组成：银柴胡 9g，生白芍 9g，枳壳 3g，生甘草 3g，北沙参 9g，麦冬 9g，五味子 1.5g，桑白皮 9g，地骨皮 9g，生苡仁 12g。

用法：每日 1 剂，水煎服。

功效：养阴清肺退蒸。

主治：肺痨咳血，阴虚潮热，失眠，盗汗，头晕，舌红苔少，脉细数。

玉竹养肺汤（魏长春方）

组成：生玉竹 15g，川石斛 9g，生白扁豆 12g，北沙参 9g，茯苓 12g，川贝母 3g，炙甘草 3g，枇杷叶（刷去毛）9g。

用法：每日 1 剂，水煎服。

功效：润肺止咳和中。

主治：肺痨，证属肺阴亏虚。症见低热，干咳痰少，或夹有血丝，气短纳呆，舌红，脉滑。

鸡汁救肺汤（黄一峰方）

组成：南沙参 15g，天冬 10g，麦冬 10g，炙百部 10g，炙紫菀 8g，桔梗 8g，肥玉竹 15g，茯苓 10g，生甘草 8g，地骨皮 10g，生牡蛎 30g（先煎），十大功劳叶 10g，母鸡 1 只（重 500g）。

用法：取净身母鸡之肉，不放盐、酒等，文火煮浓汁 6 杯，余药用水浸泡 30 分钟，文火煎煮 40 分钟，滤取药液，加水再煎 30 分钟，过滤，将 2 次药液混合成 2 杯（约

400mL)。每日上午、下午各服中药1杯,鸡汁1杯。

功效:补虚培元,抗痨杀虫。主治空洞型肺结核。

肺结核经验方(黄文东方)

组成:当归9g,丹青9g,赤芍9g,生甘草3g,天冬9g,侧柏炭9g,茜根草9g,炒蒲黄4.5g(包煎),藕节五枚。

用法:每日1剂,水煎服。

功效:养血化瘀,滋阴止血。治疗肺结核。

辛椒逐饮汤(张公让方)

组成:细辛6~30g,胡椒6~30g,川椒6~30g,薤白6~30g,干姜6~15g,吴茱萸3~30g,五味子3~6g,生半夏6~30g。

用法:每日1剂,水煎服。

主治:肺结核。症见患者瘦弱,阳虚无热,痰多而稀薄,鼻涕长流,时时有恶寒感觉。

注意事项:中国药典规定细辛一般用量为1~3g,散剂用量为0.5~1.0g。此处用量较大,应用该方时应根据病情慎用。

保肺散(李聪甫方)

组成:北沙参12g,云茯苓9g,宣百合9g,肥玉竹9g,黑芝麻9g,炙紫菀9g,蒸百部9g,苦桔梗6g,广陈皮5g,粉甘草3g,薄荷叶2g。

用法:将黑芝麻淘净炒香,其他药味烤燥,共研细末。每次服6g,每日服3次,米汁或白糖水冲服。

主治:肺结核。症见咳嗽吐血,或痰带血丝,头昏身倦,胸痛背胀,潮热自汗,喉燥,咽干等。

荷叶参胶丸(刘星元方)

组成:砂仁6g,栀子12g,荷叶炭30g,川厚朴9g,黄连6g,玄参15g,川军炭9g,西洋参9g,杭芍30g,黄芩9g,当归炭30g,阿胶珠21g,百合24g,三七9g,老川芎15g,生地炭30g。

用法:同研极细末,炼蜜为丸,每丸9g。每日早、晚各服1丸,白开水送服。上方药料,为1个月量。

功效:培土生金,补气养血,滋阴生津。

主治:肺结核。症见骨蒸劳热,咳嗽,盗汗,纳差等。

健肺丸(苏元方)

组成:胡黄连10g,当归10g,川贝10g,乌梢蛇15g,岗松20g,大黄8g,川芎6g,黄芪12g,龟板12g,白及12g。

用法:上药共研末,煎汤提纯,制成粉末颗粒,装胶囊,每粒0.46g,相当于生药8g,每日3次,每次4粒。

功效:抗痨杀虫,补益气血。

主治：肺结核。症见咳嗽咳血，纳呆，乏力，潮热，舌淡，脉细。

鸭皂百部汤（陈雨苍方）

组成：鸭皂树根 20g，蒸百部 10g，侧柏叶 10g，藕节 12g，茜草根 10g。

用法：每日 1 剂，水煎服。

功效：抗痨杀虫，消炎排脓，收效止血，活血化瘀，润肺止咳。

主治：肺痨咳血，肺痈，慢性气管炎合并支气管扩张咳血等。

加味资生汤（邓铁涛方）

组成：生山药 30g，玄参 15g，白术 9g，生鸡内金 6g，白及 15g，仙鹤草 30g，牛蒡子 9g，热甚加生地黄 15~18g。

用法：每日 1 剂，水煎服。

功效：补脾健胃，润肺止咳，收敛止血。

主治：肺结核，属阴虚劳热。症见咳嗽，咳血，舌红少苔等。

加味十全育金汤（邓铁涛方）

组成：怀山药 12g，党参 12g，黄芪 12g，生龙骨 12g，知母 12g，玄参 12g，生牡蛎 12g，丹参 6g，三棱 4.5g，白及 15g，血余炭 10g。

用法：每日 1 剂，水煎服。

功效：补气活血，软坚散结，收敛止血。

主治：肺结核，属气虚血瘀者，症见咳嗽声低，乏力，动则尤甚，舌质紫暗，脉弦细等。

止血散（邓铁涛方）

组成：煅花蕊石 2 份，白及 2 份，血余炭 1 份。

用法：共为细末，每服 3g，每日 3 次，以童便冲服。另用梅花针叩击入迎穴，每侧 1~2 分钟。

功效：收敛止血，化瘀。

主治：肺结核大咳血。

五味抗痨散（蔡友敬方）

组成：白及 150g，百合 150g，川贝 30g，薏苡仁 150g，杏仁 150g。

用法：共研细末，每次 10g，每日 3 次，白开水送服。服完 1 剂为 1 个疗程，一般服用 3 个疗程。

功效：滋阴润肺，清热化痰，抗痨抑菌，生肌止血。

主治：空洞型肺结核。症见吐血咽痛，盗汗不寐，甚则声音嘶哑，颧红形瘦等。

保肺丸（朱良春方）

组成：地鳖虫 120g，制首乌 400g，蒸百部 150g，白及 400g，紫河车 150g，生地榆 200g，葎草 200g，黄精 200g。

用法：前 5 味药共研极细末，另用生地榆、葎草、黄精煎取浓汁泛丸，如绿豆大，每服 9g，每日 2 次。

功效：开瘀解凝，培正补肺。

主治：慢性纤维空洞型肺结核久不闭合，或浸润型肺结核久不吸收者。症见面色晦滞，形体羸瘦，痰多而浊，苔腻质紫，脉弦细而数等。

朱氏抗痨方（朱良春方）

组成：黛蛤散（包煎）12g，北沙参12g，麦冬12g，柴胡4.5g，蒸百部18g，生白芍9g，黄芩4.5g，牡丹皮4.5g，旋覆花（包煎）9g，焦山栀4.5g，瓜蒌皮9g。

用法：每日1剂，水煎服。

功效：养阴润肺。

主治：肺结核。咳嗽，吐血痰，胸痛。

地榆葎草汤（朱良春方）

组成：生地榆30g，怀山药30g，青蒿子20g，葎草20g，百部15g，甘草6g。

用法：每日1剂，水煎服。

主治：肺结核低热。

抗痨散（朱良春方）

组成：炙全蝎120g，紫河车120g，甘草30g，白及120g，炙蜈蚣60g，地鳖虫60g。

用法：上药共研细末，每服4g，每日3次。

功效：开瘀解凝，培正补肺。

主治：肺结核伴空洞久不愈合，肺气虚，痰瘀凝滞者。症见面色晦暗，形体消瘦，呛咳气促，痰多而浊，或带血，胸痛隐隐，盗汗，苔腻紫暗，脉弦细数。

加味犀角地黄汤（沈炎南方）

组成：生地30g，白芍12g，牡丹皮12g，黄芩9g，蒲黄炭12g，侧柏炭12g，艾叶炭9g，荷叶炭9g，白茅根24g，三七粉（冲服）9g，花蕊石9g，犀角（水磨，冲服）3g（现已禁用，可用水牛角30g代替）。

用法：上药用水800mL浸泡30分钟，再煎煮2次各30分钟，滤取药液400mL。每日1剂，凉服，少量多次，缓缓饮下。

功效：清热解毒，凉血止血。

主治：肺结核大咯血。症见咳嗽气逆，咯血不止，胸闷不舒，烦热神倦，面颊红，舌质红，苔黄，脉虚数。

益气养阴方（周信有方）

组成：百合9g，百部20g，沙参9g，麦冬9g，玉竹9g，生地15g，当归9g，川贝母9g，五味子9g，杏仁9g，甘草6g，冬虫夏草9g。

用法：每日1剂，水煎服。

功效：滋肾润肺，益气养阴，止咳祛痰。

主治：肺结核，属气阴两虚者。症见咳嗽无力，气短声低，时发潮热，口干，舌红少津，脉细数。

一叶膏（田成庆方）

组成：枇杷叶1000g，冬虫夏草60g，银杏仁120g，百部60g，地骨皮30g，五味子

15g，白及粉 15g，竹沥 30g，蛤蚧（研粉）2 对。

用法：先将前 6 味用大号砂锅盛装，以水 15 斤熬取药汁 10 斤，再用水 8 斤熬渣，取药汁 5 斤，渣再用水 5 斤熬取 3 斤。去渣将 3 次药汁滤净，慢火浓缩至约 3 斤，加白蜜 1 斤炼为稀软膏后，加入白及粉微炼制，即将蛤蚧粉、竹沥加入调匀，微微熬之，储存于瓷罐中。每日服 3~5 次，每次 15~30g，白开水冲服，加糖亦可。或将各药晾干（把叶蜜炙干，蛤蚧、冬虫夏草不见火焙干）研极细粉，用炼蜜调竹沥制为丸，每服 10~15g，每日服 2~3 次。

功效：宣肺补肺，育阴助阳，清痰止血，抗痨退蒸。

主治：骨蒸痨嗽，喘促盗汗，咳痰咯血，虚弱羸弱等。

泻白散加味（张琪方）

组成：桑白皮 15g，地骨皮 10g，郁金 10g，柴胡 15g，白芍 15g，瓜蒌 20g，黄芩 10g，降香 10g，麦冬 15g，甘草 10g。

用法：每日 1 剂，水煎服，早、晚各 1 次。

功效：泻肝保肺，清热宁金。用治肝咳，多见于肺结核、支气管扩张或感染等病。

方解：肝咳即肝火犯肺、木火刑金证。主症为气逆呛咳，干咳少痰带血，胁痛咳引加剧，目干赤，面色青，遇怒则加重，舌边赤苔燥，脉弦或弦数。治宜泻肝保肺，清热宁金，故用泻白散加味主治。

加减：如咯血不止，加三七 5g，研末与汤药同时服之；如气上逆咯血，加生赭石 30g。

生津止渴散（李今庸方）

组成：玉竹 18g，天泡果 38g，岩豇豆 18g，岩蜈蚣 13g。

用法：水煎服，每日 1 剂，每日 5 次。疗程 1.5~3 个月，疗程视病情而定，1 个半月即可复查胸片。若胸片示肺浸润病灶完全吸收，则可再服药 1 周以巩固治疗；若肺部病灶未见吸收或不全吸收则坚持服药至 3 个月，3 个月未愈者可改服其他药。

功效：解毒清热，滋阴润肺。适用于肺结核。

方解：天泡果（又名酸浆、红姑娘）性凉味苦，入药用全草，解毒清热，利尿除湿，止咳，用此单味药煎水服治痨伤咳嗽；玉竹（又名黄脚鸡）性平味甘，入药用根，润肺养阴，止渴生津，中医研究其有抗结核作用；岩豇豆（又名吊石苣苔、岩泽兰）性平味辛微甘，入药用全草，驱风止咳，生肌止血，补虚软坚，民间用此治痨伤吐血咳嗽；岩蜈蚣（又名爬山猴、野海棠），性温味涩微酸，入药用根茎，活血祛瘀、杀虫消肿。上述 4 药合用具有润肺滋阴、解毒抗杀痨虫之用，治疗结果显示：服用生津止渴散既能辅助西药治疗，缩短治疗周期，从而降低因服西药时间长而造成的肝肾损伤发生，又能在结核病患者对西药产生耐药性后进行有效的治疗。

清肺活肝理痨汤（武明钦方）

组成：黄芩 10g，青蒿 10g，制鳖甲 15g，地骨皮 10g，知母 15g，山慈菇 15g，川贝母 10g，生白芍 25g，干生地 15g，郁金 10g，玉竹 15g，仙鹤草 30g。

用法：每日 1 剂，水煎服。

功效：清肺止咳，滋肾活肝。

主治：肺痨咳嗽，肝咳。

蜈蚣散（高树人方）

组成：川贝母50g，蜈蚣6条，蛤蚧1对，白及50g，海浮石50g，黄精30g，甘草20g，冬虫夏草20g，炙百部20g，胎盘100g，明矾10g，三七20g，黄瓜子（单研）500g。

用法：先将黄瓜子炒黄，稍凉，研细末，其他药共为细面与前药合之，拌匀，盛瓷器内；服用时鸡蛋1枚搅碎，用白开水冲成蛋汤，加冰糖，再加1汤匙药面（约7g），合匀服之，早晚各1次（空腹）。

主治：可用于浸润型肺结核咯血、纤维空洞型结核咳血，也可用于结核性腹膜炎、散发性结核。

祛邪治痨方（赵昌基方）

组成：沙参15g，麦冬15g，玉竹15g，百部15g，白及15g，川贝母12g，杏仁9g，白茅根30g，阿胶珠15g，银柴胡12g，地骨皮15g，诃子12g，蜜甘草9g，三七粉6g（冲服）。

用法：每日1剂，水煎服，连服1个月。

功效：祛邪补虚，滋阴益气。主治血行播散型肺结核。

大力消核散（李庆生方）

组成：由生地黄、白芍、山药、沙参、川贝母、甘草、牛蒡子、葶苈子、百部、法半夏、陈皮、丹参等20多味中药组成。

用法：共研成细粉装袋。每日3次，每次8g，饭前用温开水送服。1个月为1个疗程，一般治疗2~3个疗程。

方解：方中生地黄、白芍、山药、沙参、川贝母、甘草滋阴润肺益气；牛蒡子、葶苈子、百部泻火杀虫；再配合丹参、陈皮活血化瘀，理气止痛。诸药配伍，扶正祛邪、抗痨杀虫，有利于肺结核患者的康复。

麦门冬汤加味（康志国方）

组成：麦冬168g，半夏24g，人参9g，甘草6g，粳米9g，大枣12枚，沙参18g，玉竹12g，冬桑叶10g，生扁豆10g，天花粉10g。

用法：先以水浸泡方药约30分钟，然后用大火煎药至沸腾，再以小火煎煮30分钟。温服。每日1剂，分3次服用。

功效：益气养阴，止咳平喘。主治肺结核咳嗽、痰中带血。

方解：方中重用麦冬养阴生津，滋液润燥；人参益气生津，调营和阴；粳米益脾胃，化生阴津；大枣益胃气，养脾阴；半夏开胃行津，调畅气机，降肺胃逆气，制约滋补药壅滞气机；沙参、玉竹、麦冬、天花粉清热滋阴；扁豆健脾益气；桑叶透达郁热；甘草益气和中。

加减：若痰白者，加茯苓、苍术、薏苡仁以益气渗湿化痰；若痰黄者，加桑白皮、知母以清热泻肺；若气虚者，加白术、山药以益气健脾；若盗汗甚者，加五味子、乌梅、牡蛎以敛阴止汗。

第二十五章　肺间质纤维化

加味二冬汤（张子琳方）

组成：天门冬9g，麦门冬9g，生地9g，熟地9g，款冬花9g，川贝母9g，桔梗6g，紫菀9g，瓜蒌霜9g，茯苓6g，甘草4.5g，沙参9g。

用法：每日1剂，水煎服。

功效：滋润肺阴，清热止咳。

主治：肺痿虚热证。症见气急喘息，咳声不扬，咳吐浊唾涎沫，唾液稠黏，亦有带丝脓血，口燥咽渴，肢体黄瘦干枯，舌干质红，脉虚数。

理中汤合二陈汤加味（张子琳方）

组成：五味子4.5g，人参9g，白术9g，茯苓9g，炙甘草6g，半夏9g，橘红6g，干姜4.5g，细辛1.5g。

用法：每日1剂，水煎服。

功效：益气养肺。

主治：肺痿属虚寒者。症见吐白涎沫，量多清稀，不咳，头眩，食欲衰减，形寒，遗溺，小便频数，精神疲乏，舌质淡，脉虚弱。

培土生金方（谷铭三方）

组成：党参100g，白术100g，茯苓100g，橘红75g，川贝50g，阿胶50g，桔梗75g，枳壳50g，百合100g。

用法：上述药物研细末，炼蜜为丸，每丸重10g。每次1丸，日服2次。

功效：健脾祛痰，滋阴止血。

主治：弥漫性肺间质纤维化，属土不生金者。症见咳嗽，咳痰，痰中带血，胸闷气短，纳呆，脉沉细缓。

养阴益肺汤（汤承祖方）

组成：北沙参12g，川百合15g，生地黄12g，麦冬12g，炒白芍12g，怀山药15g，白及片6g，陈皮6g，甘草6g。

用法：每日1剂，水煎服。

功效：养肺阴，清肺气。

主治：肺阴虚，肺津不足，症见咳嗽少痰或无痰，或短气，咯血少量，病程已长，面色不荣，食欲不振，舌苔薄，舌质偏红，脉细弦代数。

清肺润燥方（赵绍琴方）

组成：川贝母粉（冲）3g，生甘草10g，天冬10g，麦冬10g，北沙参10g，苦桔梗10g，百合10g。

用法：每日1剂，水煎服。

功效：清肺润燥。

主治：肺痿呼吸不利，干咳或吐白沫，口干舌红，脉弦细而数。

金水相生方（赵绍琴方）

组成：甜杏仁10g，熟地15g，党参10g，黄芪10g，炙甘草10g，白术10g，芡实10g。

用法：每日1剂，水煎服。

功效：补肺气，滋肾阴。

主治：肺痿。症见咳嗽气短，动则尤甚，痰多白沫，食纳减少，脘腹胀满，舌质淡，苔薄白，脉濡弱。

益气养阴汤（王静安方）

组成：麦冬13g，南、北沙参各11g，苦杏仁13g，炙桑皮16g，地骨皮16g，川百合28g，生地黄2g，生甘草11g，黄芩11g，玉竹13g，白僵蚕11g。

用法：每日1剂，水煎服，每日分3次温服。适用于弥漫性肺间质纤维化症。

功效：化痰补肺，益气养阴。

方解：本方气阴兼顾、补化兼施。方中用黄芪、甘草以补肺益气；沙参、麦冬、生地黄、百合以益肺滋阴；桑皮、地骨皮、黄芩、僵蚕等以清痰泻火。

宣肺通络方（梁贻俊方）

组成：杏仁10g，橘络15g，北沙参10g，西洋参（冲服）3g，当归10g，生地10g，五味子10g，桑白皮10g，川芎10g，赤芍15g，丹参15g，地骨皮10g，麦冬10g，苏梗10g，细辛3g。

用法：水煎服。另取蛤蚧1对，去头足连体压粉，分7天服，每日2次。

功效：补肺益肾，养血活血，清泻肺浊，宣通肺络。

主治：肺间质纤维化。症见呼吸短促，气短乏力，干咳，舌质暗，津多，脉象弦滑数。

麻黄附子细辛汤加味（李可方）

组成：细辛20g，制附子15g，炙甘草60g，干姜25g，山茱萸120g，生半夏45g，茯苓45g，葱白3节，麻黄（另煎）30g，鲜生姜45g，人参20g，蛤蚧1对，麝香0.5g。

用法：上述除麻黄及后三味外，加冷水2000mL，文火煮取600mL，分3次服，服药选午前阳旺之时，以助正气。每次兑入麻黄汁50mL，得汗后止服。后3味研粉分次吞服。

功效：助阳开闭，助内陷冷邪外透。

主治：特发性肺间质纤维化属沉寒痼冷之邪内陷。症见咳喘久治不愈，凡节令交替或气候骤变必犯。

注意事项：中国药典规定细辛一般用量为1～3g，散剂用量为0.5～1g。此处细辛20g，用量较大，应用该方时应根据病情酌情慎用；中国药典规定附子一般用量为3～

15g，要求先煎、久煎。此处附子用量较大，应用该方时应根据病情酌情慎用，并且适当延长煎煮时间。

补肾通肺逐瘀汤（王安康方）

组成：南沙参 15g，北沙参 15g，丹参 15g，鳖甲 10g，五味子 10g，全瓜蒌 15g，黄芪 30g，橘络 10g，款冬花 10g，路路通 10g，枳壳 10g，桃仁 10g，土茯苓 30g，法半夏 10g，百部 10g。

用法：每日 1 剂，水煎服。

功效：补益肺肾，纳气平喘，活血化瘀，宣通肺络。

主治：特发性肺间质纤维化慢性期。症见呼吸困难，深吸为快等，以虚喘为主者。

泻肺涤痰逐瘀汤（王安康方）

组成：葶苈子 10g，款冬花 10g，麻黄 6g，射干 10g，半枝莲 15g，浙贝母 15g，桔梗 10g，枳壳 10g，鱼腥草 30g，土茯苓 30g，杏仁 10g，陈皮 10g，桃仁 10g，丹参 15g。

用法：每日 1 剂，水煎服。

功效：清热解毒，泻肺平喘，逐瘀涤痰。

主治：特发性肺间质纤维化，亚急性、急性型或合并肺部感染症。症见咳嗽，痰多，呼吸困难，呼出为快，以实喘为主。

补肺化痰汤（王静仪方）

组成：南沙参 12g，北沙参 12g，麦冬 10g，苦杏仁 10g，炙桑白皮 15g，地骨皮 15g，川百合 30g，生地黄 2g，生甘草 12g，黄芩 12g，玉竹 10g，白僵蚕 12g。

用法：每日 1 剂，水煎服。

功效：补肺化痰，益气养阴。主治弥漫性肺间质纤维化症。

方解：本方气阴兼顾，补化兼施。用黄芪、甘草、黄精以补肺气，沙参、麦冬、生地黄、百合以益肺阴，桑白皮、地骨皮、黄芩、僵蚕等以清痰火。

肺间质纤维方（晃恩祥方）

组成：太子参 15g，麦冬 15g，五味子 10g，黄精 10g，紫菀 15g，杏仁 10g，紫苏叶 10g，地龙 10g，橘红 10g，黄芩 10g，鱼腥草 25g，丹参 10g，川芎 8g，淫羊藿 10g，菟丝子 10g，山茱萸 10g，枸杞子 10g，女贞子 15g。

用法：每日 1 剂，水煎服，早、晚各 1 次。

功效：本方适用于肺间质纤维化，证属气阴两虚、肺肾亏虚、络脉瘀阻。症见咳嗽，咳白色黏痰，不易咳出，气短、喘息，伴有唇甲紫黯，易疲乏，恶风，易出汗，舌淡红或暗红，苔白或腻，脉沉滑或滑。

方解：方中太子参、麦冬、五味子、黄精益气养阴，紫菀、杏仁、紫苏叶、地龙降气平喘，橘红、黄芩、鱼腥草化痰清热，丹参、川芎活血化瘀，淫羊藿、菟丝子、山茱萸、枸杞子、女贞子等补肾纳气。

加减：风邪犯肺，肺气失宣者，加麻黄、紫苏子、蝉蜕等；痰热者，加瓜蒌、鱼腥草、金荞麦、虎杖等；有瘀者，加三七、丹参等；动喘明显者，加蛤蚧、冬虫夏草等。

芪银归草化纤汤(周平安方)

组成: 旋覆花(包煎)3~9g, 生黄芪9~30g, 当归6~12g, 甘草2~10g, 金银花6~15g, 瓜蒌皮6~10g, 桔梗3~10g, 灵芝6~12g, 浙贝母5~10g, 红景天3~6g, 穿山龙9~15g, 石韦6~12g。

用法: 每日1剂, 水煎服。

功效: 益气补肺, 泻火解毒, 化痰平喘止咳。

主治: 特异性肺间质纤维化。

自拟化痰活血方(武维屏方)

组成: 党参10g, 茯苓10g, 白术10g, 黄芪15g, 当归10g, 浙贝母10g, 苦参6g, 三七粉(冲服)3g, 地龙12g, 鳖甲(先煎)10g, 山茱萸15g, 菟丝子30g, 石菖蒲10g, 郁金10g。

用法: 水煎服。

功效: 补脾益肺、祛瘀化痰、活血通络。用于肺组织纤维化。

方解: 党参、茯苓、白术、黄芪等补肺健脾益气, 山茱萸、菟丝子益肾养肝纳气, 当归、郁金、三七养血活血, 石菖蒲、苦参化痰清热燥湿, 地龙通络; 浙贝母、鳖甲散结。

按语: 肺纤维化的病因不外虚、痰、瘀、毒, 病理为痰瘀交阻, 肺络不通, 终致肺用失能。本方熔补脾益肺、祛瘀化痰、活血通络诸法于一炉, 切合肺纤维化之病机, 故采用本方, 王道缓图, 收效理想。

肺纤煎(吴银根方)

组成: 南沙参30g, 党参30g, 黄芪20g, 麦冬15g, 北沙参30g, 黄芩10g, 三棱15g, 莪术15g, 生半夏15g, 全蝎3g, 蜈蚣3g。

用法: 每日1剂, 水煎服。

功效: 补肺, 祛瘀, 化痰, 通络。

主治: 间质性肺疾病。症见呼吸困难, 疲惫, 喘息, 唇舌发绀等。

第二十六章　慢性阻塞性肺疾病

人参橘络益肺汤(施今墨方)

组成：人参3g(另炖兑服)，橘络5g，黑锡丹3g，橘红5g，麦冬10g，杏仁6g，云茯苓10g，云茯神10g，五味子5g(打)，炙甘草3g，北沙参10g。

用法：每日1剂，水煎服。

功效：强心益肺纳肾气。

方解：此病久患喘息，肺心俱虚，肾不纳气。方用黑锡丹以镇摄肾气，生脉散加味以强心益肺，杏仁、橘红等味化痰止咳。

益肺清热汤(李斯炽方)

组成：川贝粉(冲服)9g，花粉9g，麦冬9g，百合12g，地骨皮9g，山药12g，瓜蒌12g，苇茎9g，桑白皮9g，冬瓜仁12g，苡仁9g，甘草3g。

功效：养阴泻肺，清热利湿。

用法：每日1剂，水煎服。

主治：肺气肿、气胸。症见咳喘气紧，胸满心烦，心跳加快，虽有抽气，旋抽旋积，气胸始终未消，昼夜汗出，胃纳不佳，干咳少痰，口干不思饮，舌苔黄腻，脉象浮数。

麦味地黄汤加味(吴少怀方)

组成：熟地黄5g，茯苓5g，炒山药9g，牡丹皮4.5g，泽泻6g，山茱萸4.5g，麦冬9g，五味子3g，蛤蚧尾3g。

用法：每日1剂，水煎服。

功效：补肺定喘，固肾纳气。

阳和平喘汤(胡翘武方)

组成：熟地30g，当归10g，紫石英30g，淫羊藿20g，桃仁10g，麻黄6g，白芥子6g，鹿角片20g，肉桂3g，五味子4g，皂角刺3g。

用法：每日1剂，水煎服。7天为1个疗程。

功效：温肾纳气，化痰调营。

主治：慢性阻塞性肺疾病急性加重期，属肾督虚冷，痰瘀凝滞，咳喘久不愈。

邓铁涛方

组成：白术15g，茯苓15g，五爪龙30g，太子参30g，甘草5g，苏子10g，莱菔子10g，白芥子10g，鹅管石30g。

用法：每日1剂，水煎服。

功效：培土生金，降气除痰。

主治：肺气肿、哮喘缓解期、慢性支气管炎。

皱肺丸（朱良春方）

组成：五灵脂60g，柏子仁15g，胡桃（去壳）8枚。

用法：共研成膏，滴水为丸，如小豆大，甘草汤下，每服15粒，每日2次。

主治：肺气肿。对肺气肿之轻者，有较好疗效。

四子平喘汤（陆芷青方）

方药：葶苈子12g，炙苏子9g，莱菔子9g，陈皮5g，白芥子2g，苦杏仁9g，浙贝母12g，沉香（后下）5g，制半夏9g，大生地12g，紫丹参15g，当归5g。

用法：每日1剂，水煎温服。

功效：化痰止咳，纳气平喘。

主治：肺气肿、慢性支气管炎属肺实肾虚咳喘。

理饮汤（张琪方）

组成：生杭芍6g，白术12g，干姜15g，桂枝6g，川厚朴4.5g，茯苓6g，橘红4.5g，炙甘草6g。

用法：每日1剂，水煎服。

主治：肺气肿、肺心病、慢性支气管炎等属脾虚痰饮证。症见咳嗽，痰多色白，易于咳出，喉中痰声辘辘，脘闷呕恶，晨起尤甚，间或纳呆或便溏腹胀，或有轻度水肿，舌苔厚腻，脉缓或濡。

温肾清肺膏（邵长荣方）

组成：鹿衔草180g，地锦草180g，虎耳草180g，黄芩90g，姜半夏90g，平地木300g，谷麦芽各90g，百部90g，仙灵脾150g，山萸肉90g，女贞子90g，肉桂45g，菟丝子150g，巴戟天150g，补骨脂150g，附子90g，怀山药300g，炙鸡内金90g，苍术90g，白术90g，猪苓90g，茯苓90g，炙甘草90g。

用法：将上药煎煮成汤剂，浓缩，配合阿胶300g，黄酒烊溶，蛤蚧2对研粉，生晒参100~200g另煎冲入，冰糖、饴糖各200g，炼制成膏。每年冬至起服用，每次2匙（约30mL），每天2次，连续服40天，总量约2400mL。

主治：慢性阻塞性肺病。

温阳化饮方（邵长荣方）

组成：姜竹茹9g，葶苈子9g，附子9g，细辛3g，五加皮9g，陈葫芦18g，茯苓9g，白术9g，米仁根18g，蔓荆子12g。

用法：水煎服，浓缩后加糖成60mL，分3次服。

功效：温肺化饮，除痰祛湿。

主治：阳虚型阻塞性肺气肿、慢性支气管炎。

三桑益肾汤（邵长荣方）

组成：黄精12g，桑白皮9g，桑葚子12g，桑寄生12g，昆布9g，五味子4.5g，补骨脂

12g，平地木12g，防己9g，功劳叶12g，鹅管石12g，紫苏梗9g。（原文未注剂量）

用法：每日1剂，水煎服。

功效：清泻肺热，平肝益肾，宽胸益肺，化痰软坚。

主治：肺气肿寒热夹杂之喘息。

三参养肺汤（邵长荣方）

组成：玄参12g，沙参12g，太子参12g，车前草12g，胡颓叶12g，黄芩9g，黄芪12g，海蛤壳18g，款冬花9g。

用法：每日1剂，水煎服。

功效：补肺益气养阴，宣肺止咳平喘。

主治：慢阻肺稳定期，防止急性发作。

补肺益肾冲剂（王坤根方）

组成：七叶一枝花，黄芪，莪术，紫石英，菟丝子。

用法：制为冲剂，每包15g，每次1包，每天3次冲服。

功效：益气补肾、清热活血、扶正固本。用于慢性阻塞性肺疾病。

方解：黄芪补肺益气、调节免疫功能，七叶一枝花清肺降气，莪术活血化瘀，紫石英、菟丝子补肾纳气，组方简洁合理，共奏益气补肺、温肾纳气、清热化痰、活血化瘀之功。

第二十七章 肺癌

知母二冬加减方(周仲瑛方)

组成：炙鳖甲 10g，知母 10g，炙僵蚕 10g，生蒲黄 10g(包煎)，泽漆 10g，半枝莲 10g，天冬 12g，麦冬 12g，南沙参 12g，北沙参 12g，女贞子 12g，山慈菇 12g，枸杞子 12g，苦参 12g，太子参 15g，仙鹤草 15g，墨旱莲 15g，金荞麦根 20g，炙蜈蚣 2 条。

用法：每日 1 剂，水煎服。

功效：清肺化痰，益气养阴。用于肺癌。

方解：本方中天冬、麦冬、南沙参、北沙参、太子参、知母、炙鳖甲、女贞子、墨旱莲、枸杞子益气养阴，润肺生津以顾护肺胃；泽漆、山慈菇、金荞麦根、苦参、半枝莲等苦寒药物清热解毒，软坚散结；炙僵蚕、生蒲黄、仙鹤草等咸寒药物祛瘀止痛，凉血通络以扰癌。全方共达扶正固本、抑毒抗癌之效。

三参舌草加减方(周仲瑛方)

组成：南沙参 12g，北沙参 12g，太子参 10g，大麦冬 10g，天花粉 10g，生薏苡仁 15g，山慈菇 12g，泽漆 15g，猫爪草 20g，肿节风 20g，漏芦 15g，仙鹤草 15g，炙僵蚕 10g，露蜂房 10g，鱼腥草 20g，白花蛇舌草 20g，狗舌草 20g，地骨皮 15g。

用法：每日 1 剂，水煎服。

功效：益气养阳，化痰消瘀。

益气养阴汤(王沛方)

组成：沙参 15g，麦冬 15g，五味子 15g，鱼腥草 30g，白花蛇舌草 30g，生黄芪 30g，猪苓 15g，茯苓 15g，地龙 30g，川贝母 8g，莪术 30g，炙枇杷叶 15g，女贞子 30g，干蟾皮 8g。

用法：每日 1 剂，水煎服，早、晚各 1 次。

功效：益气养阴，化痰行瘀解毒。用于肺癌。

加减：兼痰凝湿阻者，加浙贝母、半夏、僵蚕、生薏苡仁、瓜蒌、夏枯草等；热毒蕴肺者，加重楼、龙葵、山豆根等；饮停胸中者，加葶苈子、泽泻、蝼蛄；气血两亏者，加鸡血藤、补骨脂、当归、生何首乌、自然铜等；瘀滞明显者，加守宫、全蝎等虫类药物；腑气不通者，加大黄、生白术、生何首乌、肉苁蓉、火麻仁等。

因病论治时，王沛按以下规律加减用药：放疗时，加紫草、牡丹皮、生地、黄芩；化疗时，加当归、生何首乌、鸡血藤、白芍、阿胶等；淋巴结转移者，加夏枯草、山慈菇、全蝎等；胸膜转移有胸腔积液者，加葶苈子、泽泻、大戟、龙葵等；肝转移者，加白芍、青蒿、鳖甲、仙鹤草、秦艽等；骨转移者，加补骨脂、自然铜、威灵仙等；脑转移者，加全蝎、蜈蚣、天麻等；咳嗽、痰多黏稠者，加半夏、全瓜蒌、枇杷叶、浙贝母等；大便干燥者，加火麻仁、酒大黄、生白术等；发热者，加牡丹皮、紫草、黄芩、银柴胡等。

半夏二生汤（张士舜方）

组成：生半夏30g（包煎），生天南星30g（包煎），川贝母10g，杏仁10g，青黛10g（包煎），海蛤粉10g（包煎），白英20g，桔梗6g，甘草6g，瓜蒌50g，漏芦20g。

用法：生半夏、生天南星先煎1.5小时，然后下其他诸药。每日1剂，水煎服，每剂分2次服用，每次约200mL，3剂为1个疗程，一般用2个疗程。服药期间忌烟、酒、辛辣。

功效：清热燥湿，化痰止咳。用于各期肺癌出现咳嗽、咳白痰、胸闷气短、神疲乏力等症状。

方解：半夏二生汤组方简练，方中君药生半夏、生天南星具有燥湿化痰、消癌散结的作用；臣药漏芦、白英具有清热抗癌、清肺泻热的功效，佐药瓜蒌具有清热化痰、消肿散结的功效，青黛、海蛤粉为止咳名方，清热化痰，川贝母、杏仁亦有清热止咳化痰之功效；使药桔梗、甘草，利气化痰，开宣肺气，引导诸药上浮于肺，共同发挥清热抗癌、化痰止咳之功效。本方对肺癌咳嗽、咳白痰疗效满意。治疗中遇有其他症状，随症加减，或者加用介入、放疗、化疗等，可使治疗效果明显提高。

加减：本方为治疗各期肺癌的基本方。临床应用时，应在本方的基础上，根据肺癌辨证的证型，如气阴两虚型、脾虚积湿型、阴阳两虚型等随证加减。有咳黄痰者，加鱼腥草、桑白皮、地骨皮；咳吐白痰、量多者，加海浮石、葶苈子；咳嗽重者，加白前、前胡、枇杷叶、蝉蜕；口干、舌质红者，加沙参、麦冬、天花粉、石斛；痰中有血者，加三七、白及、仙鹤草；气虚、乏力者，加绞股蓝；肾虚者，加枸杞子、山茱萸。

按语：①生半夏使用注意事项：本品辛温燥烈，不可久服；不宜与乌头同用；生半夏对口腔、喉头和消化道黏膜有强烈刺激性，并且有毒性，误服可致中毒，甚至窒息而死。②生天南星使用注意事项：本品水煎剂有明显的镇静及镇痛作用，并有抗惊厥作用，孕妇慎用；有肝病者不宜服用；生天南星一般不内服，若内服需久煎1～2小时；本品有毒，用量过大时可引起严重中毒反应；生天南星中毒后可出现唇舌麻木、喉头发痒、灼热、水肿甚至窒息而死。

化痰消瘀加减方（赵永祥方）

组成：太子参13g，南、北沙参各11g，大麦冬13g，天花粉13g，生薏苡仁16g，山慈菇11g，泽漆16g，猫爪草18g，肿节风18g，漏芦16g，仙鹤草16g，炙僵蚕13g，露蜂房13g，鱼腥草18g，白花蛇舌草18g，狗舌草18g，地骨皮16g。

用法：每日1剂，水煎服，每日分3次服。

功效：养阳益气，消瘀化痰。

方解：方中南沙参、北沙参、太子参行气解郁、活血止痛；大麦冬疏肝理气、清热祛湿；天花粉、生薏苡仁、山慈菇行气活血，益气补中；鱼腥草、白花蛇舌草、仙鹤草、狗舌草清热解毒；地骨皮、泽漆补肾健脾；猫爪草、露蜂房、肿节风清热活血祛风；炙僵蚕活血化瘀；漏芦清热泻火。诸药伍用共奏疏肝解郁、行气活血、清热利湿之功效，用于治疗肺癌、支气管扩张、咳嗽等疗效显著。

仙鱼汤（陈锐深方）

组成：仙鹤草 15g，鱼腥草 30g，党参 20g，天冬 15g，浙贝母 15g，猫爪草 15g，守宫 5g，山海螺 15g。

用法：每日 1 剂，水煎分早、晚各 1 次温服。连续服用 8 周为 1 个疗程。

功效：主治中晚期非小细胞肺癌证属脾虚痰瘀阻肺者。

方解：方中党参健脾益气，培土生金，辅助正气；天冬养阴润肺，清火生津；鱼腥草清热解毒，化痰清肺；仙鹤草补虚消积，又能止血，对肺癌咯血具有良好的疗效；浙贝母、猫爪草、山海螺善于化痰散结；守宫解毒抗癌。诸药合用，具有健脾清肺、解毒化痰散结之功效。

加减：肺热痰瘀型，主症为咳嗽，痰黄稠，咯血或痰带血丝，多见发热，胸闷气促，胸背隐痛，口干口苦，便秘，舌红或暗红，苔黄，脉滑数，用基本方加冬瓜仁 30g、芦根 15g、黄芩 15g、三七 10g；脾虚痰湿型，主症为咳嗽、痰多、色白，胸闷气短，纳呆，腹胀，便溏，消瘦乏力，舌淡胖，舌边有齿印，苔白腻，脉滑或濡细，用基本方加怀山药 30g、茯苓 15g、白术 15g、扁豆 15g；阴虚痰热型，主症为干咳无痰或痰少质黏，咳吐不爽，或痰中带血，血色鲜红，以午后、夜间为剧，咳则胸痛，口干咽燥，喜凉饮，或伴手足心热，低热、盗汗，形体消瘦，皮毛干枯，舌红苔少，脉虚数，用基本方加鳖甲 30g（先煎）、沙参 15g、生地黄 15g、桔梗 12g；气阴两虚型，主症为干咳，痰少，咳声低微，或痰少带血，颜面萎黄暗淡，唇红，神疲乏力，口干短气，纳呆肉削，舌苔白干或无苔，舌质嫩红或胖，脉细如丝，用基本方加黄芪 30g、百合 15g、西洋参 10g、麦冬 10g。

第二十八章　肺源性心脏病

附子苓武汤（徐仲才方）

组成：制附子 15g，白术 9g，茯苓 12g，桂枝 9g，白芍 9g，炙甘草 9g，生姜 9g。

用法：先煎附子 1 小时，再与预先浸泡 30 分钟的其他药共煎 30 分钟。每日 1 剂，将 2 次煎出的药液混合，分 2 次服。

功效：温补脾肾，化痰行水。主治肺源性心脏病。

加减：咳喘甚者，加麻黄 6g，细辛 3g；痰多，加紫苏子 9g，白芥子 9g；胸闷，加瓜蒌 9g；尿少、水肿甚者，加葶苈子 18g，泽泻 9g；食欲不振或苔腻者，加半夏 9g，陈皮 5g；恶心呕吐者，加干姜 4~5g；有精神神经症状者，加石菖蒲 9g，远志 6~9g，胆南星 9g，磁石 30g（先煎）；烦躁不安者，加黄连 4~5g。

真武汤加减方（裘沛然方）

组成：熟附子，干姜，猪苓，白术，白芍，葶苈子，细辛，麻黄，五味子，黄芪，桃仁，杏仁，大枣。

用法：每日 1 剂，水煎服。

功效：补气温阳、化饮利水、降逆平喘。用于慢性支气管炎久经迁延，经过肺气肿而变生之肺源性心脏病。症见气急喘促、心悸、唇甲发绀、颈静脉怒张，足跗肿胀等。

方解：方中生姜易干姜，意在配合附子振奋脾肾心阳，并促进气化水饮；且干姜与细辛、五味子相配寓有深意，《金匮·痰饮咳嗽病脉证治》有治疗痰饮的苓甘五味姜辛汤等 4 方，其组方核心就是干姜、细辛、五味子三味。陈修园也认为此三味是小青龙汤方的重要组合，《医学三字经·咳嗽》说："《金匮》治痰饮咳嗽不外小青龙汤加减，方中诸味皆可去取，唯细辛、干姜、五味不肯轻去……学者不可不深思其故也。"裘氏认为三味相伍，有蠲饮、敛肺、止咳之功。葶苈子合大枣泻肺气壅闭，以消痰饮。麻黄附子细辛外散表寒，内温少阴虚寒，且此三味均属辛药，"辛走气"，有"开腠理，致津液，通气"之功，有助于水液气化；其中麻黄合葶苈子，平喘之功益彰。黄芪用量宜大，可在 30~60g，大补肺气，令"大气一转，其气乃散"。《本经疏证》亦载其能"浚三焦之根，利营卫之气，故凡营卫间阻滞，无不尽通，所谓源清流自洁也"。桃仁既可活血行瘀，又合杏仁共化痰浊。

加减：若气虚甚加人参；瘀阻明显加丹参、红花；寒痰留滞，郁而化热，加黄芩、生石膏、桑白皮；肾虚纳气不足，加补骨脂、沉香；心阳不振，加桂枝。

按语：上方由真武汤、葶苈大枣泻肺汤、麻黄附子细辛汤三方相合而成。真武汤主治"有水气，中外皆虚寒之病"（《医宗金鉴》），为"镇水"良方；葶苈大枣泻肺汤泻肺行水，下气平喘，麻黄附子细辛汤助阳解表。全方补气温阳、化饮利水、降逆平喘，对肺源性心脏病出现慢性心衰者，有一定疗效。

苏子降气汤加减（汪履秋方）

组成：紫苏子10g，制半夏10g，前胡10g，苍术10g，茯苓10g，莱菔子10g，葶苈子10g，杏仁10g，陈皮6g，平地木15g。

用法：每日1剂，水煎服，分2次服。

功效：化痰降气，补肺健脾。主治肺源性心脏病。

白芍平喘汤（路志正方）

组成：代赭石、生龙骨、牡蛎粉、丹参、瓜蒌各18g，人参、麦冬、五味子各13g，川贝母13g，桑白皮16g，芡实、白芍各18g，核桃仁、紫苏子、白芥子、莱菔子各16g。

用法：每日1剂，水煎取汁，分2次服，早、晚各1次。

功效：益肾补肺，平喘纳气。适用于肺源性心脏病的心功能减退。

方解：白芍平喘汤中人参、麦冬、五味子益气养阴升津，补虚扶正；核桃仁、代赭石、生龙骨、牡蛎粉下行镇逆，止咳敛肺，使气归于下；芡实、白芍敛阴益精，收心肾将脱之元气；瓜蒌、川贝母、丹参、桑白皮止咳平喘宣肺，通络活血；紫苏子、白芥子、莱菔子降气止咳化痰。本方虚中求实，标本兼治，共奏补益肺肾、纳气止咳平喘之功，和西药配合应用，故对肺心病心力衰竭而致的喘逆气短、心悸神疲、额汗如珠等阴阳欲脱之证，有明显的疗效。

益气活血方（周仲瑛方）

组成：炙麻黄5g，制附子6g，淡干姜5g，葶苈子15g，苏木10g，炒紫苏子10g，木防己12g，生黄芪20g，桃仁10g，五加皮10g，党参35g，泽兰10g，泽泻15g。

用法：每日1剂，水煎服，分2次或3次服。

功效：主治慢性肺源性心脏病，证属肺肾阳虚、痰瘀阻痹者。

方解：方中麻黄一药，既取其发太阳之汗，以解其在表之寒邪，更重要的是在于与温少阴之里寒、补命门之真阳，与附子相配以发越凝寒，通达阳气，改善患者"缺氧"状态；苏木、桃仁、泽兰、五加皮、木防己、泽泻活血化瘀，利水消肿；紫苏子、葶苈子降气涤痰平喘；党参、黄芪配苏木等益气活血，利水消肿。

真武汤合心痛宁方加减（沈宝藩方）

组成：茯苓10g，芍药10g，白术6g，生姜10g，附子6g，当归15g，丹参15g，红花10g，川芎10g，栝蒌15g，薤白10g，檀香5g，厚朴10g，桔梗10g。

用法：水煎服。

功效：温阳利水、活血化瘀、化痰止咳、纳气平喘。用于肺胀之心肾阳虚痰瘀互阻证。

方解：方中附子温肾阳；苓、术温脾阳；白芍阴柔以制术、附之燥，且合生姜和营卫；当归辛甘温，养血活络止痛；丹参苦微寒，活血祛瘀养血宁心安神；红花辛温，活血祛瘀通脉；川芎辛温活血行气止痛；檀香辛温，理气散寒止痛；栝蒌甘寒，利气化痰，散结宽胸；薤白辛甘温，辛开行滞，甘泄痰浊，温通心阳；厚朴苦辛温，行气法瘀，宽胸消结；桔梗苦、辛、平，祛痰并能载药上行。诸药配合，可使瘀去痰消，脉络通畅。

按语：心痛宁方为沈教授自拟经验方，活血祛瘀，宁心止痛，常用以治疗冠心病心绞痛。

化瘀清肺救心汤（李桂文方）

组成：沙参13g，红参9g，丹参16g，桃仁13g，当归9g，降香9g，紫苏子13g，全瓜蒌13g，茯苓18g，紫河车（冲服）6g。

用法：每日1剂，水煎服。

功效：通气化瘀，利湿健脾。适用于肺源性心脏病。

方解：以化瘀活血药为主，方中以红参补心益气；丹参、当归、桃仁为祛瘀活血之品；全瓜蒌、降香、紫苏子化痰利膈降气，痰瘀同治；沙参润肺，紫河车补肾，茯苓利湿健脾，杜绝生痰之源。全方具有扶正祛邪、解毒清热、通利血脉、调理气机之作用。

加减：痰浊壅盛者加半夏、厚朴，若痰浊蕴久发热，加黄芩、鱼腥草，气虚甚者加黄芪、党参，阴虚加生地黄、天冬、麦冬，气滞者加枳壳、陈皮。

滋养心肾汤（潘子毅方）

组成：白芍9g，茯苓9g，生姜9g，白术6g，炙甘草6g，干姜5g，制附子5g，生附子5g，人参3g。

用法：用水浸泡上药约30分钟，然后用大火煎药至沸腾，再以小火煎煮30分钟。温服，每日分3次服用。

功效：利水消肿，温补阳气。

方解：滋养心肾汤中生附子、制附子温壮阳气，使水有所主，化气行水；人参、白术，健脾利湿，使水有所制，并能生化气血，滋肾养心；干姜、生姜，温阳散寒，发汗宣散，助附子温阳散寒，是于主水之中以散水；茯苓淡渗益气，助白术健脾益气，是于制水之中以利水；白芍既能敛阴和营，又能引药入阴而利水气，并能制约附子温燥之性，还能止痛缓急；甘草和中益气，气能化水。

加减：若恶寒甚者，加肉桂、高良姜、吴茱萸，以温阳散寒；若心悸者，加五味子、麦冬，以敛阴止悸；若水肿甚者，加车前子、桃仁、牛膝、薏苡仁，以利水消肿；若气喘甚者，加蛤蚧、巴戟天、鹿茸，以补肾纳气降逆；若气短甚者，加黄芪、山药，以健脾益气等。

苓桂术甘汤加减（张秋才方）

组成：茯苓30g，鱼腥草30g，了哥王30g，桂枝9g，白术6g，紫苏子9g，福寿草9g，桔梗9g，射干9g，代赭石12g。

用法：每日1剂，水煎服，早、晚各1次，温服。

功效：主治慢性肺源性心脏病，证属寒热错杂者。症见咳喘，心悸，不能平卧，咳黄或白黏痰，水肿。

麻杏石甘汤加味（夏惠明方）

组成：石膏28g，炙麻黄9g，炒杏仁9g，瓜蒌皮2g，紫菀24g，车前子18g，葶苈子11g，紫苏子11g，麦冬16g，陈皮11g，桔梗9g，甘草6g。

用法：水煎服，每日 1 剂，每日分 2 次服，4 剂为 1 个疗程。

功效：化痰逐饮，宣泻肺热。主治肺心病。

方解：方中生石膏、麻黄清热化痰，疏肝解郁；车前子、紫苏子、葶苈子清热利湿；紫菀、麦冬疏肝理气，清热祛湿；杏仁、瓜蒌皮、桔梗理气暖中，宣肺止咳；陈皮理气生津；甘草调和诸药。诸药伍用共奏疏肝解郁、行气活血、清热利湿之功效，用于治疗肺源性心脏病等疗效显著。

第二十九章　呼吸衰竭

急救回阳汤（颜德馨方）

组成：党参，附子，干姜，白术，甘草，桃仁，红花。（原文未注剂量，用时可选常用量）

用法：水煎服。

功效：温阳益气，活血通脉。

主治：呼吸衰竭、心力衰竭、肾衰竭等属厥证者。症见四肢厥冷等。

黑锡丹（李今庸方）

处方：金铃子（蒸，去皮壳）30g，胡芦巴（酒浸，炒）30g，沉香30g，肉豆蔻（面裹煨）30g，补骨脂（酒浸，炒）30g，木香30g，附子（炮，去皮脐）30g，茴香（舶上者，炒）30g，肉桂15g，硫黄（透明者）60g，黑锡（去渣）60g，阳起石（酒煮1日，焙干，研）30g。

用法：先将黑锡入新铁铫内，如常法结黑锡、硫黄砂子，放地上去火毒，研令极细末。余药亦研为细末，过筛。将两末一处和匀，入研，自朝至暮，以黑光色为度，酒糊丸如梧桐子大，阴干，入布袋内令光莹。每服6g，温开水送下。

功效：扶元救脱，镇摄肾气。

主治：阴虚阳脱之喘息。症见呼吸气急，呼多吸少，烦躁不安，肢冷，出冷汗，脉浮大无根。

清热祛痰化瘀方（周仲瑛方）

组成：茜草15g，瓜蒌15g，水牛角15g，生地黄15g，赤芍12g，炙远志6g，葶苈子12g，炙桑白皮15g，牡丹皮10g，栀子10g，知母10g，石菖蒲10g，制大黄5g。

用法：水煎服。

功效：通腑泄热，活血化瘀，清热化痰开窍。

主治：原发性血小板减少症感冒继发呼吸衰竭。症见肌肤大片出血性瘀斑，神志不清，呼吸急促，咳嗽痰多，喉中痰鸣等。

清肺通腑合剂（李习鹏方）

组成：麻黄9g，桔梗12g，前胡12g，象贝母12g，橘皮10g，莪术15g，鱼腥草30g，野荞麦根30g，连翘20g，厚朴12g，枳壳15g，生大黄9g，甘草9g，枇杷叶15g。

加减：热重加生石膏20g；阴虚加生地12g，玄参12g，麦冬12g；气虚加生黄芪15～20g，太子参15～20g或生晒参10g；大便干燥加玄明粉6～9g。

用法：中药浸泡半小时后，大火煮沸小火再煎20分钟，每剂留取80mL，每日服2次，每次服40mL。每次服药以抬高床位上部30°为宜，半小时内不吸痰。28天为1个疗程。

功效：清肺肃肺，通腑解毒。

主治：改善慢性呼吸衰竭患者胃肠功能障碍，减轻胃肠道反应。

回阳固脱饮加减（洪广祥方）

组成：皂荚6g，法半夏10g，青礞石20g，沉香木10g，黄芩10g，生大黄10g，西洋参10g，熟附子10g，麦冬15g，五味子10g，煅龙骨20g，煅牡蛎20g，山茱萸10g。

用法：每日1剂，水煎3次，每8小时服1次。另加服参茸黑锡丹，每日2次，每次1.5g。

功效：涤痰开闭，益气救阴，回阳固脱。

方解：在处方用药上，一方面用除痰最猛的皂荚涤痰宣壅，合青礞石、沉香以破结软坚、下气坠痰，并伍以化痰除垢、散结消痞的半夏以加强涤痰除浊之力，再配合黄芩、大黄上清肺热、下通腑气以解除肺气郁闭。诸药合用，可达到泻实除壅、利气平喘的目的；另一方面，用参附汤合生脉散以益气养阴、护阳固脱，并配合山茱萸、牡蛎以加大固脱之力度。黑锡丹为温降镇摄救急之品，可温补元阳以治下虚之本，降逆除痰以治上实之标，是一种补虚泻实、降逆定喘，具有急救功效的传统中成药。

加味防己汤（胡元奎方）

组成：木防己30g，茯苓30g，人参10g（另煎服），桂枝10g，石膏60g（先煎），芒硝20g（化服）。

用法：每剂煎2次，取液200mL，分2次或3次于12小时内服完。嗜睡者唤醒喂药，昏迷者可鼻饲给药。

功效：扶正祛邪，化气逐饮，回阳固脱。

方解：木防己汤原为《金匮要略》专治饮邪上入膈中，逼迫心肺，其人喘满，心下痞硬之主方。方中木防己利水，桂枝通阳化气，两者一苦一辛，行气散结；石膏辛凉清泻郁热，其性沉降，可镇饮邪之上逆；人参味甘，大补元气而治喘固脱；茯苓导水下行，培植中土；芒硝入阴分开痞结、消瘀血而涤痰浊。总之，加味防己汤为开三焦水结、通上中下之气机、补益心肺之气、涤饮治喘固脱、扶正祛邪之良效方，故可在肺气病急性呼吸衰竭及出血热左侧心力衰竭、肺水肿，肺、心、脑病危重时，全面调整呼吸循环衰竭，收到意想不到的效果。

参 考 文 献

[1] 石翔，王福军. 老年心血管病用药手册[M]. 北京：人民军医出版社，2016.

[2] 郭云良，金丽英，刘天蔚. 老年医学[M]. 北京：科学技术文献出版社，2017.

[3] 黎同明. 呼吸病名方[M]. 北京：中国医药科技出版社，2013.

[4] 武维屏. 武维屏学术思想及临床经验集[M]. 北京：中国中医药出版社，2014.

[5] 鲁兆麟. 近现代中医名家临证类案·肺病卷[M]. 北京：科学技术出版社，2016.

[6] 吴焕林. 名老中医治疗优势病种诊疗方案选[M]. 北京：人民卫生出版社，2014.

[7] 沈元良. 名老中医话哮喘[M]. 北京：金盾出版社，2013.

[8] 史锁芳. 慢性阻塞性肺病[M]. 北京：人民卫生出版社，2013.

[9] 曹锐，范春琦，陈勇. 历代经典论治咳喘实录[M]. 北京：中国医药科技出版社，2017.

[10] 杨威，张宇鹏. 古代中医时病医案[M]. 北京：中国中医药出版社，2010.

[11] 单书健. 咳嗽卷(重订古今名医临证金鉴)[M]. 北京：中国医药科技出版社，2017.

[12] 鲁兆麟，严寄澜，王新佩. 中国古今医案类编·肺系病类[M]. 北京：中国建材工业出版社，2001.

[13] 闫宝环，吴凌. 国家级名老中医验案·呼吸病[M]. 北京：人民军医出版社，2014.

[14] 王广尧. 咳喘病诊治[M]. 长春：吉林科学技术出版社，2015.

[15] 彭建中，杨连柱. 赵绍琴验案精选[M]. 北京：学苑出版社，2019.

[16] 晁恩祥. 中国现代百名中医临床家·晁恩祥[M]. 北京：中国中医药出版社，2011.

[17] 尹国有. 中医名家呼吸病辨治实录[M]. 北京：学苑出版社，2016.

[18] 蔡向红. 呼吸系统病传承老药方[M]. 北京：中国科学技术出版社，2017.

[19] 许彦来，谢文英. 呼吸病名医验案解析[M]. 北京：中国科学技术出版社，2018.

[20] 冯世纶. 胡希恕——中国百年百名中医临床家[M]. 北京：中国中医药出版社，2001.

[21] 姚乃礼. 当代名老中医典型医案集·内科分册·外感肺肾疾病[M]. 北京：人民卫生出版社，2013.

[22] 陈明，刘燕华，李方. 刘渡舟验案精选[M]. 北京：学苑出版社，1996.